가톨릭대학교 의과대학 내과학교실

CATHOLIC

Current Principles and Clinical Practice of

INTERNAL MEDICINE

6th Edition

UNIVERSITY OF KOREA

임상진료지침

CATHOLIC UNIVERSITY OF KOREA

Current Principles and Clinical Practice of
Internal Medicine 6th ed.

첫 째 판 1쇄 발행 | 2005년 1월 27일
둘 째 판 1쇄 발행 | 2008년 3월 27일
셋 째 판 1쇄 발행 | 2011년 2월 28일
넷 째 판 1쇄 발행 | 2015년 1월 15일
다섯째판 1쇄 발행 | 2019년 7월 1일
여섯째판 1쇄 인쇄 | 2024년 1월 23일
여섯째판 1쇄 발행 | 2024년 2월 23일

집 필 가톨릭대학교 의과대학 내과학교실
발 행 인 장주연
출 판 기 획 김도성
책 임 편 집 이민지, 김형준
편집디자인 김영준
표지디자인 김재욱
일 러 스 트 신윤지
발 행 처 군자출판사(주)
등록 제 4-139 호 (1991. 6. 24)
본사 (10881) **파주출판단지** 경기도 파주시 회동길 338(서패동 474-1)
전화 (031) 943-1888 팩스 (031) 955-9545
홈페이지 | www.koonja.co.kr

* 파본은 교환하여 드립니다.
* 검인은 저자와의 합의하에 생략합니다.

ISBN 979-11-7068-084-0
정가 50,000 원

발간사

임상진료지침서 6판 발간을 축하하며 교실원 여러분과 함께 기쁨을 나누고자 합니다. 먼저, 진료로 바쁜 와중에도 시간을 할애하여 애써준 집필진 여러분께 고마운 마음을 전합니다. 이번 6판 개정판은 2004년 초판, 2014년 4판, 2019년 5판에 이어 5년 만입니다. 120명의 집필진이 1년 2개월 동안 노력한 끝에 개정판이 나왔습니다. 이는 가톨릭의대 내과학교실의 집념과 경쟁력의 소산이라고 생각합니다.

이번 개정판 출판은 쉽지 않은 결정이었습니다. 요즘같이 온라인상으로 정보가 흘러넘치는 세상에서 인쇄본 지침서를 발간하는 것이 여간 부담스러운 일이 아닐 수 없었습니다. 그러나 많은 분들이 제대로 된 진료지침서를 필요로 하며, 급격히 변화하는 내과학 분야를 제때 정리하지 않으면 훗날 큰 짐이 될 것으로 생각되어 이번 기회에 발간하기로 결정하였습니다.

이번 개정판의 특징은 임상현장에서 적용될 수 있도록 만드는 데 역점을 두었으며 대표적인 증례를 통하여 환자 치료에 실질적인 도움이 되도록 하였습니다. 또한 중점 사항을 정리하였으며 글씨체 및 인쇄지 선정까지 신경 써서 만들었습니다. 이 진료지침서를 통하여 내과레지던트뿐 아니라 학생, 개원의 및 봉직의들이 내과학을 이해하는 데 도움이 되기를 기대합니다.

개정판이 완성되기까지 많은 분들의 노력이 있었음을 잊지 않았으면 합니다. 특히 총괄을 맡아주신 성필수 교수께 감사드립니다. 집필진과 제목의 선정, 진행 과정 및 교정 과정까지 세심하게 신경 써주셨습니다. 또한 chapter별 책임을 맡아 주셨던 여러 교수님들께 감사드립니다. 담당 분야의 전문성과 완성도를 높여 주셔서 더욱 업그레이드된 지침서를 만들 수 있었습니다.

책이 출판되면 항상 후회와 미련이 뒤따릅니다. 부족한 부분은 앞으로 내과학교실을 이끌어갈 젊은 선생님들이 채워 주시리라 믿습니다 아울러 10년 후에는 국문판뿐 아니라 영문판 내과학 임상진료지침서가 만들어져 국제적인 지침서로 자리매김하였으면 합니다.

2024년 2월

가톨릭대학교 의과대학 내과학교실 주임교수 양철우

집필진

편집위원

편집위원장
성필수(서울성모병원)

소화기내과(위장관)
김준성(인천성모병원)
권태근(부천성모병원)

소화기내과(간담도)
백창렬(성빈센트병원)
송명준(대전성모병원)

내분비내과
윤재승(성빈센트병원)
이은영(서울성모병원)

순환기내과
정미향(서울성모병원)
윤종찬(서울성모병원)

신장내과
고은실(여의도성모병원)
김예니(서울성모병원)

감염내과
김시현(인천성모병원)
이효진(의정부성모병원)

류마티스내과
박윤정(성빈센트병원)
박영재(서울성모병원)

종양내과
김인호(서울성모병원)
박세준(서울성모병원)

호흡기내과
이진국(서울성모병원)
민진수(서울성모병원)

알레르기내과
이화영(서울성모병원)

혈액내과
윤재호(서울성모병원)
전영우(여의도성모병원)

집필위원(가나다 순)

01.
소화기내과(위장관-상부)
- 강동훈(서울성모병원)
- 명석호(국군양주병원)
- 윤동진(인천성모병원)
- 이수영(여의도성모병원)
- 최현호(의정부성모병원)

02.
소화기내과(위장관-하부)
- 권태근(부천성모병원)
- 나수영(인천성모병원)
- 이신희(대전성모병원)
- 이지민(성빈센트병원)
- 이한희(여의도성모병원)

03.
소화기내과(담췌)
- 백규현(대전성모병원)
- 조익현(성빈센트병원)
- 최영훈(서울성모병원)

04.
소화기내과(간)
- 권정현(인천성모병원)
- 김지훈(의정부성모병원)
- 김희언(부천성모병원)
- 남희철(의정부성모병원)
- 성필수(서울성모병원)
- 양경모(은평성모병원)
- 양현(은평성모병원)
- 이순규(인천성모병원)
- 이아림(성빈센트병원)
- 이재준(국군고양병원)
- 이해림(부천성모병원)
- 임지혜(여의도성모병원)
- 한지원(서울성모병원)

05.
내분비내과
- 김규호(성빈센트병원)
- 양여리(서울성모병원)
- 이정민(은평성모병원)
- 이준엽(서울성모병원)
- 정채호(의정부성모병원)
- 조관훈(인천성모병원)

집필진

- 조윤정(인천성모병원)
- 하정훈(서울성모병원)

06.

순환기내과

- 김지희(성빈센트병원)
- 김화중(여의도성모병원)
- 오규철(서울성모병원)
- 윤종찬(서울성모병원)
- 이관용(서울성모병원)
- 이정은(은평성모병원)
- 정미향(서울성모병원)
- 최영(서울성모병원)
- 최익준(인천성모병원)
- 추은호(서울성모병원)

07.

신장내과

- 고은실(여의도성모병원)
- 고은정(부천성모병원)
- 김예니(서울성모병원)
- 김형덕(은평성모병원)
- 민지원(부천성모병원)
- 박훈석(서울성모병원)
- 반태현(은평성모병원)
- 음상훈(인천성모병원)
- 이한비(서울성모병원)
- 정병하(서울성모병원)
- 홍수연(의정부성모병원)

08.

감염내과

- 김미희(성빈센트병원)
- 노덕희(서울성모병원)
- 안효진(대전성모병원)
- 이래석(서울성모병원)
- 정연정(인천성모병원)
- 홍한터(여의도성모병원)

09.

류마티스내과

- 고정희(의정부성모병원)
- 김기조(성빈센트병원)
- 김문영(인천성모병원)
- 문수진(여의도성모병원)
- 박영재(서울성모병원)
- 박윤정(성빈센트병원)
- 이진희(은평성모병원)

- 전호욱(의정부성모병원)
- 정승민(성빈센트병원)

10.

종양내과

- 김인호(서울성모병원)
- 김주리(서울성모병원)
- 김현호(서울성모병원)
- 박세준(서울성모병원)
- 박형순(성빈센트병원)
- 신갑수(서울성모병원)
- 이지은(서울성모병원)
- 이지현(은평성모병원)
- 이희연(여의도성모병원)
- 조장호(인천성모병원)

11.

호흡기내과

- 김경훈(인천성모병원)
- 김승훈(성빈센트병원)
- 김형우(인천성모병원)
- 박연희(대전성모병원)
- 안태준(여의도성모병원)
- 유지원(부천성모병원)
- 조용숙(서울성모병원)
- 주현수(의정부성모병원)
- 최준영(인천성모병원)

12.

알레르기내과

- 이화영(서울성모병원)

13.

혈액내과

- 곽대훈(서울성모병원)
- 민기준(서울성모병원)
- 박성수(서울성모병원)
- 박실비아(서울성모병원)
- 양승아(인천성모병원)
- 윤재호(서울성모병원)
- 이성은(서울성모병원)
- 이종혁(인천성모병원)
- 전영우(여의도성모병원)

목차

4. 소화기내과(간)

5. 내분비내과

목차

6. 순환기내과

7. 신장내과

8. 감염내과

9. 류마티스내과

목차

10. 종양내과

11. 호흡기내과

12. 알레르기내과

13. 혈액내과

CHAPTER

1 소화기내과 (위장관-상부)

1 위장관 내시경 검사

2 위장관 출혈

3 식도염, 식도 운동질환 및 식도종양

4 위염, 헬리코박터, 소화성궤양

5 위용종 및 위암

01 위장관 내시경 검사

I 상부위장관 내시경 검사

1. 진단내시경 적응증

1) 위장질환 관련 증상(상복부 통증, 속쓰림, 소화불량, 구역, 구토 등)이 있는 환자의 진단
2) 위장관 출혈
3) 상부위장관 촬영(UGIS)에서 비정상 소견

2. 치료내시경 적응증

1) 부식성 물질 섭취 후 급성 손상 정도의 평가(부식물 섭취 48시간 이내)
2) 상부위장관 이물(생선가시, 동전) 제거
3) 출혈지혈술
4) 종양 절제(용종 절제, EMR, ESD)
5) 협착 부위의 풍선 확장 또는 스텐트 삽입
6) PEG(경피 내시경하 위루술)
7) POEM(경구 내시경 근절개술)

3. 금기증

1) 절대적 금기증

협조가 어려운 환자(치매 및 간성 혼수 등의 이유)

2) 상대적 금기증

(1) 심장부정맥
(2) 급성 심근경색 발병 3주 이내
(3) 심부전
(4) 호흡 곤란이 동반된 고도의 호흡기질환
(5) 경추부의 과도한 기형
(6) 식도 압박이 동반된 대동맥류

(7) 급성부식성 식도손상
(8) 젠커씨 게실
(9) 근위부식도 또는 인두 폐쇄
(10) 위장관의 천공
(11) 위염전

II 대장내시경 검사

1. 진단내시경 적응증

1) 바륨 관장에서 대장 이상소견(협착, 충만 결손 등)
2) 원인이 불분명한 위장관 출혈
3) 대변 잠혈반응 양성
4) 원인 불명이면서 3주 이상 만성적으로 계속되는 설사
5) 대장종양의 감시(염증성 장질환, 선종성 대장용종 제거 후, 대장암 절제 후)

* 진단적 가치가 떨어지는 경우: 만성이고 상태변화가 없는 과민성장증후군 또는 만성복통, 급성설사, 대장 관련 증후 또는 증상이 없는 원발병소가 불분명한 전이성 선암 환자, 염증성 장질환 환자의 정기적 추적, 상부위장관에서 출혈병소가 확인된 출혈 환자

2. 치료내시경 적응증

1) 출혈지혈술
2) 종양 절제(용종 절제, EMR, ESD)
3) 대장암으로 인한 내강 폐색에서 스텐트 삽입
4) 협착 부위의 풍선 확장 또는 스텐트 삽입
5) 급성 비독성거대결장 혹은 S상결장 염전의 감압

3. 금기증

1) 중증 급성 게실염
2) 전격성 대장염
3) 장천공의증
4) 복막염
5) 장폐색 의심 환자(대장정결제 복용 시 장천공 위험이 있음)
6) 항문의 급성 염증성질환
7) 혈역학적 불안정, 급성 심근경색 3주 이내의 경우
8) 최근 복부 수술

9) 협조가 어려운 환자

III 역행성 담췌도 조영술(ERCP)

1. 적응증

1) 총담관담석 제거
2) 담즙 정체와 황달의 평가
3) 담관 협착의 진단 및 담도배액술
4) 췌관질환의 평가
5) 오디조임근 기능이상과 내압 평가
6) 유두부 종양의 진단 및 선종 절제술
7) 췌석제거, 췌관협착 시 췌관배액술

2. 금기증

1) 상부위장관 내시경 금기증에 해당되는 경우
2) 원인 미상의 급성췌장염

IV 캡슐내시경

1. 적응증

1) 원인불명의 소화관 출혈
2) 협착을 동반하지 않은 염증성 장질환
3) 소장 종양 및 용종증
4) 흡수불량 증후군
5) 단백상실성위장증
6) NSAID에 의한 소장 점막손상의 평가
7) 만성 소화 장애증(Celiac disease)

2. 금기증

1) 장폐색
2) 소아(9세 미만)
3) 연하장애
4) 임산부

V 소장내시경

1. 적응증
1) 원인불명의 위장관 출혈 환자
2) 크론병이 의심되는 환자와 소장협착이 있거나 의심되는 환자
3) 소장종양이 의심되는 환자와 용종증 환자의 감시
4) 흡수 장애 증후군이 의심되거나 불응성 흡수장애 환자, 만성소화장애증
5) 위장관 수술로 구조적 변형이 생겨 일반내시경으로 검사할 수 없는 경우

2. 금기증
1) 환자가 협조가 되지 않을 때
2) 전신 상태가 아주 불량한 환자
3) 위장관 천공이 의심될 때
4) 원인을 알 수 없는 복막염
5) 심한 출혈 경향이 있는 환자
6) 파열 위험이 높은 식도 정맥류

VI 내시경 초음파

1. 내시경 선단에 초음파를 부착시켜 장관 내로 삽입한 후 고주파수를 이용하여 근접한 영상을 얻는 방법

2. 내시경 초음파의 기구 및 장비

1) Radial scan 시스템
(1) 내시경의 축에 수직으로 360도 환상의 영상을 얻음. 탐촉자는 5, 7.5, 12, 20 MHz를 교차 사용
(2) 탐촉자 주위에 물을 채울 수 있는 풍선이 위치, 탐지자와 소화기계의 벽 사이에서 매질 역할

2) Linear-array 시스템
(1) 내시경축에 종적인 105도 2차원 영상
(2) 생검채널이 있어서 이를 통해 보조적인 기구의 삽입이 가능

3) 내시경 초음파 유도하 세침 흡입 생검

(1) 선형 타입의 내시경 초음파를 이용해 종격동 병변, 점막하 종양, 복부 림프절, 췌장종양, 작은간 전이암, 부신 종양의 진단에 있어서 90% 정도의 충분한 표본을 얻을 수 있음. 악성종양에 대한 민감도와 특이도는 77%, 100%

(2) 전체적인 합병증은 0.5% 정도로 비교적 안전한 술기

3. 적응증

1) 소화기 내강 종양에 대한 평가
2) 상피하 비정상에 대한 평가
3) 담췌질환의 평가
4) 종격동질환의 평가
5) 항문 주변부 질환의 평가
6) 다른 영상에서 발견된 내강 밖 비정상에 대한 평가

VII 내시경 합병증

1. 위장관 천공

1) 진단내시경 시 <0.1%, 치료내시경 시 0.5–10%
2) 내시경 후 복통이 심하거나 복막자극징후가 있을 때 의심하고 용종절제 혹은 점막하박리술 후 반드시 chest PA 촬영(반드시 앉거나 서서 촬영하여 free air 유무를 확인)
3) 치료: 증상이 심하지 않고 발열이 없으면 금식 및 항생제(ceftriaxone 2 g q8hrs + metronidazole 500 mg q8hrs iv) 투여 및 보존적 치료, 증상이 악화됨과 동시에 발열 및 혈액 검사에서 염증소견 증가 시 수술 고려

2. 출혈

1) 용종절제술 후 0.3%(시술 당일 및 다음날 발생 빈도가 가장 높고, 약 10일 후까지도 지연출혈 가능)
2) 위 점막하박리술 후 예방적으로 PPI 투여(6주)

3. 구토

1) 의식하 진정내시경에 사용하는 진정제 혹은 대장내시경 시 투여하는 마약성 진통제에 의해 유발

4. 복부팽만감

1) 내시경 시 주입된 공기에 의해 발생

5. 용종 절제 후 응고 증후군(Coagulation syndrome)

1) 용종 절제 시 전기응고에 의하여 점막에 급성 염증이 발생하면서 복통 및 발열이 발생
2) 대부분 금식 및 항생제 투여로 호전됨

6. 협착

1) 식도 혹은 유문부의 점막하박리술 후 발생. 협착 증상 발생 시 풍선확장술 혹은 수술

7. 위내시경 후

1) 앞니 손상, 급성위점막 병변, 캄톤 주머니(Campton's pouch: 귀밑이하선 부위의 부종과 압통. 5-6시간 후 자연적 호전)

8. 역행성 담췌관 조영술 후 췌장염

1) 위험인자: 젊은 연령, 여성, 정상 혈청 빌리루빈 수치, 이전에 시술 후 췌장염 병력, 췌관에 조영제 주입, 췌관 괄약근 절개술, 예비절개술, 담도 괄약근에 대한 풍선확장술, 오디괄약근 기능장애
2) 진단: 시술 후 amylase, lipase 확인
3) 예방: 위험인자가 있으면 췌관 배액관 삽입, 시술 전 직장 indomethacin 투약, 시술 직후 hydration 등
4) 치료: 일반적인 급성췌장염과 치료 동일

9. 괄약근 절개 후 출혈(10-30%)

1) 치료: 대부분 내시경적 지혈 가능, 실패 시 혈관색전술 또는 수술 고려

Ⅷ 의식하 진정내시경 검사

1. Midazolam (2.5-7 mg iv) 등의 진정제 주사 후 의식이 있는 진정(conscious sedation) 상태에서 검사

1) 내시경 도중 의료진의 지시(눈 떠보세요 등)에 따를 수 있는 정도로 진정 상태를 유지해야 하며 검사 전 동의서 받을 때 수면 상태 혹은 마취 상태로 검사하는 것이 아니라고 설명해야 함
2) 대부분의 환자가 내시경 후 내시경 당시의 기억을 잃어버려, 환자는 편안히 자면서 검사했

다고 생각함

2. 역설적 반응(Paradoxical reaction): 일부 환자에서는 진정상태가 유도되지 않고 오히려 심한 몸부림을 치기도 함

3. 진정이 잘 안되는 경우: 나이가 적거나, 여성인 경우, 소득이 높은 환자, 고학력자, 불안감을 가진 정신과적 문제 있는 환자, 만성 음주자

4. 부작용

1) 일회호흡량(tidal volume) 감소, 호흡수 감소, 무호흡
2) 저혈압
3) 주사 부위 통증
4) 딸꾹질
5) 황홀감(euphoria)에 의한 midazolam 중독
6) 중증 간질환 환자에서 간성 혼수

5. 검사 도중 및 진정 상태가 완전히 회복될 때까지 산소포화도 모니터가 필요함

6. Midazolam의 길항제: flumazenil (0.3–0.6 mg iv), naloxone (0.4–2 mg iv, 반복투여 가능)

* propofol: 0.5-1 mg/kg

1) 장점: 진정 효과가 좋고 회복 시간이 빠르며, 회복 후 오심 등의 부작용이 적음
2) 단점: 안전역이 좁고 길항제가 없어 호흡 곤란에 의한 심각한 저산소증 유발 가능성 있어서 주의 깊게 투약해야 함. 회복 시까지 지속적인 산소포화도 모니터가 필요함
3) 대부분의 병원에서 midazolam과 병합요법으로 투여

IX 항콜린성 진경제

내시경 검사 도중 연동운동이 심하여 점막 관찰이 어려울 때 algiron 2.5–5 mg iv(또는 buscopan 5 mg iv) 투여, 투여 후 맥박수와 혈압 상승을 잘 관찰해야 함

X 색소내시경 검사

1. 목적

색소 산포 미세한 요철, 색조의 변화, 점막 기능 등을 자세히 관찰

2. 분류

1) 산포대조법

점막표면의 요철을 강조하여 형태 관찰 용이

예) 인디고-카르민(청색)

2) 염색법

점막에 색소가 흡수, 침윤되는 것을 이용하여 점막 병소 진단

예) 메틸렌블루: 장상피화생 부위 청색 염색

3) 반응법

점막의 분비물이나 세포성분과 색소와 특이한 반응을 이용

예) 루골용액: 식도 정상점막의 글리코겐과 반응하여 갈색으로 변색/식도암, 이형상피, 재생 상피에는 염색이 안 됨

XI 내시경 시술 전후 항생제 예방적 투여

● 표 1-1-1. 내시경 시술 시 항생제 예방

환자 상태	내시경 검사 종류	검사 전후 항생제 예방
모든 심장질환	모든 내시경 검사	투약하지 않음
담도염이 없는 담도폐쇄	역행성 담췌도 조영술, 완전한 담도배액	권고되지 않음
담도염이 없는 담도폐쇄	역행성 담췌도 조영술, 불완전한 담도배액 (원발경화쓸개간염, 간문부협착)	권고됨[1]
췌관과 통해 있는 무균성 췌장주위 체액고임(가성낭종, 괴사)	역행성 담췌도 조영술	권고됨
무균성 췌장주위 액체고임	내시경적 배액술	권고됨
상부위장관의 고형병변	내시경 초음파유도 흡인술	권고되지 않음
하부위장관의 고형병변	내시경 초음파유도 흡인술	데이터 부족
위장관의 낭종성 병변	내시경 초음파유도 흡인술	권고됨[2]

● 표 1-1-1. (이어서) 내시경 시술 시 항생제 예방

환자 상태	내시경 검사 종류	검사 전후 항생제 예방
모든 환자	경피적 위조루술/식도 확장술	권고됨[3]
간경변+급성 위장관 출혈	모든 내시경 검사	입원하여 투약[4]
인조혈관이식 비판막심혈관인조기구	모든 내시경 검사	권고되지 않음
인공관절	모든 내시경 검사	권고되지 않음

1: 담도세균총(biliary flora: 그람음성 장내세균, 장구균)에 효과적인 항생제 투약
2: fluoroquinolone(시술 후 3-5일간 투약)
3: 정맥 cefazoline(시술 30분 전 투약)
4: 정맥 ceftriaxone 또는 경구 norfloxacin (ceftriaxone allergy 환자)

XII 내시경 전후 항응고제와 항혈소판제 조절

1. 아스피린

모든 시술에서 유지 가능하나, 혈전색전증 저위험군에서 출혈 고위험 시술 중 점막하박리술(ESD) 혹은 점막절제술(EMR) 시 아스피린 5–7일 중단 고려

2. 내시경 시술의 출혈 위험도

● 표 1-1-2. 내시경 시술의 출혈 위험도

저위험	고위험
진단내시경±생검 괄약근 절제술 없는 역행성 담췌도 조영술 진단적 내시경 초음파 확장술 하지 않는 담도/췌도 스텐트 삽입술 진단적 풍선소장내시경	용종절제술, 점막절제술, 점막하박리술 괄약근 절제하는 역행성 담췌도 조영술 유두부절제술 내시경적 위장관 협착 확장술 정맥류 치료, 내시경 지혈술 내시경적 위조루술 내시경 초음파+세침흡인 식도, 장관, 대장 스텐트 삽입술 치료적 풍선소장내시경

3. 심혈관 혈전색전증 위험도

● **표 1-1-3. 항혈소판 제제 복용 환자에서 심혈관 혈전색전증 위험도**

저위험	고위험
관상동맥 스텐트 없는 허혈성 심질환	12개월 이내 관상동맥 약물 방출 스텐트 삽입술
뇌혈관질환	1개월 이내 관상동맥 금속 스텐트 삽입술
말초혈관질환	

● **표 1-1-4. 항응고제 복용 환자에서 심혈관 혈전색전증 위험도**

저위험	고위험
대동맥의 금속인공심장판막	이첨판의 금속인공심장판막
이종이식(xenograft) 인공심장판막	인공심장판막+심방세동
판막질환 없는 심방세동	이첨판협착증+심방세동
혈전색전증 발생 3개월 초과	정맥혈전색전증 발생 3개월 이내
혈우병 증후군(혈액내과의와 상의 필요)	

4. 계획된 내시경 시술 전 항응고제와 항혈소판제의 조절

● **표 1-1-5. 계획된 내시경 시술 전 항응고제와 항혈소판제의 조절**

		약제	내시경 출혈 위험도: 낮음	내시경 출혈 위험도: 높음
심혈관 혈전색전증 위험도	낮음	항혈소판제	1. 아스피린/NSAIDs 계속 투여 2. P2Y12 수용체 길항제 계속 투여	1. 아스피린: 계속 투여[1] 2. P2Y12 수용체 길항제: 5일 전 중단 후 아스피린으로 변경 투여 3. 2제(dual) 투약 시 P2Y12 수용체 길항제는 5일 전 중단+아스피린은 계속 투여
		항응고제	1. 와파린은 계속 투여 (PT INR이 치료범위 내에 있는지 확인) 2. NOAC은 시술 당일 아침에는 투여 안 함	1. 와파린: 시술 5일 전 중단+PT INR<1.5이면 시술+시술 당일 저녁 투여 재개 2. NOAC: 시술 48시간 이전까지만 복용. 적절히 지혈될 때까지 재개 연기[4]
	높음	항혈소판제	1. 아스피린/NSAIDs 계속 투여 2. P2Y12 수용체 길항제 계속 투여	1. 아스피린: 계속 투여 2. P2Y12 수용체 길항제: 5일 전 중단 후 아스피린으로 변경 투여[2] 3. 2제(dual) 투약 시 P2Y12 수용체 길항제는 5일 전 중단+아스피린은 계속 투여

● 표 1-1-5. (이어서) 계획된 내시경 시술 전 항응고제와 항혈소판제의 조절

약제			내시경 출혈 위험도	
			낮음	높음
심혈관 혈전색전증 위험도	높음	항응고제	1. 와파린은 계속 투여 (PT INR이 치료범위 내에 있는지 확인) 2. NOAC은 시술 당일 아침에는 투여 안 함	1. 와파린: 5일 전 중단+와파린 중단 2일 후부터 bridge 치료 시작[3]+시술 당일 저녁 투여 재개 2. NOAC: 시술 48시간 이전까지만 복용. 적절히 지혈될 때까지 재개 연기[4]

P2Y12 수용체 길항제: 클로피도그렐, 프라수그렐, 티카그렐러
NOAC (novel oral anticoagulant): 리바록사반, 아픽사반, 에독사반, 다비가트란
1: 혈전색전증 저위험군에서 출혈 고위험 시술 중 점막하박리술(ESD) 혹은 점막절제술(EMR) 시 아스피린 5-7일 중단 고려
2: 관상동맥 약물 방출 스텐트 삽입술 12개월 이후 또는 관상동맥 금속 스텐트 삽입술 1개월 이후인 경우
3: bridge 치료: 시술 5일 전부터 와파린 사용 중지하고, 와파린 중지 2일 후부터(INR이 치료 범위보다 떨어질 동안) 헤파린(LMWH) 사용. 시술 24시간 전 헤파린 중지. 시술 6시간 후 헤파린 다시 시작. PT INR이 치료범위에 도달할 때까지 헤파린 유지. 시술 당일 밤 와파린 투여 시작
4: NOAC 제제 및 CrCl에 따라 중단시점이 다름

● 표 1-1-6. NOAC 제제별 중단 및 재투약 시점

	다비가트란		아픽사반, 에독사반, 리바록사반	
	출혈 위험이 중요하지 않거나 국소 지혈이 가능한 경우: 최저 혈중약물농도 수준에 시행(마지막 투약 후 12–24시간)			
	출혈 저위험	출혈 고위험	출혈 저위험	출혈 고위험
CrCl>80 mL/min	≥24시간	≥48시간	≥24시간	≥48시간
CrCl 50–79 mL/min	≥36시간	≥72시간	≥24시간	≥48시간
CrCl 30>49 mL/min	≥48시간	≥96시간	≥24시간	≥48시간
CrCl 15–29 mL/min	적용 안 됨	적용 안 됨	≥36시간	≥48시간
CrCl<15 mL/min	공식적인 적응증 아님			

헤파린으로 가교 치료를 하지 않음
출혈 저위험의 경우 수술 후 24시간 이후 NOAC 재투약
출혈 고위험의 경우 수술 후 48-72시간 이후 NOAC 재투약

증례

내시경 시술 전 항응고제와 항혈소판제 조절 증례

63세 남자 기저력으로 DM, CKD (CrCl 35 mL/min), HTN, A.fib 있는 자로 9개월 전 PCI 시행하였다. 현재 clopidogrel과 apixaban을 복용 중이며, 최근 건강검진에서 진단된 2 cm EGCa에 대해서 ESD 시행 예정으로 anti-platelet 제제와 NOAC 제제의 적절한 중단 시기는?

⇨ 내시경 시술의 출혈 위험도와 심혈관 혈전색전증 위험도 모두 고위험이므로 clopidogrel는 5일 전 중단 및 아스피린으로 변경 투여하고 apixaban은 시술 48시간 이전까지만 복용 후 중지

02

위장관 출혈

진단을 위해 고려할 검사

1. Lab: CBC (Hb, Hct, MCV, PB morphology, Platelet count, etc.), PT, aPTT, BUN/Cr, LFT, electrolyte, FOBT
2. Xray: Chest PA, Abdomen erect supine
3. CT: Abdomen pelvis CT, Liver dynamic CT, CT angiography
4. 직장수지검사, 비위관 삽입 및 위세척
5. 내시경: 상부위장관 내시경 검사, 직장 및 대장내시경 검사, 소장 및 캡슐내시경
6. 혈관조영술

I 위장관 출혈의 종류

1. 토혈(Hematemesis)

1) Treitz 인대 상부(비인두, 식도, 위, 십이지장)에서의 위장관 출혈
2) 토혈의 색: 출혈량, 출혈 속도, 출혈 부위, 위산 농도, 위산이 혈액과 접촉한 기간에 따라 달라짐
   (1) 선홍색(bright red blood): 최근 혹은 진행 중인 출혈 시사
   (2) 암적색(coffee-ground emesis): 얼마 전에 멈춘 출혈 시사
3) 출혈량이 많으면 흑색변도 동반됨
4) 토혈과 구분해야 할 객혈의 특징
   (1) 기침과 객담의 기왕력
   (2) 출혈의 색이 보통 선홍색이며 거품이 있음
   (3) 청진 시 폐 또는 심장에 이상소견
   (4) 흉부X선상 이상소견
   (5) 출혈 후에 기침 또는 혈액을 동반한 객담

● 표 1-2-1. 토혈과 객혈의 감별점

	토혈	객혈
전구증상	오심, 위 불쾌감	목 통증, 기침의 욕구
발생	구토에 의함	기침에 의함
색깔	선홍색-흑갈색	선홍색
거품	-	+
혼합물	음식물	객담
pH	산성	알칼리성
대변	흑색변 혹은 대변잠혈검사 양성	정상

TIP

- 토혈 환자에게 가장 먼저 활력징후와 의식 수준을 확인하고 대량출혈의 가능성이 있는지 확인해야 함
- 병력청취 시에는 객혈과 비인두의 출혈을 감별하는 것도 놓치지 말아야 함

2. 흑색변(Melena)

1) 정의: 흑색의 혈액이 대변과 혼합되어 항문으로 유출되는 것
   (1) 검고, 타르 같은 불쾌한 냄새가 나는 대변
   (2) 흔히 '짜장색'이라고 표현
2) 출혈 병변의 위치
   (1) 대부분 상부위장관 출혈
   (2) 공장, 회장 또는 상행결장 출혈에서 위장관 통과 시간이 지연되는 경우
   (3) 대개 상부위장관 출혈과 같이 혈액이 위장관 내 14시간 이상 존재 시 헤모글로빈이 산화되어 검은색을 띄게 됨
3) 특징: 약 60 mL의 장관 출혈이 있을 때 1회의 흑색변이 나타날 수 있음
4) 출혈 이외의 흑색변의 원인들
   (1) 철분 섭취(철분제, 선지해장국)
   (2) Bismuth 제제(데놀 정)
   (3) 감초 섭취
   (4) 비트(채소) 섭취

3. 혈변 배설(Hematochezia)

1) 정의: 장관출혈로 인하여 붉은색의 혈액이 항문을 통하여 유출되는 것
2) 출혈의 위치
   (1) 트라이츠인대 하부의 출혈, 특히 회맹판 하부의 출혈(90%)
   (2) 식도, 위, 십이지장으로부터 다량의 출혈(10%)

II 위장관 출혈 환자의 평가

1. 병력청취

1) 위장관 출혈이나 소화성궤양 병력
2) 속쓰림, 소화불량, 명치 통증 등의 증상
3) 구토 여부(특히 음주 후)
4) 소염진통제(NSAIDs)/아스피린 등의 약제사용력
5) 간경변증의 기왕력
6) 복통/설사/배변습관의 변화 등의 증상
7) 치핵/치열 병력
8) 수술 또는 내시경 시술의 기왕력

TIP
- 한 숟갈(5 mL), 소주 한 잔(50 mL), 종이컵(150 mL) 등을 기준으로 환자에게 물어보면 출혈량을 추정하기 용이함
- 약물력 확인 시 단순히 드시는 약이 있는지 확인하면 놓치는 경우가 많기 때문에, '아스피린', '플라빅스' 등 구체적으로 물어봐야 확인할 수 있는 경우가 종종 있으므로 주의해야 함
- 대변의 성상을 직접 혹은 직장수지검사를 통해 관찰하거나 환자가 촬영한 사진 등을 통해 확인하는 것이 필요함

2. 신체검사

1) 구강, 비강, 인후부 및 복부 진찰
2) 간질환 유무: 황달, 간비종대, 복수, 거미상혈관종, 여성형유방
3) 모세 혈관 확장증(Osler-Weber-Rendu syndrome), 구강주위 색소침착(Peutz-Jegher syndrome), 자반증(혈관염)
4) 직장수지검사: 흑색변/혈변 등을 확인하고, 치열이나 직장암 등을 감별

3. 혈액 및 혈청학적 검사

1) 말초혈액검사: 혈색소, 적혈구 용적률, 적혈구형태, 평균 적혈구 용적률
   (1) High MCV (>100 fL): chronic liver disease or folate or vitamin B12 deficiency
   (2) WBC(상부위장관 출혈 환자의 절반에서 증가. 더 심한 출혈을 시사), platelet count (chronic liver disease or hematologic disorder 의심)
2) 혈액응고검사(PT, PTT): chronic liver disease, warfarin 복용 여부 확인
3) 수혈 준비: ABO/Rh
4) 신기능 검사: 쇼크에 의한 신기능 저하 확인, 요독증에서 출혈이 더 조장됨
5) BUN/Cr 비율이 상승하면 위장관 출혈 의미. 비특이적임

6) 간기능 검사
7) 대변잠혈반응 검사
8) 심혈관질환 병력, 60세 이상, 흉통이 있는 환자는 심전도 및 심근효소 측정을 통해 심근경색 여부를 확인

4. 방사선 검사

1) 흉부X선, 복부X선: 혈액 흡인성 폐렴 유무와 장 천공 진단에 도움
2) 식도 천공, Boerhaave's syndrome 등이 의심되는 경우 Chest CT, Neck CT 촬영 고려
3) CT angiography (CT 혈관조영술, CTA)
   (1) 진단율이 높고 덜 침습적이기 때문에 전반적인 치료방침의 결정이나 혈관조영술 혹은 수술 전 해부학적 정보를 미리 제공하여 효과적인 시술의 가이드 역할을 할 수 있음
   (2) 신기능 저하 환자 사용 제한적. 간헐적 출혈 환자, 출혈 속도가 낮은 경우 발견 못함
   (3) 내시경에서 출혈이 확인되지만 원인을 알 수 없는 경우, 내시경에서 이상소견이 발견되지 않는 비정맥류 상부위장관 출혈, 외상, 수술 후 등 내시경 시행을 할 수 없는 환자에서 발생한 비정맥류 상부위장관 출혈의 경우 혈관조영술과 함께 CTA를 모두 고려 가능

5. 비위관 세척

1) 출혈의 유무 및 활동성 출혈 등을 확인할 수 있으며, 내시경 시 시야 확보에 도움이 될 수 있음
   (1) Normal saline 100-250 cc 사용. 다량의 수액 사용 시 aspiration 유발 주의
   (2) 비위관 세척 시 주입된 양보다 흡입된 양이 적어도 과도하게 음압을 걸지 않도록 주의
2) 토혈이 없는 경우 흑색변을 본 환자에게 출혈 위치를 추정하는 데 도움이 될 수 있으나, 상부위장관 내시경 전 반드시 시행할 필요는 없음(observational evidence does not suggest a clinical benefit)
3) 십이지장 출혈의 경우는 비위관 흡입물에 혈액이 섞이지 않을 수도 있음(깨끗한 비위관 흡인물이 하부위장관 출혈을 의미하지 않음)

III 상부위장관 출혈의 원인

1. 정맥류 출혈: 10%

간경변 혹은 간암 환자, 간질환 의심 소견을 가진 환자(간염바이러스 보유 병력, 알코올 중독자, 흉부의 거미상 혈관, 황달, 혈소판 감소)에서 생각

2. 비정맥류 출혈: 90%

1) 소화성궤양(31–67%): NSAID 혹은 항응고제, 항혈소판 제제, 스테로이드 복용 환자에서 생각
2) Mallory-Weiss 열상(2–8%)
3) 위십이지장 미란(2–18%)
4) 위암, 식도암 등 악성 종양(2–8%)
5) 혈관기형(Dieulafoy's ulcer, vascular ectasia)
6) 출혈 원인 미확인(5–14%)
7) 치료내시경(ESD, EMR…) 후 치료 부위 출혈

IV 하부위장관 출혈의 원인

1. 대장암, 직장암
2. 대장폴립/폴립 제거 후
3. 치핵, 치열
4. 대장염: 감염성, 허혈성, 궤양성, 방사선 치료 후 대장염
5. 대장게실
6. Meckel's diverticulum
7. 혈관형성이상(Angiodysplasia)

V 출혈의 중증도와 실혈량을 예측 평가하는 방법

1. 맥박수 및 혈압: 초기 출혈량을 반영하는 가장 민감한 지표

1) 순환혈액의 10–15% 실혈: 맥박수 >15회/분 증가 혹은 수축기혈압 10 mmHg 감소
2) 순환혈액의 20–40% 이상의 실혈: 저혈압, 의식상태 변화, 쇼크

2. 혈색소 및 적혈구 용적률 측정

1) 출혈 초기: 혈장과 적혈구가 함께 소실되므로 혈액 농축에 의하여 혈색소 및 적혈구 용적률 치에 변화가 적고, 이 수치만으로는 출혈의 양과 중증도를 판단할 수 없음
2) 출혈 6–8시간 경과 후: 세포외 체액의 평형이 이루어진 후에 초기보다 혈색소, 적혈구 용적률치가 감소하므로 이 시기의 수치로 수혈치료의 목표를 설정

3. 출혈 증상으로 실혈량 예측: 부정확

1) 토혈: 약 1,000 cc
2) 혈변: 약 1,000 cc
3) 흑색변: 약 500 cc

VI 위장관 출혈의 치료

1. 혈역학적 안정성 유지 및 소생술: 수액주사, 성분혈액 수혈, 중심정맥 확보 고려

1) 체액보충

(1) 2부위 이상 말초정맥 확보(18 G catheter) 혹은 중심정맥도관 확보
(2) 생리식염수 혹은 Hartmann 용액을 가능한 한 빨리 정주하여 수축기혈압 ＞100 mmHg, 맥박수 ＜100회/분으로 유지

2) 농축적혈구 수혈

(1) 환자의 기저질환 및 출혈 속도에 따라 수혈 목표치를 개별화해야 함
(2) 대개 혈색소 7–9 g/dL 이상이 목표. 빈혈에 의해 합병증 발생가능성이 높은 불안정성 협심증 환자나 활동성 출혈이 계속되는 환자는 9 g/dL 이상으로 유지. 단, 정맥류 출혈에서는 혈색소 9 g/dL 넘지 않도록 주의해야 함(필요 이상으로 수혈 시 재출혈 조장 가능성)

3) 응고장애 교정

(1) 항응고제를 복용하고 있는 경우 투여 중단, 지혈 치료 후에 가능한 빨리 재투여 시작
(2) 농축적혈구에는 응고인자가 없으므로 농축적혈구 4개 수혈 시마다 신선동결혈장(FFP) 1개 수혈
(3) 비타민 K 주사(10 mg SC or IM): 와파린 치료나 간질환으로 인해 PT 연장이 있을 경우 투여 고려
(4) Protamine 주사: 헤파린 투여로 인해 응고장애 발생 시 투여
(5) 혈소판 수혈: ＜50,000/mm^3인 경우 시행

2. 약물치료

1) 내시경 시행 전에는 궤양출혈과 정맥류 출혈이 구분되지 않으므로, 토혈/흑색변 환자에서 프로톤펌프억제제(PPI)를 투여하고, 만성간질환 병력(간경변/간암)이 있거나 신체진찰에서 만성간질환이 의심되면 혈관 수축제도 투여함. 내시경 후 원인에 맞게 약물 조정
2) 소화성궤양 출혈 시: 고용량 PPI를 72시간 동안 iv (high dose PPI iv 보험기간임)

(1) 초기 loading: pantoprazole 80 mg+생리식염수 50 mL 용액을 30분간 iv
(2) 유지: 72시간 동안 pantoprazole 200 mg+생리식염수 200 mL 용액을 8 mg/hr (8 mL/hr) 속도로 continusous infusion
(3) 72시간 후 계속 금식이 필요하면 PPI 하루 2회 iv, 식이 시작되면 경구 PPI를 하루 한 알 투약
(4) Sodium alginate(라미나지액) 경구 투여

3) 정맥류 출혈 시
(1) 혈관 수축제
① Terlipressin 2 mg iv loading 이후 72시간 동안 6시간마다 1 mg iv
② terlipressin은 부정맥, 심부전 등의 부작용이 있으므로 허혈성 심질환 동반 환자에서는 somatostatin 투여
③ somatostatin 250 μg iv bolus (5분 동안) 이후 72시간 동안 250 μg/hr continuous infusion
(2) 일주일 동안 3세대 cephalosporin iv
(3) sodium alginate(라미나지액) 경구투여

> TIP
> • Varix bleeding이 의심되는 경우 대량실혈로 인해 위험할 수 있으므로 환자에게 의학적 상황을 정확하게 인지시키고 치료계획을 수립하는 것이 필요함

3. 환자 모니터링

1) 활력 징후를 자주 모니터링
2) 혈색소 및 적혈구 용적률은 수치가 안정될 때까지 매 4–8시간마다 측정 고려
3) 도뇨관을 삽관: 소변량 모니터링
4) 환자가 토혈을 지속하거나 의식 수준의 변화가 발생하면 흡인성 폐렴 예방을 위해 기도 삽관을 고려
5) 항혈소판제제 및 항응고제 투여받던 환자의 약제 재개 시점: 심장내과의와 상의하여 지혈이 확인되면 항혈소판제 2제(dual Tx) 환자는 aspirin을 단독으로 투여 시작하고, 와파린, NOAC 투여 환자도 가능한 한 빨리 약제 투여를 재개해야 함

4. 내시경 지혈술

1) 혈역학적인 소생 후에 가능하면 빨리(24시간 이내에 시행)
2) 출혈점을 찾아 여러 방법으로 지혈술 시행: Forrest 분류 Ia, Ib, IIa, IIb가 대상(표 1-2-2)
(1) 소화성궤양 출혈: 헤모클립, argon plasma coagulation (APC), 주사요법(에피네프린 +3% 고장식염수), heater probe coagulation

① 주사요법은 단독으로 시행하지 않고 다른 술기와 병행함
(2) 정맥류 출혈: 정맥류 결찰(EVL), histoacryl 주사
3) 위·식도접합부 열상(Mallory-Weiss tear)
(1) 대부분 저절로 호전되어 내시경 지혈술이 불필요한 경우가 많음
(2) 분출성 혹은 삼출성의 활동성 출혈이 보이는 경우에는 내시경 지혈술이 필요
(3) 지혈 클립(hemoclip)이나 밴드결찰술과 같은 기계적 지혈법: 안전하면서 효과적인 방법
(4) 국소주입법 : 병합치료로 이용하는 것이 적절
4) Erythromycin 투여: gastric emptying을 촉진하여 내시경 시야 확보를 용이하게 할 수 있으므로 필요시 투여 고려
5) Conventional hemostasis가 실패한 경우 hemostatic powder 사용 고려할 수 있음

5. 중재적 영상의학적 치료

1) 소화성궤양 출혈 시

혈관 촬영 및 색전술(내시경 지혈술이 불가능하거나 실패한 경우)

2) 정맥류 출혈 시

(1) Percutaneous transjugular intrahepatic portosystemic shunt (TIPS)
① 난치성/재발성 정맥류 출혈 시 시행
② 시행 후 간성 혼수가 반복됨을 미리 설명해야 함
(2) Balloon occluded retrograde transvenous obliteration (BRTO)
① 위정맥류의 내시경치료가 불가능하거나 실패 시 시행
② 간성 혼수 빈도 증가는 없음
③ Gastro-renal shunt가 있어야 시행 가능: 간 CT 시행하여 미리 확인해야 함
④ 간문맥 혈전이 있으면 금기

6. 정맥류 출혈 시 Balloon tamponade: 대량 출혈로 활력 징후가 불안정할 때

1) Sengstaken-Blakemore (S-B) 튜브 삽입

(1) 위 balloon에 공기 250–300 cc 주입하여 당겨서 위식도 접합부에 걸리게 한 후 견인 고정하고(전용 헬멧 등에), 식도 balloon은 40 mmHg 유지
① 식도 괴사를 예방하기 위해 2시간 간격으로 식도 ballooning을 풀었다가 다시 부풀려야 함
② 튜브 제거 시 물을 몇 모금 삼키게 한 후 제거

7. 소화성궤양 출혈에서 수술

1) 색전술이 실패한 경우

2) 혈역학적으로 불안정한 대량의 활동성 출혈

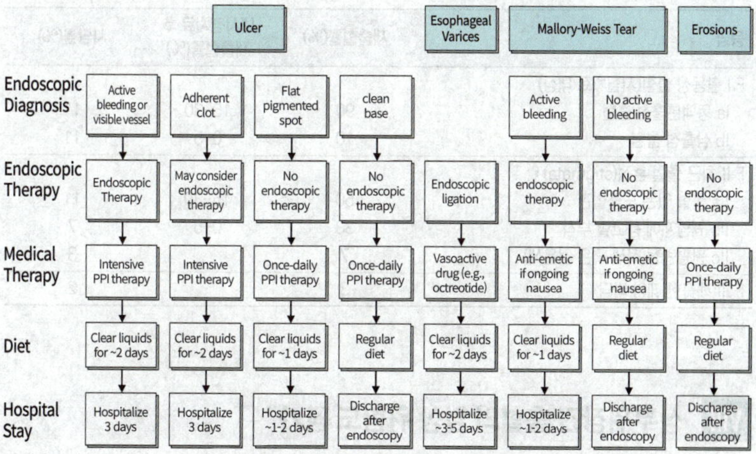

● **그림 1-2-1. 상부위장관 출혈 환자의 진단 및 치료**

Summary

1. 활력 징후 모니터링 및 초기 평가 후 수액 투여, 수혈을 통한 혈역학적 안정성 확보
2. PPI, 혈관수축제 투여 등의 약물치료 고려
3. 혈역학적 소생술 후 가능한 빨리 내시경 시행
4. 내시경적 지혈 실패 시 중재적 영상의학적 치료 혹은 수술 등을 고려

VII 소화성궤양 출혈 환자의 내시경 소견, 지혈치료 대상, 재출혈률, 사망률

● 표 1-2-2. Forrest 분류

등급	재출혈률(%)	내시경치료 후 재출혈률(%)	사망률(%)
F I 활동성 출혈(지혈치료 대상)			
Ia 동맥분출성 출혈	90	15–30	11
Ib 삼출성 출혈	10	0–5	11
F II 최근 출혈 흔적(stigmata)			
IIa 출혈 없는 노출혈관	50	15–30	11
IIb 궤양저에 응고혈 부착	33	0–5	7
IIc 편평반점(적색 혹은 검은색)	7		3
F III 깨끗한 궤양 바닥	3		2

VIII 상부위장관 출혈의 임상 위험도 평가

1. AIMS65 점수

응급실 도착 시점에 측정. 병원내 사망률 예측체계(0점 = 3.2%, 5점 = 24.5%)

● 표 1-2-3. AIMS65 점수

변수	점수
A. 알부민<3 g/dL	1
I. INR (international mnormalization ratio)>1.5	1
M. 의식상태변화(altered mental status)	1
S. 수축기혈압<90 mmHg	1
65. 나이>65세	1
점수 합계	0–5

점수 합계가 2점 이상이면 고위험군

2. Rockall 점수

내시경 검사 후 측정. 재출혈과 사망 예측체계(2점 이하는 저위험군으로 외래치료가 가능하며, 8점 이상은 고위험 군으로 재출혈률이 29%, 사망률은 25%)

● **표 1-2-4.** Complete Rockall Scoring System: 내시경 후 예후 예측

변수 \ 점수	0	1	2	3
연령	<60세	60-79세	≥80세	
쇼크	정상 <100회/분+ ≥100 mmHg	빈맥 ≥100회/분+ ≥100 mmHg	저혈압 <100 mmHg	
동반질환	없음	없음	울혈성심부전 허혈성심질환 기타 주요질환	신부전 간부전
진단	MW 열상, 출혈점 없음	기타질환	위장관 악성종양	
내시경소견	출혈점이 없거나 검은점(dark spot)		위장관내 혈액, 응고혈부착, 노출혈관, 혈액분출혈관	

점수총계: 0-11점, 3점 이하: 예후 좋음, 8점 이상: 사망률 높음

3. Glasgow-Blatchford score (GBS)

● **표 1-2-5.** Glasgow-Blatchford score system

Risk marker	Score
urea nitrogen (mg/dL)	
<19	0
≥19 and <22.4	2
≥22.4 and <28	3
>28 and <70	4
>70	6
Hemoglobin for men (g/dL)	
≥13.0	0
12.0 and <13.0	1
10.0 and <12.0	3
<10.0	6
Hemoglobin for women (g/dL)	
≥12.0	0
10.0 and <12.0	1
<10.0	6
Systolic blood pressure (mmHg)	

● 표 1-2-5. (이어서) Glasgow-Blatchford score system

Risk marker	Score
100-109	1
90-99	2
<90	3
Pulse≥100 (beats/min)	1
Presentation with melena	1
Presentation with syncope	2
Hepatic disease	2
Cardiac failure	2

GBS는 급성 상부위장관 출혈 환자에서 수혈이나 응급 내시경 등의 시행 또는 입원 등의 임상적 중재 여부를 결정하고 사망을 예측하기 위하여 만들어짐

- 혈중 요소, 혈색소, 수축기 혈압, 맥박수, 흑색변이나 실신 유무, 간질환이나 심장질환 유무에 따라 점수를 매김
- GBS가 0점인 경우를 저위험군으로 분류하여 이때 중재(intervention)의 필요성은 1% 이내로 입원 및 응급 내시경 검사가 필요하지 않음

증례

57세 여성이 토혈로 내원하였다. 과거력상 간질환 등 특이소견 없었으며, 1년 전부터 aspirin을 자의로 복용하고 있었다. 내원 시 혈압은 92/56 mmHg, HR 110 이었으며 신체진찰상 특이소견 없었고, Hb 10.4 g/dL, PLT 180,000/mm^2, INR 1.1, BUN 20 mg/dL이었다.

⇨ IV normal saline infusion, 수액 주입 후 Hb recheck
⇨ 위내시경 시행(저혈압으로 12시간 이내)
⇨ 궤양 발견 및 active bleeding 있을 시 내시경적 지혈술 시행
⇨ 조직 생검 및 H.pylori 검사 후 양성일 경우 제균치료

IX 하부위장관 출혈의 진단과 치료

1. IV. 위장관 출혈 환자의 평가 및 V. 위장관 출혈의 치료 내용을 시행

2. 내시경 치료: 비정맥류성 상부위장관 출혈의 내시경적 지혈치료와 동일

3. 장 정결(Bowel preparation)

1) 전통적으로 시행 전 4–6 L의 PEG based bowel preparation이 권고됨
2) Split-dose preparation이나 low-volume preparation도 가능함
3) Urgent colonoscopy의 경우 3–4시간에 걸쳐 맑은 액이 배출될 때까지 4–6 L PEG 복용 후 내시경 시행
4) 출혈 의심병소가 anorectal area나 distal colon이 아니라면 장 정결을 안 하고 대장내시경을 시행하거나 일반적인 sigmoidoscopy를 시행하는 것은 권고되지 않음

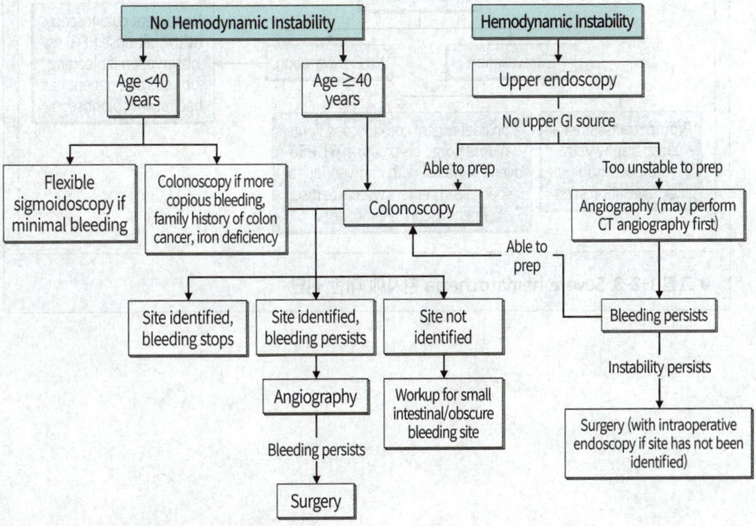

● 그림 1-2-2. 하부위장관 출혈의 진단과 치료

TIP

- 하부위장관 출혈에서 tranexamic acid와 같은 antifibrinolytic agent 투여는 임상결과 향상에 도움이 되지 않는 것으로 나타나 사용이 권고되지 않음
- Severe hematochezia이면서 UGI bleeding이 배제되고 진행 중인 현저한 출혈이 의심되는 경우 CT angiography를 시행하고 Extravasation이 있다면 bowel preparation 후 응급 대장내시경 시행을 혹은 Transcatheter angiography with embolization 시행을 고려함

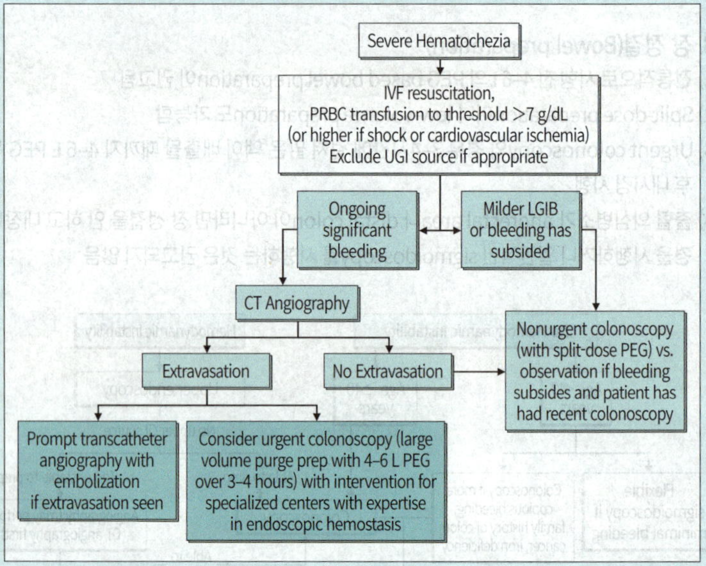

● 그림 1-2-3. Severe hematochezia 환자에 대한 진단

X 원인 미상(Obscure)의 활동성 출혈

1. 상부위장관 내시경 및 대장내시경 검사에도 불구하고 출혈 원인 병변이 발견되지 않는 경우
2. 십이지장각 이하부터 회맹판 사이의 출혈인 경우가 많음
3. 원인: 혈관이형성증, 출혈성 모세혈관 확장증, 소염제나 아스피린의 사용에 의한 소장궤양, 출혈 경향 환자
4. 검사법: 반복적 내시경검사, 소장 조영술, 캡슐 내시경, 소장내시경, 혈관 촬영검사, CT, CT angiography, 적혈구 신티그라피

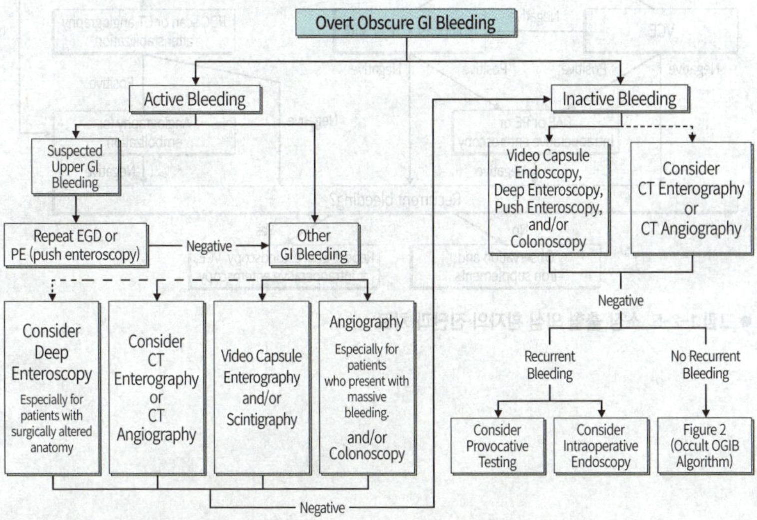

● 그림 1-2-4. Obscure GI bleeding의 진단과 치료

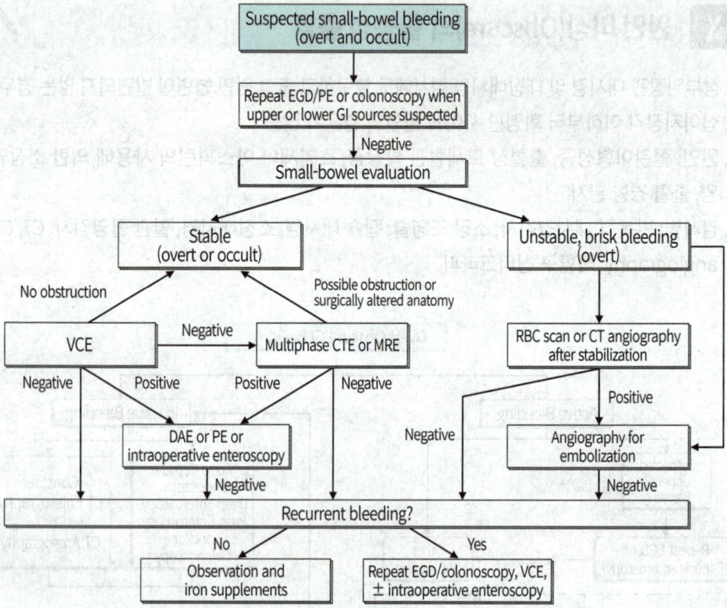

● 그림 1-2-5. 소장 출혈 의심 환자의 진단과 치료

03 식도염, 식도 운동질환 및 식도종양

I 식도염

1. 위식도역류질환(Gastroesophageal reflux disease)

1) 정의

위 내용물이 식도나 구강으로 역류하여 불편한 증상이나 합병증을 유발하는 질환

2) 분류

(1) 미란성 식도염: 내시경에서 점막손상이 동반된 경우
(2) 비미란성 위식도역류질환: 내시경 검사에서 식도 점막 손상이 관찰되지 않지만, 24시간 보행성 식도 산도-임피던스 검사에서 비정상적으로 증가된 위식도 역류를 보이면서 불편한 역류 증상이 있는 경우
(3) 역류 과민성: 병적으로 증가된 위식도 역류는 없으나 생리적 역류로 인해 가슴쓰림이나 흉통이 발생하는 경우
(4) 기능성 가슴쓰림: 흉골 뒤쪽으로 타는 듯한 불편감이나 통증이 있으나 위식도역류질환이 없고 위산분비억제제에도 증상이 완화되지 않는 경우
(5) 불응성 위식도역류질환: 표준 용량의 위산분비억제제를 8주 이상 투여하였음에도 증상이 지속되는 경우

3) 임상양상

(1) 가슴쓰림(heartburn)과 산역류(acid regurgitation)가 가장 전형적인 증상
(2) 흉통, 연하곤란(식도협착), 연하곤란의 악화와 체중감소(바렛식도 및 선암발생), 출혈(식도점막 미란 및 궤양)
(3) 식도 외 증상: 만성 기침, 쉰 목소리, 천식, 목 이물감, 수면장애, 치아 미란 및 비심인성 흉통 등

● 표 1-3-1. 전형적인 가슴쓰림(heartburn)의 임상적 특징

특징	타는 듯한, 가슴이 조이는 듯한, 신물이 오르는 양상
시작 부위	검상돌기나 흉골 아랫부분
전파	목, 턱, 어깨, 팔, 뒷가슴
유발인자	식사 후 누울 때, 몸을 구부릴 때
완화인자	프로톤펌프억제제(PPI) 혹은 제산제

4) 감별진단

감염성 식도염, 약인성 식도염, 식도운동질환, 위염, 소화성궤양, 가능성소화불량증, 담도질환, 관상동맥질환

5) 진단검사

(1) 양성자펌프억제제 검사

① 전형적인 위식도역류질환 증상이 있는 환자에서 진단을 위해 표준 용량의 PPI를 2주간 사용

(2) 상부위장관 내시경

① 식도염의 정도 평가: 점막손상(mucosal break)을 증명. LA-C or D 수준의 미란성 역류질환, 바렛식도 또는 소화성 협착이 보일 경우 GERD의 확증적 증거로 간주, LA-A or B의 경우 확증적이진 않으나 경계적 소견으로 평가

② 바렛식도가 발견될 시 상부위장관 내시경 추적검사 시행

③ 다른 기질적 원인을 배제(암, 궤양 등): 경고증상(연하곤란, 연하통, 체중감소, 위장관 출혈 등)이 있으면 반드시 검사

● 표 1-3-2. 역류성 식도염의 내시경적 분류: 로스엔젤레스(LA) 분류법

Grade A	길이가 5 mm 미만인 식도 점막 손상(mucosal break)이 하나 또는 그 이상 있을 때
Grade B	길이가 5 mm 이상인 식도의 점막 손상이 하나 또는 그 이상 있을 때
Grade C	식도 점막 손상들이 서로 합쳐져 있으나 식도 둘레의 75% 이하일 때
Grade D	식도 점막 손상들이 서로 합쳐져 있으며 식도 둘레의 75% 이상일 때

(3) 24시간 보행성 식도산도-임피던스 검사

① 위산 역류 빈도와 정도를 알아보고, 증상과 연관성을 평가

② 식도산 노출시간 ≥4%일 경우 병적인 산역류로 판단

③ 환자의 불편감과 위음성 등이 단점

● 표 1-3-3. 24시간 보행성 식도산도 검사의 적응증: 4-6은 possible indication

1. 역류증상을 가지고 있으나, 내시경 검사에서 정상 혹은 불확실한 소견을 보이면서 PPI 치료에 반응하지 않는 환자
2. 내시경 검사는 정상이나 외과적 항역류 수술을 고려하는 환자에서 비정상적인 식도 산 노출을 증명
3. 항역류 수술 시행 후 지속적인 역류가 의심되는 환자
4. 흉통이 있는 환자에서 심장 검사가 정상인 경우 역류의 진단
5. 4주 이상 PPI 투여 후에도 후두염, 인두염, 만성 기침 등 위식도역류질환의 이비인후과적 증상이 있는 환자
6. 역류유발성 천식이 의심되는 성인 발병형 비알레르기성 천식 환자에서 동반된 위식도역류질환의 검사

(4) 식도내압 검사
① 위식도역류질환이 의심되는 환자에서 식도산도 검사 전 하부식도조임근의 위치를 확인하기 위해 사용
② 위식도역류질환 환자에게서는 낮은 하부식도조임근 압력, 식도 열공탈장, 식도 연동운동 감소 등이 관찰됨
③ 식도 연동 기능 평가 및 식도 운동질환의 유무를 감별
④ 항역류 수술 전 식도 운동질환을 배제하고 수술 후 삼킴 곤란 발생 가능성을 평가

6) 치료

(1) 목표: 역류 증상을 완화, 증상 재발을 예방, 합병증을 예방하는 것. PPI로 성공적 치료를 해도 투여 중지하면 다수의 환자에서 재발함
(2) 체중 감량
① 과체중 혹은 비만은 복강내 압력을 증가시켜 위식도역류질환 발생 가능
② 비만이거나 과체중인 환자에게는 증상 조절을 위해 체중 감량 권고
(3) 양성자펌프억제제
① 표준 용량의 양성자펌프억제제를 4-8주 투약할 경우 미란성 역류질환 환자의 70-80%, 비미란성 역류질환 환자의 60%에서 증상 완화 유도
② 표준 용량 양성자펌프억제제에 반응이 불충분할 경우
- 아침/저녁 하루 2회로 증량 가능
- 다른 양성자펌프억제제로의 전-증거는 제한적임
  - 비미란성 역류질환과 경한 미란성 역류질환 환자의 경우 4-8주간 표준 용량의 양성자펌프억제제 투여 후 장기 유지 요법과 필요 시 요법의 실패율은 차이를 보이지 않음
  - 바렛식도 환자의 경우 서구권에서는 선암 예방효과가 입증되었으나 아시아권에서는 연구 필요
  - 전형적인 위식도 역류 증상이 있거나 위식도 역류가 확인된 비심인성 흉통 환자에게도 양성자펌프억제제가 권장됨

- 잠재적 위험
  i) 장관감염의 증가: 비정상적 장내 세균 증식 유도, Salmonella, Campylobacter, E. coli, C. Difficile과 같은 세균 감염 증가
  ii) 심근경색, 뇌졸중, 암, 입원, 폐렴, 골절, 만성신장질환, 치매 등 기타 이상반응은 유의한 차이를 보이지 않음

(4) 경구PPI 종류; 아침 식전 30분에 복용
① Esomeprazole 40 mg qd, 유지 용량 20 mg qd
② Lansoprazole 30 mg qd, 유지 용량 15 mg qd
③ Dexlansoprazole 60mg qd, 유지 용량 30 mg qd
④ Pantoprazole 40 mg qd, 유지 용량 20 mg qd
⑤ Ilaprazole 20 mg qd or bid, 유지 용량 10 mg qd
⑥ Rabeprazole 20 mg qd or bid, 유지 용량 10 mg qd or bid

(5) 칼륨경쟁적 위산분비억제제
① 최근 연구를 통해 양성자펌프억제제와 비교하여 대등한 효과와 안정성을 나타냄
② LA-C, D의 심한 미란성 역류질환에서 양성자펌프억제제보다 우월한 결과를 보임

(6) 히스타민-2 수용체 길항제: 야간 역류 증상이 있거나 야간 식도 역류의 객관적 증거가 있는 환자에게서 취침 전 추가 투여 가능

(7) 위장관운동 촉진제(itopride, levopride, domperidone, mosapride, motilitone.): 양성자펌프억제제와 병용 투약할 경우 증상 조절에 도움을 줌

(8) 생활습관 개선의 치료효과에 대한 임상자료는 부족하나, 치료 후 증상이 소실된 환자에서 증상 재발을 방지할 수 있음
① 금연, 금주, 저지방 식이, 카페인, 탄산음료 섭취 자제
② 취침 2–3시간 전에는 식이를 금하고, 누울 때는 10–15 cm가량 머리 부위 높이기

(9) 내시경 치료: 약물 요법에 반응하지 않는 환자에서 수술적 치료 전에 시도해볼 수 있는 최소침습치료법
① 내시경적 위추벽 성형술(endoscopic fundoplication)
② 내시경적 고주파 에너지 전달(endoscopic radiofrequency procedure; Stretta®)
③ 항역류 내시경 점막절제술(anti-reflux mucosectomy)

(10) 항역류수술
① 역류증상이 PPI 치료에 반응하지만 PPI에 intolerance를 보일 때 고려
② 복강경위저부 주름술(fundoplication)이 표준 치료법

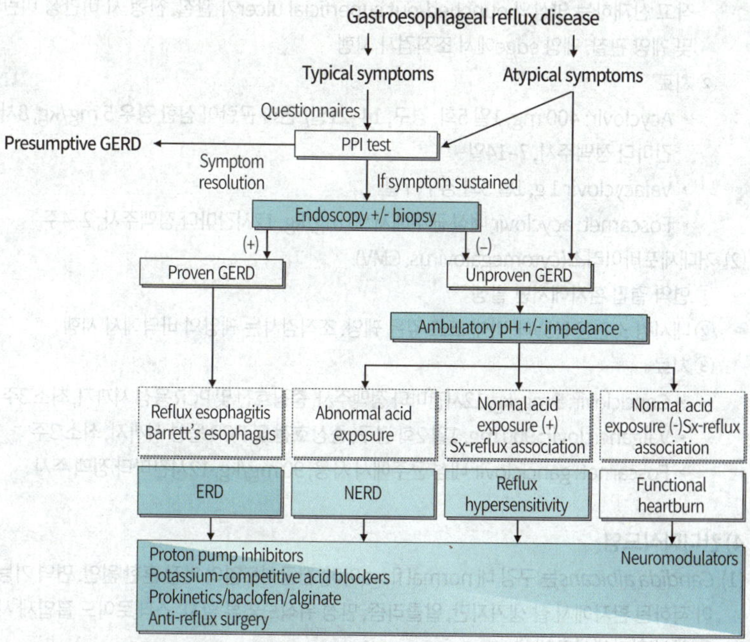

● **그림 1-3-1.** GERD의 진단과 치료 알고리듬
출처: 위식도역류질환의 진단과 치료에 관한 서울 진료지침 2020.

2. 감염성 식도염

1) 기저질환

(1) 면역 결핍 상태(AIDS, 면역억제제 투여 중인 장기이식 환자)
(2) 식도 저류(식도 운동 이상 혹은 식도 협착)
(3) 암(특히 혈액암), 당뇨, 광범위 항생제, SLE, 갑상선기능저하증 등
(4) 정상 면역 상태에서도 감염성 식도염 발생 가능

2) 임상양상: 연하곤란 및 연하통

3) 바이러스식도염

(1) 단순포진 바이러스(herpes simplex virus, HSV)
 ① 진단: 면역 결핍 환자에서는 1형 또는 2형 HSV가, 정상 면역 상태에서 주로 1형 HSV가 식도염을 일으킴. 코나 입술 주위의 포진성 수포가 진단에 도움. 내시경 검사에서

작고 산재하는 양상의 punched-out superficial ulcer가 관찰, 진행 시 미만성 미란 및 궤양 관찰. 궤양 edge에서 조직검사 시행

② 치료

- Acyclovir: 400 mg, 1일 5회, 경구, 14–21일/ 연하 곤란이 심한 경우 5 mg/kg, 8시간마다 정맥주사, 7–14일
- Valacyclovir 1 g, 1일 3회 경구, 7일
- Foscarnet: acyclovir 내성 균주에서 90 mg/kg, 12시간마다 정맥주사, 2–4주

(2) 거대세포바이러스(cytomegalovirus, CMV)

① 면역 결핍 환자에서만 발생

② 내시경 소견은 HSV에 비해 크고 깊은 궤양. 조직검사는 궤양의 바닥에서 시행

③ 치료

- Ganciclovir: 5 mg/kg, 12시간마다 정맥주사, 증상호전 및 PCR 음성 시까지, 최소 3주
- Valganciclovir: 900 mg, 1일 2회 경구, 증상호전 및 PCR 음성 시까지, 최소 3주
- Foscarnet: ganciclovir 내성 균주에서 사용, 90 mg/kg, 12시간마다 정맥 주사

4) 칸디다식도염

(1) *Candida albicans*는 구강 내 normal flora이며, 진균식도염의 가장 흔한 원인. 면역 기능이 저하된 환자에서 잘 생기지만, 알콜리즘, 만성 위식도역류 환자, 스테로이드 흡입제 사용 천식 환자에서도 발생

(2) 증상연하통과 연하곤란. 면역기능이 정상인 환자에서는 무증상이 많음

(3) 내시경으로 진단: 배양검사나 식도 조영술은 도움이 안됨

① 내시경 소견

점막에 단단히 붙은 우유 찌꺼기 같은 흰색의 부착물질들이 있으며, 조직생검 검체를 PAS 혹은 Silver 염색하면 균사와 효모덩어리가 관찰됨

(4) 치료

① 국소용제보다는 전신 항진균 치료가 권장됨

- Oral fluconazole, 200–400 mg (3–6 mg/kg) daily, 14–21일
- 경구투여 불가능한 환자
  - Fluconazole IV 400 mg (6 mg/kg) daily or echinocandin (micafungin 150 mg daily or caspofungin 70 mg loading 후 50 mg daily)
  - 증상 회복될 시 경구 Fluconazole 로 de-escalating 고려
- Fluconazole-refractory disease
  - Itraconazole solution 200 mg daily or voriconazole 200 mg (3 mg/kg) twice daily 14–21일

5) 기타 식도염

(1) 방사선 조사 후 식도염(radiation esophagitis)

① 폐암, 종격동암, 식도암에 대한 방사선 치료 시 발생. 빈도와 심한 정도는 조사한 방사선의 양과 항암제(radiosensitizing drugs; doxorubicin, bleomycin, cyclophosphamide, cisplatin) 동시 투여에 따라 증가. 치료 종료 수주-수개월 뒤 연하 곤란과 연하통이 발생

② 치료: 리도카인겔 등으로 통증 완화. 효과적 예방 약제

③ 식도 협착이 발생하면 내시경 확장술 필요

(2) 약제 유발 식도염(pill-induced esophagitis)

① 원인: tetracycline등의 항생제(HP 2차 제균 시), ascorbic acid, potassium chloride, 철분제, NSAID, bisphosphonate 등

② 치료: 리도카인겔(통증 완화), sucralfate 등의 점막도포제, PPI

③ 예방: (특히 취침 전)약 복용 시 상체를 세우고, 충분한 양(>120 mL)의 물과 함께 복용, 약을 삼키고 바로 눕지 않고 약 5-10분간 앉아있도록 함

II 부식제 섭취에 의한 손상(산, 알칼리 손상)

1. 부식성 약제의 종류

● **표 1-3-4. 부식성 약제의 종류**

Chemical	Commom Uses
Classic alkalis	
Ammonium hydroxide	General cleaner and grease remover
Sodium hydroxide or potassium hydroxide	Drain opener, oven cleaner, hair relaxer, grease remover
Sodium hypochlorite	Bleach, swimming pool chlorinator
Classic acids	
Acetic acid	Food pickling, photographic stop bath
Hydrochloric acid	Toilet bowl cleaner, mold and mildew remover
Oxalic acid	Metal polish
Phosphoric acid	Rust remover
Selenous acid	Gun bluing agent
Sulfuric acid	Drain opener, large lead-acid batteries

● 표 1-3-4. (이어서) 부식성 약제의 종류

Chemical	Commom Uses
Miscellaneous or unique caustics	
Cationic detergents (e.g., benzalkonium chloride)	Surface cleaner, preservative
Hydrofluoric acid	Rust and graffiti remover
Hydrogen peroxide	Surface and food cleaner
Phenol	Surface disinfectant
Zinc chloride	Soldering flux

출처: Ingestion of Caustic Substances, NEJM, 2020

2. 병태생리

1) 점막 손상 정도: 약제의 농도, 섭취량 및 성상에 따라 다름
2) 산 손상: 응고괴사(coagulation necrosis)가 발생하면서 가피 형성 약제의 조직 침투 및 손상의 진행 제한
3) 알칼리 손상: 점막 및 점막하층의 지단백층에 강력한 용제로 작용하여 액화괴사(liquefaction necrosis) 및 비누화를 초래(조직 침투가 산에 비해 빠름). 주변 혈관의 혈전증으로 괴사 진행 및 5–7일 후 괴사부가 탈락되며 섬유화 진행 식도 협착 발생

3. 임상양상

1) 섭취 후 경과 시간, 침범한 장기, 고의성 여부 등에 따라 다양한 임상양상 발생
2) 급성기 임상양상: 혀와 입의 부종, 유연(drooling), 구토, 출혈, 기도 부종, 식도 및 위의 천공 등
3) 중요한 임상양상: 유연, 구토가 동시에 존재하거나 협착음(stridor)이 청진될 경우(Grade 2 이상의 손상으로 간주)
4) 지연기 양상: 식도 협착, 식도암 등으로 진행 가능

4. 환자 평가 및 진단

1) 의식 수준 평가 및 기도 확보
2) 정확한 독성 성분을 확인하는 것이 중요하나 기도 확보 등의 시간이 지체되어선 안 됨
3) Standard laboratory test는 치료 방향에 크게 영향을 미치지 않음(metabolic acidosis의 경우는 중요 장기 손상을 시사할 수 있음)
4) 단순 흉부 및 복부 X선 촬영: 위장관 천공 여부 확인(종격동, 흉수, 기복증 등)
5) 상부위장관내시경
   (1) 점막 손상 범위와 정도를 평가하는 데 유용(손상의 정도는 Zargar 등급법에 따라 분류)

(2) 산성 물질과 염기성 물질의 음용에 따라 필요 여부가 구분됨(아래 그림 1-3-2 참조)

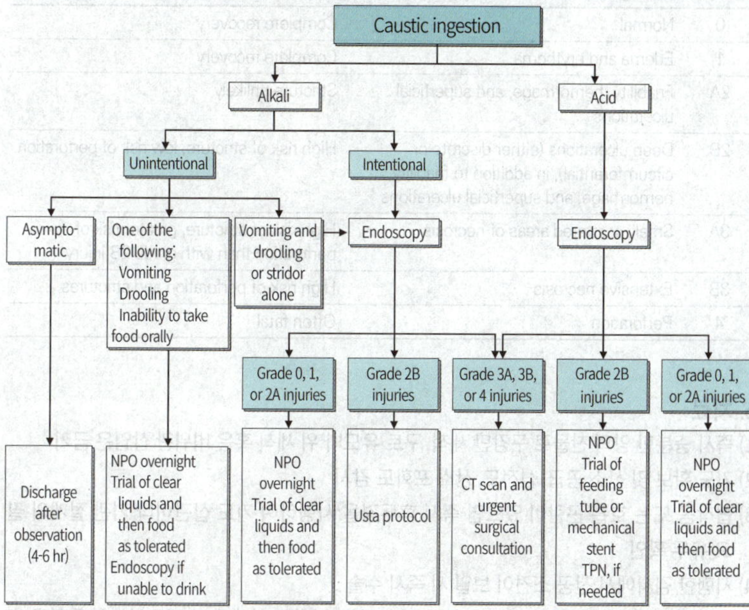

● **그림 1-3-2. 부식제 섭취와 손상의 진단 및 치료에 대한 알고리듬**

출처: Ingestion of Caustic Substances, NEJM, 2020

(3) 인두의 괴사 또는 호흡 곤란 동반 시 내시경 금기

(4) 첫 음용 24–48시간 내에 내시경 시행, 이후로는 손상된 조직의 취약성으로 인해 천공에 대한 위험이 증가하여 가급적 회피

6) 컴퓨터 단층 촬영

(1) 내시경 시행이 어려울 경우 대체 검사로 유용(비침습적, 빠른 시간 내에 검사 가능)

(2) 장 점막의 손상 정도 및 천공에 대해 평가

● 표 1-3-5. Zargar 등급법

Grade	Findings	Prognosis
0	Normal	Complete recovery
1	Edema and erythema	Complete recovery
2A	Friability, hemorrhage, and superficial ulcerations	Stricture unlikely
2B	Deep ulcerations (either discrete or circumferential), in addition to friability, hemorrhage, and superficial ulcerations	High risk of stricture, low risk of perforation
3A	Small, scattered areas of necrosis	High risk of stricture, greater risk of perforation than with grade 2B injury
3B	Extensive necrosis	High risk of perforation and strictures
4	Perforation	Often fatal

5. 치료

1) 즉시 충분한 양의 찬물로 구강만 세척, 구토 유도나 위 세척 혹은 비위관 삽입은 금기
2) 기도 확보 및 산소 공급, 심전도, 산소 포화도 감시
3) 협착음 또는 호흡 곤란이 있으면 즉시 후두경을 시행하여 기도 삽관이나 기관 절개의 필요 유무 확인
4) 시행한 검사에서 천공 소견이 보일 시 즉시 수술
5) 숯제제(charcoal) 및 중화제, 양성자펌프억제제, 경험적 항생제, 스테로이드의 투약은 추천되지 않음
6) 스테로이드의 경우 소아의 2B등급의 손상이 관찰될 경우 논의가 이루어지는 중
7) 수크랄페이트, Mitomycin C의 투약에 대한 연구가 진행 중(일부에서 효과를 보임)

6. 추적검사

1) Zargar 등급 1-2A의 경도의 손상은 특별한 추적이 필요하지 않음
2) Zargar 등급 2B 이상의 중등도 손상은 음용 3–8주 후 식도 협착 여부를 관찰하기 위해 추적 검사 시행
3) 중등도 손상 환자의 경우 식도암의 가능성이 있어 매년 추적 검사를 권장함

III 식도운동질환

1. 증상

삼킴곤란, 음식물이나 위산의 역류, 가슴쓰림, 비심인성 가슴통증 등

2. 검사

1) 바륨 식도 조영술

2) 상부위장관 내시경 검사

3) 고해상도 식도내압검사(high-resolution manometry)

● 표 1-3-6. 식도운동질환의 분류 및 각 질환의 정의

Classification	Disorder	Definition
Disorders of EGJ Outflow	Type I Achalasia	Abnormal median IRP & 100% failed peristalsis
	Type II Achalasia	Abnormal median IRP, 100% failed peristalsis & ≥20% swallows with panesophageal pressurization
	Type III Achalasia	Abnormal median IRP & ≥20% swallows with premature/spastic contraction and no evidence of peristalsis
	EGJ Outflow Obstruction	Abnormal median IRP (supine and upright), ≥20% elevated intrabolus pressure (supine), and not meeting criteria for achalasia
Disorders of Peristalsis	Absent Contractility	Normal median IRP (supine and upright) & 100% failed peristalsis
	Distal Esophageal Spasm	Normal median IRP & ≥20% swallows with premature/spastic contraction
	Hypercontractile Esophagus	Normal median IRP & ≥20% hypercontractile swallows
	Ineffective Esophageal Motility	Normal median IRP, with >70% ineffective swallows or ≥50% failed peristalsis

* DCI, distal contractile Integral; IRP, integrated relaxation pressure; EGJ, esophagogastric junction.
출처: The Chicago classification version 4.0©, 2020

3. 식도 이완 불능증(Achalasia): 하부 식도 괄약근의 불완전 이완, 식도 체부 연동 운동 소실

1) 진단

(1) 흉부 단순 촬영: 종격동에 air-fluid level

(2) 바륨 식도 조영술: 식도 확장, 식도 하부의 정상적 연동 운동 소실, 위 식도 연결 부위가 새

부리 모양으로 좁아짐

(3) 상부위장관 내시경: 위암을 포함한 종양에 의한 이차적 원인 배제 위해 시행

(4) 식도 내압 검사

① 하부식도괄약근의 이완 시 압력이 증가

② 삼킴 시 LES relaxation이 없거나 감소

③ 삼킴 시 정상적인 연동 운동 소실, 동시 수축이 발생

④ 식도 체부 resting pressure 상승

2) 치료

(1) 식전 Nitrate or Calcium-channel blocker: 일시적 증상 완화, 지속적 효과 없음

(2) 내시경 보툴리눔 독소 주입: 60% 이상에서 증상 호전, 적은 부작용, 수개월 이내에 재발 반복 주입이 필요. 고령 또는 수술적 치료의 고위험군 환자에서 시행

(3) 풍선 확장술: 약 85%에서 효과, 천공(0.5–5%)

(4) 경구 내시경 근절개술(peroral endoscopic myotomy, POEM): 중기 치료효과 90% 이상, 초치료 또는 타 치료법 시행 후 재발 시 시행

(5) 수술적 근절개: 장기 치료효과가 가장 큼

4. 미만성 식도경련(Diffuse esophageal spasm)

1) 식도내압 검사

(1) 정상 LES relaxation

(2) 삼킴 후 20% 이상의 식도 수축이 동시 수축

2) 치료

설하 nitroglycerin, calcium channel blocker, sildenafil, TCA, 내시경 보툴리눔 독소 주입, POEM

IV 식도암

1. 역학

1) 전체 암 발생의 약 1.1%

2) 식도는 장막이 없고 주위에 림프절이 많아서 조기에 주위 조직 침윤 및 림프절 전이가 발생 예후가 매우 불량(5년 생존율 <10%)

2. 원인

● 표 1-3-7. 식도암의 원인

음주 및 흡연	편평상피암 빈도 증가
발암 물질 섭취	Nitrate (nitrite로 전환), smoked opiates, 절인 야채에 함유된 진균 독소
물리적 요인에 의한 점막 손상	양잿물, 방사선에 의한 식도 협착, 식도 이완 불능증(achalasia)
숙주의 감수성	설염과 철분 결핍을 동반한 식도 web (Plummer-Vinson or Paterson-Kelly syndrome), 선천성 과각화증 및 손, 발바닥의 pitting (tylosis palmaris et plantaris)
섭취 결핍	Molybdenum, Zinc, Vitamin A
바렛 식도	식도샘암 빈도 증가

3. 진단

1) 임상증상: 연하곤란(유동식보다 고형식에 연하곤란). 관강의 2/3 이상 폐쇄되었을 때 발생. 소수에서는 연하 곤란 없이 주위 장기로 전이되어 발견
2) 식도 조영술
3) 식도 내시경: Lugol 색소내시경 혹은 영상강화 내시경이 진단에 도움
   (1) 정상 상피는 갈색으로 염색(글라이코겐 과립을 분비)
   (2) 식도염, 이형성 및 식도암 부위는 염색되지 않음(글라이코겐 과립의 분비가 감소하거나 소실)
4) 초음파 내시경: 침윤 깊이, 국소 림프절 전이(T, N 병기) 진단 시 CT보다 정확
5) 흉부 및 복부 CT: 종격동 확산 정도 및 대동맥 주위 림프절 평가
6) PET-CT

4. 표재성 식도암: 주위 림프절 전이에 상관없이 점막과 점막하층에 국한된 식도암

1) 림프절 전이 빈도

(1) 상피층(m1) 및 점막고유판(m2)에 국한된 점막암: 3.3%
(2) 점막근층(m3) 침범암: 12.2%
(3) 점막하층(sm)암: 26.5–45.9%

* m3 이상의 침윤 식도암: 근치적 치료를 위해 수술, 방사선+항암 동시 요법 등을 시행

5. 진행성 식도암: 고유근층 이상을 침범한 식도암

6. 식도암의 내시경 치료

1) 근치적 내시경 점막하 박리술(Endoscopic submucosal dissection, ESD) 적응증

(1) Well or moderately differentiated type
(2) 점막층에 국한[상피층(m1) 또는 점막고유판(m2)에 국한 *절대 적응증]
(3) 2 cm 미만의 크기
(4) 혈관 또는 림프절 침윤 없음
(5) 식도 원주의 75% 미만을 침범(시술 후 협착의 위험성 고려)

2) 고식적 내시경 치료(Palliative therapy)

(1) 식도 스텐트(Stent) 삽입
종양에 의한 내강의 협착, 식도-기도 누공의 치료: 자가 팽창성 금속 스텐트 이용
(2) 식도 확장술(Dilation therapy): polyvinyl dilator (Savary-Guilliard) 또는 풍선 확장술
(3) 접촉성 열소작술(Contact thermal therapy)
electrosurgical tumor probe (BICAP tumor probe)를 이용하여 식도 내강을 침범한 종양 파괴
(4) 광역동학적 요법(Photodynamic therapy)
선택적으로 종양 조직에 침착하는 광감수성 물질(photosensitizer)과 레이저 광선 방사(photoradiation)로 생기는 광화학적 반응을 이용하여 암 조직을 치료. 식도암을 포함한 소화기암의 고식적 완화요법 및 근치적 치료로 이용
(5) 내시경적 레이저치료(Endoscopic laser therapy)
Nd: YAG를 이용한 비접촉성 열소작술로, 수술의 위험이 높을 때 효과적인 치료법
(6) 아르곤 플라즈마 응고술(Argon plasma coagulation)
이온화된 아르곤 가스를 이용한 전기 소작술로 표층(2 mm)에만 효과
(7) 항암제 국소주사요법
내시경을 통해서 항암제를 식도 병변 부위에 직접 주사함으로써 암조직과 주변 림프 조직으로 전이된 암을 치료하는 방법. 항암제를 정맥 주사하는 것보다 전신 부작용 적음. 발열, 흉통, 연하 곤란, 복통 등의 합병증 발생 가능

04

위염, 헬리코박터, 소화성궤양

I 위염

1. 위염

위염은 내시경 검사 또는 위점막 조직검사에서 염증이 증명된 상태로 급성위염과 만성위염으로 분류됨. '위염'은 조직학적 진단, 소화불량증 증상이나 내시경적 소견에 따른 진단이 아님

위염의 분류로 위염의 병리 및 내시경 소견을 모두 반영하는 Updated Sydney System (그림 1-4-1)이 있음

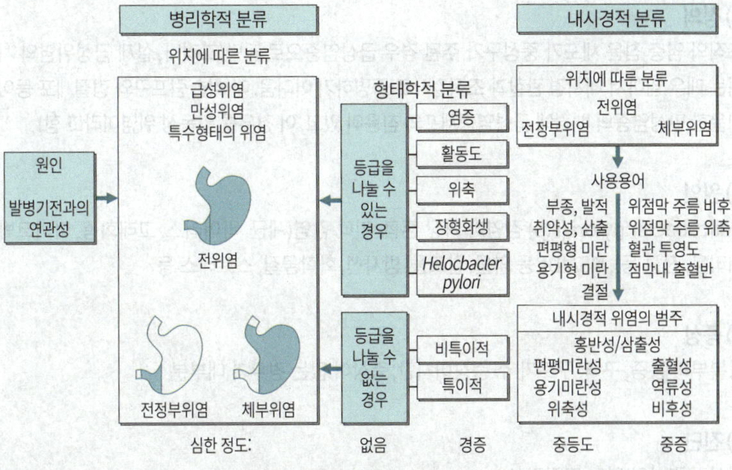

● 그림 1-4-1. Updated Sydney System에 의한 위염의 분류

위축성위염의 경우 Kimura-Takemoto 분류(그림 1-4-2)가 현재까지 많이 이용됨. 분문부까지의 위축을 폐쇄형이라 하고, 범위에 따라 C1에서 C3까지 정의함. 분문부를 넘어서 위저부와 체부의 대만부를 따라 진행하게 되면 개방형이라 부르고 범위에 따라 O1에서 O3까지 정의함

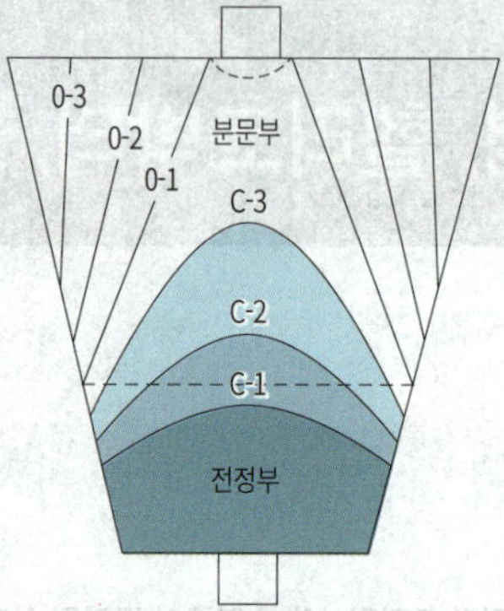

● 그림 1-4-2. Kimura-Takemoto 분류

2. 급성위염

1) 정의

조직의 염층 침윤 세포가 중성구가 주된 경우 급성염증으로 진단(그러나, 실제 급성위염의 시기는 매우 짧아서 내시경 관찰과 조직검사로 증명하기 어려움. 대부분, 림프구와 형질세포 등이 침윤한 만성염증의 배경에 급성염증세포의 침윤이 있고, 이 경우를 활동성 위염이라고 함)

2) 원인

Helicobacter pylori (Hp) 감염이 가장 흔함. 기타 감염(세균, 바이러스, 고래회충, 마이코박테리움, 진균 등), NSAIDs 등 약물, 알코올, 방사선, 화학물질, 스트레스 등

3) 증상

상복부의 통증, 구역, 구토가 주 증상이지만, 증상이 없는 경우가 대부분

4) 진단

내시경 검사와 위의 조직검사

5) 내시경 소견

점막의 부종, 점상출혈, 미란, 삼출물 등

6) 치료

(1) 임상양상과 내시경 소견 및 조직소견이 관련이 적으므로 증상에 따른 대증 치료; 위산분

비억제제(히스타민 수용체 차단제, PPI), 제산제, 위점막 보호제(cytoprotectant), 위장관운동 촉진제

(2) 화농성 위염(phlegmnous gastritis): 위절제 또는 위배액 및 광범위 항생제 주사

3. 만성위염

1) 정의

염증의 주된 침윤세포가 형질세포와 림프구로 구성되어 있으며, 중성구 침윤은 드문 경우 만성위염으로 진단

2) 증상

대부분 무증상이거나 비특이적 증상을 호소(소화불량 증상을 호소하는 Hp 감염이 있는 경우를 Hp 연관 기능성소화불량증으로 분류하기도 함)

3) 원인

대부분 Hp 감염, 자가면역질환 등

● 표 1-4-1. 만성위염의 분류

만성위축성위염	A형: 체부우위성, 자가면역성 B형: 전정부우위성, *H. pylori*연관성 미결정형
림프여포성 위염(lymphofollicular gastritis) 림프구성 위염 호산구성 위염 육아종성 위염: 크론병성 위염, 사르코이드증 Russell body 위염(RBG)	

4) 진단

(1) 상부위장관 내시경 조직 생검을 통한 병리학적 검사

(2) 자가면역성 위염의 진단: 벽세포와 내인자(Intrinsic factor)에 대한 자가 항체

5) 내시경 소견

위점막 위축 및 유백색 변화, 결절성 병변(장형화생) 등

6) 치료: 특별한 치료법 없음

(1) 증상에 따른 대증적치료 및 약물치료. 악성빈혈이 동반되면 비경구적으로 비타민 B12

투여

(2) Hp 제균치료(환자본인부담 100%), 염분섭취량 감소가 위선암으로의 진행을 막는지는 아직 확실하지 않음

4. 그 밖의 위염

1) 결절성 위염(Lymphofollicular gastritis)

(1) 임상적 중요성: Hp 감염에 따른 변화로 20대와 30대 여성에서 흔함 최근 미분화형 위암 발생과 관련성이 주장되고 있음

(2) 내시경 소견: 닭살 모양의 작은 결절들이 전정부와 위각에 주로 분포

(3) 조직병리 소견: 점막판 림프여포의 형성과 선와상피의 과형성

(4) 치료: Hp 제균(환자본인부담 100%)

2) 호산구성 위염: 호산구성 위장관염의 한 형태

(1) 임상증상: 복통, 오심, 구토, 설사, 체중감소, 단백소실 장병증(protein-losing enteropathy), 장천공, 위장관 출혈로 인한 빈혈

(2) 검사실 소견: 말초혈액의 호산구 증가(정상인 경우도 있음), 빈혈, 저단백혈증

(3) 내시경 소견: 위점막 비후, 결절성 병변, 궤양, 유문륜 폐쇄 등

(4) 조직병리 소견: 점막 및 고유근층까지 호산구 침윤이 관찰될 수 있고, 농양, 괴사, 상피 재생 등이 관찰되기도 함

(5) 치료: 스테로이드

● 표 1-4-2. 위염 임상진료지침(2022 대한상부위장관·헬리코박터학회)

핵심질문	권고문	권고등급	근거수준
영상증강내시경 검사가 위축성 위염 및 장상피화생의 진단에 도움이 되는가?	장상피화생의 진단율을 높이기 위하여 백색광 내시경 검사에 영상증강내시경 검사를 추가하는 것을 권고할 수 있다.	선택적 사용(Do, Conditional)	매우 낮음
백색광 내시경 검사에서 위축성 위염 또는 장상피화생이 의심되는 경우 확진을 위해 조직 검사를 시행해야 하는가?	위축성 위염 또는 장상피화생의 확진을 위한 생검을 시행하고자 할 때 백색광 내시경 검사 소견은 생검 시행 여부 결정의 근거로 사용하기에 불충분하다.	제한적 사용(Do not, Conditional)	낮음
위축성 위염/장상피화생이 고위험 단계인 환자는 저위험 단계인 환자에 비해 위암 발생의 위험도가 증가하는가?	위축성 위염/장상피화생이 고위험 단계인 환자는 저위험 단계인 환자에 비해 위암 발생의 위험도가 높기 때문에 위축성 위염/장상피화생을 위험 단계별로 달리 추적관찰할 것을 권고할 수 있다.	선택적 사용(Do, Conditional)	매우 낮음

● **표 1-4-2.** (이어서) 위염 임상진료지침(2022 대한상부위장관·헬리코박터학회)

핵심질문	권고문	권고등급	근거수준
헬리코박터 양성인 위염 환자에서 제균 치료를 하면 위암 발생을 감소시킬 수 있는가?	헬리코박터 연관 위염 환자에게 위암의 예방을 위해 제균치료를 권고한다.	선택적 사용 (Do, Conditional)	중간
헬리코박터 양성인 위축성 위염 또는 장상피화생 환자에서 제균 치료를 하면 위염이 호전되는가?	헬리코박터 양성인 위축성 위염 환자에서 위축성 위염의 호전을 위해 헬리코박터 제균 치료를 시행할 수 있다.	선택적 사용 (Do, Conditional)	낮음
	헬리코박터 양성인 장상피화생 환자의 경우 장상피화생의 호전만을 위해 헬리코박터 제균 치료를 시행하지 않는다.	제한적 사용 (Do not, Conditional)	낮음
내시경 검사 시 장상피화생으로 진단된 환자에서 2년 미만 간격의 내시경 검사가 2년 간격의 내시경 검사에 비해 위암 사망을 감소시키는데 도움이 되는가?	없음(장상피화생이 있는 환자에서 2년 미만 간격의 내시경 검사를 권고하거나 권고하지 않을 안을 결정하는데 필요한 근거가 불충분한 것으로 판단하였음.)		
미란성 위염 환자에서 양성자펌프억제제의 복용이 미란성 위염을 호전 시키는가?	비스테로이드 소염제 관련 미란성 위염 환자에서 내시경 소견의 호전을 위해 양성자펌프억제제 투여를 고려할 수 있다.	선택적 사용 (Do, Conditional)	매우 낮음

II *Helicobacter pylori* (Hp)

1. 세균학적 측면

1) 여러 개의 편모를 가진 운동성이 있는 그람음성, 미세호기균

2) 요소분해효소(urease)를 생산. 암모니아를 만들어 위내 산성 환경을 중성화함

2. 역학

1) 세계적으로 가장 흔한 감염: 전 세계인의 약 50%가 감염

2) 국내 혈청학적 검사: 성인의 50% 이상에서 양성, 20대 이하에서는 약 10%만 양성

3) 감염경로: 인체에서 인체로, 분변-경구, 경구-경구, 내시경 등을 통한 전염으로 추정

3. Hp 감염이 유발하는 질환

1) 위염: 만성활동성 위염, 만성위축성 위염, 장상피화생을 동반한 위염

2) 기능성 소화불량증의 일부

3) 위질환: 소화성궤양, 위선암, MALT 림프종(Hp 감염 환자의 10–15%에서만 질환이 발생)

4) 위 외 질환: 특발성 혈소판감소성자반증(ITP), 소아의 철결핍성빈혈

4. 진단법

● 표 1-4-3. *Helicobacter pylori* 진단법

방법	장점	단점	민감도/특이도
비침습적 방법			
요소호기 검사 (Urea breath test)	민감도와 특이도가 높음. 제균 치료후 제균 여부 확인에 널리 사용됨. 표본 추출 오차(sampling error)가 없음	양성자펌프억제제와 항생제에 의해 위음성 영향, 항생제 감수성 여부 확인할 수 없음	민감도: >90% 특이도: >90%
대변항원 검사 (Stool antigen test)	민감도와 특이도가 높음 소아에게 유용함	양성자펌프억제제와 항생제에 의해 위음성 영향. 검체 획득이 불편	민감도: >90% 특이도: >90%
혈청 검사 (Serology)	간편하고 저렴. 위장관출혈, 양성자펌프억제제, 항생제 사용에 영향을 받지 않음	제균 후에도 양성으로 지속(제균 성공 여부를 확인하는 검사 방법으로는 권고되지 않음)	민감도: >80% 특이도: >90%
침습적 방법			
급속요소분해효소 검사 (Rapid urease test)	민감도와 특이도가 높아 내시경 검사가 가능한 의료기관에서 진단을 위하여 많이 시행되는 검사임	표본추출의 오차(sampling errors). 위장관 출혈, 양성자펌프억제제, 항생제, 비스무스제제 약제 복용 시, 위축성 위염, 장상피화생의 경우 위음성 가능	민감도: 80-95% 특이도: 95-100%
조직 검사(Histology)	추가적인 조직학적 평가 가능	표본추출의 오차(sampling errors). 관찰자의 경험이나 염색 방법에 따라 차이 발생	민감도: 80-90% 특이도: >95%
배양 검사(Culture)	항생제 감수성 정 가능	시간이 많이 소요, 비싸며, 배양이 가능한 기술과 장비가 필요함	민감도: - 특이도: -
분자생물학적 검사 (Molecular method)	민감도와 특이도가 높음 항생제 내성을 유발하는 돌연변이 및 독성인자 등을 확인	실험실의 여건에 따라 영향을 받음	민감도: >95% 특이도: >95%

5. 치료대상

1) 제균 치료대상(한국인 헬리코박터 파일로리 감염 치료 근거 기반 임상진료지침 개정안 2020년)

● **표 1-4-4.** ***Helicobacter pylori*** **제균 치료대상**

기존 적응증(Existing indication)	추가 적응증(Added indication)	Admissive indication
① 소화성궤양	① 위선종 내시경 절제 후 상태	① 위축성 위염
② 저등급 MALT (Mucosa Associated Lymphoid Tissue) 림프종	② 철결핍성 빈혈	② 장상피 화생
③ 조기 위암 절제술 후		
④ 위암 가족력		
⑤ 기능성 소화불량증		
⑥ 저용량 아스피린의 장기간 사용		
⑦ 특발성 혈소판 감소성 자반증 (Idiopathic thrombocytopenic purpura)		

6. 치료법

1) 1차 치료

(1) 표준 3제요법

양성자펌프억제제 표준 용량, amoxicillin 1 g, clarithromycin 500 mg 하루 2회, 14일 치료

(2) 순차 치료(sequential therapy)

양성자펌프억제제 표준 용량과 amoxicillin 1 g 하루 2회 5일간 사용 후 양성자펌프억제제 표준 용량, clarithromycin 500 mg, metronidazole 500 mg 하루 2회 5일간 사용

(3) 동시치료

양성자펌프억제제 표준 용량, clarithromycin 500 mg, amoxicillin 1 g, metronidazole 500 mg 하루 2회, 10일 치료

(4) Clarithromycin 내성검사를 시행하고, 내성이 없는 환자에게 표준 3제요법

2) 2차 치료

(1) Bismuth 4제요법: 양성자펌프억제제 표준 용량 하루 2회, metronidazole 500 mg 하루 3회, bismuth 120 mg, tetracycline 500 mg 하루 4회, 14일 치료

3) 3차 치료

(1) Levofloxacin 포함 3제요법을 고려할수 있으나 성공률은 높지 않음

● **표 1-4-5.** ***Helicobacter pylori*** **제균치료 요법**

	약제	횟수	기간(일)
표준3제치료	PPI (standard dose)	bid	7-14
	Clarithromycin (500 mg)		
	Amoxicillin (1 g)		
Bismuth 포함 4제치료	PPI (standard dose)	bid	10-14
	Bismuth subcitrate (120 mg)	qid	
	Tetracycline (500 mg)	qid	
	Metronidazole (500 mg)	tid	
순차치료	PPI (standard dose)+amoxicillin (1 g) then,	bid	5
	PPI+clarithromycin+metronidazole	bid	5
동시치료	PPI (standard dose)	bid	10
	Clarithromycin (500 mg)		
	Amoxicillin (1 g)		
	Metronidazole (500 mg)		
Levofloxacin 3제요법	PPI (standard dose)	bid	10-14
	Levofloxacin (500 mg or 250 mg)	qd (500 mg) bid (250 mg)	
	Amoxicillin (1 g)	bid	

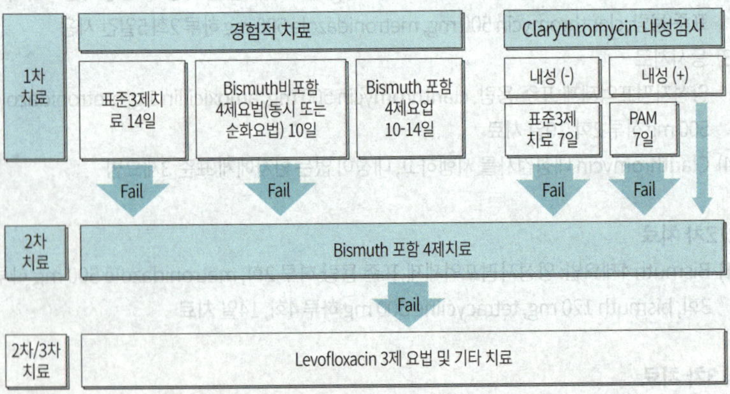

● **그림 1-4-3.** ***H. pylori*** **제균치료의 알고리듬**

7. 제균 여부의 확인

1) 제균치료 종료 후 최소한 4주(양성자펌프억제제는 2주) 후에 시행(UBT 위음성 가능성

으로)

2) 비침습적 검사는 요소호기검사가 유용함

3) 기저질환의 추적관찰을 위해 내시경이 필요한 경우는 전정부와 체부에서 조직검사 혹은 급속요소분해효소검사가 추천됨

III 소화성궤양

1. 정의

소화관의 점막 손상이 진행되어 결손된 부위가 점막근판을 넘어 점막하층 이하의 조직이 노출된 경우

2. 원인 및 위험인자

1) Hp 감염(위궤양의 30–60%와 십이지장궤양의 50–70%가 Hp 관련), 아스피린 및 비스테로이드계 소염제(NSAID)가 주된 2가지 원인

2) *Helicobacter heilmannii*, CMV, HSV 감염, 약물(항암제, 항혈전제, bisphosphonate, 코카인, mycophenolate mofetil, 염화칼륨정제, 스테로이드), 흡연, 신체적 또는 심리적 스트레스, 방사선 치료, 크론병이나 호산구성 위장관염 등의 전신질환

3. 소화성궤양의 다른 원인

1) 졸링거-엘리슨 증후군(Zollinger-Ellison's syndrome; gastrinoma)

NSAID를 복용하지 않는 환자에서 발생한 다발성 위궤양, 십이지장 제2부의 궤양 또는 거대 궤양 등이 있거나 약물치료에 잘 반응하지 않는 궤양이 있을 때 혈중 가스트린 측정 반드시 다발성내분비종양(multile endocrine neoplasia)의 가능성을 고려해야 함

2) 전신비만 세포증(systemic mastocytosis): 히스타민 과분비로 궤양 유발

3) 전신질환: 크론씨병, α1항트립신 결핍증, 만성폐질환, 만성콩팥병 등

4. 임상양상

1) 상복부통증, 속쓰림, 소화불량 등 비특이적 증상

2) 제산제 투여 후 증상 완화

3) 합병증이 없는 경우 신체진찰 소견은 대부분 정상

5. 진단

1) 상부위장관 내시경 검사

위벽 점막의 윤곽뿐 아니라 색조, 윤택 등 미세한 변화를 관찰하고, 필요한 경우 조직생검이 가능. 위장관 내강의 병소에 대한 지혈, 주사, 절제, 제거, 삽입 등 내시경적 치료 가능

2) CT 위조영술(CT gastrography)

위장관의 내강의 전체적 형태를 3차원으로 재구성하여 위벽-외복부 구조물과 인접 장기에 대하여 평가가 가능. 위수술 전 병기 평가에 유용

3) 상부위장관 조영술(UGIS)

진단적 민감도는 낮음. 궤양의 유무를 판단하기 위한 1차 검사로 부적절하나, 위장관의 전체적 형태와 운동을 가늠하고, 폐쇄, 협착, 누공 등의 합병증 발생 시 발생 부위를 평가하는 데 도움이 됨

6. 치료

1) 위산 분비억제제와 제산제

(1) PPI: 최우선으로 처방

① 종류: dexlansoprazole (60 mg), lansoprazole (30 mg), pantoprazole (40 mg), rabeprazole (20 mg), esomeprazole (40 mg) 등

② 작용기전: 벽세포에서 위산 분비의 마지막 단계인 H^+ 이온을 방출하는 양성자펌프에 비가역적으로 결합하여 위산 분비를 억제함

③ 부작용 및 약물 상호작용: 고가스트린혈증, 위내 pH 증가로 케토코나졸(ketoconazole), 디곡신(digoxin) 등의 흡수 억제

(2) Potassium competitive acid blocker (P-CAB)

① 종류: tegoprazan, vonoprazan

② 작용기전: 벽세포의 H^+K^+ATPase에 가역적으로 결합하여 산 분비 기능을 억제. PPI와 달리 분비세관에서 위산에 의한 protonation과정이 필요하지 않음

③ 장점

- PPI는 작용하기 위해 산에 의해 활성화가 필요한 전구체이지만, P-CAB은 그 자체로 작용할 수 있어 더 빠르게 작용함
- 이로 인해 투여 당일부터 PPI에 비해 더 강력한 위산 억제 효과를 나타냄
- 작용시간이 길기 때문에 위 내 pH 4 이상으로 유지되는 시간이 PPI보다 더 김

(3) 히스타민 수용체 차단제

① 종류: cimetidine (400 mg bid), ranitidine (150 mg bid), famotidine (20 mg bid), nizatidine (150 mg bid), lafutidine (20 mg bid)

② 궤양에서는 일반적으로 PPI를 처방하므로 최근 역할이 줄어듦

(4) 제산제: PPI 보조제

① 작용기전: $Al(OH)_3/Mg(OH)_2$의 혼합제로 위 내로 이미 분비된 위산을 중화시킴

② 부작용 및 주의사항: 만성콩팥병 환자에서 신경독성, 설사로 인한 탈수 등이 유발될 수 있으므로 주의

2) 점막 보호제

(1) 수크랄페이트(sucralfate)

① 작용기전: 궤양 기저의 단백질과 결합하여 조직 손상 방지, 프로스타글란딘 합성 촉진, 뮤신 및 중탄산염 분비 촉진

② 주의사항: 위내 pH가 증가하면 작용이 억제되므로 원칙적으로 위산분비 억제제와 같이 투여하지 않음

(2) 비스무스(bismuth)

① 작용기전: 궤양 기저를 도포하여 조직 손상 방지, 프로스타글란딘, 뮤신 및 중탄산염 분비 촉진, HP에 대한 항균 효과

② 부작용: 장기간 고용량 사용 시 신경 독성 발생

(3) 프로스타글란딘 유도체(미소프로스톨 misoprostol 200 μg tid)

① 작용기전: 점막의 구조 유지, 복구, 뮤신 및 중탄산염 분비 촉진, 점막의 혈류 유지

② 부작용 및 주의사항: 복통, 설사, 자궁출혈. 임산부에게 절대 금기

(4) 방어인자증강제

① 종류: 레바미피드(rebamipide 100 mg tid), 유파틸린(eupatillin 1T tid), 폴라프레징크(polaprezinc 75 mg bid), 테프레논(teprenone 50 mg tid), 에카베트(ecabet 1 g bid), 설글리코타이드(sulglycotide 200 mg tid) 등

② 작용기전: 프로스타글란딘 생성 촉진, 산소 유리기 제거, 뮤신 및 중탄산염 분비 촉진, 상피 세포의 재생 촉진

3) *H. pylori* 양성 궤양

(1) Hp 양성 궤양의 1차 치료는 제균(표 1-4-5와 그림 1-4-3)

(2) Hp 제균 후 위궤양 치유를 위해 추가적으로 PPI 투약 필요

7. 비스테로이드계 소염제(NSAID) 유발성 궤양

1) 위험인자

● 표 1-4-6. NSAID 사용과 관련된 소화성궤양 발생의 위험인자

고령
소화성궤양의 과거력
고용량의 NSAIDs 사용
아스피린, 항혈소판제, 항응고제, 스테로이드의 병용 투약
여러 종류의 NSAIDs 투약

*H. pylori*의 감염: 독립적인 궤양의 위험인자(independent and additive risk factor and needs to be addressed separately)

2) NSAID 사용에 관련된 위점막손상의 대처와 치료(표 1-4-7)

(1) NSAID를 중단하는 것이 가능하다면, 중단하는 것이 1차 치료 전략
(2) NSAID를 중단하면 히스타민 수용체 차단제, PPI가 모두 효과적
(3) NSAID를 중단할 수 없는 경우 PPI가 히스타민 수용체 차단제, 미소프로스톨, 수크랄페이트에 비해 궤양 치료효과가 우월함
(4) NSAID를 장기간 투여 시작하기 전에 Hp 제균하면 궤양의 발생률을 낮춤

● 표 1-4-7. 비스테로이드계소염제 관련 소화장애와 위점막 손상의 치료 권고

임상질환	권고
소화장애(dyspepsia)를 호소하는 경우	약제의 변경, 용량 감소, H2RA 또는 PPI의 경험적 사용
활동성 소화성궤양이 있으며, NSAID 투여중단이 가능한 경우	H2RA 또는 PPI의 투여
활동성 소화성궤양이 있으나, NSAID 투여가 지속되어야 하는 경우	PPI의 투여
예방적 조치가 필요한 경우	PPI 또는 missoprostol과 NSAID를 병합 투여하거나, cyclooygenase-2-selective inhibitor로 변경

3) NSAID 사용과 관련된 소화성궤양 및 합병증 예방

(1) 장기간의 NSAID 투약 시작 전에 H. pylori 감염 검사 및 제균치료를 권고함
(2) NSAID를 장기간 투약하는 고위험 환자에게 저용량 PPI 투약을 권고함
(3) NSAID를 장기간 투약하는 고위험 환자에서 심혈관계 질환의 위험도를 고려하여 약제를 선택. 심혈관계 질환 위험성이 낮은 경우 선택적 cyclooxygenase-2 차단제 사용을 권고함
(4) 저용량 아스피린을 장기 복용하는 환자에서 소화성궤양의 과거력이 있는 경우 *H. pylori*

제균치료를 권고함

(5) 저용량 아스피린을 장기 복용하는 환자에서 소화성궤양 출혈의 과거력이 있는 경우 PPI 병용 투약을 권고함

4) 난치성궤양

(1) PPI를 8주간 투여 후에도 치유되지 않는 궤양

(2) 환자의 약제 순응도, Hp 감염, 비스테로이드계 소염제 복용, 흡연, 치료기간, 졸링거-엘리슨 증후군, 천공 등으로 인한 주위 장기 침범, 악성 궤양 여부 등을 고려

● **표 1-4-8. 약제 연관 소화성궤양의 임상진료지침 개정안 2020**

권고안	권고등급	근거수준
1. 비스테로이드 소염제 관련 소화성궤양 및 합병증의 고위험인자는 고령, 궤양의 과거력, 고용량의 비스테로이드 소염제 투약 및 아스피린, 항혈소판제, 항응고제 혹은 스테로이드의 병용 투약임. 비스테로이드 소염제를 투약하는 환자의 소화성궤양 및 합병증을 예방하기 위해 환자의 과거력과 투약력을 확인할 것을 권고	강하게 권고	낮음
2. 장기간의 비스테로이드 소염제 투약 시작 전에 소화성궤양 및 합병증 예방을 위해 소화성궤양의 과거력이 있는 경우 H. pylori 감염 검사 및 제균 치료를 권고	강하게 권고	높음
3. 비스테로이드 소염제를 장기간 투약하는 고위험 환자의 소화성궤양 및 합병증을 예방하기 위해 양성자펌프억제제 저용량 투약을 권고	강하게 권고	높음
4. 비스테로이드 소염제를 장기간 투약하는 고위험 환자에서 심혈관계 질환의 위험도를 고려하여 약제를 선택. 심혈관계 질환 위험성이 낮은 경우 소화성궤양 및 합병증을 예방하기 위해 비스테로이드 소염제 중에서 선택적 cyclooxygenase-2 차단제 사용을 권고	강하게 권고	높음
5. 저용량 아스피린을 장기 복용하는 환자에서 소화성궤양의 과거력이 있는 경우 궤양 및 출혈을 예방하기 위해 H. pylori 제균 치료를 권고	강하게 권고	낮음
6. 저용량 아스피린을 장기 복용하는 환자에서 소화성궤양 출혈의 과거력이 있는 경우 궤양 및 출혈을 예방하기 위해 양성자펌프억제제 병용투약을 권고	강하게 권고	중등도
7. 소화성궤양 출혈 환자에서 주요 심혈관계 질환으로 아스피린의 장기 복용이 필요한 경우 내시경 지혈 치료 후 가능한 빨리 아스피린을 재투약하는 것을 권고	강하게 권고	중등도
8. 소화성궤양 출혈 환자에서 항응고제 장기 복용이 필요한 경우 내시경 지혈 치료 후 항응고제를 가능한 빨리 재투약하는 것을 권고한다. 재투여 시기는 환자의 출혈위험도와 항응고제 투여의 중요도를 고려하여 결정	강하게 권고	매우 낮음
9. 항응고제를 복용하는 환자에서 소화성궤양 출혈의 고위험군은 상부위장관 출혈을 예방하기 위해 양성자펌프억제제 투약을 권고	약하게 권고	낮음

8. 합병증

1) 출혈: 제2절 위장관 출혈 참조

(1) 임상적 중요성: 소화성궤양의 가장 흔한 합병증, 소화성궤양으로 인한 가장 흔한 사망 원인(우리나라의 소화성궤양 사망 발생률은 1–5%)

(2) 증상 및 증후: 토혈, 흑색변, 혈변

(3) 내과치료: 기도 확보, 경정맥 수액요법, 수혈, PPI 정맥투여

(4) 내시경 치료: 에피네프린 점막하 주입, 지혈 클립, 아르곤 소작, 열응고 지혈술(한 가지 보다는 두 가지 이상 병합의 지혈 성공률이 높음)

(5) 수술치료: 내시경적 지혈 실패 또는 반복적인 재출혈이 있는 경우

(6) 예후: AIMS65 점수, Rockall 점수, Glasgow-Blatchford score (GBS) 점수(표 1-2-3, 1-2-4, 1-2-5)

2) 천공

(1) 증상: 갑자기 심한 복통과 복막 자극 증상, 촉진 시 경직된 복부 근육, 등 쪽으로 방사되는 통증

(2) 진단: 복부 또는 흉부X-선에서 복강내 유리된 공기 음영 관찰. 십이지장궤양의 후벽측 천공은 후복막 쪽 발생하므로 복강내 유리공기 음영이 안 보일 수 있으므로 CT가 도움이 됨

(3) 내과적 치료: 수술 전 혈역학적 상태의 안정을 위하여 수분 및 전해질 공급, 광범위항생제 투여, 비위관 삽관/배액

(4) 수술적 치료: 외과적 응급으로써 1차봉합 또는 위와 미주신경절제술을 시행함

3) 폐쇄

(1) 주로 전정부궤양으로 인한 반흔으로 발생

(2) 증상: 식사 후 통증악화, 서서히 진행되는 구토

(3) 진단: 상부위장관 내시경검사, CT, 상부위장관조영술

(4) 내과적 치료: 혈량저하, 저칼륨혈증, 저염소혈증, 대사성 알칼리증이 발생하므로 수분 및 전해질 공급, PPI 주사 투여하여 위산분비를 감소시킴. 비위관 삽관/배액

(5) 내시경 치료: 풍선확장술

(6) 수술: 내과 및 내시경 치료 실패 시 고려

증례

75세 여자가 3주 전부터 점점 악화되는 상복부 통증으로 내원하였다. 4개월 전 타 병원에서 시행한 위내시경에서 특이소견 없었다. 허리통증으로 1달 전 요추 추간판 탈출증으로 진단되어 진통소염제(NSAID)를 지속적으로 복용하였고 현재에도 통증이 지속되고 있다.

시행한 상부위장관 내시경에서 위 전정부에 다발성 궤양이 있었고, 궤양에 노출 혈관이나 응혈괴는 없었다. 조직검사는 염증소견으로 악성세포는 관찰되지 않았으며, 급성요소분해효소검사(rapider ease test, CLO test)는 양성이었다.

1. 이 환자에서 진단 및 치료는?
   1) 진단: 약제 연관 위궤양(drug-induced peptic ulcer)
      - 4개월 전 내시경상 특이소견이 없었던 점과, 1달 전부터 NSAID를 복용한 것을 미루어 NSAID로 유발된 위궤양으로 진단
   2) 치료: 양성자펌프 억제제(PPI)를 투여
      - 환자가 지속적인 허리통증으로 NSAID를 중단할 수 없음
      - 환자의 심혈관질환 위험성이 낮은 경우 복용 중인 NSAID를 선택적 cyclooxygenase-2 차단제를 사용할 수 있음

2. 이 환자에서 helicobacter pylori 제균치료가 필요한가?
   - 제균치료를 해야 함
   : H. pylori와 아스피린을 포함한 NSAID는 소화성궤양의 중요한 위험인자임
   H. pylori 제균은 궤양을 치료하고, 합병증 및 재발을 예방할 수 있음
   또한 NSAID 복용 환자에서 헬리코박터필로리 감염이 동반된 경우 소화성궤양과 출혈 발생률이 높다. 그러므로 NSAID 장기복용 환자에서 소화성궤양의 과거력이 있는 경우 H. pylor 제균치료를 권고함

3. 증례의 환자는 PPI를 4주간 복용하였으며, 제균 치료를 위해 PPI, amoxicillin, clarithromycin을 포함한 삼제요법을 14일간 복용하였다. 추적위내시경을 시행하여 위궤양의 호전 여부를 확인하였고, 급속요소분해효소검사를 시행하여 H. pylori 제균 여부를 확인하였음

05

위용종 및 위암

진단과 치료를 위한 핵심사항

- 진단: 상부위장관 내시경: 조직 확진 및 임상 병기
  내시경 초음파: 조기 위샘암에서 종양의 위벽 침윤 정도와 국소 림프절 전이 평가
  복부전산단층촬영: 림프절 및 타 장기 전이 평가
- 위 용종 및 조기위암의 내시경 치료: 용종절제술(polypectomy), 점막절제술(EMR), 점막하 박리법(ESD)

● **표 1-5-1. 위 종양의 조직학적 분류(WHO Histologic Classification of Gastric Tumors)**

신생물(Neoplastic)

상피성(Epithelial tumors)
• 상피내 신생물(Intraepithelial neoplasia): adenoma
  – 관상(Tubular)
  – 유두상(Papillary)
• 샘암(Adenocarcinoma) (by Lauren classification)
  – 장형(Intestinal type)
  – 미만형(Diffuse type)
• 소세포암(Small cell carcinoma)
• 유암종(Carcinoid tumor)
• 전이암(Metastatic cancer)

비상피성(Nonepithelial tumors) • 평활근종(Leiomyoma) • 신경집종(Schwannoma) • 과립세포종양(Granular cell tumor) • 평활근육종(Leiomyosarcoma) • 위장관 간질종양(Gastrointestinal stromal tumor, GIST) • Kaposi육종(Kaposi's sarcoma) • 기타

● **표 1-5-1.** (이어서) 위 종양의 조직학적 분류(WHO Histologic Classification of Gastric Tumors)

비신생물(Nonneoplastic)
과형성성(Hyperplastic)
과오종성(Hamartomatous) • 포이츠-예거(Peutz-Jeghers) • 소아(Juvenile) • 위저선(Fundic gland)
염증성(Inflammatory) • 염증성 잔류(Inflammatory retention) • 크론카이트-카나다 증후군(Cronkhite-Canada syndrome) • 염증성 섬유양 용종(Inflammatory fibroid polyp, Eosinophilic granuloma)
이소성(Heterotopic) • 이소성 췌장(Ectopic pancreas) • 이소성 브루너샘 과증식(Ectopic Brunner's gland hyperplasia) • 샘근종(Adenomyoma)

I 위용종(Gastric polyp)

1. 정의

1) 넓은 의미로 주변의 점막면보다 내강 내 돌출된 모든 병변
2) 좁은 의미로 점막에서 기원한 종양에 국한하여 사용
3) 위용종은 인구 중 1% 미만에서 발견되며 대부분 무증상

2. 용종의 분류

무경성(Sessile) (Y-I형)	(Y-I형) 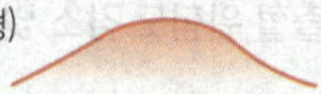	융기의 기시부가 완만하고 주변과 둔각을 이룸
	(Y-II형) 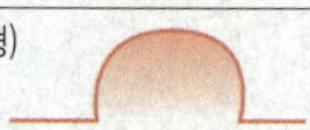	융기의 기시부가 예각이며 경계는 명료하나 잘록함이 없음
아유경성 (Subpedunculated)	(Y-III형) 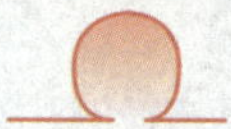	융기의 기시부는 잘록해 있으나 목이 없음
유경성 (Pedunculated)	(Y-IV형) 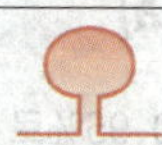	목이 있는 융기

● **그림 1-5-1.** 용종의 육안적 분류(Yamada 분류)

1) 과형성성 용종

(1) 위점막상피층의 과도한 증식으로 생기는 가장 흔한 용종(90%)

(2) 크기가 큰 경우 드물게 암이 발견되기도 함

2) 샘종성 용종

(1) 악성화 가능성 있는 용종으로, 위용종의 5-10%을 차지함

(2) 고도(high grade)와 저도(low grade) 이형성으로 분류

(3) 저도 이형성의 10-20%는 고도 이형성으로 진행

(4) 고도 이형성은 절제 후 약 30%에서 위암진단

(5) 고등급 이형성은 2년 내 약 75%에서 샘암으로 진행

3. 증상

일반적으로 무증상이며, 일부 환자에서 소화불량, 구역 또는 출혈이 있을 수 있음

4. 진단

상부위장관 내시경 검사로 진단, 주변부와 경계를 이루는 종양으로 관찰됨

5. 치료

1) 악성화 가능성이 있는 모든 샘종성 용종은 내시경 절제술로 제거

2) 절제술의 방법은 내시경 용종절제술(endoscopic polypectomy), 내시경 점막절제술(endoscopic mucosal resection, EMR), 내시경점막하 박리법(endoscopic submucosal dissection, ESD)

6. 내시경 절제술 후 치료

1) 위산분비 억제제(PPI 혹은 H2RA): 시술 후 출혈 위험도 감소 및 궤양 치유 향상

2) 금식

3) 필요에 따라 24-48시간 후 추적 내시경

II 위샘암(Gastric adenocarcinoma)

위악성신생물 중 샘암종(adenocarcinoma)은 90-95%로 가장 흔함. 이외에 림프종이 약 4%, 유암종이 약 3%, 중간엽종양(mesenchymal tumors)이 약 2% 차지

1. 한국 역학(2019년 국가암등록통계)

1) 위암은 전체 암 중 11.6%를 차지
   (1) 남자 암 발생률 2위(14.7%)
   (2) 여자 암 발생률 4위(8.1%)
2) 전체 위암 5년 생존율 15-19년 기준으로 77.5%

2. 원인

1) 위샘암 발생의 위험인자

명확한 위험인자(Definite)
헬리코박터 파이로리 감염
만성 위축성 위염
장상피화생
위샘종/이형성
흡연
과거의 위절제술
1촌 가족의 위샘암(first-degree relative with gastric cancer): 위샘암 발병률이 3배 정도 높음
가족샘종폴립증(familial adenomatosis polyposis, FAP)
유전적 비용종성 대장암(hereditary nonpolyposis colorectal cancer)
Peutz-Jeghers 증후군
소아 폴립
높은 가능성의 위험인자(Probable)
과도한 소금(소금으로 절인 음식)
비만(분문부 위샘종에만 해당)
위궤양 과거력
악성 빈혈(pernicious anemia)
낮은 가능성의 인자(Possible)
낮은 사회경제적 계층
메네트리씨 병(Menetrier's disease, 비후성 위병증; hypertrophic gastropathy)
신선한 야채, 채소의 섭취 부족
비타민 C의 섭취 부족
과형성 용종
질산염 과다 섭취 적은 양의 녹차(많은 양의 녹차는 위샘암 발생을 낮춤)
기타 인자
혈액형 A: 점액분비의 차이로 발암인자에 대한 점막방어기전 변화
CDH1 유전자 변이(germline mutation): 가족성 위샘암

2) 위샘암의 원인인자로서 질산염-전환세균

질산염-전환 세균의 외부 원인
세균에 오염된 음식
헬리코박터 파이로리 감염
위내에서 질산염-전환 세균의 성장을 돕는 내부 요인
위산도의 감소
과거 위절제술(아전위절제술) (15-20년 후)
위축성 위염 그리고/또는 악성빈혈
위산분비억제제에 장기간 노출

3. 병리, 병인, 유전학

1) 병리학적 구분(Lauren 분류)

(1) 장형(intestinal type): 전형적으로는 위 전정부에 발생하고, 전구 병변이 선행

(2) 미만형(diffuse type): 일반적으로 장형보다 나쁜 예후. 전형적으로는 위 분문부와 체부에 발생. 광범위한 위벽 비후, 좁은 위내강, 위주름 소실, 공기 주입에도 잘 펴지지 않음(가죽주머니형, linitis plastica) 등의 소견. 가죽주머니형으로 보일 수 있는 다른 병변으로는 림프종, 결핵, 매독, 유전분증(amyloidosis) 등이 있음

2) 위샘암에서 중요한 조직 병리학적 특징

(1) 분화 정도

(2) 위벽 침윤도

(3) 림프절 전이 여부

(4) 종양자체내부에 반지세포(signet-ring cell)의 존재 유무

3) 헬리코박터 파이로리

(1) WHO에서는 헬리코박터 파이로리를 위샘암종 유발인자로 분류(그림 1-5-2). 헬리코박터 파이로리에 의한 위샘암종 위험도 증가의 주된 가설은 위염 유발

(2) 만성 헬리코박터 파이로리 감염은 만성 위축성 위염을 일으키고, 이로 인해 무산증이 유발되면, 질산염(음식 성분)을 아질산염으로 전환시킬 수 있는 세균 성장에 좋은 조건이 됨. 여기에 아질산염이 유전적 인자와 복합되면 비정상적인 세포 증식과 유전적 돌연변이가 촉진되어 결국 암으로 진행되는 것으로 설명

(3) Mucosa-Associated Lymphoid Tissue (MALT) 림프종의 90%에서 헬리코박터 파이로리 감염과 연관성이 있으며 제균치료 시 약 80%에서 호전

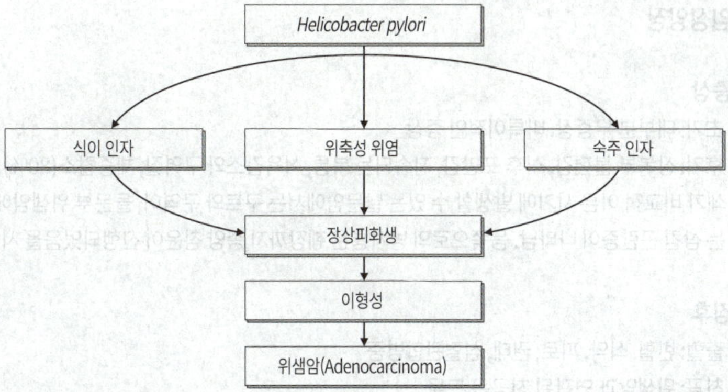

● **그림 1-5-2. 위샘암 발생의 모델**

4) 위샘암의 분자적 분류(그림 1-5-3)

(1) Ebstein Barr Virus 관련

(2) 유전자 불안정(chromosomal instability)

(3) 미세위성불안정(microsatellite instability)

(4) 유전적 안정(genomically stable)

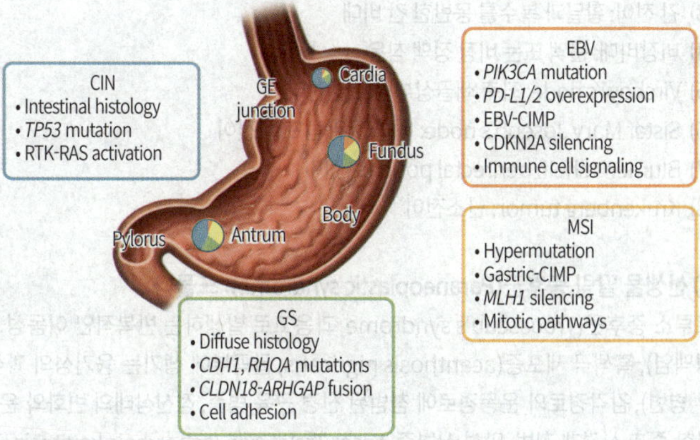

● **그림 1-5-3. 위암의 분자적 분류**

Molecular/genomic characterization of subtypes of gastric carcinomas. CIMP, CpG-island methylator phenotype; CIN, chromosomally unstable; EBV, Epstein-Barr virus-associated; GS, genomically stable; MSI, microsatellite instability-associated.

출처: Nature. 2014;513(7517):202-9

4. 임상양상

1) 증상

(1) 초기: 대부분 무증상. 비특이적인 증상

(2) 후기: 상복부 불편감, 식후 포만감, 지속되는 복통, 식욕감소와 구역질, 체중감소(80%). 폐쇄가 비교적 이른 시기에 발생할 수 있는 날문암에서는 구토와 구역이, 들문부 위샘암에서는 삼킴 곤란증이 나타남. 등쪽으로의 방사통은 췌장까지 종양 침윤이 진행되었음을 시사

2) 징후

(1) 출혈: 빈혈, 쇠약, 피로, 권태, 심혈관합병증

(2) 천공: 위샘암과 연관된 천공은 드묾

(3) 우상복부 통증: 간으로 전이된 경우

(4) 기침, 딸꾹질, 각혈: 폐로 전이된 경우

(5) 복막 암종증은 이뇨제에 반응하지 않는 악성 복수 발생

(6) 뼈통증: 골전이 가능성

3) 신체검사

(1) 초기: 비특이적

(2) 후기: 악액질(cachexia), 상복부 종괴

(3) 간 전이: 황달과 복수를 동반한 간 비대

(4) 비장비대: 문맥 또는 비장 정맥 침윤

(5) Virchow's node: 좌측 쇄골상부림프절 전이

(6) Sister Mary Joseph's node: 배꼽 주위 림프절 전이

(7) Blumer's shelf: perirectal pouch로 전이

(8) Krukenberg tumor: 난소전이

4) 신생물 딸림 증후군(Paraneoplastic syndrome): 드물다

트루소 증후군(Trousseau's syndrome, 과응고로 발생하는 반복적인 이동성 표재성 혈전정맥염), 흑색극 세포증(acanthosis nigricans, 굴곡부에 생기는 융기성의 과색소 침착 피부 병변), 감각경로와 운동경로에 침범된 신경 근육 병증, 정신상태의 변화와 운동실조를 동반한 중추 신경계 침범, 막성 신병증, Leser-Trelat sign (seborrheic keratosis, 지루각화증), 피부 근육염(dermatomyositis)

5) 검사실 소견

(1) 철 결핍성 빈혈

(2) 거대적 아구성 빈혈: 악성 빈혈이 선행한 경우
(3) 미세 혈관성 용혈성 빈혈
(4) 간기능 검사의 이상: 일반적으로 전이성 질환을 암시
(5) 저알부민혈증: 영양 부족의 지표
(6) 단백-소실 장병증: 드물지만 전구 병변인 메네트리씨병에서 나타날 수 있음
(7) CEA: 진단검사로 추천하지 않음. 외과적 절제 후의 추적관찰에 유용

5. 진단

1) 이중 조영상 부위 장바륨 조영술

(1) 양성위궤양- 궤양바닥이 매끄럽고 주변이 규칙적
(2) 악성궤양- 주변 종괴, 불규칙한 주름과 궤양 바닥

2) 상부위장관 내시경

방사선 조영술의 특징적 소견들이 양성과 악성 궤양을 예측하는 데 도움이 되지만, 발견된 모든 위궤양은 반드시 조직검사로 병리 진단을 하여야 함. 내시경을 이용한 조직검사의 위샘암 진단 정확도는 95–99%

3) CT

병기 설정을 위해 복부 전산화단층촬영을 시행. 림프절 전이 및 간, 폐, 부신, 난소 등 다른 장기로의 전이 평가에 사용함

4) 내시경초음파

병기판단의 요소 중 위벽과 국소 림프절 침범 확인은 CT와 비슷(약 80%). 내시경초음파유도하흡인 생검을 이용하여 림프절의 악성 전이 유무 판단 가능. 간 좌엽의 작은 전이 병변 및 소량의 복수 확인 가능

5) 복강경

복강내 전이가 의심되며 조직학적 확인이 필요한 경우에 시행

6. 병기

1) 조기위샘암(Early gastric cancer)

(1) 정의: 림프절 전이 유무와 관계없이, 점막 또는 점막하층에만 국한된 위샘암
(2) 림프절전이와 예후 약 10–20% 정도에서 림프절 전이 관찰됨. 예후: 5년 생존율 95% 이

상. 림프절 전이 유무와 위샘암의 심달도에 따라 차이를 보임

(3) 조기 위샘암의 육안적 분류(그림 1-5-4)

분류	모식도	설명
융기형(I)	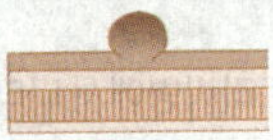	주위 점막보다 현저히 융기
표면형(II)	(1) 표면융기형(IIa) 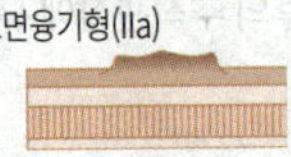	약간 융기(융기의 높이는 점막층의 2배 이하)
	(2) 표면평탄형(IIb) 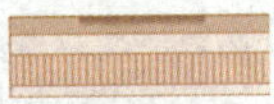	융기나 함몰이 없이 거의 평탄하며 발적, 퇴색 등의 색조변화가 관찰됨
	(3) 표면함요형(IIc) 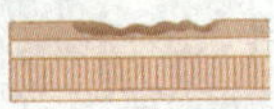	점막층 범위의 함요
함요형(III)	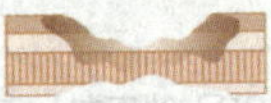	궤양의 변연에 암이 국한

● 그림 1-5-4. 조기 위샘암의 육안적 분류

(4) 양성궤양과 악성궤양의 내시경 감별

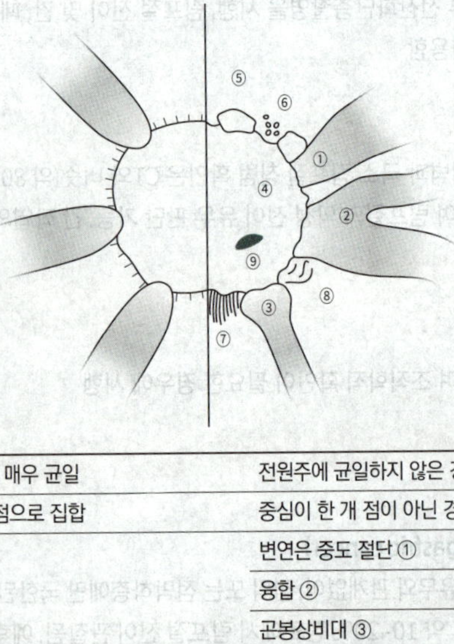

주름	전원주를 따라 매우 균일	전원주에 균일하지 않은 경우가 많음
	중심의 한 개 점으로 집합	중심이 한 개 점이 아닌 경우가 많음
	변연이 평활	변연은 중도 절단 ①
		융합 ②
		곤봉상비대 ③

변연	거의 평활	부정이나 벌레먹은 상 ④
	재생상피는 균일, 동일함	불규칙한 요철이나 소결절 ⑤
	깨끗한 나무울타리상	불규칙한 발적이나 퇴색 ⑥
		부분적인 재생상피의 재생 ⑦
		백태가 비어져 나옴 ⑧
궤양면	균일한 백태	백태가 약간 불균일
		섬모양의 재생상피섬 ⑨

● **그림 1-5-5. 양성궤양과 악성궤양의 내시경 감별**

2) 진행 위샘암(Advanced gastric cancer)

(1) 진행 위샘암의 육안분류(Borrmann 분류)

Borrmann I: 융기형	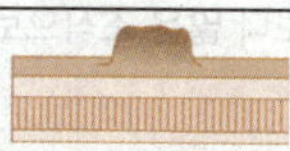	국한성의 발육을 보이는 융기형 암. 표면에 분명한 궤양형성이 없음
Borrmann II: 궤양국한형	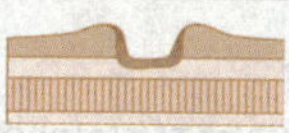	국한성 발육을 보이는 암으로 큰 궤양 형성. 궤양의 주위는 제방 모양으로 융기하고, 융기 기시부까지 암 침윤이 있음
Borrmann III: 궤양침윤형	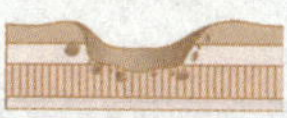	주위의 침윤성 발육을 보이는 궤양 형성형의 암
Borrmann IV: 미만형	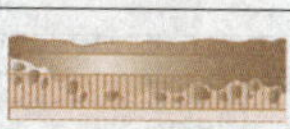	미만성의 침윤발육. 궤양은 있어도 적은 병소의 일부에 국한

● **그림 1-5-6. 용종의 육안적 분류(Bormann 분류)**

(2) 해부학적 위치에 따른 분류

분문부, 체부 그리고 전정부 암으로 구분. 위치에 따라서 외과적 절제 방법과 범위를 결정(식도위 절제술, 전체절제술 또는 부분절제술)

3) 위샘암의 TNM 병기(7장 종양 4절 참조)

7. 치료

1) 조기위샘암의 내시경 절제술

(1) 위장관 점막병소의 내시경 치료법

조직절제법	내시경 점막절제술(EMR) 또는 점막하박리술(ESD). 절제한 조직을 회수하여 병리학적으로 검토하여 진단 및 치료의 결과를 비교적 정확히 평가. 위장관 점막병소에 대한 일차적인 내시경 치료법
조직파괴법	일반적으로 조직절제법을 이용한 점막병소의 치료 후 잔여 조직에 대한 추가적인 치료 혹은 고식적인 목적으로 사용. 조직을 회수하지 못하므로 치료의 적절성을 평가할 수 없으며, 불완전 제거 가능성 높음

(2) 내시경절제술의 일반적인 적응증

① 조기위샘 암종

② 샘종

③ 겸자 조직생검으로 병리 진단이 어려운 경우보다 많은 조직으로 정확한 진단을 내리기 위해

(3) 내시경 절제술 시행 전 고려사항

① 양성 병변은 크기와 무관하게 절제 가능

② 조기 위샘암종은 국소적 절제완치 가능 조건인 림프절 전이가 없어야 함

(4) 조기 위샘암의 내시경 절제술 자료

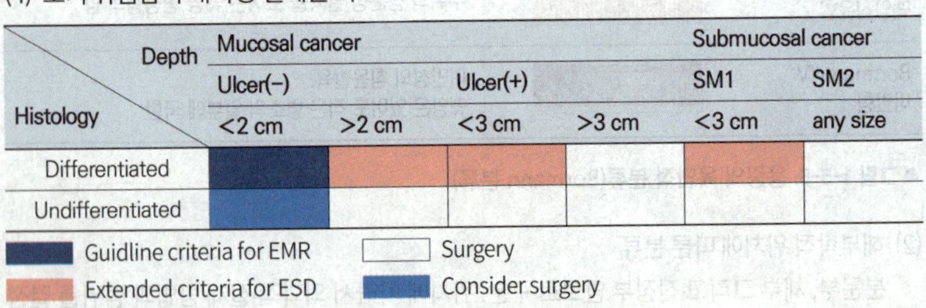

2019년 위암학회에서 발표한 내시경 절제술 관련 내용은 다음과 같음

① 내시경 절제술은 고분화 혹은 중등도 분화의 관상선암 혹은 유두상 조기 위암으로 내시경으로 추정된 종양 크기가 ≤2 cm, 점막암이면서 궤양을 동반하지 않는 경우에는 강력히 추천

② 내시경 절제술은 고분화 혹은 중등도 분화의 관상선암 혹은 유두상 조기 위암으로 점막에 국한된 경우에, 내시경으로 추정한 종양 크기가 >2 cm이면서 궤양을 동반하지 않는 경우나, <3 cm이나 궤양을 동반한 경우에 시행해 볼 수 있음

③ 내시경 절제술은 분화도가 나쁜 관상선암 혹은 미분화 암이면서 점막에 국한되어 있

고 궤양을 동반하지 않은 경우, 내시경으로 추정한 종양의 크기가 ≤2 cm이면 시행해 볼 수 있음

④ 내시경 절제 후의 병리 결과 림프-혈관에 암이 침윤되어 있거나, 완전 절제술의 범위 밖의 경우에는 추가적 수술을 권유

(5) 내시경 절제술의 금기증

① 내시경 절제술은 합병증을 동반할 수 있고, 일부의 합병증은 수술이 필요함
전신마취 하의 개복수술에 대한 절대적인 금기증을 가진 환자는 내시경 절제술은 매우 주의 요함

② 중증의 출혈 경향을 가진 환자

③ 다른 장기의 중요 질환을 동반하여, 짧은 생존기간이 예상되는 환자

④ 고령, 전신질환 등으로 전신 마취하 개복수술의 위험성이 높은 환자는 상대적인 금기증이지만, 환자에 따라 선택적 시도 가능

(6) 조기 위샘암의 내시경 절제술 전후 관리

① 수술 전: 동의서(informed consent)

② 수술 직후: 천공 확인(흉부엑스선 검사), 출혈예방(위산분비억제제)

③ 시술 1–2일: 2차 내시경으로 섬유소막(fibrin coat)으로 덮인 궤양을 확인하고 식사 시기를 결정. 최근의 경향은 작은 병변은 2차 내시경 시행하지 않음

④ 헬리코박터 제균: 헬리코박터 양성 환자는 제균 후 재발 위험도 감소

⑤ 추적검사 시기는 정해져 있지 않음. 일반적으로 시술 4–12주 후에 그 이후에는 1년에 1–2번 정도 시행. 병변이 분할 절제된 경우는 보다 자주 추적검사를 시행

(7) 내시경 절제술의 합병증

통증, 출혈과 천공이 가장 흔하며, 드물게 균혈증도 가능함

2) 조기 위샘암의 수술치료

(1) 조기 위샘암은 내시경적 절제술의 적응증에 해당하는 경우 내시경적 절제술을 고려할 수 있으나, 내시경 절제술의 적응증을 벗어난 cT1a와 cT1b 이상 또는 cN+ 및 M0 위암의 경우 표준 수술을 권고함

(2) 내시경 절제 후, 병리학적 결과가 근치적 내시경 절제술의 기준을 벗어나거나 림프혈관 또는 수직 절제면 침범이 있는 경우 근치적 수술을 권고함(대한위암학회 위암치료 가이드라인 2018)

3) 진행 위샘암의 치료

(1) 기능적 장애

진행 위샘암에 의한 기능적 장애는 내시경 시행으로 어느 정도 예측 가능. 치료적 절제술을 시행할 수 없는 환자에서 위 출구부 폐색, 위 분문부 협착 등의 기능적 장애는 내시경 또

는 방사선적인 방법으로 스텐트 삽입 등의 내시경 치료 시도. 이러한 방법으로 기능적 장애가 호전되지 않으면 고식적 수술(palliative surgery)도 고려. 근치적 절제가 불가능한 진행 위샘암의 병변에서 광범위한 괴사나 궤양으로 인한 출혈이 심각한 경우는 고식적인 절제가 환자의 삶의 질 향상

(2) 진행 위샘암의 화학요법(10장 10절 참조)

증례

82세 남자 환자가 내시경에서 발견된 위선암에 대하여 내시경하 점막하 박리술을 시행하였고, 해당 병리검사 결과는 다음과 같았다.

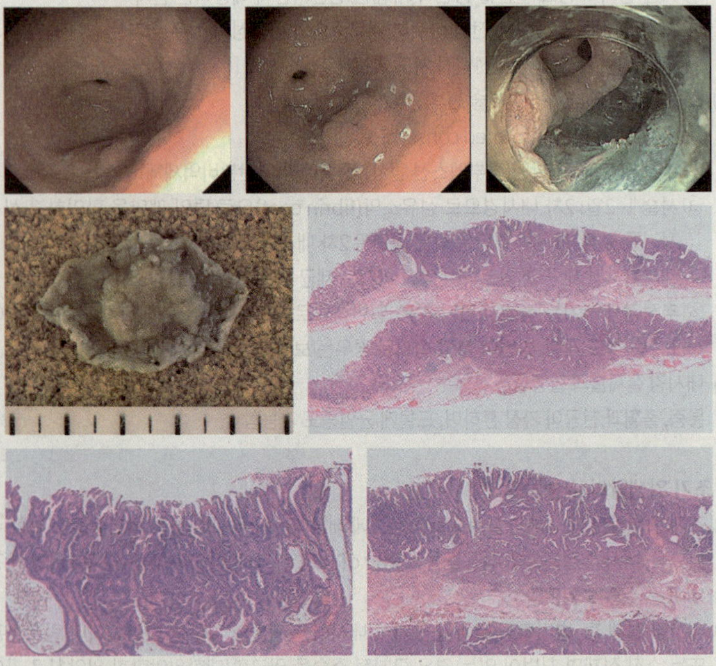

환자의 병기는? SM invasion 이 있어 T1b

병기에 의거하여 다음으로 선택해야 할 치료는? 위아전절제술

CHAPTER

2 소화기내과 (위장관-하부)

1 설사(급성, 만성), *C. difficile* 감염병 및 대변이식

2 일차성 변비

3 과민성 장증후군

4 장 폐쇄

5 대장 용종 및 대장암

6 염증성 장질환, 기타 장질환

7 허혈성 장질환 및 대장 게실성 질환

01 설사(급성, 만성), *C. difficile* 감염병 및 대변이식

진단과 치료를 위한 핵심사항

1. 급성설사
   * 식중독은 음식물에 의해 발생하는 감염성 위장관질환이며, acute gastroenteritis는 음식물에 의한 매개 또는 음식물에 의하지 않은 감염성 위장관질환을 모두 포함
   * 급성 감염성 설사의 경우 원인균을 알기가 힘듦
   * 응급실에 내원하였을 경우 입원 여부에 대한 판단은 환자 상태를 고려하여 결정
2. 클로스트리디오이데스 디피실 감염병(Clostridioides difficile infection)
   C. difficile 감염병은 설사가 있으면서, 대변검사에서 C. difficile에 합당한 소견(toxin, PCR, toxigenic culture, GDH 등)이 있거나, 내시경에서 위막성 대장염이 있는 경우 C. difficile 감염병으로 진단
   - Toxin은 양성률이 낮으나, 양성의 경우 C. difficile 감염의 가능성이 높음
   - Toxin 음성이면, 위양성 가능성에 대해 염두
3. 항암치료 관련 설사(chemotherapy induced diarrhea)
   * 항암치료 후 발생하는 설사가 경미한 경우 로페라마이드 등 대증치료를 원칙으로 함
   * Grade 3 이상의 경우 적극적인 검사가 필요하며 항생제 사용을 고려

I 설사

1. 설사

1) WHO 정의

24시간 이내 3회 이상 또는 평소보다 대변을 자주 보면서 묽은 변(loose stool) 또는 액상 변(liquid stool)을 보는 경우

2) 기간에 따른 분류

(1) 급성설사: 2주 이내의 설사

(2) 지속성 설사: 2–4주 이내의 설사

(3) 만성설사: 4주 이상 지속되는 설사

2. 급성설사

1) 원인

(1) 감염성

① 급성설사의 90% 이상 감염성 원인

② 일차의료기관 외래 및 소화기내과로 입원하는 설사 환자의 대부분을 차지

③ 원인 분류: 대부분 원인균을 알 수 없음

- 바이러스: 50–70%, 보다 경미하며 자연 치유되는 경우가 대부분
- 세균: 15–20%, 설사 횟수 및 전신상태가 더욱 심함
- 기생충: 5–10%

④ Acute gastroenteritis vs food poisoning

- Food poisoning(식중독)은 오염된 음식물 또는 액체류를 섭취하였을 때 발생하는 질환을 의미함
- Acute gastroenteritis는 위장관에 발생하는 감염성 질환을 의미하며 음식에 의해 발생하는 경우가 많지만 음식에 상관없이 person to person 감염에 의해 발생하기도 함. 일반적으로 acute gastroenteritis는 food poisoning 보다 넓은 개념임

(2) 기타 원인

① 약제(laxatives, antacids, PPI, prostaglandin analogue, digitalis, quinine, colchicine, antimicrobial agents)

② 항암치료: 자연적으로 멈추는 경우가 있으며 설사가 지속되는 경우 CT, 내시경, 대변 검사 등 적극적인 검사 필요(항암치료 관련 설사 참조)

③ 허혈성 대장염, 게실염, 이식편대숙주질환(GVHD)

(3) 입원 도중 발생한 설사

C. difficile 감염병, 항생제 연관 설사, 항암치료, 경관 식이 등의 원인 고려

(4) 응급실에 환자 내원 시 입원을 고려해야 하는 경우: 과도한 입원 시 입원 환자에 대한 부담이 증가하므로 경증의 경우 입원을 지양

① 심한 탈수: 급성신손상 또는 general condition이 매우 좋지 않은 경우

② 쇼크

③ 혈성 설사

④ 심한 복통

⑤ 고열 등

● 표 2-1-1. 감염성 설사 및 식중독에서의 역학

감염 매개물	병원균(체)
물(이러한 물에서 세척된 음식물 포함)	Vibrio cholerae, calciviruses (Norwalk agent), Giardia, and Cryptosporidium
음식물	
Poultry	Salmonella, Campylobacter, and Shigella species
Beef, unpasteurized fruit juice	EHEC
Pork	Tapeworm
Seafood and shellfish (including raw sushi and gefilte fish)	V.cholerae, V.parahemolyticus, and V.vulnificus, Salmonella and Shigella species; hepatitis A and B viruses; tapeworm; and anisakiasis
Cheese, mild	Listeria species
Eggs	Salmonella species
Myonnaise-containing foods	Staphylococcal and clostridial food poisoning
Fried rice	Bacillus cereus
Canned vegetables or fruits	Clostridium species
싹, 발아	EHEC, Salmonella species
사람과의 접촉(성접촉 포함)	All enteric bacteria, viruses, and parasites
영, 유아원	Shigella, Campylobacter, Cryptosporidium, Giardia
병원, 항생제	C. difficile
수영장	Giardia, Cryptosporidium species
외국여행	E.coli of various type; Salmonella, Shigella, Campylobacter, Giardia, Cryptosporidium, E.histolytica

2) 급성설사 환자에 대한 접근(그림 2-1-1)

(1) 자세한 병력: 음식, 약제, 또는 독소 섭취 가능성에 대한 자세한 문진

(2) 급성설사 환자에서 진단을 위한 검사를 고려하는 경우

① 탈수

② 혈성설사

③ 38.5°C 이상의 고열

④ 48시간 이상 증상 지속

⑤ 최근 항생제 복용

⑥ 70세 이상

⑦ 50세 이상에서 심한 복통이 동반된 경우

⑧ 면역저하 환자

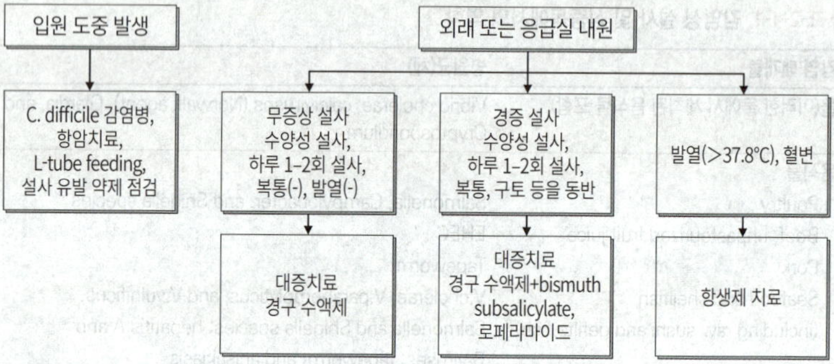

로페라마이드: 4 mg#2로 시작하여 하루 16 mg까지 증량가능
항생제: Ciprofloxacin 750 mg 1회 또는 500 mg 하루 2회*3일
Levofloxacin 500 mg 하루 1회*3일
Azithromycin 1,000 mg 1회 또는 500 mg 하루 1회*3일

● 그림 2-1-1. 급성설사 환자의 접근

(3) 진단적 검사: 경증 설사 환자의 경우 진단을 위한 검사가 필요한 것은 아니나, 응급실 등을 통해 내원한 환자의 경우 기본적인 혈액검사 및 CT도 일괄적으로 시행하는 경우가 있어, 실제 임상현장과는 차이가 존재함

① 대변 잠혈반응 및 백혈구 검사
② 대변 세균배양 검사 및 대변 미생물 검사
③ 면역검사: C. difficile (toxin, PCR), viral antigen (Rotavirus), protozoal antigen (Giardia, Entamoeba histolytica), multiplex PCR (bacterial, viral)
④ 복부전산화단층촬영: 심한 복통, 혈변, X-ray에서 장마비가 의심되는 경우
⑤ 구불결장내시경 또는 대장내시경
⑥ 설사가 지속되는 경우 Giardia, C. difficile, E. histolytica, Cryptosporidium, Campylobacter 등의 감염 또는 염증성 장질환, 비감염성 설사를 배제하기 위해 시행

3) 합병증

● 표 2-1-2. 감염성 설사의 합병증

합병증	원인균
탈수	Cholera; ETEC; Rotavirus; Salmonella (rare)
심한 구토	Food poisoning (Staphylococcal); rotavirus; Norwalk virus
출혈성 장염	EHEC; Shigella; Vibrio parahemolyticus; Campylobacter; Salmonella
독성거대결장, 장천공	Shigella, EHEC, Clostridium difficile (rare); Campylobacter (rare) Yersinia (rare); Salmonella (rare)

● 표 2-1-2. (이어서) 감염성 설사의 합병증

합병증	원인균
HUS, TTP	EHEC; Shigella; Campylobacter (rare)
반응성 관절염	Shigella; Salmonella; Yersinia; Campylobacter
원격전이성 감염	Salmonella; Yersinia (rare); Campylobacter (rare)
영양실조	Various infectious diarrheas
Guillain-Barre 증후군	Campylobacter jejuni (rare)

4) 치료

(1) 일반적 치료

① 수액과 전해질 보충

- 주스나 카페인이 없는 탄산음료, 게토레이 등의 스포츠음료
- 경구수분 보충액: 정제된 물 1리터에 NaCl 3.5 g, KCl 1.5 g, $NaHCO_3$ 2.5 g, glucose 20 g 포함

② 장운동억제제 및 항분비제제(bismuth subsalicylate)

- Bismuth subsalicylate: 위장관 내에 수분 및 전해질 흡수를 촉진
- 로페라마이드: 장운동성을 낮추어 장 내에 material이 오래 머무를 수 있게 함. 수분 흡수 증가
- 로페라마이드 금기증: 발열 환자, 점액변(mucoid stool) 또는 혈변을 보는 환자(dysentery)에 투여하면 Shigella 또는 invasive organism에 의한 질환의 경과를 지연시킬 수 있기 때문에 금해야 함
- 특히 EHEC 감염에서 장운동억제제가 용혈성요독증후군을 초래할 수 있으므로 주의

③ 진경제: 통증 조절 및 설사에 도움이 됨

- 티로프라마이드(tiropramide), 옥틸로니움 브로마이드(octylonium bromide), 폴리부틴(polybutin), 부스코판(buscopan) 등

● 표 2-1-3. 감염성 설사의 항생제 치료

	1차 약제	2차 약제
증상이 있는 경우 치료		
Shigella	Ampicillin, 500 mg PO qid or 1 g IV q6h Ampicillin resistant: TMP-SMX, 10 mg/kg/d TMP and 50 mg/kg/d SMX x5days	Flouroquinolone, Nalidixic acid

● 표 2-1-3. (이어서) 감염성 설사의 항생제 치료

	1차 약제	2차 약제
증상이 있는 경우 치료		
C. difficile	Mild to moderate: 경구반코마이신 125 mg qid, 10–14일 경구 메트로니다졸 500 mg tid, 10–14일 Severe: 경구반코마이신 125 mg qid, 10–14일	
Traveler's diarrhea	Ciprofloxacin 500 mg PO bid×3 days	TMP-SMX, other flouroquinolone
EPEC, EIEC	TMP-SMX, as for Shigella	
Typhoid fever	Chloramphenicol 500 mg PO or IV qid×14 days	Ampicillin, 1 g PO qid×14 days Ciprofloxacin 500 mg PO bid×3 days TMP-SMX, 3세대 cepha
Cholera	Tetracycline 40 mg/kg/d in four doses (max 4 g/d)×2 days	TMP-SMX, norfloxacin, furazolidone
Salmonella (unusual)	Ampicillin 50–100 mg/kg/d in four doses×10–14 days Ampicillin resistant: TMP-SMX, 8 mg/Kg/d TMP and 40 mg/Kg/d SMX×14 days	Ciprofloxacin 500 mg PO bid×14 days
Amebiasis	Metronidazole 500–750 mg PO tid×10 days then iodoquinol 650 mg PO tid×20 days or paromomycin 500 mg PO tid×7 days	Tetracycline 500 mg PO qid×14 days and dehydromethine 0.5–0.75 mg/kg IM q12h×5 days Quinacrine, furazolidone
Giardiasis	metronidazole 500–750 mg/day 5–10 days	Paromomycin
일반적으론 치료하지 않으나, 면역저하 환자, 세균혈증 환자, 중증 환자의 경우에 치료		
Campylobacter	Erythromycin 250–500 mg PO tid×7 days	Ciprofloxacin 500 mg PO bid x7 days
Yersinia	Flouroquinolone, TMP-SMX, Chloramphenicol	Aminoglycosides, tetracycline
Aeromonas	TMP-SMX, 3세대 cepha, flouroquinolone	Tetracycline, Chloramphenicol
Vibrio, noncholera	Tetracycline	
EPEC, EHEC	TMP-SMX	
항생제 치료하지 않음		
ETEC		
Viral diarrhea		

④ 항생제

- 외래로 내원하는 경증의 급성 감염성 설사의 경우 대부분 자연 치유되므로 항생제 투여는 필요하지 않음
- 항생제가 필요한 경우
  - 혈변, 발열 >37.8℃
  - 50세 이상, 면역저하자(악성종양, 용혈성 빈혈, 면역억제제 사용자), 심장질환이나 혈관질환, 정형외과적 인공보철물을 가진 환자에서도 감염성 설사의 경험적 항생제를 고려
  - 대변 도말검사에서 잠혈/백혈구가 다수 관찰될 때, 설사가 2주 이상 지속되는 경우 경험적으로 quinolone (ciprofloxacin 500 mg bid for 3–5 days) 투여

    * E.coli 0157: H7과 같은 Shiga toxin을 생산하는 균주에 의한 설사에서는 항생제 사용이 권장되지 않음

3. 만성설사: 4주 이상 지속된 설사

1) 원인에 따른 분류

분비형	• 분비성 변비약 • 술, 약제, 독소 등 • Endogenous laxative (dihydroxy bile acids) • Idiopathic secretory diarrhea or bile acid diarrhea • 균 감염 • 장절제 • 장폐색 또는 fecal impaction • 호르몬 이상(carcinoid, VIPoma, medullary cancer of thyroid, mastocytosis, gastrinoma, colorectal villous adenoma, Addison's disease) • Congenital electrolyte absorption defects
삼투형	• Osmotic laxatives • Lactase and other disaccharide deficiencies - Nonabsorbable carbohydrates (sorbitol, lactulose, polyethylene glycol) - Gluten and FODMAP intolerance
Steatorrheal Causes	• Intraluminal maldigestion (pancreatic exocrine insufficiency, bacterial overgrowth, bariatric surgery, liver disease) • Mucosal malabsorption (celiac sprue, Whipple's disease, infections, abetalipoproteinemia, ischemia, druginduced enteropathy) • Postmucosal obstruction (1° or 2° lymphatic obstruction)

염증성	• 염증성 장질환 • Lymphocytic and collagenous colitis • Immunerelated mucosal disease (1˚ or 2˚ immunodeficiencies, food allergy, eo-sinophilic gastroenteritis, graftversushost disease) • Infections (invasive bacteria, viruses, and parasites, Brainerd diarrhea) • 방사선치료 • 악성 종양
운동장애	• 과민성 장증후군, 기능성 설사(functional diarrhea) • Visceral neuromyopathies • 갑상선 기능항진 • 약제(prokinetics) • Postvagotomy
인위적	• 섭식장애

2) 원인에 따른 임상양상

(1) 분비형

① 수양성, 대량의 설사

② 금식해도 설사 지속

③ Osmotic gap: ＜50 mOsm/kg

(2) 삼투형(Osmotic) 만성설사

① 금식하면 증상 호전되는 경우 많음

② Osmotic gap: ＞100 mOsm/kg

(3) 지방 변증형(Steatorrheal) 만성설사

① 대변 지방 7 g/day 이상

② 체중감소 동반

(4) 염증성

① 발열, 복통, 출혈 등 염증소견 시사

② 대표적 질환: 염증성 장질환(추후 기술)

(5) 운동장애

① Rapid transit

② 대표적 질환: 과민성 장증후군(추후 기술), 기능성 설사(functional diarrhea)

(6) Origin이 불분명한 만성설사에서 고려해야 할 질환

① Bile acid-induced diarrhea

② Carbohydrate malabsorption

③ Chronic idiopathic secretory diarrhea

④ Fecal incontinence

⑤ Functional diarrhea

⑥ Iatrogenic diarrhea (drugs, radiation, surgery)
⑦ IBS
⑧ Microscopic colitis
⑨ Pancreatic exocrine insufficiency
⑩ Peptide-secreting tumors
⑪ SIBO
⑫ Surreptitious laxative ingestion

3) 만성설사 환자에 대한 접근(그림 2-1-2) 및 검사방법

(1) 기본검사: CBC, blood chemistry, fecal occult blood, fecal leukocytes, stool bacterial culture and parasite, multiplex PCR
(2) 대장내시경: 만성설사 원인감별의 기본 검사
(3) CT, 필요시 MRI (MR entero)
(4) hydrogen breath test: 소장세균 증식증 의심

4) 치료

(1) 원인제거 및 억제
① Whipple's disease → 항생제 투여
② 유당분해효소 결핍 → 유당제거식이, celiac sprue → gluten 제거식이
③ 회장담즙 흡수불량 → cholestyramine
④ 악성 유암종 → octreotide
⑤ 췌장기능부전 → 췌장효소 투여
⑥ 가스트린종 → 양성자펌프억제제

(2) 특별한 원인이나 기전을 모르는 경우 경험적 치료가 유용
① 마약성 제제(diphenoxylate, loperamide)
- 심하지 않은 분비형 설사에서 유용, 감염성 설사에서는 금기
- 중증 염증성 장질환에서는 독성 거대결장을 일으킬 수 있음

② Codeine 또는 opium tincture: 더욱 심한 설사에서 유용할 수 있음
③ Clonidine: alpha2-adrenergic agonist-opiate 중단에 의한 설사나 당뇨병성 설사에서 유용

(3) 만성지방변증 → 지용성비타민 투여

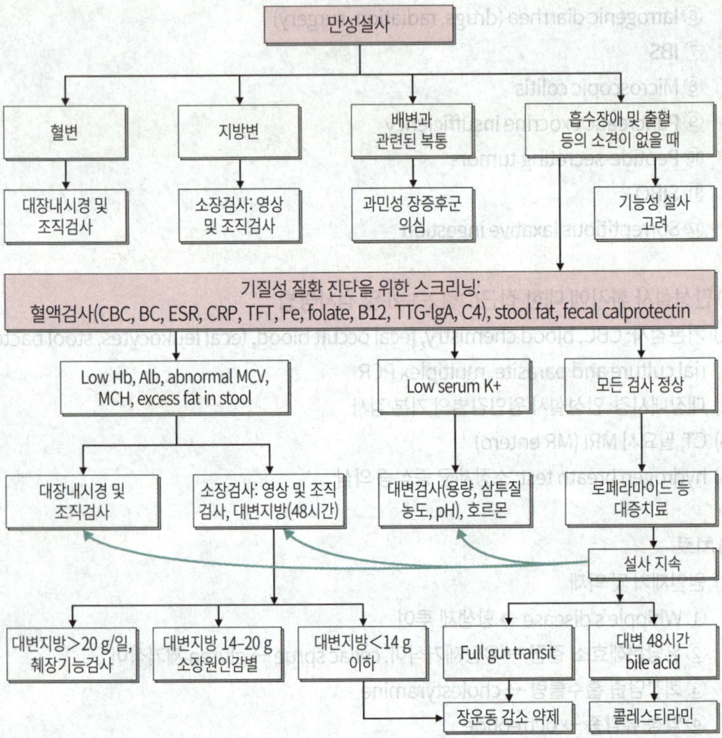

● 그림 2-1-2. 만성설사의 접근

II 클로스트리디오이데스 디피실 감염병 *(Clostridioides difficile infection)*

병원 내에서 발생하는 대표적인 설사질환으로 *Clostridioides difficile* (*C. difficile*) 독소에 의해 설사가 발생. *Clostridioides difficile*는 혐기성의 그람 양성 박테리아인데, 이전에는 *Clostridium difficile*로 알려졌으나 최근에 *Clostridioides difficile*로 변경되었음. 약자는 *C. difficile*로 이전과 동일

1. 원인 및 위험인자

1) 항생제 사용
2) 항암제 사용
3) Bed-ridden 등 전신 상태가 좋지 않은 환자
4) 장내 미생물 불균형

고전적으로 *C. difficile* 감염병은 항생제 사용으로 발생한다고 알려짐. 최근에는 인체 내의 장내 미생물 조성에 불균형이 발생하면 *C. difficile* 감염병이 발생한다고 생각되며, 항생제는 *C. difficile* 감염병 발생의 매우 중요한 원인이나, 항생제 사용력이 없는 경우에도 *C. difficile* 감염병이 발생할 수 있다는 사실에 대해 염두에 두어야 함

2. 진단기준

병원들마다 *C. difficile*와 관련된 대변 검사 항목이 상이하므로, 사용 가능한 검사를 조합해서 진단. 위양성 및 위음성에 유의. 설사를 하면서, *C. difficile*에 합당한 진단기준을 만족하는 경우에는 '*C. difficile* 감염병'이라고 진단할 수 있음. 대변검사에서는 *C. difficile*를 진단할 수 있으나, 설사를 하지 않는 경우에는 colonization 또는 위양성을 의미하므로 설사를 하지 않는 경우에는 치료를 하지 않아도 됨. *C. difficile* 감염병은 설사가 있으면서, 대변검사 또는 내시경에서 위막성 대장염이 있는 경우 *C. difficile* 감염병으로 진단할 수 있음

1) 하루 3회 이상의 설사

설사 횟수가 하루 1, 2회의 경우에도 설사가 명확하고 대변검사 또는 내시경에서 *C. difficile* 감염병을 의심할 수 있는 소견이 있다면 치료를 고려해야 함

2) 대변검사에서 *C. difficile* 감염에 합당한 소견

(1) *C.* difficile toxin 양성(단, toxin의 양성률이 낮음)
(2) C. *difficile* toxin 음성이면서
　① *C. difficile* PCR, GDH 모두 양성
　② Toxigenic culture 양성
(3) *C. difficile* 감염의 가능성이 낮은 경우(toxin 음성이면서, PCR 또는 GDH 하나만 양성)
　① *C. difficile* toxin (-), GDH (-), PCR (+)
　② *C. difficile*toxin (-), PCR (-), GDH (+)

3) 내시경에서 전형적인 위막성 대장염이 있는 경우(그림 2-1-3)

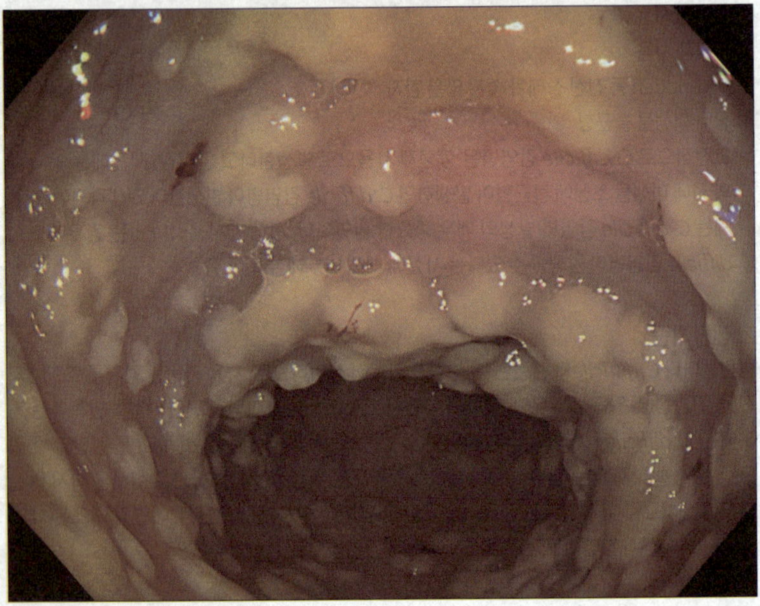

● 그림 2-1-3. 위막성 대장염
다양한 크기의 노란색의 위막이 관찰된다.

3. 중등도 분류 및 치료

● 표 2-1-4. 중등도 분류 및 치료

중등도	기준	치료
경증	중증이 아닌 경우	경구 반코마이신 125 mg 하루 4회, 10-14일 반코마이신 사용 못할 경우에는 경구 메트로니다졸 500 mg 하루 3회
중증	WBC≥15,000 또는 serum creatinine≥1.5 mg/dl	경구 반코마이신 125 mg 하루 4회, 10-14일
전격성 감염(fulminant or severe, complicated)	저혈압, 쇼크, 장마비, 거대결장 등	경구 반코마이신 500 mg 하루 4회+IV 메트로니다졸 500 mg 하루 3회, 치료기간은 10일 이상 권장 장마비가 있는 경우에는 반코마이신 관장도 고려

● 표 2-1-4. (이어서) 중등도 분류 및 치료

중등도	기준	치료
첫 번째 재발		• 경구 반코마이신 125mg 하루 4회, 10-14일 또는 경구 반코마이신 장기 치료: 경구 반코마이신 125 mg 하루 4회 (10-14일), 이후에 125 mg 하루 2회(일주일) 125 mg 하루 1회(일주일) 125 mg 2-3일에 한 번씩(2-8주)
2회 이상 재발		• 경구 반코마이신 장기 치료: 경구 반코마이신 125 mg 하루 4회(10-14일), 이후에 125 mg 하루 2회(일주일) 125 mg 하루 1회(일주일) 125 mg 2-3일에 한 번씩(2-8주) • 대변이식

** *C. difficile* 감염병의 원인이 되는 광범위 항생제는 중단을 권유

중증의 진단기준은 가이드라인마다 조금씩 다르나 WBC≥15,000 또는 serum creatinine≥1.5일 경우 중증으로 분류 가능. 만성콩팥병 또는 기저질환 등으로 인해 백혈구 수치가 높은 경우에는 검사 결과만으로 중증으로 분류해야 하는지에 대해서는 단정하기 힘든 측면이 있음 또한 국내에는 반코마이신, 메트로니다졸 2종류만 사용이 가능하여 최근 외국에서 널리 사용중인 fidaxomicin은 현재 국내에서 사용할 수 없음

증례

C. difficile 감염병이 의심될 때 시행할 수 있는 검사방법 중 *C. difficile toxin*의 제한점은 무엇인가?

① sensitivity가 낮다　　② specificity가 낮다
③ 검사방법이 어렵다　　④ 비용이 비싸다

⇨ ①

C. difficile 진단을 위한 대변검사는 toxin, GDH, PCR toxigenic culture 등이 있는데 toxin은 양성일 경우 CDI가능성이 높지만, sensitivity가 50-60%로 낮아 위음성의 가능성을 염두에 두어야 한다. PCR, GDH 등은 sensitivity는 높지만, false(+)의 가능성을 염두에 두어야 한다.

III 대변이식(Fecal microbiota transplantation)

대변이식은 건강인의 장내에 있는 미생물을 환자(=수여자)에게로 옮겨주는 방법. 이전에는 가족, 건강인의 대변을 채집하여 바로 대변제형을 만들어 이식을 하였으나 최근에는 대변제형을 얼린 냉동대변을 주로 사용. *C. difficile* 감염병에서 대변이식을 할 때는 비급여로 비용청구가 가능하지만 그 외의 질환에서 시행할 때는 연구 목적으로만 시행 가능하고 비용청구를 할 수 없음

1. 적응증

1) 2회 이상 재발한 *C. difficile* 감염병
2) 난치성 *C. difficile* 감염병: 2주 이상 표준치료를 시행하였음에도 호전이 없는 경우
3) 중증 또는 전격성 *C. difficile* 감염병
4) 기타 질환: 염증성 장질환, 과민성 장증후군, 다제 내성균 집락(VRE, CRE colonization)

2. 대변이식 방법(=경로)

1) 하부위장관

(1) 대장내시경
(2) 구불결장내시경
(3) 관장

2) 상부위장관

(1) 비위관
(2) 위내시경

3) 캡슐 제형

3. 부작용

일반적으로 대변이식은 안전하다고 알려져 있으나, 중증 부작용이 발생하는 경우 사망에 이를 수도 있으므로 대변이식 시행 전에 부작용에 대한 고지 및 동의가 필요

1) 경증

(1) 발열, 복통, 복부 팽만, 설사: 대부분 이식 당일 발생하고 자연적으로 호전

2) 중증

(1) 패혈증: 공여자의 병원균(pathogen)이 수여자에게로 옮겨가 패혈증이 발생

(2) 구토, 흡인: 상부위장관 주입 시 발생 가능

(3) 사망

3) 예측 못한 부작용

IV 항암치료 관련 설사(Chemotherapy induced diarrhea)

설사는 항암치료 후 발생하는 흔한 부작용 중의 하나이며, 설사로 인해 소화기내과로 의뢰되는 내용. 관문억제제(immune check point inhibitor) 사용 후 발생하는 설사는 immune check point inhibitor induced diarrhea로 염증성 장질환에서 사용되는 스테로이드, 생물학적 제제 등으로 치료하는데 이는 일반적인 항암제와 연관된 부작용이 아닌 또다른 질환군으로 간주됨. 항암치료는 CMV 등의 기회감염을 일으킬 수 있고, CMV는 약제 치료에도 호전되지 않는 refractory diarrhea의 주요 원인임

1. 분류

중등도	기준	치료
Grade 1	원래 대변 횟수보다 대변 횟수 증가<4회/일	로페라마이드
Grade 2	4-6회 대변 횟수 증가. 약간의 일상 생활에 지장을 주는 정도	로페라마이드
Grade 3	7회 이상 횟수 증가. 일상 생활에 심각한 지장을 주는 정도	입원치료 필요
Grade 4	생명에 위협을 주는 정도	입원치료 필요
Grade 5	사망	

* risk factor: 중등도 이상의 복통, 심한 구역감/구토, 발열, 혈변, 탈수, 백혈구 감소증(neutropenia)

2. 검사

1) 검사가 필요한 경우

(1) Grade 3, 4

(2) Grade 1, 2이면서 risk factor가 있는 경우

2) 검사 항목

(1) 기본 검사: 혈액검사(CBC, electrolyte)

(2) Advanced evaluation: CT, 내시경(sigmoidoscopy, colonoscopy), culture 등

3. 치료

1) 경증(Grade 1, 2): 로페라마이드, 로페라마이드에 효과 없는 경우 octreotide 고려
2) 중증(Grade 3, 4): 항암치료 중단, 로페라마이드, 필요시 octreotide, 필요시 항생제
3) 항생제: 발열, 압통, 혈변, 저혈압, 백혈구 감소증 등에서 항생제 사용 권유

02

일차성 변비

세 가지 아형(서로 중복될 수 있다)

1. 정상통과형 변비(normal transit constipation)
2. 서행성 변비(slow transit constipation)
3. 배변장애형 변비(defecatory disorder)

진단과 치료를 위한 핵심사항

1. 문진
   ① 이차성 원인의 배제(우울증, 항문주위질환, 갑상선 기능저하증, 당뇨, 척수질환, 약제)
   ② 과민성 장증후군에 의한 변비가 가장 흔하고, 젊은 여자의 경우 음식을 적게 먹어 생기는 변비가 흔함
2. 검사
   ① 기질적 원인을 배제: 단순 복부촬영, 직장수지검사, 구불결장내시경 또는 대장내시경
   ② 대장통과시간의 측정: 정상(정상통과형 변비)이면 변비약 복용 후 반응을 본다.
   ③ 대장 통과가 느리면 서행성 변비와 배변장애형 변비(50%)의 가능성
   ④ 배변장애형 변비: 직장항문기능검사, 풍선배출검사, 배변조영술 이상
3. 치료
   ① 식이(20-30 g/day 섬유질과 물)
   ② 약제: 부피형성 완화제 → 삼투성 완화제 → 자극성 완화제 순으로 시도
   그 외 약제: Procalopride(모비졸로®), Lubiprostone
   ③ 배변장애형 변비: 바이오피드백

I 정의

1. 일반적으로 주 3회 미만의 배변으로 정의
2. 배변 횟수의 감소
3. 단단한 변, 불완전 배변감, 배변 시 과도한 힘주기, 항문 폐쇄감, 배변을 유도하기 위하여 수지조작이 필요한 경우 등
4. 진단기준(표 2-2-1)

● **표 2-2-1. 기능성 변비에 대한 로마기준 IV (2016)**

1. 아래 6가지 증상 중 2가지 이상이 있을 때 ① 배변할 때 과도한 힘주기(straining)가 4회 중 1회(25%) 이상 ② 딱딱한 변(lumpy or hard stool, BSFS1-2)이 4회 중 1회(25%) 이상 ③ 불완전한 배출감(sensation of incomplete evacuation)이 4회 중 1회(25%) 이상 ④ 직장항문 폐색감(sensation of anorectal obstruction/blockage)이 4회 중 1회(25%) 이상 ⑤ 원활한 배변을 위해 부가적인 처치가 필요(예; 수지 관장이나 골반저의 압박 등)한 경우가 4회 중 1회(25%) 이상 ⑥ 일주일에 3회 미만의 배변
2. laxative 사용 없이는 묽은 변(loose stool)을 거의 보지 않음(rarely present)
3. 과민성 장 증후군의 진단기준을 만족하지 못함

적어도 진단 6개월 전에는 증상이 시작되고, 지난 3개월 이상 진단기준을 만족해야 함
* BSFS: Bristol Stool Form Scale(그림 2-3-1)

II 진단 접근 및 치료

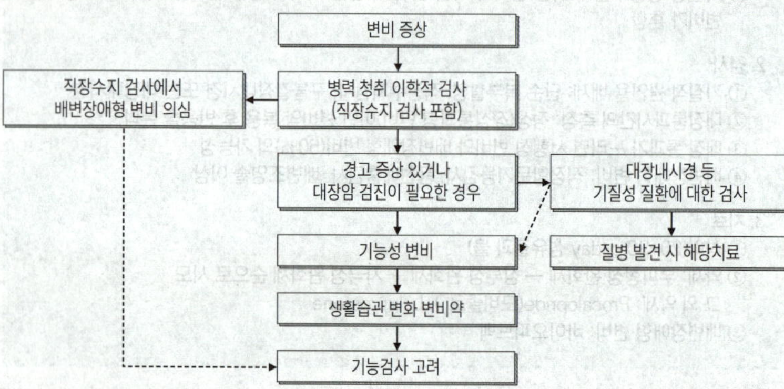

기능검사: 대장통과시간, 직장항문내압검사 풍선배출검사, 배변조영술

● **그림 2-2-1. 변비의 진단과 치료 단계**
(2023 대한소화기기능성 운동학회 변비 가이드라인 참조).

1. 이차성 변비를 배제

● **표 2-2-2. 이차성 변비를 일으키는 원인들**

기계적 폐색	대장암, 양성협착, 영아의 항문 막힘증, 선천적 또는 후천적 거대 결장	
내분비 대사질환	당뇨병, 갑상샘저하증, 부갑상샘항진증, 범뇌하수체저하증, 만성콩팥병, 갈색세포종(pheochromocytoma), 글루카곤종	
신경 및 근육 병증	척수손상, 다발경화증(multiple sclerosis), 파킨슨병, 치매, 뇌종양, 뇌졸중, 말초 신경 또는 근병증	
교원혈관병	아밀로이드증, 전신경화증, 혼합결합조직병(MCTD)	
정신질환	우울증	
약물	항콜린작용제	항히스타민제, 항우울제, 파킨슨병 약재
	진통제	아편제[로마 IV 기준에서는 별도의 진단(OIC)으로 분리], 비스테로이드소염제
	화학요법 약	빈카 알칼로이드(vinca alkaloids)
	담즙격리제	콜레스티라민(cholestyramine)
	심혈관계 약	칼슘통로차단제, 베타차단제, 이뇨제, 항부정맥제
	항경련제	
	금속성 이온 또는 무기물질	칼슘, 제일철(ferrous), 바륨, 알루미늄 제산제, 납, 비소
	수크랄페이트	

복부 X-ray, 직장수지검사, S상 결장경, 대장내시경 시행하여 기질적 원인이 있는지 조사
*경고 증상: 대장암의 증상일 수 있으므로 대장내시경을 해야 할 기준
*경고 증상이 없는 경우, 변비 증상이 대장 선종이나 대장암이 진단될 확률을 높히지 않음

● **표 2-2-3. 경고 증상(Alarm symptom)**

혈변(hematochezia)
비의도적 체중 감소
대장암 또는 염증성 장질환의 가족력
빈혈
분변 잠혈검사 양성 소견(positive fecal occult blood test)
50세 이상의 연령에서 급성 발병한 변비
변비 증상의 악화(worsening of constipation)

2. 일차성 변비: 이차성 원인 배제, 세 가지 아형이 서로 동반되기도 함

1) 정상통과형 변비(Normal-transit constipation): 대장통과시간이 정상

2) 서행성 변비(Slow transit constipation): 대장통과시간이 지연

3) 배변장애형 변비(Defecatory disorder): 직장항문내압검사/풍선배출검사 이상

(1) 과도한 힘주기, 불완전 배출감, 수지관장 등 처치의 필요가 흔함

3. 서행성 변비

1) 원인

장관 신경총이나 Interstitial cell of Cajal의 해부학적 이상(당뇨병, 공피증, 아밀로이드증 등)이나 기능의 이상(스트레스, 정신적 요인, 저섬유 식이, 약물 등)

2) 치료: 원인을 교정

(1) 약물 치료(삼투성 완화제, 자극성 완화제, 위장운동 촉진제)
(2) 약물에 전혀 반응 없는 colonic inertia(장무력증)는 수술을 고려

4. 배변장애(Defecation disorders)형 변비

1) 정의

배변 시도 시, 골반저 근육이 부적절하게 이완되거나, 역설적으로 수축함. 또는 부적절한 배출력(propulsive forces)을 보이는 질환

2) 로마 IV 진단기준(2016)

F3. Functional defecation disorder의 진단기준

*증상 시작이 적어도 진단 6개월 전에 시작되고, 최근 3개월 동안 기준을 충족해야 함

1. 환자는 반드시 기능성 변비(functional constipation) and/or 변비 우세형 과민성 장증후군(IBS-C)의 진단기준을 만족해야 함
2. 배변 시도를 반복하였을 때, 배출 장애(impaired evacuation) 증상이 있어야만 하며, 다음 3가지 기능 검사 중, 2개 이상의 이상 소견이 증명되어야 함
   ① 풍선 배출 검사(Balloon expulsion test) 이상소견
   ② 항문직장내압검사(Anorectal manometry) 또는 항문근 근전도(anal surface EMG)의 이상 배출 소견
   ③ 영상검사(Deficography; 배변조영술)에서 배출 이상소견

3. FDD는 다음의 F3a와 F3b로 아형이 나뉨
   F3a.: Inadequate defecatory propulsion
   F3b.: Dyssynergic defecation

3) 치료: 바이오피드백 치료(Biofeedback)

(1) 환자가 모니터를 보면서 복압이 올라가는지 괄약근의 이완이 제대로 일어나는지를 직접

보면서 배변 훈련을 하는 방법

(2) 배변 장애형 변비 환자의 70%에서 효과적. 2년 이상 장기간 효과 지속. 부작용 없음. 안전히 반복적 시행 가능 완하제 사용을 감소

(3) 단순 서행성 변비에서는 효과가 거의 없음

III 진단을 위한 검사

1. 직장 수지 검사

이차성 변비의 감별진단(직장항문종괴, 직장 탈출 및 직장류 등)과 배변 장애를 예측하는데 유용. 직장 수지 검사 중, 부적절한 회음부 하강, 항문조임근 이완이 없거나, 역설적 수축이 있다면, 배변장애 가능성을 염두에 두어야 함. 모의 배변을 시켰을 때 항문관 압력이 떨어지면 배변장애 가능성이 떨어짐. 직장수지검사 정상이라도 배변장애를 완전히 배제할 수는 없지만, 선별검사로서 효과적임

2. 대장통과시간(Colon transit time)

방사선비투과 표지자를 이용: 국내에서는 Kolomark (20개 표지자, M.I. Tech, Korea)와 Sitzmarks (24개 표지자, Konsyl Pharmaceuticals, Texas, TX, USA)가 주로 사용

1) 연속된 3일 동안 일정 시간에 표지자가 들어 있는 캡슐을 1개씩 복용하고 4일째와 7일째 복부 X-선 촬영을 시행
2) 4일법: 선별검사, 7일법: 중증도 반영
3) 척추의 극상돌기(spinous process)를 이은 선과 제5요추 체부에서 우측 골반 출구(pelvic outlet)를 연결한 선의 우측을 우측대장, 극상돌기 연결선 좌측과 제5요추 체부에서 좌측 전상장골극(anterior superior iliac spine)을 이은 선의 상부를 좌측 대장, 제5요추 체부에서 우측 골반출구를 연결한 선 아래와 좌측 전상장골 극을 이은 선 아래를 직장과 구불결장으로 구분. 각 대장 분절 및 전체 대장통과시간은 대장 분절 및 전대장에 남아 있는 방사선 비투과표지자의 수를 세어 1.2(또는 24개의 방사선 비투과표지자를 사용한 경우 1.0)를 곱하여 계산(그림 2-2-2)
4) 성인의 정상 대장통과시간은 남자 22.3±16.1시간, 여자 30.1±21.4시간
   대장통과시간이 정상이면 우선 약물 치료

3. 대장통과시간이 느리면 서행성 변비와 배변장애 가능성이 모두 있으므로, 배변 장애를 감별하기 위해 다음 검사를 시행(배변 장애형의 50% 이상에서 느린 대장통과 시간)

1) 풍선 배출 검사(Balloon expulsion test)
2) 항문직장내압 검사(Anorectal manometry) 또는 항문근 근전도(anal surface EMG)
3) 영상검사(Deficography; 배변조영술)

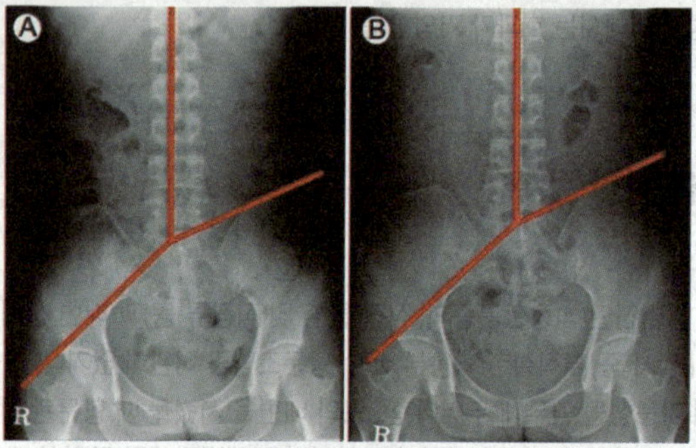

	남아 있는 표지자 수			
	우측 대장	좌측 대장	직장-구불결장	전체 대장
4일째	20	19	16	55
7일째	15	2	15	32
합계	35	21	31	87

우측대장 통과시간 = 1.2 x 35 = 42.0시간
좌측대장 통과시간 = 1.2 x 21 = 22.2시간
직장S상결장 통과시간 = 1.2 x 31 = 37.2시간
전대장 통과시간 = 1.2 x 87 = 104.4시간

● **그림 2-2-2. 20개 표지자 사용한 계산 예**
출처: Korean J Med. 2017;92(1):41-4.

IV 변비의 치료

1. 신체활동

신체활동 저하는 만성 변비와 연관될 수 있음. 치료에 있어서 신체활동의 효과는 다양하게 나타남. 활동량이 적은 노인 변비에서 호전을 가져올 수 있지만, 정상적 신체활동을 하는 젊은 변비 환자의 운동의 효과는 명확하지 않음

2. 식이요법(하루 20-30 g의 섬유질과 물의 섭취)

1) 식이 섬유는 만성 변비 환자에서 배변 횟수를 증가시킬 수 있음. 대변굳기를 호전시키거나, laxative 사용빈도를 감소시키는지는 명확하지 않음

2) 말린 프룬 섭취는 차전차에 비해 자발적 배변 횟수를 증가시키고 대변 굳기를 호전시킴
3) 적당한 운동, 정서적 안정 및 심리적 지지, 올바른 배변습관이 중요

3. 약물치료

1) 부피형성 완화제 → 삼투성 완화제 → 자극성 완화제 순으로 시도

● 표 2-2-4. 변비의 약물치료

부피 형성 완화제 - 섬유소제제	현미, 밀기울(bran), 차전자 [psyllium(아기오), Mutacil], 해초, 카라야(karaya), 한천, 메틸셀룰로우스(methyl-cellulose), 폴리카보필(polycarbophil)	(1) 하루 평균 20-30 g의 섬유질 섭취가 권장 (2) 가장 안전하고 효과적 (3) 충분한 양의 물과 함께 식전이나 취침 전 복용 (장협착, 장폐쇄 환자에서 사용해서 안 됨) (4) 단점-복부팽만과 방귀, polycarbophil이 적음
삼투성 완화제	1) 염류성 완화제 • 수산화마그네슘(마그밀)	부작용-신부전 환자와 소아에서 고마그네슘혈증 주의
	2) 고삼투성 완화제-락툴로우스, 솔비톨 관장, 글리세린	(1) 락툴로우스의 특징 ① 전신 부작용이 없고, 혈당에 영향 없어 당뇨 환자에 투약 가능 ② 유소아, 임산부, 분만후변비, 노인변비에 효과 ③ 장내독성물질 생성감소, 혈중암모니아 제거 작용이 있어 약물투여로 인한 변비, 간성혼수에 사용 (2) 단점-복부팽만과 방귀
	3) Polyethylene glycol	안전하여 최근 사용 증가
자극성 완화제	1) 안트라퀴논(anthraquinone) 제제 • 알로에(aloe), 카산스라놀(casanthranol), 카스카라(cascara), 센나(senna-아락실)	(1) 효과-카스카라<센나<알로에 (2) 안트라퀴논제제 장기 사용 • 대장흑색소증 유발 (3) 폴리페놀제제 • 담도폐쇄 환자에서 사용 제한 (4) 장기 변비, 심한 복부팽만, 일시적 완화 목적으로 단기간 사용 • 장기 사용 금지 (5) 장기 사용 시 수분/전해질 손실, 2차성 알도스테론증, 지방변, 단백 소실 위장염, 완화제성 대장(cathartic colon) 유발의 부작용
	2) 폴리페놀(polyphenol, diphenylmethane) 제제 • 페놀프탈레인(phenophthalein), 비사코딜(bisacodyl-둘코락스)	

● 표 2-2-4. (이어서) 변비의 약물치료

자극성 완화제	3) 계면활성제-피마자기름 (castoroil), 도큐세이트 (docusate calcium, docusate potassium, docusate sodium), 디하이드로콜린산 (dehydrocholic acid)

2) 그 외 약제

(1) Prucalopride (highly selective 5-HT4 agonist; 모비졸로®)

① 노인도 효과적. 2 mg/day 투여

② 65세 이상, 신기능 저하(GFR<30 ml/min/1.73 m2), 중증 간질환(child-pugh C)의 경우 1 mg/day 감량 사용. 두통(가장 흔한 부작용), 구역, 복통, 설사가 5% 발생. 심각한 심장 독성은 보고되지 않음. 임산부/수유부에게 권고되지 않음(category C)

③ 전통적 laxative 불응성 환자에서 사용할 수 있음

④ 투약 4주 내 효과 없으면, 재평가를 요함

(2) Lubiprostone (selective type-2 Chloride channel agonist, 24 mcg PO bid)

① 장 내강으로 수분 분비를 증가시킴, 장관 통과시간을 빠르게 하고 배변 횟수와 굳기를 호전시키고 배변 중 힘주기를 감소시킴. (linaclotide와는 달리) Visceral sensitivity에 영향은 없음

② 주요 부작용 설사, 오심(15%), dyspnea. 신기능에 따른 용량조절 없으나, child-pugh B-C의 간질환에서는 감량. 임산부 금기(category C)

(3) Linaclotide (guanylate cyclase C agonist)

Enterocyte내 intracellular cGMP level 증가, luminal bicarbonate/chloride secretion 증가, visceral analgesic action. 변비 증상 개선에 도움. 통증 감소 효과. 주요 부작용 설사(20%, severe diarrhea 2%). 아직 국내 사용 어려움

4. Biofeedback

배변장애(배출장애)형 변비에서 도움이 됨

5. 수술치료

대장 절제술은 배변장애가 없고, 약물치료에 반응하지 않는 서행성 변비 환자에서 도움이 될 수 있음. 치료 성공률 86%, 전대장 절제술 및 회장-직장 문합술이 난치성 변비에서 주로 시행.

6. 국소치료 - 관장 및 좌약

7. 기타 비약물 치료

1) 천수 신경 자극술(sacral nerve stimulation)
2) 체외 자기자극 치료(extracorporeal stimulation therapy)
3) 전기자극 치료(electrical stimulation therapy)

증례

55세 여자가 변비 증상으로 내원하였다. 혈변, 체중감소 등의 증상은 없었고, 2년 전 대장내시경에서는 특이소견 없었다. 처음으로 고려해야 할 것은?

① 대장내시경 ② 변비약 복용
③ 배변 조영술 ④ 대장통과시간

⇨ ②
2년 전 대장내시경에서 특별한 이상이 없어 추적 대장내시경을 고려해야 할 상황은 아니다. 우선 변비약제 복용 후 반응을 보는 것이 타당하다.

03 과민성 장증후군

진단과 치료를 위한 핵심사항

1. 문진, 신체검사를 통하여 진단이 가능
   Rome IV 진단기준, 경고증상[발열, 체중감소, 위장관 출혈, 빈혈, 가족력(결장암, 염증성 장질환 등)]의 중증도와 지속기간, 정신사회학적 요인을 고려
2. 기질적 원인을 배제하기 위한 검사가 필요
   CBC, BC, ESR, Thyroid function test, stool occult blood, stool parasite 50세 이상에서는 대장암의 screening 검사가 필요
3. 증상에 따른 아형 분류(설사형, 변비형, 혼합형)
   진단과 치료에 도움이 됨

I 정의와 진단기준

1. 정의(로마기준 IV 2016)

● 표 2-3-1. 로마기준 IV (2016년)

C1. 과민성 장증후군의 진단기준
반복적 복통(recurrent abdominal pain)이 최근 3개월 이상, 적어도 주 1회 이상 존재하며, 다음 항목 중 2개 이상과 관련되어야 함
1. 배변과 관련(related to defecation)
2. 배변 횟수의 변화와 관련(associated with a change in frequency of stool)
3. 변의 성상의 변화와 관련[associated with a change in form (appearance) of stool]
* 증상 시작이 적어도 진단 6개월 전에 시작되고, 최근 3개월 동안 진단기준을 충족해야 함

대변의 형태와 굳기는 Bristol stool form scale(그림 2-3-1)을 이용(1형으로 갈수록 단단하거나 덩어리 진 변)

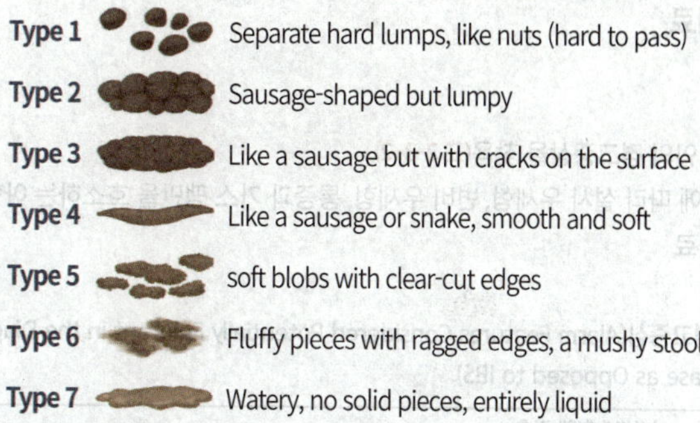
Type 1
Separate hard lumps, like nuts (hard to pass)
Type 2
Sausage-shaped but lumpy
Type 3
Like a sausage but with cracks on the surface
Type 4
Like a sausage or snake, smooth and soft
Type 5
soft blobs with clear-cut edges
Type 6
Fluffy pieces with ragged edges, a mushy stool
Type 7
Watery, no solid pieces, entirely liquid

● **그림 2-3-1. 대변의 형태와 굳기(The Bristol Stool Form Scale, BSFS)**
배변 횟수보다는 대변의 형태가 대장통과시간과 더 높은 상관성을 보인다. 대변의 형태는 대장통과시간을 예측하는데 도움이 된다. BSFS type 1-2: slow transit time을 시사함

2. 과민성 장증후군의 아형 분류(로마기준 IV): BSFS에 의해 분류. 25% rule

1) 과민성 장증후군의 아형(Subtype) 진단기준

주된 배변습관(predominant bowel habit)은 적어도 1회 이상의 비정상 배변(abnormal bowel movement)이 있는 날의 분변 성상(form)에 의함

(1) IBS with predominat constipation (IBS-C): 4회 중 1회(25%) 이상 배변에서 BSFS type 1–2 그리고 4회 중 1회(25%) 미만 배변 시 BSFS type 6–7. 대체진단기준: 환자가 주로 변비라고 보고하거나, BSFS 그림에서 type 1–2를 보고할 때

(2) IBS with predominant diarrhea (IBS-D): 25% 이상 배변에서 BSFS 6–7. 그리고 25% 미만 배변에서 BSFS 1–2. 대체진단기준: 환자가 주로 설사라고 보고하거나, BSFS 그림에서 type 6–7 보고 시

(3) IBS with mixed bowel habit (IBS-M): 25% 이상 BSFS type 1–2. 그리고 25% 이상 BSFS type 6–7. 대체진단기준: 변비와 설사. 1/4 이상 변비, 1/4 이상 설사라고 기술하거나, BSFS 그림을 보고 환자가 보고

(4) IBS unclassified (IBS-U): IBS 진단기준은 충족하나, 배변습관은 앞선 3가지 분류에 들어가지 못하는 경우

* 임상시험 시: 아형 분류에는 적어도 2주 이상 매일 작성한 배변 다이어리 데이터에 의해야 하며, 25% rule을 이용

** IBS의 아형 분류(IBS-C, IBS-D and IBS-M)는 배변습관 이상을 치료하기 위한 약물 투약이 없는 상태에서 결정되어야 함

3. 진단과 치료

1) 초기평가

(1) 기질적 원인의 경고증상을 찾음(표 2-3-2)

(2) 배변습관에 따라 설사 우세형, 변비 우세형, 통증과 가스 팽만을 호소하는 아형군으로 분류하여 진료

● 표 2-3-2. 경고증상(Alarm Features Considered Potentially Relevant in the Diagnosis of Organic Disease as Opposed to IBS)

과거력	• 분변내 혈액 검출 • 대장암, 염증성 장질환 또는 복강병(celiac disease)의 가족력 • 발열 • 50세 이상에서 증상 발생 • 야간 증상(수면 중 증상으로 인한 각성) • 만성설사(chronic diarrhea) • 연하곤란의 진행(progressive dysphagia) • 반복되는 구토(recurrent vomiting) • 심한 만성변비 • 비교적 최근의 증상 발생(short history of symptoms) • 기생충 창궐지역의 여행력 • 체중 감소
이학적 소견	• 복부 덩이(abdominal mass) • 활동성 관절염 • 헤르페스모양피부염(dermatitis herpetiformis) 또는 괴저화농피증(pyoderma gangre-nosum) • 직장수지검사에서 혈액 관찰, 혹은 잠혈검사 양성 • 빈혈, 장관 폐색, 장관내 흡수장애, 갑상샘 기능이상

출처: Gastroenterology. 2002;122:1701-14 변형.

2) 치료의 원칙

(1) 전형적인 증상이 있으면서 경고 증상이 없는 경우 경험적 치료를 시도함

(2) 환자를 정신적으로 안심시키고, 장관의 운동과 감각을 자극하는 음식이나 증상 유발 인자를 조사하여 교정하는 일반적인 요법을 먼저 시행함

(3) 일반적 요법에도 반응하지 않는 환자들에게는 가장 불편한 증상을 목표로 하는 약물요법을 시행함

3) 식이

증상을 악화시키는 음식의 제한은 과민성 장증후군의 치료에 도움을 줄 수 있음. 음식 알레르기 등도 IBS 증상과 관련될 수 있음. 제한 식이요법의 증거 수준은 아직 낮음

Low FODMAP diet

FODMAPs는 fermentable, oligo-, di-mono-saccharides, and polyols의 첫 글자의 약자로 장내에서 발효되기 쉬운 올리고당, 이당류, 단당류, 폴리올을 뜻함. 짧은 사슬 탄수화물은 사람의 장내에서는 쉽게 흡수되지 않아서 삼투압을 증가시키는 역할을 하지만, 장내 세균에 의해 쉽게 분해되어 가스를 발생. 아직 증거 수준은 낮지만 IBS 환자에서 low FODMAP diet의 유용성이 보고되고 있음

4) 부피형성 하제

식이섬유 및 부피형성 하제[차전차피(psyllium)]는 IBS의 일부 증상(변비, 복통 등)의 치료에 도움을 줄 수 있음

5) 삼투성 하제: 변비형

6) 진경제

진경제는 복통 및 복부 불편감의 치료에 효과적임. Trimebutine, cimetropium bromide, pinaverium bromide, peppermint oil, otilonium bromide, hyoscine 등 단기 투여 시 복통/불편감 호전 효과. 진경제 종류별 효과의 차이에 대한 연구는 부족

7) 지사제(Loperamide): 설사형

8) 5HT3 receptor antagonist (Ramosetron): 설사형

9) 5HT4 receptor agonist (Prucalopride): 변비형

10) 비흡수성 경구용 항생제(Rifaximin, Neomycin)

11) 프로바이오틱스

12) 선택적 염소통로 활성제(ClC-2, chloride channel activator-Lubiprostone): 변비형

13) 항우울제: TCA, SSRI

14) 정신과적 치료

인지-행동요법(cognitive behavioral therapy), 역동정신요법(dynamic psychotherapy), 최면요법(hypnotherapy)

04 장 폐쇄

I 분류 및 원인

Mechanical obstruction	Adynamic ileus (Paralytic ileus)
Extrinsic Disease • Adhesions (especially due to previous abdominal surgery) • Internal or external hernias • Neoplasms (including carcinomatosis and extraintestinal malignancies) • Endometriosis or intraperitoneal abscesses • Idiopathic sclerosis **Intrinsic Disease** • Congenital (e.g., malrotation, atresia, stenosis, intestinal duplication, cyst formation, and congenital bands-the latter rarely in adults) • Inflammation (e.g., inflammatory bowel disease, especially Crohn's disease, but also diverticulitis, radiation, tuberculosis, lymphogranuloma venereum, schistosomiasis) • Neoplasia • Traumatic (e.g., hematoma formation, anastomotic strictures) • Intussusception • Volvulus • SMA syndrome • Radiation or ischemic injury **Intraluminal Abnormalities** Bezoars, feces, foreign bodies including inspissated barium, gallstones, enteroliths	• Intraabdominal procedures, lumbar spinal injuries, or surgical procedures on the lumbar spine and pelvis • Metabolic or electrolyte abnormalities: hypokalemia, hypomagnesemia, hyponatremia, uremia, severe hyperglycemia • Drugs: opiates, antihistamines, some psychotropic (e.g., haloperidol, tricyclic antidepressants), anticholinergics • Intestinal ischemia • Intraabdominal or retroperitoneal inflammation or hemorrhage • Lower lobe pneumonias • Intraoperative radiation (likely due to muscle damage) • Systemic sepsis • Hyperparathyroidism • Pseudo-obstruction (Ogilvie's syndrome) • Ileus secondary to hereditary or acquired visceral myopathies and neuropathies that disrupt myocellular neural coordination • Some collagen vascular diseases such as lupus erythematosus or scleroderma

1. 위치에 따른 Mechanical obstruction

1) 소장: adhesion (m/c), hernia, volvulus, Crohn's disease, radiation enteritis, neoplasm

2) 대장: carcinoma (m/c), diverticulitis, volvulus, hernia

II 임상양상

1. 증상

1) Mechanical obstruction

(1) Cramping pain. 쥐어짜는 듯한 극심한 복통, 오심과 구토, 복부 팽만
(2) 통증의 정도: 소장 폐쇄>대장 폐쇄
(3) 장교액(strangulation) 발생 시 통증은 지속적, 국소화되고 악화됨
(4) 폐색 부위에서 고형질의 장 내용물은 내려가지 못하고 수분만 내려가서 소량의 물 설사를 하거나 대변을 보지 못함
(5) 기계적 장 폐쇄가 지속되면, 소화 및 흡수 작용이 일어나지 못하기 때문에 수분과 전해질 불균형, 빈맥, 저혈압, 탈수 등의 증상이 나타남

2) Paralytic ileus

(1) 복부 팽만이 주증상이며, colicky pain은 없음
(2) 기계적 장 폐쇄와 달리 가스 배출(방귀)이 나타나고 설사도 하게 됨

2. 신체 검진

1) 복부 수술 상처 확인
2) 복부 팽만은 원위부 폐쇄일수록 심함(대장>소장)
3) 장 연동파, 장음 항진, 기계성 잡음은 소장의 기계적 폐쇄를, 장음 저하는 마비성 장 폐쇄 및 장교액을 의심해야 함

III 진단

1. 복부 단순촬영

1) 소장 폐쇄

(1) 주로 복부 중앙에서 valvulae conniventes(동전 쌓아 놓은 모양) 혹은 stepladder pattern with air-fluid level이 관찰됨
(2) Small bowel diameter>2.5 cm
(3) 대장 팽창과 동반되어 있을 경우 마비성 장 폐쇄를 더 시사

2) 대장 폐쇄

(1) 주로 복부 변연부에서 대장의 주행을 따라 air-fluid level이 관찰됨
(2) 폐쇄 근위부의 가스 팽창과 haustration의 소실
(3) Cecum dilatation이 저명하게 나타남
(4) Sigmoid volvulus에서는 특징적인 뒤집어진 U자형 또는 커피 열매 모양의 확장된 S상 결정이 관찰됨

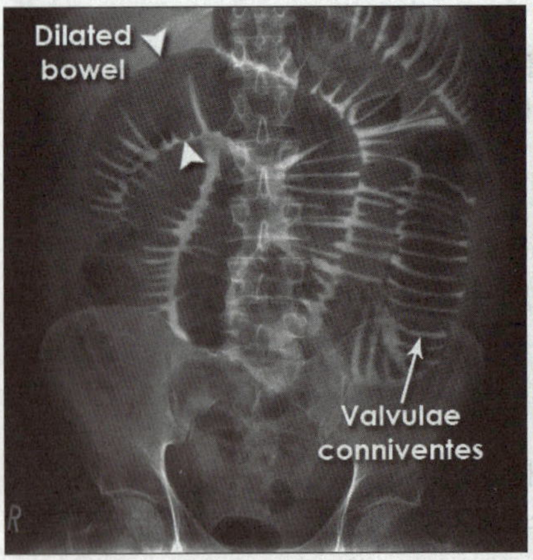

● 그림 2-4-1. 소장 폐쇄

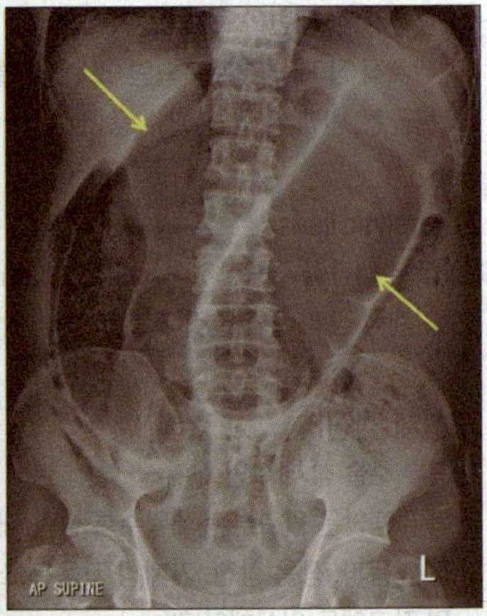

● 그림 2-4-2. 대장 폐쇄–sigmoid volvulus

2. 복부 CT

1) Dilated proximal bowel with distal collapsed bowel
2) Air-fluid level

3) Bowel ischemia를 시사하는 소견
  (1) Poor or absent segmental bowel wall enhancement
  (2) Delayed hyperenhancement
  (3) Bowel wall thickening
  (4) Samll bowel feces sign
  (5) Air in bowel wall
  (6) Edematous and thickened mesentery
  (7) Engorgement of mesenteric vessels
  (8) Portal or mesenteric venous gas
  (9) Ascites

IV 치료

1. Fluid and electrolyte supplementation

1) 상부 소장 폐쇄의 경우, 특히 volume loss가 심한 경우가 많음
2) Normal saline 또는 lactated ringers solution으로 충분한 fluid resuscitation 시행
3) Hypokalemia: 저칼륨혈증의 장 마비를 조장할 수 있으므로 replacement가 필요하나, acute kidney injury가 동반되어 있는 경우 hyperkalemia가 발생할 수 있으므로 주의하여 투여
4) 시간당 적정 소변량을 확인하기 위해 도뇨관 유치가 권고됨

2. Therapeutic NPO

3. Decompression

1) 비위관 삽입 및 배액을 시행함
2) 좌측 대장 폐쇄의 경우 내시경으로 협착부 근위부로 직장관(rectal tube)을 유치시켜 감압을 시도할 수 있음
3) Sigmoid volvulus의 경우 flexible sigmoidoscopy로 decompression을 시도하며, 내시경 감압이 실패한 경우는 응급수술, 성공하였으나 재발이 반복되는 경우는 elective surgery를 고려함

4. Antibiotics

1) Comlicated bowel obstruction의 경우, 즉, complete obstruction, closed loop obstruction, bowel ischemia, bowel necrosis, bowel perforation이 의심되는 경

우는 반드시 경험적 항생제 투여

2) Cefotaxime 2 g q 6–8hr/ceftriaxone 1–2 g q 12–24 hr+metronidazole 500 mg q 6–8 hr

5. Neostigmine (acetylcholinesterase inhibitor)

1) Acute colonic pseudo-obstruction (Ogilvie's syndrome)에서 투여해볼 수 있음
2) 2 mg iv over 3–5 min
3) 투여에 대한 평균 반응시간은 약 4분이며, 대부분 30분 이내에 가스가 배출되고 대장의 확장이 해소되는 등 임상적 호전을 보임
4) Bradycardia가 발생할 수 있으므로 심전도 모니터링을 하고 서맥 발생 시 atropine을 즉각 투여함
5) 부작용: 복부경련 통증, 타액 과다 분비, 발한, 구역/구토
6) 절대 금기: 기계적 장 폐쇄, 요로 폐쇄, 약제 과민성
7) 상대적 금기: 최근 발생한 심근경색, 산혈증, 천식, 서맥, 위궤양 출혈, 베타 차단제 사용

6. Surgery

1) 보존적 치료로 24시간 이내에 호전되지 않는 경우 고려함
2) Comlicated bowel obstruction일 경우 적응증이 됨

7. Endoscopic stenting

주로 left sided malignant obstruction일 경우 시도하며, bridge to surgery 및 palliation의 목적으로 시행함

증례

60세 남자가 일주일간 대변을 보지 못 하여 외래로 내원하였다. 대장내시경을 받아본 적은 없었다고 한다. X-ray는 다음과 같다. 다음 시행해야 될 조치로 적절하지 않은 것은?

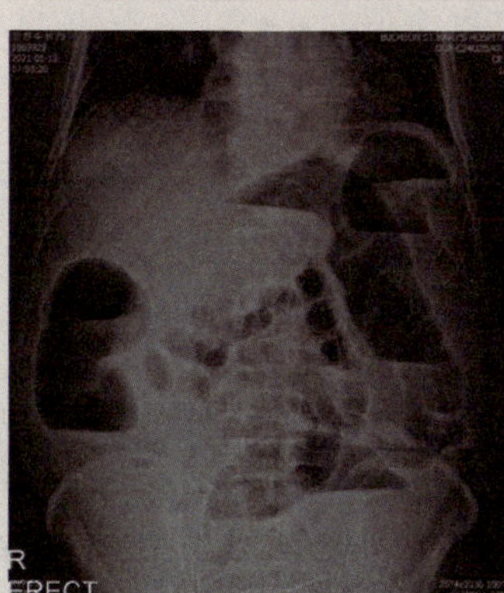

① 전산화단층촬영　　② 구불결장내시경
③ 대장내시경　　③ 비위관 삽입

⇨ ③
X-ray에서 장폐색에 의한 step ladder sign이 관찰된다. 대장내시경을 위해 정결제를 복용하는 것은 절대적 금기사항이다.

05 대장 용종 및 대장암

진단과 치료를 위한 핵심사항

1. 용종과 선종
   용종은 육안적으로 평탄한 점막에서 융기해 있는 병변을 임상적으로 총칭하는 용어이며 선종은 조직학적 분류를 뜻함. 용종이 보다 넓은 개념
2. 대장암에 의한 기계적 폐색이 의심되는 경우(X-ray에서 step ladder sign 관찰) 정결제를 복용하는 것은 절대적 금기이며, 이는 천공을 유발할 수 있음
3. 대장암 검진
   국내의 경우 50세부터 시작. 최근 미국은 대장암 검진 연령을 45세로 낮춤
   가족력이 있는 경우에는 보다 젊은 연령부터 대장암 검진 시작

I 대장 용종

1. 개념

조직학적 소견과 무관하게 육안적으로 평탄한 점막에서 융기해 있는 병변을 임상적으로 총칭하는 용어

2. 조직학적 분류

대장에서 발견되는 종양성 병변은 기원하는 위치에 따라 크게 상피성 병변과 비상피성 병변으로 분류할 수 있고, 대장 용종은 일반적으로 상피성 병변을 가리킴

● **표 2-5-1. 대장 종양성 병변의 조직학적 분류**

	양성	전암 또는 경계성 종양	악성
상피성 병변 (epithelial lesion)	• Hyperplastic polyp • Hamartomatous polyp • Inflammatory polyp	• Adenoma – Tubular adenoma – Tubulovillous adenoma – Villous adenoma • Sessile serrated lesion • Traditional serrated adenoma	• Adenocarcinoma
비상피성 병변 (non-epithelial lesion)	• Lipoma • Lymphangioma • Leiomyoma • Hemangioma • Lymphoid polyp		• Lymphoma • Sarcoma • Gastrointestinal stromal tumor (GIST) • Neuroendocrine tumor

1) 진행 선종(Advanced adenoma)

(1) 크기가 1 cm 이상

(2) 융모상(villous) 또는 관융모상(tubulovillous) 선종

(3) 고도 이형성(high grade dysplasia)이 동반된 선종

2) 톱니모양 병변(Serrated lesion)

'톱니모양'이라는 용어는 병변의 육안소견을 묘사하는 것이 아니라 조직소견에서 대장의 샘(gland)이 톱니모양 변화(serration)를 보이기 때문에 붙여진 용어

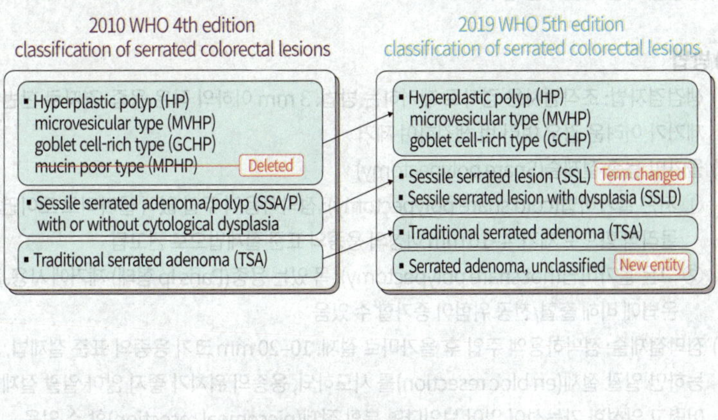

3. 형태학적 분류(그림 2-5-1)

Protruded type	Pedunculated (Ip) Semipedunculated(ps) Sessile	
Flat elevated type	Flat elevated (Ia) Flat elevated with depression (IIa+IIc)	
Flat type	Flat IIb	
Depressed type	IIc IIc+IIa	
Laterally spreading type	IIc IIc+IIa	

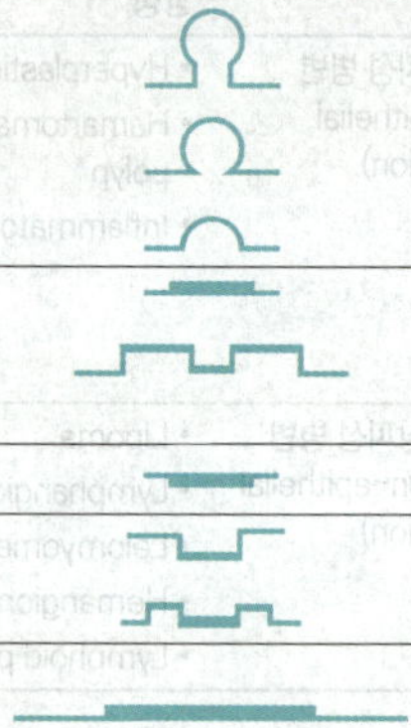

● 그림 2-5-1. 대장용종의 형태학적 분류

4. 용종 절제술

1) 적응증

(1) 대장암 발생의 위험도가 증가하는 경우: 선종과 같은 전암성 병변, 악성용종, 전암성 병변은 아니지만 발암 위험도가 증가할 수 있는 Peutz-Jegher 용종 등

(2) 증상이 있는 경우: 과형성 용종이라도 출혈이 동반된 경우, 거대 용종으로 장폐색 또는 장중첩증 등을 유발하는 경우

2) 방법

(1) 생검겸자법: 조직검사용 겸자로 제거하는 방법. 3 mm 이하의 작은 용종. 겸자로 한번에 제거가 어려운 경우 여러 번 생검하여 제거

(2) 올가미 용종 절제술(Snare polypectomy)

① 저온 올가미법(cold snare polypectomy): 점막하용액 주입 없이 올가미로 조이면서 물리적 힘으로 제거. 4–10 mm 이상의 용종의 표준 절제법으로 권고됨

② 고온 올가미법(hot snare polypectomy): 목 있는 용종(Paris Ip 형태) 제거에 사용. 저온법에 비해 출혈/천공 위험이 증가할 수 있음

(3) 점막절제술: 점막하용액 주입 후 올가미로 절제. 10–20 mm 크기 용종의 표준 절제법. 가능하면 일괄 절제(en bloc resection)를 시도하되, 용종의 위치가 좋지 않아 일괄 절제가 어렵고 악성화 가능성이 없어 보인다면 분할 절제(piecemeal resection)할 수 있음

(4) 점막하 박리법: 점막하용액 주입 후 내시경용 점막절개도로 절제. 20 mm 이상의 병변,

점막에 국한되었거나 얕은 점막하 침윤 정도만 의심되는 조기대장암 의심 병변, 상피하 종양 등

3) 합병증

(1) 출혈: 0.5-1.0% 미만 시술 시 발생하는 출혈은 대부분 내시경적 지혈술로 치료 가능. 드물게 지연 출혈이 발생

(2) 천공: 0.1-0.2%. 최근에 널리 시행하는 저온 올가미 폴립절제술에서는 천공이 거의 발생하지 않음. 대부분 시술 즉시 발견, 72시간까지 지연 발생하는 경우도 있음. 천공의 크기가 작고 국소적인 경우 클립봉합술을 시행한 후 항생제 및 금식 등으로 치료가 가능. 천공의 크기가 크거나 며칠 경과한 경우에는 반드시 수술이 필요

(3) 용종절제 후 응고 증후군(Postpolypectomy coagulation syndrome): 약 0.5–1.0%

① 장막을 자극할 정도의 전벽성 열상에 의해 발생

② 뚜렷한 천공은 없으나, 국소적인 염증 반응. 용종절제술 후 6시간–5일까지 관찰됨

③ 증상: 복통, 발열 및 백혈구 증가. 환자의 약 20%에서는 급성복막염 증상인 rigidity, 복부 경직을 보이기도 함

④ 치료: 금식, 수액 및 항생제 투여. 20% 정도에서는 입원이 필요하지만 증상이 미미하면 외래에서 미음과 경구 항생제 투여로 치료. 증상은 대부분 2–5일 이내에 소실됨

⑤ 퇴원 시: 지연 천공의 가능성에 대해 충분한 설명과 주의사항을 주지시켜야 함

5. 대장 용종 절제 후 추적 대장내시경 검사

● **표 2-5-2.** 용종 절제 후 추적관찰

Index colonoscopy finding	Interval of colonoscopic surveillance
Adenoma ≥10 mm in size	3 years
3–4 adenomas	3–5 years
5–10 adenomas	3 years
Number of adenomas >10	1 year
Tubulovillous adenoma or villous adenoma	3 years
Adenoma with high-grade dysplasia	3 years
Traditional serrated adenoma	3 years
A sessile serrated lesion with dysplasia	3 years
Serrated polyp ≥10 mm	3 years
Number of sessile serrated lesions between 3–4	3–5 years
Number of sessile serrated lesions ≥5	3 years
Piecemeal resection of colorectal polyps ≥20 mm in size	6 months

출처: Korean J Gastroenterol. 2022;80:115-34

II 대장암

1. 역학

1) 주요 암종 발생분율에서 남, 녀 모두에서 3위(2015년 국가암등록통계)

2) 대장암 발생률은 2013년 이후로 감소 추세임(2015년 국가암등록통계)

3) 대장암의 약 90%는 전암성 병변인 선종성 용종에서 발생하는 것으로 추정하고 있음

2. 대장암의 분포

직장 45%, 우측대장 24%, S상대장 18%, 좌측대장 8%, 횡행대장 5%

3. 증상

조기에는 무증상인 경우가 많고, 진행암인 경우 발생 부위, 진행 정도에 따라 다름

1) 우측대장암: 빈혈, 복통, 종괴촉지, 무른변

2) 좌측대장암: 혈변, 설사와 변비가 교대하는 배변이상, 배변습관 변화, 가는변(pencil-like stool), 장폐쇄, 복통

3) 직장암: 혈변, 뒤무직(tenesmus), 통증

4. 진단

1) 대변잠혈 검사: 대장암이 있어도 음성으로 나오는 경우가 있어, 이 검사만으로는 충분치 못함

2) 바륨관장: apple-core sign이 특징적

3) 대장내시경: 대장암의 확진에 필수적

4) CEA: 민감도가 낮아 진단에는 쓰이지 않으나, 대장암 수술 후 추적관찰 시 증가하면 재발 의심

5) 복부 및 흉부 CT: 병기 결정

6) 가상대장내시경 검사(CT colonography, CTC): 대장내시경 검사 대신 CT를 이용하여 대장 내강을 검사할 수 있는 검사법이며, 대장밖의 림프절이나 원격 전이 여부를 알 수 있음

7) 골반 MRI: 직장암의 국소 침윤 정도 및 림프절 병기 판정

5. 대장암의 내시경적 치료

1) 조기암

(1) 점막내암: 림프절 전이가 드물기 때문에 내시경적 절제(polypectomy, EMR, ESD)만으로 충분

(2) 점막하층암: 일부에서 림프절 전이가 있기 때문에 암 침윤의 정도에 따라 치료 방침을 세움

① 내시경 소견을 관찰하여 점막하 침윤 깊이가 <1,000 μm로 추정되는 경우: 내시경적 절제술 시행

② 점막하 침윤 깊이 >1,000 μm으로 추정할 수 있는 특징. 이 경우엔 수술 치료

- 내시경 육안 소견: 단단함, 종양 중심부의 팽창, 주름집중, 무구조 함몰면 등
- 색소내시경 후 확대 관찰 시 점막표면 선구형태(pit pattern)가 VN형인 경우

2) 내시경적 절제술 후 추가 수술이 필요한 경우

(1) 불완전 절제

(2) 절제연을 암세포가 침범한 경우

(3) 혈관 또는 림프관 침윤

(4) 미분화암

(5) 침윤 깊이가 sm1 이상의 침윤(muscularis mucosae로부터 >1,000 μm 침윤)

3) 내시경적 확장술(스텐트 삽입)

(1) 진행성 대장암에 의한 급성장폐색증 발생 시에는 외과적 응급수술을 시행하여야 하나, 환자가 수술을 거부하거나 전신 상태가 불량하여 수술에 대한 위험이 높은 경우

(2) 암종괴로 인해 내강의 기계적 폐색이 있는 경우 정확한 병기 파악에 걸리는 기간 동안 또는 환자가 정규 수술을 받을 수 있을 때까지 일시적 감압을 위해 스텐트 삽입

(3) 기계적 폐색의 의심되는 경우 대장정결제 복용은 절대 금기이며(그림 2-5-2), 구불결장내시경을 통해 대장암을 진단하고 스텐트를 삽입할 수 있음

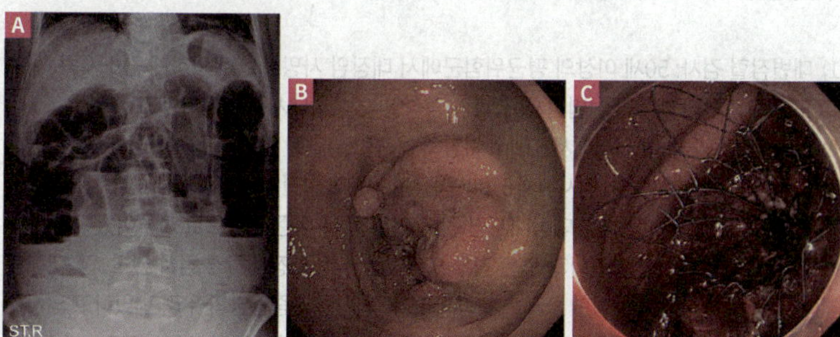

● 그림 2-5-2. (A) 대장암으로 인한 기계적 폐색(step ladder sign), (B) 대장암으로 인한 대장내강 폐색, (C) 스텐트 삽입 후

6. 예후

● **표 2-5-3. 대장암 수술 후의 불량한 예후인자**

- 종양의 림프절 전이(+)
- 전이된 림프절의 개수 ↑
- 종양이 장관벽을 관통
- 조직의 분화도가 불량한 경우: mucinous, scirrhous histology
- 천공 및 장 폐쇄
- 인접 기관 침범
- 정맥 침범, 림프, 신경 침범(+)
- 수술 전 CEA 상승(>5.0 ng/mL)
- 비배수체(aneuploidy)
- 염색체 이상(예, 염색체 18번의 이상)

7. 대장암의 선별검사(screening): 2016년 대한소화기학회 가이드라인

1) 시행 시기

평균위험군(average risk group)에서 50세부터 시작(단, 대장암의 증상이 있는 경우 50세 이전에 시행)

2) 검사방법

대변잠혈 검사, CT 대장조영술, 이중조영바륨관장술, 대장내시경 검사(권고)

(1) 대변잠혈 검사: 50세 이상의 평균위험군에서 대장암 사망률을 유의하게 감소시킴. 대규모 인구집단에 대장암 선별검사. 결과가 양성일 때 대장내시경 검사 수행
(2) CT 대장 조영술: 이 검사에서 6 mm 이상의 용종이 발견된 경우 대장내시경 검사 권고
(3) 이중조영바륨관장술: 이 검사에서 6 mm 이상의 용종이 발견된 경우 대장내시경 검사 권고
(4) 대장내시경 검사: 첫 선별 대장내시경 검사가 일정 질 수준 이상으로 이루어졌다면 대장암이나 대장선종이 발견되지 않은 경우 5년 이후 추적 대장내시경 검사 권고. 단, 대장암 경고증상이 새롭게 발생한 환자를 포함하여 추적기간 내 중간암의 우려가 있다고 의사가 판단하는 경우 5년 이내라도 추적검사를 시행할 수 있음. 추적관찰 기간은 표 2-5-2 참조

3) 우리나라 대장암 조기검진 프로그램

(1) 대상: 만 50세 이상
(2) 검진 주기: 1년 간격
(3) 방법: 분변잠혈반응검사 → 양성일 경우 추가 검사(대장내시경) 진행. 대장내시경이 어려

운 환자의 경우 이중조영바륨관장술로 대체

* 일부 국가에서는 전 국민을 대상으로 하는 대장내시경을 대장암 검진 프로그램으로 시행 중이며, 우리나라에서도 현재 시범사업이 진행 중

8. 대장암 환자의 가족들에 대한 감시

1) Sporatic colorectal cancer

직계 가족이 대장암이 있는 경우

(1) 40세에 대장내시경 시행
(2) 대장암 진단을 받은 가족의 대장암 진단 당시 나이보다 10세 어린 연령에 대장내시경 시행
(3) 두 가지 경우 중 보다 젊은 시기에 검진을 시행
대장내시경 후 추적관찰 기간은 일반적인 위험도를 가진 사람들과 동일하게 적용(대장용종 절제 후 추적 대장내시경 검사 참조)

직계가족(First-degree relatives): 부모, 형제, 자녀 포함
삼촌(Second-degree relatives): 조부모, 삼촌, 이모, 고모 포함
사촌(Third-degree relatives): 증조부, 증조모, 사촌 포함

2) Hereditary colorectal cancer

(1) 가족성 용종증(familial adenomatous polyposis, FAP)
① 유전적 검사 시행
② 10-12세부터 S상결장검사 시작, 용종이 발견되면 장절제술
(2) 유전성 비용종증 대장암(hereditary nonpolyposis colorectal cancer, HNPCC)
① 20-25세 또는 가족이 진단받은 나이보다 10년 전부터 대장내시경 시작
② 정상이면, 1-2년마다 대장내시경 검사, 40세 이후로는 매년 대장내시경 검사

예시) A씨의 어머니가 45세에 대장암을 진단받았다. A씨가 대장암 검진을 시행해야 할 나이는 몇 세인가?
답) 35세

9. 대장암의 예방

● 표 2-5-4. 대장암을 예방하기 위한 식이와 생활양식

식이	생활양식
칼로리 중 지방의 양을 20-30% 이하로 섭취	정상 체중 유지

● 표 2-5-4. (이어서) 대장암을 예방하기 위한 식이와 생활양식

식이	생활양식
과일과 야채의 양과 다양성 높이기	매일 운동하기
매일 20-30 g의 섬유(fiber) 섭취	금연
매일 3 g의 칼슘 탄산염(calcium carbonate) 섭취	과도한 음주하지 않기

06

염증성 장질환, 기타 장질환

1절. 염증성 장질환(Inflammatory bowel disease, IBD)

염증성 장질환이란 장에 발생하는 만성적인 염증을 일으키는 원인 불명의 만성질환을 말하며, 젊은 연령에서 호발하고 복통, 설사, 혈변, 체중감소 등을 유발. 합병증으로 장폐쇄, 천공, 치루, 대장암 등을 초래하고, 다양한 장외(extraintestinal) 증상이 나타날 수 있음. 궤양성 대장염과 크론병으로 분류

진단과 치료를 위한 핵심사항

1. 염증성 장질환
   궤양성 대장염, 크론병은 염증성 장질환의 대표적인 형태이며 일반적으로 크론병이 보다 중한 경과를 보임
2. 생물학 제제
   - 최근에는 다양한 약물이 많이 개발되고 있으며, 환자들의 증상뿐만 아니라 내시경 소견 및 조직검사에서도 염증소견이 치료가 되는 관해 상태를 유지하는 것이 치료 목표로 됨
   - 생물학 제제는 치료효과, 안전성, 장관외 증상 유무 등을 고려하여 선택. 생물학 제제는 항염증제, 면역조절제, 스테로이드 등에 반응하지 않는 경우 사용을 고려
   - 최근 생물학 제제 사용에 대한 심사기준이 강화되고 있어, 사용 전 전통적인 치료 약제를 충분히 사용했는지를 살펴보아야 함
3. 궤양성 대장염
   - 임상증상: 혈변, 설사, 복통, 점액변, 뒤무직(tenesmus)
   - 내시경 소견: 점막의 부종, 발적, 혈관상 소실, 미소 과립, 취약성, 미란, 궤양, 출혈. 직장에서부터 연속적인 염증소견. 대장에만 침범. 대장의 점막 또는 점막하층에 국한(얕은 염증)
   - 질환의 범위와 중증도 확인 후 치료방침 결정
   - 크론병은 장결핵과 감별이 필요하며, 감별이 어려운 경우 장결핵 치료를 2-3개월 시행한 후 대장내시경을 시행하여 추적관찰을 하여 장결핵, 크론병을 감별
4. 크론병
   - 임상증상: 설사, 복통, 가끔 혈변, 체중 감소, 소아 성장 장애, 항문 주위 병변(치루, 농양, 치열, 치핵)
   - 발생부위: 회맹부에 호발하나 입부터 항문까지 어디나 발생. 항문병변이 비교적 흔함(진단 시 약 50%). 병변은 비연속적 비대칭적으로 띄엄띄엄 분포. 대장의 전층을 침범(깊은 염증)하여 협착 또는 누공 등의 합병증을 유발
   - 병변의 부위와 임상적 중증도 평가 후 치료방침 결정

5. 염증성 장질환의 임상경과

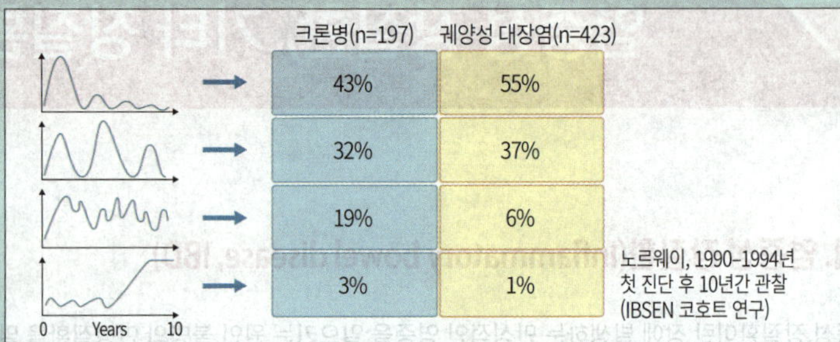

I 궤양성 대장염(Ulcerative colitis, UC)

1. 증상/역학

설사, 혈변, 점액변이 주증상이며 급박변, 야간 배변, 뒤무직이 나타날 수 있음

국내 발생률: 10만 명당 7명 내외. 20-60대까지 호발

2. 진단

궤양성 대장염의 질병 특유의 임상증상, 내시경 소견, 병리소견은 없으며 모든 소견을 종합하고 다른 질환을 배제하여 진단

● **표 2-6-1. 궤양성 대장염의 내시경 소견 및 병리소견**

내시경 소견	조직소견
• 거의 대부분 직장을 침범 • 직장에서 병변이 시작하여 근위부로 연속적으로 이어짐 • 점막의 부종, 발적, 삼출물, 혈관상 소실 (loss of vascularity), 미소 과립(granularity), 취약성, 미란, 궤양, 출혈	• 점막 혹은 점막하층을 침범하는 선와 염/농양 (cryptitis, crypt abscess), 선와구조 변형 (crypt distorsion), 만성염증 세포 침윤 (lymphoplasma cell infiltration) ※ 선와염/농양은 일반적인 장염에서도 보일 수 있는 비특이적 소견

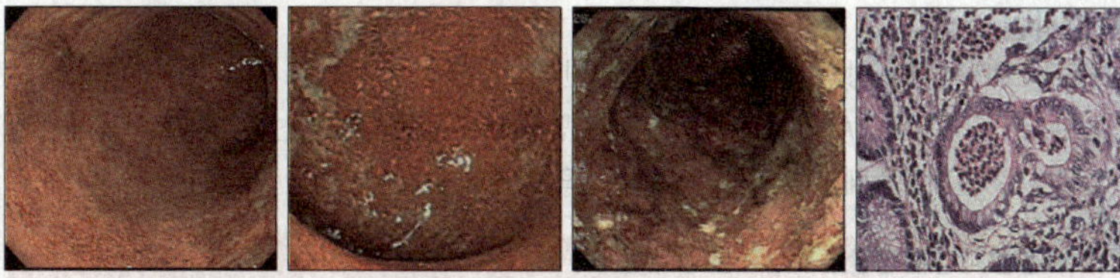

발적, 혈관상 감소 | 삼출물, 취약성, 미란 | 출혈, 궤양 | 선와구조 변형

3. 내시경 소견 및 임상증상에 의한 중증도 평가

● 표 2-6-2. 임상증상 및 내시경 소견에 따른 중증도(Modified Truelove and Witt's criteria)

	경증	중등도	중증
혈변	<4회/일	4-6회/일	>6회/일
체온	<37.5℃	≤37.8℃	>37.8℃
빈맥	<90회/min	≤90회/min	>90회/min
Hb	>11.5 g/dL	≥10.5 g/dL	<10.5 g/dL
ESR	<20 mm/hr	≤30 mm/hr	>30 mm/hr
CRP	Normal	≤ 30 mg/L	>30 mg/L
내시경 소견	발적	심한 발적	자발출혈
	혈관상 감소	혈관상 소실	궤양성 변화
	경미한 취약성	취약성 미란	

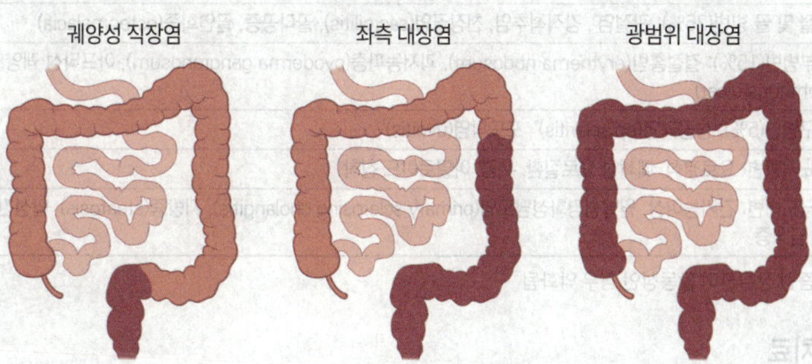

● 그림 2-6-1. 궤양성 대장염의 범위에 따른 분류

국내: 약 50%는 직장염, 25%는 좌측 대장염, 25%는 전대장염

4. 검사실 소견

1) ESR, CRP, 백혈구 상승/혈색소, 혈청 알부민 감소
2) pANCA (60-70%), ASCA (10-15%): 낮은 민감도로 진단을 위한 선별검사로 사용하지 않음. 높은 특이도로 궤양성 대장염과 크론병의 감별에 보조적

궤양성 대장염 진단을 위한 기본 검사 항목

① 임상증상, 병력
② 신체검진
③ 혈액검사: CBC, Chemistry, ESR, CRP, ASCA, ANCA
④ 대변검사: Routine stool, 설사 PCR(세균, 바이러스), *C. difficile* 독소 검사
⑤ 구불결장경 또는 대장내시경 검사
⑥ 대장조직 검사

5. 합병증

1) 대량출혈
2) 독성거대결장
3) 천공

6. 장외 증상

● 표 2-6-3. 염증성 장질환의 다양한 장외 증상

영양결핍*, 성장장애*
철결핍성 빈혈*, 엽산결핍성 빈혈*
관절 및 골 병변(25%): 관절염*, 강직척추염, 천장골염(sacroilitis), 골다공증, 골연화증(osteomalacia)
피부병변(15%): 결절홍반(erythema nodosum), 괴저농피증(pyoderma gangrenosum), 아프타성 궤양(aphthous ulcer)
안구병변(5%): 상공막염(episcleritis)*, 포도막염(uveitis)*
비뇨기병변: 요로결석, 폐쇄성 요로질환, 누공, 아밀로이드 침착
간담도병변: 간기능이상, 원발성경화성담도염(primary sclerosing cholangitis), 지방증(steatosis), 만성간염, 담석증

* 염증성 장질환이 활동성인 경우 악화됨

7. 치료

1) 원칙

궤양성 대장염 치료의 목표는 증상과 대장 점막의 염증을 호전시켜 관해를 유도하고 가능하면 오랜 기간 동안 관해를 유지하여 환자의 삶의 질을 높이는 것. 궤양성 대장염의 치료방법

을 결정하는 중요 요인은 질병의 범위와 중증도

2) 내과치료: 구체적 약물 별도 정리

● 표 2-6-4. 질환의 중증도에 따른 관해 유도요법 및 관해 유지요법

관해 유도요법			관해 유지요법
경증-중등도	중등도-중증	중증	
• 5-ASA 국소 제제 (원위부염증) 경구 제제(원위부/ 광범위염증)	• 경구 스테로이드 • 생물학 제제/ 소분자 약제	• IV 스테로이드 • IV Cyclosporin • IV Infliximab	• 5-ASA 국소 제제(원위부염증) 경구 제제(원위부/광범위염증) • 면역조절제(AZA or 6-MP) • 생물학 제제/소분자 약제

3) 수술치료: 전대장 절제술

● 표 2-6-5. 수술의 적응증

응급수술	심한 출혈
	천공
	독성거대결장
예정수술	내과적 치료에 반응이 없는 경우
	부작용이 심해 약물을 사용할 수 없는 경우
	치료에 듣지 않는 합병증
	대장암의 위험성이 높은 경우

※ 외국과 비교하여 국내 수술률은 낮음(10-15년에 약 3%)

8. 대장 내시경을 통한 대장암 감시

광범위 대장염의 경우 발병 8-10년 후, 좌측 대장염의 12-15년 후부터 위험도에 따라 매년 혹은 3년에 한 번

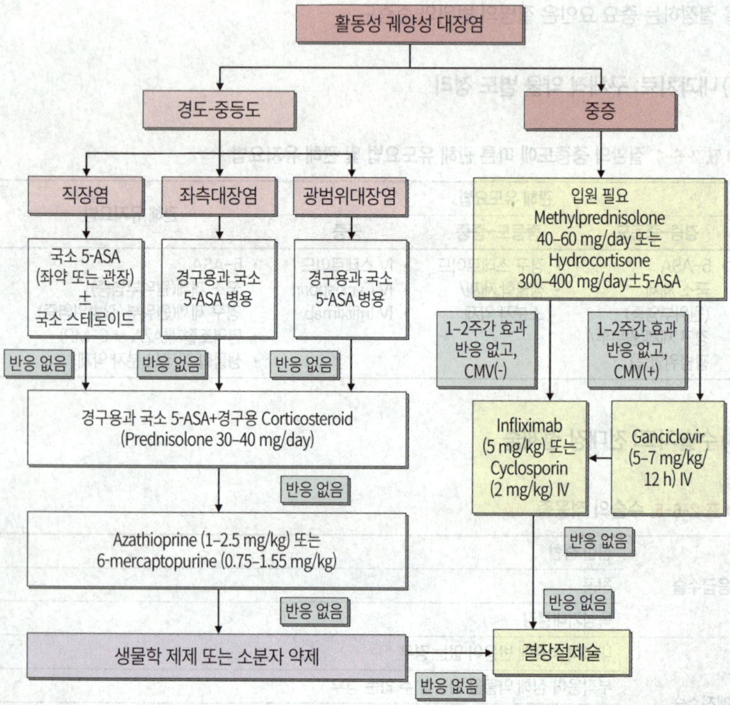

● **그림 2-6-2. 궤양성 대장염 치료 알고리듬**

II 크론병(Crohn's disease, CD)

1. 증상/역학

복통과 설사가 주증상. 식후 복통으로 인해 체중 감소와 소아 성장 장애. 혈변 동반 가능. 항문 주위 병변(치루, 농양, 치열, 치핵)이 흔하여 국내에서는 진단 시 50% 정도(서양 약 30%)

국내 발생률: 10만 명당 3명 내외, 10-20대 호발

2. 진단

크론병의 질병 특유의 임상증상, 내시경 소견, 병리소견은 없으며 모든 소견을 종합하고 다른 질환을 배제하여 진단

● **표 2-6-6. 크론병의 내시경 소견과 조직소견**

내시경 소견	회맹부에 호발
	항문병변이 흔함
	비연속적, 비대칭적 병변분포
	종주성 궤양(longitudinal ulcer)
	아프타성 궤양
	조약돌 점막상(cobblestone appearance)
	가성용종, 누공, 협착
조직소견	선와 구조 변형
	장 전층을 침범하는 만성염증
	비건락성 육아종(non-caseating epitheloid cell granuloma) (30–50%)

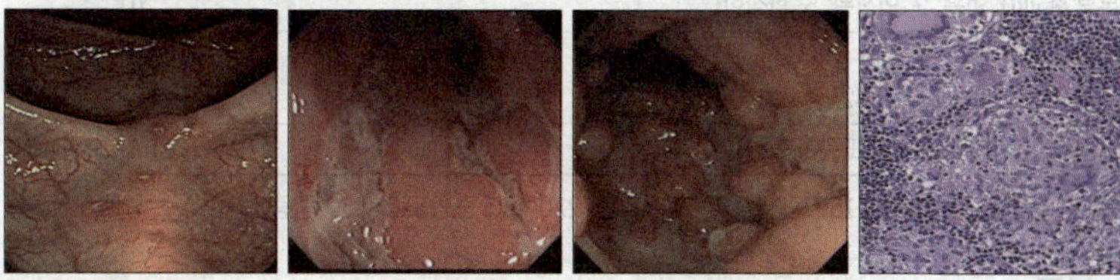

아프타 궤양 종주형 궤양 조약돌 점막상 비건락성 육아종

3. 검사실 소견

1) ESR, CRP, 백혈구 상승/혈색소, 혈청 알부민 감소
2) ASCA (60–70%), pANCA (5–10%): 낮은 민감도로 진단을 위한 선별 검사로 사용하지 않음. 높은 특이도로 궤양성 대장염과 크론병의 감별에 보조적

4. 크론병의 소장검사

1) Capsule endoscopy
2) CT enterography, MR enterography: 염증에 대한 진단 정확도는 CTE, MRE 동일하나, MRE는 방사선 조사가 없고 CTE는 빠르고 간편하여 급성 합병증 평가에 좋음

5. 임상적 중증도 평가

● **표 2-6-7. CDAI (Crohn's disease activity index)**

소견	가중치
무른 변의 총 횟수*	2

● 표 2-6-7. (이어서) CDAI (Crohn's disease activity index)

소견	가중치
복통(0, 없음; 1 또는 2, 중간 정도; 3, 심한 복통)*	5
전반적인 상태(0, 좋음; 1,2 또는 3, 중간; 4, 나쁨)*	7
합병증(한 가지당) 관절통 또는 관절염 홍채염 또는 포도막염 결절성 홍반염, 괴저성 농피증 또는 구내 궤양 항문 주위의 열상, 누공 또는 농양 다른 부위의 누공 고열(37.8 ℃ 이상)	각각 20
지사제의 사용(0, 사용하지 않음; 1, 지사제가 필요함)	30
복부 종괴(0, 없음; 2, 의심됨; 5, 확실함)	10
적혈구 용적률 남자 47-검사치; 여자 42-검사치	6
표준체중[(키-100)×0.9]/표준체중×100	1

* 1주일 동안의 합: CDAI＜150: 관해, 150-220: 경증, 220-450: 중증도, ＞450: 중증

6. 분포

소장만 침범(30%), 소장과 대장 침범(40%), 대장만 침범(25%)

* 국내: 소장만 침범(25%), 소장과 대장 침범 (65%), 대장만 침범(10%) → 소장 병변이 약 90%

7. 치료

1) 원칙

크론병은 발병 병인이 명확하지 않고, 아직 완치할 수 있는 치료법 없음. 약물치료 또는 수술로 완치되지 않으므로 증상을 개선하고 삶의 질을 높이기 위한 관해의 유도와 유지가 치료의 일차 목적

2) 내과치료: 구체적 약물 별도 정리

3) 수술치료

(1) 적응증: 복강내 농양, 내과치료에 반응하지 않는 누공, 폐색 증상을 보이는 협착, 출혈, 위장관 악성 종양, 내과치료에 불응하는 환자

(2) 합병증의 유무, 단장증후군의 발생 가능성 유무에 따라 부분절제(segmental resection) 혹은 협착성형술(strictureplasty)을 할지 결정. 협착의 경우 내시경을 통한 풍선확장술(balloon dilatation)을 시도해 볼 수 있음

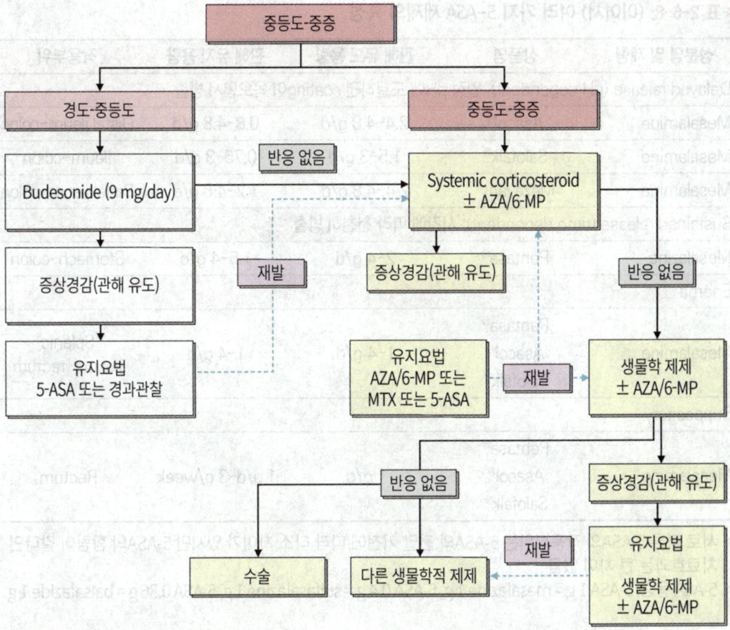

● **그림 2-6-3.** 크론병의 치료 알고리듬

III 염증성 장질환의 내과치료

1. 5-Aminosalicylic acid (5-ASA)

1) 주로 경증-중등도의 궤양성 대장염의 관해 유도 및 유지 치료에 사용

2) 경증-증등도의 대장형 크론병에서는 관해 유도 및 유지 치료효과를 기대해볼 수도 있으나 일반적인 크론병 치료제로는 권장되지 않음

● **표 2-6-8.** 여러 가지 5-ASA 제제의 특성

성분명 및 제형	상품명	관해 유도 용량	관해 유지 용량	작용부위
Azo-bond: azo-bond 결합은 대장에서 세균에 의해 분리되어 5-ASA 방출				
Sulfasalazine	Zopyrin®	3-6 g/d	2-4 g/d	Colon
Balsalazide	Colazal®	6.75 g/d	3-6 g/d	Colon

● 표 2-6-8. (이어서) 여러 가지 5-ASA 제제의 특성

성분명 및 제형	상품명	관해 유도 용량	관해 유지 용량	작용부위
Delayed release (pH dependent): 일정 pH에 도달하면 coating이 녹으면서 방출				
Mesalamine	Asacol®	2.4–4.8 g/d	0.8–4.8 g/d	Distal ileum~colon
Mesalamine	Salofalk®	1.5–3 g/d	0.75–3 g/d	Ileum~colon
Mesalamine	Mezavant®	2.4–4.8 g/d	1.2–4.8 g/d	Distal ileum~colon
Sustained release (time dependent): 시간에 따라 천천히 방출				
Mesalazine	Pentasa®	2–4 g/d	1.5–4 g/d	Stomach~colon
Enema				
Mesalamine	Pentasa® Asacol® Salofalk®	1–4 g/d	1–4 g/d	Splenic flexure~rectum
Suppository				
Mesalamine	Pentasa® Asacol® Salofalk®	1 g/d	1 g/d~3 g/week	Rectum

※ 서로 다른 5-ASA의 작용부위는 5-ASA의 전달 기전에 따라 다소 차이가 있지만 5-ASA의 함량이 같다면 치료효과는 큰 차이 없음

※ 5-ASA 용량: 5-ASA 1 g = mesalazine 1 g, 5-ASA 0.4 g = sulfasalazine 1 g, 5-ASA 0.36 g = balsalazide 1 g

2. 스테로이드

1) 증등도-중증 궤양성 대장염과 크로병의 관해 유도에 1차 치료제

2) 용법 및 용량: 경구 prednisone 40–60 mg/day 또는 0.5–1.0 mg/kg에 해당하는 용량을 사용

(1) 정주: hydrocortisone (100 mg IV every 8hrs), methylprednisolone (40–60 mg/day)

(2) 경구: prednisolone(최대 60 mg/day: 이 이상은 이득 없음), budesonide(최대 9 mg/day), 국내 budesonide 제제 없음

(3) 관장 제형: 궤양성 대장염에서 사용

① 유효 용량을 사용: 처음부터 충분한 용량을 사용. 감량은 8–12주에 걸쳐 서서히. 초치료로 하루 prednisolone 15 mg 미만은 일반적으로 효과 없음

② 과용량을 사용하지 않음: 경구 60 mg에도 효과가 없는 환자는 용량을 올리거나 오래 사용해도 이득을 보기 어려우므로 정맥 스테로이드 또는 생물학 제제 고려

③ 너무 짧은 기간만 사용하지 않음: 증상이 조절되었다고 너무 빨리 감량하지 않음. 스테로이드를 너무 짧은 기간(3주 이내) 사용하면 조기 재발의 위험 높음

④ 너무 오랜 기간(3개월 이상) 사용하지 않음: 관해 유지 치료에는 사용하지 않음. 특히 크론병에서는 관해 유지 치료를 위해 면역조절제를 대부분 함께 사용. 궤양성 대장염에서는 스테로이드 감량에 실패하는 경우 면역조절제 사용을 반드시 고려

⑤ 장기간 고용량의 스테로이드 사용 시 동반될 수 있는 부작용에 대해 사전 설명 필요

3) 스테로이드를 사용해야 하는 환자는 반드시 감염질환 유무를 확인해야 함

3. 면역 조절제

1) Azathioprine (AZA) or 6-mercaptopurine (6-MP)

(1) 용량: AZA (2.0–2.5 mg/kg/day), 6-MP (1–1.5 mg/kg/day)이나 실제로는 부작용(백혈구 감소증, 췌장염 등) 때문에 이 용량을 쓰지 못하는 경우가 많으며 국내에서는 다소 적은 용량(AZA, 1.5–2.5 mg/kg/day 및 6-MP, 0.75–1.5 mg/kg/day)을 권장

(2) 적응증: 관해 유도에 단독으로 사용하지 않음. 궤양성 대장염 또는 크론병의 관해 유지 치료(특히, 크론병): i) 스테로이드 의존성, ii) 5-ASA에 불충분한 반응, iii) 수술 후 재발의 예방, iv) 누공성 크론병, v) 급성 중증 궤양성 대장염에서 cyclosporine A로 유도한 관해를 유지하고자 하는 경우

(3) 단점 및 부작용

① 효과가 나타나기까지 최소 1–2개월이 필요, AZA을 관해 유도 목적으로 하지 않음

② 백혈구감소증으로 말초 혈액검사를 주기적으로 시행해야 함

③ 부작용(약 15%): 구역, 구토, 췌장염(3.3%), 골수억제(2–5%), 알러지 반응(2%), 감염성합병증(7%)

2) Methotrexate

(1) 크론병에서 스테로이드를 감량하면서 관해 유도와 유지치료를 위해 사용. 궤양성 대장염에서는 관해 유도 및 유지 치료에 단독으로 사용하지 않음

(2) 관해 유도: 주 1회 25 mg SC 8–16주 치료. 치료 반응이 천천히 나타나기 때문에 첫 8주는 스테로이드를 함께 사용. 관해 유지: 주 1회 15–25 mg SC. 치료 경과가 좋은 경우 경구제제로 변경 가능

(3) 부작용: Liver toxicity, myelosuppresion (AZA or 6-MP 보다는 적음), pulmonary tocixicty, infection 등. 엽산과 함께 투여. 임산부는 금기(teratogenicity)

(4) 장점: AZA에 비해 lymphoma 등의 malignancy 위험성이 낮아서 특히 소아 환자에서 많이 사용

3) Cyclosporin A (CSA)

(1) 중증 궤양성 대장염에서 스테로이드 불응성인 경우 사용을 고려할 수 있음
(2) 부작용: 신기능 손상, 떨림 및 발작, 고혈압, 잇몸비후, 기회감염, 다모증 등
(3) 용량: 2 mg/kg daily 정주하고 혈중 농도 체크하며 용량 유지(치료 농도: 160–360 μg/L)
(4) 정주에 반응을 보이는 경우 2주 후부터 경구 5 mg/kg daily 또는 3 mg/kg twice daily로 변경하여 3개월 정도 유지. 동시에 경구 azathioprine 또는 6-MP 치료를 시작하면서 유지 치료로 전환
(5) 최근에서 생물학 제제라는 대안이 있어 잘 사용하지 않음

4. 항생제

1) 궤양성 대장염의 관해 유도와 관해 유지에 효과 없음. Infection이 동반된 경우에만 사용
2) 크론병의 누공성 병변, 항문 주위 병변(치루), 화농성 합병증
3) 경구 metronidazole 1일 750–1,500 mg/day 최대 3개월(metronidazole 장기 사용 시 말초 신경염에 주의) 또는 ciprofloxacin 1일 1,000 mg

5. 생물학 제제(Biologic agent)

기존 치료(5-ASA, 스테로이드, 면역조절제)에 반응이 없거나 약제의 부작용이 있는 중등도–중증의 궤양성 대장염 또는 크론병/누공성 크론병

1) Infliximab (Anti-TNF-α, Remicade®, Remsima®)

(1) 용법: 관해 유도(0, 2, 6주에 5 mg/kg IV), 관해 유지(8주 간격으로 5 mg/kg IV). Remsima®는 SC제제 가능(5 mg/kg IV 0, 2주 투약 후 4주 후부터 120 mg SC를 2주 간격으로 투여). Infliximab IV 사용 환자에서 Remsima® SC로 변환 가능
(2) 크론병에서 기존 용량에 반응이 떨어지는 경우 10 mg/kg로 증량. UC에서는 용량 증량 급여 안 됨. SC 제제의 경우는 2주 간격에서 더 이상 단축 안됨
(3) 부작용: hypersensitivity, tuberculosis reactivation or sepsis, lupus-like syndrome, infusion reaction

2) Adalimumab (Anti-TNF-α, Humira®)

(1) 용법: Week 0에 160 mg을 투여(하루에 4번 주사하거나 이틀에 걸쳐서 2번씩 주사), week 2에 80 mg을 투여, 이후 2주 간격으로 40 mg 투여
(2) 기존 용량에 반응이 떨어지는 경우 1주 간격으로 40 mg 투여 고려해 볼 수 있음
(3) 부작용: infliximab과 유사하나 피하주사여서 infusion reaction은 infliximab보다는 덜함. 임산부에서 태반 통과가 적어서 가장 안전하게 사용

3) Golimumab (Anti-TNF-alpha, Simponi®)

(1) 궤양성 대장염에서만 사용 가능

(2) 용법: week 0에 2개 투여, week 2에 1개, 이후 4주 간격으로 1개 투여

4) Vedolixumab (Anti-integrin, Kynteles®)

(1) 용법: 관해 유도(0, 2, 6주에 300 mg IV), 관해 유지(8주 간격으로 300 mg IV). SC 제제 (300 mg IV 0, 2주 투약 후 4주 후부터 108 mg SC를 2주 간격으로 투여)

(2) 기존 용량에 반응이 떨어지는 경우 4주 간격 300 mg IV로 기간 단축. SC 제제의 경우는 2주 간격에서 더 이상 단축 안됨

(3) 부작용: 대장에만 선택적으로 작용하는 약제로 전신적인 부작용이 거의 없음

5) Ustekinumab (Anti-cytokine, Stelara®)

(1) 용법: 관해 유도[0주에 IV (≤55 kg 260 mg, 55–85 kg 390 mg, >85 kg 520 mg) 후 8주 90 mg SC], 관해 유지(12주 간격으로 90 mg SC)

(2) 기존 용량에 반응이 떨어지는 경우 8주 간격 90 mg SC로 단축

(3) 부작용: Vedolizmab과 더불어 안전한 생물학 제제로 분류

6. 소분자 약제(Small molecules)

기존 치료(5-ASA, 스테로이드, 면역조절제)에 반응이 없거나 약제의 부작용이 있는 중등도–중증의 궤양성 대장염. 크론병 해당 안 됨

1) Tofacitinib (Pan JAK inhibitor, Xeljanz®)

(1) 용법: 경구 제제. 10 mg bid 8주 투약 후 치료 반응에 따라 5 mg bid 또는 10 mg bid로 유지mg

(2) 유지요법 5 mg bid 용량에 반응이 떨어지는 경우 10 mg bid로 증량

(3) 부작용: 65세 이상, 심혈관계 고위험 환자, 악성 종양 위험이 있는 환자에서는 1차 사용 시 주의가 필요. 정맥혈전색전증 환자에서는 유지요법으로 10 mg bid 사용은 권장되지 않음

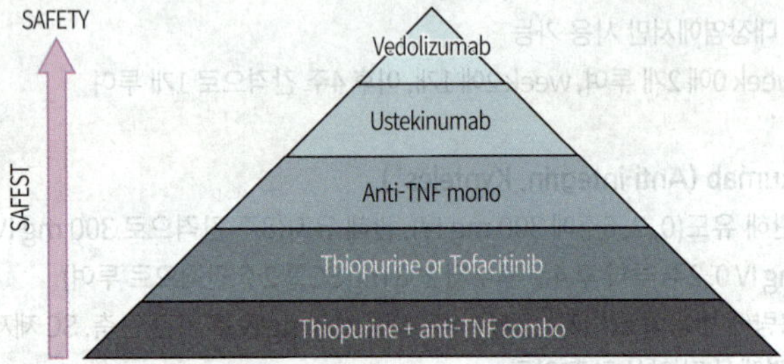

● 그림 2-6-4. 생물학 제제와 소분자 약제의 안정성

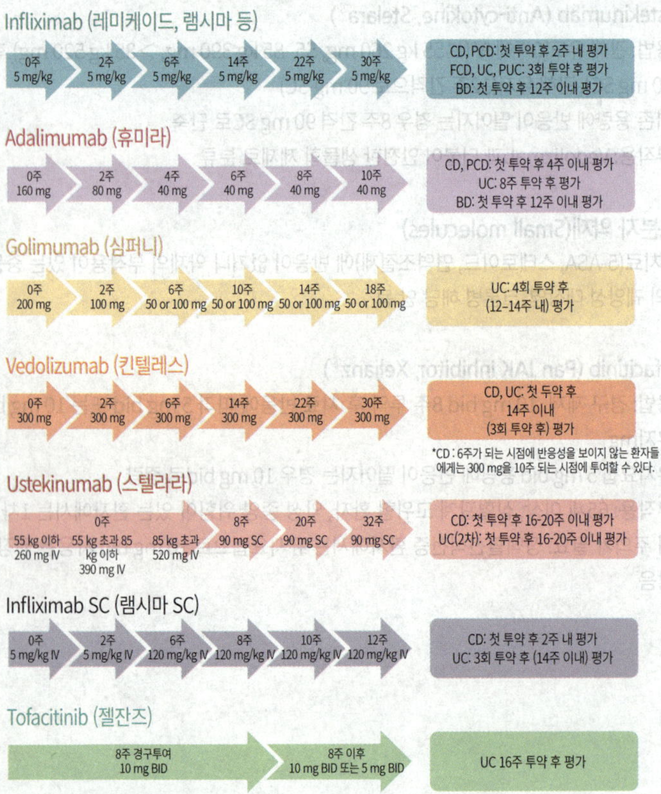

● 그림 2-6-5. 생물학 제제와 소분자 약제의 투약 스케줄

2절. 기타 장질환

I 장결핵(Intestinal tuberculosis)

1. 발병기전

장관에 먼저 생기는 1차성 장결핵과 폐결핵 등의 병소에 의해 속발하는 2차성 장결핵으로 분류되며, 1차성 장결핵이 점차 증가

2. 분포

주로 회맹부, 맹장, 상행결장, 횡행결장 순서로 분포

3. 진단(표 2-6-9)

1) 대장내시경 소견

(1) 궤양형: 횡행궤양(transverse ulcer; 장축에 직각을 이루는 궤양), 가성용종, 회맹판의 변형

(2) 비후형: 종괴, 다발성소결절

(3) 궤양비후형: 크론병과 유사한 조약돌 모양(cobble stone appearance)을 보여 크론병과 감별 어려움

2) 조직학적 소견

건락궤사(caseation necrosis, 0–17%), 항산성염색 양성(Positive AFB stain, 37%)

3) 경험적 항결핵 치료를 통한 진단

(1) 임상적으로 장결핵이 의심되나 확진되지 못한 경우, 일단 2–3개월간 항결핵제 투여 후 추적 대장내시경 실시 이전보다 현저한 궤양의 호전 소견을 보이면 장결핵으로 확진 가능

(2) 장결핵 치료에 반응이 없는 경우, 1차 약제 내성균이나 지연 반응의 가능성보다 크론병의 가능성을 염두에 두어야 함

4) 복강경하 생검: 복막결핵인 경우 고려

● **표 2-6-9. 장결핵의 진단기준**

확진(definite diagnosis)	임상적 진단(probable diagnosis)
조직에서 건락성 육아종(+) 조직에서 항산균(+) 조직에서 TB PCR(+) 조직배양에서 M. tuberculosis(+)	경험적 항결핵치료에 임상적, 내시경적 호전을 보이면서 다음과 같은 소견을 보이는 경우 ① 이전 결핵감염력 ② 특징적인 대장내시경 소견 ③ 결핵이 의심되는 조직소견 ④ tuberculin 피부반응검사 혹은 감마인터페론(IGRA) 검사 양성 ⑤ 활동성 혹은 비활동성 결핵 소견을 보이는 흉부 xray

4. 감별진단

● **표 2-6-10. 장결핵과 크론병의 감별**

	결핵	크론병
① 아프타 궤양	+	+++
② 궤양 형태	윤상	종주형
③ 반흔 또는 염증폴립	++	+
④ 협착의 길이	짧은 협착	긴 협착
⑤ 누공	+/−	+++
⑥ 항문부병변	+/−	+++
⑦ 열린 회맹판	++	+/−
⑧ 조약돌 점막상	+/−	++

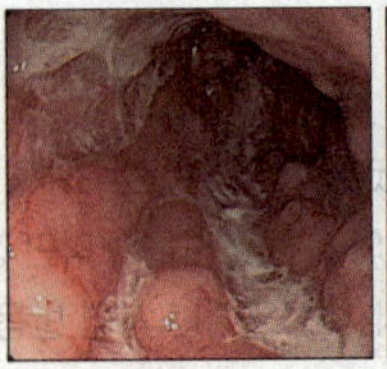
크론병

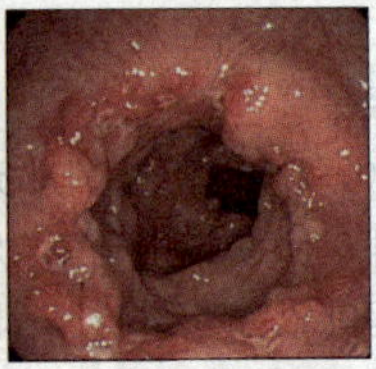
장결핵

5. 치료

폐결핵에 사용되는 6개월 표준처방에 준해서 치료

II 약제에 의한 장염(Drug-induced enterocolitis)

항생제, 소염진통제, 항암제 등 소장과 대장에 염증을 유발할 수 있는 약제는 다양. 각 약제의 사용 병력을 자세히 문진하는 것이 중요

● 표 2-6-11. 약제성 장염의 분류

항생제관련 장염	항생제 이외의 약제에 의한 장염
• *C. difficile* infection (CDI) • 급성 출혈 대장염(acute hemorrhagic colitis) – K. oxytoca (very rare)	• NASIDs–induced enterocolopathy • Ischemic colitis: 경구 피임약, vasopressin, digitalis, cocaine • 항암제: 5–FU, capecitabine, irinotecan, immune checkpoint inhibitors

1. *C. difficile* infection

제1장 참조

2. NSAIDs–induced enterocolopathy

1) 호발 부위: 말단 회장, 회맹판, 우측 대장

2) 내시경 소견

(1) 궤양형: 모양이 다양하고 다발성. 경계가 분명한 분리궤양(discrete ulcer). 크론병과 유사할 수도. 종종 점막 주름을 따라 윤상 궤양의 형태로 나타나기도 하며, 장기간 사용 시에는 막 모양의 짧은 협착(diaphragm-like stricture)을 보이기도 함

(2) 장염형: 점막의 부종, 발적, 출혈로 급성 출혈 대장염과 유사하게 보일 수 있음

3) 특히 소장에 궤양을 유발하는 경우 다량의 혈변 가능. NSAIDs를 중단하면 며칠 내 빠르게 호전

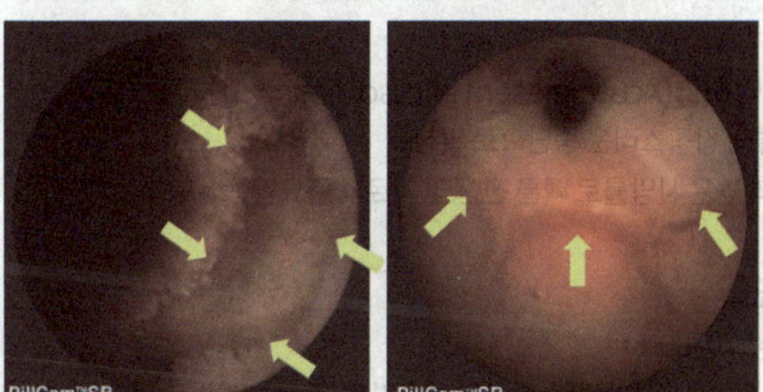

● 그림 2-6-6. NSAIDs에 의한 소장 병변

07

허혈성 장질환 및 대장 게실성 질환

I 허혈성 장질환

진단과 치료를 위한 Core Tip

1. 병력청취: 복통, 구토, 변비, 설사, 혈변, 약물복용력(경구피임제, digitalis, vasopressin, α-adrenergic agonist etc), 기저 전신질환(부정맥, 심부전, 심근경색, 종양 등)
2. 신체검사: 활력징후
3. 시행할 검사: 복부 엑스선 검사, 대변잠혈반응, 말초혈액 검사, 혈액응고인자 검사
   1) 급성장간막허혈 의심 시 - 전산화단층촬영 혈관조영술
   2) 허혈성 장질환 대장염 의심 시 - 전산화 단층촬영, 구불결장경 또는 대장내시경
4. 진단: 장간막 허혈/허혈성 대장염의 구분이 중요
5. 치료: 장간막 허혈은 수술적 치료/허혈성 대장염은 대부분 보존적 치료

장허혈의 3가지 형태

1. 급성 장간막허혈
2. 만성 장간막허혈
3. 허혈성 대장염

1. 급성 장간막허혈(Acute mesenteric ischemia)

- 장간막 혈류의 갑작스러운 중단으로 발생
- 50% 이상의 높은 사망률로 빠른 진단 및 치료가 중요함

1) 허혈의 원인

(1) 동맥폐색성(70-80%)

① 동맥색전(3/4): 심방세동, 최근의 심근경색, 죽상경화반, 감염성 심내막염, 심장판막질환, 최근의 심장 또는 혈관도관술

② 동맥혈전(1/4): 기존 죽상동맥경화증 환자의 급-만성 혈전증

(2) 비폐색성(20%): 저혈량, 쇼크, 부정맥, 심부전, 혈관수축제(digoxin, α-adrenergic agonist, cocaine) 사용
(3) 정맥혈전(<10%): 유전질환, 악성종양, 경구피임약 사용 등으로 인한 과응고 또는 혈전성향증

2) 임상양상
(1) 대개 기저 부정맥, 색전증의 병력, 만성장간막허혈 진단병력이 있는 고령 환자에서 발생
(2) 주요 증상
　① 복통 (95%): 대개 급성의 심한 산통
　② 그 외: 구역(44%), 구토(35%), 설사(35%), 혈변(16%)
(3) 후기 증상(장 괴사 발생 시): 복막자극증상, 심혈관허탈
(4) 신체진찰: 초기에 배꼽 주변의 압통에서 후기에는 심한 복부팽만, 전반에 걸친 압통 및 반발 압통이 나타날 수 있음
(5) 경색이 일어나기 전까지는 신체검사나 영상검사에서 명확한 소견이 나타나지 않아 진단이 늦어질 수 있으므로 주의가 필요함

3) 진단
(1) 말초혈액 검사: 백혈구증가증, 대사성 산증 및 젖산 증가, D-dimer 증가 가능
(2) 복부 엑스선 검사: 비특이적. 장 천공 등 다른 복통의 원인을 배제하기 위해 시행할 수 있음
(3) 전산화단층촬영 혈관조영술: 급성 장간막허혈을 진단하기 위한 gold standard
(4) 진단적 혈관조영술: 폐쇄성/비폐쇄성 장간막허혈 구분 가능
(5) Duplex ultrasound: 음성일 경우 장간막허혈 진단 배제 가능. 장내 가스의 존재로 인해 적절한 영상을 얻기 어려울 수 있음

4) 치료
(1) 외과적 치료
　① 장간막동맥의 급성 색전성 폐색에서 복막염 증상을 보이는 환자에는 지체 없이 외과적 탐색술 시행
　② 외과적 탐색술의 목표
　　• 손상받은 장의 절제
　　• 회복 가능한 장의 보존
　　• 장관으로의 혈액공급 회복
　③ Treiz of ligament부터 횡행결장까지의 범위에 걸쳐 장의 손상 부위 확인 및 절제
　④ 상장간막동맥의 동맥절개술을 통한 색전제거술(embolectomy) 또는 혈관성형술(angioplasty) 또는 우회로술(bypass) 시행 가능

⑤ 회복 불가능 여부를 판단하기 어려운 장의 경우 24–48시간 내 2차 개복술을 시행해야 함

(2) 혈관내 중재술(endovascular revascularization)

① 장괴사의 증거가 없는 급성 장간막동맥 폐색에서는 혈관내 중재술 시행을 고려할 수 있음

② 스텐트삽입술, 혈전제거술, 혈전용해술

(3) 항응고 요법

① IV heparin bolus 후 heparin drip을 시행, 수술 직전 중단하며 수술 후 24–48시간부터 재사용

② 정맥혈전으로 인한 장간막허혈의 경우 장 괴사의 소견이 없으면 항응고치료가 1st line treatment

(4) 혈관 조영술용 카테터(상장간막동맥)를 통한 혈관확장제 지속 주입

① 비폐색성, 혈관경련성 장간막동맥 허혈 환자에서 장 허혈에 동반되는 혈관 수축을 완화시키기 위해 사용 가능

② Papaverine (most commonly used): 30–60 mg/hr (1 mg/mL)

(5) IV tPA: 정맥혈전성 장간막허혈 환자에서 사용해볼 수 있음

(6) 광범위 항생제 사용

(7) 수액요법(crystalloid): 내장기관 관류 향상 목적

(8) 전해질 및 산염기 교정

2. 만성 장간막허혈(Chronic mesenteric ischemia, abdominal angina)

1) 임상양상

(1) 대부분 동맥경화가 원인

(2) 내장 혈류(splanchnic blood flow)의 증가가 요구되는 상황, 즉 식사 후에 통증이 유발

(3) 간헐적, 반복적으로 둔하거나 경련성의 통증이 식후 15–30분에서 시작되어 수시간 동안 지속

(4) 식후의 통증으로 인한 식사량의 감소, 만성적인 허혈(6–12개월 이상 지속)에 따른 장점막의 손상과 흡수장애로 인해 만성설사 및 체중 감소가 발생

2) 진단

임상양상과 전산화단층촬영 혈관조영술 소견을 바탕으로 진단. 만성허혈은 장 경색으로 진행하기 때문에 동맥조영술을 통하여 혈관수술의 적절한 대상자를 평가

● 표 2-7-1. Overview of Acute Intestinal Ischemia

Condition	Key to early diagnosis	Treatment of underlying cause	Treatment of specific lesion	Treatment of systemic consequence
Arterio-occlusive mesenteric ischemia 1. Arterial embolus	CT angiography Early laparotomy	Anticoagulation Cardioversion Thrombectomy Broad-spectrum antibiotics	Laparotomy Embolectomy Assess viability and resect nonviable bowel	Anticoagulation Resuscitation Broad-spectrum antibiotics Emergent surgical intervention Assessment of bowel
2. Arterial thrombus	CT angiography Duplex ultrasound	Anticoagulation Broad-spectrum antibiotics Resuscitation	Endovascular approach: thrombolysis, angioplasty, stenting Endarterectomy/thrombectomy or vascular bypass Assess viability and resect nonviable bowel	Anticoagulation Resuscitation Broad-spectrum antibiotics Emergent surgical intervention Assessment of bowel
Mesenteric venous thrombosis	CT with venous phase	Anticoagulation Resuscitation	Anticoagulation Hypercoagulable workup	Anticoagulation Resuscitation Broad-spectrum antibiotics Support cardiac output Avoid vasoconstrictors
Nonocclusive mesenteric ischemia	CT	Resuscitatiot Support cardiac output Avoid vasoconstrictors Broad-spectrum antibiotics	Vasospasm: intraarterial vasodilators Hypoperfusion: assess viability and resect dead bowel	Resuscitation Broad-spectrum antibiotics Support cardiac output Avoid vasoconstrictors

Harrison's Principles of Internal Medicine, 21e, Chapter 329, Table 329-1

3) 치료

(1) 발병 원인에 대한 치료: 동맥경화가 원인이 되므로 운동, 금연, 항혈소판제 복용, 고지혈증 치료 및 심장질환에 대한 검사 시행

(2) 혈관내 중재술(혈관재개통이 필요한 경우 1st line therapy), 또는 외과적 치료를 통한 혈관 중재술 시행 고려

3. 허혈성 대장염(Ischemic colitis)

- 허혈성 대장염은 주장간막동맥(major mesenteric artery)의 폐쇄가 없는 가역성 대장 허혈성 질환으로 급성 장간막허혈보다 흔하고 대개 일과성의 장출혈이 특징
- 질환의 발생빈도는 성별의 차이는 없고 노인에서 흔하며(60세 이상이 90%) 비폐쇄성이 대부분
- 50세 이하에서 발생할 경우 응고장애질환에 대한 검사가 필요
- 호발부위는 비만곡부, 하행결장, 구불결장

1) 분류 및 병인(그림 2-7-1)

(1) 일과성형, 협착형, 괴사형 3가지로 분류

(2) 발병 기전: 내장혈행 역학, 내장벽의 국소적 순환장애, 장관내압, 대장균총 등 복합적 혈관요인에 의한 이차적인 저산소증으로 보고 있으며, 이런 허혈성 대장염의 발병 원인으로는 고혈압, 당뇨병 등의 기초질환에 의한 동맥경화, 변비 등 여러 요인이 복합적으로 작용

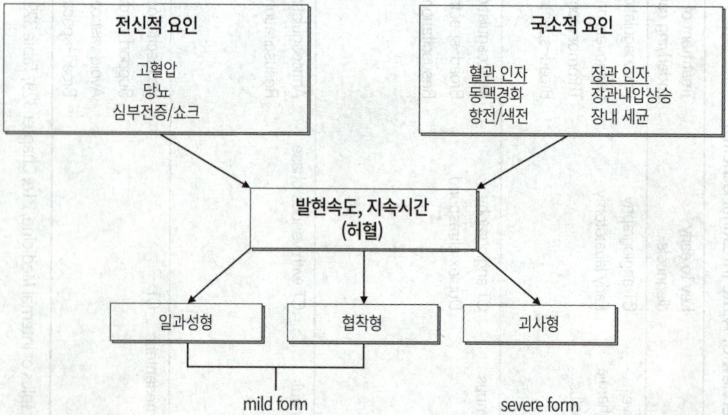

● 그림 2-7-1. 허혈성 대장염의 발병기전 및 분류

2) 임상양상

(1) 복통에 이은 혈성 설사가 특징: 일반적으로 허혈이 일어난 장관에 해당하는 부위에 갑작스러운 복통이 출현. 하행결장 혹은 S자결장에 호발하기 때문에 좌측 및 좌하복부에 통증을 느낌 → 대부분 심한 통증이 1–2시간 계속되다가 조금씩 가라앉아 둔통으로 바뀌어 지속 → 복통에 이어 변의를 느끼는데 처음에는 묽은 변 내지 설사이지만 나중에는 암흑색 변이 되고 이어서 혈성 설사가 출현

(2) 허탈감, 쇠약감, 병변부의 압통을 동반

(3) 괴사성 대장염에서는 오심, 구토가 흔히 동반

3) 진단

(1) 복부 단층촬영

(2) 말초혈액 검사

(3) 구불결장경 검사

① 경증: 경한 정도의 점막 발적

② 중등증: 창백한 점막의 궤양

③ 중증: 심한 궤양 및 점막의 흑색/녹색 변화, 대장 전층에 걸친 괴사

(4) 대장내시경 검사

① S자결장경 검사로 도달하기 어려운 하행결장 혹은 비만곡부(splenic flexure)를 침범한 경우 진단에 도움이 될 수 있음

② 질환으로 인한 통증이 심한 경우 검사 중 합병증 우려 있어 일반적으로 시행하지 않음

(5) 복부 전산화단층촬영: 장관 벽과 복부 혈관의 상태를 확인할 수 있음

4) 치료 및 예후

치료는 일과성형인지 협착형인지, 또는 괴사형으로 진행하는지 등 질병의 진행상황에 따라 달라짐

(1) 일과성형: 보존적 치료로 대개 1주일 이내에 증상이 소실됨, 예후도 양호

① 경정맥 수액 요법과 금식

② 광범위 항생제

③ 심부전과 부정맥 등 원인질환의 교정

④ 장간막 혈관 수축을 피함(digitalis, vasopressors 등은 투여하지 않음)

(2) 협착형: 발병 후 3–4주 후 협착이 형성되는데 장폐색을 일으킬 정도로 심한 경우도 있음

(3) 괴사형: 초기부터 증상이 심해서 집중적인 치료 및 관찰이 필요하며 장마비, 복부압통, 복막자극 증상, 고열등 복막염 소견이 보이면 즉시 긴급절제수술이 필요. 예후는 아주 불량

증례 1

82세 남자 환자가 내원 당일 아침 갑자기 시작된 복통 및 오심, 설사, 혈변을 호소하여 응급실에 내원하였다. 활력징후는 140/80 mmHg – 98 회/분 – 18 회/분 – 38.3 ℃ 였다. 응급실에서 검사한 심전도 검사에서는 심방세동이 확인되었으며, 환자는 부정맥이 있었으나 치료는 받지 않았다고 하였다. 신체진찰에서는 배꼽 주변의 압통이 관찰되었다. 혈액검사는 다음과 같았다.

WBC 15100 mm^3
Hb 12.6 g/dL
Plt 193000 mm^3
BUN/Cr 19.6/0.98 mg/dL
AST/ALT 82/25 IU/L
LDH 546 IU/L
CK 475 IU/L
D-dimer 3.38

다음으로 시행할 검사는 무엇인가?

⇨ 전산화단층촬영 혈관조영술

증례 2

상기 환자는 응급실에서 복부 전산화단층촬영을 시행하였다. 검사 진행 중 환자의 복통이 악화되었으며, 신체진찰상 복부 전반적인 압통 및 반발통이 관찰되었다. 환자에게 시행할 치료는 무엇인가?

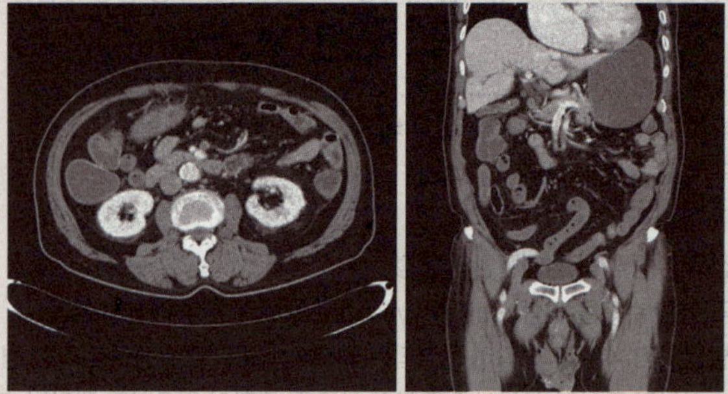

⇨ 외과적 탐색술 시행

II 대장 게실성 질환(Colonic diverticulosis)

1. 빈도·역학

1) 서양: 60세 이상 인구의 약 50%에서 게실 발견되며, 그 중 20%에서 증상 발생. 좌측 대장 호발

2) 한국: 5–10% 전후로 보고 되고 있으나 증가하는 추세. 우측대장 호발

2. 원인

1) 원인은 불명확하지만 나이가 들수록 조직이 약해지는 것 등이 관계

2) 변석(fecalith) 등이 게실에 정체되거나 입구를 막으면 → 게실염(diverticulitis), 변석 등에 의해 혈관이 눌려서 미란이 발생하면 → 출혈

3. 증상과 증후

1) 게실 자체로는 무증상

2) 급성게실염: 동통, 압통, 발열, 백혈구 증가

→ 서양에서는 S상결장 게실염이 흔하므로 '좌측충수염'이라고 불리기도 함

→ 동양에서는 우측게실이 흔하므로 우하복부 통증을 호소하는 경우가 대부분(급성충수염과의 감별이 어려움)

3) 출혈: 통증이 없는 출혈

(1) 저절로 멎는 경우가 많음

(2) 출혈이 멎지 않거나 반복적으로 출혈하는 경우 출혈하는 게실을 찾아 내시경적 지혈치료(내시경 클립 지혈술), 혈관조영술 및 색전술, 수술적 치료를 고려

(3) 혈관조영술 및 색전술 시 출혈은 멈추나 색전술로 인한 이차적인 장궤사가 올 수 있어 사전에 이와 같은 합병증 가능성에 대한 설명 반드시 필요

4. 급성게실염의 진단

1) 복부단층촬영: 게실염 및 농양등 합병증의 진단에 있어 가장 좋은 방법

2) 염증의 급성기에는 천공의 위험이 높으므로 대장 내시경은 금기. 게실염이 호전된 후 2–3개월 후에 대장내시경 시행하여 정확한 원인 평가 필요. 간혹 대장암으로 인해 게실염이 발생하기도 하므로 대장내시경 필요

5. 합병증

게실염과 관련하여 일어나는 경우가 많음

1) 천공: 비피복성인 경우는 범발성 복막염
2) 농양과 누공 형성: 결장-방광루 등
3) 장폐쇄: 급성염증 시에 볼 수 있는 일과성인 경우와 장협착 시의 만성적인 경우가 있음

6. 치료

1) 급성 게실염의 치료

(1) 내과치료: 입원 환자의 대부분이 내과치료로 호전
① 금식 및 수액 공급, 전해질교정
② 광범위항생제(7–10일간 투여): 호기성 그람음성균과 혐기성균의 혼합 감염에 대해 치료
③ 복통이 호전되면 죽식부터 식이 진행 가능
(2) 외과치료의 적응증
① 내과치료에 반응하지 않는 경우
② 합병증이 생긴 경우: 복강내농양, 누공 등

2) 재발성 게실염

재발을 한 경우에도 예후가 나쁘지 않으므로 일반적으로 다시 내과치료, 내과치료 이후에도 재발의 빈도가 높은 경우에 한해 수술치료를 고려

CHAPTER

3 소화기내과 (담췌)

1 급성췌장염

2 만성췌장염

3 췌장낭성질환

4 담낭 및 담관질환

01

급성췌장염

증례

기저질환 없는 42세 여자 최근 3개월간 매일 소주 2병 이상 음주하였으며, 내원 당일 시작된 명치부위 통증으로 내원했다. 내원 후 시행한 혈액검사에서 amylase 1,480 U/L, lipase 2,750 U/L였다. 복부 CT에서는 췌장의 부종과 함께 췌장 주변의 액체저류가 확인되었다. 이 환자의 진단은 무엇이고, 어떤 치료가 필요한가? 이 환자의 중증도를 예측해볼 수 있는 방법은 무엇인가?

진단과 치료를 위한 핵심사항

1. 진단(아래 3가지 중 2가지 이상일 경우)
   1) 상복부의 급성복통
   2) 혈청 아밀라아제 그리고/혹은 리파제 수치가 정상 상한치의 3배 이상 증가
   3) 복부초음파, 복부 CT(중증도 판단과 국소 합병증의 진단에 가장 유용), 복부 MRI에서 급성 췌장염의 소견
2. 예후 평가(중증도 평가)
   1) 흉부 X-ray, 혈청 Hematocrit, 혈청 CRP, 혈청 BUN, 혈청 Creatinine: 객관적인 검사 필요
   2) 조영 증강 CT: 중증도(CT severity index) 평가 필요
   3) 48시간 이상 지속적인 장기부전이 있는 경우 중증
3. 치료
   1) 적절한 체액균형을 유지하기 위한 수액 공급(mean BP≥65 mmHg, 소변량≥0.5 mL/kg/hr)
   2) 통증 조절: 필요시 마약성 진통제 사용
   3) 영양 공급: 복통 호전 추이이고, 장음이 정상이면 가능한 조기에 경구 식이 시작
4. 급성 췌장염의 국소적 합병증
   1) 췌장의 가성낭종: 임상적 증상이나 합병증 동반 시 배액술 실시
   2) 괴사성 췌장염
      (1) 감염을 동반하지 않은 췌장괴사: 보존적(내과적) 치료 최우선
      (2) 감염성 췌장괴사: 광범위 항생제 사용
      (3) 보존적 치료에도 임상적으로 악화되는 경우: 내시경적 혹은 경피적 중재술 먼저, 중재술로 어려운 경우 수술적 치료 고려(step-up approach)

I 임상적 특징과 분류

1. 특징

1) 급성췌장염은 췌장의 급성 염증과정으로 복통과 혈청 아밀라아제와 리파제 수치의 상승이 특징임
2) 경증 급성췌장염은 저절로 호전되기도 하며, 감염을 동반한 괴사성 췌장염의 경우 10% 이상까지 사망률을 보일 수 있을 정도로 임상경과가 다양함

2. 분류

1) 간질성 부종성 췌장염(Interstitial edematous pancreatitis): 췌장괴사를 동반하지 않음
2) 괴사성 췌장염(Necrotising pancreatitis): 췌장실질 및 췌장주위조직의 괴사

3. Severity grade

1) Mild: 장기부전, 합병증 없음
2) Moderately severe: 장기부전 있으나 2일 내 호전됨. 합병증 발생 가능함
3) Severe: 2일 이상 지속되는 장기부전이 있음

II 원인

1. 담석과 알코올이 80% 이상
2. 담석과 알코올이 아닐 때 확인해야 할 피검사: lipid profile (Triglyceride), calcium, IgG/IgG4 level

● 표 3-1-1. 급성췌장염의 원인

흔한 원인
담석(미세담석을 포함)
알코올
고중성지방혈증
ERCP 후(Post-ERCP)
외상
수술 후
약제(azathioprine, 6-mercaptopurine, sulfonamides, estrogens, tetracycline, valproic, acid, anti-HIV medications 등)

● **표 3-1-1.** (이어서) 급성췌장염의 원인

드문 원인
허혈성 장애 및 혈관염
결체조직질환
췌장암
고칼슘혈증
분할췌장
자가면역
명확한 원인 없이 급성췌장염 반복 시 고려해야 할 원인
담관 또는 췌관의 잠재질환(예: 미세담석, 담즙찌꺼기)
고중성지방혈증
분할췌장
췌장암
오디괄약근기능장애
특발성(idiopathic)

III 임상증상

1. 전형적인 양상: 심와부 혹은 상복부의 지속적인 통증, 등으로 방사될 수 있음
2. 통증: 지속적인 통증으로 누우면 심해지고, 상체를 구부리거나 무릎을 굽히면 경감됨
3. 장음: 감소되거나 없어질 수 있으며 장마비가 발생할 수 있음
4. 황달: 담석성 췌장염이 아니더라도 부종이 심한 췌장 두부가 총담관을 압박하여 발생 가능
5. 중증의 췌장염: 저혈압, 빈호흡, 빈맥과 고열 등이 발생할 수 있음
6. 심한 췌장염에서 피하출혈반점이 배꼽주위(Cullen 징후)나 옆구리(Turner 징후)에 나타나기도 함

IV 진단

다음의 세 가지 중 2개 이상을 만족하는 경우

1. 급성복통(지속적이며 심한 상복부의 통증, 등으로 방사될 수 있음)
2. 혈청 리파제 또는 아밀라제의 정상 상한치 3배 이상 상승
3. CT, MRI, 초음파에서 특징적인 소견

1. 검사실 검사

1) 혈청 아밀라제

(1) 증상 발생 후 3–6시간 이내 급격히 상승, 이후 3–5일 정도 상승되다가 정상화(반감기 10–12시간)

(2) 혈청 아밀라제 수치와 췌장염의 중증도와는 무관

(3) 고중성 지방혈증에 의한 급성 췌장염이나 만성췌장염과 동반된 급성췌장염에서는 혈청 아밀라제 수치가 올라가지 않을 수 있음

2) 혈청 리파제

(1) 췌장염 발병 후 3–6시간 이내 상승, 24시간 이내 최고치, 1–2주까지 정상 상한치보다 높음

(2) 아밀라제보다 더 오랫동안 상승되어 있어 아밀라제가 정상화되었을 시기에 췌장염의 진단에 도움이 되며 췌장 특이도가 높음

2. 영상진단

1) 흉부와 복부 단순 방사선 촬영

(1) 횡격막하의 공기소견이 관찰되면 감별진단인 장천공의 진단에 중요함

(2) 소장폐쇄 소견인 sentinel loop, 또는 결장폐쇄 소견인 colon cut-off sign을 보이기도 함

(3) 췌장의 석회화 소견은 만성췌장염 진단에 도움이 됨

2) 복부초음파 촬영

(1) 주 목적은 담낭 담석이나, 총담관 담석에 의한 총담관 확장을 확인하는 데 있음

(2) 췌장의 비대, 췌장 주변의 염증 변화, 복수 등 급성췌장염의 소견을 관찰할 수 있음

3) 복부 CT

(1) 췌장염의 중증도 판단과 국소 합병증의 진단에 가장 유용한 검사임

(2) 높은 치사율을 보이는 괴사성 췌장염의 진단과 중증도 판정에 중요함

(3) 정상 아밀라제를 보여도 CT에서 급성췌장염의 소견을 보일 수 있고, 경한 췌장염에서는 정상 CT소견을 보일 수 있음

4) 복부 MRI

(1) 담석성 췌장염이 의심되는 경우 자기공명담췌관조영술(MR cholangiopancreatography, MRCP)이 비침습적 방법으로 유용함

(2) 임산부나 조영제에 알러지의 기왕력이 있는 환자에서 CT 대신 시행함

5) 내시경 역행 담췌관 조영술(ERCP)

(1) 급성췌장염의 1차 진단을 위한 목적으로 시행하지 않음

(2) 담석성 췌장염에서 내시경 치료를 고려하여 시행할 수 있음

(3) ERCP 시행 후 5–10%에서 췌장염이 발생할 수 있음

V 예후 평가(중증도 평가)

1. 임상검사를 통한 중증도 평가: 안 좋은 예후인자들

1) Hematocrit: 입원 시 hematocrit≥44% 이상이거나 입원 후 24시간 이내에 hematocirt이 감소되지 않는 경우

2) CRP: 내원 72시간 이후 측정 시 15 mg/dL 이상일 때

3) BUN: 입원 시 BUN≥20 mg/dL와 입원 24시간 이후 BUN이 상승한 경우

4) Creatinine (Cr): 입원 시와 입원 24시간 이내의 혈청 Cr>2.0 mg/dL인 경우

5) 흉부 단순 촬영: 흉수가 있는 경우

2. 중증도 판정 기준(Scoring system)을 이용한 평가

1) Ranson 기준(표 3-1-2): 가장 잘 알려짐. 초기와 48시간으로 나뉨

2) 급성 생리 및 만성 건강평가 점수체계(APACHE II): 반복 측정 가능함

3) BISAP (Bedside index of severity in acute pancreatitis) score: (B) BUN>25 mg/dL, (I) Impaired mental status, (S) SIRS≥2 of 4 present, (A) Age>60, (P) Pleural effusion

● 표 3-1-2. Ranson 기준

RASON CRITERIA	
A. 입원 당시	B. 입원 후 48시간까지
1. 나이>55세	1. 적혈구 용적률(hematocrit) 감소>10%
2. 백혈구>16,000/mm^3	2. BUN 증가>5 mg/dL
3. AST>250 IU/L	3. 칼슘<8 mg/dL
4. LDH>350 IU/L	4. 동맥혈 PO_2<60 mmHg
5. 혈당>200 mg/dL	5. 염기결핍>4 mEq/L
	6. 수액저류>6 L

(1) Ranson 기준의 요소

① 0–2개: 사망률은 1% 이하

② 3–5개: 사망률은 10–20%, 합병증의 임상경과를 예고함

③ 6개 이상: 사망률은 50% 이상, 췌장의 괴사와 감염의 빈도가 증가

3. 영상검사를 통한 중증도 평가: 전산화 단층촬영술(CT)

1) CT 중증도 지표(CT severity index, 표 3-1-3)는 Ranson 기준과 비교적 잘 일치함
2) CT severity index: 췌장 괴사의 유무, 괴사 범위 및 염증 변화의 범위 등을 결합하여 수치화함
3) 특히 Contrast enhanced dynamic CT는 췌장 괴사의 유무와 정도의 평가에 유효

● 표 3-1-3. 전산화단층촬영 중증도

췌장염등급	전산화단층촬영소견	점수
A	정상췌장	0
B	췌장비대	1
C	췌장염증	2
D	췌장주위 액체고임이 1개	3
E	췌장주위 액체고임이 2개 이상	4
괴사등급	없음 <1/3 1/3–1/2 >1/2	0 2 4 6

CTSI (CT severity index): 췌장염등급+괴사등급
Mild 0–3점(사망률 3%), Moderate 4–6점(사망률 6%), Severe 7–10점(사망률 17%)

VI 치료

- 급성췌장염 환자의 80%는 경증이고 합병증 없이 치료 시작 후 3–7일 내에 저절로 좋아짐
- 환자를 금식시키고 적절한 수액 공급을 조기에 실시하는 것이 가장 중요함

1. 보존적 치료

1) 금식: 통증이 호전 경과를 보이고, 장음이 회복될 때까지. 장기적인 금식은 불필요함
2) 혈관내 혈량의 유지를 위한 정맥내 수액제 사용: 가장 중요함
(1) 특히 췌장 주위로 삼출액의 유출, 구토, 비위관 흡인 등으로 혈량 저하가 있을 경우 즉각적인 교정이 필요함
(2) 적절한 수액 공급에도 저혈압이 지속되면 중심정맥관을 삽입하여 보다 적극적인 수액

과 전해질 교정이 필요함

(3) 수액 종류: Ringer's lactate solution (Hartmann's solution)이 효과적인 수액요법. 단, 고칼슘혈증이 동반된 경우에는 Normal saline을 사용함

(4) 목표: 평균 혈압 65 mmHg 이상, 소변량>0.5 mL/kg/hr을 유지할 수 있도록 공급해야 함

(5) 일본 지침의 경우 초기 급속 수액 주입(쇼크와 탈수가 있는 경우 150–600 mL/h, 탈수가 없는 경우 130–150 mL/h)을 평균 혈압과 소변량이 목표치에 도달하면 중단하고 수액 주입 속도를 줄여야 한다고 권고

3) 통증: 필요시 마약성 진통제를 사용함. Tridol 50 mg, Morphine 3–5 mg, Pethidine 25–50 mg iv

4) 경비위흡인: 경증의 췌장염에서는 필요하지 않으며, 구토나 마비성 장폐쇄증 환자에서 사용함

5) 단백효소 분해 억제제: 효과가 증명되지 않았으나 췌장 손상을 줄이는 목적으로 쓰기도 함 Gabexate (Foy), Nafamostat (Futhan), Ulinastatin (Ulistin) 등이 있음

6) 항생제

(1) 급성췌장염에서 예방적 항생제의 사용은 추천되지 않음

(2) 감염이 의심되는 경우에 광범위 항생제 사용

7) 스트레스 궤양 출혈에 대한 위험요인이 있으면 위산분비 억제가 필요함

2. 담석성 췌장염

십이지장 팽대부에 담석이 감입된 담석성 췌장염 환자에서 담관염이 동반된 경우 24–48시간 내 응급 ERCP를 시행하여 유두절개술과 담석 제거술을 시행해야 함

3. 급성췌장염에서 수술이 필요한 경우

1) 장천공과 같은 급성외과질환이 동반될 때

2) 담석성 췌장염이 완화된 후 선택적 담석수술이 필요할 때

3) 감염성 췌장괴사에서 비수술적치료에 반응하지 않는 경우

4) 가성낭종 혹은 감염으로 배액술을 시행하였으나 호전이 되지 않을 때

VII 합병증

췌장염이 호전 없이 지속될 때 감염성 췌장 괴사, 가성낭종, 십이지장 팽대부에 감입된 담석을 감별해야 함

1. 급성췌장염의 국소적 합병증

1) 췌장 가성낭종: 비상피성벽으로 둘러싸인 췌장액 고임

(1) 배액술의 적응증: 임상적 증상을 유발하는 낭종, 합병증이 발생한 낭종

(2) 배액술: 내시경적 배액술(초음파 내시경 유도)을 먼저 고려. 경피적/수술적 배액술도 가능

2) 괴사성 췌장염

(1) 감염의 증거가 명확하지 않은 괴사성 췌장염의 경우 보존적(내과적) 치료가 최우선

(2) 감염성 췌장괴사

① 환자의 상태가 안정된 감염성 췌장괴사의 경우에는 항생제 치료를 포함한 보존적 치료를 하면서 추적관찰함

② 감염성 췌장 괴사 환자에서 광범위 항생제를 포함한 보존적 치료에도 불구하고 임상적인 악화를 동반한 경우 중재술을 고려

③ 중재술은 내시경적 혹은 경피적 배액술을 시행하고, 호전되지 않는 경우 내시경적 괴사제거술 혹은 비디오 매개 후복막 변연절제술을 시행하는 단계적 접근방식(Step-up approach)을 이용

④ 중재술로 충분한 치료가 어려운 경우 수술적 치료를 고려

3) 가성동맥류

(1) 췌장염 환자에서 특별한 원인 없이 상부위장관 출혈이 있거나 CT검사에서 가성 낭종의 내부나 근처에 조영증강병변이 나타나는 경우 의심해야 하고 비장동맥이 가장 흔하게 침범됨

(2) 가성동맥류 파열로 인한 출혈 시 사망 위험성이 높으므로 진단 시 출혈 유무와 관계없이 치료

(3) 치료: 동맥색전술

2. 급성췌장염의 전신적 합병증

쇼크, 급성신부전, 호흡부전, 다발성 장기부전 등이 나타날 수 있음. 적절한 수액 공급과 전해질 교정, 필요시 신대체요법, 인공호흡기 등의 치료가 필요함

02 만성췌장염

증례

59세 남자 환자 30대부터 주 5회 이상, 한번에 소주 1-2병 이상 음주력 있는 분으로 2주 전부터 발생한 명치 부위 통증으로 내원하였다. 내원 후 시행한 혈액검사에서 amylase, lipase는 정상범위였고, 복부 CT에서 췌장 실질의 위축과 함께 석회화가 관찰되었으며 췌장 두부의 췌관내 결석과 그 원위부로 췌관의 확장이 확인되었다. 이 환자에서 의심되는 진단은 무엇이며 동반될 수 있는 다른 증상들은 어떤 것들이 있는가. 이 환자에서 약물치료 외에 추가로 고려해야 할 치료는 무엇인가?

진단과 치료를 위한 핵심사항

1. 진단
   복통이 흔한 증상이며 지방변, 당뇨가 동반될 수 있음. 복부 전산화단층촬영에서 췌장 석회화, 췌관결석 및 췌관확장 등이 관찰됨
2. 치료
   통증의 조절 및 췌장 효소제의 공급이 필요함. 내시경적 중재술이나 수술이 필요하기도 함

I 정의와 원인

1. 지속적으로 췌장에 염증 및 섬유화가 생겨서 비가역적인 췌장의 구조적 변화, 외분비 및 내분비기능의 장애를 일으키는 질환
2. 원인은 알코올이 가장 흔함. 그 외 자가면역질환, 유전성 췌장염, 특발성 등

II 임상증상

복통, 외분비기능부전(지방변증), 내분비기능부전(당뇨)

III 진단

1. 검사실 검사

1) 혈청 아밀라제나 리파제는 정상/상승 모두 가능하며 급성췌장염의 상승 폭보다 낮은 경우가 많음

2) 당불내증, 당뇨를 보일 수 있음

2. 방사선학적 검사

1) 단순 복부촬영 사진: 췌장의 석회화

2) 복부 CT 또는 MRCP: 췌관의 확장, 췌관내 결석, 췌장샘의 위축 혹은 부종, 불규칙한 췌장샘 경계, 가성 낭종 그리고 췌장실질의 음영 변화

3) EUS: 조기 진단에 유용

IV 임상양상과 자연경과

1. 복통: 대부분 동반됨. 식욕 감소와 체중감소 및 영양실조로 이어짐. 심한 통증은 삶의 질을 떨어뜨리고 사회활동을 제한하며, 마약성 진통제에 중독될 위험성도 있음
2. 지방변증: 췌장의 외분비기능이 10% 이하로 남아 있거나 췌관이 막힌 경우 발생함
3. 당뇨병: 오랜 추적관찰 시 최종적으로 40–80% 정도에서 당뇨병 발생함
4. 췌장석회화: 만성췌장염의 가장 특징적인 소견이기도 하며, 흡연이 석회화 진행의 위험인자로 알려져 있음
5. 가성낭종: 만성췌장염 환자의 25%에서 발생하며 주로 알코올성 만성췌장염 환자에서 발견됨. 췌장염의 가성낭종은 발견 당시에 성숙이 되어서 캡슐이 형성되어 있는 경우가 대부분이므로 치료가 필요하다면 치료를 연기할 필요가 없음
6. 가성동맥류: 만성췌장염 환자에서 혈관조영술을 시행하였을 때 21% 정도에서 발견됨. 가성동맥류가 발견이 되면 출혈발생 여부와 관계없이 치료해야 함
7. 담관 폐쇄: 원위부 담도는 췌두부의 후방에서 췌장실질에 둘러싸여 있기 때문에 만성췌장염에 의해 췌두부에 염증성 및 섬유성 변화가 발생하였을 때 압박될 수 있음. 담도협착은 만성췌장염 환자의 10% 정도에서 발생하며 내시경적 담관 스텐트 삽입이 필요함
8. 마약성 진통제에 의한 중독이 흔히 나타남

V 치료

1. 진통제의 투여
1) 비마약성 진통제와 보조적인 통증 완화제를 투여하고 통증이 조절되지 않으면 마약성 진통제를 효과가 낮은 것부터 투여하는 것이 추천됨
2) 장기간의 마약성 진통제의 투여는 내성 및 의존성을 유발할 수 있으므로 피할 수 있으면 피하는 것이 좋음
3) 마약성 진통제의 사용을 줄이기 위하여 삼환계 항우울제, gabapentin, pregabalin, 선택적 세로토닌 억제제 등이 사용됨
2. 소화효소제의 투여: 외분기 기능 부전에 대한 치료
3. 내시경적 역행성 담췌관 조영술: 췌관 결석이나 협착, 담관 협착 시
4. 외과적 수술: 내과적 치료에도 반응이 없는 만성 통증 시 시행함. 측측 췌공장 문합술을 많이 시행함

VI 자가면역성 췌장염

1. 대부분이 Immunoglobulin G4 (IgG4) 연관 질환의 췌장 침범(제1형 자가면역성 췌장염)임
2. 우리나라에서는 전체 만성췌장염의 약 2% 이내임
3. 영상검사에서 췌장의 전반적인 부종 혹은 종괴상과 췌관의 협착이 특징임
4. Serum IgG4 상승이 동반되기도 함(50–70%)
5. 스테로이드 치료에 잘 반응하나, 재발도 흔함

03 췌장낭성질환

증례

62세 여성이 건강검진 복부 초음파에서 발견된 1.5 cm 크기의 췌장 두부 낭성 병변에 대한 추가 검사 및 상담을 위해 방문했다. 환자는 특별한 증상 호소가 없고 고혈압 외 다른 과거력은 없으며 가족력상에서도 특이사항이 없었다. 췌장암에 대해 상당히 두려워하고 있다. 이 환자에게 고려해야 하는 검사 또는 조치는 무엇이고 환자에게 앞으로의 예후에 대해 해줄 수 있는 설명은 어떤 것이 있을까?

진단과 치료를 위한 핵심사항

1. 진단
   주로 우연히 발견되고 대부분 무증상, CT나 MRI를 통한 병변의 크기, 벽결절, 주췌관 협착 및 확장 등에 대한 평가가 필요

2. 치료
   최종적인 치료는 수술적 절제이나 일부에서만 악성화하므로 적절한 추적관찰 계획 수립이 중요

I 역학

1. 췌장낭성질환 유병률: 전체 성인의 약 1–3%
2. 진단 당시 악성일 위험성은 약 0.01%로 낮음
3. 85%는 가성낭종(pseudocyst), 그 외 15%는 낭성종양으로 최근 증가 추세

II 검사법

1. MRI+MRCP: 벽결절(mural nodule)의 존재 여부와 주췌관과 낭성질환의 연결성을 파악하기 좋다는 장점으로 여러 가이드라인에서 우선적으로 권장됨

2. CT scan: MRI 대체 검사, MRI에 비해 저렴, 석회화 병변의 확인이나 악성 변화로 인한 혈관 침범, 원격 전이 파악에 MRI보다 더 유용할 수 있음
3. Endoscopic ultrasonography (EUS): MRI/CT보다 침습적, EUS 유도하 세침흡입검사(EUS-fine needle aspiration, EUS-FNA)로 낭액을 채취하여 검사(cytology, amylase, CEA 등)
4. Tumor marker: serum CA 19-9(췌담도 악성종양의 대표적인 종양표지자), CEA

III 수술

1. High-risk stigmata → 바로 수술적 절제를 고려

1) 폐쇄성 황달 동반
2) 주췌관 직경 10 mm 이상
3) 조영증강 벽결절 크기 5 mm 이상

2. Worrisome features → 추가검사로 EUS 시행 후 수술 결정

1) 낭성병변 크기 3 cm 이상
2) 낭성병변 크기 증가>5 mm/2년
3) 주췌관 직경 5–9 mm
4) 주췌관의 갑작스러운 직경 변화 및 말단부 위축
5) 조영증강 벽결절 크기 5 mm 미만
6) 낭성병변의 벽의 조영증강 또는 비후화
7) 인접 림프절 종대
8) serum CA 19-9 상승

● 표 3-3-1. Characteristics of Pancreas cystic lesions

종류	빈도	위치	악성화	호발연령	호발성별	특징	cyst fluid analysis
Pseudocyst	전체 췌장낭질환의 85%	Evenly	None	Variable	남>여	주로 1개 낭종. 췌장염 기왕력	amylase high
Serous cystic Neoplasm (SCN)	췌장 낭성 종양의 32-39%	Evenly	Rare	40-50대	여>남	- honeycomb, microcystic (classic) 65% - central scar, sunburst calcification 있음	묽은 낭종액 CEA low amylase low
Mucinous cystic Neoplasm (MCN)	췌장 낭성 종양의 10-45%	Body, tail	Moderate to high	40-50대	대부분 여성	- single cyst가 흔함 - large cyst with septum - 농축된 mucin	끈적한 낭종액 CEA high amylase low
Intraductal Papillary Mucinous Neoplasm (IPMN)	췌장 낭성 종양의 20-35%	Head	Low (branch-duct, BD) to high (main-duct, MD)	60-70대	남>여	- MD: irregular P duct dilatation - BD: cyst가 P duct와 연결됨 - ERCP에서 mucin이 확인되기도 함 (Fish-mouth appearance of the ampulla)	끈적한 낭종액 CEA high amylase high
Solitary Pseudopapillary Epitherlial Neoplasm (SPEN)	췌장 낭성 종양의 ~10%	Evenly	Low	20-30대	대부분 여성	Solid papillary component in the cyst	

IV 추적관찰 전략

1) 당장 수술적 절제를 선택하지 않은 췌장낭성질환은 정기적인 추적관찰이 필요
2) 가장 큰 병변의 크기에 따라 아래와 같이 관찰
   (1) 1 cm 이하: CT/MRI 6개월 → 이후 2년마다
   (2) 1–2 cm: CT/MRI 6개월×2회 → 1년×2회 → 이후 2년까지 조정 가능
   (3) 2–3 cm: EUS 3–6개월 → 이후 1년까지 조정가능(MRI와 교차 가능), 젊으면 수술 고려
   (4) 3 cm 이상: EUS/MRI로 3–6개월, close observation, 젊으면 수술 강력 고려
3) 평생에 걸쳐 관찰: high-risk stigmata 또는 worrisome feature를 동반한 경우
4) 5년간 관찰 후 추적관찰 중단할 수 있으나 대부분 정기적 관찰 지속을 권장

04

담낭 및 담관질환

증례

65세 남자가 심한 우상복부 통증을 주소로 응급실로 내원하였다. 환자는 3년 전 검진으로 시행한 복부 초음파에서 담낭 내 결석이 있었지만 치료가 필요한 상태는 아니라고 들었다고 하였다. 이 환자의 진단을 위해 필요한 검사는 무엇이며, 어떻게 치료해야 할 것인가?

진단과 치료를 위한 핵심사항

1. 문진: 심하고 지속적인 상복부/우상복부 통증, 발열 여부, 담석, 총담관석 및 이에 동반된 합병증의 과거력 유무 확인
2. 신체검사: 우상복부 압통, Murphy's sign의 확인, 황달, 발열의 유무, 쇽(shock) 및 패혈증의 징후 확인
3. 진단적 검사: 담관 산통(biliary colic, uncomplicated gallstone disease)인지 아니면 담낭결석으로 인한 합병증(complicated gallstone disease)인 급성담낭염이나 담관염 가능성에 대해 평가하는 것이 필요
   1) 기본적인 혈액검사, 생화학적 검사
      - 백혈구 증가, 간효소, 빌리루빈수치 상승, 아밀라아제 증가, ALP/γ-GTP의 상승
   2) 응급 복부초음파 또는 복부 CT
      - 담석이나 총담관석의 확인, 담관의 확장과 담낭의 상태를 확인
4. 치료
   1) 금식, 수액 및 항생제 치료
   2) 쇽 및 패혈증의 징후가 동반된 경우 내과적 응급상황
      - 세균배양검사 시행 후 광범위 항생제 사용
      - 응급으로 내시경 역행담췌관조영술(ERCP)이나 경피적 배액술(PTBD or PTGBD)

I 담석(Gallstone)

1. 임상양상

1) 무증상 담석(Silent gallstone)의 자연경과
   (1) 매년 2–3%에서 증상 발생
   (2) 담낭염, 췌장염 등 합병증은 매년 0.1–0.3%, 대부분 합병증 발생 전에 경고 증상이 있음
   (3) 25년까지 추적관찰 시 60–80%에서 무증상, 15년까지 무증상이면 증상이 거의 생기지 않음
2) 담관산통(Biliary colic)=Uncomplicated gallstone disease
   (1) 우상복부와 상복부 통증이 갑자기 발생하여 30분–5시간까지 지속되다가 호전. 오심과 구토, 어깨나 견갑부 방사통을 동반할 수 있음
   (2) 발생기전: 담낭관에 담석 혹은 슬러지로 인한 폐색 발생 후 담낭 수축이 일어나게 되면 담낭내압이 증가하면서 통증이 유발됨. 하지만 이후 담낭 이완이 일어나게 되면 담낭관으로부터 담석이 담낭 내부로 빠져나오게 되면서 통증이 호전됨(담석이 담낭관을 계속 막게 되면 급성 담낭염으로 진행)
3) 비전형적 증상: 트림, 식후 조기포만감, 복부 팽만, 구역/구토, 흉통
4) 담석으로 인한 합병증(Complicated gallstone disease): 담낭염, 총담관결석, 담석성 췌장염, 담낭암, 장폐색, Mirizzi 증후군

2. 진단

1) 단순 복부X선 사진
   (1) 콜레스테롤 담석의 10–15%, 색소성 담석의 50% 발견
   (2) 기종성담낭염, 담석성장폐쇄(gallstone ileus) 등 합병증 진단
2) 복부초음파: 일차적 검사, 통상적으로 84% 정도의 민감도를 보이지만 크기가 2 mm 이상인 경우 민감도는 95% 이상임
3) 복부CT: 담석 유무를 확인하는 데 초음파보다 민감도가 많이 떨어짐(55–80%). 담석으로 인한 합병증 발생 여부를 확인하기 위한 목적으로 주로 사용
4) 초음파내시경(EUS): 복부초음파보다 민감도(96%)가 더 높아 미세 담석까지 진단 가능, 침습적 검사이므로 일차적으로 사용되지는 않음

3. 치료

1) 무증상의 담석

(1) 경과관찰
(2) 담석 용해: 우리나라는 순수한 콜레스테롤 담석보다는 색소성 담석의 비중이 높아 환자

선택이 용이하지 않음

① 적응증: 담낭 기능 정상, 방사선 투과성 담석, <10 mm

② 6개월–2년 치료하면 50%까지 용해되나 5년 내에 50%까지 재발

③ Ursodeoxycholic acid (UDCA) 10–15 mg/kg/day

④ 색소성 담석에서 UDCA는 효과 없고 pinene 제제(로와콜) 일부 효과

(3) 예방적 담낭절제술이 필요한 경우(= 담석 관련 합병증 or 담낭암 발생위험이 높은 경우)

① 담낭용종 동반(특히 1 cm 이상의 용종)

② 석회화 담낭(porcelain GB)

③ 3 cm 이상의 담석

④ 총담관 담석 동반

⑤ 이식 환자

⑥ 만성용혈성증후군(sickle cell disease, hereditary spherocytosis)

⑦ 췌담관 합류이상 등의 선천적 기형 동반

2) 증상이 있는 담석

(1) 통증 조절

① NSAIDs (Ketorolac, diclofenac, ibuprofen)

② NSAIDs 사용이 금기이거나 효과 없을 시에 마약성 진통제 사용(meperidine, tramadol, morphine)

* 과거에는 morphine이 오디괄약근의 압력을 증가시킬 수 있어 금기시되었지만 현재는 이에 대한 근거가 부족한 것으로 간주됨

(2) 복강경 담낭 절제술(laparoscopic cholecystectomy): 표준 치료법

① 일상생활에 영향을 주는 통증이 발생하거나 담낭염, 췌장염 같은 합병증이 발생한 경우

② 수술 후 합병증 4%, 담관 손상 0.2–0.6%, 사망률<0.1%, 개복으로의 전환율 5%

4. 예방

1) 식이 및 생활습관 교정

(1) 포화지방 섭취 제한, 고섬유식이, 규칙적인 식사

(2) 점진적 체중 감량(<1.5 kg/월)

(3) 경정맥 영양 환자에서 경장 식이(enteral feeding)로의 전환 가능성에 대한 주기적 평가

(4) 규칙적 운동 및 적절한 체중 유지

2) 특정 환자에서의 UDCA 사용

위 우회술 혹은 비만 수술을 받은 경우와 같이 급격한 체중감소로 인한 담석 발생 위험도가

높을 것으로 예상될 때 선택적으로 사용

II 급성담낭염(Acute cholecystitis)

1. 임상양상

1) 문진: 오심, 구토, 발열, 심하고 지속적인 상복부/우상복부 통증, 60–70%에서 이전에 통증 경험
2) 신체검사: 우상복부 압통, Murphy's sign
3) 검사실 소견: 백혈구 증가, 경미한 간효소, 빌리루빈 수치 상승(<5 mg/dL)

2. 진단

1) 특징적 병력과 신체검진 소견(우상복부 압통, 발열, 백혈구 증가)
2) 복부초음파 검사: 담낭염 의심될 때 우선 시행
   (1) 90–95%에서 담석 발견
   (2) 담낭벽의 부종, pericholecystic fluid, sonographic Murphy's sign
3) CT: 담낭염의 합병증 및 임상양상이 유사한 질환 감별
4) Radionuclide (HIDA, DISIDA) biliary scan
   (1) 담낭관 폐쇄 시 방사선 핵종이 담낭으로 들어가지 않아 담낭 음영이 관찰되지 않음
   (2) 응급검사로는 부적절

● **표 3-4-1. 담낭염의 진단(Tokyo guideline 2018)**

A. 국소적 염증의 징후 (1) Murphy's sign, (2) 우상복부 통증/압통/종괴(팽창된 담낭)
B. 전신적 염증의 징후 (1) 발열, (2) CRP 상승, (3) 백혈구 증가
C. 영상검사 소견 급성담낭염의 특징적인 영상 소견 · 담낭염 의심(suspected diagnosis): A에서 1개+B에서 1개 · 담낭염 확진(definite diagnosis): A에서 1개+B에서 1개+C

3. 치료

1) 내과적 치료

(1) 금식, 비위관(구토 심한 경우), 수액 및 전해질 교정, 통증조절(meperidine or NSAIDs)
(2) 항생제: 염증 초기에는 세균 감염이 없을 수 있으나 심한 담낭염에 대부분 필요

(3) 경피적 담낭배액술(cholecystostomy, PTGBD): 내과적 문제로 수술 위험도가 높은 경우

2) 수술적 치료

(1) 복강경 조기 담낭절제술(early elective laparoscopic cholecystectomy)
  ① 합병증 없는 급성담낭염에서 표준술식
  ② 진단 후 48–72시간 이내, 내과적 치료로 환자상태가 안정된 후에 시행

(2) 응급담낭절제술(emergency cholecystectomy)
  급성담낭염의 합병증인 화농성/기종성 담낭염, 천공이 있는 경우 고려

(3) Delayed cholecystectomy(진단 후 6주 이상 지난 후)
  ① 전신 상태나 내과적 문제로 조기 수술 위험도가 높은 경우(PTGBD 우선 시행)
  ② 급성담낭염 진단이 불확실한 경우

● 표 3-4-2. **담낭염의 항생제 치료**

1. 경증 급성담낭염: cephalosporin
2. 혐기성 균주 의심(괴저성, 기종성 담낭염): piperacillin+tazobactam, ceftriaxone+metronidazole, levofloxacin+metronidazole
3. 심한 패혈증 동반, 중증의 급성담낭염, 다른 약제 반응 없는 경우: Imipenem and meropenem

4. 예후

1) 급성담낭염의 75%는 내과적으로 호전
2) 수술하지 않고 내과적으로 호전된 75% 중 25%는 1년 내, 60%는 6년 내 담낭염이 재발

III 총담관결석증(Choledocholithiasis)

담낭 담석을 가진 환자의 약 10–15%에서 발견

1. 분류

1) 일차성 담관 결석: 담관내 담즙 정체가 발생하면서 결석 생성(낭성 섬유증, 고령 환자에서 노화로 인한 담관확장, 유두 주위 게실이 있는 경우)
2) 이차성 담관 결석: 담낭에서 결석이 담관 내로 빠져나오는 경우

2. 임상양상

1) 무증상인 경우도 있음, 담관 폐쇄가 생기면 biliary pain이나 황달 발생, 장기간 폐쇄가 있는 경우 2차적 간경화(secondary biliary cirrhosis)

2) 검사실 소견: 초기에 AST/ALT가 상승, 이후 ALP, GGT, 빌리루빈 상승
3) 합병증: 담관염, 췌장염, 담낭염, 담관협착

3. 진단

1) 복부초음파: 담관 결석을 직접 관찰할 수도 있지만 민감도가 떨어짐. 담관 확장 소견을 통해 총담관 결석 존재 가능성을 간접적으로 추정(총담관이 10 mm 이상 늘어난 경우 총담관 결석이 있을 확률: 50%)
2) EUS
   (1) 담관 결석을 진단 및 배제하는 데 가장 좋은 검사(민감도/특이도: 98%)
   (2) 검사자의 숙련도에 따라 차이가 나지만 2 mm 이하의 담석이나 슬러지도 진단 가능
   (3) 담관 결석이 발견되면 바로 이어서(one-session 내) ERCP를 통한 결석 제거 가능
3) MRCP: 1 cm 이상의 총담관결석은 95% 이상에서 확인, 6 mm 미만의 작은 결석에 대해서는 EUS보다 민감도가 떨어짐
4) ERCP: 담관 결석 진단과 치료 동시에 가능
5) 경피적 담관조영술(Percutaneous transhepatic cholangiography)

4. 치료: ERCP

1) 총담관 결석은 담관염, 췌장염 등 심각한 합병증을 일으킬 수 있어 발견 시 제거
2) 담석의 크기가 2 cm 이상이거나 포획이 어려운 경우 기계적 쇄석술, 전기수압 쇄석술(EHL), 체외충격파 쇄석술(ESWL) 시도

IV 급성담관염(Cholangitis)

1. 임상양상

1) Charcot's triad: 담도산통+황달+발열/오한(spiking fever)
2) Reynolds'pentad: Charcot's triad+쇼크+의식이상
3) 담석 등에 의해 폐쇄된 담관에 압력이 높아지고 농이 차게 되면(suppurative cholangitis) 의식저하, 균혈증 패혈성 쇽이 발생할 수 있음

2. 진단

1) 담석 환자에서 황달이나 췌장염, 간수치 이상, 초음파 또는 MRCP에서 담관 확장, 담석이 있으면 의심, 담낭염에서 빌리루빈>5 mg/dL이면 의심
2) 복부초음파: 총담관결석 및 담관확장 확인
3) CT: 담석의 합병증 감별에 유용하나 담석 자체의 진단율은 떨어짐

4) MRCP: 초음파, CT에서 진단이 부정확하거나 원인이 불분명할 때
5) ERCP: 총담관결석, 담관염의 진단 및 치료 동시에 가능
6) EUS: 담관결석을 진단 및 배제하는 데 가장 좋은 검사(민감도/특이도: 98%)

● **표 3-4-3. 담관염의 진단(Tokyo guideline 2018)**

1. 전신 염증 A-1. 발열 ± 오한 A-2. 검사실 소견: 백혈구, CRP
2. 담즙 정체 B-1. 황달 B-2. 검사실 소견: 간수치 이상(ALP, r-GTP, AST/ALT)
3. 영상 검사 C-1. 담관 확장 C-2. 담관염을 일으킬 수 있는 병변: 협착, 담석, 스텐트 등
담관염 의심(suspected diagnosis): A에서 1개+B 또는 C에서 1개 담관염 확진(definite diagnosis): A에서 1개+B에서 1개+C에서 1개

● **표 3-4-4. 담관염의 중증도 평가(Tokyo guideline 2018)**

Grade III(중증) 급성담관염: 아래 장기의 기능저하가 최소 한 가지라도 동반된 경우
1. 심혈관계 이상: 저혈압(도파민 5μg/kg/min 이상 혹은 norepinephrine 투여가 요구되는 저혈압) 2. 신경계 이상: 의식저하 3. 호흡기계 이상: PaO_2/FiO_2 ratio<300 4. 신장기능 이상: 핍뇨증, 혈청 크레아티닌>2.0 mg/dL 5. 간기능 이상: PT-INR>1.5 6. 혈액학적 이상: 혈소판<100,000/mm^3
Grade II(중등증) 급성담관염: 아래 항목 중 2가지 이상 동반된 경우
1. 백혈구 수 이상(>12,000/mm^3 or <4,000/mm^3) 2. 고열(≥39℃) 3. 나이(≥75세) 4. 고빌리루빈혈증(total bilirubin≥5 mg/dl) 5. 저알부민혈증(<알부민의 정상 하한치*0.7)
Grade I(경증) 급성담관염: Grade III(중증)과 Grade II(중등증)에 해당되지 않는 경우

3. 치료

1) 원인 치료, 항생제, 조기 담관 배액
2) 항생제 치료
  (1) 경증: cephalosporin 단독
  (2) 중증: piperacillin-tazobactam, cefepime, imipenem, meropenem

3) 담관 배액

(1) 중증 담관염의 경우 패혈성 쇽이 올 수 있어 응급(24시간 이내) 감압이 필요

(2) 췌장염이 같이 동반된 경우에도 응급(24시간 이내) 감압이 필요

(3) 역행성 담췌관조영술(ERCP)을 우선 고려, 환자 상태(수술력, 기저질환, 나이)에 따라 경피적 담관 배액술(PTBD)

4) 담낭결석이 동반된 담관염은 재발 방지위해 복강경하 담낭 절제술을 고려

V 임산부에서의 담석질환

1. 임신 시에는 담석 발생 위험도가 증가됨(출산 후 1–2달 내 정상화)

1) Estrogen으로 인한 콜레스테롤 분비 증가

2) Progesterone으로 인한 담즙산 분비 감소로 콜레스테롤의 과포화(supersaturation) 야기

3) Progesterone은 담낭의 수축 기능을 약화시킴

2. 임상양상 및 경과

1) 증상은 일반인에서의 담석질환과 동일

2) 담석으로 인한 증상 및 합병증 발생 시에는 산모, 태아의 morbidity 증가

3) 1사분기 때 초음파상 담석이 없었던 산모에서 담석(혹은 슬러지)이 새로 생기거나 크기가 커지는 경우가 각각 2사분기에서 7.1%, 3사분기에서 7.9%, 산후 한 달 지나서는 10.2%로 보고됨. 이중 1.2%에서 담석으로 인한 증상이 발생

4) 증상이 있었던 산모에서 담낭염, 담관염, 췌장염이 발생할 확률은 10% 미만으로 보고

5) 출산 후 1년 내 임신기간 동안 슬러지만 있었던 임산부는 대부분 슬러지가 소실됨. 담석이 있던 임산부는 80%에서 담석이 남아있는 것으로 보고됨. 1 cm 미만 크기의 담석은 출산 후 30%에서 사라짐

3. 진단

방사선 노출로 CT, HIDA scan 대신 복부 초음파나 MRCP 시행

4. 감별진단이 중요

Preeclampsia/HELLP, Acute fatty liver, Abruption, Uterine rupture, intra-amniotic infection

5. 치료

1) 대부분 무증상이며 이때는 치료나 추가 검사가 필요 없이 경과관찰

2) 증상이 있거나 합병증(담낭염, 췌장염, 담관염)이 발생한 경우
  (1) 통증 조절(acetaminophen), 수액, 영양 공급, 필요시 항생제 투여(ampicillin-sulbactam, piperacillin-tazobactam, ceftriaxone+metronidazole은 안전, aminoglycoside, quinolone은 금기)
  (2) 합병증 발생 시 적절한 치료가 이루어지지 않으면 산모와 태아의 morbidity가 증가하므로 ERCP, 수술 등 early intervention 고려(담낭절제술 시에는 복강경 수술이 권고되며 임신이 수술 후 합병증 이환율을 증가시키지 않고 반대로 수술이 산모나 태아 안전성을 해치지 않음)
3) UDCA는 태아에 안전하지만 치료효과가 미미하므로 거의 사용하지 않음

CHAPTER

14 소화기내과(간)

14 소화기내과(간)

1 간질환 환자 접근법
2 급성바이러스간염
3 만성B형간염
4 C형간염
5 알코올간질환 및 비알코올지방간질환
6 약인성 간손상
7 간경변증 및 합병증
8 급성간부전
9 간세포암 및 간의 양성종양
10 간이식
11 자가면역간염 및 대사성 간질환, 기타 간질환

01

간질환 환자 접근법

증례

- 55세 여자, 만성B형간염으로 항바이러스제 복용 중, 초음파에서 간경화 소견, 복수 없고 의식은 명료
- Fibroscan: 29.0 kPa, total bilirubin 0.8 mg/dL, albumin 3.6 g/dL, INR 1.01, Cr 0.9 mg/dL
- 요추 허리 디스크 수술 전 의뢰

⇨ 대상성 간경화로 생각됨, CTP-A, MELD 7점으로 수술 가능. 수술 종류는 중간 위험군에 속함

⇨ Post-operative mortality risk는 Mayo clinic model에 의한 계산 결과 7일(1.3%), 30일(5.2%), 90일(8.2%), 1년(19.8%), 5년(45.8%)임

I 간기능 이상의 진단적 접근

1. 간수치 및 황달 상승의 원인 감별

그림 4-1-1 간수치 상승 및 그림 4-2-2의 황달 진단 흐름도 및 표 4-1-1의 다양한 간기능 이상의 원인들을 참고하여 접근. 표 4-1-2와 같이 중요한 간기능 지표인 알부민과 프로트롬빈 시간도 확인

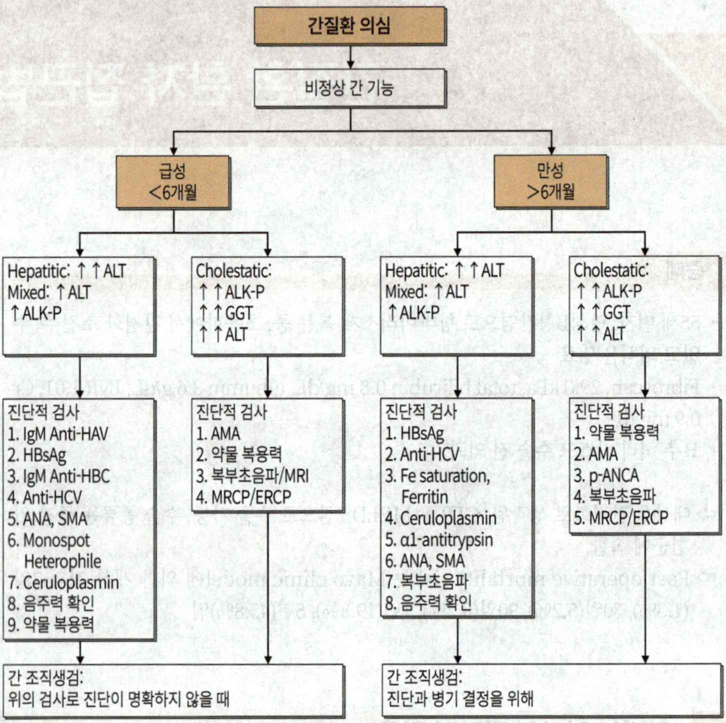

● **그림 4-1-1. 간수치 상승의 진단 흐름도**

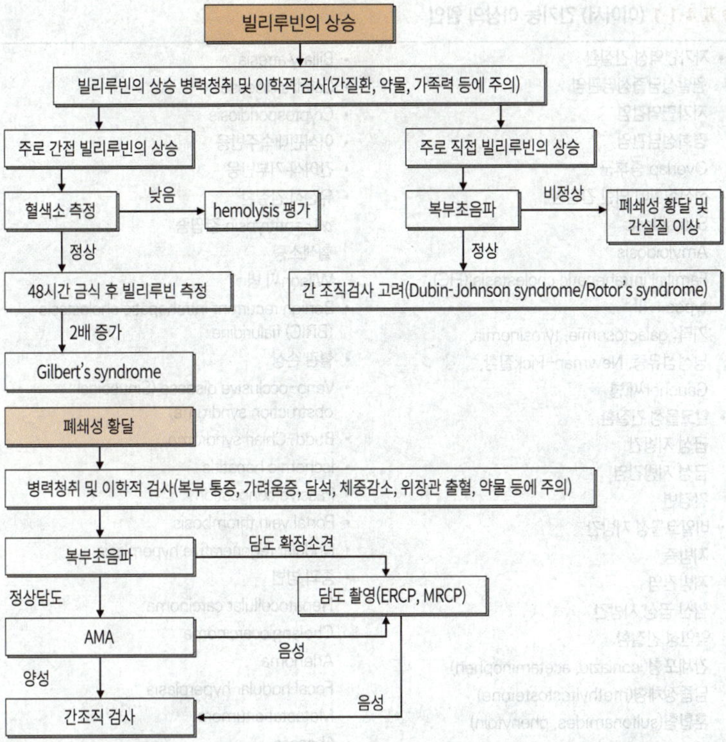

● **그림 4-1-2. 황달의 진단 흐름도**

● **표 4-1-1. 간기능 이상의 원인**

- 선천성 고빌리루빈혈증
  Gilbert 증후군
  Crigler-Najjar 증후군, I 형과 II 형
  Dubin-Johnson 증후군
  Rotor 증후군
- 바이러스 간염
  A형간염
  B형간염
  C형간염
  D형 간염
  E형 간염
  기타(EBV, CMV, HSV 감염)
- Glycogen storage disease
- Celiac disease
- Tuberculosis
- Mycobacterium avium intracellulare
- 담즙정체성 증후군
  Benign postoperative cholestasis
  Jaundice of sepsis
  Total parenteral nutrition-induced jaundice
  Cholestasis of pregnancy
- Cholangitis and cholecystitis
- Extrahepatic biliary obstruction (stone, stricture, cancer)

● 표 4-1-1. (이어서) 간기능 이상의 원인

- 자가면역성 간질환
  원발성담즙성담관염
  자가면역감염
  경화성담관염
  Overlap 증후군
- 전신질환에 의한 간질환
  Sarcoidosis
  Amyloidosis
  Familial intrahepatic cholestasis (FIC), types I–III
  기타: galactosemia, tyrosinemia, 낭성섬유증, Newman-Pick질환, Gaucher씨 병
- 알코올성 간질환
  급성 지방간
  급성 지방간염
  간경변
- 비알코올성 지방간
  지방증
  지방간염
  임신 급성 지방간
- 약인성 간질환
  간세포형(isoniazid, acetaminophen)
  담즙정체형(methyltestosterone)
  혼합형(sulfonamides, phenytoin)
- Micro-and macrovesicular steatosis (methotrexate)
- Biliary atresia
- Caroli's disease
- Cryptosporidiosis
- 이식편대숙주반응
- 간이식 거부반응
- 유전적 간질환
  α1-antitrypsin 결핍증
  혈색소증
  Wilson씨 병
- Benign recurrent intrahepatic cholestasis (BRIC) fialuridine
- 혈관 손상
- Veno-occlusive disease (Sinusoidal obstruction syndrome)
- Budd-Chiari syndrome
- Ischemic hepatitis
- Passive congestion
- Portal vein thrombosis
- Nodular regenerative hyperplasia
- 종괴 병변
  Hepatocellular carcinoma
  Cholangiocarcinoma
  Adenoma
  Focal nodular hyperplasia
  Metastatic tumors
- Abscess
- Cysts

● 표 4-1-2. 알부민과 프로트롬빈 시간

알부민(albumin)	프로트롬빈 시간(prothrombin time, PT)
1. 간에서만 생산됨 2. 혈중 반감기 - 21일 3. 급성 간기능 이상을 평가하기 어려움	1. Extrinsic & Common pathway를 반영 2. Factor VII, X, V, prothrombin, fibrinogen 3. 반감기가 1일이 되지 않으므로 간합성기능의 변화에 빠르게 반응(급성 간기능 이상을 반영) 4. PT 연장 - Vitamin K 부족 또는 간질환 5. 표준화 비율(international normalized ratio, INR)로 흔히 사용됨

2. 임상적 병력청취

1) 약물, 음주, 음식 섭취(조개류, 버섯 등)

2) 약물 종류에 따른 간독성의 가능성 및 임상양상: LiverTox® (https://www.ncbi.nlm.nih.gov/books/NBK547852/) 참고
3) 당뇨, 비만 등의 기왕력
4) 간염의 가족력, 간염 환자나 황달 환자와 접촉한 기왕력
5) 수혈의 기왕력, 주사나 투약을 받은 기왕력
6) 직업
7) 체중감소, 발열, 오심이나 구토 등의 증상
8) 소변색이나 대변색의 변화
9) 복부통증, 가려움증 등의 증상
10) 이학적 검사: 나이와 성별, 의식상태, 피부병변, 복부검사(direct tenderness, Murphy's sign for R/O cholecystitis, 간-비장 촉지 등), 직장 수지검사 등 전반적인 이학적 검사 실시

3. 의심되는 질환별 시행할 검사

● 표 4-1-3. 간질환의 진단적 검사

질환	진단적 검사
A형간염	Anti-HAV IgM
B형간염(급성)	HBsAg, anti-HBc IgM
B형간염(만성)	HBsAg, HBeAg and/or HBV DNA
C형간염	Anti-HCV, HCV RNA
D (delta)형간염	HBsAg, anti-HDV
E형간염	Anti-HEV
자가면역성 간염	ANA 또는 SMA, 상승된 IgG 수치, 합당한 조직소견
원발성 담즙성 담관염	미토콘드리아 항체, 상승된 IgM 수치, 합당한 조직소견
원발성 경화성 담관염	p-ANCA, cholangiography
약인성 간질환	약물 복용력
알코올성 간질환	과음력과 합당한 조직소견
비알코올성 지방간염	초음파와 전산화단층촬영에서 지방간소견, 합당한 조직소견
α1-antitrypsin 결핍증	α1-antitrypsin 수치 감소, PiZZ 또는 PiSZ 표현형
Wilson's 병	혈중 ceruloplasmin 감소와 소변내 구리 증가, 증가된 간내 구리 수치
혈색소증	증가된 철분 포화성과 혈중 저장철, HiFE 유전자 변이 검사
간세포암	알파태아단백질 수치 전산화단층촬영, 자기공명영상 또는 간동맥조영술에 합당

II 영상검사

1. 전산화단층촬영: Liver dynamic CT

1) Dynamic imaging을 일반 CT보다 긴 3분에 걸쳐 촬영하며 pre-contrast, arterial, portal (venous), delayed phase로 구성
2) 간의 종괴/결절뿐만 아니라 간경변증 환자의 CT를 볼 때 복수 여부, 식도 및 위 정맥류와 같은 간경변의 합병증 유무도 관찰

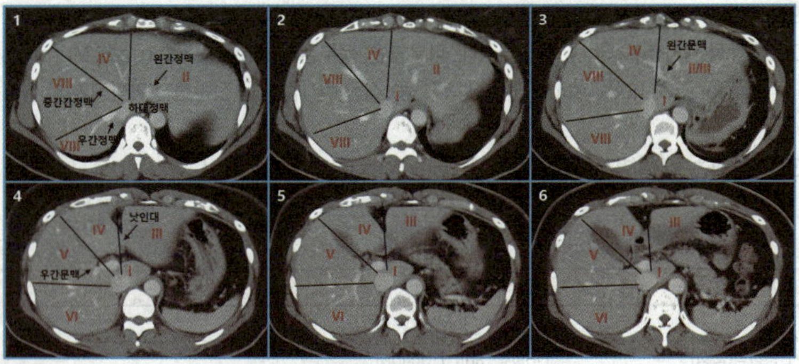

● 그림 4-1-3. 전산화단층촬영(CT)에서의 간의 분절 해부

2. 자기공명영상: Liver dynamic MRI

1) 일반적으로 Hepatocyte-specific contrast (gadoxetic acid, Primovist®)를 사용하며, CT와 같은 T1 dynamic imaging 이외에 T2-weighted imaging, diffusion weighted imaging, hepatobiliary phase, fat-suppression imaging을 추가로 촬영하여 간병변을 정확히 진단
2) 30분 이상 촬영, 호흡 조절, 폐쇄된 공간에서 촬영하게 되고, 심박동기가 있을 경우 촬영 가능 여부, 조절 필요 여부를 미리 상의해야 하므로 처방 시 고려
3) 조영제는 간을 통해 제거되므로 CT 조영제와 달리 신독성의 위험도는 낮음

3. 상복부 초음파

1) 간, 담낭, 담도, 췌장, 비장을 확인하는 정확하고 시행하기 쉬운 검사이나, 검사의 정확성에 검사자의 경험이 필요. 최소 6시간의 금식이 필요
2) 스캔법 및 전체 표준 영상 촬영법: 대한간학회 홈페이지(kasl.org) -아카데믹 리소스-교육자료실-“상복부 초음파 표준영상 촬영법” 강의록 및 동영상을 참고

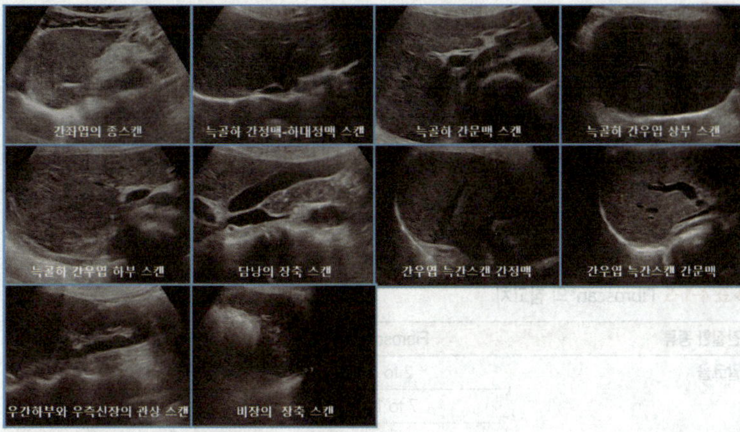

● 그림 4-1-4. 상복부 초음파 검사의 기본 영상

III 간조직 검사

● 표 4-1-4. 간조직 검사의 적응증과 금기증

적응증	금기증
1. 알콜성 간염, 비알콜성 지방간염, 자가면역성 간염의 진단, grading, staging 2. 만성B형간염, C형간염의 grading & staging 3. 혈색소 침착증의 진단 4. Wilson's 병의 진단 5. 담즙정체성 간질환의 평가 6. 혈청학적 검사상 음성이거나 결론이 나지 않는 이상 간기능 소견의 평가 7. 치료 약물의 효과 및 부작용에 대한 평가 8. 간종양에 대한 진단 9. 간이식 후 상태에 대한 평가 또는 이식 전 공여자에 대한 평가 10. 불명열에 대한 평가(조직 배양검사도 포함)	1. 절대적 금기 1) 비협조적인 환자 2) 원인미상의 출혈의 기왕력이 있는 경우 3) 출혈성 경향이 있는 경우 (1) PT≥3-5초 연장 (2) 혈소판<50,000/mm^3 (3) Bleeding time 연장(≥10분) (4) 항혈전제, 항혈소판제 사용 중 4) 수혈을 할 수 없는 경우 5) 혈관종이나 다른 혈관종양이 의심되는 경우 6) 타진이나 초음파로 적절한 검사 위치를 정할 수 없는 경우 7) 간에 echinococcal cyst가 의심되는 경우 2. 상대적 금기 1) 병적비만 2) 복수 3) 혈우병 4) 우측 흉강내 혹은 우측 가로막 밑에 염증이 있는 경우

IV 비침습적 간섬유화 검사

1. 간섬유화를 평가하기 위한 비침습적 검사로 혈청검사법, transient elastography, shear wave elastography, magnetic resonance elastography가 있음
2. Transient elastography (Fibroscan®): 가장 대표적인 검사법으로 결과값인 간탄성도 (kPa) 참고치는 표 4-1-5와 같음. 검사 정확성 및 성공률이 떨어지는 경우(복수, 좁은 늑골 사이 간격, 비만), 과대평가(급성간손상)에 유의하여 해석

● 표 4-1-5. Fibroscan®의 참고치

간질환 종류	Fibroscan 수치	섬유화 정도
알코올	2 to 7 kPa	F0 to F1
	7 to 11 kPa	F2
	11 to 19 kPa	F3
	19 kPa or higher	F4
담즙 정체성	2 to 7 kPa	F0 to F1
	7 to 9 kPa	F2
	9 to 17 kPa	F3
	17 kPa or higher	F4
B형간염	2 to 7 kPa	F0 to F1
	8 to 9 kPa	F2
	8 to 11 kPa	F3
	12 kPa or higher	F4
C형간염	2 to 7 kPa	F0 to F1
	8 to 9 kPa	F2
	9 to 14 kPa	F3
	14 kPa or higher	F4
비알코올지방간질환	2 to 7 kPa	F0 to F1
	7 to 10 kPa	F2
	10 to 14 kPa	F3
	14 kPa or higher	F4

V 전신마취 수술 전 환자 평가

1. 간경변 환자에서의 수술 후 사망률 예측: 나이, ASA score(대상성인 경우 3으로, 비대상성인 경우 4점으로 기입), MELD score, 간경변의 원인질환을 입력하여 계산하는 Mayo clinic model을 흔히 사용. 'Calculator for Post-operative Mortality Risk in Patients with Cirrhosis (http://www.mayoclinic.org/meld/mayomodel9.html)'로 접속하여 쉽게 계산 가능하며, 단기부터 장기 사망률(7일, 30일, 90일, 1년, 5년)의 결과값을 볼 수 있음
2. 전신마취 수술 위험도는 간질환의 종류, 정도 및 수술의 종류를 고려하여 종합적으로 평가하며, 그림 4-1-3을 참고하여 평가

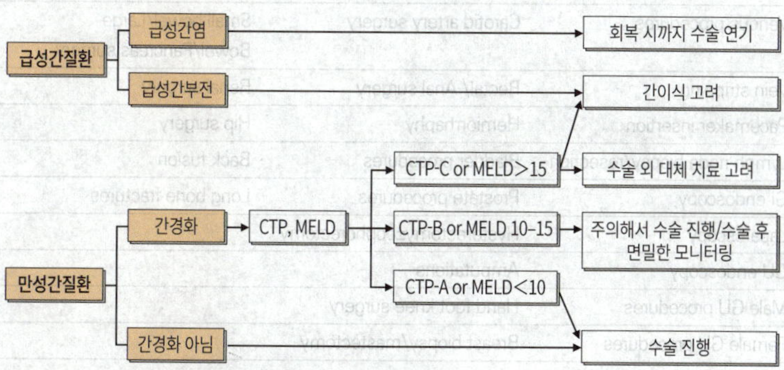

● 그림 4-1-5. 간질환 환자의 수술 전 평가를 위한 알고리듬

● 표 4-1-6. 간질환 환자의 선택적(elective) 수술 금기증

- 급성 알코올성 간염
- 급성간부전
- 급성 바이러스성 간염
- Child-Pugh class C 간기능
- 심한 만성간염
- 심각한 응고장애(비타민 K 투여에도 프로트롬빈 시간이 3초 이상 연장되고, 혈소판 수가 50,000/mm^3 미만인 경우)
- 심각한 간외 합병증
- 급성신부전
- 심근병증, 심부전
- 저산소혈증

● 표 4-1-7. 수술 종류에 따른 위험도 분류

저위험군	중간 위험군	고위험군
Eye	Intracranial surgery	Lung resection
ENT	Laminectomy/Disc surgery	Heart surgery
Dental	Thyroidectomy	AAA repair
Sinuses/Tonsils	Other endocrine surgery	Porto-systemic shunt
Chest tube/thoracentesis	Head and neck surgery	Splenectomy
Bronchoscopy	Major blood vessels surgery	Laparotomy
Laryngoscopy	Peripheral artery surgery	Esophagus/Stomach surgery
Tracheostomy	Embolectomy	Liver/ Biliary surgery
Venous procedures	Carotid artery surgery	Small bowel/Large Bowel/Pancreas surgery
Vein stripping	Rectal/ Anal surgery	Renal surgery
Pacemaker insertion	Herniorrhaphy	Hip surgery
Lymph node biopsy/resection	Bladder procedures	Back fusion
GI endoscopy	Prostate procedures	Long bone fractures
Laparoscopy	Hysterectomy±oophorectomy	
GU endoscopy	Amputations	
Male GU procedures	Hand foot knee surgery	
Female GU procedures	Breast biopsy/mastectomy	
D & C		
Skin lesion excision		
Superficial tumor excision		
Other diagnostic/therapeutic		
Procedures		

02 급성바이러스간염

증례

37세 남자, 38.9℃의 발열, 오심, 구토, 황달로 응급실 내원
복용약물(-), 음주력(-), AST/ALT 3,882/5,406 IU/L, TB 5.6 mg/dL, PT INR 1.73
원인 감별 위한 선별검사

⇨ HBsAg, IgM anti-HBc, anti-HCV, IgM anti-HAV, 복부초음파 또는 CT

진단을 위한 핵심사항

1. 임상적 병력청취
   - 약물, 음주, 음식섭취(조개류나 버섯 등)
   - 간염의 가족력, 간염 환자나 황달 환자, day care center에서 어린이와 접촉한 기왕력
   - 수술 및 수혈의 기왕력, 주사나 투약을 받은 기왕력
   - 직업, HAV가 유행하는 지역으로의 여행력
   - 간염의 기왕력
2. 이학적 검사-나이, 피부병변, 복부검사(압통, 간 비장 종대 등)
3. 검사실 검사
   - CBC, PT, BC
   - IgM anti-HAV, HBsAg, (anti-HBs Ab), IgM anti-HBc, anti-HCV (1차 감별진단)
   - 복부 초음파 또는 복부 CT

I 원인

Hepatitis A virus (HAV), HBV, HCV, HDV. HEV
Non-hepatitis viruses: EBV, CMV, HSV, etc.

II 진단

● 표 4-2-1. 급성 바이러스 간염의 혈청학적 진단

진단	선별검사	추가검사
A형간염	IgM anti-HAV	필요 없음
B형간염	HBsAg, HBsAb, IgM anti-HBc	HBeAg, anti-HBe, HBV DNA
C형간염	Anti-HCV	HCV RNA by PCR
D형간염	HBsAg	anti-HDV
E형간염	anti-HEV	HEV RNA by PCR
Mononucleosis	병력(특히 15-24세에서 발생 시), 백혈구 분획수	EBV (VCA) IgM
CMV hepatitis		CMV DNA by PCR
HSV hepatitis		HSV DNA by PCR

1. 임상양상: 비특이적 증상(오심, 구토, 발열, 두통, 복통 등)

2. 1차 감별진단

1) IgM anti-HAV, HBsAg, IgM anti-HBc, anti-HCV

2) Other viral infection: 병력 고려

(1) 15-24세에서 인후통,경부 림프절 종대, 발열 등 있는 경우 EBV (VCA) IgM

(2) 면역저하자: CMV, HSV, EBV, etc.

III 급성A형간염

1. 전파경로: 경구감염

1) 사람 간 전파, 오염된 음식물이나 물을 섭취, 가족 및 집단 내 전파가 흔함

2) 성접촉(sexual)에 의한 전파, 경피적(percutaneous) 접종이나 수혈에 의한 전파는 드묾

2. 역학

유년 시기에 무증상 감염이 대부분이며, 성인으로 갈수록 유병률이 높아지고 임상적 감염으로 나타남

* A형간염은 2020년부터 제2급 감염병으로 분리되며, 의료기간은 A형간염 환자 발생 시 24시간 내에 관할 보건소에 신고해야 함. 증상 발생(황달 발생, 간수치 상승) 후 1주일간 의학적 판단에 따라 격리

3. 잠복기

무증상(황달 없음) - 보통 4주

4. 임상적 감염

1) 전구증상(피로, 쇠약감, 오심, 구토, 복통, 발열, 두통, 관절통, 근육통, 설사) → 진한 소변, 황달, 간 비종대, 임파선종대(2개월에서 6개월까지 지속됨)
2) 황달이 나타나면 감염력이 감소함
3) 빌리루빈은 간 효소수치가 최고조에 도달한 후 정점에 도달하고 서서히 감소하여 2개월 내에 대부분 정상화됨
4) 전격성 간염(fulminant hepatitis, 0.1%): 노년층과 만성간질환을 가진 사람에서 호발. 35% 정도는 저절로 회복되나 나머지는 간이식을 받지 못하면 사망. 위험인자로는 나이(40세 이상), 동반된 만성간질환(B, C형간염, 자가면역간염)
5) 비전형적 임상양상: 재발성 간염(relapsing hepatitis), 담즙정체성 간염(cholestatic hepatitis), 급성신부전(acute kidney injury) 등

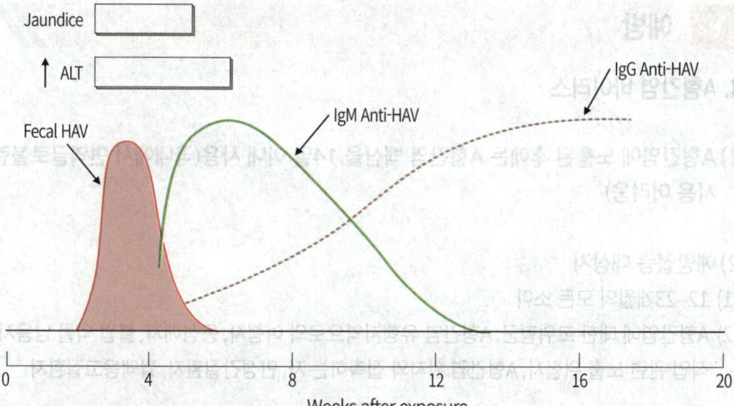

Source: Joseph Loscalzo, Anthony Fauci, Dennis Kasper, Stephen Hauser, Dan Longo, J. Larry Jameson: Harrison's Principles of Internal Medicine, 21e Copyright © McGraw Hill. All rights reserved.

5. 검사실 소견

1) IgM anti-HAV: 확진. 증상이 나타나는 초기에는 음성으로 판독될 수가 있어서 1–2주 후에 재검사가 필요
2) IgG anti-HAV: 과거 감염과 면역력 획득을 의미함

6. 치료

대증요법(self-limited disease), 드물게 전격성 간부전 발생 시 긴급 간이식

IV 급성D형간염 및 E형간염

1. HDV

HBV가 있는 경우에만 증식이 가능하여 HBV와의 동시감염 또는 중복감염의 형태로 존재. 급성 감염기에는 anti-HDV IgM이 우세하며, 증상 발현 30–40일 정도 후부터 검출 가능함

2. HEV

경구감염 바이러스이며, 드물게 만성감염도 가능함. 급성감염 초기에 IgM anti-HEV 및 감염 3개월 이후에 IgG anti-HEV 검출 가능함

* 우리나라에서 HDV, HEV 감염은 드물게 발생함

V 예방

1. A형간염 바이러스

1) A형간염에 노출된 후에는 A형간염 백신을 14일 이내 사용(국내에서 면역글로불린 사용 어려움)

2) 예방접종 대상자

(1) 12–23개월의 모든 소아

(2) A형간염에 대한 고위험군: A형간염 유행지역으로의 여행자, 동성애자, 불법 약물 남용자, 직업 관련 노출 위험자, A형간염 환자와 접촉하는 자, 만성간질환자, 혈액응고질환자

2. B형간염 바이러스

1) 대상: 모든 신생아와 어린이, 그리고 고위험군에 속해 있는 성인

2) 추가접종

면역저하자, HBV 감염 고위험군에서 항체가 생성되지 않았을 경우 재접종 권고. 혈액투석 환자의 경우 매년 anti-HBs 검사가 권고되며, anti-HBs 역가가 10 IU/mL 이하인 경우 추가 접종

3) 사후예방(Postexposure prophylaxis)

(1) B형간염 산모로부터 태어난 신생아: 생후 즉시 a 0.5 mL single dose of HBIG, 이후 백신 접종

(2) 비경구적 노출(parenteral exposure) 시: a single IM dose of HBIG, 0.06 mL/kg 노출 된 후 가능한 한 빨리 투여, 이후 백신접종 실시

● 표 4-2-2. 예방접종

Group	접종 횟수	접종 계획(월)	Recombivax-HB	Energix-B
영아	3	0, 1, 6	5.0 ug (0.5 mL)	10 ug (0.5 mL)
영아(모체가 HBsAG+)	3	0*, 1, 6	5.0 ug (0.5 mL)	10 ug (0.5 mL)
어린이(1-10세)	3	0, 1, 6	5.0 ug (0.5 mL)	10 ug (0.5 mL)
청소년(11-19세)**	3	0, 1, 6	5.0 ug (0.5 mL)	10 ug (0.5 mL)
성인	3	0, 1, 6	10 ug (1.0 mL)	20 ug (1.0 mL)
투석 중인 성인***	4	0, 1, 2, 6	40 ug (1.0 mL)	40 ug (2.0 mL)

* B형간염항체(HBIG)와 최초의 예방접종을 태어난 지 12시간 이내에 시행하여야 함
** 11-15세의 청소년의 경우 접종 0개월과 4-6개월에 각각 10 ug (1.0 mL)씩 접종하는 방법도 있음
*** Recombivax-HB는 40 ug/mL (dialysis formulation)이 사용 가능함. Energix-B는 1.0 mL씩 2차례 주시해야 함

4) HBIG와 백신은 동시에 투여할 수 있으나 각각 다른 부위에 접종해야 함

3. C형간염 바이러스

1) 예방 백신은 없음
 - 감염 경로의 차단이 우선적, 혈액 및 체액으로 감염

2) 노출 후 검사
 (1) 노출 직후 anti-HCV +/- HCV RNA
 (2) 노출 3-6주: HCV RNA
 (3) 노출 4-6개월 후: anti-HCV +/- HCV RNA

3) 급성C형간염
 최근 가이드라인에서 자연관해를 기다리는 것 없이 바로 항바이러스 약제를 사용할 것을 권고(아직 우리나라에서 약제 보험급여는 미적용)

VI Non-hepatitis virus(전신감염의 간 침범 형태로 발현)

크게 3가지로 분류할 수 있음

1. 열대 및 아열대 지역을 여행한 환자에서 발열과 함께 발생하는 간염

Dengue, yellow fever, hantaviruses, etc.

2. 면역저하자에서 발생하는 간염

1) HIV, herpesvirus group (Herpes simplex virus, varicella-zoster virus, Epstein-Barr virus, cytomegalovirus, etc.)
2) EBV: infectious mononucleosis의 90% 이상에서 간침범이 발생함. anti-VCA IgM 양성은 acute infectious mononucleosis 진단에 가장 유용
3) CMV: IgM이 새로 생기거나 IgG가 4배 이상 증가하는 경우 현성 감염을 시사함. 그러나 면역저하자에서는 CMV DNA로 확인하는 것이 정확함

3. 호흡기 또는 전신감염과 관련한 간염

Influenza, coronavirus, measles, enteroviruses, parvovirus, etc.

03 만성B형간염

증례

53세 남자, B형간염을 진단받았으나 정기적인 추적관찰 없이 지내던 중 발생한 복부 팽만감 호소하여 내원. HBeAg/anti-HBe -/+, HBV DNA 5.0x10^6 IU/mL, total bilirubin 3.2 mg/dL, albumin 2.8 g/dL. CT에서 간경변 및 복수소견. 기저 사구체 여과율(eGFR) 30 mL/min/1.73 m^2. 적당한 치료제는?

⇨ 만성B형간염으로 인한 비대상성 간경변 환자로, 신기능저하 동반되어 TAF 치료

진단과 치료를 위한 핵심사항

1. 임상적 병력청취
   - B형간염바이러스 보유기간
   - 간염 및 간암의 가족력
   - B형간염의 기존 치료이력
   - 체중감소, 발열, 오심/구토, 복부통증, 가려움증 등의 증상, 소변색이나 대변색의 변화
   - 음주 여부, 동반질환(골다공증, 신장 기능 저하 등)
2. 필수검사
   - 혈액검사: CBC, PT, AST/ALT, ALP/GGT, bilirubin, albumin, creatinine, HBsAg/anti-HBs, HBeAg/anti-HBe, HBV DNA, anti-HCV, AFP
   - 영상검사: 복부초음파 또는 복부 CT
3. 치료: Entecavir, Tenofovir (TDF, TAF), Besifovir 중 처방

I B형간염 바이러스 표지자의 해석

HBsAg	Anti-HBs	Anti-HBc	HBeAg	Anti-HBe	해석
+	−	IgM	+	−	급성B형간염(전염력 높은 상태)
+	−	IgG	+	−	만성B형간염(전염력 높은 상태)
+	−	IgG	−	+	1. 급성B형간염의 후기 또는 만성B형간염(전염력 낮은 상태) 2. HBeAg 음성-만성B형간염(precure mutant)
+	+	+	+/−	+/−	1. HBsAg 아형과 heterotypic anti-HBs 공존상태 2. HBsAg to Anti-HBs로 혈청전환 상태(드묾)
−	−	IgM	+/−	+/−	1. 급성B형간염 2. Anti-HBc window
−	−	IgG	−	+/−	1. Low-level viremia(잠재감염) 2. Remote past infection(과거감염)
−	+	IgG	−	+/−	B형간염으로부터의 회복
−	+	−	−	−	1. 백신접종 후 상태(면역화 상태) 2. 위양성

II 만성B형간염 진단 및 면역학적 분류 및 완치(HBV cure)

1. 만성B형간염 자연경과

1) 만성B형간염은 감염 후 6개월 이상 B형간염 바이러스 표면 항원(Hepatitis B surface antigen, HBsAg)이 존재하는 경우로 진단하며, (1) 면역관용기, (2) HBeAg 양성 면역활동기, (3) HBeAg 음성 면역비활동기, (4) HBeAg 음성 면역활동기, (5) HBsAg 소실기의 여러 면역학적 자연경과를 보임. 이에 따라 환자의 치료 방침이 달라져 환자가 현재 어떤 면역학적 분류에 속하는지가 중요함
2) 임상단계들은 지속 기간이 다양하고 항상 연속적이지 않으며, 어느 한 단계에 정확히 부합하지 않는 회색지대(gray zone)가 존재할 수 있음

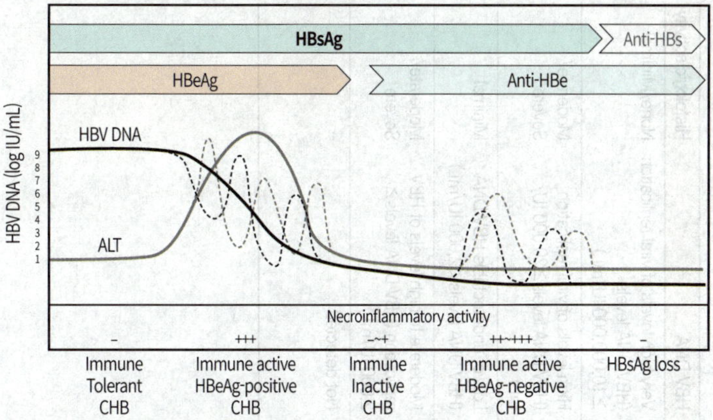

● **그림 4-3-1. 만성B형간염의 자연경과**

출처: 대한간학회. 2022년 대한간학회 만성B형간염 진료 가이드라인. 2022. p. 10.

● 표 4-3-1. 만성B형간염의 면역학적 분류

Phase*	Serologic marker	ALT	HBV DNA	Histologic activity
만성B형간염, 면역관용기 (CHB, immune tolerant phase)	HBeAg (+) Anti-HBe Ab (−)	Persistently normal	Very high levels of viral replication (HBV DNA levels ≥10,000,000 IU/mL)	None/Minimal
HBeAg 양성 만성B형간염, 면역활동기 (HBeAg-positive CHB, immune active phase)	HBeAg (+); can develop anti-HBeAb	Elevated (persistently or intermittently)	High levels of viral replication (HBV DNA levels≥20,000 IU/mL)	Moderate/Severe
HBeAg 음성 만성B형간염, 면역비활동기 (HBeAg-negative CHB, immune inactive phase)	HBeAg (−) Anti-HBeAb (+)	Persistently normal	Low or undetectable HBV DNA (HBV DNA levels<2,000 IU/mL)	Minimal
HBeAg 음성 만성B형간염, 면역활동기 (HBeAg-negative CHB, immune active phase)	HBeAg (−) Anti-HBeAb (+/−)	Elevated (persistently or intermittently)	Moderate to high levels of HBV replication (HBV DNA levels≥2,000 IU/mL)	Moderate/Severe
HBsAg 소실기(HBsAg loss phase)	HBsAg (−) Anti-HBc Ab (+) Anti-HBs Ab (+/−)	Normal	Not detected	−

출처: 대한간학회. 2022년 대한간학회 만성B형간염 진료 가이드라인. 2022. p. 9.

2. B형간염의 완치(HBV cure)

1) 만성B형간염의 자연경과에서 HBsAg 소실은 매우 드물며, B형간염의 완치상태임을 의미함
2) B형간염의 '멸균적인 완치상태': 혈액 내의 HBV DNA, HBsAg의 소실과 간조직 내의 cccDNA 및 숙주 유전자에 삽입된 HBV DNA의 완벽한 소실상태로 가장 이상적인 목표이나 현재로서는 성취가 어려움
3) B형간염의 '기능적인 완치상태': 혈액 내의 HBV DNA와 HBsAg 소실상태로 현실적인 치료목표. 간조직 내의 cccDNA와 숙주 유전자에 삽입된 HBV DNA로 인하여 면역저하 등 특정 상황에서는 B형간염의 재활성화 가능성이 남아 있음

● 표 4-3-2. B형간염 완치의 정의

	멸균적인 완치상태 (Sterilizing cure)	이상적 '기능적인 완치상태' (Idealistic functional cure)	현실적 '기능적인 완치상태' (Realistic functional cure)
Clinical scenario	Never infected	Recovery after acute HBV	Chronic HBV with HBsAg loss
HBsAg	Negative	Negative	Negative
Anti-HBs	Negative/Positive	Positive	Negative/Positive
HBeAg	Negative	Negative	Negative
Serum HBV DNA	Not detected	Not detected	Not detected
Hepatic cccDNA and/or Integrated HBV DNA	Not detected	Detected	Detected
Liver disease	None	None	Inactive, fibrosis regress over time
Risk of HCC	Not increased	Not increased	Decline with time

출처: 대한간학회. 2022년 대한간학회 만성B형간염 진료 가이드라인. 2022. p. 13.

III 만성B형간염 환자의 평가

1. 최초 평가

1) 병력청취 및 이학적 검사
2) 검사실 검사: CBC, PT, AST/ALT, ALP, GGT, bilirubin, albumin, creatinine
3) HBeAg/anti-HBe, HBV DNA: HBV의 증식을 평가
4) anti-HCV, anti-HDV: 동반된 다른 간질환을 확인하기 위함
5) 복부초음파, AFP: HCC를 스크리닝하기 위함
6) 간조직 검사: 만성간염 진단에 합당한 경우, 간질환의 단계와 등급을 평가하기 위함

2. 치료를 고려하지 않는 환자에 대한 경과관찰

1) 면역관용기 환자

(1) HBeAg (+), HBV DNA＞20,000 IU/mL, 정상 ALT 상태

(2) 대개 6개월 간격으로 검사하고, 증상 있는 경우 수시로 검사

(3) ALT＞1–2×ULN로 상승하면 1–3개월마다 재검

(4) 남자 35세 이상, 여자 40세 이상인 경우는 복부초음파, AFP 시행: 간암을 선별하기 위해 6개월마다 검사

2) 면역비활동기 환자(간경변 동반 없는)

(1) eAg-/eAb+, HBV DNA＜2,000 IU/mL, 정상 ALT

(2) Reactivation되는 경우가 있으므로 대개 6개월 간격으로 검사하고, 증상 발현 시 수시로 검사

(3) ALT 상승 시 HBeAg/Ab 및 HBV DNA 검사, 다른 간질환 원인 확인

(4) 복부초음파, AFP

① 간암을 스크리닝하기 위해 6개월마다 검사

② 35세 이하의 경우, 임상경과가 매우 좋으면 복부초음파 시행 간격을 융통성 있게 늘릴 수 있음

IV 치료 대상

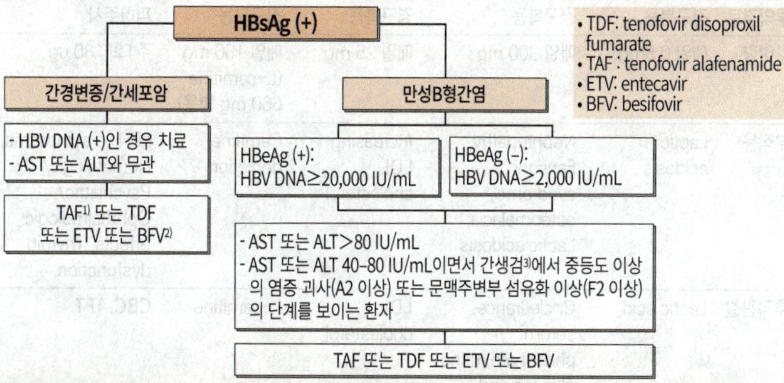

1) 비대상성 간경변증 환자에서 TAF는 신기능 저하 또는 골다공증이 있는 경우에 가능함
2) BFV는 비대상성 간경변증에서 인정되지 않음
3) 간생검이 곤란할 경우 간섬유화검사(Liver Fibroscan), 자기공명 탄성도 검사(Magnetic Resonance Elastography)로 대체 가능함

● **그림 4-3-2. B형간염 항바이러스제 치료 대상**

출처: kasl.org. 만성B형간염(초치료). Available from: https://www.kasl.org/guideline/hbv/hbv_1.html.

V 치료 약제 및 치료 실제

1. 치료 약제

1) 경구용 항바이러스제 중 내성발현에 대해 유전자 장벽이 높은 약제로 entecavir, tenofovir disoproxil fumarate (TDF), tenofovir alafenamide fumarate (TAF), besifovir가 있음

2) 페그인터페론 알파(Pegylated interferon alfa)는 주사용 항바이러스제로 항바이러스 효과와 면역조절 능력이 있으며, 경구 약제에 비하여 HBeAg 혈청 전환률과 HBsAg 소실 빈도가 높음

● **표 4-3-3. 주요 항바이러스 치료제**

	Entecavir	TDF	TAF	Besifovir	Pegylated interferon alfa
치료 기간	Until HBsAg loss	Until HBsAg loss	Until HBsAg loss	Until HBsAg loss	48주

● 표 4-3-3. (이어서) 주요 항바이러스 치료제

	Entecavir	TDF	TAF	Besifovir	Pegylated interferon alfa
투약경로	경구복용	경구복용	경구복용	경구복용	피하주사
투여량	매일 0.5mg	매일 300 mg	매일 25 mg	매일 150 mg (L-carnitine 660 mg 병용)	주1회 180 ug
부작용	Lactic acidosis	Nephropathy, Fanconi syndrome, osteomalacia, Lactic acidosis	Increasing LDL cholesterol	Carnitine depletion	Flu like symptoms, Hematologic/ Psychiatric/ Ophthalmologic effects, Thyroid dysfunction
추적관찰	Lactic acid	Cr clearance, serum phosphate, urine glucose and protein, bone density study	LDL cholesterol	L-carnitine	CBC, TFT

출처: 대한간학회. 2018년 대한간학회 만성B형간염 진료 가이드라인. 2018. pp. 52-53.

2. 만성B형간염 치료의 실제

1) 만성B형간염 환자의 치료는 내성발현의 유전자 장벽이 높은 경구용 항바이러스제 단독요법(entecavir, TDF, TAF, besifovir) 또는 페그인터페론 알파(pegylated interferon alfa) 단독 치료를 권장

2) 항바이러스 치료 시 신장기능, 골대사 등 각각의 약물 부작용에 대한 모니터링이 필요하며 이에 대한 조절이 필요

3) 비대상성 간경변증 환자의 치료는 내성발현의 유전자 장벽이 높은 경구용 항바이러스제 단독요법(entecavir, TDF, TAF)을 권장. 이중 TAF는 비대상성 간경변증 환자에서 골다공증 또는 신기능 저하가 있는 경우*에 요양급여를 인정

* 1) 골다공증 치료제 일반원칙 급여기준(T-score ≤ -2.5 또는 골다공증성 골절이 영상학적으로 확인된 경우)에 해당하는 환자군 또는 2) 사구체 여과율(eGFR) 60 mL/min/1.73 m² 미만

4) 경구용 항바이러스제 치료 중에는 간기능검사 및 혈청 HBV DNA를 1-6개월 간격으로 검사하고 HBeAg/anti-HBe는 3-6개월 간격으로 검사할 수 있음. 또한, 치료 중에 반응 예측과 종료 시점 결정에 도움을 줄 수 있는 HBsAg 정량검사*를 고려할 수 있음

* HBsAg 정량검사 보험기준(나. 경구용 항바이러스제제를 투여하는 경우): B형간염 바이러스 DNA 정량검사 미검출 시 연 1회 인정하되 「선별급여 지정 및 실시 등에 관한 기준」에 따라 본인부담률을 80%로 적용

5) 만성B형간염 환자에서 HBsAg 소실이 이루어진 후 경구용 항바이러스제 치료 종료를 권장

6) 간경변증 환자에서는 장기간의 치료를 고려하고 비대상성 간경변증 환자에서는 경구용 항바이러스제 치료를 중단하지 않음

VI 항바이러스제 내성치료

경구용 항바이러스 치료 중에 바이러스 돌파가 발생하면 환자의 약물 순응도 확인 및 약제 내성검사를 시행함. 내성치료는 바이러스 돌파가 관찰되고 유전자형 내성이 확인되면 가급적 빨리 시작

● 표 4-3-4. 만성B형간염 항바이러스제 내성치료

Resistance	Preferred	Alternative
Lamivudine/Telbivudine/ Clevudine resistance	1. Change to tenofovir	1. Add tenofovir 2. Add adefovir
Entecavir resistance	1. Change to tenofovir 2. Add tenofovir	1. Add adefovir
Adefovir resistance	1. Change to tenofovir 2. Change to entecavir+tenofovir	1. Add entecavir
Tenofovir resistance	1. Add entecavir	
Multi-drug resistance	1. Change to entecavir+tenofovir 2. Change to tenofovir	

출처: 대한간학회. 2018년 대한간학회 만성B형간염 진료 가이드라인. 2018. p. 94.

VII 특정 상황에서의 치료

1. 면역억제/항암화학요법/이식 환자의 예방적 항바이러스 치료(그림 4-3-3, 표 4-3-5)

1) 면역억제/항암화학요법 대상 환자 중, HBsAg (+) 또는 HBV DNA (+)이면서 B형간염 재활성화 위험이 중등도/고위험군에 해당하는 경우: 해당 요법 시행 동안 및 종료 후 6개월까지
2) 면역억제/항암화학요법 대상 환자 중, HBsAg (–)/Anti-HBc (+)/HBV DNA (–)이면서 B형간염 재활성화 위험이 고위험군에 해당하는 경우: 해당 요법 시행 동안 및 종료 후 6개월까지
3) 1) 또는 2)에 해당하는 환자 중, B-cell depleting agent (e.g., rituximab) 포함하는 요법을 투여하는 경우: 해당 요법 시행 동안 및 종료 후 12개월까지
4) 1) 또는 2)에 해당하는 조혈모세포 이식 환자: 이식 후 18개월까지

5) 항바이러스제는 혈청 HBV DNA, 면역억제/항암화학요법의 강도 및 기간, 신기능 감소나 골대사질환 등을 종합적으로 고려하여 엔테카비어(ETV), 테노포비어(TDF)를 우선적으로 선택

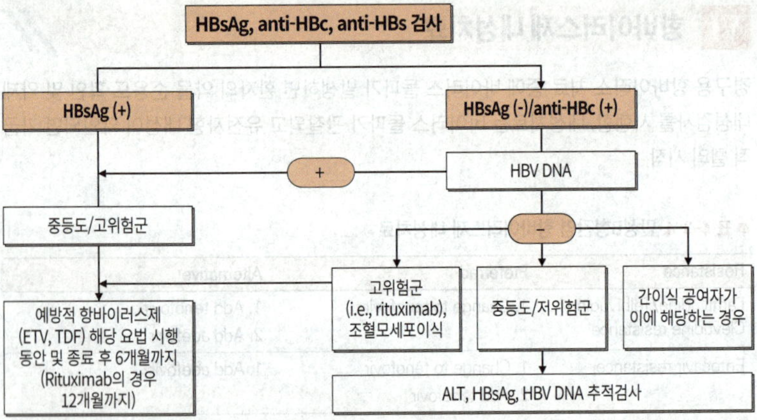

● 그림 4-3-3. **예방적 항바이러스 치료의 적응증**

출처: kasl.org. 예방적 항바이러스 치료의 적응증 및 재활성화 위험도 분류. Available from: https://www.kasl.org/guideline/hbv/hbv_4.html.

● 표 4-3-5. **면역요법 관련 B형간염 재활성화 위험도**

Risk of reactivation	Immune-related therapies	
HBsAg-positive		
High risk (≥10%)	B cell depleting agent	rituximab
	Anti-human CD38	daratumumab
	High-dose corticosteroid	prednisolone ≥20 mg/day, 4주 이상
	Anthracycline derivatives	doxorubicin, daunorubicin, epirubicin
	More potent TNFa inhibitor	infliximab, adalimumab, certolizumab, golimumab
	HCC local therapy (TACE), Chimeric antigen receptor (CAR) T cell therapy	
Moderate risk (1–10%)	Systemic chemotherapy (other than anthracycline derivatives)	
	Moderate-dose corticosteroids	prednisolone 10–20 mg/day, 4주 이상
	Cytokine-based therapy	abatacept, ustekinumab, mogamulizumab, vedolizumab

● 표 4-3-5. (이어서) 면역요법 관련 B형간염 재활성화 위험도

Risk of reactivation	Immune-related therapies	
HBsAg-positive		
Moderate risk (1–10%)	Immune Checkpoint inhibitor	pembrolizumab, nivolumab, atezolizumab, durvalumab
	Tyrosine-kinase inhibitor (imatinib, nilotinib), Immunophilin inhibitor (cyclosporine), Less potent TNFa inhibitor (etanercept), Proteasome inhibitor (bortezomib)	
Low risk (<1%)	Low-dose corticosteroid	Prednisolone <10 mg/day, intra-articular steroid injection
	Antimetabolite, azathioprine, 6-MP, methotrexate	
HBsAg-negative/anti-HBc Ab positive		
High risk (≥10%)	B cell depleting agent	rituximab
Moderate risk (1–10%)	High-dose corticosteroid	prednisolone≥20 mg/day, 4주 이상
	Anthracycline derivatives	doxorubicin, daunorubicin, epirubicin
	More potent TNFa inhibitor	infliximab, adalimumab, certolizumab, golimumab
	Systemic chemotherapy (other than anthracycline derivatives)	
	Cytokine-based therapy	abatacept, ustekinumab, mogamulizumab, vedolizumab
	Immunophilin inhibitor (cyclosporine), Tyrosine-kinase inhibitor (imatinib, nilotinib), Proteasome inhibitor (bortezomib), Anti-human CD38 (daratumumab)	
Low risk (<1%)	Low to moderate-dose corticosteroid (prednisolone<20 mg/day)	
	Antimetabolite, azathioprine, 6-MP, methotrexate, CAR T cell therapy	
	Immune Checkpoint inhibitor	Pembrolizumab, nivolumab, atezolizumab, durvalumab

출처: 대한간학회. 2022년 대한간학회 만성B형간염 진료 가이드라인. 2022. pp. 75-76.

2. 신기능 이상 또는 골대사질환자(표 4-3-6)

1) 신기능 감소나 골대사질환이 있거나 질환의 위험이 있는 경우 초치료 약제로 TDF보다는 엔테카비어(ETV), TAF, 베시포비어가 우선 추천됨
2) TDF를 복용하고 있는 환자에서 (1) 골다공증 치료제 일반원칙 급여기준(T-score≤-2.5 또는 골다공증성 골절이 영상학적으로 확인된 경우)에 해당하는 환자군 또는 (2) 사구체여과율(eGFR) 60 mL/min/1.73 m^2 미만인 경우 치료 기왕력에 따라 TAF, 베시포비어 또는 엔테카비어로 전환할 수 있음
3) 모든 약제는 크레아티닌 청소율에 따른 적절한 용량 조절을 해야 함

● 표 4-3-6. 신기능에 따른 경구 항바이러스제 권장 용량

Drug	Creatinine clearance (mL/min)	Recommended dose	
Entecavir		초치료	라미부딘 내성
	≥50	0.5 mg q 24 hrs	1 mg q 24 hrs
	30–49	0.5 mg q 48 hrs	1 mg q 48 hrs
	10–29	0.5 mg q 72 hrs	1 mg q 72 hrs
	<10 or HD or PD	0.5 mg q 7 days	1 mg q 7 days
Tenofovir disoproxil fumarate (TDF)	≥50	300 mg q 24 hrs	
	30–49	300 mg q 48 hrs	
	10–29	300 mg q 72–96 hrs	
	<10 with dialysis	300 mg q 7 days(투석 후 투약)	
	<10 without dialysis	Not indicated	
Tenofovir alafenamide fumarate (TAF)	≥15	25 mg q 24 hrs	
	<15 with dialysis	25 mg q 24 hrs	
	<15 without dialysis	Not indicated	
Besifovir	≥60	150 mg q 24 hrs	
	30–59	150 mg q 48 hrs	
	15–29	150 mg q 96 hrs	
	<15	Not indicated	

출처: 대한간학회. 2022년 대한간학회 만성B형간염 진료 가이드라인. 2022. pp. 68-69.

3. 임산부 또는 임신을 준비 중인 환자

1) 임산부 또는 임신을 준비 중인 환자에서 경구용 항바이러스제의 투약은 일반적인 치료 원칙에 기반하되 임산부와 태아에게 미칠 수 있는 장단기적 영향을 고려하여 신중하게 결정해야하며 약제 중 TDF를 권장
2) TDF 이외의 경구용 항바이러스제 복용 중 임신 사실을 알게 되었을 경우에는 임산부와 태아에 비교적 안전한 TDF로 변경을 권장하며, 항바이러스 치료 유무와 상관없이 출산 후 모유 수유 시에도 사용을 제한하지 않음
3) B형간염 수직감염 예방 목적으로 임산부에 대해 TDF(비리어드) 투여는 급여가 인정됨
   ① 세부기준(복지부 고시 2021-65)
   - 투여대상: HBsAg(+)인 임산부로서 HBV-DNA≥200,000 IU/mL
   - 투여용량: TDF(비리어드) 300 mg을 1일 1회 경구투여
   - 투여기간: 임신 24–32주에 투여시작, 출산 후 최대 12주까지

04 C형간염

증례

- 56세 남자, 검진 HCV Ab(+)
- ALT 82 IU/mL, HCV RNA 5.53×10^5 IU/mL, genotype 1b
- 이전 C형간염 치료력 없음

복부 초음파에서 간경변증 없는 경우 치료 약제 및 기간은?

⇨ 마비렛(8주; 1일 1회, 3정) 혹은 엡클루사(12주; 1일 1회, 1정); 모든 유전자형 치료 가능

진단과 치료를 위한 핵심사항

임상적 병력청취

1. C형간염 보유 기왕력, 이전 (페그)인터페론 및 DAA 치료 기왕력
2. 수술 및 수혈의 기왕력, 침습적 시술을 받은 기왕력
3. 간염과 간암의 가족력
4. 음주 여부, 동반질환(고지혈증, 당뇨 등)
5. 복용 중인 약제 및 약물상호작용 확인(특히, statin제제)

* 필수검사
혈액검사(Hb, PLT, TB, Alb, AST/ALT, ALP/rGTP, Na/K, HCV RNA 정량, HCV genotype, HBsAg/Ab, IgG-HBc, AFP), 영상검사(초음파/CT), 간섬유화 평가를 위한 fibroscan 또는 간조직 검사

* 치료 pangenotypic direct acting antiviral (DAA) (Epcula, Mavirett) 8-12주

I 역학 및 자연경과

1. 유병률: 약 1.6%(전 세계), 약 0.78%(우리나라)

2. 급성C형간염

1) HCV감염 후 1–3주 HCV RNA 상승, 4–12주 혈청 ALT 증가
2) 대부분 무증상이나 2–12주 사이 비특이적 증상, 20%에서 황달 동반
3) HCV감염 후 54–86% 만성간염으로 이행, 20–50%는 자연적 제거로 회복

3. 만성C형간염

1) 대부분 무증상(60–80%)이나, 만성간염으로 이행되면 자연적 회복 드묾
2) 치료받지 않으면 간경변증, 간세포암으로 진행
3) 알코올, 비만, 인슐린 저항성은 질병의 진행과 연관

II 진단

1. 선별검사: HCV 항체(anti-HCV Ab)

2. 확진검사: HCV RNA 정량 검사

1) HCV 항체 양성 → HCV RNA 검사하여 양성이면 진단
2) 현재 감염 및 회복된 과거 감염 모두 HCV 항체 양성. HCV RNA 미검출은 현재 C형간염에 감염된 상태가 아님을 의미

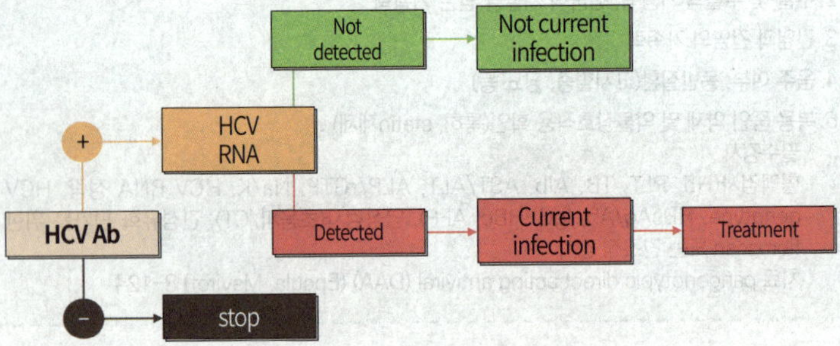

● 표 4-4-1. C형간염에 대한 혈청학적 표지자의 해석

Anti-HCV	HCV RNA	해석	다음 검사
Positive	Positive	급성, 만성C형간염	

● 표 4-4-1. (이어서) C형간염에 대한 혈청학적 표지자의 해석

Anti-HCV	HCV RNA	해석	다음 검사
Positive	Negative	과거 C형간염 회복, 급성C형간염의 저바이러스 혈증기, 위양성 HCV 항체 검사, 위음성 HCV RNA 검사	3-6개월 간격 HCV 항체 및 HCV RNA 검사 재검
Negative	Positive	초기 급성C형간염, 면역억제상태에서의 만성C형간염, 위양성 HCV RNA 검사	3-6개월 간격 HCV 항체 및 HCV RNA 검사 재검

3) HCV 유전자형(genotype) 검사: 항바이러스 치료 전 반드시 확인
  (1) 6개의 유전자형(1-6형): subtype은 소문자 표시. 예) 1b, 2a/c
  (2) 국내 분포: 1b(45-59%), 2a(26-51%)

3. 간 중증도 평가: 항바이러스 치료 전 간경변증 유무와 비대상성 여부 확인

1) 비침습적 섬유화 검사(Fibroscan) 혹은 간조직검사
2) 비대상성 간경변증 여부(Child-Pugh class)

III 치료

1. 치료 대상

치료의 금기증이 없는 모든 만성C형간염 환자

2. 치료 목표

치료 종료 후 12주째 혈청 HCV RNA가 검출되지 않는 상태인 SVR12 (sustained virologic response at 12 weeks) 획득

3. 치료 약제

1) 범유전자형(Pangenotypic) 치료 약제

(1) 현재, C형간염의 치료의 대부분을 차지. 모든 유전자형(1-6형)을 치료 가능. 세부 치료지침은 대한간학회 홈페이지 참조(https://www.kasl.org/guideline/guideline_Intro.html)

(2) 다음 범유전자형 약제 3가지 모두, 신기능 저하 환자나 혈액투석 환자에서 용량 조절 없이 투여 가능함

(3) 마비렛(MAVIRET®; Glecaprevir/Pibrentasvir)
1일 1회, 3정 경구 투여. 비대상성 간경변증에서는 금기[Child 등급 B 또는 C, 간경변증

관련 합병증(정맥류 출혈, 복수 등)의 병력이 있는 환자에서 금기]

유전자형	치료력	간경변증	치료기간
1-6	없음	없음 or 대상성 간경변	8주
1,2,4,5,6	이전 치료력(IFN or SOF)	없음	8주
1,2,4,5,6	이전 치료력(IFN or SOF)	대상성 간경변증	12주
3	이전 치료력(IFN or SOF)	없음 or 대상성 간경변	16주

이전 치료력 (다른 DAA) 있는 경우에는 간학회 치료지침 참고
IFN; 인터페론 혹은 페그인터페론, SOF; Sofosbuvir (소발디)

(4) 엡클루사(EPCLUSA®; Sofosbuvir/Velpatasvir)

1일 1회, 1정 경구 투여. 비대상성 간경변증 투여 가능(리바비린과 동반하여)

유전자형	치료력	간경변증	치료기간
1-6	없음	없음 or 대상성 간경변	12주
1-6	이전 치료력 (IFN)	없음 or 대상성 간경변	12주
1-6	없음 or 이전 치료력 (IFN)	비대상성 간경변증	12주(+리바비린)

(5) 보세비(VOSEVI®; Sofosbuvir/Velpatasvir/Voxilaprevir)

① 1일 1회, 1정 경구 투여. *비대상성 간경변증에서는 금기

② 모든 유전자형 12주 치료

③ 이전 NS5A 저해제[daclatasvir(다클린자), ledipasvir(하보니), pibrentasvir(마비렛), velpatasvir(엡클루사)] 치료에 실패한 환자를 대상으로 투여

2) 약물상호작용(Drug-drug interaction, DDI)

DAA는 매우 효과적(SVR12≥95%)이며 부작용이 적지만, 일부 약제와의 DDI가 문제. 투여중인 약제와의 DDI를 반드시 확인해야 함(특히, statin 계열). 참고: www.hep-druginteractions.org

4. 치료 중 모니터링

1) 통상적인 경우 4주 간격의 모니터링을 요함(간기능, 신기능, HCV RNA 정량, AFP 등)

2) 완치 판정: HCV RNA 정량검사 결과로 판정. 치료 종료 후 12주째 혈청 HCV RNA가 검출되지 않는 상태인 SVR12에 도달하는 것

5. 완치(SVR12) 이후 추적관찰

1) 치료 전 간경화가 없었던 경우: 6-12개월 간격 추적관찰(HCV RNA, AFP, 간초음파 등)

2) 치료 전 간경화가 동반된 경우: 간경화 환자에 준하여 추적[최소 6개월 간격의 영상검사(CT 또는 초음파) 필요; 환자 상태에 따라 다양]

05

알코올간질환 및 비알코올지방간질환

증례

44세 남환, 지난 6개월간 하루 평균 소주 2병 이상의 음주력. 황달을 주소로 내원함

• 내원 당시 혈액검사
Total bilirubin 5.0 mg/dL, γ-GTP 653 U/L, ALP 105 U/L, AST 385 U/L, ALT 320 U/L, Albumin 3.1 g/dL, Creatinine 1.4 mg/dL, Prothrombin time 18 sec (reference 11 sec), HBsAg (–), HBsAb (+), HCV Ab(–), HAV IgM (–)
초음파 및 복부 조영증강 CT에서 담도 폐쇄는 관찰되지 않음
지방간 및 간비대 확인

⇨ 급성 알코올성 간염 진단 → mDFS 37.2점으로 prednisolone 40 mg/day 시작

• 일주일 뒤 혈액검사
Total bilirubin 3.9 mg/dL, γ-GTP 442 U/L, ALP 110 U/L, AST 220 U/L, ALT 205 U/L, Prothrombin time 16 sec.

⇨ Lille score 0.063로 steroid-responder로 판단, 추가 3주(총 4주) 스테로이드 치료

진단과 치료를 위한 핵심사항

1. 임상적 병력청취
   - 현병력, 과거력, 음주량과 경력, 약물 복용력, 당뇨, 고지혈증 등 대사관련 질환 유무
2. 검사실 검사
   - 간염 바이러스 검사(다른 간염 원인을 배제)
   - 생화학 검사(AST/ALT 비율, gamma-GTP, TB/DB, INR)
   - 간섬유화 및 지방증 검사: 복부초음파, Fibroscan, 혈청학적 검사 패널, 간조직 검사
3. 치료
   - 알코올지방간염: 금주, 영양식이, 알코올 금단 증상 모니터 및 치료, 중증의 경우 스테로이드
   - 비알코올지방간염: 운동, 체중감량, 비타민E, thiazolidinedione, GLP-1 agonist

I 알코올성간질환

1. 정의

1) 음주에 의해 발병하는 지방간, 간염, 간경변증 및 간세포암의 다양한 범주를 포함하는 질환군

2) 유의한 알코올 섭취량이 최근 2년간 남자의 경우 주당 210 g, 여자의 경우 주당 140 g을 초과하는 경우

2. 임상진단

1) 병력청취: 간질환을 초래할 수 있는 음주 경력의 확인

2) 혈액검사

(1) AST/ALT＞1 이상이면 알코올성 간염을 의심. 대게는 AST, ALT가 300 IU/L을 넘지는 않음

(2) γ-GTP 상승: 음주량 증가와 관련 있으나, 알코올간질환에 특이적이지는 않음

(3) Total bilirubin, MCV 상승 또한 동반될 수 있음

3) 임상증상

(1) 대부분은 무증상이며 허약, 무력감 호소

(2) 상복부불편감, 고열, 피로, 식욕부진, 권태, 압통이 동반된 간종대, 황달, 발열

(3) 급성 중증알코올간염이나 간경변증: 복수, 하지부종, 간성뇌증, 식도 정맥류 출혈

3. 알코올간염의 예후 예측 지표

1) Maddrey's Discriminant Function (mDF)

(1) 4.6×[Prothrombin time - control (second)]+bilirubin (mg/dL)

(2) 32점 이상은 중증 알코올간염을 시사: 4주 mortality 30–50%

2) MELD score

(1) 9.57×ln [Cr (mg/dL)]+3.78×ln [Serum bilirubin (mg/dL)]+11.20×ln (INR)+6.43

(2) 21점 이상은 중증 알코올간염을 시사

3) Lille score

(1) 스테로이드 치료 시작 후 반응에 따른 예후 예측(치료 시작 7일 후 계산)

(2) 0.45 미만이면 good prognosis, 0.45 이상이면 예후 불량

4) 기타

Glasgow Alcoholic Hepatitis Score (GAHS), ABIC (Age, Bilirubin, INR, Creatinine)

4. 치료

1) 금주 필수

2) 충분한 영양공급과 전해질 교정 및 thiamine 보충(100–300 mg/day)

3) 알코올 금단 증상에 대한 관찰 및 치료

(1) 증상: 빈맥, 고열, 발한, 손떨림, 구역, 구토, 환각, 경련, 금단 섬망 등

(2) 치료: Benzodiazepine (lorazepam 1–4 mg q 4 to 8 hrs로 시작하여 증상에 따라 증감량)

4) 중증 알코올간염의 약물치료(mDF≥32점, GAHS≥9점 또는 MELD>20점)

(1) 스테로이드

① Prednisolone 40 mg 경구 투여, 1일 1회, 4주간 투여 후 감량 혹은 중단

② 위장관 출혈, 패혈증, 신부전, 췌장염 등의 동반된 다른 질환이 없어야 함

(2) 기타 약제

① N-acetylcysteine: 단독요법은 근거 부족. Steroid 병합요법은 추가 연구 필요

② G-CSF : 추가 연구 필요

③ Pentoxifylline: 더 이상 권고되지 않음

5) 간이식: 내과적 치료에 반응하지 않는 중증 알코올간염 환자는 조기 간이식을 고려

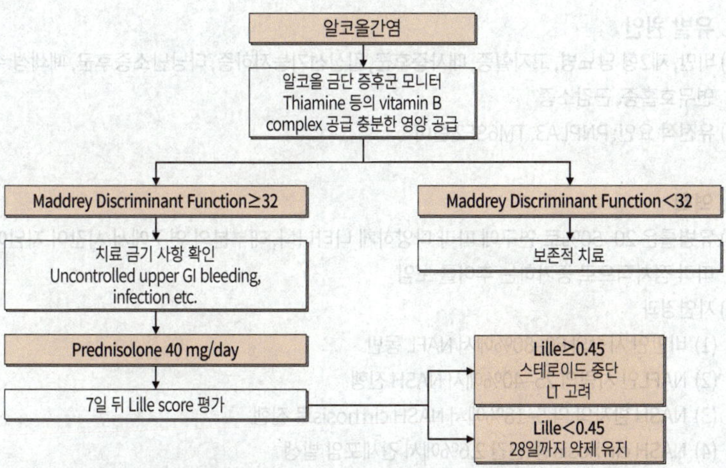

● 그림 4-5-1. 알코올간염 치료 알고리듬

II 비알코올지방간질환(Nonalcoholic fatty liver disease)

1. 정의 및 분류

유의한 알코올 섭취(남자의 경우 주당 210 g, 여자의 경우 주당 140 g 이상), 지방간을 초래하는 약물의 복용, 동반된 다른 원인에 의한 간질환 등이 없으면서 영상의학 검사나 조직검사에서 간내 지방침착 소견을 보이는 질환군을 총칭(비알코올 지방간, 비알코올 지방간염, 비알코올지방간질환 연관 간경변증)

● 표 4-5-1. 지방간 용어 정리

용어	설명
비알코올지방간질환	비알코올 지방간, 비알코올 지방간염, 비알코올지방간질환 연관 간경변증까지 전체 질환을 포괄하는 질환군 간내 지방침착(지방증)은 간 조직검사에서 5% 이상의 간 세포에 지방이 침착된 경우로 정의됨
비알코올 지방간 (단순 지방간)	간내 지방침착을 보이지만 간세포 손상(풍선변성) 및 섬유화가 없는 경우
비알코올 지방간염	간내 지방침착을 보이면서 간세포 손상(풍선변성)을 동반한 염증소견이 있는 경우. 섬유화를 동반하기도 함
비알코올지방간질환 연관 간경변증	비알코올 지방간이나 지방간염이 동반된 간경변증, 혹은 과거 조직학적으로 증명된 비알코올 지방간, 지방간염 환자에서 발생된 간경변증

2. 유발 원인

1) 비만, 제2형 당뇨병, 고지혈증, 대사증후군, 갑상선기능저하증, 다낭난소증후군, 폐쇄성 수면무호흡증, 근감소증
2) 유전적 요인: PNPLA3, TM6SF2 변이

3. 역학

1) 유병률은 20–50%로 연구에 따라 다양하게 나타나나, 대부분의 연구에서 시간이 지남에 따라 점차적으로 증가하는 추이를 보임
2) 자연경과
   (1) 비만인 사람의 60–80%에서 NAFL 동반
   (2) NAFL인 사람의 25–40%에서 NASH 진행
   (3) NASH 환자의 약 5–18%에서 NASH cirrhosis로 진행
   (4) NASH cirrhosis 중 연간 2.6%에서 간세포암 발생
3) 예후

● 표 4-5-2. 비알코올 지방간의 예후

일반인 대비 사망률	NAFL	NASH without fibrosis	NASH with fibrosis	NASH cirrhosis
전체 사망률	1.7배	2.1배	2.4배	3.8배
간암으로 인한 사망률	7.1배	18.2배	32.7배	30.9배
심혈관질환 사망률	1.2배	1.6배	1.4배	2.1배
간경화 합병증 사망률	9.3배	28.3배	26.0배	166.3배

출처: Gut. 2021;70(7):1375-82.

4. 병인

인슐린저항성과 산화적스트레스(oxidative stress)에 의해 지방간염(steatohepatitis) 유발

5. 진단

1) 비침습적 검사

(1) 지방증의 진단

① 초음파: 가장 보편적인 검사. 다만 비만한 대상자에게서 검사가 어렵고, 경증 지방증에는 민감도가 낮음

② 전산화단층촬영: 특이도는 높으나 민감도는 낮음

③ MRS or MRI-PDFF: 지방간 발견과 정량적인 정보를 얻는 신뢰성이 높은 검사. 고비용의 문제점

④ Fibroscan(간섬유화스캔): CAP score를 활용. 지방증의 높은 진단능

⑤ 혈청학적 검사 패널: Fatty liver index (FLI), Hepatic steatosis index (HSI)

(2) 섬유화의 진단

① Fibroscan(간섬유화스캔): Transient elastography를 이용. 진행된 간섬유화에서 높은 진단능

② 영상기반 탄성 초음파: Point Shear wave elastography (SWE), 2D SWE, 간섬유화스캔과 유사한 진단능

③ MR elastography: 높은 진단능을 보이고 검사자 의존도가 없음. 다만 고비용

④ 혈청학적 검사 패널

● 표 4-5-3. 간섬유화 예측 혈청학적 검사 패널

Panels	Cutoff
NFS (NAFLD Fibrosis Score)	>0.675(진행된 간섬유화 의심) < -1.455(진행된 간섬유화 배제)
FIB-4 (Fibrosis-4 index)	>2.67(진행된 간섬유화 의심) <1.3(진행된 간섬유화 배제)
APRI (AST to Platelet Ratio Index)	>2.0(간경화 의심) <1.0(간경화 배제)
ELF (Enhanced liver fibrosis)	0.3576

2) 침습적 검사

간조직 검사: 표준 검사 방법(Gold standard). 다만 침습적으로 모든 환자에게 시행하기에는 현실적으로 제한점이 있음

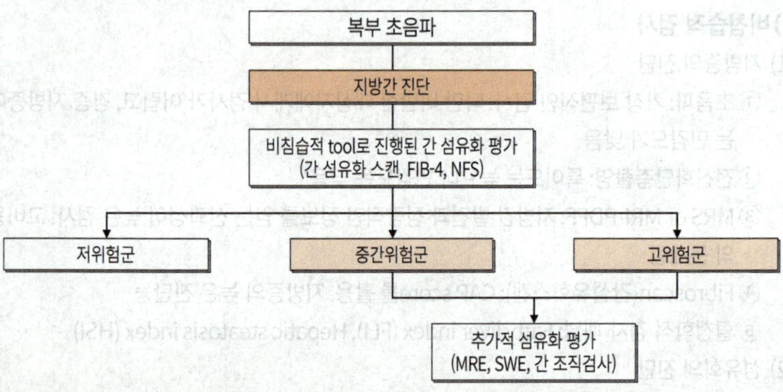

● 그림 4-5-2. 비알코올 지방간에서 진행된 간섬유화 고위험군 진단 알고리듬

6. 치료

1) 생활습관 교정

(1) 체중감량: 5% 이상 감량 시 지방증 완화, 7-10% 감량 시 섬유화 완화

(2) 운동: 주 3회/회당 30분 이상의 중등도 강도 이상의 운동

(3) 식사습관 변화: 하루 500 kcal 이상의 총 에너지 섭취량 감소

2) 약물치료

(1) 비만 치료제: Orlistat (Xenical, 장내 리파아제 억제제) - 근거 부족

(2) 당뇨 환자의 경우 인슐린과 경구용 혈당강하제를 투약하여 당뇨조절

(3) Insulin sensitizer

① Thiazolidinedione (PPAR gamma inhibitors): pioglitazone(지방간염 개선효과, 장기복용에는 안전성 우려)

② Metformin: DM이 있는 비알코올 지방간 환자에서 DM 1차 치료제로 사용(지방간 자체에 대한 개선 효과는 미약)

③ GLP-1 agonist

- Liraglutide: 당뇨병과 비만치료제로 승인. 지방간염의 소실을 보이나 안정성 문제로 비알코올 지방간염 단독치료제로는 개발 중단
- Semaglutide: 2상에서 지방간염 소실효과. 3상 진행 중

(4) 항산화제: Vitamin E는 지방간염 호전 효과가 있으나 장기투여 시 안전성 우려

(5) 지질강하약제: Statin, fibrates, ezetimibe, omega-3(심혈관계 합병증 개선)

3) 수술치료(비만수술, Bariatric surgery)

내과적인 치료에 반응하지 않는 비만이 동반된 비알코올지방간질환에서 체중 감량을 목적으로 시행 가능

(1) BMI≥35 kg/m^{2}인 경우

(2) BMI≥30 kg/m^{2}이면서 고혈압이나 당뇨 동반

06

약인성 간손상

증례

- 50세 남자, diclofenac 주사 후 발생한 간 수치 상승으로 내원
- AST/ALT 617/700 U/L(참고치 0–35/0–35)
- ALP/gamma GTP 60/52 U/L(참고치 30–120/9–64)
- R값에 따른 약인성 간손상 분류하기
- R값=(ALT÷ALT의 정상 상한치)÷(Alk P÷Alk P의 정상 상한치)

⇨ (700÷35)÷(60÷120)=40

⇨ >5이므로, 간세포성 손상으로 진단

진단과 치료를 위한 핵심사항

1. 병력청취: 현병력, 과거력, 음주력 및 철저한 약물 복용력(종류와 복용한 시기 및 기간)
2. 이학적 소견: 간외 증상 유무(발진, 림프절병증, 호산구증가증)
3. 시행할 검사: 급성간염의 생화학적 소견, 다른 간염 원인의 배제(바이러스성 간염, 자가면역성간염 배제), 혈중 약물 농도
4. 측정
   1) 복부 초음파, CT: 담도 폐색 배제
   2) 간조직 검사: 치료방향 결정
5. 치료: 원인 약물 중단, 수액 및 영양 공급

I 정의

섭취한 약제, 유기 혹은 무기물질 등에 의해 발생하는 간손상. 단순한 간수치 이상에서부터 치명적인 간세포괴사, 만성간염, 육아종, 간경변증까지 다양한 양상으로 나타남

II 분류

1. 간독성 기전에 따른 분류

● 표 4-6-1. 기전에 따른 약인성 간손상의 분류

	내인성(또는 직접) 간손상 (intrinsic or direct)	특발성 간손상 (idiosyncratic)
용량 의존성	있음	없음
발생 예상 가능 여부	예상 가능함	거의 예상하기 어려움
잠복기	짧음(수일)	다양함(수일에서 수개월)
알려져 있는 기전	약물 또는 대사물 자체에 의한 직접적인 손상	약물이나 대사물에 대한 숙주의 면역반응
숙주 감수성	무관	관련 있음(개개인에 따라 다양한 반응)
대표적인 약제	Acetaminophen, amiodarone* valproate, methotrexate	Allopurinol, amiodarone*, amoxicillin-clavulanate, diclofenac, fenofibrate, cephalosporin, isoniazid, immune-check point inhibitors

* Amiodarone은 내인성/특발성 간손상을 모두 일으킬 수 있음
최근에는 면역관문억제제와 같이 면역체계에 영향을 주는 약제를 사용하여 발생하는 약인성 간손상을 별도로 간접 간독성(indirect hepatotoxicity)으로 분류하여 직접 간독성(direct hepatotoxicity), 특발성 간독성(idiosyncratic hepatotoxicity), 간접 간독성(indirect hepatotoxicity)의 세 가지로 분류하기도 함
출처: Hepatology (Baltimore, Md). 2023;77(3):1036.

2. 간수치 상승 양상에 따른 분류

*R*값 = (ALT ÷ ALT의 정상 상한치) ÷ (Alk P ÷ Alk P의 정상 상한치)

● 표 4-6-2. *R*값을 이용한 간수치 상승 양상에 따른 약인성 간손상의 분류

	간세포성(hepatocellular) 손상	담즙정체성(cholestatic) 손상	혼합성(mixed) 손상
주증상	오심, 식욕부진, 상복부 불편감	황달, 가려움증, 오심, 식욕부진	황달, 가려움증, 오심, 식욕부진
R값	>5	<2	2-5

III 대표적인 원인 약제

● 표 4-6-3. 약인성 간손상의 다빈도 원인 약제

약제명	손상 기전	약제의 시작부터 발병까지의 기간(일)	전형적인 간수치 상승 양상 및 특징
Acetaminophen	내인성	<3	급성 간세포성 손상 하루 용량 4 g씩 장기 복용 시에도 발생 가능 한번에 10-15 g 복용 시 흔히 발생 25 g 초과 시 치명적일 수 있음
항생제/항결핵제			
Amoxicillin/ Clavulanate	특발성	3-90	주로 담즙정체성 손상, 때때로 간세포성 손상 약제 중단 후에 시작되기도 함
Fluoroquinolones	특발성	3-30	담즙정체성, 간세포성, 혼합성 손상 모두 가능
Trimethoprim/ Sulfamethoxazole	특발성	3-30	주로 담즙정체성, 때때로 간세포성 종종 과민반응이 동반
Isoniazid	특발성	30-90	급성 간세포성 손상
항경련제			
Phenytoin	특발성	<90	담즙정체성, 간세포성, 혼합성 손상 모두 가능 종종 과민반응이 동반
Carbamazepine	특발성	30-90	담즙정체성, 간세포성, 혼합성 손상 모두 가능 종종 과민반응이 동반
Valproate	내인성/ 특발성	>30	간세포성 손상 드물게 암모니아 상승 및 간성혼수 동반 조직-Microvesicular steatosis
NSAIDs (e.g. Diclofenac)	특발성	30-90	간세포성 손상
Allopurinol	특발성		간세포성, 혼합성 손상 종종 과민반응이 동반
Amiodarone	내인성/ 특발성	>30	간세포성, 혼합성, 담즙정체성 손상 모두 가능 조직-Macrovesicular steatosis or steatohepatitis
Proton pump inhibitors	특발성	3-30	간세포성 손상
흡입마취제	특발성	3-30	간세포성 손상
면역관문억제제 (e.g. Ipilimumab, Nivolumab, Pembrolizumab, Atezolizumab etc.)	특발성	<90	초기에는 혼합성이다가 간세포성 손상으로 진행

● 표 4-6-3. (이어서) 약인성 간손상의 다빈도 원인 약제

약제명	손상 기전	약제의 시작부터 발병까지의 기간(일)	전형적인 간수치 상승 양상 및 특징
항경련제			
Methotrexate	내인성	>90	지방간, 섬유화
Statin	내인성/특발성	3-90	간세포성 손상 무증상이 대부분

TIP
- 개별 약제에 대한 간독성을 확인하기 위한 참고 웹사이트
  LiverTox (http://LiverTox.nih.gov)

IV 진단

1. 철저한 병력청취(약물 종류, 복용 시작시점, 복용기간, 용량, 복용 유무에 따른 간수치 변화, 함께 복용하는 약물, 음주력 등)

2. 배제 진단이 원칙(바이러스간염, 알코올간염, 자가면역간염, 대사성 간질환 등)

3. 인과관계 규명

1) 약제 복용과 발병 사이의 시간적 선후 관계 및 시간 간격
2) 약제 중단 후 호전 여부
3) 재복용을 했을 경우 재복용 후 재발 여부
4) RUCAM/CIOMS 이용

4. 필요시 간 조직검사 고려

TIP
- 약인성 간손상 진단을 위해 간 조직검사를 고려하여야 하는 경우
  1) 자가면역간질환과의 감별이 필요할 때(예: ANA를 포함한 자가항체 양성, serum IgG 상승)
  2) 의심약제를 중단하였는데도 임상양상이 악화될 때
  3) 임상적으로 진단이 불확실하여 다른 간질환과의 감별이 필요할 때

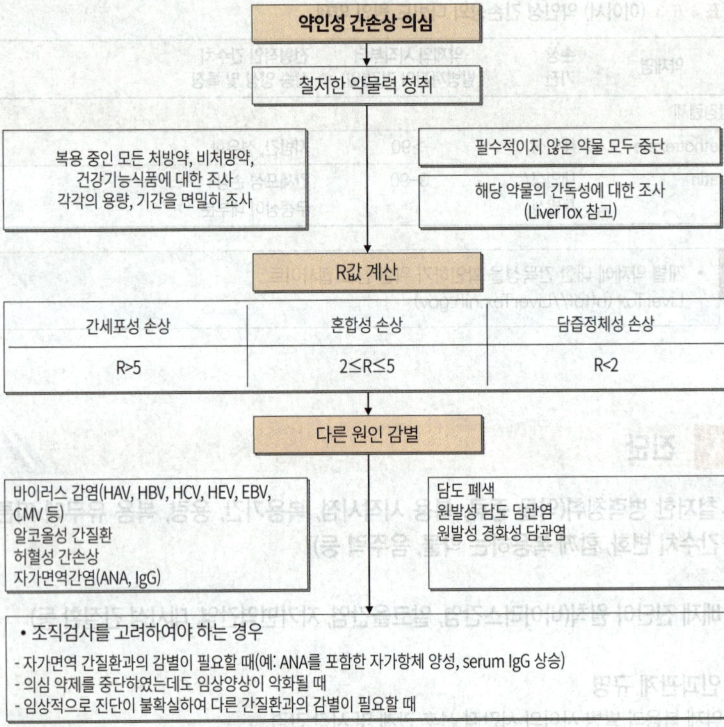

● **그림 4-6-1. 약인성 간손상 진단을 위한 단계별 접근 알고리듬**

V 치료

1. 일반 원칙: 유발약제를 확인해서 중단

2. 개별상태에 따른 치료

1) N-acetylcysteine: 약인성 간손상으로 인한 급성간부전의 초기 치료로 고려

2) Acetaminophen 연관 약인성 간손상

(1) 4시간 이내 위세척

(2) N-acetylcysteine 요법

① 경구투여: 조기 부하량 140 mg/kg, 이후 70 mg/kg 4시간마다

② 정맥투여: 조기 부하량 150 mg/kg for 15-60 min, 이후 4시간 동안 12.5 mg/kg/h, 이후 16시간 동안 6.25 mg/kg/h

3) Corticosteroid

일상적인 사용은 권유되지 않음

TIP

Corticosteroid 치료를 고려하여야 하는 경우
- 과민반응을 동반(e.g. DRESS syndrome)
- 약제 유발 자가면역간염
- 자가면역간염의 특성이 보이는 경우
- 면역관문억제제 연관 약인성 간손상

07 간경변증 및 합병증

증례

56세 남자, 간경변 및 반복적 복수천자 하던 분으로 복부팽만감으로 입원함. 몸무게는 60 kg, 기저 Cr 정상이었고, 2일 전 Cr 0.8 mg/dL였으나, 오늘 Cr 1.8 mg/dL으로 상승함(Albumin: 2.6 g/dL)

⇨ 1일째 치료: Terlipressin 1 mg IV q 6 hrs, Albumin 20% 100 mL 3 ample (60 kg으로 60 g 투여 필요하며, albumin 1 ample당 20 g으로 3 ample 투여한다.)
⇨ 2일째부터 치료: Terlipressin 1 mg IV q 6 hrs 유지, Albumin 20% 100 mL 1–2 ample 사용
⇨ 3일째 Cr 확인(감소되었다면, 치료 지속 ~15일까지 가능; 감소되지 않았다면, Terlipressin과 albumin 모두 중단)

진단과 치료를 위한 핵심사항

* 간경변증의 중등도 평가: CTP classification 활용
* 비대상성 간경변증: 복수, 정맥류 출혈, 간성뇌증, 황달 등 간경변 합병증이 동반된 경우
* 간경변증의 합병증(각 합병증별 치료의 실제 참고)
  1-1. 복수: 원인 감별(SAAG), 치료-이뇨제(spironolactone±furosemide), 복수천자+알부민
  1-2. 자발성 세균성 복막염: 진단 (복수PMN), 치료-항생제(ceftriaxone)+알부민(기준 확인)
  2. 정맥류출혈: 예방(베타차단제±EVL), 치료-terlipressin, 항생제(ceftriaxone), TIPS, PARTO
  3. 간성뇌증: 증상-flapping tremor, 치료-lactulose, rifaximin, 분지쇄아미노산, LOLA, 알부민
  4. 간신증후군: 치료-혈장량 증량, terlipression+알부민(기준 확인)
  * 간경변증 합병증 발생 시 간이식이 최선의 치료

I 간경변증의 진단 및 합병증의 종류

1. 정의 및 진단

1) 정의

간실질의 비가역적 만성손상에 의한 섬유화로 병리 조직학적으로 정의되는 질환

2) 진단

방법	소견
조직학적 진단	Gold standard, Metavir 섬유화 4단계
영상검사(CT, 복부초음파, MRI)	결절성 간표면, 비장종대, 문맥압 항진을 나타내는 복강내 측부혈관의 존재
내시경검사	식도 또는 위 정맥류가 있으면서 간경변증의 임상소견 동반
기타	간탄력도 검사, 혈액검사이용 비침습적 섬유화 검사(FIB-4 index)

출처: 대한간학회 간경변증 가이드라인.

3) 비대상성간경변증

복수, 정맥류 출혈, 간성뇌증, 황달 등 간경변 합병증이 동반된 경우

2. 합병증

Portal hypertension - Gastroesophageal varices - Portal hypertensive gastropathy - Splenomegaly, hypersplenism - Ascites - Spontaneous bacterial peritonitis	Coagulopathy - Factor deficiency - Fibrinolysis - Thrombocytopenia
Hepatorenal syndrome	Bone disease - Osteopenia, osteoporosis - Osteomalacia
Hepatic encephalopathy	Hematologic abnormalities - Anemia, Hemolysis - Thrombocytopenia - Neutropenia
Hepatopulmonary syndrome	
Portopulmonary hypertension	
Malnutrition	

출처: Harrison's Principles of Internal Medicine 21e.

II 간경변증의 원인과 중등도 평가

1. 원인

Liver	Biliary	Others
Alcoholism	Biliary cirrhosis	Cardiac cirrhosis
Chronic viral hepatitis	Primary biliary cirrhosis	Inherited metabolic disease
Hepatitis B	Primary sclerosing cholangitis	Hemochromatosis
Hepatitis C	Autoimmune cholangiopathy	Wilson's disease
Autoimmune hepatitis		Antitrypsin deficiency
Nonalcoholic steatohepatitis		Cystic fibrosis
		Cryptogenic cirrhosis

출처: Harrison's Principles of Internal Medicine 21e.

2. 중등도 평가

● 표 4-7-1. Child-Turcotte-Pugh (CTP) classification

Clinical and laboratory criteria	Points		
	1	2	3
Ascites	None	Easily controlled	Poorly controlled
Encephalopathy	None	Grade 1-2	Grade 3-4
Bilirubin (mg/dl)	<2.0	2.0-3.0	>3.0
Albumin (g/dl)	>3.5	2.8-3.5	<2.8
PT (prolonged sec) INR	<4.0 <1.7	4.0-6.0 1.7-2.3	>6.0 >2.3

Grade: A (5-6), B (7-9), C (10-15)

III 간경변증의 합병증: 복수

1. 복수의 진단과 감별

1) 진단검사 필요 항목

	항목	진단
필수검사	Cell count and differential Albumin Total protein	복수 감별진단, 자발성 세균성 복막염
선택검사	Gram's stain Culture in blood culture bottle	감염의 원인균
	Cytology	암성복수
	Acid-Fast Bacilli smear and culture Adenosine deaminase	결핵성 복막염
선택검사	Lactate dehydrogenase Glucose Carcinoembryonic antigen Alkaline phosphatase	이차성 세균성 복막염
	amylase	췌장성 복수
	Triglyceride	유미성 복수
	Bilirubin	담관의 천공
	Urea, Creatinine	요로성 복수

출처: Clin Mol Hepatol. 2018;24(3):230-77.

2) 복수의 원인 감별

(1) SAAG (serum-ascites albumin gradient) = 혈청 albumin 농도 – 복수 albumin 농도

SAAG≥1.1 g/dL(문맥고혈압과 관련)		SAAG<1.1 g/dL(문맥고혈압과 관련 없음)	
복수 단백질<2.5 g/dL	복수 단백질≥2.5 g/dL	복수 단백질<2.5 g/dL	복수 단백질≥2.5 g/dL
간경변 후기 Budd-Chiari 증후군 광범위 간전이	울혈성 심부전 협착심장막염 굴폐쇄증후군 초기 Budd-chiari 증후군	신증후군	복막암 췌장염 담즙유출 결핵성 복막염

(2) 혈성복수에서 복수 PMN 교정(corrected PMN) = absolute ascites PMN count - RBC/250

2. 복수의 치료

1) 치료 목표와 복수조절의 실제

체중감량 목표	- 복수만 있는 경우: 0.5 kg/day 이하 - 복수 및 말초부종 있는경우: 1.0 kg/day 이하
염분섭취제한(저염식)	하루 5 g 이하(나트륨 2 g/day, 88 mmoL/day 이하)
수분섭취제한	- 반드시 필요한 것은 아님 - 혈중 Na<125 mEq/L일때 1.0-1.5 L/day로 제한할 수 있음
이뇨제	중등도(grade 2) 이상의 복수가 있을 경우 투여 시작
시작 용량	Spironolactone 50-100 mg/day±furosemide 20-40 mg/day (10:4 비율)
최대 용량	Spironolactone 400 mg/day+furosemide 160 mg/day
경구 분지쇄아미노산	0.25 g/kg/day(알부민 수치의 호전과 복수 및 부종 발생 감소 효과)
치료적 복수천자	복수 1 L당 6-8 g의 알부민 투여 권장 (예시) 3 L 배액: 20% albumin 100 mL, 5 L 배액: 20% albumin 200 mL

2) 이뇨제 사용 시 주의사항 및 해결방안

Painful gynecomastia	Spironolactone을 amiloride로 교체(1/10 용량)
이뇨제 중단 적응증	간성뇌증, 혈중 Na≤120 mEq/L, 급성신손상 (혈중 Cr>2.0 mg/dL), 자발성 세균성 복막염
Hyperkalemia	Spironolactone을 감량하거나 중단
Hypokalemia	Furosemide를 감량하거나 중단

3) 이뇨제 치료 반응평가(이뇨제가 부족한가? 아니면 불충분한 저염식이 문제인가?)

반응평가 방법: 24시간 소변 나트륨 배설량 혹은 spot urine Na/K ratio

불충분한 반응원인	평가결과	해결방안
이뇨제 부족	- 24시간 나트륨 배설량<78 mEq/day - Spot urine Na/K ratio<1	이뇨제 증량
불충분한 저염식	- 24시간 나트륨 배설량≥78 mEq/day - Spot urine Na/K ratio≥1	철저한 저염식

3. 난치성 복수

1) 정의 및 치료방법

정의	최대용량의 이뇨제(spironolactone 400 mg/day+furosemide 160 mg/day) 및 적절한 염분섭취 제한(하루 5 g/day)에도 조절되지 않는 경우	
치료방법	대량복수천자	1회 4–6 L 정도의 반복적인 복수천자(1 L 천자당 알부민 6–8 g 정주)
	약제조정	베타차단제 중단, ACEi나 ARB도 중단
	TIPS*	복수재발 감소 및 생존율 향상(시행 후 간성뇌증 발생 주의)
	간이식	권장되는 궁극적인 치료법

* TIPS 세부 내용은 다음 파트인 정맥류 출혈 참조

4. 간경변성 흉수

1) 정의, 진단 및 치료방법

정의	기저 심폐질환 없이 발생하는 삼출성(transudative) 흉수 우측: 70%, 양측: 12%, 좌측 12%(좌측발생 시 결핵, 암, 췌장염 감별 필요)	
진단	혈청-흉수 알부민차>1.1 흉수 총 단백질<2.5g/dL 또는 흉수/혈청 총단백질 ratio<0.5 흉수/혈청 LDH ratio<0.6 PMN<250 cells/mm³인 경우에 진단	
치료방법	약물치료	일반적인 복수의 조절과 동일하게 염분제한 및 이뇨제 투여
	흉수천자	호흡곤란 심한 경우 시행(일반적으로 1–2 L 천자)
	TIPS*	조절되지 않는 경우 시행(70–80%에서 효과, 시행 후 간성뇌증 발생 주의)
	Pleurodesis	TIPS 시행할 수 없는 경우나, 실패한 경우 고려
	간이식	권장되는 궁극적인 치료법

* TIPS 세부 내용은 다음 파트인 정맥류 출혈 참조

5. 자발성 세균성 복막염

1) 진단 및 치료(치료방법의 실제 포함)

진단	복수 PMN≥250 cells/mm³로, 배양결과 상관없이 경험적 항생제 투여 * 복수 PMN<250 cells/mm³+감염 증상(열, 복통): 경험적 항생제 투여 권장 * RBC 많은 경우: Corrected PMN = absolute ascites PMN count - RBC/250
주된 원인균	G(−) bacilli (E.coli, K.pneumoniae): 70% G(+) cocci (S.pneumococcus, other Streptococci: 30%

치료방법 (치료방법의 실제)	항생제	Cefotaxime 2 g q8hr 또는 ceftriaxone 2 g q24hr 사용
	알부민	혈청 bilirubin>4 mg/dL 또는 BUN>30 mg/dL 또는 Cr>1.0 mg/dL인 경우, 진단 시 1.5 g/kg, 3일째 1.0 g/kg의 알부민 투여
	약제조정	이뇨제 감량/중단
재발 예방	Norfloxacin 400 mg/day 또는 Rifaximin 1,200 mg/day 고려	

2) 이차성 세균성 복막염 감별이 필요한 경우

감별이 필요한 경우	적절한 항생제 치료 48시간 이후에도 복수 PMN 증가 복수 배양검사에서 2가지 이상의 균주 배양 복수 총 단백≥1 g/dL 복수 LDH≥혈청 LDH의 정상 상한치 복수 glucose≤50 mg/dL
감별질환	장 천공, 농양, 급성충수염, 급성담관염, 급성췌장염 등

IV 간경변증의 합병증 - 정맥류 출혈

1. 위-식도정맥류의 분류 및 초출혈 예방

1) 진단 및 감시의 대상

(1) 간경변증 진단 시 정맥류 존재의 확인과 출혈 위험도 평가를 위해 내시경 시행 권고

(2) 대상성 간경변증 2–3년 간격, 비대상성 간경변증 1–2년 간격으로 내시경 감시 권고

2) 분류

(1) 정맥류의 내시경 소견 기술

분류	기호	내시경 소견
Location	L	Ls: 상부식도까지 정맥류 존재 Lm: 중부식도까지 정맥류 존재 Li: 하부식도에 국한된 정맥류 Lg: 위 정맥류 Lg-c: 분문부에 근접한 경우 Lg-f: 분문부에서 떨어져 있는 경우
Form	F	F0: 정맥류가 보이지 않는 경우 F1: 직선의 가는 정맥류 F2: 염주상의 중등도 정맥류 F3: 결정상 또는 종류상의 굵은 정맥류

분류	기호	내시경 소견
Color	C	Cw: 백색의 정맥류 Cb: 청색의 정맥류 혈전이 보이는 경우: Cw-Th, Cb-Th
Red color sign	Rc	RC (-): 발적이 보이지 않는 경우 RC (+): 국한성의 발적이 소수 보이는 경우 RC (++): (+)와 (+++)의 중간 소견 RC (+++): 전주성의 발적이 다수 보이는 경우 RWM (red wale marking), CRS (cherry-red spot), HCS (hematocystic spot), TE (telangiectasis)
Bleeding sign	출혈 중의 소견	분출성 출혈(spurting bleeding) 비분출성 출혈(oozing bleeding) 출혈 후의 소견: 백색 혈전(white plug), 적색 혈전(red plug)

(2) 위정맥류의 분류

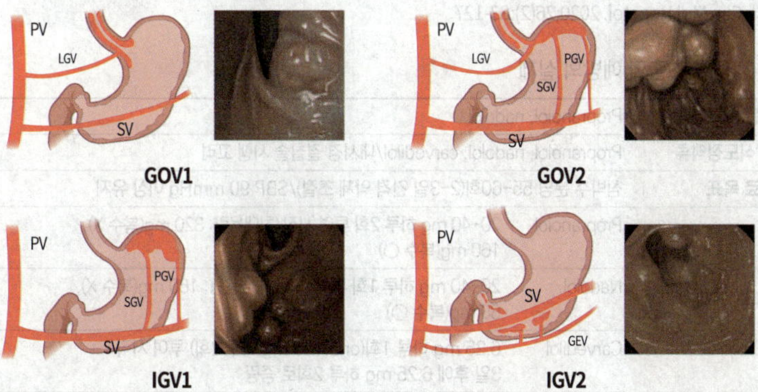

PV, portal vein; SV, splenic vein; LGV, left gastric vein; SGV, short gastric vein; PGV, posterior gastric vein; GEV, gastric epiploic vein

출처: Clin Mol Hepatol. 2020;26(2):83-127.

3) 위-식도정맥류의 초출혈 예방

(1) 위-식도정맥류의 진단과 초출혈 예방 알고리듬

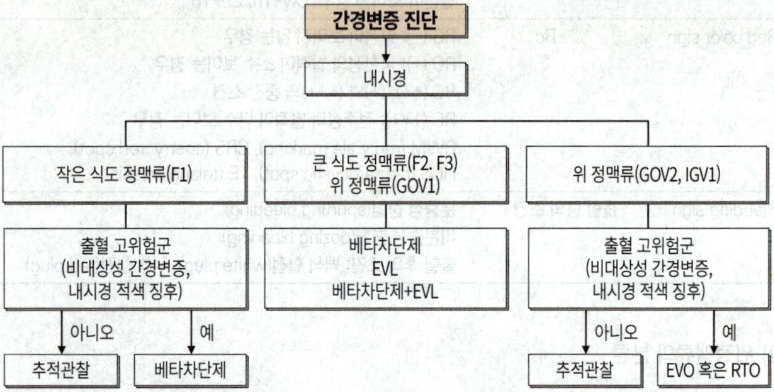

출처: Clin Mol Hepatol. 2020;26(2):83-127.

(2) 정맥류 초출혈 예방의 실제

작은 식도정맥류	Propranolol, nadolol	
큰 식도정맥류	Propranolol, nadolol, carvedilol/내시경 결찰술 시행 고려	
치료 목표	심박수 분당 55-60회(2-3일 간격 약제 조절)/SBP 90 mmHg 이상 유지	
베타차단제	Propranolol	20-40 mg 하루 2회 투여 시작/최대용량: 320 mg(복수 X), 160 mg(복수 ○)
	Nadolol	20-40 mg 하루 1회 투여 시작/최대용량: 160 mg(복수 X), 80 mg(복수 ○)
	Carvedilol	6.25 mg 하루 1회(or 3.125 mg 하루 2회) 투여 시작 3일 후에 6.25 mg 하루 2회로 증량
베타차단제 금기	동성서맥, 인슐린의존성당뇨병, 폐쇄폐질환, 심부전, 대동맥판막질환, 2도 혹은 3도 방실차단, 말초동맥질환	

2. 급성 정맥류 출혈의 치료

1) 급성 정맥류 출혈 치료

(1) 급성 정맥류 출혈 치료의 알고리듬

신속한 환자의 소생 및 안정화
(체액량과 손실 혈액량을 평가하고 수액을 보충)

↓

혈관수축제 (terlipressin, somatostatin)	**제한된 수혈** (Hb 목표 7-9 g/dL)	**예방적 항생제** (Ceftriaxone, 7일)

↓

위-식도 내시경으로 출혈 병소 확인과 치료
(식도 정맥류-EVL, 위 정맥류-EVL 또는 EVO)

↓ 실패

구조요법: TIPS, RTO, 간이식

출처: Clin Mol Hepatol. 2020;26(2):83-127.

(2) 혈관수축제와 항생제

종류	약물	특징
혈관수축제	Terlipressin	처음 2 mg 정주 후 4-6시간마다 1 mg 정주 (총 3일 이내, 하루 6 vial 이내로 총 19개까지)
	Somatostatin	Somatostatin 6 mg+NS 500 mL mix: 20 cc/hr, 3일 이내
예방적 항생제	Ceftriaxone	단기간(7일 이내) 투여

(3) 약물 및 내시경 치료에도 불구하고 지혈에 실패한 정맥류 출혈 환자에서 구조요법으로 TIPS 혹은 RTO를 고려

(4) 정맥류 재출혈 예방

구분	재출혈 예방
식도정맥류 출혈	베타차단제, 내시경 정맥류 결찰술
위정맥류(GOV1) 출혈	내시경 정맥류 결찰술, 내시경 정맥류 폐쇄술, TIPS
위정맥류(GOV2/IGV1) 출혈	내시경 정맥류 폐쇄술, TIPS, RTO

2) 경 경정맥 간내 문맥전신 단락술(Transjugular intrahepatic portosysteomic shunt, TIPS)

(1) 적응증: 내시경 치료가 가능하지 않은 경우나 내시경 치료, 약물치료로 출혈이 조절되지 않고 재발하는 식도-위정맥류 환자에게 고려

(2) 합병증: 간성뇌증, 스텐트 폐색

(3) 금기증: (심장으로 유입되는 혈류를 증가시키기 때문에) 심부전, 심한 폐동맥고혈압에서

금기, 주간문맥혈전증(main portal vein thrombosis)에서도 시술이 어려움

(4) 시술 모식도와 증례

① 증례: 반복되는 식도정맥류 출혈에 대해서 TIPS를 시행한 간경변증 환자

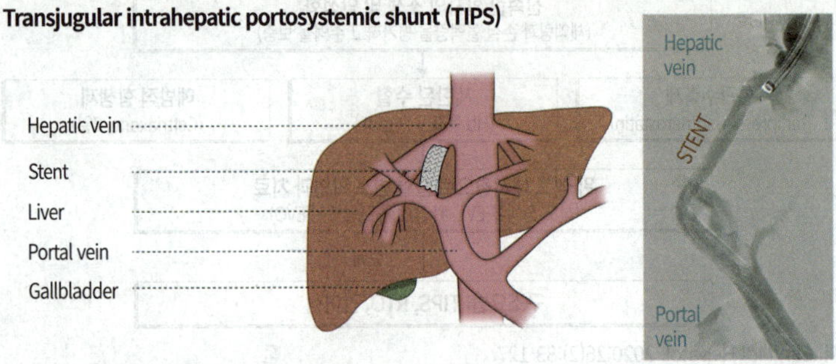

● 그림 4-7-1. (좌) TIPS의 모식도, (우) TIPS 증례

3) 역행 경정맥 폐색술(retrograde transvenous obliteration, RTO)

(1) 적응증: 위신 단락이 있는 위정맥류의 치료에 효과적

(2) 합병증: 식도정맥류, 복수의 재발 또는 악화

(3) 폐색 물질에 따른 종류: BRTO (Balloon), PARTO (Plug), CARTO (Coil)

(4) BRTO와 PARTO의 차이점과 장단점

① BRTO의 단점: 경화제 주입 후 굳을 때까지 수시간 동안 풍선을 고정해야 함. 시술 중 풍선 파열 시 경화제로 인한 전신색전증 발생위험이 있음

→ 이러한 BRTO의 단점을 개선하기 위해 PARTO는 풍선 대신 vascular plug로 단락을 막고, 경화제 대신 젤라틴 색전제를 사용하여 혈관 폐색을 유도함

(5) 시술 모식도(BRTO)와 증례(PARTO)

① 증례: 반복되는 위정맥류 출혈에 대해서 PARTO를 시행한 간경변증 환자

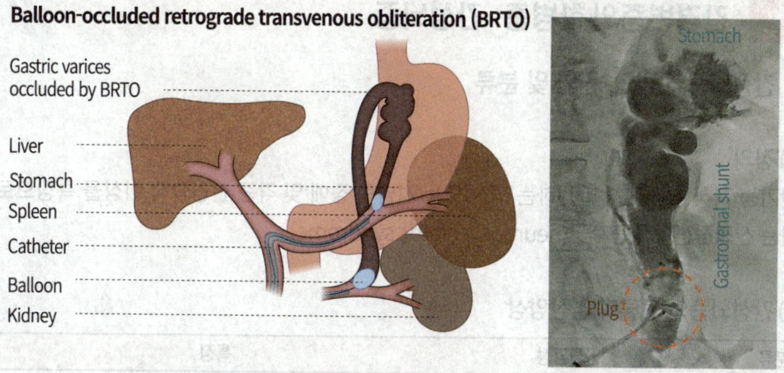

● 그림 4-7-2. (좌) BRTO의 모식도, (우) PARTO 증례

4) 풍선 탐폰 삽입법(SB tube)

(1) 적응증: 내시경을 시행할 수 없는 상황에서(불안정한 활력 징후, 대량 출혈 등), 효과적인 치료가 이루어 질 때까지 일시적으로 사용하는 교량요법(rescue therapy)

(2) 기구: 일반적으로 triple-lumen (Sengstaken-Blakemore) tube를 사용

(3) 사용방법

① 사용방법 요약: SB Tube 삽관 → Gastric ballooning (200–350 cc) → Tube를 traction 후 고정 → GE junction을 압박하면 식도 출혈도 지혈되므로 esophageal ballooning (25–45 mmHg)는 필수적이지 않음. 부득이하게 esophageal ballooning 시행할 경우 mucosal necrosis 방지를 위해 1–2시간 간격으로 주기적 deflation 시행

② 삽입 길이: 최소 50 cm

③ 튜브 위치 확인: 공기 흡인, 청진, X-ray로 확인

④ 투여 공기량 및 압력: 위 200–350 cc, 식도 25–45 mmHg

⑤ 식도점막 손상 방지를 위한 최대 지속시간: 식도(24–36시간), 위(48–72시간)

⑥ 기도 흡인의 위험성이 높은 경우 기관내 삽관 시행을 먼저 고려

V 간경변증의 합병증 - 간성뇌증

1. 간성뇌증의 정의, 원인 및 분류

1) 정의

간기능 저하 상태에서 발생하는 의식 또는 지남력 장애 및 각종 신경학적 이상을 특징으로 하는 신경정신학적 증후군(neuropsychiatric syndrome)

2) 간성뇌증의 분류와 임상양상

분류	단계	임상양상	특징
불현성 (covert)	minimal	임상적으로 인지장애 징후 없음 정신측정학적/신경생리학적 검사에서만 이상	인지기능 검사에서 이상소견
	1	지남력은 유지되나 경미한 인지행동 변화 행복감, 불안감, 집중 시간 감소, 수면 행태 변화	경미한 임상증상 보이나 진단의 재현성 감소
현성 (overt)	2	지남력(특히 시간) 장애, 펄떡거림(flapping tremor), 기면(lethargy), 성격 변화, 부적절 행동	지남력 장애와 펄떡거림이 가장 특징적
	3	공간 지남력 장애, 졸림(somnolence), 반혼수 (semicoma), 혼란(confusion) 상태	근육 강직, 간대(clonus), 반사 항진
	4	모든 자극에 반응이 없는 상태	혼수(coma)

3) 간성뇌증의 유발인자 및 확인을 위한 검사와 치료

유발인자	유용한 검사법	치료
위장관 출혈	내시경, 일반혈액검사, 직장수지검사, 변잠혈검사	수혈, 내시경 및 방사선중재술, 혈관수축제
감염	일반혈액검사(백혈구 백분율), CRP, 요검사, X-ray, 균배양검사, 진단적 복수천자	항생제
변비	병력청취, X-ray	관장 또는 완하제
단백질 과다섭취	병력청취	단백질 섭취 제한
탈수	피부 탄력도, 혈압, 맥박수	이뇨제 중단 또는 감량, 알부민 및 수액 투여
신기능장애	혈청 BUN, 혈청 Cr, 혈청 cystatin C, 혈청 전해질	이뇨제 중단 또는 감량, 알부민 및 수액 투여
저나트륨혈증	혈청 Na 농도	이뇨제 용량 조절 또는 중단, 수분 섭취 제한
저칼륨혈증	혈청 K 농도	이뇨제 용량 조절 또는 중단
Benzodiazepine	병력청취	약물 투여 중단, flumazenil 투여 고려
Opioid	병력청취	약물 투여 중단, naloxone 투여 고려
급성 간기능 악화	간기능 검사, PT (INR)	보존적 치료, 간이식 고려

2. 간성뇌증의 치료 및 재발 예방

1) 급성기 간성뇌증의 약물치료 요법

비흡수성 이당류	• 경구 lactulose 시럽을 한번에 30-45 mL (20-30 g)씩 3-4회/일 투여(경구 lactitol은 67-100 g을 3회/일 분할하여 투여) • 치료 초기: 적어도 하루 2회 이상 무른 변을 볼 때까지 1-2시간 간격으로 투여. 이후 2-3회/일의 배변을 보도록 용량 조절(경구 섭취가 어려울 경우 비위관을 통해 투여) • Lactulose 관장의 경우 300 mL (200 g)을 총량 1 L로 만들어 최대 3-4회/일 시행
Rifaximin	400 mg 3회/일 또는 550 mg 2회/일
경구 분지쇄아미노산	0.25 g/kg/일
경정맥 L-ornithine-L-aspartate	30 g/일
알부민	1.5 g/kg/일 증상 회복 또는 최대 10일
Polyethylene glycol	• 비흡수성 이당류 대체제로 사용 가능 • 4 L 경구 투여

(1) 유발인자 제거가 필수: 위장관 출혈, 감염, 변비, 단백질 과다 섭취 등

(2) 혈중 암모니아 감소: 비흡수성 이당류(lactulose, lactitol), 비흡수성 항생제(rifaximin), 분지쇄아미노산, L-ornithine-L-aspartate

(3) 간이식: 치료에 반응하지 않는 중증 간성뇌증 환자, 초기증상으로 간성뇌증을 보인 급성 간부전 환자에서 고려

2) 간성뇌증의 치료와 재발 예방 알고리듬

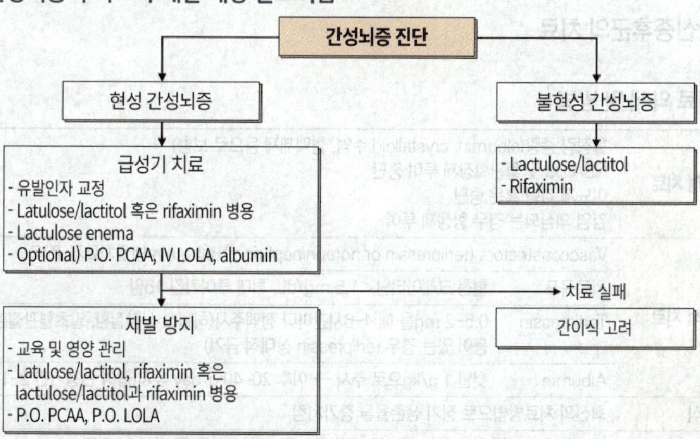

출처: Clin Mol Hepatol. 2020;26(2):83-127.

VI 간경변증의 합병증 - 급성신손상 및 간신증후군

1. 급성신손상 및 간신증후군의 진단

1) 급성신손상의 진단[International Club of Ascites (ICA)의 진단기준]

정의	혈중Cr이 기저치로부터 48시간 내 0.3 mg/dL 상승 또는 1주 이내 1.5배 이상 상승	
Staging	Stage 1	혈중Cr이 기저치로부터 0.3 mg/dL 이상 상승 또는 1주 이내 1.5-2배 상승
	Stage 2	혈중Cr이 1주 이내 기저치의 2배 초과 3배 이하 상승
	Stage 3	혈중Cr이 1주 이내 기저치의 3배 초과 상승 또는 sCr≥4.0 mg/dL로 상승 또는 신대체요법 개시

출처: Clin Mol Hepatol. 2018;24(3):230-77.

2) 간신증후군의 진단(ICA의 진단기준)

① 복수가 동반된 간경변증
② ICA-AKI 진단기준에 따른 급성신손상의 진단
③ 2일간의 이뇨제 중단 및 알부민(1 g/kg body weight/day, 하루 최대 100 g)을 사용하여 혈장량을 늘려도 급성신손상의 호전이 없을 때
④ 전신적인 쇼크가 없어야 함
⑤ 동시 또는 최근에 신독성이 있는 약제(NSAIDs, aminoglycosides, iodinated 조영제 등) 사용력이 없어야 함
⑥ 구조적 신손상의 증거가 없음 - 단백뇨 하루 500 mg/day 이하, 혈뇨 50 RBC/high power field 이하, 신초음파에서 정상 소견

출처: Clin Mol Hepatol. 2018;24(3):230-77.

2. 간신증후군의 치료

1) 치료 약제 및 방법

일반적 치료	혈장량 증량(albumin, crystalloid 수액, 혈액제제 등으로 보충) NSAIDs 및 혈관확장제 투여 중단 이뇨제 감량 혹은 중단 감염 의심되는 경우 항생제 투여	
약물적 치료	Vasoconstrictors (terlipressin or norephinephrine*)+albumin 병합치료가 TOC	
	치료목표	혈청 크레아티닌<1.5 mg/dL, 최대 투여기간 15일
	Terlipressin	0.5-2 mg을 매 4-6시간마다 정맥주사(허혈성 심장질환, 말초혈관질환 등이 있는 경우 terlipressin 상대적 금기)
	Albumin	첫날 1 g/kg으로 주사 → 이후 20-40 g/day 유지(급여 인정기간 2-15일)
간이식	최선의 치료방법으로 장기 생존율을 증가시킴	
신대체요법	내과적 치료 반응하지 않는 폐부종, 고칼륨혈증, 대사성산증 등 발생 시 고려 간이식 전의 가교적 치료로서의 유용성은 있을 수 있음	

출처: Clin Mol Hepatol. 2018;24(3):230-77.
*Terlipressin을 우선적으로 고려한다.

2) 간신증후군 치료의 실제

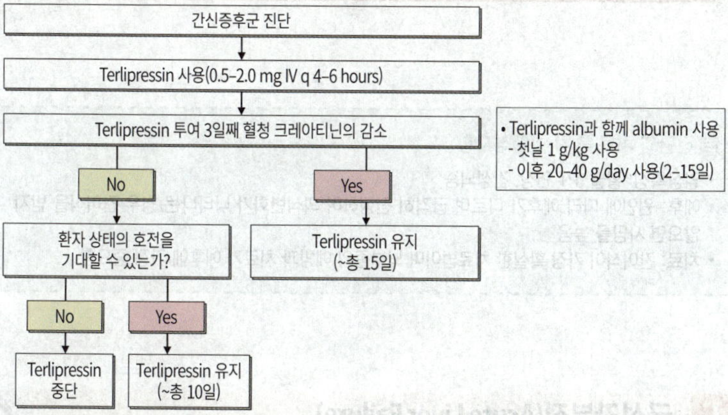

출처: 대한간학회 가이드라인.

* 간신증후군 진단: 복수를 동반한 간경변증에서 신기능 악화의 다른 원인 없이 급성 신손상의 기준에 부합하는 경우 (급성 신손상: 혈중Cr이 48시간 내 0.3 mg/dL 상승 또는 1주 이내 기저치에 비해 ≥50% 증가 시)

08 급성간부전

> **진단과 치료를 위한 핵심사항**
> - 임상특징: 황달, PT 연장, 간성뇌증
> - 예후: 원인에 따라 예후가 다르며 급격히 진행하여 의식변화가 나타나는 경우 간이식을 받지 않으면 사망률 높음
> - 치료: 간이식이 가장 확실한 치료법이며 뇌부종의 예방과 치료가 예후에 가장 중요함

I 급성간부전(Acute Liver Failure)

1. 정의

1) 기저 간질환이 없는 환자
2) 황달 혹은 증상 발현으로부터 26주 이내에 혈액 응고장애(PT INR ≥1.5)와 의식 변화(간성뇌증)가 발생
3) 두 가지 경우를 모두 충족한 경우

2. 분류

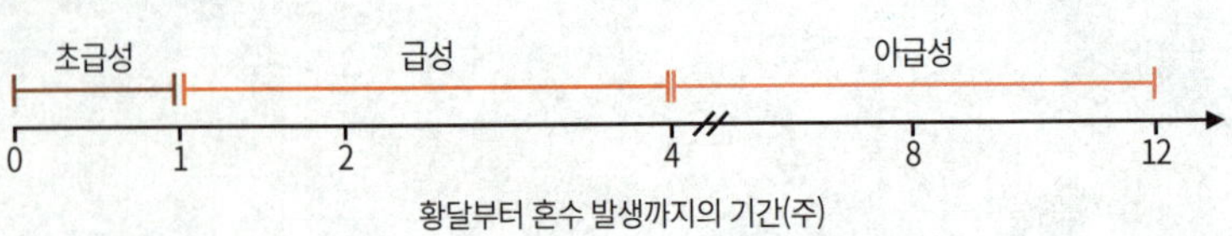

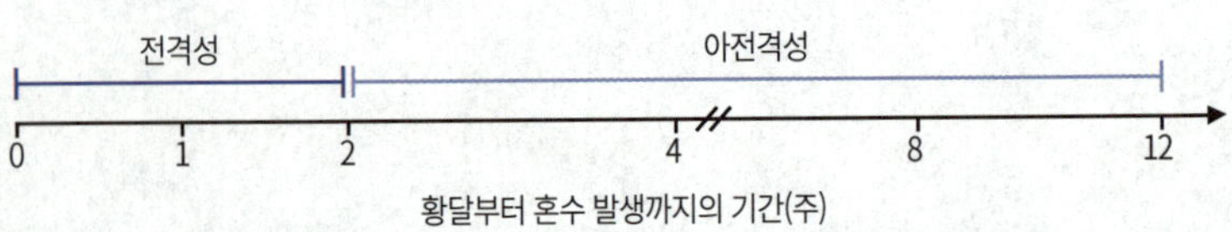

3. 원인

1) 미국, 유럽: 약인성(Acetaminophen -50%, idiosyncratic drug reaction -12%)

2) 국내: 가장 흔한 원인은 간염 바이러스, 술, 약제 등

3) 기타: Budd-Chiari 증후군, Herpes simplex 감염, 윌슨병, 허혈성 간질환, 임신과 연관된 급성간부전, 자가면역간염, 악성종양의 간침범 등

4. 질환별 예후

1) 예후가 좋은 경우: 아세트아미노펜, A형간염, 임신, 쇼크

2) 예후가 나쁜 경우: 비아세트아미노펜 약제, B형간염, 자가면역간염, 윌슨병, Budd-Chiari syndrome, 악성종양, 원인 미상의 경우

5. 임상양상

1) 간성뇌증, 혈액응고장애, 황달이 특징적인 임상양상임

2) 초기 증상은 구토나 전신 피로감 등으로 다양하며 황달이 발생하고 수일 안에 혼수로 진행함

3) 후기에는 빈맥, 저혈압, 빈호흡, 발열 등이 발생할 수 있음

(1) 간성뇌증: 1단계의 경한 의식장애로부터 4단계인 깊은 혼수까지 수시간 안에 급격히 빠르게 진행할 수 있음

(2) 뇌부종: 제3–4단계 간성뇌증으로 진행한 급성간부전 환자 중 70–80%에서 발생하며 뇌압 상승을 유발하여 급성간부전 환자의 사망의 중요한 원인임

(3) 혈액 응고장애: 보통 간성뇌증 발생에 선행하며 예후를 예측하는 중요 지표임

6. 예후

1) 예후 측정 기준

● **표 4-8-1. 급성간부전 환자에서 King's College의 간이식 적응증**

1. 아세트아미노펜 중독 환자 1) pH<7.3 또는 2) 프로트롬빈 시간>6.5 (INR) 그리고 혈청 크레아티닌>3.4 mg/dL, 간성뇌증 3–4단계
2. 아세트아미노펜 중독 이외의 환자 프로트롬빈 시간>6.5 (INR)이거나, 다음 중 3가지 이상인 경우 1) 나이<10세 또는>40세 2) 원인: A, B형간염 바이러스가 아닌 경우, 할로탄 간염, 특이 약물 반응 3) 혼수 이전에 황달 기간>7일 4) 프로트롬빈 시간>3.5 (INR) 5) 혈청 빌리루빈>17.5 mg/dL

2) 주요 사망 원인

뇌부종, 전신 감염, 다장기부전, 출혈

7. 치료

1) 초기 평가

(1) 급성간부전 환자는 처음에 의식이 명료하더라도 급격하게 혼수로 진행할 수 있는데, 환자 의식이 나빠지면 병력청취가 어려워지므로 처음 진찰 시 면밀히 병력청취를 해야 함

(2) 대부분 PT 연장이 간성뇌증에 선행하므로 PT 연장이 급격히 나타나면 의식변화가 곧이어 나타나지 않는지 면밀히 관찰해야 함

병력청취	초기 혈액검사
• 증상 발현 시기(황달, 간성 혼수) • 바이러스질환 전구증상 여부, 피부발진 여부 • 간염 기왕력 • 가족력: B형간염, 자가면역간염, 윌슨병 • A형간염 예방접종 유무 • 자가면역질환, 항암치료, 면역억제제 복용 여부 • 최근 여행력(endemic area로의 여행) • 약물 복용력: 처방받은 약, OTC drug • 한약이나 민간요법, 보조식품, 환각제 섭취 여부 • 야생 버섯 섭취 여부 • 우울증 여부(자살에 의한 음독 여부 평가) • 동반질환, 심질환 여부	1) 질환의 중증도 평가 • PT (INR), factor V, full coagulation screen • 간기능 검사(LDH, conjugated and unconjugated bilirubin, CPK 포함) • 신기능 평가; hourly urine output, BUN, Cr • ABGA, lactate, arterial ammonia 2) 원인 파악 • Toxicology screen in urine, paracetamol serum level • Serology for viral infections ; HBsAg, anti-HBc IgM, anti-HAV IgM, anti- HEV IgM, anti-HSV IgM, anti-VZV IgM, CMV, HSV, EBV, parvovirus and VZV PCR • Autoimmune markers: ANA, ASMA, anti-soluble liver antigen, globulin profile, ANCA, HLA 3) 합병증 검사 • Lipase or amylase

2) 간이식: 효과적인 유일한 치료

3) 질환별 치료

(1) 아세트아미노펜 중독: N-acetylcysteine

(2) 헤르페스성 간염: acyclovir

(3) Acute fatty liver of pregnancy/HELLP syndrome: 분만

4) 중환자실 환자의 치료

(1) 뇌부종 : 뇌부종으로 인한 뇌압 상승이 흔한 사망 원인이며, 간기능 호전 후에도 신경학적

증상이 호전되지 않을 수 있으므로 뇌부종의 예방과 치료가 가장 중요함

① 뇌부종의 흔한 증상이 나타나는지 잘 관찰해야 함(고혈압, 서맥, 과호흡, 제뇌자세와 같은 신경학적 증상, 비정상적 동공 반사 등)

② CT scan으로 다른 두개내 병변을 감별

③ 두개내압을 모니터 할 수 있다면 20 mmHg 이하로 유지하도록 함

④ 예방과 치료

- 머리를 상승시킴(20–30도 정도)
- Volume expansion을 피하고 발열 조절
- 필요시 진정제 사용
- 간성뇌증이 제3단계로 진행하면 기도내 삽관과 기계호흡 시작
- PEEP은 jugular venous return을 방해하여 뇌압을 상승시킬 수 있고 심박출량과 혈압을 떨어뜨릴 수 있으므로 불가피한 경우 2–4 mmHg 정도로 낮게 사용
- Mannitol (100 to 200 mL of a 20% solution IV over 5 minutes)은 혈장삼투압이 320 mOsm/L 이하인 경우에만 투여하고 신부전이 있는 경우 신중하게 투여해야 함
- 중등도의 고나트륨혈증(145–150 mmol)을 유지하여 뇌부종을 감소시키는 효과가 있을 수 있음
- 중등도의 저체온증(32–33°C)을 유지하면 전신 및 뇌 대사량을 낮추고 뇌혈관 자가조절기전을 회복시켜 뇌압을 낮출 수 있음

(2) 간성뇌증

① 유발인자가 있을 경우 치료(예: 위장관 출혈, 저칼륨혈증, 패혈증)

② 락툴로스를 투여(비위관이나 직장을 통해서 투여)

③ 체액 감소, 전해질 불균형, 뇌압 상승시킬 수 있으므로 2–3회 관장 해보고 간성뇌증 호전이 없으면 중단 고려

(3) 혈액 응고장애: 침습적 혹은 진단적 시술 시 FFP, recombinant factor VII 사용

(4) 위장관 출혈: H2 receptor antagonist, PPI 제제

(5) 신부전: 핍뇨가 지속되거나 고질소혈증이 발생하면 신대체요법(CRRT) 시행

(6) 초조(agitation): propofol과 benzodiazepine을 사용할 수 있음

(7) 경련(seizure): phenytoin

5) 급성간부전의 기타 보조적 치료

(1) 고용적 혈장 분리 교환술(large volume plasmapheresis)

(2) 체외 알부민 투석(extracorporeal albumin dialysis)

① 이식 전 교량 역할로 주로 사용

② Albumin에 부착된 독소의 제거

09

간세포암 및 간의 양성종양

I 양성 간종양(감별진단)

● 표 4-9-1. 양성 간종양의 감별진단

	간세포 선종	초점성 결절 증식증	혈관종(가장 흔함, 0.5-7%)
성별	여성, 20-30대	여성	여성
호발부위	우엽	우엽	우엽
원인	경구 피임제(90%)	불명	불명
임상양상	통증, 촉진 종괴	무증상	무증상
진단	초음파, CT, ^{99m}Tc sulfur Colloid scan (쿠퍼세포 없음)	초음파, CT, ^{99m}Tc sulfur Colloid scan (쿠퍼세포 있음)	CT, MRI, 혈관조영술
치료	피임제 중단, 수술(큰 크기)	관찰	관찰
예후	10% 악성화	악성화되지 않음	악성화되지 않음

TIP
- 진단
  초음파에서 간 종괴 발견 → Liver dynamic CT에서 상기 양성종양이 감별이 어려우면 → Liver MRI 촬영(Gadovist 조영제 사용) → 여기서도 감별이 어려우면 조직검사 시행

II 간세포암

1. 간세포암 발생의 위험인자 및 감시검사

1. 간경변증: 원인에 관계없이 간암의 위험인자임. 매년 약 2-5% 정도가 간암으로 진행
2. 만성B형간염: 우리나라에서 가장 흔한 원인. 60세 이전의 간암의 흔한 원인

3. 만성C형간염
4. 과도한 만성 알코올 섭취
5. 아플라톡신
6. 비알코올지방간염
7. 만성간질환: α1-antitrypsin deficiency, Hemochromatosis, Tyrosinemia
8. 기생충감염: Schistosomiasis, Clonorchiasis, Echinococcus
9. 기타 화학물질: Thorium dioxide, Vinyl chloride

(1) 국내 감시검사 권고사항: 간세포암종 고위험군(만성B형간염, 만성C형간염, 간경변증) 환자에서 간 초음파 검사와 혈청 알파 태아단백 검사를 6개월마다 시행. 간 초음파 검사를 적절히 시행할 수 없는 경우, 역동적 조영증강 CT 또는 역동적 조영증강 MRI 등을 시행할 수 있음

2. 진단

1) 임상적 진단

간암의 고위험군(B형 또는 C형간염 바이러스 양성, 간경변증)에서는 조직검사 없이 임상적으로 진단할 수 있음

(1) 1 cm 이상의 간 결절: 역동적 조영증강 CT/MRI, 간세포특이조영제(gadoxetic acid)를 이용한 MRI 중 하나의 검사에서 간세포암에 전형적인 소견*이 있을 경우 진단
(2) 1 cm 미만의 간 결절: 혈청 AFP가 지속적으로 상승하고, 상기 영상검사들 중 둘 이상에서 간세포암에 전형적인 소견을 보이는 경우 진단

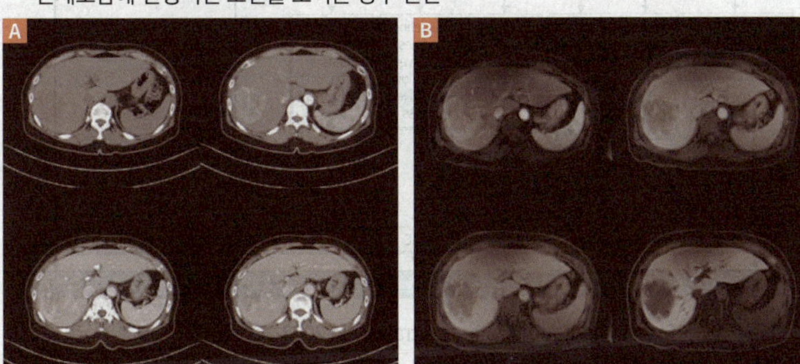

● 그림 4-9-1. 간세포암의 전형적인 CT 및 MRI 소견
A: 조영증강 CT, B: gadoxetic acid 조영제를 사용한 MR

① 동맥기에 간세포암은 조영이 되며 고음영으로 보임. 반면 문맥기와 지연기로 가면서 저음영의 결절로 보임

② 현재 간세포암 진단을 위해서 프리모비스트(Primovist)라는 상품명의 gadoxetic acid 성분의 MR조영제를 사용하는데, 이 약제는 시간이 지날수록 간의 정상세포에 섭취되는 반면 간암세포에는 섭취되지 않아 주입 20분 후(hepatobiliary phase)에 MRI를 찍으면 병변이 어둡게 보임(우하방 사진). 작은 초기 간내 종괴도 예민하게 발견할 수 있는 장점이 있음

2) 병리적 진단

위험인자가 없거나, 간세포암의 전형적인 영상소견을 보이지 않는 경우, 생검을 통해 병리학적 진단. 드물게 0.5–2.0%에서 종괴 파종(seeding), 출혈, 검체 획득 실패 등이 발생할 수 있어 간절제술 혹은 간이식 예정 환자에서는 시행하지 않음

3. 간세포암의 치료

간세포암의 치료로는 크게 수술적 치료, 국소 치료, 전신항암요법으로 나눔. 대부분의 기관에서는 다학제 협진을 통하여 치료 방침을 결정하며, 다음과 같은 최신 BCLC treatment guideline을 기준으로 여러 과의 의사들의 의견을 종합하여 치료 방침을 정함

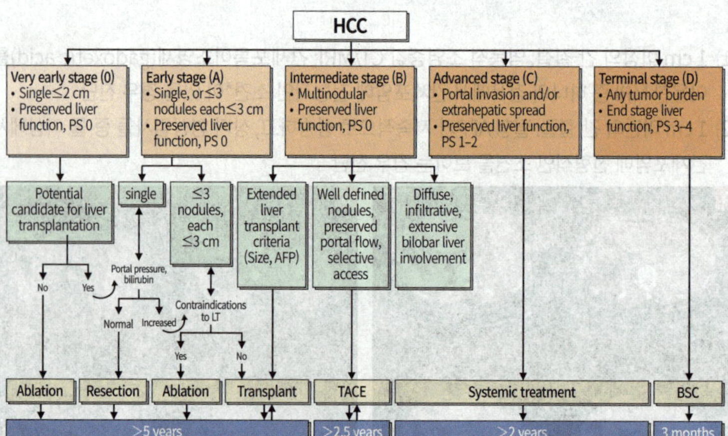

● 그림 4-9-2. BCLC staging and treatment strategy in 2022

1) Early stage (BCLC A)

(1) 단일 종양

① 문맥압 항진이 없는 환자에서는 간절제를 우선적으로 권고

② 임상적으로 유의한 문맥압 항진(HVPG>10 mmHg), 빌리루빈 상승이 있는 경우 수술 후 합병증 위험이 높아 수술적 치료보다는 고주파열치료나 간이식을 권고

(2) 밀란 기준 이내의 다발성 종양(3개 이하, 각 3 cm 이하)

① 밀란 기준 이내의 다발성 종양의 경우 간이식을 권고. 간이식이 어려운 경우 고주파열치료 혹은 경동맥화학색전술(transarterial chemoembolization, TACE)을 고려

2) Intermediate stage (BCLC B): 세 가지 경우로 나눌 수 있음

(1) 기관 고유의 간이식 기준을 적용할 수 있는 경우: 기관에 따라 밀란 기준을 넘어서는 경우라도 간이식 수술을 하는 경우가 있음. 단, AFP가 1,000 ng/dL 이상인 경우 간이식 후 재발이 많아 제외

(2) 잘 구분되는 다발성 결절, 문맥 혈류가 보존된 경우: 경동맥화학색전술을 권고

(3) 미만성, 침윤성, 간 양엽으로의 심한 침범을 보이는 경우: 간이식, 경동맥화학색전술의 적응증이 아니거나, 상기 특징을 갖는 침윤성 간세포암은 경동맥화학색전술의 효과가 낮으므로 전신 항암요법 혹은 간동맥항암주입술(hepatic arterial infusion chemotherapy)을 고려

3) Advanced stage (BCLC C)

병기 설정 기준 및 전신 항암요법을 권고한다는 점에는 차이가 없으나, 최근 비약적으로 발전한 전신 항암요법을 반영하여 1차, 2차, 3차 치료가 제시되고 있음

4. 간세포암 치료 각론

1) 간절제술

(1) 문맥압항진증과 고빌리루빈혈증이 모두 없는 Child-Pugh 등급 A의 환자에서 간에 국한된 단일 간세포암종은 간절제가 일차 치료법

(2) 5년 재발률은 50% 이상임

(3) 수술 전 평가

절제 후 잔존 간의 용적이 적절해야 함(정상 간의 경우 전체 간의 70–80%까지 절제 가능. 간경변증의 경우 일반적으로 전체 간의 40% 이상의 간을 남기는 것을 권장)

* ICG-R15 test (Indocyanine Green Test): ICG (Indocyanine Green)는 간에서 포합(conjugation) 없이 담즙으로 배설되어 장-간 순환을 거치지 않는 색소로서 ICG R15 test는 유효 간 혈류량과 간세포의 색소 섭취 능력을 나타내는 검사

검사로 주입 후 15분의 혈중 잔존 ICG 양을 주입 시의 이론적인 혈중 ICG농도에 대한 비율로 나타냄

2) 간이식

(1) 밀란 기준(Milan criteria): 간외 전이 또는 대혈관 침범이 없고 직경 5 cm 이하인 단일 결절이거나 또는 다발성일 경우 개수가 3개 이하이면서 각 결절의 직경이 3 cm 이하인 경우로서, 밀란 기준 이내의 경우에는 간이식이 재발률이 가장 낮은 치료임
① 단, 한국을 비롯하여 생체 간이식이 활발한 아시아권에서는 뇌사자 간이식이 대부분인 서구에서 수립된 밀란 기준보다 더욱 확장된 선정기준을 센터별로 적용함
② 간이식 적응증을 벗어나는 밀란 기준 이상의 간세포암종 환자에서 국소치료, 경동맥 화학색전술, 혹은 기타 치료등에 의해 병기가 감소되면 간이식을 고려

3) 고주파열치료(Radiofrequency ablation, RFA)

(1) 초음파 유도 하에 전극이 부착된 바늘을 간 종양에 삽입하여 고주파 에너지를 투여하여 간암 세포의 이온들끼리 충돌하여 순간적으로 발생한 고열로 종양을 괴사시키는 방법
(2) 고주파 열치료의 적응증
① 간암 혹은 고도의 이형성 결절로 확인된 환자 중 수술이 불가능한 경우
② 수술을 거부하는 경우
③ 일반적으로 3 cm 이내의 종양에서 주로 시행되며, 3 cm 이상에서는 절제술이 선호됨
(3) 고주파 열치료의 합병증
① 혈복강, 간농양, 피부화상, 피하 혹은 복강내 전이, 장 천공
② 드문 합병증: 혈흉, 폐색전, 횡경막 마비, biloma, hepatic infarction
(4) 대혈관 주위에 종양이 인접한 경우 열 씻김 현상(heat sink effect) 발생하여 효과가 떨어짐

4) 경동맥 화학색전술(transcatheter arterial chemoembolization, TACE)

(1) TACE의 종류
① cTACE (conventional TACE, 통상적 경동맥 화학색전술): 리피오돌 이용
② DEB-TACE (drug eluting bead TACE): 약물방출미세구를 이용
* DEB-TACE는 cTACE와 비교하여 치료효과는 유사하지만 색전후증후군이 적음
(2) 합병증
① 색전후증후군(Post-TACE syndrome): 발열, 통증, 식욕부진 → 보통 2–3일 후 자연 호전되나, 항생제 치료가 필요할 수 있으며 발열 지속 시 다른 원인에 대한 감별이 필요함. 증상 호전을 위하여 steroid, NSAID를 투여해 볼 수 있음
② 기타 합병증: 신손상, 간부전, 간농양, 급성담낭염 등

● 표 4-9-2. 색전술 전후 환자관리

시술 전 BT, CP, PT, 혈소판 수치를 검사하고 혈소판은 50,000-60,000 mm^2 이상, PT는 60% 이상으로 유지함(필요시 혈소판 수혈, FFP를 투여)
색전술 이후 약 3일간 항생제 투여
발열 시 먼저 혈액검사와 혈액배양, 소변배양, ESR/CRP, 증상에 따른 검사를 시행
모든 발열검사에서 음성이면 색전후증후군, metabolic fever 등을 고려하고 후자의 것이라면 naproxen 등을 조심스럽게 투여
시술 후와 시술 다음날 대퇴동맥 부위를 관찰하여 혈종 등의 발생을 확인하고, 족배동맥 부위의 박동, 피부온도 색깔 등을 확인할 것

5) Yttrium-90 미세구 경동맥 방사선색전술(Transarterial radioembolization, TARE)

(1) 방사성 동위원소(^{90}Y)를 포함하고 있는 미세구(microsphere)를 간동맥으로 주입, 종양 내 방사선 조사를 통해 치료. ^{90}Y는 순수한 고에너지의 베타선(β ray)을 방출

(2) 시술 전 사전 검사가 필요함: 치료 부위와 투여할 방사선량을 결정하고, 간 이외의 다른 장기로의 유출 위험과 정도를 측정하기 위해 ^{99m}Tc-MAA를 이용한 사전의학 영상검사가 필요. 특히, 간-폐 단락(hepatopulmonary shunt)에 의한 폐선량이 중요

* 경동맥 화학색전술 대상 환자들 중 색전술 후 증후군의 경감이 필요한 경우 경동맥 방사선 색전술(TARE)을 대체 치료법으로 고려할 수 있음

6) 체외 방사선치료(External beam radiation therapy, EBRT)

방사선 치료 적응증	문제점
선별된 환자에서 이용됨 (종양부피가 전체 간의 2/3 이하이며, 잔존 간기능이 어느 정도 유지되는 환자 Child 등급 A 혹은 상위 B인 환자) 종양혈전증, 간외전이암의 증상완화 목적	간암에서의 제한적인 치료법 (방사선에 대한 정상 간의 내성이 종양 치사량보다 훨씬 적기 때문임) 방사선 간염 유발 (간독성은 노출된 간의 부피와 관련됨)

* 임상적 이용방법: 3차원 입체 방사선 치료 → 종양 부위에 방사선이 집적되도록 하고, 정상 간에는 방사선에 의한 손상을 최소화하는 방법

7) 전신치료(Systemic therapy)

(1) 적응증

① 간문맥 침범을 동반하였거나 원격 전이(림프절 전이 포함)가 동반된 진행성 간암 환자
② 간기능 양호(Child A-모두 해당 or B7-소라페닙만 해당)
③ 수행능력 정상(ECOG 0 or 1)

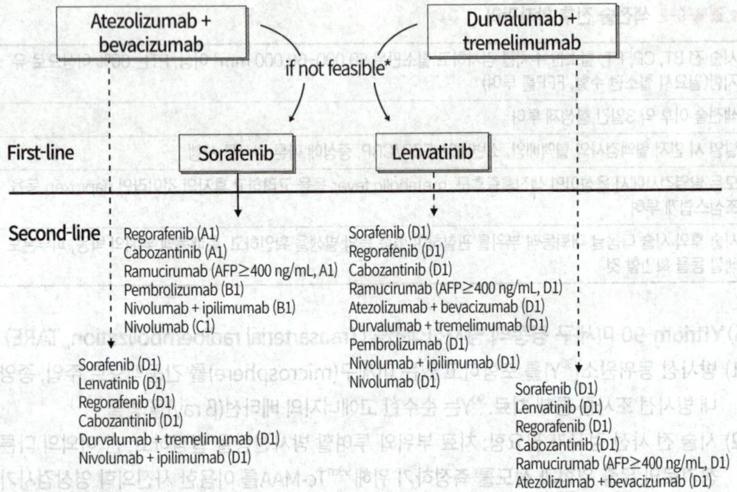

● **그림 4-9-3. 간세포암의 전신치료 알고리듬**

출처: 대한간암학회-국립암센터. 2022 간세포암종 진료 가이드라인.

(2) 1차 치료(2023년 현재 국내에서 처방 가능한 약제)

약 종류	작용기전	임상 성적	부작용	특이사항
Atezolizumab + Bevacizumab (Tecentriq®+ Avastin®)	anti-PD-L1 antibody(면역체 크포인트억제제)와 VEGF inhibitor 복합치료	sorafenib 대비 우월한 생존기간 보임(중앙값 19개월 가량) 종양 반응률 30%	고혈압(28%), 단백뇨(29%), 갑상선기능저하 (10%)	내과적으로 조절되지 않는 위식도정맥류가 있는 경우에는 출혈위험 이식 후 투여 불가
Lenvatinib (Lenvima®)	VEGFR과 FGFR, PDGFR 등을 target하는 multi-kinase inhibitor	진행성 간암에서 sorafenib 대비 비열등한 생존기간 (중앙값 13개월) 반응률은 sorafenib 보다 우월 (24% vs. 9%)	고혈압(45%), 수족증후군(27%), 설사(39%), 단백뇨(26%), 갑상선기능저하 (21%) 등	
Sorafenib (Nexavar®)	VEGFR과 PDGFR등을 target하는 multi-kinase inhibitor	진행성 간암에서 중앙생존기간 10개월 정도	설사(50%), 수족증후군(30-50%), 고혈압(30%) 등	

(3) 2차 치료(2023년 현재 국내에서 처방 가능한 약제)

약 종류	작용기전	임상 성적	부작용	특이사항
Regorafenib (Stivarga®) - 보험급여	VEGFR, PDGFR, FGFR, TIE2 등을 억제하는 multi-kinase inhibitor	sorafenib 치료에 실패한 환자, 중앙생존기간 약 10.6개월	고혈압(31%), 수족증후군(53%), 설사(41%)	sorafenib 치료 후 보험급여로 사용할 수 있는 유일한 약제
Cabozantinib (Cabometyx®) - 전액본인부담	MET, VEGFR-2, RET, AXL을 억제하는 multi-kinase inhibitor	sorafenib 치료에 실패한 환자, 중앙 생존기간 10.2개월	고혈압(29%), 수족증후군(46%), 설사(54%)	
Ramucirumab (Cyramza®) - 전액본인부담	anti-VEGFR-2-monoclonal Ab	sorafenib 치료 실패한 환자들 중 AFP≥400 ng/mL 인 군에서 중앙 생존기간 8.5개월	고혈압(25%), 단백뇨(20%), 말초부종(26%), 출혈(25%)	
Nivolumab (Opdivo®) - 전액본인부담	anti-PD-1 monoclonal Ab	sorafenib 치료에 실패한 환자, CR+PR 20%	일반적인 면역항암제의 부작용 (rash, pruritus, 면역-매개 부작용)	

10 간이식

I 간이식

1. 원인질환에 따른 간이식의 생존율

● 표 4-10-1. 간이식 환자에서 질환별 생존율

진단명	생존율(%)		
	1년	4년	7년
원발성 경화성 담관염	91	84	78
원발성 담즙성 담관염	89	84	79
자가면역간염	86	81	78
만성C형간염	86	75	67
알코올성간질환	85	76	63
원인불명 경화증	84	76	67
만성B형간염	83	71	63
악성종양	72	43	34

2. 간이식 적응증

1) 만성간질환으로 인한 간부전
2) 급성간부전
3) 원발성 간암
4) 선천성 대사증후군(inherited disorders of metabolism)

3. 간이식의 절대 금기증

1) 진행된 심폐질환이 있는 경우
2) 치료하지 않은 활동성 패혈증
3) 간외 악성종양
4) 알코올 중독에서 회복되지 않은 사람이나 약물 남용 환자
5) 이식이 불가능한 해부학적 이상이 있는 경우

6) 담도암
7) AIDS
8) 간으로의 전이성 종양

4. 간이식 시기 선정

1) 간경변 환자

MELD점수가 15점에서 25점 사이에 이식하는 것이 간이식 후 환자의 장기 생존에 도움이 되고 수술로 인한 사망률도 낮아 간이식의 장점이 증가한다고 예상할 수 있음

(1) CTP score 5, 6점(Child A)이면서 문맥 고혈압성 출혈이나 자발성 복막염의 기왕력이 없는 경우 5년 생존율이 80% 정도이므로 간이식 대상은 아님
(2) Child B, C이면서 임상적으로나 생화학적으로 간기능의 비대상성 악화가 있는 경우
  ① 재발성 또는 중증의 간성뇌증
  ② 치료에 반응하지 않는 복수
  ③ 자발성 세균성 복막염
  ④ 재발성 문맥 고혈압성 출혈
  ⑤ 간신증후군의 발생

2) 간세포암 환자

(1) Milan criteria(밀란 기준) : 간이식 후 4년 생존율 75%, 무병 생존율 83%
단일 종괴, 최대 직경 5 cm 이하 또는 종괴가 3개까지, 각각의 최대 직경 3 cm 이하이며, 림프절 전이나 혈관 침범이 없으며, 간외 전이의 증거가 없는 경우

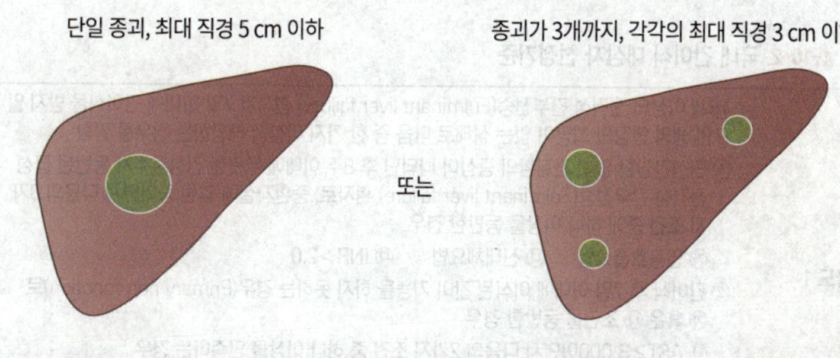

(2) University of California, San Francisco (UCSF) expanded criteria: 간이식 후 1년 생존율 90%, 5년 생존율 75%

종괴가 한 개이면서 최대 직경이 6.5 cm 이하인 경우이거나 혹은 종괴가 3개 이하이면서 최대 직경이 4.5 cm 이하인 경우(총 직경이 8 cm 이하) 중, 림프절 전이나 혈관 침범이 없으며, 간외 전이의 증거가 없는 경우

3) 윌슨병(Wilson's disease)

급성간부전으로 내원한 경우 응급 간이식이 필요하며, 만성인 경우 간경변증의 일반적인 기준과 같음. 신경학적인 증상은 간이식을 통해 없어지지 않는 경우도 있으므로 약물치료를 우선적으로 고려해야 함

4) 원발성 담즙성 담관염(Primary biliary cholangitis, PBC)

이식 기준은 일반적인 간경변증의 기준과 같으며, Mayo Clinic Risk score (http://www.mayoclinic.org/gi-rst/mayomodel2.html)로 평균 생존기간을 산정할 수 있음. Ursodeoxycholic acid의 도입으로 1년째 치료 반응이 예후에 영향을 미치므로 이를 반영한 risk score model (GLOBE score, UK-PBC risk score)로 평균 생존율을 예측할 수 있음

5) 급성간부전 환자

(1) 간이식 후 원발성 이식편 비기능(primary graft nonfunction), 간이식 직후 간동맥 혈전증(hepatic artery thrombus)으로 간부전에 빠진 경우 수일 내에 응급 간이식이 필요함

(2) 급성간부전 시 흔히 쓰는 간이식을 위한 기준(표 4-8-1 참조)

5. 간이식 종류

1) 뇌사자 간이식(Cadaveric donor liver transplantation, CDLT)

현재 뇌사자 공여간 수혜의 우선 순위는 MELD 체계가 적용됨(2016년 6월부터)

● 표 4-10-2. 국내 간이식 대상자 선정기준

응급도 1	18세 이상의 전격성 간부전증(Fulminant liver failure) 환자가 7일 이내에 간이식을 받지 않으면 생명 연장의 희망이 없는 상태로 다음 중 한 가지 이상에 해당하는 경우를 말함 ① 만성간질환 없이 간질환의 증상이 나타난 후 8주 이내에 뚜렷한 간성혼수가 동반된 급성 전격성 간부전증(Fulminant liver failure) 환자로, 중환자실에 입원 중이면서 다음의 3가지 조건 중에 하나 이상을 동반한 경우 ㉮ 인공호흡요법 ㉯ 신대체요법 ㉰ INR > 2.0 ② 간이식 후 7일 이내에 이식된 간이 기능을 하지 못하는 경우(Primary non function)로 ㉮ 혹은 ㉯ 조건을 동반한 경우 ㉮ AST ≥ 3,000이면서 다음의 2가지 조건 중 하나 이상을 만족하는 경우 2가지 조건은 INR ≥ 2.5, 뚜렷한 산성혈증(acidosis, 동맥혈 PH ≤ 7.30 혹은 정맥혈 PH ≤ 7.25이거나/혹은 lactate ≥ 4 mMol/L). 단, 검사결과는 간이식 후 7일 이내 검사 결과여야 함

● 표 4-10-2. (이어서) 국내 간이식 대상자 선정기준

응급도 1	㉰ 무간상태(Anhepatic state) ③ 간이식 후 7일 이내에 간동맥 혈전증(Hepatic artery thrombosis)이 있는 경우로 ②의 ㉮ 혹은 ㉯ 조건을 만족하는 간손상이 입증되어야 함 ④ 윌슨병(Wilson's disease) 환자에서 급성간부전증이 동반된 경우
응급도 2	MELD 38점부터 40점까지
응급도 3	MELD 31점부터 37점까지
응급도 4	MELD 21점부터 30점까지
응급도 5	MELD 20점 이하

2) 생체 간이식(Living donor liver transplantation, LDLT)

공여자와 수혜자 사이의 필요 조건

(1) 혈액형(with standard ABO compatibility rules): 혈액형 적합/부적합 간이식 모두 가능

(2) 몸 크기: 공여자와 수혜자의 몸무게 차이가 20% 이내

6. 이식 전 검사(Pre-transplantation evaluation)

1) 수혜자

일반 혈액학적 검사

- CBC, liver chemistry, kidney profile, coagulation study (PT, PTT)
- ANA, anti-smooth muscle antibody, AMA
- iron profile, ceruloplasmin, α1-antitrypsin phenotype
- CMV, EBV, HSV, VZV, HIV, syphilis, toxoplasmosis,
- IgM/G HAV, HBsAg/Ab, HBeAg/Ab, HBV DNA, anti-HCV
- α-fetoprotein, ABO blood type

다른 일반검사

- 도플러간초음파, liver dynamic CT 및 hepatic angiography(필요시 MRI Liver), 심전도, Chest X-ray, 폐기능검사, 위내시경, PPD skin tests
- 심초음파
- PAP smear, mammogram (35세 이상의 여성인 경우)
- CT Chest 및 PET-CT (cancer인 경우)
- 일반 협진
- 식이요법, 심리 및 재정 상담, 이식 후 감염 가능성 관련하여 수술 전 이비인후과 및 치과 진료, 수술 전 평가 위해서 마취과 진료

선택적 검사

- Carotid duplex scanning(노년층 또는 심혈관질환 환자)
- contrast echocardiography(간폐증후군이 의심되는 경우)
- cardiac catheterization(관상 동맥질환이 의심되는 경우)
- 위내시경(국가건강검진 권고 원칙에 따라서), 대장내시경(국가건강검진 권고원칙에 따라서 혹은 염증성 장질환, 원발성 경화성 담관염, 대장 용종의 병력, 대장암의 가족력, 대장 잠혈반응이 양성인 경우)
- ERCP(원발성 경화성 담관염의 경우)
- 간조직검사
- Fungal serology(유행 지역인 경우)

이식 전 vaccination

- Hepatitis A, hepatitis B, Pneumococcal vaccine, influenza, tetanus booster

2) 공여자

(1) 혈액형(ABO and Rh type)

(2) 일반 혈액 검사, 간기능 검사, VDRL, HIV, 간염검사, 소변검사, 대변검사, 심전도, chest X-ray, 폐기능 검사, 복부초음파 검사, CT volumetry, 간조직 검사(간기능 이상, 초음파상에 지방간 존재 여부)

(3) 추가검사- HLA type, 조직형 교차 반응검사, 기타 바이러스 검사

7. 이식 후 환자 관리(Post-transplantation management)

1) 표준 내과치료

(1) 스테로이드

5일 내외로 신속히 감량하고, 기저질환과 거부 반응 유무에 따라서 3개월 내지 12개월에 중단

(2) Tacrolimus (FK506): calcineurin inhibitor

급성 및 만성 거부반응을 예방하기 위해 장기간 사용

(3) Azathioprine or mycophenolate mofetil (MMF)

이식 후 6개월간 calcineurin inhibitor와 함께 사용

(4) 바이러스성 혹은 진균성 감염에 대한 선제 예방치료

2) 이식 후 발생하는 합병증

● 표 4-10-3. 간이식 후 합병증

이식 후 2일 원발성 이식편 비기능(primary non-function) 조기 이식편 기능장애(early graft dysfunction) 간동맥혈전증, 간정맥 및 간문맥 혈전증
이식 후 2주째 급성 세포성 거부반응 세균, 진균감염 담도 합병증, CMV 감염증
이식 후 2개월 이후 고혈압, 고지혈증 당뇨, 비만, 심장합병증 만성거부반응 진균감염(Cryptococcos, Aspergillus), CMV 이식후 면역증식병(post-transplant lymphoproliferative disorder) 악성종양 기저 원발질환의 재발

3) 간이식 후 B형간염 재발 예방

(1) 수혜자가 HBsAg 양성인 경우

방법: 헤파빅과 엔테카비어(Entecavir) 또는 테노포비어(Tenofovir) 병합요법

① 수술 중에 헤파빅 1만 단위 정맥주사

② 수술 직후 매일 1만 단위 정주 7일간+엔테카비어 또는 테노포비어

③ 1개월 동안 매주 1만 단위 정주+엔테카비어 또는 테노포비어

④ 6개월까지 매달 1만 단위 정주+엔테카비어 또는 테노포비어

⑤ 이후 매 2–3개월마다 4천 단위 근육 주사+엔테카비어 또는 테노포비어

⑥ 현재 재발율은 복합 치료인 경우 약 3% 이하(5년 내)

* 테노포비어의 경우 테노포비어DF, 테노포비어AF 모두 투약 가능(특히 신기능 및 골기능 감소가 있거나 예상되는 환자에게는 우선적으로 테노포비어AF를 우선적으로 선택)

(2) 수혜자는 HBsAg 음성이나 공여자가 HBsAg 음성/anti-HBc 양성인 경우

Anti-HBc 양성인 공여자로부터 간이식을 받는 HBsAg 음성인 환자의 경우, B형간염 바이러스에 대한 면역상태에 따라 B형간염 발생률이 달라질 수 있으며, 이에 따라 경구용 항바이러스제 치료를 시행함

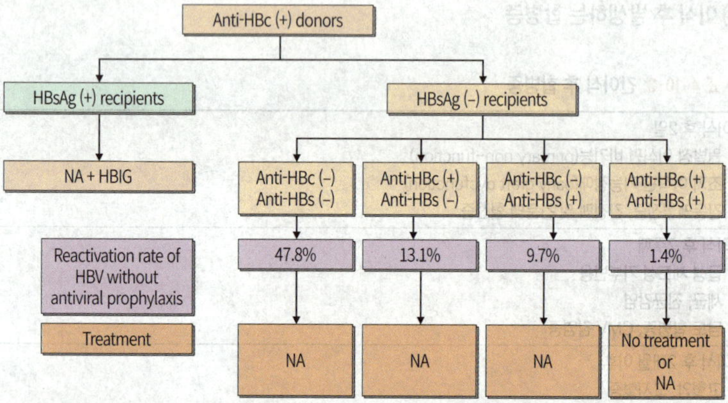

● 그림 4-10-1. Anti-HBc 양성인 공여간을 이식받는 간이식 환자의 B형간염 발생 억제 전략

4) 간이식 후 C형간염의 재발

(1) 간이식 후 C형간염이 재발한 환자는 항바이러스 치료를 우선 고려

(2) 항바이러스 치료는 간이식 후 수개월 내 임상경과가 안정화되면 가능한 빨리 시작해야 함 특히 섬유화 담즙 정체성 간염이 발생하였거나 진행된 간섬유화나 문맥압 항진증이 발생하면 간질환의 급격한 진행과 이식편 손실이 예측되므로 신속히 항바이러스 치료를 시작

● 표 4-10-4. 간이식 후 C형간염의 치료

유전자 1형	유전자 2형
• 마비렛 12주: 간경변이 없거나 대상성 간경변이면서 아래 경우(마비렛 16주)가 아닐 때 • 마비렛 16주: 간경변이 없거나 대상성 간경변이면서 NS3/4A 단백분해효소 저해제 치료경험 없고 NS5A 저해제 치료 실패한 경우 • 엡클루사 12주: 간경변이 없거나 대상성 간경변 • 엡클루사+리바비린 12주: 비대상성 간경변	• 마비렛 12주: 간경변이 없거나 대상성 간경변 • 엡클루사 12주: 간경변이 없거나 대상성 간경변 • 엡클루사+리바비린 12주: 비대상성 간경변

8. 감염

1) 대부분의 감염은 수술 초기 2개월 내에 발생함

2) 이식 후 시기별 감염 원인

(1) 1개월 이내

창상, 폐, 요로, 혈관내 기구와 관련된 세균이나 칸디다에 의한 병원 감염

(2) 이식 후 1–6개월 사이

① 면역 조절 바이러스(CMV, EBV, 다른 human herpesvirus, HBV, HCV, HIV)

② Pneumocystis jiroveci, aspergillus, L. monocytogenes

(3) 이식 6개월 이후

6개월이 지나면 면역억제제를 유지용량으로만 투여하게 되며 이때부터는 감염에 대해 일반인과 같은 위험을 가짐

① 지역사회 감염과 유사(주로 호흡기감염)

② HBV, HCV, CMV, EBV, papillomavirus의 만성적 감염 → 감염된 장기의 손상

③ 다량 면역억제제 사용 시 기회감염이 문제

3) 예방요법

(1) 경구 fluconazole: 초기 6주 동안 항진균 예방요법의 표본치료

(2) Trimethoprim-sulfamethoxazole: 초기 4–12개월 동안 Pneumocystis jiroveci에 대한 예방요법(Listeria, Nocardia, Toxoplasma에 대한 예방도 됨)

(3) 경구 acyclovir: Herpes simplex virus, zoster virus 재활성에 대한 예방요법

(4) 저용량 ganciclovir: CMV 항체 양성이고 antilymphocytic antibody 치료 중인 환자

11 자가면역간염 및 대사성 간질환, 기타 간질환

증례

59세 여자, 정기검진에서 간 수치 상승으로 내원. 음주력, 약물 복용력 없음.
WBC 6,000/uL, Hb 13.0 g/dL, Platelet 115x10^3/uL, PT INR 1.2, Total protein 7.0 g/dL, Albumin 3.7 g/dL, Total bilirubin 0.8 mg/dL, AST 140 IU/L, ALT 120 IU/L, ALP 295 IU/L, rGT 156 IU/L, Creatinine 0.6 mg/dL, Sodium 140 mEq/L, Potassium 4.0 mEq/L
HBsAg (–), HBsAb (+), Anti-HCV (–)
ANA (+, 1:640), AMA (+), IgG 1,950, pANCA (–), Ceruloplasmin 32 mg/dL, Ferritin 84 ug/L

의심되는 질환과 확진을 위해 추가로 시행해야 할 검사
⇨ 일차성 담도성 담관염
⇨ 간 조직검사

I 자가면역간염(Autoimmune hepatitis)

자가면역간염

1. 자가면역기전에 의해 발생하는 원인 미상의 염증성 간질환
2. 임상적 병력청취
   1) 바이러스성 간염 유무
   2) 약물 복용력, 음주력
   3) 자가면역질환의 유무
   4) 비특이적 피로감, 가려움증, 식욕부진, 체중감소, 근육통, 관절통, 황달, 무월경
3. 이학적 소견: 나이, 성별, 의식상태, 황달, 복부검사(간비대, 복수)
4. 검사실 검사(진단적 검사)
   1) AST, ALT 상승(특히 ALP/AST (or ALT) ratio<1.5)
   2) IgG 상승(특히>2.0×ULN)

3) Autoimmune marker: ANA, SMA titer 상승(특히>1:80, 이외 임상적으로 필요한 경우 anti-LKM1, anti-LC1, anti-SLA, ANCA 등 확인)
4) Liver histology: Interface hepatitis, lymphoplasmacytic infiltrate, rosetting of hepatocytes

5. 치료
1) Predniso(lo)ne 0.5-1.0 mg/kg or 40-60 mg/day
또는 Predniso(lo)ne<0.5 mg/kg or 20-40 mg/day in combination with AZA 50 mg/day
2) 간이식(말기 간질환)

1. 정의

자가면역기전에 의해 발생하는 원인 미상의 염증성 간질환

2. 임상양상

1) 60대, 여성에서 흔함
2) 만성간염의 형태로 발현하는 것이 가장 일반적, 무증상, 급성간염, 급성중증간염, 간경변증, 간경변증의 급성 악화 등 다양한 형태로 발현
3) 다양한 자가면역질환이 동반되며, 자가면역 갑상선질환이 가장 흔함

3. 진단

1) 자가면역간염은 다른 원인에 의한 간손상을 배제 후, 혈액 검사에서 증가된 혈청 AST, ALT와 자가항체 존재 및 IgG 상승, 조직소견 등을 종합하여 진단

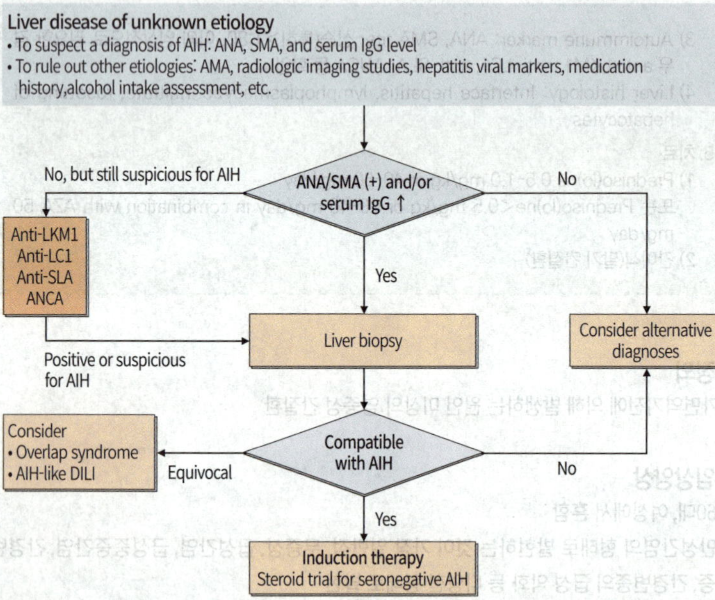

● **그림 4-11-1.** **자가면역간염의 진단**

출처: 대한간학회. 2022 대한간학회 자가면역간염 진료 가이드라인. 2022. p. 28.
AIH, autoimmune hepatitis; ANA, antinuclear antibody; SMA, smooth muscle antibody; IgG, immunoglobulin G; AMA, antimitochondrial antibody; anti-LKM1, antibody to liver kidney microsome type 1; anti-LC1, antibody to liver cytosol type 1; anti-SLA, antibody to soluble liver antigen; ANCA, antineutrophil cytoplasmic antibody; DILI, drug-induced liver injury.

2) 개정 진단 점수체계로 진단 가능

● **표 4-11-1.** **Revised original diagnostic scoring system**

Feature	Score	Feature	Score
Gender		Average alcohol intake	
Female	2	<25 g/day	2
Male	0	>60 g/day	-2
ALP/AST (or ALT) ratio		Liver histology	
<1.5	2	Interface hepatitis	3
1.5-3.0	0	Lymphoplasmacytic infiltrate	1
>3.0	-2	Rosetting of hepatocytes	1
Serum globulin or IgG>ULN		None of the above	-5

● 표 4-11-1. (이어서) Revised original diagnostic scoring system

Feature	Score	Feature	Score
>2.0	3	Biliary changes	-3
1.5-2.0	2	Other changes	-3
1.0-1.5	1	Concurrent autoimmune diseases	2
<1.0	0	Additional findings	
ANA, SMA or LKM-1 (titers)		Other defined autoantibodies	2
>1:80	3	HLA DRB1*03 or DRB1*04	1
1:80	2	Response to therapy	
1:40	1	Complete	2
<1:40	0	Relapse	3
AMA (+)	-4	Diagnostic scores	
Hepatitis viral markers		Pre-treatment score	
Positive	-3	Definite	>15
Negative	3	Probable	10-15
Drug history		Post-treatment	
Positive	-4	Definite	>17
Negative	1	Probable	12-17

ALP, alkaline phosphatase; AST, aspartate aminotransferase; ALT, alanine aminotransferase; IgG, immunoglobulin G; ULN, upper limit of normal range; ANA, antinuclear antibody; SMA, smooth muscle antibody; LKM-1, antibody to liver kidney microsome type 1; AMA, antimitochondrial antibody; HLA, human leukocyte antigen; AIH, autoimmune hepatitis.

4. 치료: 면역억제요법

1) 치료 목표 및 대상

(1) 치료의 목표: 간의 염증반응을 조절하여 관해를 달성함으로써 간질환의 진행 및 합병증 발생을 억제

(2) 활동성 환자: 면역억제 치료

(3) 비활동성 환자[진행된 섬유화를 동반하지 않은 간염 활성도 지표(HAI) 4점 미만]: 치료를 보류할 때에는 혈청학적 지표를 정기적으로 모니터링

(4) 치료 반응 평가: 치료 시작 후 정기적으로 혈청 AST/ALT와 IgG를 측정

2) 1차 치료

(1) 관해 유도: Predniso(lo)ne 0.5–1.0 mg/kg (or 40–60 mg/day) 단독 또는 predniso(lo)ne<0.5 mg/kg (or 20–40 mg/day)+azathioprine 50 mg/day

(2) 유지: 완전 생화학 반응(AST/ALT와 IgG가 치료 시작 6개월 이내에 정상화)에 도달한 후에는 azathioprine 단독 또는 관해를 유지할 수 있는 최소 용량의 predniso(lo)ne+azathioprine
(3) 간이식: 급성 중증 자가면역간염 환자가 predniso(lo)ne (0.5–1 mg/kg/day) 단독치료에 반응이 없거나, 간성뇌증을 동반한 간부전이 발생한 경우

3) 치료 종료

(1) 치료 종료: 최소 2년간 완전 생화학 반응(AST/ALT와 IgG가 정상화)이 유지
(2) 재발: 기존 1차 치료를 재시작하고, 완전 생화학 반응에 도달하면 장기간의 유지치료

4) 치료 전 평가 및 치료 중 모니터링

(1) 골다공증: 40세 이상 또는 골다공증 고위험인자가 있는 40세 미만의 자가면역간염 환자에서 predniso(lo)ne 치료를 시작하기 전 혹은 시작 후 6개월 이내에 골절 위험도 또는 골밀도에 대하여 평가하고, 치료를 지속하는 경우 골절 위험도에 따라 주기적인 추적검사를 시행
(2) 바이러스간염: 바이러스간염 상태에 대하여 평가하고, A형간염 혹은 B형간염 항체가 없으면 예방접종을 시행
(3) 혈구 감소증: Azathioprine 치료를 하는 동안 주기적으로 혈구검사를 시행

5) 2차 치료

(1) 2차 치료 적응증: 자가면역간염의 1차 치료에 실패한 경우, 진단의 확실성과 약물 순응도를 우선 검토. 약물 불내성, 무반응, 불충분한 반응에 해당하면 2차 치료를 고려
(2) 2차 치료 약제: MMF 또는 tacrolimus를 우선 고려

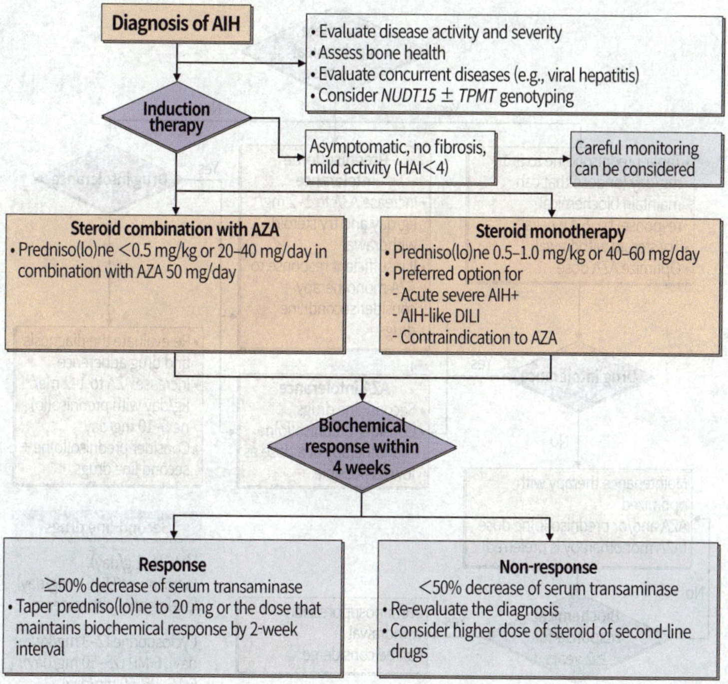

● 그림 4-11-2. 자가면역간염의 치료

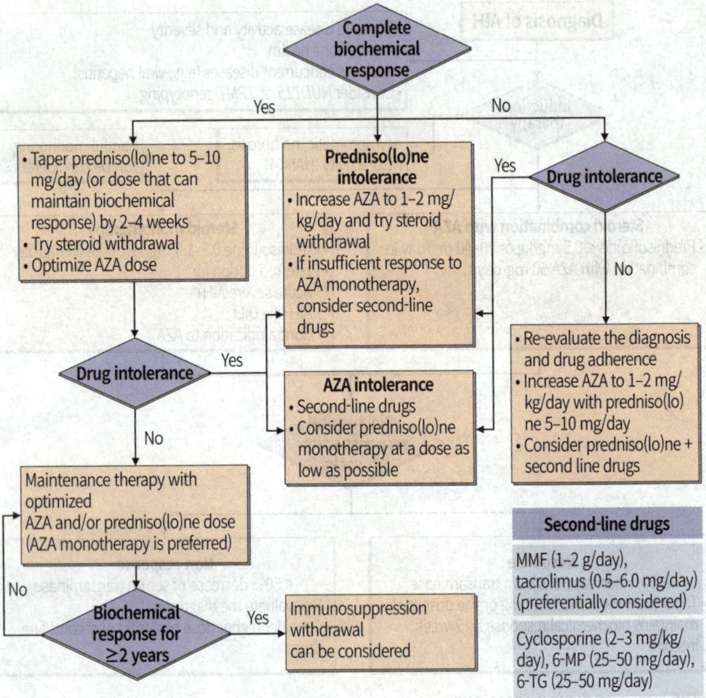

● **그림 4-11-2.** (이어서) 자가면역간염의 치료

출처: 대한간학회. 2022 대한간학회 자가면역간염 진료 가이드라인. 2022. p. 28, 65.

AIH, autoimmune hepatitis; NUDT15, Nudix hydrolase 15; TPMT, thiopurine S-methyltransferase; HAI, hepatitis activity index; AZA, azathioprine; DILI, drug-induced liver injury; MMF, mycophenolate mofetil; 6-MP, 6-mercaptopurine; 6-TG, 6-thioguanine. *Delayed institution of AZA by 2 weeks can be considered. † Emergent evaluation for liver transplantation should be considered for patients with acute liver failure.

II 원발성 담즙성 담관염(Primary biliary cholangitis)

원발성 담즙성 담관염

1. 만성적 간내 소담관염
2. 임상적 병력청취
   1) 가족력: PBC에 걸린 직계가족
   2) 흡연력, 여성호르몬 사용력, 피로감, 가려움, 입마름, 눈마름
3. 이학적 소견: 의식상태, 황달, 복부검사(간비대, 복수)
4. 검사실 검사(진단적 검사)
   1) 담즙 정체: ALP, rGT 상승(특히 ALP>2.0×ULN, conjugated bilirubin 상승 동반될 수 있음)
   2) Autoimmune marker: AMA 양성(이외 임상적으로 필요한 경우 sp100, gp210 등 확인)
   3) Liver biopsy: nonsuppurative destructive cholangitis, destruction of interlobular bile duct
5. 치료
   1) UDCA 13-15 mg/kg/day
   2) 간이식(말기 간질환)

1. 정의

서서히 지속적으로 진행되는 간내 작은 담관의 파괴로 답즙과 여러 독성물질들이 간에 축적되어 이로 인해 간세포 파괴 및 섬유화, 간경변증으로 진행하는 자가면역질환

2. 임상양상

1) 절반 이상의 환자들이 증상 없이 간기능검사 이상으로 진단
2) 피로감과 가려움이 가장 흔하고, 고지혈증, 입마름과 눈마름, 골감소증 등이 동반
3) 간경변증으로 진행하는 경우 문맥고혈압에 의한 합병증 및 간세포암종의 발생위험이 증가
4) 다양한 자가면역질환이 동반, 자가면역 갑상선질환이 가장 흔함

3. 진단

1) 다른 원인을 배재한 상태에서 아래 3가지 진단기준 중에서 2가지를 만족할 경우 진단
   (1) 담즙정체형 생화학검사 이상소견(ALP, rGT 상승, 대부분 ALP>2×UNL)
   (2) Antimitochondrial antibody (AMA) 양성 혹은 AMA가 음성일 경우, PBC 특이적 자가면역 항체(sp100 or gp210) 양성
   (3) 간 생검에서 nonsuppurative destructive cholangitis, destruction of interlobular bile duct

4. 치료

1) 진행 정도에 상관없이 ursodeoxycholic acid 13–15 mg/kg/day를 투여

2) UDCA에 불응하는 경우 obeticholic acid 5–10 mg/day 추가를 고려

3) 간이식: 비대상성 간경변증

4) 증상 조절

(1) 가려움증: Cholestyramine 4 g/dose로 1일 최대 16 g까지 투여

(2) 눈마름 및 구강마름: 보존치료

(3) 지용성 비타민 흡수장애 시 비타민 보조제, 철 결핍성 빈혈 시 철분제, 골대사 장애 시 Vit.D, calcium 등 보충 고려

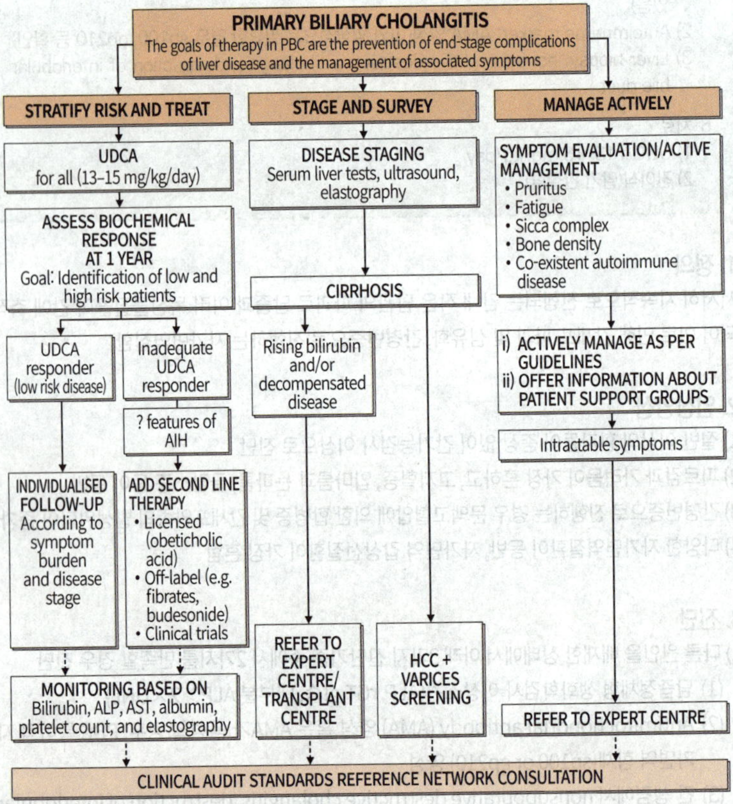

● 그림 4-11-3. 원발성 담즙성 담관염의 치료

출처: J Hepatol. 2017;67:145-72.

III 윌슨병(Wilson's disease)

윌슨병

1. 구리의 대사이상으로 구리가 간, 뇌, 안구, 신장, 적혈구 등에 침착함으로써 생기는 질환
2. 임상적 병력청취
   1) 가족력: 상염색체 열성 유전
   2) 간 증상: 경미한 간기능 검사 이상, 만성간염, 간경변증, 전격성 간염
   3) 신경 정신학적 증상: 비대칭적 진전, 구음장애, 운동 실조 등
3. 이학적 소견: 나이, 의식상태, 황달, 복부검사(간비대, 복수)
4. 검사실 검사(진단적 검사)
   1) Serum ceruloplasmin 감소(특히 <5 mg/dL)
   2) Basal 24 h urinary copper excretion >100 μg/day(무증상 환자의 경우 >40 μg/day)
   3) Kayser-Fleischer ring (+)
   4) Dry weight of liver >250 μg/g
   5) ATP7B 유전자의 돌연변이
5. 치료
   1) D-penicillamine (10-15 mg/kg/day), Trientine (10-15 mg/kg/day), Zinc salts (150 mg/day)
   2) 간이식(말기 간질환)

1. 정의

1) 세포내 구리 이동과 관련된 단백질의 이상으로 간, 뇌, 각막, 신장 등에 비정상적인 구리 침착이 발생하는 질환
2) 염색체 13q14.3-q21.1에 위치한 ATP7B 유전자의 돌연변이에 의해 발생

2. 임상양상

1) 간질환: 증상 발현의 평균 연령은 11.4세, 경미한 간기능 검사 이상소견이 동반된 무증상 간 비대에서 점차 진행하여 만성 간염, 간경변증, 전격성 간염 등으로 발현
2) 신경 및 정신질환: 증상 발현의 평균 연령은 18.9세, 대뇌 기저핵 손상으로 인한 근 긴장 이상, 운동장애 등 신경 증상과 과잉 행동, 정서 불안, 조울증, 정신분열증 등의 정신질환 동반 가능
3) 안과질환: Kayser-Fleischer ring(특징적), 그 외 해바라기 모양의 백내장, 외사시, 야맹증 등
4) 기타 질환: 혈액 이상(용혈성 빈혈), 신장 이상(근위세뇨관의 손상에 의한 혈뇨, 아미노산뇨증, 요비중의 감소, 당뇨, 요산뇨증, 과인산뇨증, 신세뇨관성산증 등), 골 대사 이상(골다공증, 구루병 등)

3. 진단

1) 임상적 진단

아래 4가지 진단기준 중에서 2가지를 만족할 경우, 윌슨병의 가능성이 높음

(1) 혈청 ceruloplasmin 수치 감소(＜5 mg/dL)
(2) 24시간 소변 구리 배설량 증가(＞100 μg/day, 무증상 환자의 경우 ＞40 μg/day)
(3) Kayser-Fleischer ring(+)
(4) 간 조직 내 구리 함량 증가(dry weight of liver 250 μg/g 이상)

2) 유전학적 진단: ATP7B 유전자의 돌연변이

4. 치료

1) 식이요법

일일 구리 섭취량을 1 mg으로 제한, 구리가 많이 함유된 버섯, 코코아, 간, 어패류(굴, 조개), 견과류, 초콜릿, 말린 과일, 바나나, 토마토, 포도, 땅콩, 밤, 감자 등의 섭취를 제한

2) 약물요법

(1) 구리 배설 촉진제
① D-penicillamine: 성인 10–15 mg/kg/day (약 750–1,000 mg/day)를 하루 2번에 나누어 투약, 부작용이 흔한 편으로 모니터링 필요(초기 과민반응으로 발열, 발진, 림프절 종대, 호중구감소증, 혈소판감소증, 단백뇨 등. 지연 반응으로 루푸스양 증후군, Goodpasture 증후군, 간독성 등)
② Trientine: 성인 10–15 mg/kg/day를 하루 2–3번에 나누어 투약, D-penicillamine의 부작용 발생, 내약성이 불량할 것으로 예상되는 환자(신장질환, 심한 혈소판감소증, 자가면역질환 등)
(2) 구리 흡수 억제제: Zinc salts, 성인 150 mg/day를 하루 3번에 나누어 투약

3) 간이식

급성간부전 환자, 내과적 치료에 반응을 보이지 않는 비대상성 간질환 환자

IV 혈색소침착증(Hereditary Hemochromatosis)

혈색소침착증

1. 체내(간, 심장, 피부, 췌장, 관절 그리고 고환 등) 철분의 과잉 축적되는 유전질환
2. 임상적 병력청취
   1) 가족력: 상염색체 열성 유전
   2) 간 증상: 간 효소의 증가, 간비종대, 오른쪽 상복부 복통
   3) 그 외 증상: 대체로 비특이적
3. 이학적 소견: 나이, 의식상태, 복부검사(간비대, 복수), 피부의 착색, 관절염(두 번째 손가락)
4. 검사실 검사(진단적 검사)
   1) Serum transferrin saturation>50% (남), 45%(여)
   2) Serum ferritin concentration>300 μg/L (남), >200 μg/L (여)
   3) 간 조직검사: cirrhosis 여부 확인(serum ferritin>1,000 Ig/L, LFT 상승, hepatomegaly 동반 시)
   4) MRI: Hepatic MRI R2 quantification (Iron quantification)
   5) 6번 염색체(6p21)에 위치한 HFE의 C282Y/H63D 돌연변이
5. 치료
   1) 정맥 절개술: 1-2주 간격 → ferritin 50 μg/L 시 1년에 2-6회 시행. Ferritin, Hb 추적 필요

1. 정의

빈혈 및 reticulocytosis가 동반되지 않은 상태에서 transferrin saturation의 상승과 체내 철분 과잉 흡수 및 과잉 저장을 특징으로 하는 상염색체 열성 유전질환. 6번 염색체(6p21)에 위치한 HFE 유전자의 C282Y, H63D 돌연변이(heterozygous for p.C282Y/p.H63D or homozygous for p.H63D)에 의해 유발

2. 임상양상

1) 초기 임상증상이 비특이적이며(피로, 허약함, 체중 감소, 복부 팽만/통증, 관절통, 요통, 가려움증 등) 철분이 서서히 축적되어 명확한 증상은 30-40대까지 나타나지 않는 경우가 많음
2) 여성의 경우는 월경과 출산으로 인한 규칙적인 혈액 방출이 있기 때문에 증상 발현 및 진단이 남자보다 10년 정도 늦음
3) 간질환: 간 효소 상승, 간 비대, 간경화, 간세포암종
4) 피부 착색: 햇볕에 노출되지 않고도 피부가 검거나 회색빛을 띰
5) 관절 증상: 관절염과 관절통(두 번째 손가락, 무릎, 고관절 등), 가성통풍
6) 심장질환: 빈맥, 부정맥, 심장 비대, 울혈성 심부전
7) 췌장질환: 당뇨, 췌장암

8) 생식기계 질환: 발기 부전, 불임, 생리 불순, 조기 폐경
9) 신경 정신학적 질환: 우울, 불안, 착란, 기억력 소실

3. 진단

1) 임상적 진단

(1) Serum transferrin-iron saturation(남자 50% 이상, 여자 45% 이상)
(2) Serum ferritin concentration(남자 300 ng/mL 이상, 여자 200 ng/mL 이상)
(3) Serum ferritin＞1,000 lg/L, LFT 상승, hepatomegaly 동반 시 간 생검을 통한 간경화 진행 여부 판단

2) 유전학적 진단

HFE 유전자의 C282Y, H63D 돌연변이(heterozygous for p.C282Y/p.H63D or homozygous for p.H63D)

3) 영상학적 진단

MRI (Hepatic MRI R2 quantification으로 iron quantification)

4. 치료

1) 정맥절개술(Phlebotomy)

(1) Induction: Target ferritin 50 μg/L. 1–2주 간격으로 시행. 정맥절개술 전 Hb 확인하여 ＜12 g/dL이면 횟수를 줄이고, ＜11g/dL이면 중단. 4회 정맥절개술 후 ferritin＜200 μg/L 여부 확인, 이후 1–2회 간격으로 target ferritin (50 μg/L)에 도달하는지 확인
(2) Maintenance: Target ferritin 50–100 μg/L. 1년에 2–6회 시행. 정맥절개술 전 Hb 확인. Ferritin, transferrin saturation은 6개월 간격으로 확인

2) 당뇨, 심장질환, 관절염 등과 같은 합병증 관리

V 허혈성 간염(Ischemic hepatitis)

1. 정의

간 수치 상승의 다른 원인(viral hepatitis, autoimmune hepatitis, acute Budd-Chiari syndrome, toxic hepatitis 등) 없이 급격한 hypoperfusion으로 인한 간의 diffuse한 손상

2. 임상양상 및 진단

1) 출혈량 과다, 심한 화상, 심부전, 열사병(heat stroke), 패혈증 등 쇽이나 혈역학적으로 불안정한 상태를 야기할 수 있는 모든 임상상황이 원인이 됨

2) 검사실 소견

(1) 간의 저혈류를 유발하는 원인 발생 1–3일 이내에 혈청 AST/ALT와 (25–250×UNL) LDH의 상승하며, 혈역학적으로 안정화되면 AST/ALT는 꾸준히 감소하여 보통 7일에서 10일 이내에 정상화

(2) Bilirubin은 AST/ALT가 감소하면서 상승하기 시작하고 정상치의 4배 이상으로 상승하는 경우는 드물며, ALP는 정상치의 두 배 이상 상승하는 경우는 드묾

(3) Creatinine 상승을 동반하기도 함

3) 간조직 검사

일반적으로 진단을 위해 필요하지 않음. centrilobular necrosis와 zone 3 (central area)의 염증세포의 침착을 동반한 sinusoidal distortion이 특징적인 조직소견

3. 치료

Hypoperfusion을 유발하는 선행 원인에 대한 교정 및 보존적 치료를 하며, 이외 구체적인 치료법은 아직 입증되지 않음

VI 기타 간의 혈관질환(Vascular disease)

1. Hepatic vein thrombosis (Budd–Chiari syndrome)

1) 정의

간 혈액 유출로 폐쇄를 특징으로 하는 질환

2) 원인

골수증식성 질환(특히 polycythemia vera), 종양, 감염, 임신, 발작성 야간혈색소뇨증, 항인지질 증후군, 트롬빈, protein C 및 protein S 결핍 등

3) 증상

전격성인 경우 갑작스러운 심한 복통, 구토, 심한 간종대, 황달, 복수, 급격한 간 기능 검사의

악화 및 간성 혼수 등이 나타나며, 급성인 경우 수주에 걸쳐, 만성인 경우 3–6개월에 걸쳐 간 종대와 복수 등이 나타나며, 특히 만성의 경우 진단 당시 간경변증을 동반하는 경우가 있음

4) 진단

Doppler 초음파, CT, MRI 등의 검사 후 hepatic vein thrombosis가 의심된다면 혈관 조영술로 확진

5) 치료

(1) 혈관 조영술을 통한 혈관 성형술, 스텐트 삽입, TIPS
(2) 항응고제, 혈전용해제, 보존적 치료(이뇨제 등)
(3) 간이식술

2. Sinusoidal obstructive syndrome (Veno–occlusive disease)

1) 정의

Sinusoidal endothelial cell의 형태학적 변화로 zone3의 hepatic acinus가 막혀 간의 미세순환이 바뀌어 간 내부의 혈류를 감소시키고 간을 손상시키는 질환

2) 원인

면역억제제, 항암제(특히 조혈모세포이식 전 고용량 항암치료), 항암치료+방사선치료

3) 증상

혈소판 감소, 체중 증가, 복수, 황달, 간비대 등(대개 조혈모세포 이식 1–3주)

4) 진단

(1) Bilirubin ≥2 mg/dL이면서 painful hepatomegaly, weight gain>5 %, ascites 중 2가지 이상의 증상을 동반
(2) 경정맥하 간정맥압 측정(HVPG≥10 mmHg)
(3) 간 생검: centrilobular congestion with hepatocellular necrosis and accumulation of hemosiderin-laden macrophages

5) 치료

(1) 중증도가 경미한 경우 혈류량 유지, 간독성 약물 회피, 복수천자 등의 보존적 치료
(2) 중증도가 심하거나, 보존적 치료로 호전되지 않는 경우 defibrotide (25 mg/kg/day 최소 3주) 투약

(3) Defibrotide 치료에 불응성인 경우 적립된 치료방법은 없으나, high dose glucocorticoid, TIPS, 간이식 등 고려

6) 예방

(1) Myeloablative therapy의 변경 및 방사선 조사량을 감량하면 발생 빈도가 감소
(2) UDCA (12 mg/kg divided in 2 doses)를 conditioning 전일부터 HSCT 후 3개월까지. 그 외 항응고제, pentoxifylline, prostaglandin E 등은 일관된 효과를 보이지 않음

7) 예후: 질환의 심각도에 따라 예후가 다름

3. Portal vein thrombosis

1) 원인

간경변증, 악성종양, 복부 외상, 과다응고 상태, 복강내 감염, 췌장염, portocaval shunt surgery, 비장절제술 등

2) 임상양상

급성 혹은 만성으로 나타나며, 복통, 복부팽창, 오심, 식욕부진, 체중감소, 설사가 동반되며, 특히 만성 간문맥 혈전증은 정맥류 출혈이나 다른 문맥압 항진증의 증상이 동반될 수 있음

3) 진단 및 검사

(1) Doppler ultrasonography, CT, MRI, 혈관조영술 등
(2) 첫 진단 시 초기 부위, 범위, 내강 폐색 정도 및 응괴 형성의 만성성에 대한 평가 필요
(3) 간경변증 환자: CT/MRI를 촬영하여 HCC 동반 여부 확인
(4) 간경변증 제외 환자: 골수증식장애 또는 다른 혈전증질환에 대한 조사가 필요

4) 치료

(1) 항응고제: PVT 발생 후 빨리 투약을 시작할수록 recanalization에 효과적
(2) 혈전용해제: anticoagulation 치료함에도 장 허혈이 지속되는 recent PVT 환자
(3) Portal vein recanalization+TIPS: chronic PVT, 출혈, 불응성 복수 환자
(4) 기타: 만성적 경과를 보인 경우에는 문맥압 항진증의 합병증에 대한 치료(비선택적 베타 차단제, 정맥류의 내시경적 결찰술, 복수에 대한 이뇨제 등) 시행

CHAPTER

5 내분비내과

1 뇌하수체질환

2 갑상선질환

3 갑상선결절 및 갑상선암

4 당뇨병의 진단과 치료

5 당뇨병의 합병증과 저혈당

6 부신질환

7 칼슘 및 골대사질환

8 이상지질혈증 및 비만

15 내분비내과

01 뇌하수체질환

I 뇌하수체기능저하증

1. 증상

각 뇌하수체 호르몬(GH, FSH/LH, TSH, ACTH, Prolactin) 분비기능 저하에 따른 증상이 나타날 수 있음

2. 진단

1) 기저호르몬 검사항목

IGF-1, Free T4, TSH, FSH, LH, E2 (estradiol, 여자), Testosterone(남자), ACTH, Cortisol, Prolactin

2) 인슐린 유발 저혈당 검사: GH, ACTH호르몬 분비기능 평가

* 검사 전 주의사항: 노인, 관상동맥질환, 뇌혈관질환 및 간질환자 등에서는 검사를 시행해서는 안 됨. 또한 검사는 야간 금식 후 의사가 상주하는 가운데 검사를 시행하여야 함

(1) 방법

① 기저 glucose, cortisol, GH 농도 측정을 위한 채혈 시행

② 속효성 인슐린 정주. 인슐린 용량은 일반적인 경우 0.1 U/kg, 당뇨병 등 인슐린 저항성이 예상되는 경우에는 0.2 U/kg 투여

③ 저혈당(혈당＜40 mg/dL 혹은 저혈당 증세가 있어야 함)을 확인 후 glucose, cortisol, GH을 인슐린 투여 시점으로부터 30분, 60분, 90분, 120분에 측정

(2) 검사결과 해석

① Cortisol 정상 판정: cortisol≥18 μg/dL

② GH 정상 판정: GH≥5 ng/mL (3–5 ng/mL는 부분 결핍으로 판단)

3) GnRH Test: FSH, LH호르몬 분비기능 평가

* 기저호르몬 검사 및 임상증상(남성: 발기부전, 성욕감퇴, 여성: 무월경, 불임, 성욕감퇴)으로 평가할 수 있으므로 일반적으로는 시행하지 않음

(1) 방법

① 기저 FSH, LH 농도 측정을 위한 채혈 시행

② LHRH (gonadorelin) 0.1 mg을 IV 투여 후 30분, 60분, 90분, 120분에 FSH, LH 측정

(2) 검사결과 해석

① FSH 정상 판정: 60분에 측정한 FSH가 기저치보다 2 mIU/mL 이상 증가

② LH 정상 판정: 30분에 측정한 LH가 기저치보다 10 mIU/mL 이상 증가

* 폐경 전 여성에서 정상적 생리 유지 시 결과에 상관없이 정상 판정

* 남성에서 정상 testosterone level 시 정상 판정

4) TRH Test: Prolactin, TSH호르몬 분비기능 평가

* 주로 TSH 분비선종의 감별진단 목적으로만 시행됨

(1) 방법

① 기저 Prolactin, TSH 농도 측정을 위한 채혈 시행

② TRH 400 μg을 IV 투여 후 30분, 60분, 90분, 120분에 prolactin, TSH 측정

(2) 검사 결과 해석

① Prolactin 정상 판정: 15–20분 후 측정한 prolactin이 기저치보다 2배 이상 상승

② TSH 정상 판정: 5 IU/mL 이상 상승

TIP

뇌하수체자극검사(cocktail test)는 인슐린 유발 저혈당 검사, GnRH 검사, TRH 검사를 동시에 시행하는 검사이나 최근에는 주로 인슐린 유발 저혈당 검사만 시행함

3. 치료

1) ACTH 결핍: 부신기능저하증에 준하여 치료(해당 chapter 참고)

2) TSH 결핍

(1) Levothyroxine을 50–100 mcg qd로 보충하되 소량부터 시작하여 서서히 증량

(2) 부신기능저하증이 동반되어 있는 경우 반드시 glucocorticoid를 먼저 보충

3) LH, FSH 결핍

(1) 남성: Testosterone enathate 또는 cypionate 200–300 mg IM를 2–3주 간격으로 투여 혹은 estosterone transdermal patch 2.5–5 mg/day

(2) 여성: Cyclic estrogen and progesterone (Conjugated estrogen 0.625–1.25 mg/day를 D1–D25에 투여하고, progesterone 5–10 mg/day는 D16–D25에 투여. 즉, D16–

D25에는 conjugated estrogen과 progesterone을 함께 투여)

4) GH 결핍

Somatotropin을 연령 및 증상에 따라 개별화하여 투여 고려

Summary

- 뇌하수체기능저하의 의심은 각 뇌하수체호르몬(GH, FSH/LF, TSH, ACTH, prolactin) 분비기능저하로 인한 호르몬 기능저하 증상 유무를 면밀하게 관찰하여야 함
- 뇌하수체 기능저하를 진단하기 위해서는 기저호르몬 검사 및 자극검사를 시행

II 뇌하수체졸중

1. 정의

갑작스러운 뇌하수체 출혈 및 경색을 동반하는 응급상황

2. 증상

1) 두통

일반적으로 매우 심하고, 안구 주위 통증이 흔함

2) 기타증상

시야장애, 시력저하, 의식 혼미, 구역 및 구토(뇌하수체기능부전, 수막자극증상 혹은 뇌압 상승으로 인함)

3. 진단: Sella MRI 및 기저호르몬검사 시행

* 지주막하출혈, 뇌농양, 뇌수막염의 임상증상과 유사하여 감별이 반드시 필요함

4. 치료

* 치료를 시작하기 전 중요 기저호르몬(ACTH, cortisol, prolactin, TSH)을 측정

1) Hydrocortisone 50-100 mg IV q 6-8 hrs로 첫 48시간 동안 투여하고 점차 감량
2) 응급상황에서 회복 후 뇌하수체 전엽 호르몬 검사결과에 따라 부족한 호르몬 보충(뇌하수체기능저하증 치료 편 참고)

III 고프로락틴혈증

1. 정의

2회 이상 prolactin 검사에서 남자 20 ng/mL, 성인 여자 25 ng/mL 이상인 경우

2. 증상

유루, 무월경 또는 희발 월경, 불임, 성욕감퇴, 성기능저하, 종괴효과에 의한 시야장애, 두통

3. 감별진단

1) 생리적 요인: 임신, 수유, 흉벽 자극, 수면, 스트레스

2) 프로락틴분비선종(Prolactinoma): 뇌하수체종양 중 가장 흔함

3) 시상하부-뇌하수체 줄기 손상

뇌하수체종양의 줄기 압박, 공터키안증후군, 방사선조사, 외상

4) 약물

(1) 소화기 관련 약제: metoclopramide, domperidone, cimetidine, ranitidine
(2) 고혈압 관련 약제: verapamil, labetalol, methyldopa
(3) 정신과 관련 약제: chlorpromazine, perphenazine, risperidone, haloperidol, thioxanthenes, amitriptyline, fluoxetine
(4) 기타 약제: opiates, estrogen

5) 기타

갑상선기능저하증, 신부전, 간경화, 간질, 상상임신, 특발성

4. 치료

1) 일반원칙

(1) 원인질환의 치료/원인 약물이 있는 경우 약을 1주일 이상 중단 후 재검
(2) Microadenoma인 경우 macroadenoma로의 진행은 거의 발생하지 않음
(3) 임신을 원하지 않은 경우나 폐경 이후 환자에서 관찰되는 microadenoma인 경우 치료는 필요하지 않음
(4) 증상이 있는 경우에는 고프로락틴혈증을 조절하고, 종양의 크기를 감소시키며, 월경과

수정능 회복을 치료 목표로 함

2) 프로락틴분비선종(Prolactinoma)

(1) 내과치료

① Microadenoma의 경우 정상 월경이거나 임신을 원하지 않는 경우에는 치료 없이 경과관찰 가능

② 다른 뇌하수체 종양과는 달리 dopamine agonist가 초치료제임

- Bromocriptine
  - 1.25 mg qd hs부터 시작하여 3일마다 서서히 증량
  - 5–10 mg/day 이내에서 조절됨
  - 구역, 구토가 흔히 발생하므로 음식과 함께 복용하거나 취침 전에 복용
- Cabergoline
  - 종양 크기 감소에 있어 bromocriptine보다 더 효과적임
  - 0.25–0.5 mg를 일주일에 1–2회 투여 시작 후 정상 prolactin 수치에 도달할 때까지 서서히 증량
  - 구역, 구토가 흔히 발생하므로 음식과 함께 복용하거나 취침 전에 복용
  - 저용량부터 서서히 증량

TIP

- Cabergoline의 주요 부작용
  - 구역, 구토, 두통, 어지러움
  - 드물게 psychosis나 중독 증상 발생
  - 고용량 투여 시(하루에 3 mg 이상) valve regurgitation 발생위험

③ 임신한 경우에는 대부분 약제를 중단하고 시야장애 등 종괴 효과 여부를 확인하면서 경과관찰

(2) 수술치료

- 약물치료에 반응하지 않거나, 약물치료에 부작용이 심한 경우
- 아직까지는 약물치료의 차선책으로 시행

Summary

- 고프로락틴혈증의 원인은 프로락틴분비선종 이외에도 다양한 원인이 있을 수 있으므로 정확한 원인 감별이 필요함
- 프로락틴분비선종으로 확인된 경우에는 약물치료를 우선 시행
- 고용량의 cabergoline 투여 시에는 valve regurgitation 발생위험이 있으므로 필요시 심장초음파 등 관련 검사를 시행

프로락틴분비선종 환자에서 약물치료 시작하기

24세 여자 무월경과 유즙 분비로 시행한 검사상 2 cm 크기의 프로락틴분비선종이 확인됨

- Bromocriptine으로 투여할 경우 0.625–1.25 mg qd로 시작 후 조절이 안되면 2.5–10.0 mg qd까지 서서히 증량
- Cabergoline으로 투여할 경우 0.25–0.5 mg qwk로 시작 후 조절이 안되면 3.0 mg qwk까지 서서히 증량
  → 두 약제 모두 최소 용량부터 시작하여 서서히 증량하는 방법으로 투여

IV 말단비대증

1. 정의

과도한 성장호르몬의 분비가 나타나는 질환으로 주로 뇌하수체선종이 원인이나 드물게 뇌하수체선종 이외의 종양이 원인이 되기도 함

2. 증상

성장호르몬의 과도한 분비에 따른 증상 발생

1) 말단 골격 비대: 전두골 돌기, 손과 발 크기 증가, 하악골 돌출
2) 기타 증상: 연부조직 비대, 다한증, 손목터널증후군, 관절염

3. 동반질환

1) 심혈관계: 심근병증, 부정맥, 좌심실 비대, 고혈압
2) 호흡기계: 상부기도 폐쇄, 수면무호흡
3) 당뇨, 당불내성
4) 대장 용종과 대장암, 전립선암, 유방암 발생위험 증가

4. 생화학적 진단

1) 혈청 IGF-1 농도가 성별, 연령별 정상범위보다 상승된 경우
2) 75 g 경구 당부하 검사: 75 g 포도당을 경구 복용 후 30분, 60분, 90분, 120분에 GH를 측정하여 GH 농도의 최저값이 1 ng/mL 미만으로 억제되지 않으면 진단

5. 치료

1) 수술치료(경접형동절제술, transsphenoidal surgery)가 원칙

2) 약물치료: 환자가 수술을 거부하거나 수술로 완치되지 않은 경우 사용

(1) Dopamine agonist: Bromocriptine 혹은 cabergoline 투여로 GH, IGF-1를 낮추고 종양의 크기를 줄어들게 하지만 효과가 제한적이므로 보조요법으로 주로 사용됨

(2) Somatostatin analogue: Octreotide, Lanreotide

(3) GH receptor antagonist: Pegvisomant

3) 기타: 수술과 약물치료에 반응하지 않는 경우 방사선치료를 고려해볼 수 있음

6. 추적관찰

1) 치료가 성공적으로 이루어지면 GH, IGF-1 농도는 정상화되며, 연조직의 비대, 당대사장애, 심한 발한 등의 증상도 호전됨

2) 관절염 같은 골 변화는 호전되지는 않지만 점차 안정적으로 변화

3) 수술 후 75 g 경구 당부하 검사 GH 농도 최저값이 0.4 ng/mL 미만인 경우 완치 판단의 근거가 됨

4) 수술 후 추적관찰 시에는 GH, IGF-1 농도의 정상화를 목표로 함

5) 치료 후 2–3년 동안 매 6개월마다 혈중 GH, IGF-1 농도를 측정하고, 그 이후에는 매년 측정

6) GH 과분비가 잔존하는 환자들은 치료 후에도 당뇨, 고혈압, 심혈관질환, 관절염 등에 대한 치료를 계속해야 하고 대장 용종이나 대장암에 대한 추적검사도 계속해야 함

Summary

- 말단비대증이 의심되는 경우 혈청 IFG-1을 측정하여 성별, 연령별 정상 범위보다 상승되어 있는 경우 75 g 당부하 검사를 시행하여 진단
- 말단비대증은 수술치료가 원칙이며, 수술로 완치가 되지 않은 경우 약물치료를 시행

V 요붕증

1. 정의

요붕증은 arginine vasopressin (AVP 혹은 antidiuretic hormone, ADH)의 분비장애 혹은 신장에서의 반응장애로 인해 많은 양의 희석된 소변을 보는 질환. 감별질환으로는 과다수분 섭취로 인한 원발성 다음증이 있음

2. 분류

* 2022년 유럽내분비학회를 중심으로 central DI는 AVP-deficiency, nephrogenic DI는 AVP-resistance로 명칭을 변경하고자 하는 움직임이 있음

1) 중추성 요붕증(Neurohypophyseal, central or pituitary DI) - 완전(complete) 혹은 부분적(partial)

(1) 정의: 뇌하수체 후엽의 발육부전 혹은 비가역적인 파괴로 인한 AVP의 불충분한 분비나 결핍에 의해 발생

(2) 원인

① 유전성 중추성 요붕증: 다양한 유전자 변이가 있고, 노출된 가계 내에서 발병 정도 또한 다양

② 후천성 중추성 요붕증: 다양한 상태에 의해서 유발되나 원인을 밝히지 못하는 경우가 적지 않음

● **표 5-1-1. 중추성 요붕증의 원인**

후천성
두부 외상(뇌하수체 수술 포함) 종양: 두개인두종, 뇌하수체 선종(suprasellar), 전이암(폐, 유방), 혈액암(림프종, 백혈병) 육아종: sarcoidosis, histiocytosis, xanthoma dissemination 감염성: 만성 뇌수막염, 바이러스성 뇌염, toxoplasmosis 염증성: lymphocytic infundibuloneurohypophysitis, Granulomatosis with polyangiitis, SLE, scleroderma 혈관성: 쉬한 증후군, 동맥류, aortocoronary bypass, hypoxic encephalopathy 화학적 독소: tetrodotoxin, snake venom 특발성
유전성
상염색체 우성(AVP-neurophysin gene) 상염색체 열성 Type A (AVP-neurophysin gene) Type B (AVP-neurophysin gene) Type C [Wolfram's (4p-WFS1) gene] X-linked recessive (Xq28)
선천성 기형
Septo-optic dysplasia, Midline craniofacial defects, Holoprosencephaly, Hypogenesis, Ectopia of pituitary

(3) 임상소견

① 갑자기 발생하고, 야간뇨가 발생

② 뇌하수체기능저하증이 동반된 경우 글루코코르티코이드나 갑상선호르몬을 투여하면 악화될 수 있음

③ 수술이나 외상에 의해 발생되는 경우 다음의 세 단계로 나타날 수 있음

- 수술 후 첫 6일간 polyuric phase
- 이후 6일간 anti-diuretic phase(소변양이 감소)
- 이후부터는 영구적 중추성 요붕증

2) 신성 요붕증(Nephrogenic DI)

(1) 정의: ADH에 대한 신장의 반응성이 감소한 상태로 특징적으로 ADH의 농도가 정상이면서 저장성 다뇨가 지속되며, 부분적인 결손이 아니라면 ADH에 반응이 없음

(2) 원인

● 표 5-1-2. 신성 요붕증의 원인

유전성
X-linked recessive (AVP receptor-2 gene) Autosomal recessive (aquaporin-2 gene) Autosomal dominant (aquaporin-2 gene)
후천성
Drugs: lithium, demeclocycline, methoxyflurane, amphotericin B, aminoglycosides, cisplatin, rifampin, foscarnet Metabolic: hypokalemia, hypercalcemia, hypercalciuria Obstruction: ureter or urethra Vascular: Sickle cell disease and trait, ischemia (acute tubular necrosis) Infiltrative: amyloidosis Sarcoidosis, pregnancy, sarcoma, idiopathic

3) 원발성 다음증(Primary polydipsia)

(1) 구갈성 요붕증(dipsogenic DI): ADH 분비를 일으키는 삼투압 역치는 정상이지만 갈증을 느끼는 삼투압 역치가 ADH 분비 역치보다 낮아 발생. 신경유육종, 결핵성 뇌막염, 다발성 경화증 등 뇌를 침범하는 다발성 병변과도 관련

(2) 심인성 다음증: 정신적인 문제에 의하여 물 섭취 증가. 구갈성 요붕증과는 달리 갈증을 느끼는 역치에는 변화가 없고 정신적인 질환에 의한 인지장애에 의해 수분 섭취가 일어남

(3) 의인성 다음증

4) 임신성 요붕증(Gestational DI)

임신 중 태반에서 생성된 N-terminal aminopeptidase에 의해 ADH 대사가 증가하여 결핍 유발. 보통 출산 후 몇 주(대개 2주) 사이에 호전됨

3. 진단

1) 선별검사

(1) 소변량>3 L/day 또는 >50 mL/kg per day

(2) 요삼투압<300 mOsm/kg (소변검사상 요비중<1.010)

(3) 수분소실로 인한 고나트륨혈증

2) 확진검사: 수분제한 검사(Water deprivation test)

(1) 검사의 준비
① 입원 환자만을 대상으로 하고, 수분 제한이 완전히 이루어지도록 감시하고, 탈수로 인해 환자상태가 악화되는지 관찰해야 함
② 수분제한 검사 전에는 충분히 수분을 섭취하게 함
③ 저녁식사는 간단하게 하되, 커피, 홍차, 음주, 흡연은 금함

(2) 검사의 시작
① 검사 시에는 매시간 요삼투압, 혈장삼투압, 체중, 소변량을 측정하여 flow sheet에 기록함
② Serum Na은 검사 시작 전과 검사 종료 시 측정함
③ 탈수증상을 유심히 관찰하고 무의식적으로 음료수를 먹는지 확인

(3) 검사의 목표: 다음 세 가지 조건 중 하나라도 만족 시 검사 목표에 도달한 것으로 판단
① 매 시간 측정한 요삼투압이 안정치를 보일 때: 연속 3시간 동안 시간당 요삼투압 증가가 30 mOsm/kg 이하(심한 다뇨가 있을 경우 6–8시간 이후에 도달)
② 혈장삼투압이 300 mOsm/kg에 도달될 경우
③ 체중이 3–5% 이상 감소한 경우

(4) 검사의 종료
① 수분제한 검사의 목표에 도달되면 vasopressin 5U 혹은 desmopressin 2 mcg을 피하주사 후 1시간 및 2시간 후 요삼투압을 측정
② Vasopressin 혹은 desmopressin 주사 전 혈장삼투압은 최소 288 mOsm/kg 이상이어야 하고, 부주의로 정맥으로 투여하는 일이 없도록 확인

(5) 검사결과의 해석
수분제한 검사

● 표 5-1-3. 수분제한 검사

구분	Maximum Urine Osm (mOsm/kg)	Urine Osm Change After desmopressin (%)	Maximum Plasm Osm (mOsm/kg)
Normal	Concentrated (764±212)	No change (<5%)	289±7
Complete DI	Very diluted (168±59)	Marked increased (>50%)	306±12
Partial DI	Modest increased (438±116)	Modest increased (10–50%)	294±4
Nephrogenic DI	Diluted (<150)	No change (<10%)	302–320
Primary polydipsia	Concentrated (696±190)	No change (<5%)	>288

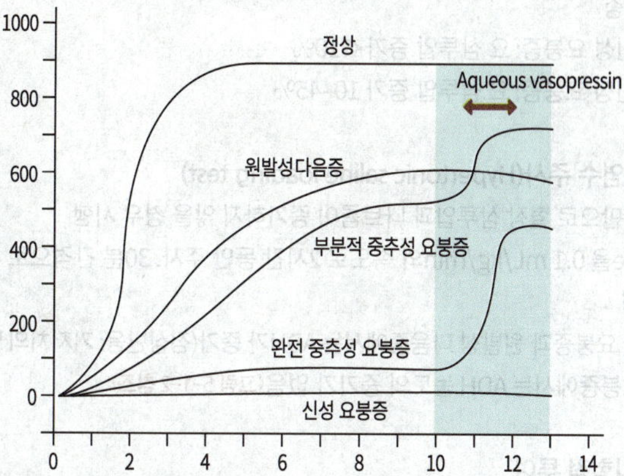

● 그림 5-1-1. 수분제한검사의 해석

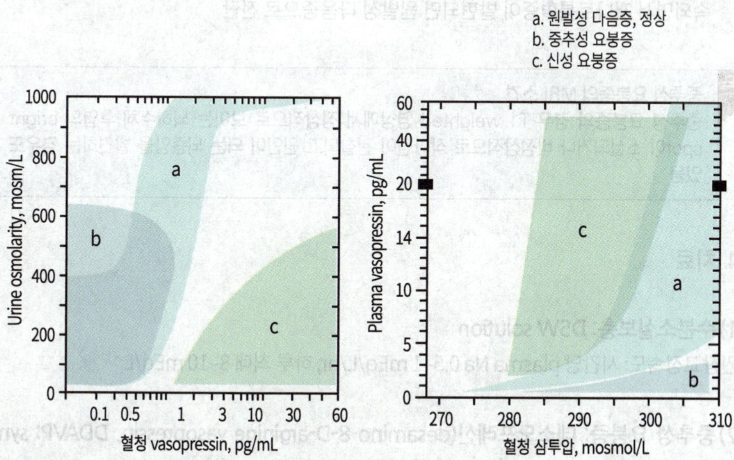

● 그림 5-1-2. 혈장 ADH 농도와 혈장 및 요삼투압의 관계

3) AVP 투여

(1) 중추성 요붕증

① 완전 중추성 요중증: 요 삼투압 증가>50%

② 부분 중추성 요붕증: 요 삼투압 증가 15–50%

(2) 신성 요붕증

① 완전 신성 요붕증: 요 삼투압 증가<10%

② 부분 신성 요붕증: 요 삼투압 증가 10–45%

4) 고장성 식염수 주사(Hypertonic saline loading test)

(1) 수분 제한만으로 혈장 삼투압과 나트륨이 증가하지 않을 경우 시행

(2) 3% saline을 0.1 mL/kg/min의 속도로 2시간 동안 주사. 30분 간격으로 혈장 삼투압과 ADH 측정

(3) 부분 신성 요붕증과 원발성 다음증에서는 ADH가 증가(정상반응: 기저치의 5배 이상 증가)

(4) 중추성 요붕증에서는 ADH 농도의 증가가 없음(그림 5-1-2 참조)

5) DDAVP 시험적 투여

(1) 치료 용량으로 DDAVP 10–25 μg을 비강으로 분무하거나 1–2 μg 피하주사하는 것을 2–3일간 시행하고 효과를 관찰

(2) 중추성 요붕증인 경우 회복되지만 신성 요붕증인 경우 회복되지 않으며, 다음 증상이 계속되면서 저나트륨혈증이 발현되면 원발성 다음증으로 진단

TIP

중추성 요붕증의 MRI 소견

중추성 요붕증의 경우 T1 weighted 영상에서 정상적으로 보이는 뇌하수체 후엽의 bright spot이 소실되거나 비정상적으로 작아짐이 관찰되고 원인이 되는 뇌종양을 발견하는 경우도 있음

4. 치료

1) 수분소실보충: D5W solution

권장교정속도: 시간당 plasma Na 0.5–1 mEq/L/hr, 하루 최대 8–10 mEq/L

2) 중추성 요붕증: 데스모프레신(desamino-8-D-arginine vasopressin, DDAVP: synthetic analogue of AVP)

(1) V2 receptor에 선택적으로 작용하여 소변을 농축. AVP보다 3–4배 정도 긴 작용시간

(2) 비강: 작용이 빠르고, 긴 지속시간(6–24시간). 10 μg (1 puff)씩 하루 1–4회 분무

(3) 피하주사: 1–2 μg을 하루에 1–2회 투여

비슷한 성분의 vasopressin은 작용시간이 desmopressin에 비해 빠르고 IM/SC 투여 가능. 한번에 2.5–10 U씩 투여 / 하루 최대 60 U 투여 가능

(4) 경구

① 1 T에 0.1–0.2 mg 제형으로 복용 30–60분 후부터 작용됨
② 0.1 mg 취침 전 투여부터 시작
③ 용량 증량보다는 투여 횟수를 우선 증가(하루 총 4회 투여가능)
④ 하루 최대 총 1.2 mg까지 투여가능

> TIP 상응 용량: 피하주사 1 μg = 비강투여 10 μg (1 puff) = 경구 0.1 mg

3) 신성 요붕증

염분 제한과 함께 thiazide 혹은 amiloride, 프로스타글란딘 억제제(인도메타신) 사용

4) 원발성 다음증

수분제한. 수분중독 위험성 때문에 다른 약제(thiazide, carbamazepine) 사용 시 주의

> **중추성 요붕증에서 desmopressin 사용하기**
>
> PO desmopressin은 최소 용량(0.05 mg 혹은 0.1 mg)부터 hs 투여로 시작하고, 조절이 잘 되지 않은 경우에는 한번 투여 용량 자체를 증량(예: 0.1 mg hs → 0.2 mg hs)하는 것보다는 투여 횟수를 증가(예: 0.1 mg hs → 0.1 mg bid)시키는 것이 좋음

VI 부적절항이뇨증후군(Syndrome of inappropriate antidiuretic hormone, SIADH)

1. 정의

ADH가 부적절하게 많이 분비되어 소변 양이 감소하고 체내에는 수분 저류가 발생하여 저나트륨혈증이 나타나는 상태. 체액 증가에 대한 보상기전으로 소변의 염분배출이 증가되어 부종은 없으나 저나트륨혈증은 더 악화됨

2. 원인

● 표 5-1-4. SIADH 원인

종양	Carcinomas: 폐, 십이지장, 췌장, 난소, 방광, 요관 기타: thymoma, mesothelioma, bronchial adenoma, carcinoid, gangliocytoma, Ewing's sarcoma

● 표 5-1-4. (이어서) SIADH 원인

신경성	Guillan-Barre syndrome, multiple sclerosis, delirium tremens, amyotrophic lateral sclerosis, hydrocephalus psychosis, peripheral neuropathy
감염	폐렴, 농양(폐 혹은 뇌), cavitation (aspergillosis), 결핵(폐 혹은 뇌), 뇌수막염, 뇌염, HIV
혈관성	Cerebrovascular occlusions, hemorrhage, cavernous sinus thrombosis
대사성	Acute intermittent porphyria, asthma, pneumothorax, positive pressure respiration
약제	Vasopressin or desmopressin, serotonin reuptake inhibitors, high dose oxytocin, vincristine, carbamazepine, nicotine, phenothiazines, TCAs, MAO inhibitors, NSAID, narcotics, vincristine, ifosfamide, cyclophosphamide
선천성 기형	Agenesis corpus callosum, cleft lip/palate, other midline defects
기타	COPD, 통증, 스트레스, 두부 외상, 수술 후

3. 검사소견 및 특징

1) 저삼투성 저나트륨혈증
2) 정상 체액 상태(부종은 관찰되지 않음)
3) 소변 삼투질 농도(urine osmolality) > 100 mOsm/kg
4) 소변 나트륨 농도(urinary sodium) > 40 mEq/L
5) 저혈압이 없으면서 부신, 갑상선, 신장기증의 문제가 없는 상태
6) 최근 이뇨제를 사용하지 않음
7) 대개 혈청 나트륨은 125-135 mEq/L 정도임
8) 혈청 요산은 4 mg/dL 미만으로 측정되기도 함

4. 치료

1) 원인질환의 교정이 가장 중요
2) 하루에 800 mL 미만으로 수분 섭취 제한
3) 저나트륨혈증의 증상이 있거나 빠른 교정이 필요한 경우 3% saline 투여
   Isotonic saline 투여는 저나트륨혈증을 악화시킬 수 있으므로 투여하지 않음
4) AVP antagonist (tolvaptan) 투여: 신장내과 관련 chapter 참고

Summary

- SIADH의 원인은 다양하며, 치료를 위해서는 원인에 대한 적절한 평가가 필요함
- 치료는 원인질환 교정, 수분제한, 3% 식염수, 필요시 AVP antagonist를 투여하며, 생리식염수 주입 시에는 저나트륨혈증이 악화될 수 있으므로 투여하지 않음

VII 뇌하수체우연종

1. 정의

증상 없이 우연히 시행한 영상검사에서 발견된 뇌하수체 종양. Pituitary adenoma가 가장 흔함

TIP
- Macroadenoma: 종양의 크기가 1 cm 이상인 경우
- Microadenoma: 종양의 크기가 1 cm 미만인 경우

2. 검사

1) 영상검사: Sella MRI

Rathke's cleft cyst 의 MRI 소견

T1-weighted 영상에서 주로 iso to hyperintense, T2-weighted 영상에서 주로 hypointense 한 well-marginated mass로 관찰됨

2) 호르몬 검사: 뇌하수체우연종이 확인되면 다음의 기저 호르몬 검사를 시행

(1) GH, IGF-1, FSH, LH, free T4, TSH, E2 (estradiol, 여자의 경우), Testosterone(남자의 경우), ACTH, Cortisol, Prolactin

(2) Macroadenoma인 경우: 기저호르몬 검사에 Rapid ACTH stimulation 혹은 인슐린유발 저혈당 검사를 추가로 시행

(3) Microadenoma인 경우: 기저호르몬 검사에 1 mg overnight dexamethasone suppression test를 추가로 시행

3) 추가 검사

종괴 효과가 있는지 확인(두통, 복시, 시야장애). 안과 협진하여 Goldmann's perimetry 시행

3. 치료

1) 호르몬 이상 없고, 종괴 효과가 없음

(1) Macroadenoma 인 경우: 첫 진단 6개월 후 Sella MRI 및 호르몬 검사. 그 이후 3년 동안은 매년 검사, 그 이후에는 2년마다 Sella MRI 및 호르몬 검사

(2) Microadenoma 인 경우: 첫 진단 후 3년간은 매년 검사, 이후에는 간격을 늘려 추적 검사 시행

2) 호르몬 이상 동반하거나 종괴 효과가 있음: 수술적 치료 혹은 약물 치료

VIII 공터키안증후군(Empty sella syndrome)

1. 원인

지주막하공간이 터키안부로 밀려들어 뇌하수체에 압력이 가해지면서 뇌하수체 위축 발생

1) 일차성 공터키안: CSF 압력 증가 및 안장가로막(diaphragm sellae)의 결함으로 발생. 임신, 비만, pseudotumor cerebri 등에서 관찰
2) 이차성 공터키안: 종양, 수술이나 방사선치료에 의해 발생
3) 뇌하수체의 기능은 보통 정상. 뇌하수체기능저하증이 점차 발생할 수 있음

2. 진단

1) CT나 MRI 촬영 도중 우연히 발견되는 경우가 많음
2) 뇌하수체호르몬 결핍 확인 위해 호르몬 검사 시행

3. 치료

보통은 특별한 치료 필요 없음. 뇌하수체호르몬 결핍이 있을 경우 호르몬 보충

02 갑상선질환

I 갑상선 검사의 종류와 기능검사의 해석

1. 갑상선 검사가 필요한 경우

갑상선 기능이상을 의심할 수 있는 임상증상을 동반한 경우, 갑상선 비대 혹은 결절이 발견된 경우, 갑상선질환 치료 후 추적검사, 임신 시 산전검사, 갑상선질환 가족력이 있는 경우 시행

2. 갑상선 검사의 종류

1) 혈액검사: 갑상선 기능이상의 선별검사로는 TSH, free T4, T3가 유용함

(1) Serum TSH: 뇌하수체-갑상선축의 평가에 기본이 되며 갑상선 기능상태를 알 수 있는 민감도와 특이도가 높은 검사로 갑상선질환의 중요한 선별검사임

(2) Free T4: 갑상선 기능의 상태를 가장 정확히 반영하며 혈청 단백질의 변화나 비갑상선질환의 영향을 받지 않음, TSH와 함께 갑상선 기능을 평가하기 위하여 시행

* Compare with T4: 결합단백질에 결합한 호르몬으로 정확한 갑상선 상태를 반영하지 못함

(3) 총 T3: TBG (thyroxine binding globulin; 혈청 중 갑상선 호르몬의 75–80%가 결합) 등의 결합단백질에 따라 혈중 농도가 변화함

(4) 갑상선 자가항체

① Thyroid peroxidase antibodies (TPOAb): 갑상선 여포세포막에 존재하며 갑상선 호르몬 생성에 관여하는 thyroid peroxidase (TPO)에 대한 자가항체임
→ 자가면역성 갑상선질환에 의한 갑상선기능저하증의 진행을 예측하는 인자임

② Thyroglobulin autoantibodies (TgAb): 갑상선 특이 단백질인 thyroglobulin (Tg)에 대한 항체로 자가면역성 갑상선질환에서 증가하나 TPOAb보다는 예민도가 낮음
→ 갑상선암 환자의 종양 표지인자인 Tg는 TgAb에 의하여 낮게 측정될 수 있어 갑상선암 환자의 추적 시 Tg와 TgAb를 동시에 측정하여야 함

③ TSH receptor antibodies (TRAb)

항체 종류	기능
Thyroid-stimulating autoantibodies (TSAb)	cAMP 생성, Tg 생성 자극
TSH receptor blocking antibodies (TBAb)	cAMP 생성, Tg 생성 억제

측정방법에 따른 종류	기능
TSH binding inhibitor immunoglobulin (TBII)	TSH와 receptor 간의 결합을 방해하는 항체를 측정하는 것으로 차단형인지 자극형인지 알 수 없음
Thyroid stimulating immunoglobulin (TSI)	자극항체만을 따로 측정하여 갑상선기능항진증 진단에 유용함

2) 영상검사

(1) 방사성요오드 섭취율 검사: ^{123}I의 갑상선 흡수율을 평가하며 갑상선의 기능 및 형태를 동시에 파악할 수 있으나 반감기가 길고 경구투여 24시간 후 섭취율을 평가해야 하는 단점이 있음

(2) 갑상선 스캔: ^{99m}-technetium을 이용하여 섭취율을 확인, 반감기가 짧고 주사 투약 20분 후 섭취율을 확인함

(3) 갑상선 초음파: 갑상선의 구조적인 문제를 확인하는 데 민감한 검사

(4) 갑상선 CT, MRI

3. 갑상선 기능검사의 해석

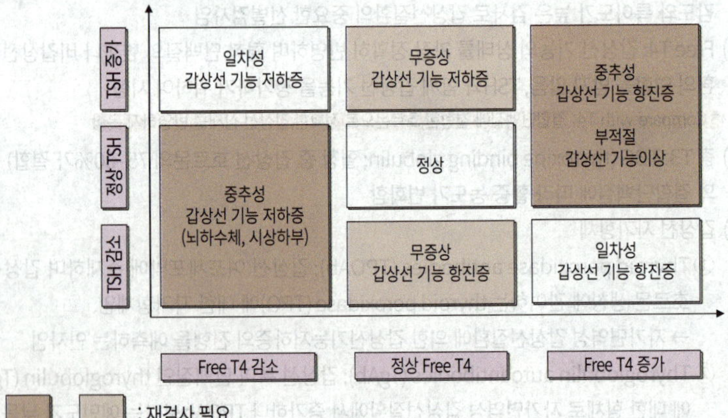

● 그림 5-2-1. 갑상선 기능검사의 해석

1) TSH 억제: 갑상선중독증(Thyrotoxicosis)을 의심

(1) Free T4 증가: 갑상선기능항진증(hyperthyroidism)

① 흔한 원인: 그레이브스병, 일과성 갑상선염에 의한 갑상선중독증(아급성갑상선염, 무통성갑상선염, 산후갑상선염)

② 그 밖의 원인: 임신성 갑상선중독증, 이소성 갑상선 조직, 난소 갑상선종, 아미오다론에 의한 갑상선기능항진

(2) Free T4 정상: 무증상 갑상선기능항진증(subclinical hyperthyroidism)

① 흔한 원인: 갑상선호르몬 투여(갑상선암 수술 후 TSH 억제요법을 하는 경우), 갑상선기능항진증으로 항갑상선제 또는 방사성요오드 치료를 받은 경우, 일과성 갑상선염의 경과

② 그 밖의 원인: 스테로이드 치료, 비갑상선질환에 의한 일시적 변화, 도파민 또는 도부타민 투여

(3) Free T4 감소

① 흔한 원인: 비갑상선질환, 갑상선항진증 치료 중

② 드문 원인: 이차성 갑상선기능저하증(뇌하수체질환) – 다른 뇌하수체호르몬 결핍이 동반되는 경우 진단에 도움이 됨

- T3는 다음의 경우 진단에 도움이 될 수 있음
  - 갑상선기능항진증이 의심되는 증상이 있으나 Free T4 치가 정상 또는 경계인 경우
  - 선별검사에서 갑상선기능항진증이 발견되었으나 증상이나 징후가 없는 경우: 실제 갑상선기능은 정상이지만 갑상선호르몬 결합 단백의 변화로 인해 이차적으로 단독-고티록신혈증(isolated hyperthyroxinemia)이 있을 수 있음
  - 갑상선호르몬의 말초저항이 있는 유전질환을 가진 환자

2) TSH 상승

(1) Free T4 감소: 갑상선기능저하증(overt hypothyroidism)

① 흔한 원인: 자가면역성 갑상선염(Hashimoto's thyroiditis), 갑상선절제술 이후, 일과성 갑상선염의 갑상선기능저하증 시기, 방사성요오드 치료 이후

② 그 밖의 원인: 선천성 갑상선기능저하증, 약물(amiodarone, immune check point inhibitors)에 의한 갑상선 기능저하

(2) Free T4 정상: 무증상 갑상선기능저하증(subclinical hypothyroidism)

① 흔한 원인: 자가면역성 갑상선염(Hashimoto's thyroiditis)

② 그 밖의 원인: 갑상선호르몬을 불규칙하게 복용하고 있는 경우

(3) Free T4 증가

① 부적절한 TSH: TSH 분비 뇌하수체 선종(TSH-secreting pituitary adenoma)

② 갑상선호르몬저항증후군(resistant to thyroid hormone-β): 일반적으로 갑상선기능 이상의 임상증상은 나타나지 않음

* 갑상선기능 혈액검사는 핵의학검체와 진단검사의학검체 모두 시행하고 있으며 신속한 결과 확인이 필요한 경우는 진단검사의학검체로 시행하며 표준검사는 핵의학검체로 시행함. 경우에 따라 두 가지 검사를 모두 시행하여 결과를 비교할 수 있음

3) TSH 정상

(1) Free T4, T3 증가: TSH에 대한 중추성 저항(central resistance)- 드문 유전질환

(2) Free T4, T3감소: TSH에 대한 말초성 저항(peripheral resistance)- 드물게 갑상선기능 저하증의 임상증상을 나타낼 수 있음

4) 갑상선스캔 해석

(1) 섭취율 증가: 갑상선기능항진증- 그레이브스병, 중독성 선종, 중독성 다발결성 갑상선종

(2) 섭취율 감소: 갑상선기능저하증, 갑상선 파괴를 동반한 갑상선중독증(아급성갑상선염, 무통성 갑상선염), 요오드 과잉 섭취

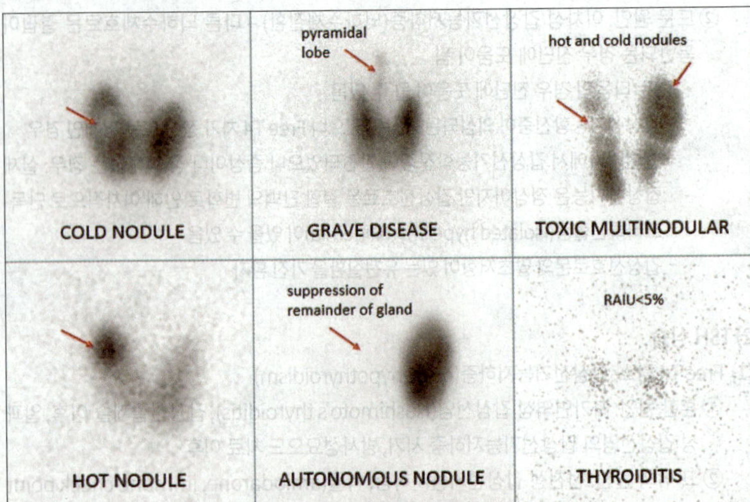

● **그림 5-2-2. 질환에 따른 갑상선스캔 소견**

* 요오드가 포함된 조영제를 이용한 영상검사를 시행할 경우 다량의 요오드 섭취 효과로 갑상선기능에 영향을 줄 수 있으며 갑상선스캔 역시 2개월 이후 시행함

4. 갑상선 기능검사 해석 시 주의할 점

1) 갑상선 기능검사 시행 시 주의

(1) 갑상선호르몬을 복용하는 환자의 경우 갑상선 기능검사 당일 갑상선호르몬제를 복용하지 않은 상태에서 검사를 시행함

(2) 갑상선 기능검사 시 호르몬은 3종까지 급여가 가능: T3의 경우 TBG 등의 결합 단백질 변화를 동반함을 염두에 두어야 함

2) 갑상선 기능검사 해석 시 주의

(1) TSH와 free T4는 대부분의 갑상선질환에서 반대 방향으로 움직임(free T4 2배 변화 시, TSH 100 배 정도 증폭)

(2) TSH와 free T4의 변화 시점이 항상 일치하지 않고 TSH는 정규 분포를 하지 않으므로 임상적 상황을 반드시 고려해야 함

(3) 갑상선 기능에 영향을 주는 약제

Mechanism	약제
갑상선 기능이상 유발	
TSH 분비 억제	Dopamine, glucocorticoid, octreotide, somatostatin analogues
갑상선호르몬 분비 감소: ① 갑상선의 autoimmunity 유발 ② destructive toxic effect	Iodide, lithium, amiodarone, tyrosine kinase inhibitor, IL-2, IFN-α, IFN-γ, immune check point inhibitors
갑상선호르몬 분비 증가	Iodide, amiodarone, IL-2, IFN-α, IFN-γ(일반적으로 갑상선기능저하증을 유발할 가능성이 높으나 요오드 결핍 환자에서 기능항진증을 유발)
갑상선호르몬 흡수 저해	Cholestyramine, aluminum hydroxide, sucralfate, PPI
갑상선 기능이상 없이 갑상선 기능검사에 영향을 주는 약제	
TBG 감소로 T3, T4 감소	Androgen, danazol, glucocorticoid, nicotinic acid, L-asparaginase(항암제)
TBG 증가	Estrogen, selective estrogen receptor modulator
T4 → T3 conversion 저해	Propylthiouracil, glucocorticoid, propranolol, amiodarone
갑상선호르몬의 간대사 증가	Phenytoin, phenobarbital, rifampin, carbamazepine

Summary

1. 갑상선 기능이상을 의심할 수 있는 임상증상을 동반한 경우, 갑상선 비대 혹은 결절이 발견된 경우, 갑상선질환 치료 후 추적검사, 임신 시 산전검사, 갑상선질환 가족력이 있는 경우 시행
   1) 선별검사: TSH, free T4 - 증상이 없는 환자에서 TSH가 정상이면 갑상선기능은 정상
   2) 선별검사에서 이상이 있는 경우
      - TSH 억제: 갑상선중독증(thyrotoxicosis)을 의심
      - TSH receptor antibody와 TSI bioassay를 시행하여 그레이브스병 또는 일과성 갑상선중독증을 감별
2. TSH 상승: 갑상선기능저하증 가능성, TPOAb를 시행하여 자가면역성 갑상선질환을 감별할 수 있음
3. 영상검사
   - 갑상선스캔(^{99m}-technetium): 섭취율에 따라 그레이브스병, 갑상선염을 감별할 수 있음
   - 방사성요오드 섭취율 검사: ^{123}I의 갑상선 흡수율을 평가하며 갑상선의 기능 및 형태를 동시에 파악할 수 있으나 반감기가 길고 경구투여 24시간 후 섭취율을 평가해야 하는 단점이 있음
   - 갑상선초음파: 갑상선의 구조적인 문제를 확인하는 데 민감

* TSH와 free T4가 불일치하는 경우: 시상하부, 뇌하수체 이상/갑상선기능항진증 또는 기능저하증의 초기상태/TSH에 영향을 주는 약제의 사용을 고려해야 함

증례

증상이 없는 갑상선 기능이상

43세 여자, 건강검진에서 갑상선 기능검사 결과가 문제가 있다며 왔다.

Free T4 1.13 ng/dL, T3 0.54 ng/mL, TSH 3.128 μIU/mL

증상이 없는 환자에서 TSH가 정상이면 유의미한 갑상선 기능은 정상

T3는 Dominant 갑상선호르몬이 아니다!

II 갑상선기능항진증

1. 분류

1) 갑상선중독증(thyrotoxicosis = thyroid hormone excess): 말초조직에 갑상선호르몬이 과량으로 공급되어 나타나는 모든 증상을 총칭하는 광의의 임상 용어

2) 갑상선기능항진증(hyperthyroidism-excessive thyroid function): 갑상선에서 갑상선 호르몬이 과잉 생성되고 분비되어 갑상선중독증이 나타나는 것

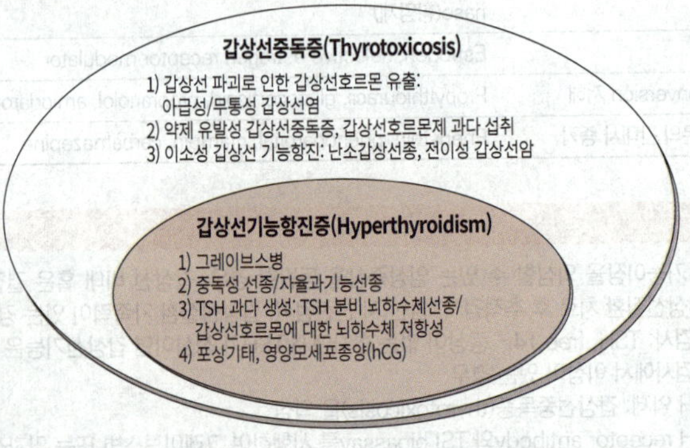

● 그림 5-2-3. 갑상선중독증의 감별진단

2. 증상 및 징후

전반적 소견	체중감소, 식욕증가(노인에서는 식욕감소*), 열불내인성, 피로, 불면
신경계	불안, 신경과민, 압박감, 집중력 저하, 진전, 신경반사 항진
눈	눈부심, 이물감, 건조, 안구돌출, 시신경 압박, 안검퇴축
갑상선	갑상선 크기 증가, 갑상선종, 갑상선 잡음
피부	가려움증, 발한 증가, 따뜻하고 축축한 피부, 탈모, 과색소 침착, 손톱작리증, 경골전 점액 부종(오렌지껍질 같은 피부)

심혈관/호흡기	심계항진, 호흡곤란, 상심실빈맥, 심방세동, 심비대, 심부전
위장관	잦은 배변, 묽은 변, 설사, AST/ALT 증가
생식기	월경불순(희발 월경, 무월경), 성욕 감퇴, 여성형 유발, 임신율 저하
근골격	관절통, 근력 약화, 떨림, 주기적 저칼륨성 마비, 고칼슘혈증, 골밀도 감소

* 노인 환자에서는 전형적인 갑상선기능항진증의 임상증상이 나타나지 않는 경우가 있으며 무감각 갑상선기능항진증의 형태로 식욕감소, 무기력, 우울증 등으로 발현되는 경우가 있으며 심방세동이나 심부전은 젊은 연령에서보다 흔하게 나타남

3. 진단

갑상선중독증의 증상, 미만성 갑상선종이 있으면 확진을 위하여 검사를 시행함

1) 혈액검사

(1) 갑상선 기능검사

① free T4 증가, T3 증가, TSH 감소: 거의 모든 갑상선기능항진증 환자에서 나타나는 소견

② Free T4 정상, T3 상승, TSH 감소: T3 갑상선중독증 – 갑상선기능항진증의 초기 또는 중독성선종에서 주로 나타남, 갑상선기능항진증 환자의 5% 정도에서 나타남

③ Free T4 증가, TSH 정상 또는 증가: TSH 분비에 의한 갑상선기능항진증으로 매우 드물게 나타남

(2) 원인 감별을 위한 검사

① TSH receptor antibodies (TRAb): 그레이브스병을 감별을 위하여 중요한 검사

- TSH binding inhibitor immunoglobulin (TBII): 환자의 IgG가 ^{125}I-bovine TSH의 TSH 수용체 결합을 억제하는 능력을 평가하는 것으로 방사수용체법(radio receptor assay)으로 측정하며 그레이브스병의 진단에 가장 많이 이용하나 수용체 차단형인지 자극형인지 알 수 없음
- Thyroid stimulating immunoglobulin (TSI): 자극항체만을 따로 측정하여 갑상선기능항진증 진단에 유용함

② TPOAb 및 TgAb는 자가면역성 갑상선질환(그레이브스병, 아급성 갑상선염, 무통성 갑상선염)의 대부분에서 양성으로 갑상선중독증 감별에 도움이 되지 않음

2) 영상검사

(1) 갑상선스캔 또는 방사성요오드 섭취율: TRAb 검사를 시행할 수 없을 때 시행하여 갑상선기능항진증을 진단할 수 있음

① 중독성 갑상선종 및 중독성 다결절 갑상선종: 결절 부위에 방사성요오드 섭취가 증가되고 정상 갑상선조직의 방사성요오드 섭취는 억제되어 있는 자율기능성과기능 결절이 있는지, 다결절에 방사성요오드 섭취가 증가되어 있는지, 결절이 냉결절이면서 만져지는 결절 사이에 과기능조직이 있는지 알 수 있음

② 그레이브스병: 미만성으로 섭취가 증가되어 있음

(2) 갑상선초음파: 도플러 검사로 혈류량이 증가되어 있는 경우 그레이브스병을 진단할 수 있음

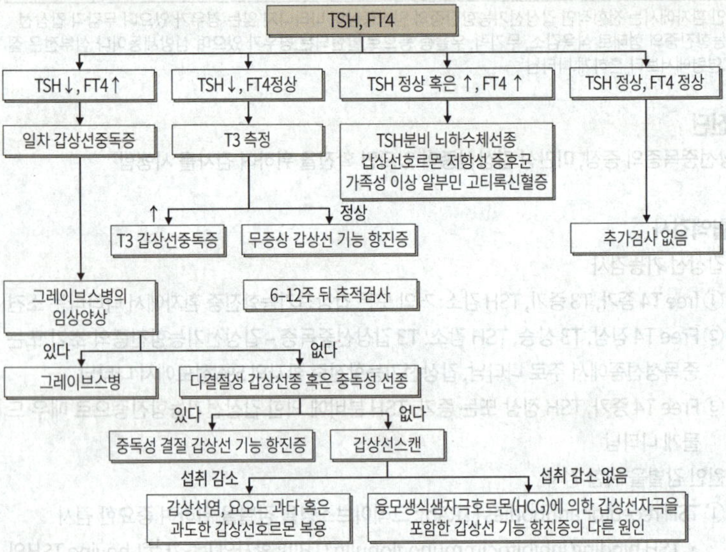

● 그림 5-2-4. 갑상선중독증의 평가

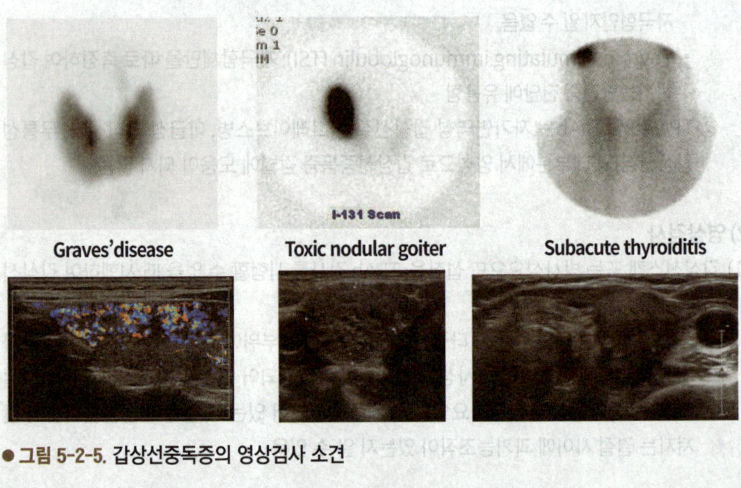

● 그림 5-2-5. 갑상선중독증의 영상검사 소견

4. 그레이브스병과 감별진단을 요하는 경우

1) 아급성 갑상선염

2) 무통성 갑상선염

3) 임신성 갑상선중독증(Gestational transient thyrotoxicosis)

(1) 병인: 임신 유지를 위한 융모자극호르몬(hCG)이 TSH receptor를 자극하여 thyrotoxicosis 발생

(2) 증상 및 징후: 임신성 갑상선중독증의 50%에서 체중감소 및 빈맥 등의 증상이 나타나며 hCG에 의한 nausea, vomiting은 임신 7-11주 사이에 빈번하게 발생함

(3) 갑상선 기능검사 소견: hCG는 free T4와 비례, TSH와 반비례함

① free T4, TSH: 5% 미만에서 free T4 증가, TSH 감소 소견을 보이며 18%에서 TSH만 감소하는 소견을 보임

② TSH receptor Ab: autoimmune origin이 아니어서 음성으로 확인됨

(4) 치료: 항갑상선제 없이 경과관찰하며 hCG 안정화에 따라 갑상선기능도 정상화

5. 치료

1) 그레이브스병

항갑상선제, 방사성요오드(^{131}I), 갑상선절제술의 3가지 치료가 있으며 우리나라의 경우 대부분 항갑상선제로 일차치료를 시작함

(1) 항갑상선제: 갑상선 과산화효소의 생성을 억제하여 갑상선호르몬의 생합성을 차단

① 항갑상선제 종류

- 메티마졸(methimazole)/카비마졸(carbimazole): 카비마졸은 간에서 대사되어 메티마졸로 전환되는 전구 약제로 메티마졸에 비해 potency는 60-80%(카비마졸 10 mg= 메티졸 6 mg)
- PTU (Propylthiouracil): PTU는 TPO 생성을 억제할 뿐만 아니라 말초에서 T4에서 T3로 전환되는 것을 억제하는 부가적인 작용을 함

② 치료 시작 용량: 치료 초기에는 메티마졸 15-30 mg/day, 카비마졸 25-40 mg/day, PTU 100-300 mg/day를 2-3회로 나누어 투여함. PTU는 작용시간이 짧기 때문에 분복 하나 메티마졸, 카비마졸의 경우 작용시간이 길어 하루에 한 번 투여할 수 있어 순응도를 높일 수 있음

③ 최초 추적관찰: 항갑상선제 치료 4-6주경 갑상선 기능검사를 시행하여 용량을 조절하며 TSH수치보다 free T4가 빠르게 반응하므로 free T4 수치를 보고 항갑상선제 용량을 조절함. PTU의 경우는 갑상선 기능호전에 12주 정도가 소요됨

④ 추적관찰 및 치료 종결

- 갑상선기능이 정상화되면 8-12주 간격으로 추적 interval을 늘릴 수 있으며 정상 기능을 유지할 수 있는 최소 항갑상선제 용량을 지속적으로 투여하며 보통 12개월에서 18개월까지 치료를 하게 됨
- 추적 기간 중 free T4, TSH가 정상화되더라도 TBII, TSI 등이 지속적으로 양성으로 검출될 시 약제를 지속적으로 유지하여야 함. 항갑상선제를 소량으로 장기간 유지하는 것이 부작용도 적고 재발의 위험을 낮추기 때문에 항체의 음전을 확인하고 치료를 종결해야 함
- 치료 종료 후 첫 1년 내 50%에서 재발의 가능성이 있으므로 3개월, 6개월 간격으로 추적관찰 필요함

⑤ 부작용

Methimazole-dose dependent 30 mg 이하는 나타나지 않는다	PTU-idiosyncracy

경증	중증
과민성 반응(1-5%) 가려움증, 피부 발적, 두드러기 일과성 백혈구감소증(12-25%) 미각 장애(소실), 위장관장애	무과립구증(0.2-0.5%) 희귀한 부작용 재생불량성 빈혈 혈소판감소증 중독성 감염(PTU) 울체성 황달(메치마졸) 혈관염, 루푸스양 증후군

- 항갑상선제 부작용에 대한 대처:
  - 경증 부작용: 사용하던 항갑상선제를 다른 종류로 바꾸어 볼 수 있으며 피부 반응은 항히스타민제 등의 대증 치료를 병용함
  - 중증의 부작용에 대하여 항갑상선제는 교차 반응이 있으므로 약제끼리 바꾸는 것은 절대 금기이며 약물치료가 아닌 방사성동위원소 치료 또는 수술치료를 고려함
- 무과립구증: 환자에게 약제 시작 전 고열, 인후통 등의 증상 발현 시 약제를 중단하고 즉시 내원하도록 교육하며 갑자기 발현되는 부작용으로 CBC를 정기적으로 하여도 예측이 불가능함. 응급실에 항갑상선제를 복용하는 환자가 발열로 내원했을 시 반드시 CBC를 시행하고 내분비내과에 의뢰함. G-CSF 사용을 고려함

(2) 베타차단제

① 작용: propranolol은 과다한 아드레날린 활성도(adrenergic activity)를 차단하여 증상을 빠르게 호전시키며 T4에서 T3로의 전환을 억제하는 효과가 있음

② 치료 용량: 10-40 mg을 4-6시간 간격으로 투여하며 갑상선기능이 정상화됨에 따라 관련 심혈관 증상이 소실되면 중단함

③ 고려할 점: 베타차단제는 갑상선에 직접적으로 작용하는 약제는 아니며 그레이브스

병에서 단독 치료를 하는 것은 아님

(3) 무기요오드(Inorganic iodine)

① Wolff-Chaikoff effect: 고용량의 요오드에 의하여 갑상선호르몬의 생성이 일시적으로 억제되는 효과를 이용함. 2주 이상 투여 시 escape 현상으로 갑상선호르몬 생성의 기질로 이용되어 rebound phenomenon이 일어나기 때문에 수술 전 처치에 사용됨

② 용법: 현 CMC 내 젬스타인 용액은 4스포이드(0.32 mL)를 100–200 mL의 물에 희석하여 하루 3회 복용함(원액 투여 시 점막 손상이 우려되므로 반드시 희석해야 함)

(4) 글루코코르티코이드: 다량의 glucocorticoid 투여는 갑상선호르몬 분비를 감소시키며 말초의 T4에서 T3 전환을 억제하는 효과가 있어 급성기에 사용함

(5) 방사선요오드 치료: 우리나라에서 1차 치료로는 거의 쓰이지 않음

① 적응증: 갑상선기능항진증이 심하지 않은 고령의 환자, 항갑상선제에 과민반응 혹은 심한 부작용이 있는 경우, 약물 순응도가 낮은 경우 및 항갑상선제의 장기투여에도 관해가 되지 않는 경우에 사용

② 전처치 및 용량: 투여 전 10일 동안 항갑상선제를 복용한 환자에서는 용량을 25% 정도 증량하며 베타차단제를 고려함. 갑상선안병증이 있는 환자는 수술치료를 우선 권유 치료 용량은 5–15 mCi이며 갑상선기능저하증이 되도록 해야 함

③ 치료효과: 방사선요오드를 이용하여 갑상선조직을 파괴하고 갑상선기능저하증을 유도하며 투여 4–5주 후부터 free T4가 감소하기 시작하여 6개월에 걸쳐 서서히 갑상선기능이 회복됨. 6개월 이후에도 갑상선기능항진증이 지속되면 재치료 고려

④ 치료 경과: 방사성요오드 투여 후 1년이 경과한 후에 발생하는 갑상선기능저하증은 대부분 평생 지속됨. 갑상선기능저하증의 발생률은 1년 후에 10–20% 정도이고 해마다 2–4%씩 증가하여 50% 정도까지 증가함. 고용량의 ^{131}I을 투여하면 영구적인 갑상선기능저하증은 더 증가됨

(6) 갑상선절제술

① 적응증: 항갑상선제나 ^{131}I 치료에 비해 비용이 많이 들기 때문에 항갑상선제에 부작용이 있는 경우, 기도와 식도폐쇄를 유발하는 거대 갑상선종, 다결절성 갑상선종, 악성 혹은 악성이 의심되는 갑상선결절이 동반된 경우, 부갑상선기능항진증이 동시에 있는 경우에 국한하여 수술을 시행

② 전처치: 불가능한 경우가 아니라면 항갑상선제를 투여하면서 정상 갑상선기능을 유지하도록 함. 무기요오드는 갑상선의 혈류를 감소시키기 위해 7–10일 간 투여함

- 젬스타인 용법: 젬스타인 용액 4스포이드(0.32 mL)를 100–200 mL의 물에 희석하여 하루 3회 복용

③ 치료 경과: 수술 후 갑상선기능항진증의 재발은 전절제술을 시행한 경우 거의 0%이나 수술 후 갑상선기능저하증 25%, 갑상선기능항진증이 지속되거나 재발하는 경우가 10%, 부갑상선기능저하증 1%, 회귀후두신경마비 1% 및 감염과 켈로이드 등이 있

을 수 있음

④ 갑상선호르몬제: 환자의 체중에 따라 적절한 용량(1.5–1.7 mcg/kg)으로 시작하여 수술 6–8주 후에 갑상선 기능검사를 시행함

2) 임신 중 갑상선기능항진증의 치료

(1) 항갑상선제: 임신 중 갑상선기능항진증에서도 우선적 치료로 선호됨

- PTU: 메티마졸보다 태반을 덜 통과하며 태아 기형 유발이 낮으며 말초에서 T4→T3 전환을 억제하므로 임신 초기(1st trimester)에서 선호됨. 치료 용량은 100–200 mg/day를 넘지 않도록 정상 갑상선기능을 유지할 수 있는 최소 용량을 투여함
  - 저용량에서 정상 갑상선기능이 유지될 경우 임신 초기에 항갑상선제 중단을 고려할 수 있음
  - 수유부에서는 PTU 300 mg/day, 메티마졸 20 mg/day 이하 용량으로 사용 가능함

(2) 방사선요요드 치료: 임산부 및 수유부에서 절대 금기임

(3) 갑상선절제술: 임신 중기에 시행함

(4) 신생아 outcome: 산모의 TSI가 태반을 통해 태아로 전달되므로 신생아에서도 갑상선기능항진증이 발생할 수 있음. 산모에게 투여한 항갑상선제가 태아의 갑상선기능항진도 조절하지만 또한 갑상선종과 갑상선기능저하증도 유발할 수 있음

3) 갑상선중독위기(Thyroid storm)

(1) 정의: 갑상선호르몬 수치가 아닌 갑상선호르몬에 대한 증상으로 판단하며 갑상선기능항진증을 치료하지 않고 지내다가 심한 전신질환, 수술, 방사선요오드 치료 이후에서 발생할 수 있음

(2) 진단: 표 5-2-1에 따라 25점 이상부터 의심할 수 있음

● **표 5-2-1. 갑상선중독위기의 진단기준**

진단 인자	점수
체온조절 장애	
체온(℃)	
37.2–37.7	5
37.8–38.2	10
38.3–38.8	15
38.9–39.2	20
39.3–39.9	25
40.0 이상	30

● 표 5-2-1. (이어서) 갑상선중독위기의 진단기준

진단 인자	점수
중추신경계 이상	
없음	0
경도-초조	10
중등도-섬망, 정신병, 심한 졸음증	20
중증-발작, 혼수	30
소화기계 이상	
없음	0
중등도-설사, 오심/구토, 복통	10
중증-황달	20
심혈관계 이상	
빈맥(회/분)	
90-109	5
110-119	10
120-129	15
130-139	20
140 이상	25

(3) 예후: 사망률이 높은 질환으로 정확한 진단 및 치료가 필요함

(4) 치료: 적극적인 모니터와 보존적인 치료, 갑상선호르몬의 합성 억제

① 갑상선호르몬의 생산과 분비 억제

- PTU 400 mg 을 8시간마다 투여. 메티마졸보다는 T3로의 전환 억제 효과가 있는 PTU가 선호됨
- 반드시 항갑상선제를 먼저 투여한 후(1시간 이후)에 sodium ipodate (1 g/day, 2주간) 또는 PO iodine [Lugol 용액 5 내지 10방울을 1일 3회 투여, 또는 SSKI 5 방울을 8시간마다 PO 투여, 젬스타인 용액 4스포이드(0.32 mL)를 100-200 mL의 물에 희석하여 하루 3회 복용] 또는 sodium iodide 0.5-1 g을 12시간마다 정맥 투여함
- Propranolol 다량 PO 투여(20-40 mg, 4-6시간마다) 또는 소량 정맥투여(1 mg을 5분마다, 10 mg까지), esmolol IV (250-500 mcg/kg/min 1분간 부하 후 4분에 걸쳐 50 mcg/kg/min 주사함. cardiac monitoring 필요)
- 정맥 스테로이드 투여: 부신기능저하 치료 및 T3 전환 억제- Dexamethasone 4-8 mg/day, 또는 hydrocortisone 300 mg 정맥주사 후 100 mg IV q 8hr 투여함(심한 감염이 없을 때 투여)
- 발열 및 탈수 교정: acetaminophen을 우선적으로 사용하고 충분한 수액 공급 및 전해질 교정이 필요함(aspirin은 금기)
- 유발인자 교정

4) 갑상선중독성 주기성 마비

(1) 임상특성: 젊은 남자에서 저칼륨혈증과 동반된 사지 마비, 주로 과격한 운동이나 과식 이후 발생함

(2) 치료

① 베타차단제: 1차 치료로 마비에서 회복되는 시간을 단축시킴

② 칼륨 투여: over shooting 위험이 있어 심전도 모니터링하면서 저용량(10 mmoL/hr) 정맥 투여 또는 경구로 투여함

③ 혈청 전해질이 정상화되고 사지마비에서 회복되면 경구베타차단제를 유지하면서 갑상선 기능검사를 확인할 수 있도록 내분비내과 외래 진료를 의뢰하여야 함. 24시간 이후에도 증상 호전이 없으면 다른 질환 감별 필요함

5) 중독성 다결절갑상선종

(1) 증상: 갑상선호르몬은 보통 약간 증가되어 있지만 고령에서 많이 발생하기 때문에 심방세동이나 심부전과 같은 심혈관계통의 이상이 흔함. 이 경우 갑상선기능항진증은 보통 영구적이며 자연 관해되지 않음

(2) 진단: free T4 증가, T3 증가 및 TSH 감소, TSH-R Ab음성, TPO Ab 음성(그레이브스병과의 감별점)

(3) 치료방법

① 방사성요오드: 방사선에 비교적 저항성이 있어 30–50 mCi (1,110–1,850 MBq) 정도의 많은 용량이 필요함. 그레이브스병에 비해 치료 후 갑상선기능저하증의 발생이 적음

② 갑상선 부분 또는 전절제술: 갑상선이 기도를 압박하거나 흉골후방에 갑상선종이 있는 경우

③ 항갑상선제: 치료 후 약제를 중단하면 거의 모든 예에서 재발하기 때문에 적절한 치료방법이 아님

6) 중독성 단일갑상선결절

(1) 빈도: 갑상선기능항진증 원인의 약 5% 이하를 차지, 우리나라 빈도는 약 1–3%로 보고됨

(2) 결절의 특징

① 여포선종(follicular adenoma)이 자율적으로 과량의 갑상선호르몬을 생산하고 이로 인해 TSH의 분비가 억제되어 결절을 제외한 갑상선의 다른 부위는 위축됨

② 일반적으로 자연 관해는 되지 않음

③ 99% 이상이 양성결절임

(3) 치료: 엽절제술을 실시하거나 방사성요오드를 15–30 mCi (555–1,110 MBq) 정도 투여함

(4) 경과: 수술 후 비가역적인 갑상선기능저하증의 발생은 매우 드물며, 방사성요오드를 투여한 경우에도 결절 주변의 위축된 갑상선조직은 매우 적은 양의 방사선 조사를 받거나

혹은 전혀 받지 않기 때문에 역시 갑상선기능저하증이 발생하는 예는 매우 드묾

7) 갑상선안병증

(1) 임상증상: 그레이브스병 환자의 1–5%만 심한 안질환이 나타남. 주된 소견은 안구 돌출, 결막 충혈, 안구 불쾌감, 복시, 눈 주위 부종 등임. 안와 CT의 소견으로 안근육 비후와 간혹 이로 인한 시신경 압박 소견을 볼 수 있으며 이로 인해 시력 이상이 발생함

(2) 치료: 대부분의 환자에서 완전 관해는 어려우나 갑상선항진증 치료 이외 추가적인 치료 없이 호전됨. 보조요법으로는 취침 시 머리를 높이거나 주간에 선글라스를 착용하고, 인공누액(1% methylcellulose) 사용함

① 심한 증상이 있는 경우 고용량 methylprednisolone IV (0.5–1 g, weekly base)를 4–6주 투여 후 점진적으로 감량하거나, prednisolone 60–100 mg/day를 2–4주간 투여 후 8–12주에 걸쳐 점진적으로 감량하나 안과 전문의와 협의하여 치료함

② 시신경 압박 증상이 발생된 경우, 노출성 각막염을 유발할 정도로 안구 돌출이 심한 경우 또는 미용적 목적으로 안와감압술(orbital decompression)을 시행할 수 있음

Summary

- free T4 증가, TSH 감소 소견을 보이는 경우 갑상선중독증을 진단, 원인에 대한 추가 검사에서 그레이브스병의 경우 TSH receptor Ab 양성, TSH bioassay 양성, 갑상선스캔 섭취 증가, 초음파상 도플러 증가를 확인할 수 있음
- 치료: 항갑상선제, 방사성요오드 치료, 갑상선절제술이 있으며 일반적으로는 항갑상선제 치료를 선호함
- 항갑상선제의 경우 중증 부작용을 염두에 두어야 하며 무과립구증, 간독성, 혈관염이 발생할 경우 항갑상선제는 즉시 중단하며, 교차반응의 가능성이 높으므로 모든 종류의 항갑상선제 치료는 금기
- 임신 중 항갑상선제 치료: 갑상선기능항진증이 조절이 되지 않고 약제 중단 시 악화가 우려되는 경우 1분기까지 PTU를 사용하되 4주 간격으로 갑상선 기능검사를 시행하여 free T4가 정상범위 상한 정도로 유지되는 최소 용량을 투여

증례

항갑상선제 조절

37세 여자가 3개월간 피로감이 심하고 두근거리면서 체중이 빠진다고 왔다. 개인병원에서 항갑상선제 중 메티마졸 20 mg을 복용하고 있다고 한다.

Free T4 0.94 ng/dL, T3 1.04 ng/mL, TSH 0.03 μIU/mL

약제 조절은? 메티마졸 감량

[Tips] 갑상선기능항진증 치료 초기 시 TSH보다는 free T4가 상태를 반영하므로 초기 용량 조절 시 free T4를 참고

III 갑상선기능저하증

1. 정의

갑상선호르몬의 생성 저하로 인하여 말초조직의 대사가 저하된 것으로 체내 갑상선호르몬이 감소한 상태를 총칭함

2. 원인

병변의 위치에 따라 갑상선에 문제가 있는 경우 일차성, 뇌하수체에 있는 경우 이차성, 시상하부의 문제에 기인하는 경우 삼차성 갑상선기능저하증으로 분류함. 갑상선기능저하증의 95%에서 일차성 갑상선기능저하증, 5% 이하에서 이·삼차성 갑상선기능저하증으로 분류됨

유아나 소아	성인
(1) 발달이상: 갑상선의 형성부전이나 무형성 (2) 갑상선호르몬의 합성이나 작용의 선천성 이상 (3) 하시모토 갑상선염 (4) 뇌하수체 기능저하증이나 시상하부질환 (5) 심한 철 결핍	[일차성 갑상선기능저하증] (1) 하시모토 갑상선염, 위축성갑상선염 (2) 림프구성 갑상선염(일과성 갑상선기능항진증 후 저하증) (3) 치료 관련 ① 갑상선절제술 ② ^{131}I 치료 후 ③ 두경부암으로 방사선 치료 후 ④ 약제: 항갑상선제, 리튬, amiodarone, interferon, anti-PD-1/PD-L1 억제제, anti-CTLA-4 억제제, tyrosine kinase inhibitor [이차성/삼차성 갑상선기능저하증] (1) 뇌하수체기능저하증: 뇌종양, 뇌하수체수술 후, Sheehan's syndrome (2) 시상하부질환

3. 증상 및 징후

전반적 소견	체중증가, 식욕감소, 추위불내인성, 저체온증, 피로 및 쇠약, 불면
신경계	기억력 감퇴, 우울증, 사고력 저하, 보행 이상, 반사 지연, 운동실조
심혈관/호흡기	서맥, 심박출 감소, 심음 저하, 심낭액, 심비대, 동맥경화증 빈도 증가 저산소증, 수면무호흡증
갑상선	갑상선크기 증가, 갑상선종
피부	비함요부종, 건조하고 찬 피부, 탈모, 손발톱의 성장 속도 지연, 푸석한 피부, 체모 감소
심혈관/호흡기	심계항진, 호흡곤란, 상심실빈맥, 심방세동, 심비대, 심부전
위장관	변비, 무위산증, 마비성 장폐쇄, 간효소 수치 상승
생식기	무월경, 월경과다, 불임, 고프로락틴혈증

근골격	관절통, 근강직, CPK 상승, 근육통, 근수축력 감소, 경련
조혈계	빈혈: 철분 결핍, EPO 생산 감소
신장계	저나트륨혈증, 수분 배설 감소

4. 진단

1) 혈액검사

(1) 갑상선 기능검사

① TSH 증가: 일차성 갑상선기능저하증에서 가장 예민한 혈청검사임

② Free T4 감소, TSH 증가: T3는 갑상선기능저하증이 어느 정도 이상 진행될 때까지는 정상으로 유지되는 경우가 많음(T4→T3 전환 증가)

③ Free T4 정상, TSH 증가: 무증상성갑상선기증저하증으로 10 mU/L 이상으로 TSH가 상승되면 치료가 필요함

④ Free T4 감소, TSH 감소/정상: 중추성 갑상선기능저하증을 의심할 수 있으며 MRI, CT 등의 병변 확인을 위한 영상검사를 시행할 수 있음

(2) 갑상선 자가항체

① TPOAb: 자가면역성 갑상선질환에 의한 갑상선기능저하증의 진행을 예측하는 인자임

② TgAb: 자가면역성 갑상선질환에서 증가하나 TPOAb보다는 예민도가 낮음

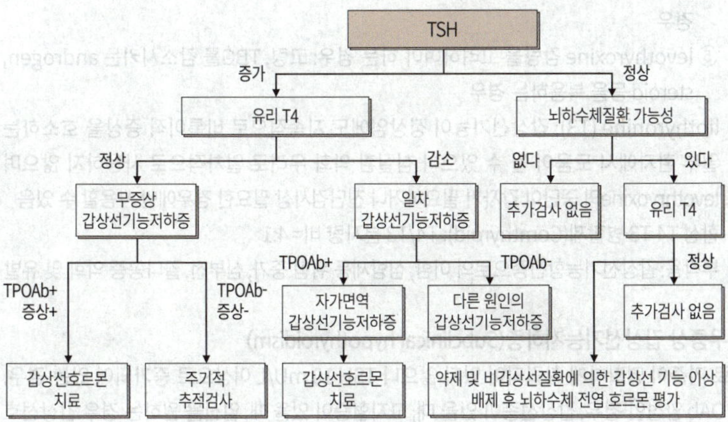

5. 치료

갑상선호르몬제 투여를 통하여 혈청 TSH 및 free T4를 정상화하는 것이 목표이며 원인에 따라 치료가 다르지 않음

1) 일반적인 갑상선기능저하증

(1) Levothyroxine: 갑상선기능저하증의 1차 약제

① 치료 용량: 건강한 젊은 성인의 경우1.6-1.8 mcg /ideal body weight, kg/day로 시작하며 허혈성 심질환이 있거나 만성호흡기질환이 있으면 T4를 12.5-25 mcg으로 시작하며 임상적인 반응에 따라 매 4-6주 간격으로 25-50 mcg씩 증량함. 노인의 경우 증상이 없더라도 허혈성 심질환이 있는지 조사해야 하며 T4 보충은 하루 12.5-25 mcg 정도의 소량으로 시작함. T4의 용량은 TSH가 정상범위로 회복할 때까지 4-6주 간격으로 25 mcg씩 증량함

* 임신 전에 갑상선기능저하증이 있었던 임산부의 경우 정상 TSH 농도를 유지하기 위해서 평상 시 필요한 갑상선호르몬 용량의 25-50% 정도를 증량하여 보충함

② 복용 방법: 혈중 반감기가 7일로 길기 때문에 1일 1회 투여하되 아침 식사 1시간 전 또는 취침 전 복용하여야 위장관에서 흡수율을 높일 수 있음. 약제 시작 후 정상화까지 6-8주가 소요되므로 이후 TSH 검사를 시행하여 유지 용량을 결정

③ 목표 용량: TSH 정상 하한(lower half of reference, 1.0-2.0 mIU/L), free T4는 정상범위에 들어오도록 하며 목표 도달 후에는 매년 TSH를 확인함

④ levothyroxine 증량을 고려하여야 하는 경우: 임신, 흡수 장애질환이 있는 경우, 갑상선호르몬제의 흡수가 억제되는 콩단백질, sucralfate, cholestyramine, aluminum hydroxide, calcium carbonate, ferrous sulfate 등을 복용하는 경우, 갑상선호르몬의 대사를 높이는 rifampin, estrogen, carbamazepine, phenytoin 등을 복용하는 경우

⑤ levothyroxine 감량을 고려하여야 하는 경우: 고령, TBG를 감소시키는 androgen, steroid 등을 복용하는 경우

(2) liothyronine (T3): 갑상선기능이 정상임에도 지속적으로 비특이적 증상을 호소하는 일부 환자에서 도움이 될 수 있으나 심질환 악화 우려로 일차적으로 사용하지 않으며 levothryoxine의 중단이 갑자기 필요하거나 진단검사상 필요한 경우에만 사용할 수 있음

(3) 합성 T4-T3 병합제(Comthyroid): T4/T3 분자량 비= 4:1

(4) 부작용: 갑상선기능항진증으로의 이환, 심방세동 위험 증가, 심부전, 골다공증 악화 및 유발

2) 무증상 갑상선기능저하증(Subclinical hypothyroidism)

치료 기준이 명확하게 확립되어 있지 않으나 TSH 10 mU/L 이상으로 증가되어 있는 경우, TPOAb 양성인 경우, 갑상선종이 있을 때, 고지혈증이 있을 때, 임신을 원하는 경우 갑상선호르몬 치료를 고려할 수 있음. 만일 치료하지 않는 경우 매년 갑상선기능을 평가해야 함

3) 점액수종 혼수(Myxedema coma)

장기간 치료하지 않은 갑상선기능저하증에서 발생

(1) 임상양상: 의식 저하, 저체온증, 저환기, 저혈당, 저나트륨혈증, 심한 서맥, 쇼크

(2) 예후: 치료하지 않으면 사망(100%)

(3) 치료

① 호흡 부전에 대한 치료

② Levothyroxine 250–500 mcg를 정맥으로 투여하고 뒤이어 매일 100 mcg을 정맥주사하고(정맥주사제가 없으면 같은 용량을 nasogastric tube로 투여) 경구투여가 가능해지면 경구로 levothyroxine 100 mcg을 매일 투여

③ T4에서 T3로의 전환이 감소되어 있으므로 첫 며칠간은 triiodothyronine 10–20 mcg을 4–8시간 간격으로 정맥 투여하는 방법이 있음. 즉, 초기에 250 mcg levothyroxine + 20 mcg triiodothyronine를 정맥으로 투여한 후 8시간마다 10 mcg의 triiodothyronine를 정맥으로 투여할 수 있음

④ 응급치료 시작과 동시에 부신기능 검사 실시가 필요하며 hydrocortisone 100 mg을 정맥으로 투여하고, 뒤이어 25 mg을 매 6시간 간격으로 정맥으로 투여

Summary

갑상선기능저하증에서 가장 예민한 검사는 TSH임

- 갑상선기능저하증에서 갑상선호르몬제 투여를 통하여 혈청 TSH 및 free T4를 정상화하는 것이 목표이며 병인과 무관하게 levothyroxine을 1차 치료하되 아침 식사 30–60분 전에 복용하도록 교육
- 고령 또는 심장질환이 있는 환자는 12.5–25 mcg/일로 시작하여 1개월 간격으로 서서히 증량
- 갑상선기능저하증 환자가 임신 시 평상시 필요한 갑상선호르몬 용량의 25–50% 정도를 증량하여 보충
- 무증상 갑상선기능저하증의 경우 3개월 이상 무증상 갑상선기능저하증이 지속되는 경우 TPOAb 양성, TSH 10 μIU/mL 이상, 갑상선종, 임신을 원할 시 투여를 고려함

증례

갑상선기능저하증 환자 치료

39세 여자가 goiter로 병원에 와서 갑상선기능검사를 시행

Free T4 0.14 ng/dL, T3 0.25 ng/mL, TSH 66.47 μIU/mL, TPOAb 195 U/mL

⇨ 자가면역성 갑상선염으로 인한 갑상선 기능저하증으로 levothyroxine 1.6-1.8 mcg /ideal body weight, kg/day으로 아침 식전 1시간 복용 시작

IV 갑상선염

1. 아급성갑상선염(Subacute thyroiditis, subacute granulomatous thyroiditis, de Quervain's thyroiditis, giant cell thyroiditis)

1) 원인: 바이러스 감염이 가장 가능성이 높은 원인으로 추정됨

2) 임상소견

(1) 특징적인 증상은 편측의 전경부 통증으로 흔히 귀나 하악부로 통증이 방사됨. 통증이 발생하기 2–3주 전부터 근육통, 미열, 피로감, 목의 통증 등이 시작됨. 이후 빈맥, 두근거림, 체중감소, 불안, 발한 증가 등의 갑상선중독증 증상이 나타나는 경우가 흔함

(2) 증상의 변화: 질환이 진행되면서 통증이 반대쪽 전경부로 이동함. 이학적 검사에서 대개 한쪽의 갑상선엽에서 압통이 심하고 딱딱하며 경계가 분명하지 않은 종괴가 촉지됨

3) 진단

(1) 혈액검사

① CBC는 대부분 정상 범위

② 적혈구 침강계수(ESR)가 대개 50 mm/hr 이상으로 상승됨

③ 갑상선기능검사: free T4, T3 증가, TSH 감소- 갑상선중독증의 정도는 갑상선의 염증성 파괴 정도와 비례함

* 갑상선 기능은 질환의 경과 단계에 따라 달라지며 갑상선 중독 단계 → 정상 기능 단계 → 갑상선 기능저하 단계 → 회복기를 거치게 되는데 30%의 환자에서는 회복되지 못하고 영구적인 갑상선 기능저하가 될 수 있음

④ TPO Ab and TgAb: 증상 발생 후에 몇 주간 약간 증가하였다가 대개 몇 달 내에 정상으로 돌아옴. 일시적인 항체 상승은 염증성 파괴로 인하여 혈액 내로 유리된 Tg에 대한 반응이며 자가 면역 반응은 아님

(2) 갑상선 방사성요오드 섭취율 또는 갑상선스캔 검사: 급성기 동안 억제되어 있으며 대개 5% 미만으로 섭취율을 보임. 방사성요오드 섭취율 검사는 임상적으로 아급성 갑상선염 진단을 확진하는 데 필요하고 통증이 있는 전경부 종괴와 관련된 다른 질환을 배제하는 데 중요함

4) 치료

(1) 급성기

① 통증 치료: 증상이 심하지 않은 경우에는 아스피린(2–3 g/day) 또는 NSAID 투여로 충분함

② 증상이 심한 경우엔 prednisone을 경구로10–20 mg/day로 투여를 시작하며 시작 후 치료 반응은 대부분 양호하여 수시간 내 효과가 나타남. 1주 후 prednisone은 5 mg씩 2–3일 간격으로 감량하여 4주 후에는 중단함. 그러나 스테로이드 중단 후 통증이 가끔 재발할 수 있는데 이때 prednisone 용량을 다시 증량하고 서서히 감량함. 1주일 이상 치료에도 반응하지 않는 통증이 있는 경우 다른 질환의 가능성을 고려해야 함

③ 베타차단제: 갑상선중독증에 의한 증상을 완화하기 위한 목적이며 propranolol 10–40 mg 하루 2–3회 용량으로 조절함

④ 항갑상선제는 아급성 갑상선염의 경우 치료제로 사용하지 않음

(2) 갑상선기능저하기: 급성기가 지나면 저장되었던 갑상선호르몬이 모두 고갈된 이후 정상 갑상선기능으로 회복하며 대부분 정상 갑상선 기능으로 유지가 되는 반면, 갑상선염이 심한 경우 갑상선 기능저하기로 진행하게 됨. 갑상선 기능저하 상태는 대개 2–3개월 이상 지속되지는 않으며 심한 경우 levothyroxine 100–150 mcg/day를 투여함. 몇 개월 후 levothyroxine을 중단하고 6–8주 후에 TSH 검사를 반복하며 영구적으로 갑상선기능이 저하되어 약제를 유지하는 경우도 있음

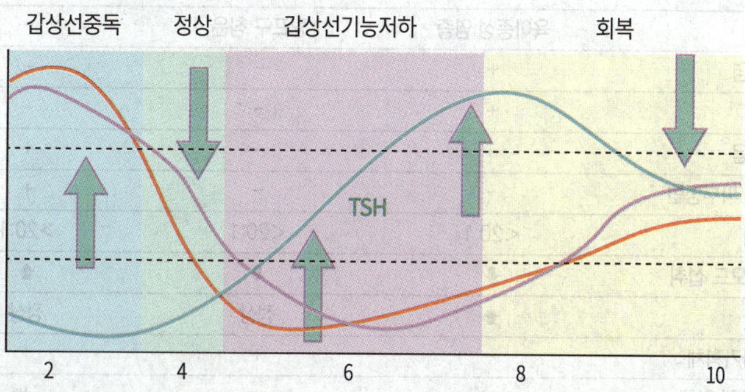

● 그림 5-2-6. 아급성 갑상선염의 경과

2. 아급성 림프구성 갑상선염(무통성 갑상선염, Silent thyroiditis)

1) 원인: 자가면역 갑상선염의 일종으로 대개 분만 후에 발생함

2) 임상소견

(1) 갑상선중독증 증상이 흔하게 나타나며 분만 후 6–12주 내에 발생함

(2) 아급성 갑상선염과 달리 압통은 없음

3) 진단

(1) 혈액검사

갑상선 기능검사: free T4, T3 증가, TSH 감소- 그레이브스병에서 보다 T3의 상승폭은 크지 않으며 T3/T4 ratio가 그레이브스병에서 20:1 이상 확인되는 반면 아급성 림프구성 갑상선염에서는 20:1 이하임

(2) 갑상선 방사성요오드 섭취율 또는 갑상선스캔 검사: 대개 3% 미만으로 섭취율이 감소됨

4) 치료

대부분 갑상선기능이 정상으로 회복되나 지속적인 갑상선기능저하증이 발생할 수 있으므로 장기간 추적이 필요하며 갑상선기능저하증 발생 시 levothyroxine 투여를 함

분만 후 아급성 림프구성 갑상선염을 앓았던 환자는 재발할 확률이 높음

● **표 5-2-2. 갑상선염과 그레이브스병의 감별**

	아급성 갑상선염	아급성 림프구성 갑상선염	그레이브스병
발병 양상	갑자기 시작	갑자기 시작	점진적
원인	바이러스 감염	자가면역	자가면역
병리	육아종성 염증	림프구 침윤	-
상기도감염	+	-	-
전구증상	+	-	-
갑상선잡음	-	-	+
안구돌출/피부병변	-	-	+
T3/T4 비	<20:1	<20:1	>20:1
방사성요오드 섭취	↓	↓	↑
ESR	↑	정상	정상
갑상선 자가항체	-	+	+
TSH 수용체 항체	-	-	+
갑상선 초음파			

3. 약제 관련 갑상선 기능이상

1) Amiodarone에 의한 갑상선염

요오드를 포함하는 항부정맥제로 갑상선중독증을 유발함

(1) 분류

① Type 1 amiodarone 유발 갑상선중독증: 요오드 과잉 섭취에 의하여 발생하는 갑상

선호르몬 합성 증가

② Type 2 amiodarone 유발 갑상선중독증: 갑상선염으로 인한 갑상선세포 파괴로 인하여 갑상선 호르몬의 누출에 의해 발생

* 1형과 2형은 도플러초음파로 감별할 수 있으며 1형에서는 혈류가 증가하는 반면, 2형에서는 혈류가 감소함

③ Amiodarone 유발 갑상선기능저하증- 요오드 섭취 과잉 지역에서 흔하게 발생함

(2) 치료: 항갑상선제(type 1), glucocorticoid (type 2), levothyroxine

2) Interferon-ɣ 또는 Interferon-2

자가면역기전의 활성화와 관련하여 갑상선기능저하증 및 갑상선기능항진증을 모두 유발할 수 있음

3) 면역치료제 관련 갑상선염

면역 치료제 관련 부작용 중 흔하게 나타나며 로 PD-1 억제제 치료의 40%, PD-L1 억제제 치료의 6–11%, CTLA-4 억제제치료의 1–7%의 빈도로 발생

(1) 경과: 대부분의 갑상선중독증 시기를 거쳐 갑상선기능저하증으로 진행하는 전형적인 아급성 림프구성 갑상선염의 경과를 보임

(2) 치료: 갑상선중독증 시기에서 베타차단제, steroid 치료를 고려하며 갑상선기능저하기에 호르몬 보충을 함(용량은 일반적인 갑상선기능저하증과 같으며 동반질환 및 연령을 고려함)

(3) 면역 치료제의 치료 주기에 맞추어 갑상선기능 검사를 시행하여 치료를 결정함

Summary

- 갑상선염의 병인은 다양하며 갑상선중독증 및 갑상선기능저하증의 소견을 나타냄
- 병인을 확인하고 증상에 대한 대증치료를 하는 것이 일반적인 치료방법임

증례

아급성갑상선염 환자의 치료

- 49세 여자가 3주 전부터 두근거리면서 목에 통증이 있다고 함. 통증은 목의 우측에서 시작되어 최근 1주일 전부터 좌측에도 통증이 있음. 진통소염제에 일시적으로만 반응하고 통증이 악화됨
- Free T4 3.07 ng/dL, T3 1.93 ng/mL, TSH 0.01 μIU/mL, TSH-receptor Ab 0.52 IU/L, ESR 58 mm/h

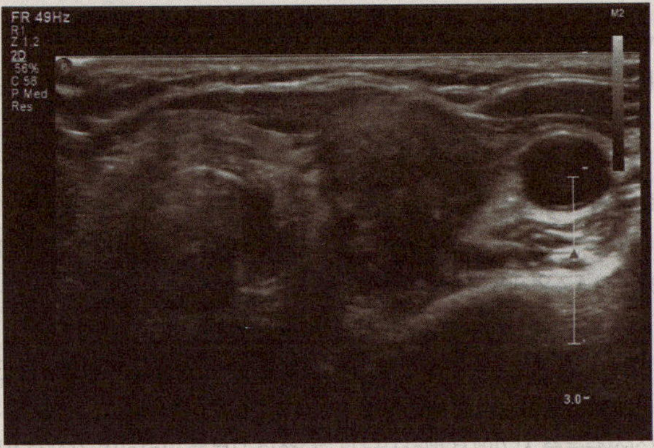

⇨ 아급성 갑상선염으로 부신 피질 호르몬 및 증상 완화를 위한 beta-blocker 치료

03

갑상선결절 및 갑상선암

Summary

- 갑상선결절이 있는 환자에서 열결절이 아닐 경우 초음파 검사가 가장 중요한 검사임
- K-TIRADS에 따라 세침흡인검사 여부를 결정
- 악성일 경우 치료원칙은 수술

진단과 치료를 위한 핵심사항

① 병력청취: 일반적인 사항 이외에 최근 체중변화, 갑상선암과 관련된 가족력, 두경부 방사선 조사경력

② 이학적 검사: 체중, 경부 종괴 촉진(종괴의 크기, 개수, 유동성, 굳기, 주위 조직과의 유착, 림프절 종대)

③ 검사실 검사: 갑상선 기능검사(FT4, TSH, 갑상선자가항체), 갑상선초음파 및 스캔, 세침흡인세포검사

④ 치료: 양성은 추적관찰, 악성은 수술 및 방사성요오드 치료

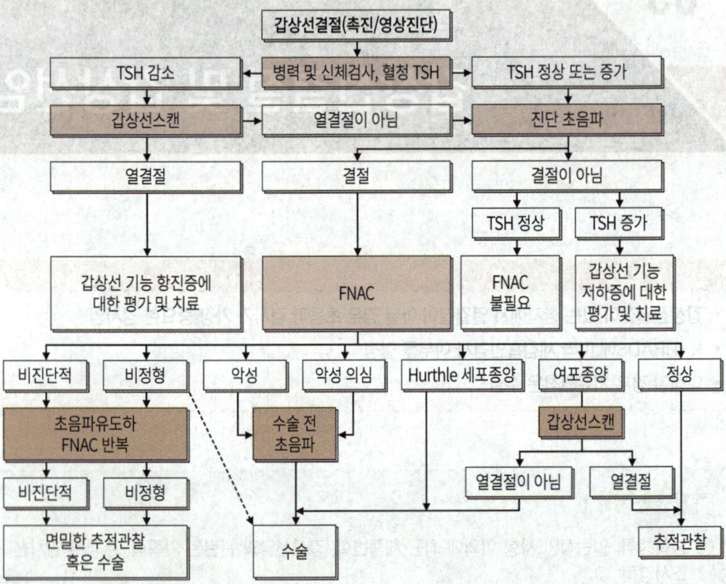

● 그림 5-3-1. 갑상선결절의 평가 및 치료

I 갑상선결절

1. 갑상선결절의 분류

1) 양성(Benign) 또는 악성(Malignant)

2) 단일성(Single) 또는 다발성(Multiple)

3) 비중독성(Non-toxic) 또는 중독성(Toxic)

2. 갑상선결절의 진단

1) 임상소견

악성 갑상선 병변을 강하게 시사하는 소견[결절이 급격히 커질 때, 딱딱한 결절, 주위 조직에 고정된 결절, 연하곤란, 성대마비, 쉰 목소리, 경부 임파절 종대(특히 어린이), 두경부 부위의 방사선 치료 기왕력]

2) 검사실 소견

(1) 갑상선자극호르몬(혈청 TSH)

TSH 수치를 확인하여 정상보다 감소한 경우(무증상 갑상선기능항진증/갑상선중독증)와 과기능성 결절 여부(열결절 또는 중독성 결절)를 확인 위해 갑상선스캔 검사 실시가 필요함. 정상일 경우 초음파를 시행

(2) 혈청 칼시토닌(Calcitonin)

다발성 내분비 종양(MEN)이 의심되는 경우 측정이 필요함. 갑상선 수질암의 표지자

3) 갑상선 초음파 검사(K-TIRADS에 따른 분류)

갑상선결절을 진단받았거나 의심되는 환자에서 결절의 양상을 확인하기 위해 시행해야 하는 첫 번째 검사임. 초음파 검사에서 악성을 시사하는 소견이 있을 경우 크기에 따라 세침흡인검사를 시행하여 악성 유무 확인이 필요함. 크기와 초음파 소견에 따른 악성위험도 분류체계를 대한갑상선영상의학회에서 제시하였으며(Korean Thyroid Imaging Reporting and Data System, K-TIRADS) 초음파 유형에 따라서 갑상선암 높은 의심(high suspicion), 중간 의심(intermediate suspicion), 낮은 의심(low suspicion), 양성(benign)으로 분류하고 이를 기준으로 세침흡인세포검사를 시행함. 2021년도에 일부 소견이 추가됨

● **표 5-3-1. 갑상선결절의 분류(K-TIRADS)**

K-TIRADS 분류	초음파 소견	악성 위험도 (%)	세침흡인검사 기준
높은 의심 (K-TIRADS 5)	고형의 저음영(hypoechoic) 결절과 악성을 시사하는 소견*	>60	≥1 cm
중간 의심 (K-TIRADS 4)	1. 고형 저음영에코를 보이나 악성 시사하는 소견이 없는 결절 2. 악성을 시사하는 소견 중 1개 이상이 있으나 부분 낭성 결절 혹은 등에코(isoechoic) 소견을 보이는 결절 3. 전체 석회화 결절	10–40	≥1–1.5 cm
낮은 의심 (K-TIRADS 3)	악성 시사하는 소견이 없는 부분 낭성 혹은 고음영(hyperechoic)/등에코결절	3–10	≥2 cm
양성 (K-TIRADS 2)	1. 등에코 또는 고음영의 해면모양(spongiform) 2. comet tail artifact를 보이는 부분 낭성결절 3. 낭성결절	<3	안함
결절 없음 (K-TIRADS 1)	결절 없음		

* K-TIRADS 분류에 사용되는 악성을 시사하는 초음파 소견은 미세석회화(punctuated echogenic foci), 비평행방향(non-parallel), 불규칙한 경계가 있음

4) 갑상선스캔

중독성 결절을 확인하는 데 필요. I^{123}, I^{131}, I^{125}, Tc-99 m 등의 핵종을 이용한 검사가 있음. 결절을 진단하는 데 있어서는 민감도가 떨어져 진단적 가치가 떨어짐

5) MRI, CT, PET

갑상선결절이 암으로 진단된 환자에서 잔여조직, 재발암 조직, 림프절 침범 여부, 주변장기 침범 여부를 보는 데 사용함

6) 세침흡인세포검사(Fine needle aspiration, FNA)

(1) 갑상선암은 다른 암에 비하여 예후가 좋으며 특히 1 cm 이하의 미세갑상선암은 예후가 극히 좋은 것으로 알려짐. 따라서 비용 효과적인 측면을 고려 시 모든 결절에 대하여 검사를 진행하는 것은 바람직하지 않음

(2) 결절의 초음파 소견과 크기에 따른 적응증에 해당하면 시행(표 5-3-1). 갑상선결절의 악성 여부를 결정하는데 있어 가장 중요한 검사임. 정확도는 90% 이상임

(3) 다음과 같은 경우에는 기준보다 작은 크기에서도 FNA 시행함

① 피막(capsule) 아래 또는 기관(trachea) 근처에 위치하여 침범이 의심되는 경우, 림프절 전이 또는 원격 전이가 의심되는 경우

② 고위험군일 경우: 두경부 방사선 조사 과거력, 성인 이전 전신 방사선 조사의 과거력, 갑상선암의 가족력, PET-CT에서 양성소견을 보이는 결절, 다발성 내분비종양과 연관된 유전자(RET) 변이가 양성일 경우, 혈청 칼시토닌이 100pg/mL이상일 경우

● 표 5-3-2. 세침흡인검사와 초음파 소견에 따른 갑상선결절 치료

세침흡인검사 진단결과	초음파 소견(K-TIRADS)	관리
Nondiagnostic	K-TIRADS5	¶6개월 내로 FNA 또는 CNB*
	K-TIRADS 3 or 4	¶12개월 내로 FNA 또는 CNB*
Benign	K-TIRADS5	12개월 내로 FNA
	K-TIRADS 3 or 4	24개월 후 초음파 추적관찰
AUS/FLUS	K-TIRADS5	¶6개월 내로 FNA 또는 CNB*
	K-TIRADS 3 or 4	¶12개월 내로 FNA 또는 CNB* 초음파 추적 또는 분자 검사
FN/SFN	모든 결절	진단적 수술(엽절제) 초음파 추적 또는 분자 검사
Suspicious for malignancy	K-TIRADS5	수술
	K-TIRADS 3 or 4	재조직검사 또는 수술 적극적인 추적관찰(active surveillance)

● 표 5-3-2. (이어서) 세침흡인검사와 초음파 소견에 따른 갑상선결절 치료

세침흡인검사 진단결과	초음파 소견(K-TIRADS)	관리
Malignant	모든 결절	수술 적극적인 추적관찰(active surveillance)

*숙련된 의사가 있을 경우 고려
¶ 결절의 크기, 주변 조직 침범 또는 임파선 전이소견 의심이 있는지, 초음파 특성에 따라 간격 고려할 것
AUS/ FLUS = atypia/follicular lesions of undetermined significance, CNB = core needle biopsy, FN/SFN = follicular neoplasm/suspicious for follicular neoplasm, FNA = fine-needle aspiration, K-TIRADS = Korean Thyroid Imaging Reporting and Data System, US = ultrasonography

7) 분자유전학적 검사

(1) 갑상선 세침흡인검사 결과 '비정형' 혹은 '중간형' 결과가 나온 경우(atypical) 분자유전학적 검사 시행이 진단에 도움이 될 수 있음
(2) BRAF V600E 변이 검사: 유전자 변이가 있는 경우 갑상선암에 준하여 치료함

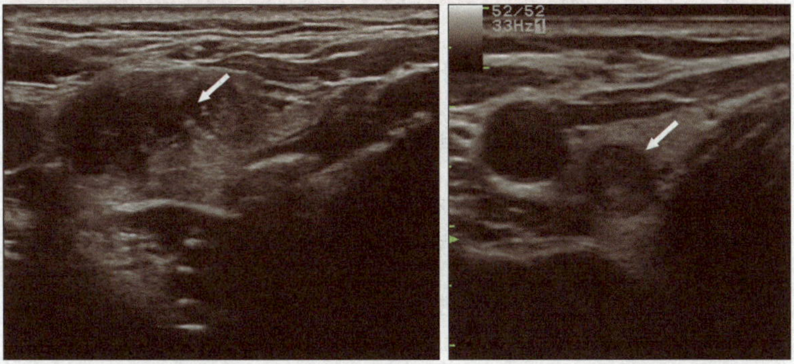

● 그림 5-3-2. 대표적인 갑상선결절의 초음파 소견
(A) 고형의 저음영 결절로 불규칙한 경계(K-TIRADS5), (B) 고형의 저음영 결절로 비평행 방향(K-TIRADS5)

3. 양성 갑상선결절의 추적관찰 및 치료

1) 추적관찰

(1) 비중독성 결절의 경우 갑상선 세침흡인세포검사 결과에 따라 결정
(2) 세침흡인세포검사의 적응증이 되지 않는 결절은 6–12개월마다 갑상선초음파를 시행하여 크기 및 초음파 양상의 변화를 관찰하며 낮은 K-TIRADS 결절의 경우 특이 변화가 없으면 추적검사 간격을 늘릴 수 있음

2) 치료

(1) 양성 갑상선결절에 대한 일상적 갑상선호르몬 억제요법은 권고되지 않음

(2) 수술치료

① 악성 또는 악성이 의심되는 병변, 여포종양(follicular neoplasm)이나 hürthle cell 종양

② 결절로 인한 증상 호소(주위 구조물을 압박하여 연하곤란, 발음장애, 호흡곤란을 유발할 때)

③ 갑상선중독증을 동반한 결절

④ 미용상의 이유

(3) 고주파 치료

결절로 인한 증상 호소, 미용적인 목적 등으로 2 cm 초과하는 크기가 커지는 결절인 경우 고려함. 중독성 결절(열결절)인 경우 고려 가능함(volume <15–20 mL)

증례

갑상선결절의 치료 여부 결정

40세 여자, 건강검진으로 발견된 갑상선결절, 1.2 cm, 고형의 동음영결절(isoechoic), 치료방침 정하기

- 악성 의심소견 없음(미세석회화, 비평행방향, 불규칙경계): 6–12개월 뒤 갑상선 초음파 시행
- 악성 의심소견 있음: 6–12개월 뒤 갑상선 초음파 시행
- 악성 의심소견 있음+주변 피막 침범소견 또는 임파선 증대: 세침흡인검사 시행

II 갑상선암

1. 갑상선암의 분류

1) 갑상선 유두암(papillary carcinoma): 90–95%(가장 흔함)

2) 갑상선 여포암(follicular carcinoma): ≤5%

3) 갑상선 수질암(medullary carcinoma): 1–3%

4) 갑상선 역형성암(anaplastic carcinoma) 또는 미분화암(poorly differentiated carcinoma): <1%

5) 갑상선 림프암, 전이암 등

2. 분화갑상선암

1) AJCC staging system

분화 갑상선암

● **표 5-3-3. 분화 갑상선암의 AJCC staging system**

AJCC stage	진단 나이	Stage grouping	설명
I	55세 미만	Any T Any N M0	원격 전이가 없는(M0) 모든 크기의 암종은 임파선 전이 여부와 상관없이 이에 해당함
	55세 이상	T1 N0 or NX M0	갑상선에 한정된 지름 2 cm 이하의 암종(T1) 임파선 전이가 없고(N0), 원격전이가 없음(M0)
	55세 이상	T2 N0 or NX M0	갑상선에 한정된 지름 2 cm 초과 4 cm 이하의 암종(T2) 임파선 전이가 없고(N0), 원격전이가 없음(M0)
II	55세 미만	Any T Any N M1	암종의 크기와 임파선 전이 여부는 관계없음 원격전이나, 다른 장기, 뼈 등으로 전이가 있는 경우에 해당함 (M1)
	55세 이상	T1 N1 M0	갑상선에 한정된 지름 2 cm 이하의 암종(T1) 임파선 전이가 갑상선 근처에 있고(N1), 원격전이가 없음(M0)
	55세 이상	T2 N1 M0	갑상선에 한정된 지름 2 cm 초과 4 cm 이하의 암종(T2) 임파선 전이가 갑상선 근처에 있고(N1), 원격전이가 없음(M0)
	55세 이상	T3a or T3b Any N M0	갑상선에 한정된 지름 4 cm 초과의 암종(T3a) 또는 갑상선 근처의 띠근육에 침범한 암종(T3b) 임파선 전이 여부는 관계없음(Any N), 원격전이가 없음(M0)
III	55세 이상	T4a Any N M0	암종의 크기와 관계없이 후두, 기관지, 식도, 또는 후두 신경 등 갑상선 주위 조직으로 광범위하게 침범한 경우(T4a) 임파선 전이 여부는 관계없음(Any N), 원격전이가 없음(M0)
IVA	55세 이상	T4b Any N M0	암종의 크기와 관계없이 갑상선 뒤에 존재하는 척추나 큰 혈관에 침범한 경우(T4b) 임파선 전이 여부는 관계없음(Any N), 원격전이가 없음(M0)
IVB	55세 이상	Any T Any N M1	암종의 크기와 임파선 전이 여부는 관계없음 원격전이나, 다른 장기, 뼈 등으로 전이가 있는 경우에 해당함 (M1)

2) 치료

(1) 수술: 갑상선암의 가장 중요한 치료방법

① 크기가 1 cm 미만에서는 갑상선 엽절제술과 제한적으로 능동적 추적관찰(active surveillance)을 고려할 수 있음

② 1–4 cm인 경우에는 갑상선엽절제술 혹은 갑상선전절제술을 재발 위험도에 따라 선택함

③ 4 cm 이상의 경우 갑상선전절제술(total thyroidectomy) 혹은 근전절제술(near-total thyroidectomy)이 주로 추천됨

(2) 방사성요오드 치료(I^{131} ablation)

① 고위험군에서 수술 후 남은 갑상선조직을 제거하여 예후를 향상시키고, 추적관찰 중 혈청 Thyroglobulin (Tg)을 측정하여 암재발의 표지자로 이용할 수 있기에 유용함

② 갑상선전절제술을 시행한 환자 중 저위험군을 제외하고 권고(고위험군) 또는 고려(중간위험군)

* 고위험군: 원격전이 동반, 수술 당시 암의 완벽한 제거가 불가능한 경우, 임파선 전이가 3 cm 이상, 광범위 혈관침범을 동반한 여포암

* 중간위험군: 현미경적 갑상선 외 침범을 보이는 갑상선암, 예후 나쁜 조직형 또는 혈관 침범소견, 임파선 전이를 동반한 갑상선암

③ 방사성요오드 치료용량

- 저위험군 혹은 갑상선에만 국한된 경우: 30–100 mCi
- 중등도/고위험군 혹은 경부에만 국한된 경우: 100–150 mCi
- 폐 또는 골전이가 의심될 경우: 200 mCi

④ 치료방법

- 재조합 사람 갑상선자극호르몬(recombinant human TSH, rhTSH) 주사 이용
  - 치료 이틀 전과 전날 rhTSH를 각각 투여 후 치료일 방사성요오드 투여, 호르몬제는 계속 투여 유지. 2박 3일 일정임
- 갑상선 호르몬제 중단하는 방법
  - 치료 4주 전부터 기존 처방 중인 L-T4(갑상선호르몬)을 중단하고 치료 4주 전부터 2주 전까지 2주 동안 L-T3(테트로닌)을 50–75 ug을 복용하고 치료 전 2주부터 저요오드 식이를 실시함. 이후 치료일 방사성요오드 투여함. 3박 4일 일정임

(3) 갑상선호르몬 억제요법

갑상선전절제술을 시행받은 환자의 갑상선 기능 유지 및 갑상선암의 재발을 방지하기 위하여 TSH가 정상 하한치 이하로 억제될 수 있을 정도의 갑상선호르몬을 투여함

① 재발의 위험도에 따라 목표 TSH를 다르게 적용함: 초기 영상소견, 병리학적 소견을 바탕으로 재발의 위험도를 평가하고, 치료 중 재평가할 수 있음

② 위험도 평가: 초기 영상 및 병리학 소견(암의 크기, 암종의 아형, 림프절 전이, 갑상선

주변조직 침범 여부, 유전자변이 등), 방사성요오드 치료 후 영상학적 검사결과 및 혈청 Tg, 추적관찰 초음파 및 혈청 Tg//antithyroglobulin (Anti-Tg Ab) 변화 등을 이용

- 고위험군: TSH<0.1 mU/L 유지
- 중등도위험군: TSH 0.1–0.5 mU/L 유지
- 저위험군: TSH 0.5–2.0 mU/L 유지

(4) 표적 치료제

방사성요오드 치료에 반응하지 않는 전이성 갑상선 분화암에 사용함. 현재 허가된 약제로는 Sorafenib (Nexavar)과 Lenvatinib (Lenvima)이 있음

3) 장기 치료 및 추적검사

(1) 갑상선전절제술 시행 시

① 방사성요오드 치료를 시행하지 않은 경우 정기적(3–6개월)으로 갑상선기능과 thyroglobulin, anti-thyroglobulin Ab를 측정하고 6–12개월 간격으로 경부초음파 검사를 수행

② 방사성요오드 치료를 시행한 경우에는 6–12개월 뒤 TSH 자극 thyroglobulin 측정과 요오드전신 촬영을 필요에 따라 시행할 수 있으며 결과에 따라 반복할 수 있음. 나머지 추적관찰 방법은 방사성요오드 치료를 시행하지 않은 경우와 동일

(2) 갑상선엽절제술 시행 시

정기적인 간격(6–12개월)으로 갑상선 기능검사와 thyroglobulin, antithyroglobulin을 측정하고 경부초음파 검사 수행

(3) 능동적 추적관찰 시(active surveillance)

① 1 cm 미만의 미세갑상선암에서 나이와 갑상선암의 위치에 따라 일부 환자에서 시행하고 있음

② 정기적으로(3–6개월마다) 갑상선기능을 측정하고 6–12개월 간격으로 경부초음파 검사를 수행하고 전이가 의심될 경우 경부 CT를 고려

③ 1.3 cm가 넘어가거나, 새로운 임파선 전이가 발견되거나, 환자가 원하거나, 다른 갑상선질환 또는 부갑상선질환으로 수술이 필요할 경우에는 수술 진행함

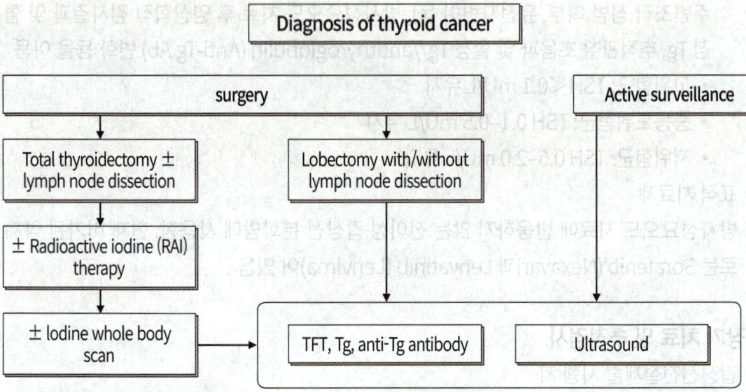

● 그림 5-3-3. 갑상선암 진단 후 치료

3. 갑상선 수질암

1) 진단

(1) 세침흡인세포검사보다 중심생검검사(core needle biopsy)가 진단에 더 유용함. 의심될 경우 혈청 calcitonin 측정

(2) 다발성 내분비 종양(MEN 2)의 동반 가능성을 확인: 부갑상선기능항진증, 갈색세포종(pheochromocytoma) 여부 확인 및 가족력 확인 필요함

(3) 모든 수질암 환자는 혈액 RET protooncogene 돌연변이 검사 필요함: 돌연변이가 있을 시 가족 상담 필요함

2) 치료 및 추적검사

(1) 수술로 완전히 제거하는 것이 가장 중요함

(2) 불가능 시 진행하는 전이질환에 대해 표적치료제 사용: 1차 약제 - Vandetanib (Caprelsa), 2차 약제 - Selpercatinib (Retevmo), Pralsetinib (Gavreto)

4. 미분화갑상선암

1) 갑상선종이 갑자기 커지면서 기도 압박증 호소하는 경우 강력히 의심. 매우 진행률이 빠르고 치사율이 높음

2) 의심 즉시 세침흡인세포검사 또는 중심생검검사 시행 후 경부 CT 검사하여 수술 가능 여부를 확인하는 것이 중요

증례

갑상선 암의 치료 여부 결정

50세 남자, 건강검진으로 발견된 갑상선결절, 1.7 cm, 고형의 저음영결절(isoechoic), 악성의심소견 (+) → 세침흡인검사 결과: papillary thyroid cancer

- 갑상선 엽 절제술 시행 시: 방사선요오드 치료 (–), 6–12개월마다 혈액검사 및 초음파 추적관찰
- 갑상선 전절제술 시행 시
  - 피막 침범소견 (–), 주변조직 침범 (–), 임파선 전이 (–): 방사선요오드 치료 안하고 지켜볼 수 있음
  - 피막 침범소견 (+), 주변조직 침범 (+), 예후 나쁜 조직형(hobnail, columnar): 방사선요오드 치료 꼭 필요

04

당뇨병의 진단과 치료

I 당뇨병의 분류

1. 1형당뇨병: 췌장 베타세포 파괴에 의한 인슐린 결핍으로 발생한 당뇨병
   1) 면역매개성
   2) 특발성
2. 2형당뇨병: 인슐린저항성과 점진적인 인슐린분비 결함으로 발생한 당뇨병
3. 임신당뇨병: 임신 중 진단된 당뇨병
4. 기타 당뇨병
   1) 베타세포 기능의 유전적 결함: MODY 등
   2) 인슐린작용의 유전적 결함: A형 인슐린저항성, 요정증, Rabson-Mendenhall 증후군, 지방위축당뇨병
   3) 외분비췌장질환: 췌장염, 외상/췌장절제술, 췌장종양, 낭성섬유증, 혈색소침착증, 섬유결석 췌장당뇨병
   4) 내분비질환: 말단비대증, 쿠싱증후군, 글루카곤분비선종, 크롬친화세포종, 갑상선항진증, 소마토스타틴분비선종, 알도스테론분비선
   5) 간질환: 만성간염, 간경화
   6) 약제 유발: 살서제(vacor), 펜타미딘(pentamidine), 글루코코티코이드, 니코틴산, 갑상선호르몬, 다이아족사이드(diazoxide), 베타아드레날린성촉진제, 싸이아자이드, 딜란틴, 감마-인터페론, 비정형 항정신병약(olanzapine, clozapine, risperidone 등)
   7) 감염: 선천풍진, 거대세포바이러스, 기타
   8) 드문 형태의 면역매개성 당뇨병
   9) 당뇨병과 동반될 수 있는 기타 유전질환: 다운증후군, 클라인펠터증후군, 터너증후군, 울프람증후군, Friedreich 운동실조증, 헌팅턴무도병, 로런스-문-비들증후군, 근육긴장퇴행위축, 포르피린증, 프라더-빌리증후군

● **표 5-4-1.** 1형당뇨병 vs. 2형당뇨병

	1형당뇨병	2형당뇨병
주된 병인	자가면역에 의한 베타세포 파괴	인슐린 저항성과 인슐린 분비능력 결핍
발병속도	고혈당과 함께 급작스럽게 발병	서서히 발생
발병연령	주로 소아(전 연령에서 발생 가능)	주로 성인 최근 가족력이 있는 비만 청소년에서 발생 증가

● **표 5-4-1.** (이어서) 1형당뇨병 vs. 2형당뇨병

	1형당뇨병	2형당뇨병
자가 항체검사*	GAD, ICA, IAA, IA-2, ZnT8 자가항체 음성	
케톤산증	쉽게 발생	드묾
C-peptide 진단기준		
Fasling	<0.6 ng/mL	1.0-1.2 ng/mL 이상
Slimulated	<1.8 ng/mL	(분비능력저하<1.7 ng/mL)
치료	다회 인슐린 치료가 필수적	고혈당정도에 따라 약제(경구 혹은 인슐린) 결정

* 자가항체검사: anti-GAD65/67 (Glutamic Acid Decarboxylase, ICA (Islet Cell Autoantibody), IAA (Insulin Autoantibody), IA-2/ICA512 (Tyrosine phosphatase), ZnT8 (Zinc Transporter 8)

II 진단기준

1. 당뇨병: 아래 4가지 중 하나에 해당하면 당뇨병으로 진단

1) 당뇨병의 전형적인 증상(다뇨, 다음, 설명되지 않는 체중감소)+식사에 관계없이 무작위 혈장포도당≥200 mg/dL
2) 8시간 이상 공복 후 혈장포도당≥126 mg/dL
3) 75 g 경구포도당부하 2시간 후 혈장포도당≥200 mg/dL
4) HbA1c≥6.5%

- 1)번 기준을 제외한 나머지 2)-4) 중 하나에 해당하는 경우 반드시 다른 날 재검하여 확진
- 재검에서 이전과 달리 이상소견이 관찰되지 않으면 3개월 이내 추적검사
- 동시에 두 가지 이상소견이 발견되면 바로 확진 가능
  예) 공복혈장포도당≥126 mg/dL & HbA1c≥6.5%

2. 당뇨병전단계(Prediabetes)

1) 공복혈당장애(impaired fasting glucose, IFG)
2) 내당능장애(impaired glucose tolerance, IGT)

● 표 5-4-2. 당뇨병전단계의 진단기준

	정상혈당	고혈당	
		당뇨병전단계	당뇨병
공복혈당	<100 mg/dL	100–125 mg/dL (IFG)	≥126 mg/dL
75 g 경구 포도당부하 2시간 후 혈당	<140 mg/dL	140–199 mg/dL (IGT)	≥200 mg/dL
HbA1c	≤5.6%	5.7–6.4%	≥6.5%

3. 당뇨병의 선별검사

1) 검사방법: 공복혈당, 당화혈색소, 또는 경구포도당내성검사

2) 검사대상*: 35세 이상 혹은 2형당뇨병 위험인자가 있는 19세 이상 모든 성인에서 매년

2형당뇨병의 위험인자

- 과체중 또는 비만(체질량지수 23 kg/m^2 이상)
- 복부비만(허리둘레 남성 90 cm, 여성 85 cm 이상)
- 직계가족(부모, 형제자매)에 당뇨병이 있는 경우
- 공복혈당장애나 내당능장애의 과거력
- 임신당뇨병이나 4 kg 이상의 거대아 출산력
- 고혈압(≥140/90 mmHg 또는 약제 복용)
- HDL 콜레스테롤<35 mg/dL 또는 중성지방≥250 mg/dL
- 인슐린저항성(다낭난소증후군, 흑색가시세포증 등)
- 심혈관질환(뇌졸중, 관상동맥질환 등)
- 약물(글루코코르티코이드, 비정형 항정신병약물 등)

* 2023년 대한당뇨병학회 진료지침 제8판

4. 임신당뇨병

1) 임신 후 첫 병원 방문 시

모든 임신부는 임신 후 첫 병원 방문 시 공복혈장포도당, 무작위혈장포도당, 또는 당화색소를 검사함. 다음 검사 중 하나 이상에 해당하면 당뇨병이 있었던 것으로 진단

- 공복혈장포도당≥126 mg/dL
- 무작위혈장포도당≥200 mg/dL
- HbA1c≥6.5%

2) 임신 24-28주

당뇨병이나 임신당뇨병을 진단받은 적 없는 임신부는 임신 24–28주에 아래 둘 중 한 가지 방법으로 검사 시행

(1) 1단계 접근법

① 75 g 경구포도당내성부하검사(선별 및 확진)

② 다음 중 하나라도 해당되면 임신성 당뇨병 진단

- fasting≥92 mg/dL
- 1-hour≥180 mg/dL
- 2-hour≥155 mg/dL

(2) 2단계 접근법

① 1차(선별): 50 g 경구포도당 부하 후 1시간 뒤 혈장포도당 140 mg/dL 이상인 경우 2차 검사 실시

② 2차(확진): 100 g 경구포도당내성검사 시행: 다음 중 2가지 이상 만족하면 임신당뇨병 진단

- fasting≥95 mg/dL
- 1-hour≥180 mg/dL
- 2-hour≥155 mg/dL
- 3-hour≥140 mg/dL

3) 분만 후 검사

모든 임신당뇨병 산모는 분만 후 6–12주 후 75 g 경구포도당내성검사를 시행하여 정상내당능으로 회복 여부 확인

III 당뇨병 성인에서의 조절 목표

1. 혈당조절(일반적인 목표)

1) 2형당뇨병: 당화혈색소＜6.5%, 식전 혈당 80–130 mg/dL, 식후 2시간 혈당＜180 mg/dL

2) 1형당뇨병: 당화혈색소＜7.0%

1/2형 당뇨병 혈당조절의 목표는 환자의 신체적, 정신적, 사회적 여건, 기대여명, 동반질환 중증도, 또는 저혈당 위험도에 따라 개별화

3) 임신당뇨병: 식전 혈당≤95 mg/dL, 식후 1시간 혈당≤140 mg/dL, 식후 2시간 혈당≤120 mg/dL

2. 혈압조절

혈압＜140/85 mmHg(심혈관질환을 동반한 경우＜130/80 mmHg)

3. 지질조절

1) LDL-cholesterol<100 mg/dL
   (1) 심혈관질환을 동반한 경우<70 mg/dL
   (2) 표적장기 손상(알부민뇨, eGFR<60 mL/min/1.73 m^2, 망막병증), 고혈압, 흡연, 관상동맥질환의 조기발병 가족력(남자 55세 미만, 여자 65세 미만) 등의 위험인자를 하나 이상 가진 경우<70 mg/dL
2) HDL-cholesterol ≥40 mg/dL(남자), ≥50 mg/dL(여자)
3) Triglyceride<150 mg/dL

IV 혈당조절의 모니터링 및 평가

1. 당화혈색소 측정

1) 당화혈색소는 지난 2–3개월간의 평균 혈당을 반영하는 검사로 2–3개월 주기로 검사
2) 혈당 변화가 심할 때, 약물을 변경했을 때, 철저한 혈당조절이 필요할 때(예: 임신 시)는 당화혈색소를 자주 검사. 혈당이 안정적인 경우에라도 최소 연 2회는 검사

● 표 5-4-3. 당화혈색소와 평균혈당의 관계

당화혈색소(%)	평균혈당(mg/dL)
5	97
6	126
7	154
8	183
9	212
10	240
11	269
12	298

주의: 최근 수혈을 받거나, 출혈 및 용혈이 있었던 경우, 빈혈, 혈색소병증, 혈색소대사이상, 말기신장질환 등 적혈구의 회전율이 달라지는 경우 측정치가 최근 2-3개월 평균혈당과 다를 수 있어 주의 요함. 이런 경우 자기혈당측정, 연속혈당측정, 당화알부민 등을 대신 이용할 수 있음

2. 자가혈당모니터링(Self–monitoring of blood glucose, SMBG)

1) 치료에 대한 반응과 조절 목표에 도달했는지의 여부를 환자 스스로 평가할 수 있게 하여 당뇨병을 관리하는 데 도움이 됨
2) 자가혈당측정은 매 식사 전후, 취침 전, 새벽, 운동 전후, 저혈당 시에 할 수 있으며, 환자 상태에 따라 측정 시기나 횟수는 개별화

* 주의: 혈당측정기의 성능과 사용자 숙련도에 따라 정확도에 차이 발생 가능(예: 당분에 노출된 손에서 검사 시 높게 측정/혈액을 쥐어짜는 경우 낮게 측정 가능)

3. 연속혈당측정(Continuous glucose monitoring, CGM)

1) 피부 아래 삽입한 센서를 통하여 일정 주기(5–15분)로 간질액(interstitial fluid)의 포도당 농도를 측정하여 혈당 추이를 추세선과 추세화살표로 제공함. 일상생활을 하는 동안 실시간 혈당 모니터링이 가능하며 이때 측정한 간질액 포도당 농도는 혈장 포도당 농도와 상관성이 높음
2) 일부 제품은 저혈당이나 고혈당 시 경보음 알람을 주고, 인슐린 펌프 제품과 연동되어 제어 알고리즘을 통해 자동 인슐린 전달(automated insulin delivery, AID) 시스템으로 사용 가능함

* 주의: 기기에 따라 첫 24시간의 정확도가 낮을 수 있으며, 간질액 포도당을 측정하는 방법으로 실제 혈당값보다 5–15분 지연되어 나타남(혈당이 급변할 때는 자가혈당측정이 필요할 수 있음)

V 비약물요법

당뇨병 진단 즉시 생활습관교정을 적극적으로 교육하고 지속하도록 모니터링함

1. 식사요법 처방

1) 1단계: 표준체중의 산정

남자: 표준체중(kg) = 키(m)의 제곱×22/ 여자: 표준체중(kg) = 키(m)의 제곱×21

예) 키가 170 cm인 남자의 표준체중 1.7×1.7×22=63.6 kg

2) 2단계: 1일 총 필요열량(kcal) = 표준체중(kg)×활동별 열량(kcal/kg)

(1) 활동이 거의 없는 경우: 표준체중(kg)×24~30(kcal/kg)
(2) 보통의 활동을 하는 경우: 표준체중(kg)×20~35(kcal/kg)
(3) 심한 활동을 경우: 표준체중(kg)×35~40(kcal/kg)

1일 총필요열량의 산출 예

175 cm, 80 kg의 30세 남자. 직업은 사무원, 보통의 활동
표준 체중: 1.75^2×22=67.4 kg
1일 총 필요열량: 67.4×30=2,022 Kcal

3) 고려사항

(1) 과체중이거나 비만한 2형당뇨병 환자는 5% 이상 체중을 감량하고, 이를 유지하기 위해 총열량 섭취를 줄여야 함(⇒ 비만편 참고)

(2) 탄수화물은 식품섬유가 풍부한 통곡물, 채소, 콩류, 과일, 유제품의 형태로 섭취하며, 당류 섭취는 최소화함

(3) 단백질섭취를 제한할 필요는 없으며, 신장질환이 있는 경우에도 더 엄격하게 제한하지 않음

(4) 포화지방산과 트랜스지방산이 많은 식품은 불포화지방산이 풍부한 식품으로 대체

(5) 가급적 금주를 권고

2. 운동요법

1) 1단계: 운동 전 고려사항(심혈관질환 및 미세혈관합병증 유무 평가, 금기사항 확인)

(1) 심혈관질환 병력 혹은 의심, 심혈관자율신경병증, 당뇨병신장질환, 10년 이상 유병기간 등 고위험군 ⇒ 운동부하 심전도검사(treadmill test) 고려, 저강도 운동부터 천천히 운동강도와 기간을 늘릴 것을 권고

(2) 조절되지 않는 고혈압 ⇒ Valsalva maneuver는 삼가도록 교육

(3) 망막병증 ⇒ 고강도 유산소 및 근육운동, 머리를 거꾸로 하는 동작(안압상승) 금지. 증식 당뇨병망막병증에서 점프 혹은 부딪히는 동작(출혈위험증가) 금지

(4) 당뇨병신장질환 ⇒ 중강도 이하의 운동 권고

(5) 말초신경병증 혹은 당뇨병성족부질환 ⇒ 달리기나 조깅과 같은 발에 하중이 많이 가해지는 운동은 하지 않는 것이 좋으며, 심한 신경병증이 있다면 수영, 고정식 자전거타기, 노젓기 등의 체중부하가 적은 운동을 하는 것이 바람직

2) 2단계: 운동 강도 결정

(1) 심박동수 측정법: [(최대 심박수-안정 시 심박동수)×0.5~0.8]+안정 시 심박동수

* 최대 심박동수 = 220-나이, 안정 시 심박동수 = 1분 심박동수

65세 남성, 안정 시 심박수 70회/분, 50% 운동 강도

최대 심박수: 220-65=155회/분, 운동강도계산:(155-70)×0.5+70=112회/분

(2) 자각인지도방법

① 운동강도 12-14(안정하며 적절한 운동의 효과를 얻을 수 있는 범위): 약간 힘듦(등에 땀이 약간 날 정도의 자각 증상)

(3) 유산소운동과 저항운동을 함께 하도록 권고

① 유산소운동: 일주일에 150분 이상, 중강도, 주 3회 이상, 이틀 연속 쉬지 않도록
② 저항(근력)운동: 금기가 없는 한 일주일에 2회 이상

3) 3단계: 운동 시의 혈당조절 지침

(1) 운동 전 혈당 ≥250 mg/dL+ketone(+) or 고혈당 증상(다뇨, 다음, 체중감소) ⇒ 운동을 금함

(2) 운동 전 혈당 <90 mg/dL ⇒ 운동 전 15–30 g 탄수화물(비스켓, 빵 등) 섭취

당뇨병 진단 및 치료 시 반드시 해야 할 4가지

① 당뇨병의 유형 확인
→ 1형 vs. 2형당뇨병을 구분한 후 이에 따른 치료방침 수립
② 식사 및 운동요법에 대한 교육 실시
→ 당뇨병 치료의 가장 근간인 식사 및 운동요법을 교육하고 실천(⇒ 비약물요법 편)
③ 환자별 동반질환 여부 확인 및 당화혈색소 목표를 수립하고 이에 따른 약제 선택(⇒ 약물치료 편)
→ 동반질환(죽상경화심혈관질환, 심부전, 만성신장질환) 동반 시 이득이 입증된 약제 우선 선택
→ (당화혈색소 목표 – 현재의 당화혈색소)에 따라 단독 혹은 병합요법 선택
④ 당뇨병의 만성합병증(미세혈관합병증 및 대혈관합병증) 유무 확인
→ 예방 혹은 치료를 위한 약제 추가 고려(⇒ 만성합병증 관리 편)

VI 당뇨병 치료약물의 종류 및 특성

1. 경구혈당강하제 및 GLP-1수용체작용제

종류	작용기전	적응증	A1c 감소	공복/식후혈당	부작용
메트포르민 (Metformin)	간 당생성 감소, 인슐린감수성 개선	비만, 인슐린저항성	1.0–2.0%	++/+	식욕감퇴, 오심, 구토, 설사, 젖산증, 비타민 B12 결핍
설폰요소제 (Sulfonylurea)	췌장베타세포에서 인슐린분비 촉진	상대적 인슐린 결핍	1.0–2.0%	++/++	저혈당, 체중증가
티아졸리딘디온 (Thiazolidinedione)	근육, 지방의 인슐린 감수성 개선	비만, 인슐린저항성	0.7–1.4%	++/+	체중증가, 부종, 비척 추성골절, 심부전

종류	작용기전	적응증	A1c 감소	공복/식후혈당	부작용
알파글루코시다제 억제제(α-glucosidase inhibitor)	상부위장관에서 다당류 흡수 억제	식후 고혈당	0.6–0.8%	–/++	복부팽만, 가스
메글리티나이드(Meglitinide)	췌장베타세포에서 인슐린분비 촉진	식후 고혈당	0.6–1.2%	–/+++	저혈당, 체중증가
DPP-4 억제제(DPP-4 Inhibitor)	인크레틴 분해억제	노인, 식후 고혈당	0.6–0.8%	+/++	박리성 피부질환, 유사천포창,
SGLT-2 억제제(SGLT-2 inhibitor)	신장에서 당배출 증가	체중감량, 죽상경화 심혈관질환, 심부전, 만성신장질환	0.5–0.8%	+/+	요로생식기 감염, 회음부 괴저, 배뇨 증가, 케톤산증
GLP-1 수용체 작용제(GLP-1 receptor agonist)	포도당의존 인슐린분비, 식후 글루카곤억제	체중감량, 식욕감소, 식후 고혈당, 죽상경화심혈관질환, 만성신장질환	0.8–1.9%	+/++ (short acting) ++/++ (long acting)	오심, 구토

1) 메트포르민(Metformin)

(1) 적응증: 인슐린저항성, 대사증후군, 비만한 당뇨병 환자

(2) 용량: metformin (250–2,550 mg/d)

(3) 주의사항

① 주의 및 금기: 임신 및 수유, 신기능장애(eGFR 30 미만은 금기, eGFR 30–45 시작하지 말 것, 계속 복용 중인 환자가 eGFR 45 미만으로 감소하면 용량 감량할 것), 탈수, 심각한 감염, 심혈관계 허탈(쇼크), 급성심근경색증, 패혈증, 저산소증 상태, 급성 및 불안정형 심부전(안정형 만성심부전에서는 사용 가능), 조영제 사용 시

② 부작용: 보통 용량과 관련 있고 일시적임(증상 동반 시 약제 감량 또는 서방형제로 변경 고려). 설사, 구역, 복부 불쾌감, 금속 맛 등

2) 설폰요소제(Sulfonylurea)

(1) 적응증: 상대적 인슐린 결핍증, 마른 당뇨병 환자

(2) 용량: Glimepiride (1–8 mg/d), Gliclazide (40–320 mg/d), Gliclazide MR (30–120 mg/d), Glipizide (5–40 mg/d)

(3) 주의사항

① 주의 및 금기: 임신 및 수유, 중증의 간, 신장장애(eGFR＜45 주의), 설파제 과민반응

② 부작용: 저혈당, 체중증가

3) 티아졸리딘디온(Thiazolidinedione)

(1) 적응증: 인슐린저항성, 복부비만, 대사증후군

(2) 용량: Pioglitazone (15–30 mg/d), Lobeglitazone (0.5 mg/d)

(3) 주의사항

① 주의 및 금기: 임신 및 수유, 심부전, 활동성 방광암 및 방광암 병력(pioglitazone), 원인이 불명확한 육안적 혈뇨(pioglitazone)

② 부작용: 부종, 중등도 체중증가, 여성에서 비척추성골절 증가, 심부전

4) 알파글루코시다제 억제제(α-glucosidase inhibitor)

(1) 적응증: 식후 고혈당(탄수화물 섭취가 많은 경우 특히 효과적)

(2) 용량: Acarbose (50–600 mg/d), Voglibose (0.2–0.9 mg/d)

(3) 주의사항

① 주의 및 금기: 임신 및 수유, 신장질환(eGFR＜25), 염증성 장질환, 대장궤양, 부분적인 장폐쇄, 기타 만성장질환

② 부작용: 복부팽만, 방귀, 복통 및 설사

5) 메글리티나이드(Meglitinide)

(1) 적응증: 상대적 인슐린 결핍, 유연한 식사계획, 식후고혈당

(2) 용량: Repiglinide (1–16 mg/d), Neteglinide (30–360 mg/d), Mitiglinide (10–30 mg/d)

(3) 주의사항

① 주의 및 금기: 임신 및 수유, 1형당뇨병, 당뇨병성 케토산증, 투석(nateglinide), 겜피브로질과 병용투여 금기(repaglinide)

② 부작용: 저혈당, 체중증가

6) DPP-4 억제제(Dipeptidyl peptidase-4 inhibitor)

(1) 적응증: 식후 고혈당, 저혈당 최소화, 노인당뇨병

(2) 시작용량 및 용량조정

	용량조정	
	시작 및 최대용량	신기능장애 시 용량 변경
Sitagliptin	100 mg qd	eGFR 30–50 mL/min/1.7 m²: 50 mg qd eGFR＜30 mL/min/1.73 m²: 25mg qd
Vildagliptin	50 mg bid	eGFR＜50 mL/min/1.73 m²: 50 mg qd
Saxagliptin	5 mg qd	eGFR＜50 mL/min/1.73 m²: 2.5 mg qd
Linagliptin	5 mg qd	용량조절 필요 없음
Gemigliptin	50 mg qd	용량조절 필요 없음

	용량조정	
	시작 및 최대용량	신기능장애 시 용량 변경
Alogliptin	25 mg qd	eGFR<30-50 mL/min/1.73 m^2: 12.5 mg qd eGFR<30 mL/min/1.73 m^2: 6.25 mg qd
Teneligliptin	20 mg qd	용량조절 필요 없음
Evogliptin	5 mg qd	용량조절 필요 없음
Anagliptin	100 mg bid	eGFR<30 mL/min/1.73 m^2: 100 mg qd, eGFR<15 mL/min/1.73 m^2 자료 없음

(3) 주의사항

① 주의 및 금기: 췌장염, 췌장암, 심부전(sitagliptin, linagliptin 제외)

② 부작용: 수포성 유사천포창, 박리성 피부질환

7) SGLT-2 억제제(Sodium glucose transporter-2 inhibitor)

(1) 적응증: 체중감량, 죽상경화심혈관질환, 심부전, 만성신장질환

(2) 시작용량 및 용량조정

	용량조정		
	시작용량	최대용량	신기능장애 시
Dapagliflozin	5-10 mg qd	10 mg qd	eGFR<25 mL/min/1.73 m^2; 자료 없음
Empagliflozin	10 mg qd	25 mg qd	eGFR<20 mL/min/1.73 m^2; 자료 없음
Ipragliflozin	50 mg qd	50 mg qd	eGFR<60 mL/min/1.73 m^2; 자료 없음
Ertugliflozin	5 mg qd	15 mg qd	eGFR<60 mL/min/1.73 m^2; 자료 없음

(3) 주의사항

① 주의 및 금기: 급성신장손상 및 신장기능 장애, 중증 간장애, 고령자, 체액감소, 혈압강하

② 부작용: 체중감소, 요로감염, 생식기감염, 회음부 괴저, 배뇨 증가, 케토산증

8) GLP-1수용체작용제(Glucagon like peptide-1 receptor agonist)

(1) 적응증: 체중감량, 식욕감소, 식후 고혈당, 죽상경화심혈관질환, 만성신장질환

(2) 시작용량 및 용량조정

	용량조정	
	시작	최대용량
Exenatide	5 ug bid	10 ug bid
Liraglutide	0.6 mg qd	1.8 mg qd(비만 치료 시 3.0 mg qd)
Dulaglutide	0.75 mg qw	1.5 mg qw

(3) 주의사항

① 주의 및 금기: 갑상선수질암의 과거력 또는 가족력(금기), MEN2(금기), 췌장염, 중증 간장애 및 신장장애, 중증 위마비를 포함한 중증 위장관질환(권장되지 않음)

② 부작용: 위장관 장애

2. 인슐린

1) 인슐린의 종류와 작용시간

인슐린 종류(제품명)	작용 시작시간	최고 작용시간	작용 지속시간
식사 인슐린			
초단기 작용 인슐린			
인슐린 리스프로(Lyumjev)	2분	1-2시간	4.6시간
인슐린 아스파트(Fiasp)	4분	1-3시간	3-5시간
인슐린 아스파트(NovoRapid)		1-3시간	3-5시간
인슐린 리스프로(Humalog)	10-15분	1-2시간	3-5시간
인슐린 글루리진(Apidra)		1-2시간	2-4시간
단기 작용 인슐린			
레귤러인슐린(Humulin R)	30분	2-3시간	6.5시간
기저 인슐린			
중기 작용 인슐린			
NPH인슐린(Humulin N)	1-3시간	5-8시간	18시간까지
장기 작용 인슐린			
인슐린 디터머(Levemir)	3-4시간	6-8시간	24시간까지
인슐린 글라진(Lantus)	1.5시간		24시간까지
인슐린 데글루덱(Tresiba)	1시간	없음	42시간 이상
인슐린 글라-300(Toujeo)	6시간		24-36시간

2) 인슐린 치료의 적응증

(1) 1형당뇨병 혹은 췌장을 절제한 경우

(2) 임신당뇨병, 기존의 당뇨병 환자가 임신한 경우

(3) 식사, 운동 및 경구혈당강하제로 혈당조절이 불량한 2형당뇨병

(4) 당뇨병의 급성합병증(DKA, HHS)의 치료

(5) 2형당뇨병 환자에서 심한 스트레스 혹은 중한 외상이 있거나 대수술을 받아야 하는 경우, 중대한 당뇨병합병증이 있는 경우, 고혈당에 의한 증상(체중감소, 전신쇠약, 다음, 다뇨, 다갈 등)이 심한 경우

VII 당뇨병의 약물치료

1. 1형당뇨병의 인슐린 치료

- Basal-bolus(기저- 식사) 인슐린주사 치료나 인슐린펌프를 이용한 치료
- 다회인슐린주사요법 시 초단기작용인슐린유사체와 장기작용인슐린유사체를 우선 사용

1) 하루 총 인슐린요구량: 평균 0.7 U/kg(범위: 0.5-1.0 U/kg)

(1) 50%: basal insulin(기저인슐린)

(2) 50%: bolus insulin(식사인슐린, 매 식전 1/3로 배분하여 주사)

2) 인슐린 치료에 민감하므로 인슐린 증량 혹은 감량 시 1-2 U 이상 바꾸지 않아야 함

증례

1형당뇨병의 인슐린 시작용량 결정

28세 남자, DKA로 시작된 1형당뇨병, c-peptide (fasting/stimulated) 0.01/0.01 ng/ml, GAD(+)

HbA1c 12%, 키 175 cm, 몸무게 50 kg일 때 basal-bolus 치료 시작용량 구하기

⇨ 하루 인슐린 총요구량 계산: 0.5 U×50 kg≒24 U

⇨ 50%인 12 U는 basal로, 나머지 50%인 12 U는 bolus로 3회에 걸쳐, 즉 매식전 4U-4U-4U로 시작

2. 2형당뇨병의 약물치료

1) 치료 시작

(1) 심각한 고혈당(당화혈색소>9.0%)과 함께 고혈당으로 인한 증상(다음, 다뇨, 체중감소 등)이 동반된 경우는 인슐린 치료를 우선 고려

(2) 약물치료를 시작할 때 목표와 현재 당화혈색소를 고려하여 단독 또는 병용요법을 하고, 혈당조절 실패의 위험을 낮추기 위해 진단 초기부터 병용요법을 적극적으로 고려

(3) 약물 선택 시 혈당강하 효과, 저혈당 위험도, 부작용, 동반질환(심부전, 죽상경화심혈관질환, 만성신장질환) 여부, 치료 수용성, 나이, 환자가 추구하는 삶의 가치, 비용을 고려

(4) 목표 당화혈색소에 도달하지 못한 경우 기존 약물의 증량 또는 다른 계열 약물과의 병용요법(2제 이상)을 조속히 시행(단, DPP-4억제제와 GLP-1RA는 병용하지 않음)

2) 동반질환 고려사항(그림 5-4-1)

(1) 죽상경화심혈관질환을 동반: 심혈관 이익이 입증된 SGLT2억제제 혹은 GLP-1RA를 포함한 치료를 우선 사용

(2) 심부전을 동반: 심부전 이익이 입증된 SGLT2억제제를 포함한 치료를 우선 사용

(3) 만성신장질환 동반(알부민뇨가 있거나 추정사구체여과율 감소): 신장이익이 입증된 SGLT2억제제를 포함한 치료를 우선 사용

3) 2형당뇨병의 인슐린 치료

(1) 인슐린 치료의 시작

① 당화혈색소 9% 이상이면서 고혈당에 의한 증상이나 대사이상 동반된 경우 처음부터 고려

② 충분한 경구혈당강하제/GLP-1RA 치료로 혈당조절 목표에 도달하지 못한 경우, 경구혈당강하제/GLP-1RA 치료와 병합 또는 단독으로 기저인슐린 시작

③ 이후 적극적인 혈당조절의 위해 기저인슐린에 GLP-1RA나 속효성 인슐린을 추가 또는 기저인슐린을 혼합형 인슐린으로 전환

(2) 인슐린 치료 시 고려사항

① 하루 총 인슐린요구량: 평균 1.0 U/kg(범위: 0.8-1.8 U/kg)

- 50–60%: 기저인슐린, 40–50%: 식사인슐린
- 적절한 혈당조절을 위해 환자마다 다양한 용량의 인슐린이 필요할 수 있으며 최대 용량이 정해져 있지 않으므로 혈당조절이 될 때까지 증량할 수 있음

② 인슐린 치료 1–2주 이후에는 당독성이 해소되면서 인슐린요구량이 급격히 감소할 수 있음

- 저혈당을 최소화하려면 인슐린 용량을 적절히(필요시 50% 이상) 감량
- 하루 인슐린 총 요구량이 20 U 미만으로 조절되면 경구약제로 변경 고려

(3) 인슐린 치료 형태

① Basal: 10 U 또는 0.1–0.2 U/kg/day 시작(인슐린 저항성과 신장기능 등 고려하여 용량 조절)

② Basal-plus(×1): 아침/점심/저녁 중 식후 혈당이 가장 높은 식사 직전에 초속효성 인슐린을 1회 주사하는 방법

- 예: 아침 식후 혈당이 가장 크게, 자주 목표 범위에서 벗어났다면 아침 식전에 추가
- 인슐린 용량: 초속효성 인슐린 4 U로 시작하여 3일마다 2 U씩 증량

③ Basal-plus(×2): 3개월 후에도 당화혈색소가 목표에 도달하지 못한 경우 아침/점심/저녁 중 식후 혈당이 다음으로 높은 식사 직전에 초속효성 인슐린을 추가로 1회, 총 1일 2회 주사하는 방법

- 인슐린 용량: 초속효성 인슐린 4 U로 시작하여 3일마다 2 U씩 증량

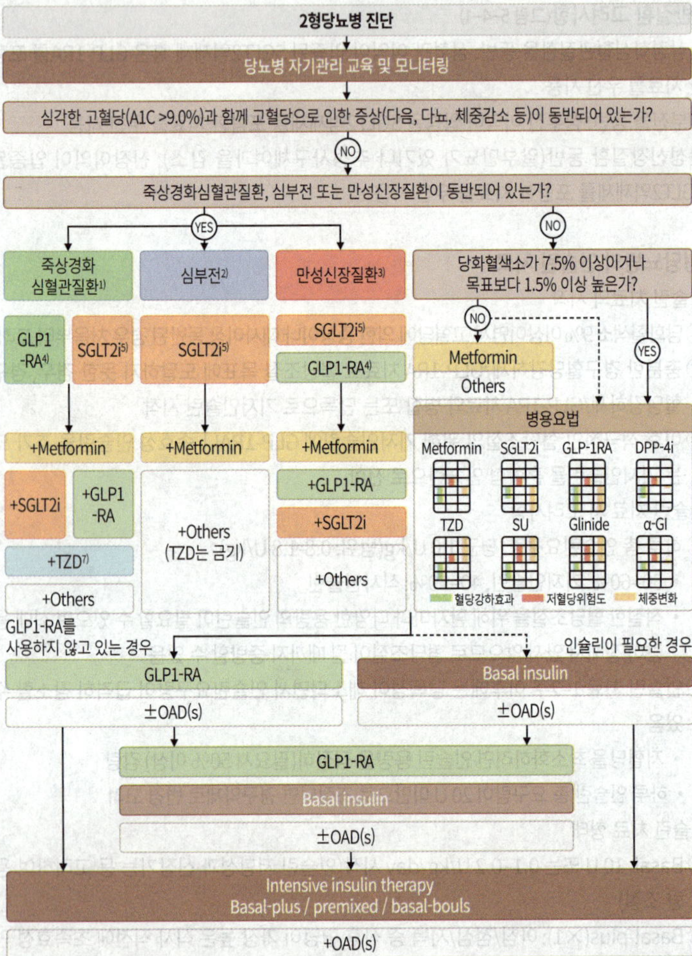

1) A history of an acute coronary syndrome or myocardial infarction, stable or unstable angina, coronary heart disease with or without revascularization, other arterial revascularization, stroke, or peripheral artery disease assumed to be atherosclerotic in origin
2) Current or prior symptoms of heart failure (HF) with documented HF with reduced ejection fraction (HFrEF, LVEF ≤40) or HF with preserved ejection fraction (HFpEF, LVEF>40)
3) eGFR <60 mL/min/1.73m^2 or urine albumin-creatinine ratio ≥ 30 mg/g
4) Dulaglutide, liraglutide, semaglutide
5) Dapagliflozin, empagliflozin
6) Dapagliflozin, empagliflozin, ertugliflozin 7) Pioglitazone

a-GI, alpha-glucosidase inhibitors; DPP-4i, dipeptidyl peptidase-4 inhibitor; GLP-1RA, glucagon-like peptide-1 receptor agonist; SGLT2i, sodium-glucose cotransporter 2 inhibitors;
OAD, oral antidiabetic drug; SU, sulfonylurea; TZD, thiazolidinedione.

● **그림 5-4-1. 2형당뇨병 치료 알고리듬(2023년 대한당뇨병학회 진료지침 제8판)**

④ Basal-bolus(기저-식사 인슐린요법)

- 3개월 후에도 당화혈색소가 여전히 목표에 도달하지 못한 경우 아침/점심/저녁 매 식전 초속효성 인슐린을 주사하는 방법

⑤ 혼합형 인슐린

- 혼합형 비율(지속형/속효형 75/25, 70/30, 50/50 등): 혈당 패턴에 따라 선택
- 혼합형 인슐린 시작용량: 저녁식전에 12 U(혹은 kg당 0.2 U) 또는 아침/저녁 식전에 각각 6 U씩(혹은 각각 kg당 0.1 U씩)
- 혼합형 인슐린 증량: 식전혈당 110 mg/dL 목표로 2 U씩 증량
- 혼합형 인슐린 3회 주사요법: 점심 식후 고혈당 지속 시 2–6U 혹은 하루 총 인슐린 양의 10%를 점심식전에 1회 추가로 주사

⑥ 인슐린/GLP-1수용체작용제 복합제

- Insulin Glargine/Lixisenatide: 식사 전 1시간 이내에 투여 1일 1회
- Insulin degludec/liraglutide: 하루 중 어느 때나 투여(가급적 매일 같은 시간) 1일 1회

3. 임신당뇨병의 약물치료

1) 2023년 현재 임신 중 사용 가능으로 국내 식약처 승인된 경구 약제는 없음. 일부 국외에서는 glyburide, metformin이 처방되고 있으며, 현재까지 안전성의 문제는 없는 것으로 보고되고 있음
2) 임신 중 사용 가능한 인슐린: 휴먼 인슐린(NPH, RI)과 일부 인슐린아날로그(long-acting: detemir, degludec/rapid-acting: lispro, aspart 등)

05 당뇨병의 합병증과 저혈당

Summary

1. DKA, HHS 환자는 반드시 유발 인자를 고려하여 치료
2. DKA, HHS는 적극적인 hydration과 인슐린 주입을 하되 hypokalemia, pulmonary edema (old age) 등에 유의
3. 당뇨병 환자의 만성 합병증 예방 및 진행 억제, 사망률 감소를 위해 최적의 혈당 및 혈압과 지질 조절을 권고
4. Whipple's triad를 통해 저혈당을 진단하고 의식 유무에 따라 포도당 경구 섭취/정맥 주사 여부를 판단

I 급성합병증: DKA (diabetic ketoacidosis), HHS (hyperosmolar hyperglycemic state)

1. 원인

● **표 5-5-1. DKA와 HHS의 주요 유발인자들**

3가지 가장 흔한 유발인자들			
감염(30-50%): 폐렴, 요로감염, 패혈증, 위장관염 부적절한 인슐린 치료(20-40%): 불순응, 인슐린 펌프 실패 등 심근허혈 및 심근경색(3-6%): 당뇨병 환자에서는 흔히 무증상			
그 외 다른 유발인자들			
뇌졸중	뇌출혈	급성폐색전증	장, 장간막 혈전증
장폐색	급성췌장염	알코올 중독	신부전(±복막투석)
심한 화상, 고체온, 저체온		비경구 영양	내분비질환: 쿠싱증후군, 갑상선기능항진증, 말단비대증
약물: 심혈관계; beta-blockers, calcium channel blockers, diuretics, diazoxide, encainide			
면역 억제제; corticosteroids			
기타; antipsychotics, phenytoin, cimetidine, pentamidine, L-asparaginase, SGLT2 inhibitor, immune checkpoint inhibitor			

2. 임상소견

1) DKA: 과호흡과 복통이 주 증상, 마지막 인슐린 주사 후 12시간 이내에도 발생 가능

2) HHS: 의식혼미 등 신경계 증상이 주 증상, 수일에 걸쳐 서서히 진행됨

신경계 증상과 혈장삼투압농도(plasma osmolality, pOsm)

① 신경계 증상은 Effective pOsm ≥ 320–330 mOsm/kg일 경우에 나타남

- Effective pOsm (mOsm/kg) = [2×Na (mEq/L)]+[Glucose (mg/dL)÷18] 혹은
- Effective pOsm (mOsm/kg) = Measured Posm−[BUN (mg/dL)÷2.8]

② Effective pOsm < 320–330 mOsm/kg임에도 신경계 증상이 나타난다면 다른 원인을 꼭 배제해야 함

3. 진단

1) 고혈당과 임상소견

2) 케톤체, 동맥혈 pH 측정

3) 원인을 찾기 위한 검사항목

CBC with differential count, U/A		
Glucose, HbA1c, BUN, Cr, cardiac enzymes, LFT, electrolytes (Na, K, Ca, P, Mg), pOsm		
ABGA	Serum and urine ketones	혈액, 소변 등의 균배양검사
Chest X-ray	ECG	Amylase and/or lipase (peak in 24hrs)

	DKA			HHS
	경증	중등증	중증	
혈당(mg/dL)[1]	>250	>250	>250	>600
동맥혈(정맥혈) PH	7.25–7.30	7.00–7.24	<7.00	>7.30
혈청 탄산수소염(mEq/L)	15–18	10–14	<10	>15
혈청 베타하이드록시뷰티르산염(umol/L)	>3,000	>3,000	>3,000	>3,000
소변/혈장 케톤	양성	양성	양성	음성/양성
유효혈청오스몰랄농도(mOsmol/kg)[2]	다양	다양	다양	>320
음이온차[3]	>10	>12	>12	<12
의식상태	명료	명료/기면	혼미/혼수	혼미/혼수

[1] 임산부, 알코올 남용이나 간기능 저하, SGLT2억제제를 복용하는 환자의 경우 정상혈당 DKA (euglycemic DKA)가 발생할 수 있다.

[2] 유효 혈장삼투압농도(effective plasma osmolarlity: 2×[Na+ (mEq/L)]+glucose (mg/dL)/18)

[3] 음이온차: $(Na^+)-[Cl^-+HCO_3^-]$.

4. 치료

Fluid: 첫 24시간 이내에 수분결핍이 교정되어야 함	① 첫 1시간 동안 0.9% NaCl 1 L(혹은 15-20 mL/kg/hr) 정맥내 주입(대개 1-1.5 L/1hr) ② 이후 Corrected Na^+ = 측정된 Na^{++}[(측정된 혈당-100)×0.024]에 따라 수액 결정 • 정상 혹은 증가 → 0.45% NaCl 4-14 mL/kg/hr • 감소 → 0.9% NaCl 4-14 mL/kg/hr ③ 혈중 Osm변화는 시간당 3 mOsm/kg를 초과하지 않도록 ④ 혈당<200 mg/dL (DKA), <300 mg/dL (HHS)에 도달하면 → 5% DW+0.45% NaCl 150-250 mL/kg/hr로 변경 ⑤ K>5.2 mEq/L가 아닌 이상 수액 내 KCL 20-30 mEq mix하여 주입
Insulin: 시간당 혈당 50-70 mg/dL 감소 목표	① IV bolus and continuous infusion • 초단기작용 인슐린(Rapid acting insulin) 0.1 U/kg을 정맥내 투여 후 0.1 U/kg/hr 속도로 지속적 정맥내 주입 • 첫 1시간 동안 혈당이 50-70 mg/dL이상 감소하지 않으면 주입속도를 두 배로 증량 ② 혈당<200 mg/dL (DKA), <300 mg/dL (HHS)에 도달하면 → 인슐린 주입속도를 0.05-0.1 U/kg/hr로 감량하고 5-10% DW를 정맥내 주입 시작 → 인슐린 주입속도는 혈당 150-200 mg/dL를 유지하도록 조절 ③ 완치 판정되면 피하주사로 전환하되 정맥내 지속투여가 1-2시간 overlap 되도록
Potassium: 4-5 mEq/L 유지하도록	① K>5.2 mEq/L→ KCL투여 없이 2시간 간격으로 K 농도 측정 ② K 3.3-5.2 mEq/L→ 수액 1 L당 KCL 20-30 mEq mix하여 주입 ③ K<3.3 mEq/L→ 인슐린 중지 후 K>3.3 mEq/L될 때까지 수액 1L당 KCL 40 mEq mix하여 주입
Bicarbonate: venous pH>7.0 목표	① pH>7.0 → 알칼리 투여하지 않음 ② pH 6.9-7.0 → $NaHCO_3$ 50 mmol+200 mL sterile water+KCL 10 mEq (200 mL/hr) ③ pH<6.9 → $NaHCO_3$ 100 mmol+400 mL sterile water+KCL 20 mEq (200 mL/hr) * 매 두 시간마다 pH 측정하여 pH>7.0될 때까지 HCO_3 투여(K 수치 함께 확인)
Phosphate	① 적응증: 심장 기능이상, 빈혈, 호흡 억제, 혈중 인<1.0 mg/dL ② 24시간에 걸쳐 potassium phosphate 20-30 mEq/L 투여(우선 4시간 동안 7.7 mg/kg 투여 후 혈중 인 농도를 재검하도록) ③ 혈중 칼슘농도를 모니터하도록(과도한 인 투여가 저칼슘혈증 유발)

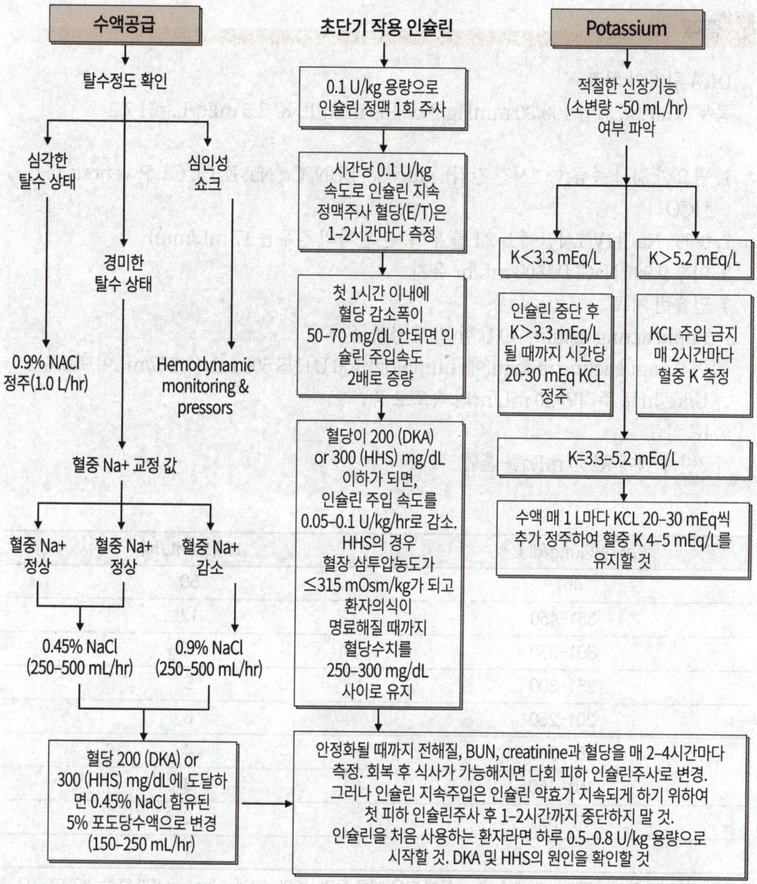

● **그림 5-5-1. 성인의 케톤산혈증(DKA) 혹은 고삼투압성 고혈당성 혼수(HHS)의 치료 알고리듬**

증례

DKA 환자의 치료

몸무게 60 kg, 혈압 100/80 mmHg, Na^+ 130 mEq/L, K^+ 3.5 mEq/L, pH 7.2

1. 필요한 검사 종류(매 2시간 간격): glucose, BUN, Cr, Na, K, Cl, Ca, P, venous pH, HCO_3^-
2. 0.9% NaCl IV(1시간에 1-2 L를 투여. 본 환자의 경우는 17 mL/min)
3. 이후 0.9% NaCl IV 600 mL/hr 유지
4. 인슐린 치료
   Rapid acting insulin 10 U 한 번에 정맥 주사
   이후 rapid acting insulin(예: humalog) 100 U+NS 500 mL (0.2 U/mL이므로 0.1 U/kg/hr로 주려면 30 mL/hr의 속도로 줌)
5. K^+ 치료
   3번 수액에 K^+ 30 mEq를 혼합

혈당(mg/dL)	IV속도(mL/hr)
451~	50
351-450	12
301-350	10
251-300	8
201-250	6
151-200	4
101-150	3
71-100	2
~70	1

* 몸무게 60 kg 환자에게 Insulin infusion 실제 적용 예를 들면 NS와 regular insulin (RI) 혼합 수액의 경우 RI 250 U+NS 500 mL mix하면 0.5 U/mL가 된다.
따라서 시간당 20 mL/hr로 주게 되면 10 U/hr가 된다.
만약 0.1 U/kg/hr로 주려면 12 mL/hr로 주면 된다.

5. 추적검사

1) 치료 중 모니터링해야 할 검사

항목	간격 및 주의사항
혈중 포도당	매 1시간마다(안정화될 때까지)
혈중 전해질(Na, K, Ca, P), BUN/Cr, Osm, venous pH	2-4시간

항목	간격 및 주의사항
ABGA	자주 반복할 필요 없음
*Venous pH = 0.03 units lower than arterial pH	

2) 완치 판정기준

(1) DKA: glucose < 200 mg/dL, HCO_3^- > 18 mEq/L, pH > 7.3, anion gap < 12 mEq/L

(2) HHS: glucose < 250–300 mg/dL, effective pOsm < 315 mOsm/kg, 식사 가능

II 만성합병증

1. 종류

1) 미세혈관합병증: retinopathy, nephropathy, neuropathy

2) 대혈관합병증: coronary heart disease, cerebrovascular disease, peripheral artery disease

2. 당뇨병망막병증(Diabetic retinopathy)

1) 선별검사

(1) 1형당뇨병 환자는 진단 후 5년 이내에

(2) 2형당뇨병 환자는 처음 진단 시부터

2) 그 밖에 안저검사가 필요한 경우

(1) 선별검사 이후 매년 정기검진(망막병증이 없고 혈당조절이 잘되는 경우 1–2년 간격으로 추적 가능)

(2) 임신을 계획 중인 당뇨병 환자

(3) 임신 후 1st trimester인 당뇨병 환자

(4) 황반부종, 고도의 NPDR, PDR 환자

3) 고려사항

(1) 아스피린 사용은 금기가 아니며 망막출혈 위험도 증가시키지 않음(단, 망막출혈이 있는 경우는 제외)

(2) 망막병증 동반 환자에서 autonomic neuropathy study (valsalva maneuver) 시, 또는 과도한 근력운동 시 망막출혈이 발생할 수 있으므로 유의

3. 당뇨병신병증(Diabetic nephropathy)

1) 선별검사

(1) 1형당뇨병 환자로 발병 후 5년 경과한 자

(2) 2형당뇨병 환자는 처음 진단 시부터

(3) Spot urine albumin-to-creatinine ratio (ACR)와 eGFR(매년 시행)

2) 진단

(1) 6개월 이내에 3회 중 2회 이상 미세알부민뇨 양성(ACR＞30 mg/g Cr)인 경우 또는 eGFR < 60 mL/min/1.73 m^2이면 신장질환 진단

(2) 위양성: 요로계 감염증, 발열, 심한 육체활동 후 정상에서도 알부민뇨 배설이 증가

3) 치료

(1) 영양: 단백질 섭취 0.8 g/kg/day 유지

(2) 혈당조절

① SGLT2억제제를 우선 고려하고 SGLT2억제제를 사용할 수 없거나 병용요법이 필요한 경우 GLP1-RA 사용(병용 시에는 보험기준에 유의)

② SGLT2억제제는 초기에 오히려 eGFR이 감소할 수 있어 낮은 eGFR 환자에서는 사용에 유의

③ SGLT2억제제 시작 가능한 eGFR 허가사항은 점점 낮아지고 있으며 2023년 ADA guideline에서는 eGFR≥20 mL/min per 1.73 m^2에서 시작해서 투석이나 신장이식 시까지 유지하도록 권고하고 있음

(3) 혈압조절: ARB or ACEi를 우선적으로 사용. 목표 140/90 mmHg 미만, 엄격한 혈압조절이 부작용 대비 이득이 더 크다고 생각되는 환자에게서 130/80 mmHg 목표로 혈압조절 고려

4. 당뇨병신경병증

1) Peripheral neuropathy

(1) 증상

주로 밤에 악화되는 사지 통증이 특징이며 주로 하지에 나타나는 stocking-glove 형태의 감각신경이상

(2) 진단

전형적인 증상(양측 발끝부터 시작, 밤에 악화) + 1가지 이상의 신경학적 검사(모노필라멘트, 발목반사, 진동감각) 이상소견

다음은 귀하의 다리와 발에 나타나는 느낌을 조사하는 표입니다. 잘 생각하여, 평소 느낌이 어떤지 예□ 또는 아니오□에 표시해 주시기 바랍니다.	합계: _____ /13점	
1. 발 또는 다리에 저린 감이 있습니까?	1. 예 □	0. 아니오 □
2. 발 또는 다리에 화끈거리는 통증을 느낀 적이 있습니까?	1. 예 □	0. 아니오 □
3. 발에 무엇이 닿을 때 과민하게 느낍니까?	1. 예 □	0. 아니오 □
4. 발 또는 다리에 갑자기 쥐가 납니까?	0. 예 □	0. 아니오 □
5. 발 또는 다리에 찌르는 듯한 느낌을 받은 적이 있습니까?	1. 예 □	0. 아니오 □
6. 이불이 피부에 닿을 때 아픔을 느낍니까?	1. 예 □	0. 아니오 □
7. 목욕할 때 뜨거운 물과 차가운 물을 구분할 수 있습니까?	0. 예 □	1. 아니오 □
8. 발에 까진 상처가 생긴 적이 있습니까?	1. 예 □	0. 아니오 □
9. 의사로부터 '당뇨병신경병증'이라고 진단된 적이 있습니까?	1. 예 □	0. 아니오 □
10. 다리와 발에 마비가 있습니까?	0. 예 □	0. 아니오 □
11. 다린 발의 증상이 밤에 더 심해집니까?	1. 예 □	0. 아니오 □
12. 걸을 때 다리가 아픕니까?	1. 예 □	0. 아니오 □
13. 걸을 때 발에 감각을 느낄 수 있습니까?	0. 예 □	1. 아니오 □
14. 발의 피부가 너무 건조해서 자주 갈라집니까?	1. 예 □	0. 아니오 □
15. 발이나 발가락을 자르는 수술을 받은 적이 있습니까?	1. 예 □	0. 아니오 □

MNSI (Michigan Neuropathy Screening Instrument) 결과 판정:
- 4번과 10번 문항은 혈관계 증상에 해당하여 문진 결과에 상관없이 총 점수에서 제한다.
- 7번과 13번 문항은 '아니오'라고 답하였을 때 1점으로 매긴다.
- 총 점수의 합이 3점 이상이면 신경병증을 의심할 수 있고, 7점 이상이면 신경병증이 있음을 시사한다.

(3) 감별진단

Claudication(하지혈관폐색) 혹은 radiculopathy(척추질환), Vit. B12 deficiency (metformin use와 관련)

	당뇨병말초신경병증	말초동맥폐쇄성질환
통증	야간 통증, 휴식 시 통증	운동 시 통증 악화
하지 촉진	따뜻하고 건조함	차가움
피부색	정상 또는 붉음	창백
족부동맥 촉진	정상	약하거나 없음
검사소견	반사작용 저하, 감각이상	정상 반사작용, 정상 감각

(4) 치료

● 표 5-5-2. 당뇨병성 신경병증 치료약제

약물	종류	시작용량	유효용량
Thioctacid	항산화제	200 mg tid 혹은 600 mg (서방정) qd	
γ-linoleic acid	필수지방산	160-240 mg bid	
Amitriptyline, Nortriptyline	삼환계 항우울제	10 mg hs	50-150 mg hs or divided
Imipramine	삼환계 항우울제	25 mg hs	50-150 mg hs or divided
Duloxetine	SNRI	30-60 mg qd	30-60 mg bid
Gabapentin	항경련제	300 mg qd	300-600 mg tid
Pregabalin	항경련제	75 mg bid	150-300 mg bid
Tramadol	아편유사제	50 mg/day	210 mg/day (최대 400 mg/day)
Oxycodone CR	아편유사제	10 mg/day	40 mg/day (최대 100 mg/day)

SNRI, selective serotonin noradrenaline reuptake inhibitor.

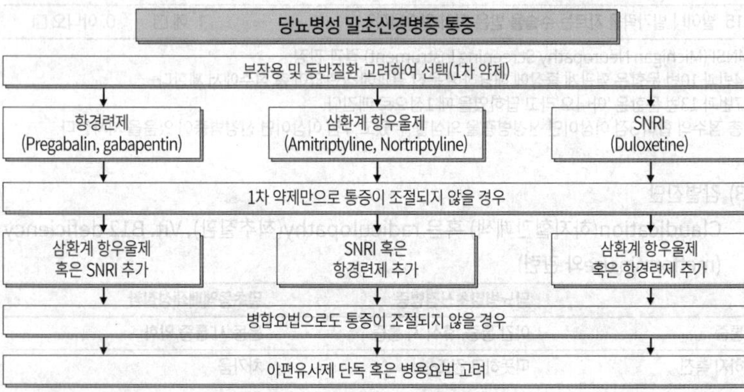

● 그림 5-5-2. 당뇨병성 신경병증 통증 치료 알고리듬

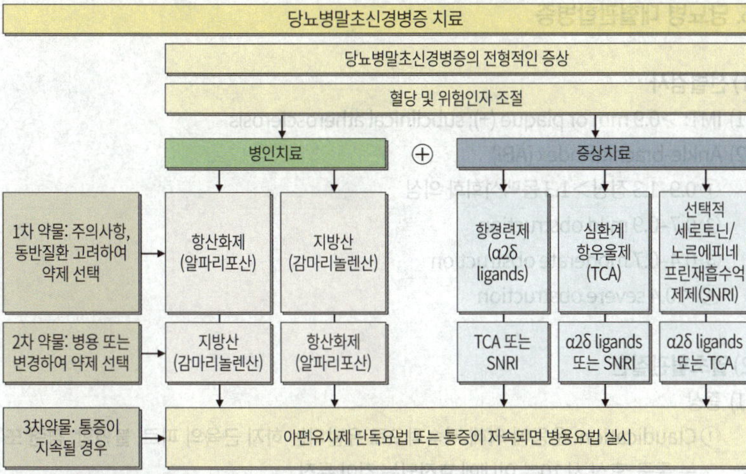

TCA, tricyclic antidepressant.
SNRI, serotonin horepinephrine reuptake inhibitors.

● **그림 5-5-3. 당뇨병말초신경병증 치료**

출처: 대한당뇨병학회 당뇨병진료지침 제7판.

2) Cardiovascular autonomic neuropathy

(1) 임상적 의의: 향후 심뇌혈관질환 및 저혈당 위험도에 대한 독립적인 예측인자, 마취에 대한 위험도가 매우 높으므로 수술 전후 주의 요함

(2) 심혈관계 자율신경병증 검사의 해석(cardiovascular autonomic function test 결과의 해석)

검사	정상	경계치	비정상
부교감신경(심박수반응)			
Valsalva 수기(Valsalva ratio)	≥1.21	1.1-1.20	≤1.10
심호흡(beats/min)	≥15	11-14	≤10
기립 시 반응(30:15 ratio R-R)	≥1.04	1.01-1.03	≤1.0
교감신경(혈압반응)			
기립 시 수축기혈압 감소	≤10	11-29	≥30
Hand grip(이완기혈압 증가)	≥16	11-15	≤10

5. 당뇨병 대혈관합병증

1) 선별검사

(1) IMT: >0.9 mm or plaque (+); subclinical atherosclerosis

(2) Ankle-brachial index (ABI)

① 0.9–1.3 정상 >1.3 동맥석회화 의심

② 0.7–0.9 mild obstruction

③ 0.4–0.7 moderate obstruction

④ <0.4 severe obstruction

2) 말초혈관질환

(1) 증상

① Claudication: 운동에 의해 지속적으로 유발되는 하지 근육의 피로, 불편함, 경련 또는 통증. 휴식 시 10분 이내에 호전되는 것이 특징

② 증상이 없는 환자에게서 침습적/비침습적 anatomical assessment는 권고하지 않음

(2) 진단

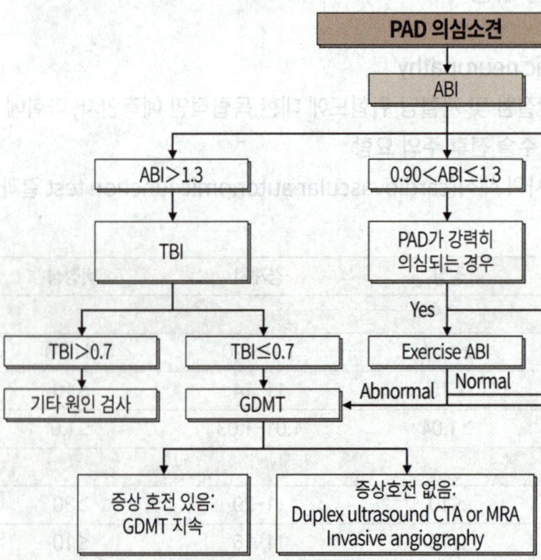

● 그림 5-5-4. 하부위장관 출혈의 진단과 치료

*GDMT: Guideline Directed Medical Therapy

*TBI: Toe-Brachial Index

(3) 치료

① 증상이 있는 PAD 환자에서 cardiovascular event 개선 목적으로 aspirin (75-325 mg) 또는 clopidogrel (75 mg) 단독투여를 고려

② 증상 개선을 목적으로 cilostazol 투여를 고려

6. 만성합병증 예방

1) 고혈압 관리

(1) 조절 목표

① 수축기혈압(SBP)<140 mmHg, 이완기혈압(DBP)<90mmHg(심혈관질환 없음)

② 수축기혈압(SBP)<130 mmHg, 이완기혈압(DBP)<80 mmHg(심혈관질환 있음)

(2) 치료

① 모든 약제를 일차 약제로 사용할 수있음

② 미세알부민뇨나 단백뇨를 동반한 경우 신기능 보호효과를 고려하여 ACE억제제와 안지오텐신차단제를 우선적으로 권고

③ 베타차단제와 티아지드 이뇨제를 병용하는 것은 인슐린저항성을 증가시킬 수 있으므로 주의

④ ACE억제제와 안지오텐신차단제의 병용은 신기능 손상 등이 우려되므로 금지

⑤ SGLT2억제제는 혈압강하 효과가 있어서 고혈압약의 용량조절을 고려

기립성 저혈압 – 탈수와 이뇨제 등의 다른 원인을 배제한 후 진단

① 진단기준: 기립 후 2-5분 내 수축기혈압 >20 mmHg 혹은 이완기혈압 >10 mmHg 감소

② 치료: 반드시 기립 시 혈압을 기준으로 하여 혈압조절할 것을 권고

- 탈수와 같은 악화요인을 제거하고 원인약제(이뇨제, 혈관확장제, 신경안정제 등)를 중단
- 취침 시 머리 부분을 10-20도 정도 높여서 자고 누웠다 일어설 때는 일단 천천히 앉았다가 일어서도록
- 하지 및 복부를 모두 감싸는 탄력스타킹 착용
- Fludrocortisone(아침 0.1 mg/day로 시작, 최대 0.3 mg/day까지), midodrine (2.5 mg tid로 시작, 최대 40 mg까지)

2) 이상지질혈증 관리

(1) 조절 목표

① 1차 치료목표: LDL-C<55 mg/dL 그리고 기저치보다 50% 이상 감소(관상동맥질환)

- LDL-C<55 mg/dL(표적장기 손상이나 3개 이상의 주요 심혈관질환 위험인자를 동반한 경우)

- LDL-C<70 mg/dL(유병기간 10년 이상 또는 주요심혈관질환 위험인자 또는 표적 장기 손상)
- LDL-C<100 mg/dL(유병기간 10년 미만, 위험인자가 없는 경우)

② 2차 치료목표: HDL>40 mg/dL (남자), >50 mg/dL (여자), TG<150 mg/dL

당뇨병 환자에서 스타틴 이외의 이상지질혈증 치료제 사용

- 심한 고중성지방혈증(TG≥500 mg/dL)의 경우 췌장염을 예방하기 위해 피브린산, 오메가-3를 투여
- High TG & Low HDL-C 환자에서 스타틴+피브린산 병용투여가 심뇌혈관질환의 예방에 도움이 될 수도 있음
- 스타틴만으로 LDL 콜레스테롤이 목표치에 도달하지 못하면 다른 약제를 추가할 수 있음

(2) 치료

● 표 5-5-3. 콜레스테롤 강하능에 따른 스타틴 분류

High-Intensity Statin	Moderate-Intensity Stain	Low-Intensity Statin
LDL-C↓ ≥50%	LDL-C↓30% to <50%	LDL-C↓<50%
Atorvastatin (40↑)-80 mg	Atorvastatin 10 (20) mg	Simvastatin 10mg
Rosuvastatin 20 (40) mg	Rosuvastatin (5) 10 mg	Pravastatin 10-20 mg
	Simvastatin 20-40 mg	Lovastatin 20 mg
	Pravastatin 40 (80) mg	Fluvastatin 20-40 mg
	Lovastatin 40 mg	Pitavastatin 1 mg
	Fluvastatin XL 80 mg	
	Fluvastatin 40 mg bid	
	Pitavastatin 2-4 mg	

최대내약용량(maximum tolerable dose)의 statin 사용에도 LDL 목표치에 도달하지 못하는 경우 ezetimibe을 추가함
심혈관질환이 있는 당뇨병 환자에서 ezetimibe을 추가한 후에도 목표치에 도달하지 못한 경우 스타틴과 PCSK9억제제의 병용 고려

3) 항혈소판제의 사용: 아스피린(75-162 mg/일)

(1) 심뇌혈관질환 병력(+): 2차 예방 목적 → 반드시 처방

① 아스피린 알러지가 있는 경우: clopidogrel

② 급성관동맥질환 후 최소 1년간 병합요법: aspirin+clopidogrel

(2) 심뇌혈관질환 병력(-): 1차 예방 목적 → 처방권장

남성＞50세, 여성＞60세이면서 위험인자(심혈관질환의 가족력, 고혈압, 흡연, 이상지질혈증, 알부민뇨)가 1개 이상일 때(심혈관질환 10년 위험도＞10%)

(3) 심뇌혈관질환 병력(-): 1차 예방 목적 → 처방하지 말 것

남성＜50세, 여성＜60세이면서 위험인자(심혈관질환의 가족력, 고혈압, 흡연, 이상지질혈증, 알부민뇨)가 하나도 없을 때(심혈관질환 10년 위험도＜5%)

각종 시술, 수술 전 항혈소판제 중단

① 출혈이 예상되는 시술 혹은 수술 전 항혈소판제는 1주일간 중단
② 급성심근경색으로 스텐트 시술 후 1년이 경과되지 않은 경우는 가급적 중단하지 않도록 함
③ 급성뇌경색 발생 후 1년 이내에는 가급적 중단하지 않는 것이 좋음

4) 심혈관질환 위험도 평가

(1) 심혈관질환 위험도 평가를 위한 risk engine의 사용은 일반적으로 권장되지 않음

(2) 무증상의 당뇨병 환자에서 관상동맥질환에 대한 일상적인 선별검사는 권장되지 않음

단, 아래와 같은 경우에는 선별검사를 고려함

① 전형적 혹은 비전형적 심장질환 증상(+)
② 안정 시 심전도에서 허혈 또는 경색 의심소견(+)

심뇌혈관질환 위험도 평가를 위한 각종 검사결과 해석

① 경동맥 내중막두께(carotid intima-media thickness, C-IMT)
C-IMT>0.9 mm or plaque(+) ; subclinical atherosclerosis
② 맥파전달속도(pulse wave velocity, PWV)
cfPWV (carotid-femoral PWV)>1,200 cm/s 혹은
baPWV (brachial-ankle PWV)>1,450 cm
③ 발목상완지수(ankle brachial index, ABI); 0.9-1.3 정상, >1.3 동맥석회화 의심
0.7-0.9 mild obstruction 0.4-<0.7 moderate obstruction<0.4 severe obstruction
④ 관상동맥 석회화 지수(coronary artery calcium score, CACS) CACS<10; 저위험군 CACS<100; 중간위험군 CACS≥100; 고위험군

* 관상동맥 석회화 지수에 대한 warranty period는 4년 → 저위험군이라도 약 4년 후 FU 고려

III 저혈당

1. 정의: Whipple's triad

1) 저혈당의 증상

2) 측정 혈당치의 감소(혈장혈당 70 mg/dL 미만)

3) 혈당 상승 후 저혈당 증상 개선

2. 임상소견

저혈당의 징후와 증상: 자율신경성(autonomic), 중추신경저혈당성(neuroglycopenic)

1) 자율신경성 증상

(1) Adrenergic
두근거림, 진전, 불안: 주로 교감신경계 신경절후 뉴런으로부터의 norepinephrine에 의한 증상

(2) Cholinergic
발한, 공복감, 이상감각: 주로 교감신경계 신경절후 뉴런으로부터의 acetylcholine에 의한 증상

2) 중추신경저혈당성 증상

이상행동, 혼란, 경련, 의식소실, 심부정맥, 심하면 사망

3. 원인 및 각 원인별 고려할 점

1) 당뇨병과 연관된 저혈당

(1) 의의: 저혈당은 1형과 2형당뇨병에서 모두 적절한 당뇨병 관리를 방해하는 주요 요인임

(2) 저혈당 단계별 수준

저혈당 수준	혈당 수준	특징
저혈당 주의 수준 (Hypoglycemia alert value)	≤70 mg/dL	탄수화물을 즉시 섭취하거나 약제 종류 및 용량 조절을 시행해야 할 정도로 충분히 의미있게 혈당 수준이 낮음
임상적으로 의미 있는 저혈당 (Clinically significant hypoglycemia)	<54 mg/dL	중증이며 임상적으로 중요한 저혈당 수준
중증저혈당 (Severe hypoglycemia)	특정 포도당 역치 수준 없음	저혈당 해결을 위해 제3자의 도움이 필요한 경우

(3) 당뇨병 환자에서 저혈당 발생의 고위험군: 이전 중증저혈당의 과거력, 저혈당무감지증, 자율신경병증 동반자, 만성질환 혹은 중증질환 이환자, 고령/청소년 이하의 어린 나이, 저체중, 신기능장애, 인슐린 및 설폰요소제의 사용, 평소 낮은 혈당수준, 긴 당뇨병 유병기간

(4) 저혈당 연관 자율신경부전(hypoglycemia-associated autonomic failure)

① 포도당 길항작용 장애: 1형당뇨병과 진행된 2형 당뇨병에서 베타세포 기능부전 및 신호전달 감소로 인해 인슐린에 대한 길항호르몬들의 증가가 일어나지 않음

② 저혈당무감지증: 정상인은 혈장 포도당 농도가 대략 70 mg/dL으로 떨어질 때 인슐린의 길항호르몬들이 분비되고 자율신경계가 자극. Neuroglycopenic 증상은 보통 50 mg/dL에서 시작하지만 당뇨병 환자에서 자율신경병증이 있거나 저혈당의 반복적인 경험으로 글루카곤, 에피네프린의 분비 및 자율신경계 반응의 장애가 발생함. 이들은 포도당 농도가 40–50 mg/dL에 이를 때까지 자율신경성의 징후나 증상을 경험하지 못하고 신경저혈당성 증상인 의식 소실이 나타날 수 있음

(5) 당뇨병 환자에서 저혈당 예방법

① 혈당 목표의 개별화

② 환자 및 보호자에 대한 저혈당 교육

③ 혈당강하제의 종류 및 용량 조정

④ 적극적인 혈당 모니터링

2) 당뇨병과 무관한 저혈당

(1) 약제

① 인슐린, sulfonylurea 외 quinine, pentamidine, sulfonamides, salicylates 등에 의해 발생가능

② 치료

약물에 의한 저혈당의 치료(포도당 주사)는 너무 빨리 끝내서는 안 됨. 약제에 의한 저혈당과 의식의 저하가 동반된 저혈당은 수일 동안 재발할 수 있기 때문에 저혈당이 해결된 후에도 주의와 관찰을 요함

(2) 알코올

① 저혈당의 기전

간에서의 포도당 신생 억제에 기인하며 글리코겐 저장이 저하된 경우(음식 섭취가 적은 사람)에서 잘 발생

② 임상적 특징

저혈당에 대한 자율신경성 반응이 알코올에 의해 억제되기 때문에 neuroglycopenic 징후 및 증상이 우세함. 특히 인슐린 치료중인 당뇨병 환자에서 알코올 섭취는 저혈당 및 중증저혈당 발생위험을 높임

③ 치료

저혈당의 치료가 지연되면 치명적이므로 즉각적인 진단과 치료가 중요함. 글루카곤 주사는 이미 글리코겐 저장의 결핍이 존재하므로 효과적이지 않음. 그러나, 약제에 의한 저혈당과는 달리 장기간의 포도당 주사는 필요하지 않음

(3) 간부전, 신부전, 심부전

① 저혈당의 기전

간은 내인성 포도당 생산의 주된 장기이기 때문에 중증 간부전은 공복저혈당의 원인

이 됨. 신장 역시 포도당을 생성하는 장기이며, 신부전 발생 시 포도당 생산의 장애, 인슐린 청소율 감소로 인한 혈중 인슐린 농도 증가, 포도당신합성의 전구물질 감소로 인해 저혈당이 발생할 수 있음. 심부전이 있을때의 저혈당의 원인은 아직 명확하지 않으나 식욕 감퇴에 따른 영양 부족과 간으로의 혈류 감소로 인한 간의 포도당신생 저하로 생각됨

② 치료

간부전, 신부전, 심부전 시에는 경구혈당강하제의 사용에 주의하고 가급적 인슐린으로 혈당을 조절하며 용량을 환자 상태에 맞게 감량 조절하여 투약함

(4) 패혈증

일반적으로 감염은 인슐린저항성과 고혈당과 관련이 있으나 패혈증이 있을 때 저혈당이 발생함. 간, 비장, 폐와 같은 macrophage-rich tissue에서 cytokine 생산에 의해 포도당 이용이 증가할 수 있고 글리코겐 결핍 상태에서 간과 신장의 hypoperfusion에 따른 포도당신생의 억제 역시 저혈당을 유발할 수 있음

(5) 부신기능부전

① 저혈당의 기전

코티솔은 간의 포도당신생 과정에서 필수적

② 진단

- Cosyntropin 자극검사
- 인슐린 내성검사(Insulin tolerance test): 위험성이 높아 거의 시행되지 않음
- 기타: 24시간 소변 17-hydroxysteroids 또는 free cortisol, urinary cortisol/creatinine increment, metyrapone stimulation test

③ 치료

포도당 IV과 함께 6–8시간마다 하이드로코르티솔 100 mg IV하고 이후에는 유지 용량을 투여

(6) 비 베타세포 종양

① 원인질환

크기가 큰 중간엽(mesenchymal) 종양(mesotheliomas, fibrosarcoma 등), hepatocellular carcinoma, adrenal carcinoma, GI tumors, lymphoma 등

② 저혈당의 기전

비베타세포 종양에 의해 불완전한 형태의 insulin like growth factor type II (IGF-II)가 과다하게 분비되기 때문. 혈중 총 IGF-II 농도는 정상이거나 약간만 상승하지만, 유리상태의 IGF-II가 많아져서 인슐린 수용체에 결합함으로써 저혈당이 초래

③ 치료

종양에 대한 일차적인 치료가 원칙이며 종양의 완전 제거가 불가능한 상황이라 하더라도 일부 절제가 저혈당 발생 감소에 도움이 될 수 있음. 당질코르티코이드 치료는

간의 포도당신생을 자극하고 말초 포도당 이용을 억제하므로 간혹 도움이 됨

(7) 베타세포종양(인슐린종)

① 임상소견

혈당이 서서히 감소하므로 자율신경성 징후나 증상이 종종 없으며 neuroglycopenic 징후나 증상인 시력장애, 일시적인 신경학적 이상, 정신 혼미, 경련, 인격 변화 등을 호소함. 인슐린의 과분비에 따른 만성 고인슐린혈증과 저혈당으로 인한 과다한 열량 섭취와 지방 축적 때문에 체중 증가가 흔함

② 진단

- 금식검사

금식을 하게 되면 정상인에서 포도당과 인슐린 수치는 감소하는 점을 감안하여 검사를 시행함. 환자가 저혈당이 발생할 때까지 금식을 72시간까지 함. 약 2/3의 환자에서 금식 후 첫 24시간 내에 저혈당 증상을 경험하며 구체적인 검사법은 다음과 같음

- 식사를 중지하고 필수적인 약제를 제외한 다른 약제를 중단. 단, 칼로리 또는 카페인이 없는 음료수는 상관없음
- 활동에 제한을 하지 않음
- 6시간마다 혈중 포도당, 인슐린, C-펩티드 농도를 측정하고 혈당이 60 mg/dL 이하가 되면 채혈 간격을 1–2시간으로 함
- 혈당이 45 mg/dL 이하 또는 환자가 저혈당의 증상 및 징후를 호소할 때에는 금식을 중단함
- 금식을 중단할 때 혈중 포도당, 인슐린, C-펩티드 농도를 측정하기 위해 채혈. 이어서 glucagon 1 mg 정맥주입한 후, 10분마다 3회 채혈하여 혈장 글루카곤 농도를 측정함

● **표 5-5-4. 저혈당 감별진단**

Symptoms, signs	Plasma glucose (mg/dL)	Insulin (μIU/mL)	C-peptide (ng/mL)	Antibody to insulin	Diagnosis
No	<55	<3	<0.6	−	Normal
Yes	<55	≫3	<0.6	−(+)	Exogenous Insulin
Yes	<55	≥3	≥0.6	−	Insulinoma NIPHS*, PGBH**
Yes	<55	≫3[a]	≫0.6[a]	+	Insulin Autoimmune

● **표 5-5-4. (이어서) 저혈당 감별진단**

Symptoms, signs	Plasma glucose (mg/dL)	Insulin (μIU/mL)	C-peptide (ng/mL)	Antibody to insulin	Diagnosis
Yes	<55	<3	<0.6	–	IGF***

* NIPHS; non-insulinoma pancreatogenous hypoglycemia.
** PGBH; post gastric bypass hypoglycemia.
*** IGF; insulin like growth factor.
[a] free C-peptide and proinsulin concentration are low.
[b] increased pro-IGF-II, free IGF-II, IGF-II/IGF-I ratio.

- 자극검사: tolbutamide, glucagon, calcium, leucine 등에 의한 자극검사는 많은 위음성과 위양성 때문에 신뢰성이 낮음
- 프로인슐린 농도: 공복 시 혈장 프로인슐린 농도는 인슐린종을 가진 거의 모든 환자에서 상승
- 수술 전 인슐린종의 위치 파악: 인슐린종은 대개 매우 작음(90%에서 2 cm 미만). CT, MRI로 인슐린종의 70–80%를 발견할 수 있음. 가장 민감한 방법은 내시경적 초음파 또는 수술 시 시행하는 초음파 검사임. 그 외에 간문맥에서의 인슐린 농도 측정, 선택적 동맥내(간동맥, 상간맥, 위십이지장, 비장동맥) 칼슘주입 후 우간정맥에서 분비되는 인슐린의 농도를 측정하는 방법이 있으며 특히, 후자의 방법은 췌장동맥 조영술과 함께 시행하면 매우 성공적

③ 치료

종양의 수술적 제거가 원칙이며 만약 다발성 종양, islet hyperplasia, 전이성 병변으로 수술로 치료가 되지 않는다면 인슐린 분비를 억제하는 약제가 도움이 됨. Diazoxide (100 mg, 1일 3–4회 PO 투여)가 가장 효과적이며 phenytoin, chlorpromazine, propranolol, verapamil 등도 가끔 사용됨. 전이성 췌도세포 암의 경우에는 streptozotocin이 선택약

(8) 기타 원인들

① 인슐린 자가항체

인슐린 자가항체가 존재하여 많은 양의 내인성 인슐린에 결합하고 있다가 부적절한 시간에 유리 상태의 인슐린이 방출됨으로써 저혈당이 발생함. 그레이브스병, 류마티스관절염, SLE의 환자에서 보고됨

② 인슐린수용체 자가항체

드문 경우로서 인슐린저항성과 흑색가시세포증(acanthosis nigricans)을 나타내는 환자(보통 여성)에서 발생. 인슐린 수용체에 대한 자가 항체는 인슐린 작용의 첫 단계인 인슐린 결합을 억제하여 인슐린저항성을 유발하나, 극히 일부에서는 특정한 상황에서 인슐린과 같은 작용을 나타내어 저혈당을 유발

4. 치료

1) 치료 목표: 낮은 혈당을 즉시 감지하고 원인을 감별한 후 적절히 치료하여 저혈당 관련 증상과 손상을 최소한으로 줄임

2) 저혈당 발생 시 대처방법

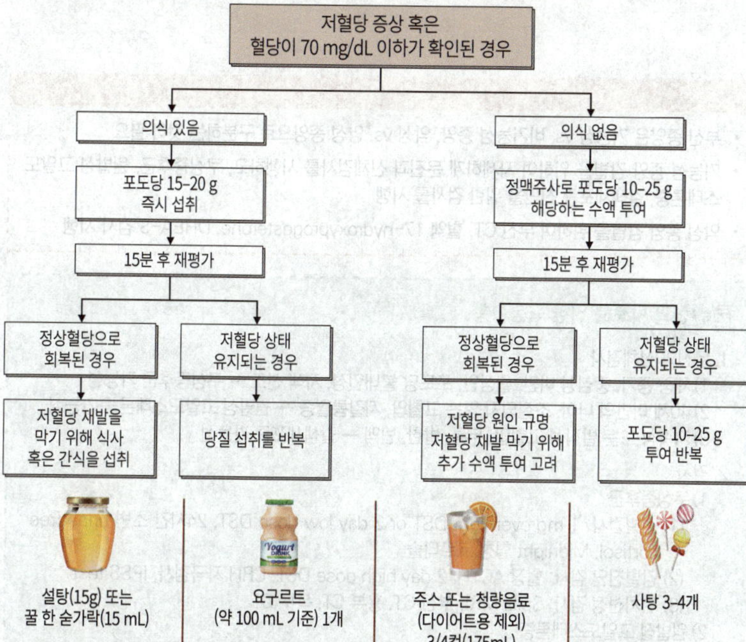

출처: 대한당뇨병학회 당뇨병진료지침 제7판.

06 부신질환

Summary

- 부신 종양은 기능성 vs. 비기능성 종양, 악성 vs. 양성 종양으로 구분하는 것이 필요
- 기능성 종양 감별을 위하여 자세하게 문진과 신체검사를 시행하고, 쿠싱증후군, 원발성 고알도스테론증, 갈색세포종 진단을 위한 검사를 시행
- 악성 종양 감별을 위하여 부신 CT, 혈액 17-hydroxyprogesterone, DHEA-S 검사 시행

진단과 치료를 위한 핵심사항

1. 문진과 신체검사
   1) 체중 증가, 중심성 비만, 월상안, 포도당 불내인성, 자색 선조 → 쿠싱증후군 가능성
   2) 40세 미만의 나이, 조절되지 않는 고혈압, 저칼륨혈증 → 원발성 고알도스테론증 가능성
   3) 지속성 또는 발작성 고혈압, 두통, 발한, 빈맥 → 갈색세포종 가능성
2. 검사
   1) 쿠싱증후군
      (1) 선별검사: 1 mg overnight DST or 2 day low dose DST, 24시간 소변 urine free cortisol, Midnight 혈청 코르티솔
      (2) 감별진단 검사: 혈장 ACTH, 2 day high dose DST, CRH 자극검사, IPSS test
      (3) 위치선정 검사: Sella MRI, 부신 CT, 흉부 CT, 복부 CT
   2) 원발성 고알도스테론증
      (1) 선별검사: 알도스테론-레닌 비(ARR)
      (2) 확진검사: 생리식염액 부하검사(saline loading test), captopril challenge test
      (3) 아형 분류검사: 부신 CT, 부신정맥 채혈(AVS)
   3) 갈색세포종
      (1) 생화학적 검사: 24시간 요중 분획 메타네프린/카테콜아민, 혈장 메타네프린/노르메타네프린
      (2) 영상학적 검사: 복부 CT, MRI, Ga-68 DOTATATE PET, I-123 MIBG scan
      (3) 유전자 검사: SDHA, SDHAF2, SDHB, SDHC, SDHD, VHL, RET, NF1, TMEM127, MAX, FH
3. 치료
   1) 쿠싱증후군
      (1) 쿠싱병: 경접형골동 선종 제거술(treatment of choice), 뇌하수체 방사선 조사, 양측 부신절제술, 내과치료
      (2) 부신 쿠싱증후군: 부신절제술, 내과치료
      (3) 이소성 쿠싱증후군: 원인이 되는 종양치료, 내과치료

2) 원발성 고알도스테론증
  (1) 일측성 질환(APA or unilateral adrenal hyperplasia): 일측성 복강경 부신절제술(우선적으로 고려), MR antagonists
  (2) 양측성 특발성 고알도스테론증(BAH): MR antagonists(1차 약제), Amiloride(2차 약제)
3) 갈색세포종
  (1) 외과치료: 부신절제술
  (2) 수술 전 준비 및 약물치료: 알파 차단제, 칼슘 차단제, 베타차단제
  (3) 수술 중 및 수술 후 관리: 수술 중 고혈압 위기 대처, 수술 후 저혈압 및 저혈당 발생 유의

I 쿠싱증후군(Cushing's syndrome)

1. 정의

만성적으로 과도한 글루코코르티코이드(glucocorticoid)에 조직이 노출되어 나타나는 증후군

2. 분류

● **표 5-6-1. 쿠싱증후군의 분류 및 원인**

외인성	의인성(iatrogenic)
내인성	ACTH 의존성 • ACTH 분비 뇌하수체 종양(쿠싱병) • 이소성 ACTH 분비 종양(이소성 ACTH 증후군) : small cell lung carcinoma, non-small cell lung carcinoma, pancreatic neuroendocrine tumors, thymic neuroendocrine tumors, lung neuroendocrine tumors, other neuroendocrine tumors, medullary carcinoma of thyroid, pheochromocytoma and related turmos, rare carcinomas of prostate, breast, ovary, gallbladder, colon • 거대결절성 부신피질증식증(macronodular adrenal hyperplasia, MAH)
	ACTH 비의존성 • 부신 선종 • 부신피질암 • ACTH 비의존성 거대결절성 부신피질증식증(ACTH-independent macronodular adrenal hyperpalsia, AIMAH) • Primary pigmented nodular adrenal hyperplasia(PPNAD), Carney syndrome • McCune-Albright syndrome

3. 임상소견

흔한 증상은 체중 증가 및 중심성 비만(90%), 월상안(moon face, 75%), 고혈압(75%), 포도당 불내인성(glucose intolerance, 65%), 다혈성 얼굴(plethoric facies, 60%), 자색 선조(65%), 조모증(65%), 월경 불순(60%), 근위부 근력 약화(60%), 자색반(bruising, 40%), 골다공증(40%)이며, 드물게 정신 이상, 과다 색소 침착, 여드름, 저칼륨혈증성 알칼리혈증 등이 나타남

4. 진단

1) 선별검사(아래 3가지 검사 low clinical suspicion 경우 1가지, high clinical suspicion 경우 2가지 이상 시행. 2가지 이상에서 양성이면 쿠싱증후군으로 진단)

(1) Low dose dexamethasone suppression test (DST)

① 1 mg overnight DST

- 검사법: 밤 11시부터 자정 사이에 1 mg dexamethasone 경구 투여. 다음날 8–9AM에 채혈하여 혈청 코르티솔 측정
- 판정: 정상인은 억제 후 혈청 코르티솔이 1.8 μg/dL (50 nmol/L) 이하, 그 이상인 경우 쿠싱증후군 의심

② 2 day low dose DST

- 검사법: 제1일과 제2일에 기저치로 24시간 소변 유리 코르티솔(urine free cortisol, UFC), 크레아티닌 그리고 2일째 8AM 혈청 코르티솔을 측정. 제2일부터 제4일까지 6시간 간격으로 2일간 0.5 mg dexamethasone을 경구 투여(8AM, 2PM, 8PM, 2AM)하고, 제3일 8AM부터 제4일 8AM까지 소변을 모아 UFC, 크레아티닌을 측정하고, 제4일 8AM 혈청 코르티솔을 측정
- 판정: 쿠싱증후군에서는 dexamethasone 투여 후 24시간 소변 코르티솔이 10 μg/24h 이상이거나 혈청 코르티솔이 5 μg/dL 이상

(2) 소변 유리 코르티솔(UFC) 배설량(최소 2회 이상 반복)

① 검사법: 24시간 소변으로 측정하며 소변 양, 크레아티닌을 동시에 측정하여 검체의 적절성을 확인

② 판정: 정상 상한치 이상이면 의심, 정상 상한치의 3배 이상인 경우 진단적 가치 있음

(3) Midnight 혈청 코르티솔

>4.7 μg/dL: 쿠싱증후군 의심

2) 감별진단 검사

(1) 혈장 ACTH(안정상태에서 오전 8시에 측정)

① ACTH 비의존적(<5 pg/mL)

② ACTH 의존적(>15 pg/mL)

③ Pituitary microadenoma (30-150 pg/mL)

④ Ectopic ACTH syndrome (>200 pg/mL)

(2) 2 day high dose DST

① 검사법

- Day 1: 8AM 24시간 소변 수집하여 UFC 측정
- Day 2: 8AM 혈청 코르티솔 측정. 2 mg dexamethasone 6시간 간격으로 경구 투여 (8AM, 2PM, 8PM, 2AM)
- Day 3: 8AM 24시간 소변 수집하여 UFC 측정. 2 mg dexamethasone 6시간 간격으로 경구 투여(8AM, 2PM, 8PM, 2AM)
- Day 4: 8AM 혈청 코르티솔 측정

② 판정

쿠싱병: 24시간 UFC가 기저치에 비해 90% 이상 억제되거나, 혈청 코르티솔이 기저치에 비해 50% 이상 억제

(3) CRH 자극 검사

① 검사법

아침 공복에 1시간 정도 안정 후에 실시. CRH 100 μg을 정맥주사. 주사 전과 후 15, 30, 60, 90, 120분에 채혈하여 혈청 코르티솔, 혈장 ACTH 측정

② 판정

쿠싱병: 기저치에 비해 코르티솔은 20% 이상, ACTH는 50% 이상 증가

(4) IPSS (inferior petrosal sinus sampling) test

① 검사법

- ACTH 채취를 위해 EDTA tube에 Lt/Rt inferior petrosal sinus, Peripheral 각각 정맥주사 전, 정맥주사 후 3, 5, 10, 15분으로 표기하여 준비
- Prolactin 채취를 위한 SST tube도 Lt/Rt inferior petrosal sinus, peripheral을 표기하여 준비
- Catheter를 양측 inferior petrosal sinus에 위치
- Basal ACTH, prolactin 검사를 위해 양측 inferior petrosal sinus와 말초혈액에서 정맥주사 전 혈액 채취
- CRH 100 μg IV 투여 3, 5, 10, 15분에 양측 inferior petrosal sinus와 말초혈액에서 혈액 채취 및 ACTH, prolactin 측정

② 판정

- Inferior petrosal sinus와 말초의 prolactin ratio가 1.8 이상이면 성공적인 catheterization으로 판단
- 쿠싱병: CRH 주사 전 central/peripheral ACTH ratio>2, CRH 주사 후 central/pe-

ripheral ACTH ratio＞3

- 뇌하수체내 좌, 우측 병변의 확정: ACTH 측정치가 CRH 투여 전이나 후에 모두 좌우측을 비교하였을때 1.4배 이상 차이가 나면 높은 쪽에 병변이 있는 것으로 진단 가능

3) 위치선정을 위한 검사법

(1) 쿠싱병

Sella MRI

(2) 부신 쿠싱증후군

① 부신 CT: 우선적으로 시행

② 부신 MRI: 비조영증강 CT 감쇠계수가 10 HU 초과하는 경우 악성 감별에 도움을 줄 수 있음

(3) 이소성 쿠싱증후군: 대부분이 흉부에 위치

흉부 CT, 복부 CT

5. 치료

1) 쿠싱병

(1) 경접형골동 선종 제거술: treatment of choice

① 관해율 75–90%

② 선종 주변의 잔여 corticotroph 세포의 ACTH 분비능은 대개 억제되어 있으므로, 뇌하수체 선종이 성공적으로 제거될 경우 혈청 코르티솔이 2 μg/dL 미만으로 측정됨. 잔여 corticotroph 세포의 ACTH 분비능이 정상화되기 위해서는 수술 후 6개월 이상이 걸리므로 이 기간 동안은 스테로이드 보충이 필요

③ 수술 후 혈청 코르티솔이 2 μg/dL 이상 측정될 경우 완치되지 않았음을 시사

(2) 뇌하수체 방사선 조사

① 1년–1년 6개월 이상 지나야 효과를 나타내며, 효과가 나타나기 전까지는 고코르티솔혈증을 조절하기 위해 내과적 치료가 필요

② 수술을 할 수 없거나, 수술 후에도 쿠싱병이 지속되는 경우, 재발된 경우에 고려

(3) 양측 부신절제술

수술, 방사선 조사, 내과치료에도 지속되는 고코르티솔혈증이 있는 경우 고려할 수 있으나, 양측 부신절제술에 의한 만성부신피질기능저하증과 넬슨증후군 위험성 때문에 신중하게 결정하는 것이 필요

(4) 내과치료

① 부신피질호르몬 억제제: ketoconazole, metyrapone, mitotane

② 뇌하수체 종양 타겟 약제: cabergoline, pasireotide

2) 부신 쿠싱증후군

(1) 부신절제술

① 수술 후 반대측 부신의 기능이 회복되는 데 수개월에서 수년이 걸리므로 이 기간 동안 에는 스테로이드 보충이 필요

② 3개월마다 아침 hydrocortisone을 복용하지 않고 혈청 코르티솔을 측정하여 7.5 μg/dL 미만이면 스테로이드 보충을 유지, 18.3 μg/dL 초과이면 스테로이드 보충을 중단, 7.5–18.3 μg/dL이면 rapid ACTH stimulation test를 시행하여 스테로이드 유지/중단을 결정하기도 함

(2) 내과치료: 부신피질호르몬 억제제(ketoconazole, metyrapone, mitotane)

3) 이소성 쿠싱증후군

(1) 원인이 되는 종양치료

(2) 부신피질호르몬 억제제(ketoconazole, metyrapone, mitotane)

증례

34세 여자(160 cm, 80 kg, BMI 31.3 kg/m^2), 복부비만과 고혈압으로 타원에서 시행한 복부 CT상 우측 부신에 2.9 cm 결절 확인되어 전원됨

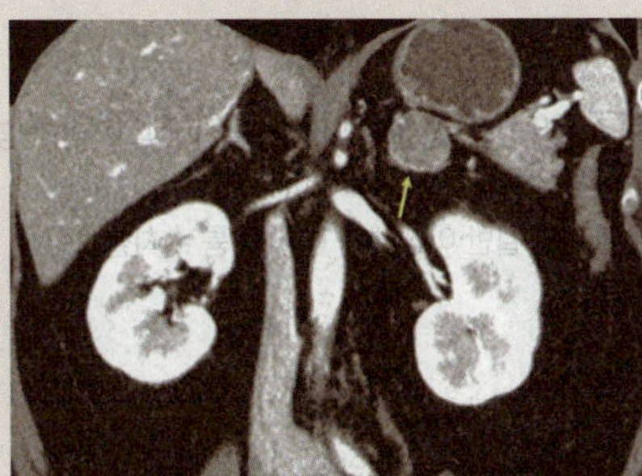

Baseline ACTH 1.5 pg/mL↓, baseline cortisol 21.6 μg/dL↑, DHEA-S<15.0 μg/dL↓
1 mg overnight DST cortisol 19.15 μg/dL↑, 24시간 소변 urine free cortisol 394.5 ug↑
2day high dose DST cortisol 25.86 μg/dL↑

⇨ 부신 선종에 의한 쿠싱증후군으로 진단
⇨ 좌측 부신절제술 시행하였고 병리 결과상 consistent with adrenal cortical adenoma 확인

II 알도스테론증(Aldosteronism)

1. 원발성 고알도스테론혈증

1) 정의

알도스테론의 분비가 레닌-안지오텐신 축에 대해 상대적으로 자율성을 보이며 소디움 부하에도 억제되지 않는 상태

2) 분류

(1) 알도스테론 분비 선종(aldosterone producing adenoma, APA)
(2) 양측성 특발성 고알도스테론증(bilateral idiopathic hyperaldosteronism or bilateral adrenal hyperplasia, BAH)
(3) 가족성 고알도스테론증(familial hyperaldosteronism)
(4) Familial hyperaldosteronism type 1 = glucocorticoid-remediable aldosteronism
(5) 일측성 부신증식증(unilateral or primary adrenal hyperplasia)
(6) 그 외 드문원인(SAME, Liddle's syndrome, Cushing's syndrome, glucocorticoid resistance, CAH, adrenal carcinoma 등)

3) 임상소견

(1) 고혈압: 수축기 혈압 > 150 mmHg 혹은 이완기 혈압 > 100 mmHg, 세 가지 이상의 항고혈압제에도 잘 반응하지 않을 때 또는 40세 이전 발병
(2) 저칼륨혈증(하지만 환자의 절반 이상에서 정상 칼륨 수치를 보임)

4) 진단

(1) 저칼륨혈증은 반드시 교정 후에 검사
(2) 알도스테론-레닌비에 영향을 주는 고혈압 약제의 중단
① 최소한 4주간 중단: mineralocorticoid receptor antagonists (spironolactone, eplerenone)
② 최소한 2주간 중단: ACE inhibitor, ARB, β-adrenergic blocker

● 표 5-6-2. 알도스테론-레닌비에 영향을 주는 고혈압 약제

약제	레닌에 미치는 영향	알도스테론에 미치는 영향	알도스테론-레닌비에 미치는 영향
베타차단제	↓	↑	↑
알파차단제	→	→	→

● 표 5-6-2. (이어서) 알도스테론-레닌비에 영향을 주는 고혈압 약제

약제	레닌에 미치는 영향	알도스테론에 미치는 영향	알도스테론-레닌비에 미치는 영향
안지오텐신전환효소억제제	↑	↓	↓
안지오텐신수용체차단제	↑	↓	↓
칼슘차단제	→	→	→
이뇨제	(↑)	(↑)	→/(↓)

(3) 선별검사: 알도스테론-레닌비(aldosterone – renin ratio, ARR)

① 아침 기상 2시간 후 5–15분 앉은 자세 유지 이후 알도스테론(plasma aldosterone concentration, PAC)과 레닌 활성도(plasma renin activity, PRA)를 측정

② ARR 30 (PAC: ng/dL, PRA: ng/mL/h) 이상이면서 PAC＞15 ng/dL 인 경우 알도스테론 자율분비 의심(레닌 측정을 위한 채혈 시 즉시 얼음에 보관)

(4) 확진검사

① 생리식염수 부하검사(saline loading test)

- 방법: 2리터 생리식염수를 4시간 정주함(500 mL/hr). 전 & 후(0 & 4 hrs) PAC, PRA 측정
- 판정: 4시간 PAC＞10 ng/dL인 경우 양성으로 판단(정상＜5 ng/dL)
- 5–10 ng/dL 결과는 양측성 특발성 부신증식증에서 더 흔하게 관찰될 수 있음

② 캡토프릴 부하검사(captopril challenge test)

- 방법: 알도스테론 측정을 위한 기저 채혈을 한 후 9AM에 captopril 50 mg을 경구로 투여하고 나서 90분 후에 알도스테론 측정을 위한 채혈을 시행
- 판정: 알도스테론이 기저치에 비해 20% 이상 감소하지 않거나 15 ng/dL 미만으로 감소하지 않은 경우 양성으로 판단

(5) 아형 분류(subtype classification)

① 부신 CT: subtype 결정과 부신 악성종양 배제를 위해 반드시 시행

② 부신정맥 채혈(adrenal vein sampling, AVS)

- 수술을 고려하는 경우 일측성과 양측성 부신질환 감별을 위해 시행
- 35세 이하에서 저칼륨혈증, 뚜렷한 알도스테론 과잉의 임상증상, 부신 CT상 부신선종을 시사하는 일측성 결절이 관찰되는 경우 AVS를 시행하지 않고 바로 수술을 진행하기도 함
- 방법: 대퇴정맥을 통한 도자술 시행 30분 전부터 검사 종료 시까지 synacthen을 50 mcg/hr씩 지속적으로 주입(저용량 ACTH 자극). 대퇴정맥 도자술을 통해 양측 부신정맥 및 신정맥 아래 하대정맥에서 채혈 시행
- Catheterization 성공 여부: 부신정맥/하대정맥 코르티솔비(cortisol ratio)가 3배

이상(ACTH infusion 시 5배 이상)

- 편측화 기준: ACTH infusion 시 부신정맥의 알도스테론/코르티솔비가 4 이상인 경우 편측화되었다고 할 수 있음. 3:1 이하이면 양측성으로 판정

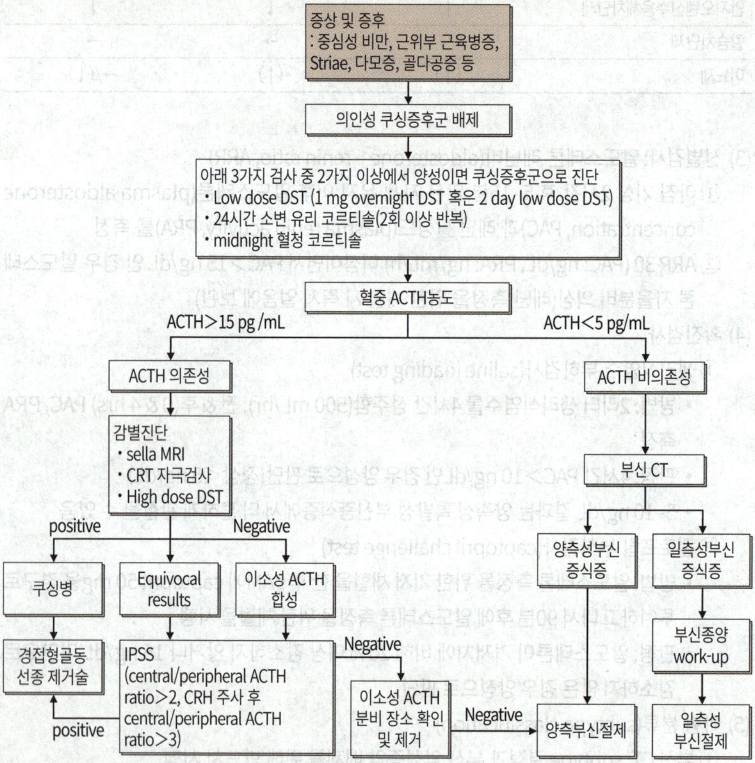

● 그림 5-6-1. 쿠싱증후군 의심 환자의 접근

5) 치료

치료의 목적: 고혈압, 저칼륨혈증, 심혈관계 질환과 관련된 합병증과 사망의 예방

(1) 일측성 질환(APA or unilateral adrenal hyperplasia)

① 일측성 복강경 부신절제술: 우선적으로 고려

② 수술 후 관리

- 수술 다음날 PAC, PRA 측정(완치 여부 확인에 도움)
- 칼륨 보충제와 mineralocorticoid receptor (MR) antagonist 중단, ARB/ACEi 감

량 혹은 중단
- 고칼륨혈증 발생에 유의하여 혈청 칼륨 추적
- 신기능 감소에 유의하여 혈청 크레아티닌 추적(수술 이후 알도스테론 감소에 따라 renal hyperfiltration이 교정되면서 신기능 감소 가능)

③ 수술이 어려운 경우 MR antagonists 사용

(2) 양측성 특발성 고알도스테론증(BAH)

① MR antagonists (spironolactone, eplerenone): 1차 약제
- Spironolactone은 초기 용량 하루 12.5–25 mg으로 시작하여 최대 400 mg까지 사용 가능

② Amiloride: 2차 약제

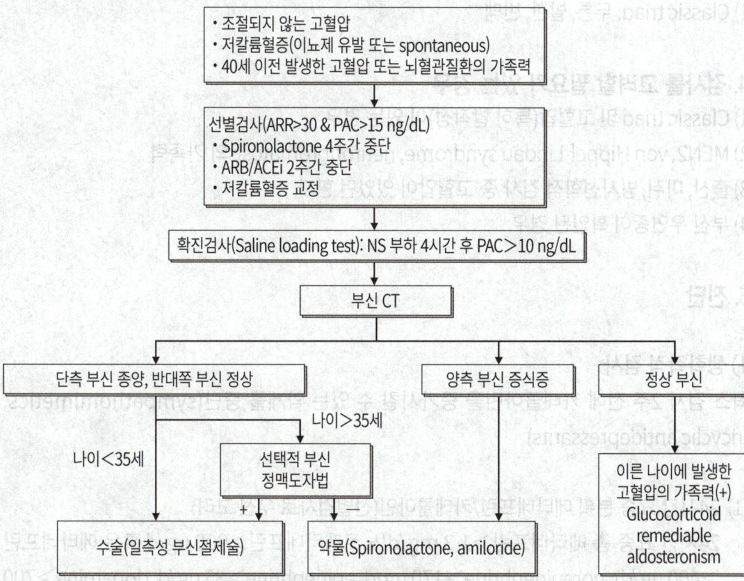

● **그림 5-6-2. 원발성 고알도스테론증 의심 환자 접근**

III 갈색세포종(Pheochromocytoma)/부신경절종(Paraganglioma)

1. 정의

부신수질 혹은 부신경절의 크로마핀 세포에서 발생하는 종양

2. 분류

1) 갈색세포종(pheochromocytoma): 부신수질에서 발생. 크로마핀 세포의 80% 차지. 거의 항상 카테콜아민을 분비
2) 교감신경 부신경절종(sympathetic paraganglioma): 부신수질 외 교감 신경절의 크로마핀 세포에서 발생. 비기능성일 수 있음
3) 두경부 부신경절종(head/neck paraganglioma): 일반적으로 카테콜아민을 분비하지 않음

3. 임상소견

1) 지속성 또는 발작성 고혈압
2) Classic triad: 두통, 발한, 빈맥

4. 검사를 고려할 필요가 있는 경우

1) Classic triad 및 고혈압(특히 발작성)이 있는 경우
2) MEN2, von Hippel-Lindau syndrome, neurofibromatosis의 가족력
3) 출산, 마취, 방사선학적 검사 중 고혈압이 있었던 환자
4) 부신 우연종이 확인된 경우

5. 진단

1) 생화학적 검사

최소 검사 2주 전에 카테콜아민을 증가시킬 수 있는 약제를 중단(sympathomimetics, tricyclic antidepressants)

(1) 24시간 요중 분획 메타네프린/카테콜아민(선별검사로 우선 고려)
24시간 요중 총 메타네프린＞1.3 mg/d(노르메타네프린＞900 μg/d 혹은 메타네프린＞400 μg/d), norepinephrine＞170 μg/d, epinephrine＞35 μg/d, dopamine＞700 μg/d인 경우 양성으로 판정하며 정상 상한치의 2배 이상일 경우 진단적

(2) 혈장 메타네프린/노르메타네프린: 민감도가 매우 높으나 위양성률이 높으므로 갈색세포종이 높은 정도로 의심될 때 시행 고려

2) 영상학적 검사

(1) CT 혹은 MRI(abdomen & pelvis): CT를 우선적으로 고려
① CT: ＞20 HU(비조영증강)
② MRI: T2 부하 영상에서 고신호강도

(2) Ga-68 DOTATATE PET: 일부 환자에서 I^{-123} MIBG scan, CT/MRI, FDG-PET 보다 민감도가 높음

(3) I^{-123} MIBG scan: CT 혹은 MRI에서 종양이 확인되지 않거나, 다발성 종양 확인을 위한 경우

3) 유전자 검사

모든 갈색세포종/부신경절종 환자에서 유전자 검사 시행이 추천됨(SDHA, SDHAF2, SDHB, SDHC, SDHD, VHL, RET, NF1, TMEM127, MAX, FH)

6. 치료

1) 수술 전 준비 및 약물치료

(1) 알파 차단제

① Phenoxybenzamine(비가역적, 비특이적): 수술 전 최소 10–14일 전 투약

② Doxazocin, terazosin 혹은 prazosin도 사용 가능

(2) 칼슘 차단제

Nifedipine 혹은 amlodipine: 알파 차단제 단독으로 혈압 조절이 되지 않을 때 추가 가능

(3) 베타차단제

① 알파 차단제 투약 3–4일 이후 빈맥 조절을 위해 추가 가능

② 알파 차단제 투약 이전에 단독으로 사용해서는 안 됨

(4) 투여 금기 약물

Glucagon, histamine, metoclopramide, high-dose corticosteroid

2) 외과적 치료: 부신절제술

3) 수술 중 및 수술 후 관리

(1) 수술 중 고혈압 위기

Nitroprusside, phentolamine, nicardipine IV

(2) 수술 후 저혈압 및 저혈당 발생에 유의

4) 추적검사

1) 수술 후 1–2주 사이에 24시간 요중 분획 메타네프린/카테콜아민 검사 진행

2) 일생 동안 추적관찰이 필요. 매년 소변 혹은 혈장 메타네프린/노르메타네프린 검사

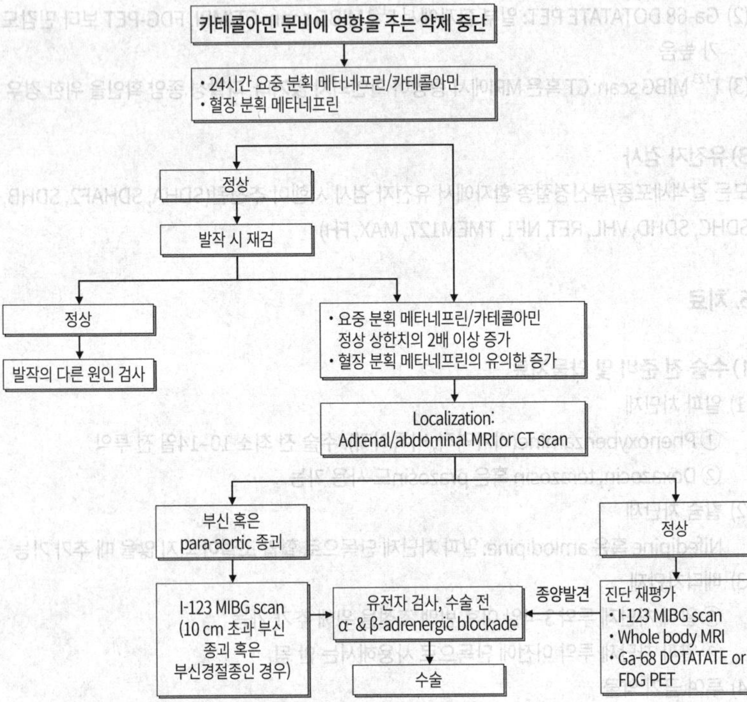

● **그림 5-6-3. 카테콜라민 분비 종양의 검사와 치료**

IV 부신피질기능저하증

1. 정의

부신피질이 충분한 양의 글루코코르티코이드나 미네랄로코르티코이드를 만들어내지 못하여 발생하는 질환

2. 분류

1) 일차성 부신기능저하증: 부신피질의 파괴나 기능이상(Addison's disease)
   자가면역성 부신염, 감염(결핵, HIV), 부신 출혈, 전이성 종양, 침윤성 질환(아밀로이드증, 사르코이드증), 선천성 부신증식증, 약제(ketoconazole, mitotane, etomidate 등)
2) 이차성 부신기능저하증: 뇌하수체에서 부신피질자극호르몬(ACTH) 분비 결핍
   뇌하수체/시상하부 종양, 감염, 침윤성 질환, 외상성 뇌손상, 뇌하수체 뇌졸중, Sheehan

증후군

3) 삼차성 부신기능저하증: 시상하부에서 부신피질자극호르몬방출호르몬(CRH) 분비 결핍 만성적인 고용량 글루코코르티코이드 투약의 중단, 쿠싱증후군의 수술치료

3. 임상소견

1) 만성

(1) 쇠약감, 저혈당, 식욕부진, 체중감소, 위장관 불쾌감

(2) 일차성 부신기능저하증에 더 특이적인 증상과 징후: 기립성 저혈압, salt craving(염분 갈망), 피부

(3) 색소침착, 고칼륨혈증

2) 급성(급성 부신위기)

(1) 만성 부신기능저하증 환자에서 수술이나 감염 등의 스트레스에 의해 발생

(2) 저혈압, 발열, 탈수, 구역, 구토, 복통, 저혈압, 심한 경우 의식 소실 및 사망

4. 진단

1) 고용량 급속 ACTH 자극검사(high dose rapid ACTH stimulation test)

(1) 방법: synacthen 250 μg을 근육주사 혹은 5–10 mL의 생리식염수에 섞어 정맥주사 전과 후 0, 30, 60분에 코르티솔과 알도스테론을 위한 채혈(식사나 시간에 무관하게 검사 가능)

(2) 판정: 최대 코르티솔 자극치가 18 μg/dL이면 정상

2) 저용량 급속 ACTH 자극검사(low dose rapid ACTH stimulation test)

(1) 방법: synacthen 250 μg 1 amp (1 mL)를 49 mL의 생리식염수에 희석하고 그 중 0.2 mL를 취하여 4.8 mL의 생리식염수에 섞어 5 mL를 준비(결국 synacthen 1 μg을 준비). Synacthen 1 μg 정맥주사 전과 후 0, 30, 60분에 혈중 코르티솔을 위한 채혈

(2) 판정: 최대 코르티솔 자극치가 18 μg/dL이면 정상

3) 일차성과 이차성 부신피질기능저하증 감별

(1) 일차성: ACTH 정상 상한치 초과, aldosterone 감소

(2) 이차성/삼차성: ACTH 감소 혹은 상승하지 않음, aldosterone 정상(기저치보다 5 ng/dL 이상 상승)

4) Hydrocortisone, prednisolone은 cortisol assay에 cross-reactivity를 가지므로 결과 해석에 유의

5. 치료

1) 만성부신기능저하증

(1) Glucocorticoid 보충

① Hydrocortisone 15–25 mg/d 우선적으로 고려(2/3 용량은 8AM, 1/3 용량은 4PM 투여)

② 복용 순응도가 떨어지는 경우 prednisolone 3–5 mg/d 사용 고려(8AM 투여)

③ 이차성 부신기능저하증의 경우 뇌하수체 호르몬 결핍에 대한 평가가 필요하며, 갑상선기능저하증 동반 시에는 갑상선호르몬 보충에 앞서 glucocorticoid를 먼저 보충함

④ 스트레스 상황 혹은 수술 시

- 발열, 감기, 구역/구토: 회복 시까지 glucocorticoid 용량을 2–3배 증량
- Minor to moderate surgery: hydrocortisone 25–75 mg/d
- Major surgery: 마취 유도 직전 hydrocortisone 100 mg IV → 50–100 mg IV q 8 hrs for 24 hrs → 50 mg q 8–12 hrs for 24–48 hrs → 25 mg q8–12 hrs for 24–48 hrs → 기존 복용 용량대로 복용

(2) Mineralocorticoid 보충

알도스테론 결핍이 확인된 환자에서 fludrocortisone 100 μg/d (8AM) 투여

2) 급성 부신위기

(1) 응급한 조치가 필요한 질환으로, 혈장 cortisol, ACTH 검사 결과 보고 전이라도 치료를 시작

(2) 5% 포도당 생리식염수 1 L를 한 시간 내로 정맥투여

(3) Hydrocortisone 100 mg IV → hydrocortisone 200 mg/d 지속주입(hydrocortisone 50 mg IV q 6 hrs 투여도 가능) → 다음날 hydrocortisone 100 mg/d 으로 감량 → 1–3일에 걸쳐 용량 감량 및 경구로 전환 고려

● 표 5-6-3. 스테로이드의 종류와 효과

	Glucocorticoid activity	Mineralocorticoid activity	Equivalent oral dose (mg)	Biologic half-life (hr)
Glucocorticoids				
Short acting				
Hydrocortisone	1	2	20	8–12
Cortisone	0.8	2	25	8–12

● 표 5-6-3. (이어서) 스테로이드의 종류와 효과

	Glucocorticoid activity	Mineralocorticoid activity	Equivalent oral dose (mg)	Biologic half-life (hr)
Glucocorticoids				
Intermediate acting				
Prednisone	4	1	5	12-36
Prednisolone	4	1	5	12-36
Methylprednisolone	5	0	4	12-36
Triamcinolone	5	0	4	12-36
Long acting				
Dexamethasone	30	0	0.6	36-72
Betamethasone	30	0	0.75	36-72
Mineralocorticoids				
Fludrocortisone	10-15	125	–	12-36

V 부신우연종(Adrenal incidentaloma)

1. 정의

부신질환을 의심할 만한 임상증상 없이, 다른 이유로 시행한 영상검사에서 발견된 부신 종괴

2. 기능성 종양 감별(부신우연종의 10-15%는 기능성)

1) 1 mg overnight DST: 무증상 고코르티솔혈증을 배제하기 위함
2) 혈장 유리 메타네프린 혹은 24시간 소변 분획구역(fractionated) 메타네프린을 포함한 대사물 검사: 갈색세포종을 배제하기 위함
3) 혈장 알도스테론/레닌 활성도비(aldosterone/renin ratio, ARR): 일차성 알도스테론증을 배제하기 위함

3. 악성 종양 감별(부신우연종의 2%는 악성)

- 비조영증강 CT: 우선 권고
- 부신암이 의심되는 영상 소견을 보이는 경우 17-hydroxyprogesterone, DHEA-S 측정

1) 악성을 시사하는 소견

(1) 크기가 큰 경우(≥4 cm)

(2) 비조영증강 CT에서 >20 HU

(3) 조영 CT의 지연영상에서 조영제 소실률이 낮을 경우(absolute washout＜60%, relative washout＜40%)

(4) 종양이 균질하지 않거나, 불규칙한 경계나 비균질성 조영증강 또는 주변조직 침범이나 전이를 보이는 경우

(5) DHEA-S 등의 스테로이드 대사 산물이 증가한 경우

4. 추적검사

1) 기능성 종양에 대한 호르몬 검사는 4–5년까지는 매년 검사

2) 악성 감별을 위한 영상 검사는 3–6개월 뒤 추적 검사를 하고 이후 1–2년 동안 매년 시행. 추적 검사에서 1 cm 이상 크기가 증가하는 경우 수술을 고려

07 칼슘 및 골대사질환

I 고칼슘혈증(Hypercalcemia)

Summary

- Corrected calcium을 확인해야 함
- 시행해야 할 검사: **ionized Calcium, intact PTH, 25(OH) Vitamin D**, CBC, electrolyte, creatinine, albumin
- 중증, 유증상인 경우 급성기 치료로 등장성 수액 주입이 가장 우선적임

1. 정의

Corrected Calcium (mg/dL) = [0.8×(4 –serum albumin)]+measured total Ca
(교정식은 albumin 수치가 낮을 때 유용. Albumin＞4 g/dL일 경우 유용성은 확립되지 않았음)
경증 고칼슘혈증: 11–11.5 mg/dL
중증 고칼슘혈증: ＞12–13 mg/dL

2. 원인

고칼슘혈증의 90% 이상의 원인은 1) or 2)임
1) PTH의 증가: 부갑상선기능항진증, 가족성 저칼슘뇨증성 고칼슘혈증
2) 악성종양: PTHrP의 증가, osteolytic bone metastasis

드문 원인
3) 비타민D 중독, 갑상선 항진증, 과다한 칼슘 공급(TPN 등), 약물(thiazide 등)

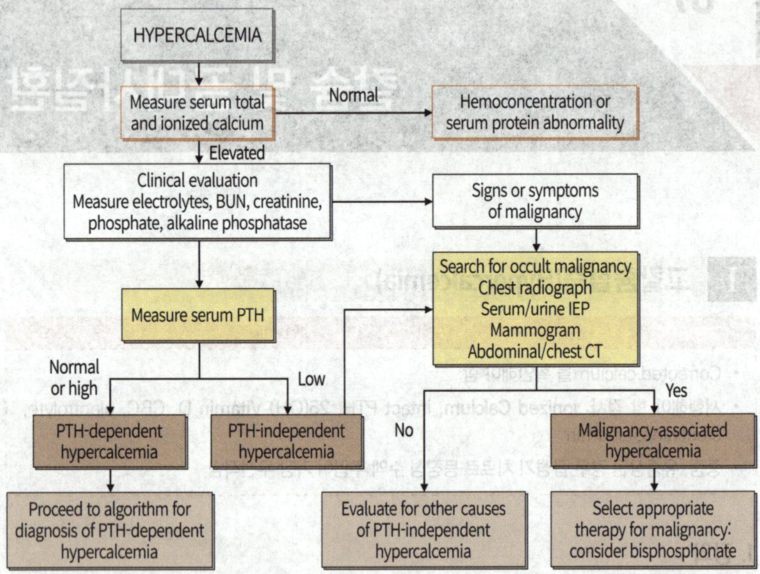

● **그림 5-7-1.** 고칼슘혈증 환자의 진단적 접근

3. 임상양상

경증 고칼슘혈증은 대부분 무증상. 하지만 중증(>12 md/dL)은 증상이 있는 경우가 많으며 특히 갑작스럽게 발생하면 증상이 심함

1) 중추신경계
   무력감, 피로, 나른함, 식욕부진, 우울증, 혼란감이 나타나며 심할 경우 의식의 혼탁과 혼수까지 진행
2) 심혈관계
   고혈압, 서맥, 비특이적 부정맥(QT 간격의 감소), AV block
3) 신장
   신장의 농축 능력이 감소하여 다뇨증과 다음이 나타남. 만성적으로 고칼슘혈증이 지속될 경우 신석회증, 신석증이 잘 생김
4) 위장관 오심, 구토, 식욕감퇴가 흔함. 드물게 급성췌장염이 나타날 수 있음
5) 뼈에서 칼슘이 유리된 경우 뼈의 통증이나 골절이 발생

4. 치료 원칙

- 경증, 무증상: 급성기 치료는 대개 불필요, 원인 감별해서 기저질환 치료
- 중증, 유증상: 급성기 치료

1) 수액 공급이 우선적으로 중요
   초기에는 등장성 수액을 200–300 mL/h 정맥주입 유지하다가 100–150 mL/h 로 유지
2) 약제
   (1) 뼈에서 칼슘 흡수를 억제하거나 혹은 뼈로 칼슘을 저장하는 약제
   Bisphosphonate(대표적으로 Zoledronic acid, 4 mg ~30분간), Denosumab
   (2) 소변으로의 칼슘 배설을 촉진하는 약제
   Loop diuretics(탈수 및 전해질 이상 일으킬 수 있으니 유의)
   (3) Vitamin D intoxication시: 스테로이드(prednisone 40–60 mg/d), ketoconazole
3) 혈액투석 혹은 복막투석: 심한 신부전이나 심부전이 있거나 악성 고칼슘혈증이 존재할 경우

5. 일차성 부갑상선기능항진증

부갑상선호르몬의 과다분비에 의한 칼슘과 인 및 골대사에 영향을 주는 전신적 질환

고칼슘혈증, 저인산혈증, 반복적인 신석증, 골소실 소견 보이지만 무증상이 가장 흔함

최근 건강검진 등을 통한 칼슘의 선별검사로 인하여 증상이 경미하거나 무증상일 때 진단이 많아짐

1) 원인

(1) 단일 선종(80%)
(2) 부갑상선증식(15%)
(3) 부갑상선암(<1%)
(4) 다발내분비종양증후군(MEN)

2) 증상

(1) 무증상이 가장 흔하며 주로 신장과 골격계에 손상을 줌
(2) 일부의 환자에서는 피로감, 무력감, 식욕부진, 경한 우울증
(3) 식욕부진, 오심, 변비, 다음 및 다뇨
(4) 신석증, 신석회증
(5) 골다공증, 골절
(6) 저인산혈증, 경한 저마그네슘혈증

3) 진단

Vitamin D, corrected calcium, PTH 검사를 시행하여 calcium에 비해 PTH가 부적절하게 상승되어 있으면 의심하고 추가 검사를 시행

* PTH가 증가 시 추가적으로 필요한 검사: 24 hr urine calcium, phosphorus, creatinine, BMD, parathyroid scan (MIBI), neck sonography

4) 치료

(1) 증상이 있거나 수술적 적응증이 되면 수술

(2) 수술적 적응증이 되지 않는 50세 이상의 환자에서 정기적인 추적관찰 시행

● 표 5-7-1. 무증상 일차성 부갑상선기능항진증 수술적응증

혈청 칼슘 (정상치 초과)	>1 mg/dL
신장	크레아티닌여과율<60 mL/min, 24시간 소변 칼슘>250 mg/일(여), >300 mg/일(남) 신장석회증 혹은 신장결석증(X-ray, US 혹은 CT에 의한 진단)
골격계	DXA 측정 결과 골밀도 T값(척추, 대퇴골, 말단 요골), 척추골절(X-ray, CT, MRI 혹은 VFA에 의한 진단)
나이	<50

(3) 수술을 할 수 없는 환자

① BMD가 낮은 경우 bisphosphonate, denosumab

② Calcium>11 mg/dL 시 cinacalcet 고려

Calcimimetics (cinacalcet): 부갑상선세포의 칼슘수용체에 작용하여 세포외 체액의 칼슘에 대한 반응을 증가시켜 부갑상선호르몬의 분비를 억제

③ Vitamin D level이 낮은 환자에서는 vitamin D 보충

II 저칼슘혈증(Hypocalcemia)

1. 원인

* PTH와 vitamin D 측정이 가장 중요

1) PTH 저하

(1) 부갑상선의 부재 혹은 부갑상선 호르몬의 부재

(2) 유전성: DiGeorge's syndrome

(3) 수술 후 부갑상선저하증 혹은 방사선 치료 이후 부갑상선저하증

(4) 부갑상선 기능저하: Hypomagnesemia, 호흡성 알칼리증

2) PTH 상승

(1) 비타민 D 결핍 혹은 비타민D 기능이상: 영양결핍, 신부전 등

(2) Pseudohypoparathyroidism

3) 약물

(1) 비타민 D 대상에 영향: Phenytoin, ketoconazole

(2) Bisphosphonate

4) 그 외

급성췌장염, 횡문근융해증, Osteoblastic metastasis (prostate cancer)

2. 증상

1) 손가락과 발가락, 입 주위 저림, bronchospasm, 경련(convulsion)

2) 징후

(1) Chvostek sign: 귀 앞 안면신경에 자극을 가하면 안면근육이 수축함, 10% 미만의 환자에서 관찰됨

(2) Trousseau sign: 상완에 혈압계를 수축기혈압보다 높게 유지하면 2-3분 뒤 손에 경련이 생기는 현상

3) 심전도 변화: QT 간격 증가, 부정맥

3. 진단

혈청 부갑상선호르몬, 크레아티닌, BUN, 25 (OH) vit-D, 1,25(OH)2 vit-D (신부전 환자), 인, 마그네슘, 알부민

● **표 5-7-2. 저칼슘혈증에서의 검사실 소견**

	PTH	Ca	P	Mg	25(OH)VitD	1,25(OH)VitD	Cr
부갑상선기능저하증	↓	↓	↑	N	N	N / ↓	N
저마그네슘혈증	N / ↓	↓	N	↓	N	N	N
부갑상선호르몬 내성	↑	↓	↑	N	N	N	N

● 표 5-7-2. (이어서) 저칼슘혈증에서의 검사실 소견

	PTH	Ca	P	Mg	25(OH)VitD	1,25(OH)VitD	Cr
비타민D부족	↑	↓ / N	↓ / N	N	↓	N / ↑	N
만성신부전	↑	↓	↑	↑ / N	N / ↓	↓	↑

4. 치료

1) 증상이 있거나 급성의 경우(혈청 칼슘<7.5 mg/dL)

(1) 칼슘 정주

① Calcium gluconate (10 mg of elemental Ca/mL) 10–20 mL를 50–100 mL의 5 DW 혹은 NS에 섞어 10–20분간에 걸쳐서 천천히 정주
이후 elemental calcium 시간당 0.5–2 mg/kg을 생리식염수(또는 5% DW)에 섞어서 수시간 동안 정주하되 혈청 칼슘을 자주 측정

② Elemental calcium＞200 mg/100 mL 이상 mix하면 정맥 통증을 유발할 수 있음

(2) 마그네슘 결핍 시 황산마그네슘 4–5 g/일, 보통 4회에 나누어서 줌

(3) 급성 저칼슘혈증이 해결되면 경구로 비타민D와 칼슘을 투여

2) 만성의 경우

(1) 하루 1,000–2,000 mg 칼슘(elemental calcium) 복용

(2) 하루 평균 600–1,000 IU 비타민 D, 신부전/부갑상선 저하증 시 하루 calcitriol 0.5–1 μg

(3) 마그네슘 결핍 시 함께 보충

(4) 치료 목표치: 증상이 없을 정도의 최소 칼슘 농도(8–8.5 mg/dL), 치료 도중 고칼슘뇨증에 의해서 신결석이 생길 수 있으므로 24시간 소변 칼슘과 신기능 검사를 정기적으로 해야 함

III 골다공증

1. 골다공증

이중에너지 방사선 측정법(DXA)이 표준검사로 인정

T-score는 같은 성별의 젊은 연령(20대 말–30대 중반)의 평균값에 비교한 표준편차의 값인데 Lumbar spine L1-4 평균치, total femur 그리 femur neck 중에서 가장 낮게 측정된 T-score를 기준으로 해석

* 퇴행성 변화로 T-score가 주위 요추와 1 표준편차 이상 차이가 나면 그 부위 배제 후 나머지 연속된 두 부위 이상의 평균값으로 측정

증례

DXA를 이용한 요추 골밀도 측정

- L3, L4의 퇴행성 변화로 L1, L2에 비해 골밀도가 높게 측정되었음
- L1과 L2의 T-값 평균치를 이용하여 이 환자는 골다공증으로 진단할 수 있음

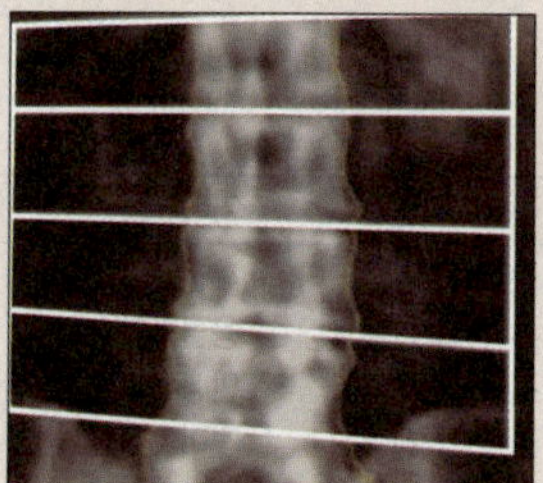

Region	BMD (g/cm^2)	T-Score
L1	0.737	-2.7
L2	0.803	-2.6
L3	1.010	-0.9
L4	1.162	0.3

출처: 대한골대사학회, 골다공증 진료지침 2022.

● **표 5-7-3. 골다공증의 진단(WHO 기준)**

정상	T-score≥-1.0
골감소증(low bone mass 혹은 osteopenia) 혹은 골밀도저하(low bone mineral density)	2.5<T-score<-1.0
골다공증(osteoporosis)	T-score≤-2.5
중증 골다공증(severe or established osteoporosis)	T-score≤-2.5+골다공증 골절

*소아, 청소년, 폐경전여성, 50세 미만의 남성: T값 대신 Z값을 사용
**무증상 척추골절이 골다공증에서 잘 생기기 때문에 의심 환자에서 T-L spine x-ray를 시행해보는 것이 좋음

2. 골밀도 측정의 적응증

6개월 이상 무월경인 폐경 전 여성
골다공증 위험요인이 있는 폐경 이행기 여성
폐경 후 여성
골다공증 위험요인이 있는 70세 미만 남성
70세 이상 남성
골다공증 골절의 과거력
영상의학검사에서 척추골절이나 골다공증이 의심될 때
이차성 골다공증이 의심될 때
골다공증 약물치료를 시작할 때
골다공증 치료를 받거나 중단한 모든 환자의 경과추적

3. 이차성 골다공증

원칙적으로 모든 골다공증 환자는 이차적 원인이 기저에 있지 않은지 살펴봐야 함. 특히 50세 이하의 남성이거나 폐경전 여성의 경우, Z값이 -2.0 이하이면 '연령 기대치 이하(below the expected range for age)'로 정의하며 이 경우 이차성 골다공증 감별 위한 검사 필요

1) 이차성 골다공증의 원인

● 표 5-7-4. 이차성 골다공증의 원인

내분비대사질환	영양, 위장관질환	약물	결체조직질환	기타
당뇨병	위절제술	항경련제	강직척추염	후천성면역결핍증
말단비대증	또는 우회술	아로마타제 억제제	류마티스관절염	용혈빈혈
성장 호르몬결핍증	신경성식욕부진증	항암제	전신홍반루푸스	만성폐쇄성폐질환
부갑상선기능항진증	칼슘 결핍	면역억제제	골형성부전증	전이암
쿠싱증후군	만성 간질환	갑상선 호르몬 과다	호모시스틴뇨증	다발골수종
갑상선중독증	흡수장애증후군	Thiazolidinedione	엘러스-단로스증후군	고칼슘뇨증
갑상선기능저하증	염증성 장질환	글루코코르티코이드		부동
저인산증	비타민 D 결핍	성선자극호르몬분비		장기이식
포르피린증	알코올 중독	호르몬작용제		파킨슨병
임신		헤파린		뇌성마비
고프락탄혈증		리튬		
		PPI		
		SSRI		

2) 이차성 골다공증 감별

(1) 이차적인 원인을 감별하기 위해서는 약물 복용력, 신체진찰과 아래와 같은 기본적인 검사가 필요

① 일반 혈액 검사, 간기능 검사, 신기능 검사

② 혈청 칼슘, 알부민, 25-OH-vitaminD, PTH

③ 갑상선 기능검사

④ LH, FSH, testosterone(남성), estradiol (여성)

(2) 기타 임상적으로 의심되면 prolactin, 24시간 urine calcium/creatinine, serum/urine electrophoresis(다발성 골수종), Cushing syndrome evaluation

4. 골절의 예측(FRAX calculation tool): http://www.sheff.ac.uk/FRAX

1) 골밀도를 측정하지 않고 골절의 절대 위험도를 평가할 때 사용(대퇴골 경부의 골밀도를 알 경우에는 입력하여 더 정확하게 평가 가능)

2) WHO에서 대규모 역학연구를 통해 정리된 골절의 위험인자 분석을 통하여 10년 내 주요

골다공증골절 및 고관절골절 발생의 확률 계산

3) 미국에서는 10년 내 고관절 골절 위험도가 3% 이상이거나 주요 골다공증 골절 위험도가 20% 이상인 경우 치료기준으로 설정하였으며, 우리나라도 보통 이를 따르고 있음

5. 골교체의 생화학적 표지자(Biochemical markers of bone remodeling)

1) 골표지자 측정의 의미

(1) 골소실, 골절위험도 예측

골 표지자의 상승(high bone turnover markers)은 골밀도와 무관하게 골소실과 골절 위험도를 예측

골흡수 표지자	소변	Pyridinoline (free or bound) Deoxypyridinoline (free or bound): pyridinoline보다 더 특이적 N-telopeptide of type I collagen (NTX) C-telopeptide of type I collagen (CTX)
	혈청	N-telopeptide of type I collagen (NTX) C-telopeptide of type I collagen (CTX)
골형성 표지자	혈청	Bone-specific alkaline phosphatase (BSAP) Osteocalcin Procollagen type I carboxyterminal propeptide (PICP) Procollagen type I aminoterminal propeptide (PINP)

* 공복상태에서 아침에 측정하는 것이 좋으며 보통 기관들에서 측정이 권고되는 대표적인 골표지자는 골흡수표지자 중에서는 CTX, 골형성 표지자 중에서는 혈청 P1NP이다.

(2) 골다공증 치료제 반응 평가

제한적이지만 골다공증 치료제의 반응 여부의 조기 평가에 유용하게 이용

① 골흡수 표지자는 투여 후 3–6개월, 골형성 표지자는 투여 후 6개월에 측정하여 투여 전 수치와 비교

② 혈청 표지자 30% 이상 혹은 소변 표지자 50% 이상 감소하면 유의미한 변화

유의미한 변화가 없으면 순응도, 흡수장애, 이차성 골다공증의 가능성을 고려해야 함

6. 골다공증의 예방

1) 칼슘과 비타민D 섭취

(1) 칼슘: 800–1,000 mg/일 섭취를 권장함, 통상 한국인의 식단에서는 일 500–600 mg/d의 칼슘이 들어있음

(2) 비타민 D: 골다공증 예방을 위해서는 25-OH-vitamin D 농도는 20 ng/mL 이상 권장. 그러기 위해서는 성인은 하루 400 IU, 65세 이상에서는 600 IU의 vitamin D 섭취가 필요

(3) 골다공증 치료 및 고위험군에서는 30 ng/mL 이상을 권장하고 하루 800–1,000 IU의 섭취가 필요

2) 운동(Weight-bearing, muscle strengthening)

3) 지나친 체중 감소 금지

4) 금연, 과도한 음주 방지

7. 골다공증의 치료

기본적으로 칼슘과 비타민D는 투약

약물은 크게 골흡수 억제제와 골형성 촉진제로 나뉨. 골형성 촉진제를 사용하다가 골흡수 억제제로 변경하는 것이 치료효과는 가장 강력하나 골형성 촉진제는 보험 급여 기준이 까다로워서 골흡수 억제제를 보통 많이 처음부터 투약함

1) 골흡수억제제

(1) 여성호르몬: 부작용 등 이유로 단지 골다공증 치료만을 위해서는 우선적으로는 권고하지 않음

① 에스트로겐 단독요법: 자궁이 없는 여성

② 에스트로겐-프로게스테론 병합요법: 자궁이 있는 여성

③ 금기: 불명확한 질 출혈, 급성 간/담낭질환, 활동성 혈전색전증, 에스트로겐 의존성 암 (예: 유방암, 자궁내막암)

(2) SERM제제(Selective Estrogen Receptor Modulator)

① Raloxifene: 60 mg/일, bazedoxifene: 20 mg/일

② 에스트로겐의 부작용이 없으면서 골보호 효과

여성에서 사용하며 골다공증 치료효과가 아주 강력하지는 않으나 소화기계 부작용이 적으며 뼈에서는 agonist, 자궁내막과 유방에서는 antagonist로 작용하여 유방암 위험이 있는 경우 먼저 고려할 수 있음

- 부작용: 폐경기 증상인 홍조, 하지 경련 부작용 증상이 발생할 수 있음
- 금기: 정맥혈전색전증의 발생위험이 증가하므로 장기간 침상 안정을 요해야 하는 경우

(3) Bisphosphonate

① 전 세계적으로 골다공증 치료제로 가장 많이 사용되는 약제

② 종류: Alendronate, Risedronate, Ibandronate, Zoledronate

- 위장관 장애가 있을 수 있어 아침 기상 후 공복 시 200 mL의 물과 함께 복용, 한 시간 정도 공복을 유지

- 부작용:
  - 식도 및 위점막미란 혹은 궤양
  - 근골격계 둔통(Zoledronic acid가 발생 시 acetaminophen 3일 정도 투여 고려)
  - 저칼슘혈증
  - 턱뼈괴사, 비전형 대퇴골 골절 (장기간 사용 시)
- 금기: 신기능 저하, 임산부, 골연화증에서는 금기

MRONJ (Medication related osteonecrosis of jaw)

우리나라 조사에서 그 발생은 0.04% 정도로 매우 드문 것으로 알려져 있음. 위험요인으로는 고령, 불량한 구강위생, 스테로이드 투여, 음주와 흡연 및 동반질환이 있는 경우

(1) 투여기간이 3년 미만이고 위험요인이 없는 경우는 치과치료를 할 때 비스포스포네이트를 중단할 필요는 없없음

(2) 투여기간이 3년 이상이거나 위험요인이 있는 경우에는 치과 치료 3개월 전에 비스포스포네이트 중단하는 것을 고려할 수 있음

Drug holiday

비스포스포네이트는 장기간 사용하면 서술한 턱뼈 괴사와 비전형 대퇴골절이 일어날 가능성이 높아짐. 이에 비스포스포네이는 3–5년 정도 사용하면 그 위험도에 따라 약물 휴지기가 권고됨. 비스포스포네이트는 뼈에 침착하기에 투약을 중단해도 denosumab과 달리 잔여효과가 유지됨

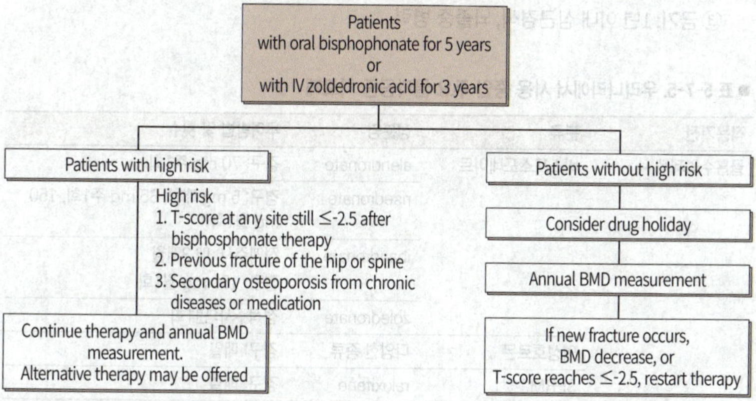

(4) RANKL inhibitor (Denosumab)

항RANKL 단세포항체로서 강력한 골흡수억제제, 신장으로 배설되지 않아 신부전 환자에서 사용 가능하고 위장관계 부작용이 없어서 사용이 증가 추세

① 투여 방법: 60 mg을 6개월 간격으로 피하주사
② 부작용: 연조직염, 저칼슘혈증 턱뼈괴사, 비전형대퇴골골절(비스포스포네이트 보다 드묾)
③ 금기 : 임산부, 저칼슘혈증

> TIP
> Denosumab은 사용 시 중단하면 6개월 이내 rebound fracture가 생길 가능성이 높아지기에 휴지기를 권고하지 않고 중단 시 다른 골흡수억제제(비스포스포네이트 등)로 교체를 권고

2) 골형성촉진제

(1) 부갑상선호르몬제제(Forsteo, Teribone)
① 고농도로 유지할 경우 골흡수가 증가하나, 적은 용량으로 간헐적 투여하면 골형성이 이루어짐
② 투여 방법: Forsteo는 매일, Teribone은 매주 투약하며 최대 24개월 투약 가능
③ 부작용: 구역, 변비/설사, 관절통
④ 금기증: 파제트병, 골전이암, 골의 악성 종양, 고칼슘혈증, 신부전

(2) Sclerostin inhibitor (romosozumab)
① 현재까지 개발된 골다공증 치료약제 중 가장 강력
② 투여 방법: 1 g회 210 mg (105 mg을 다른 투여 부위로 연속 2번)을 한 달에 한 번, 12개월간 피하주사
③ 금기: 1년 이내 심근경색, 뇌졸중 병력

● **표 5-7-5. 우리나라에서 사용 중인 주요 골다공증 치료제**

작용기전	분류	성분명	투여방법 및 횟수
골흡수억제제	비스포스포네이트	alendronate	경구: 70 mg 주1회
		risedronate	경구: 5 mg 매일, 35 mg 주1회, 150 mg 월1회
		ibandronate	정맥주사: 매 3개월 경구: 150 mg 월1회
		zoledronate	점적주사: 년1회
	여성호르몬	다양한 종류	경구: 매일
	SERM	raloxifene	경구: 매일
		bazedoxifene	경구: 매일
	RANKL억제제	denosumab	피하주사: 매 6개월

● **표 5-7-5. (이어서) 우리나라에서 사용 중인 주요 골다공증 치료제**

작용기전	분류	성분명	투여방법 및 횟수
골형성촉진제	Anti-Sclerostin Ab	romosozumab	피하주사: 1관×2 매월
	부갑상선호르몬	teriparatide	Forstero(매일) 피하주사 최대 24개월 Teribone(매주) 피하주사 최대 24개월

Ibandronate, risedronate, SERM, teribone: 남성 골다공증치료에는 허가되지 않음(risedronate는 약품별로 허가가 다름)

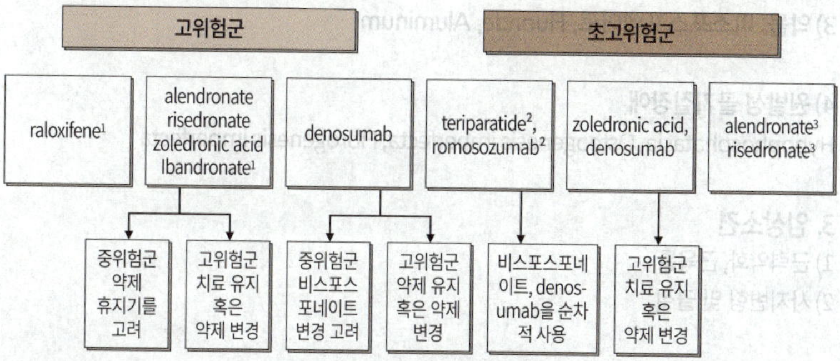

1. 고위험군에서 척추골절 감소목적으로 ibandronate, raloxifene을 사용할 수 있음
2. 초고위험군에서는 teriparatide, romosozumab을 일차약제로 먼저 사용
3. 초고위험군에서 다른 약제를 사용할 수 없는 경우 alendronate, risedronate를 사용할 수 있음

● **그림 5-7-2. 폐경 후 골다공증 치료 알고리듬**

IV 골연화증(Osteomalacia)

1. 정의

골의 무기질 침착에 결함이 생기는 병으로 가장 주된 원인은 비타민 D 결핍

2. 원인

1) 비타민 D 장애

(1) 비타민 D 섭취부족

(2) 비타민 D 흡수장애: 위장관 수술, 염증성 장질환

(3) 비타민 D 대사장애: 간질환, 제1형 비타민 D 의존성 구루병, 만성 신부전, 갑상선 기능저하증

(4) 말초 비타민 D 저항성: 제2형 비타민 D 의존성 구루병

2) 인의 대사장애

(1) 신장의 재흡수 장애: X-연관 저인산혈증 구루병/골연화증, 고칼슘뇨증을 동반한 유전성 저인산혈증 구루병(HHRH), 상염색체 우성 저인산혈증 구루병(ADHR), 종양 유발성 골연화증

(2) Fanconi 증후군, Renal tubular acidosis

3) 약물: 비스포스포네이트, Fluoride, Aluminum

4) 원발성 골기질장애

Hypophosphatasia, Osteogenesis imperfecta, Fibrogenesis imperfecta

3. 임상소견

1) 근력약화, 근육통

2) 사지변형 및 골절

4. 진단

1) 방사선 검사: pelvis, vertebrae, rib series, DEXA

(1) Looser's zone: pseudofracture라고 부르며 장골의 몸체에 있음

(2) Pathologic fracture

(3) BMD 감소

2) 생화학적 검사

크레아티닌, 전해질(Ca, P, Mg), PTH, 소변 칼슘/인의 배설률, alkaline phosphatase, 비타민 D

● 표 5-7-6. Laboratory findings in the different causes of osteomalacia and osteoporosis

Disorder	Serum phosphate	Serum calcium	Serum alkaline phosphatase	Parathyroid hormone	25-hydroxy-vitamin D	1,25-dihydroxy-vitamin D
Vitamin D deficiency	↓ or N	↓ or N	↑	↑	↓↓	N or ↑
Conditions associated with urinary phosphate wasting	↓↓	N	N or ↑	N	N	N

● 표 5-7-6. (이어서) Laboratory findings in the different causes of osteomalacia and osteoporosis

Disorder	Serum phosphate	Serum calcium	Serum alkaline phosphatase	Parathyroid hormone	25-hydroxy-vitamin D	1,25-dihydroxy-vitamin D
Proximal renal tubular acidosis	↓	N	N	N	N	N
Hypophosphatasia	N	N	↓	N	N	N
Osteogenesis imperfecta and axial osteomalacia	N	N	N or ↑	N	N	N
Osteoporosis	N	N	N	N	N or ↓	N

N: normal, ↓: reduced, ↓↓: very reduced, ↑: elevated.

5. 치료

원인에 따라서 치료해야 함. 저칼슘혈증이 있으면 칼슘도 같이 투여

1) 비타민 D 장애

(1) 비타민 D 800–1,000 IU/일(심한 경우에는 고용량 비타민D 주사투여)

(2) 비타민 D analogue (Calcitriol): 신부전 등 1α-hydroxylation에 장애가 있는 경우에 사용

2) 인의 대사장애

(1) 경증 저인산혈증(1–2.0 mg/dL): 경구 인산염 1,000–2,000 mg/일을 분할 투여를 고려할 수 있음(희귀의약품센터)

(2) 중증 저인산혈증(<1 mg/dL): 인산염주사(neutral mixtures of sodium and potassium salts)

Potassium이 함께 들어 있으므로 K level에 주의

08

이상지질혈증 및 비만

I 이상지질혈증

Summary

- 이상지질혈증이 있을 시, 흡연 여부, 고혈압 유무, 심혈관질환 가족력 및 신체진찰을 통해 황색종 유무를 확인해야 함. 이를 통해 심혈관질환의 주요 위험인자를 확인하고, 필요시 일차이상지질혈증에 대한 검사 시행을 계획하여야 함
- 심혈관 위험도에 따른 LDL 콜레스테롤 목표치를 정확하게 확인하고, 알맞은 강도의 스타틴 및 에제티미브 사용을 계획해야 함
- 고중성지방혈증에서 파이브레이트 혹은 오메가-3 지방산의 사용을 고려해야 함

증례

심혈관질환 가족력이 있는 환자의 이상지질혈증 치료 계획

41세 여자. 흡연력, 음주력 및 다른 질환 약물 복용력 없음. 외할아버지 40대에 Cerebral infarciton, 외삼촌 50대에 CAOD로 stent insertion 시행. 현재 외삼촌은 evolocumab 투약 중이며, 어머니도 statin 복용 중인 분. Left Achilles tendon에 xanthomatosis 소견 관찰됨. BP 118/76 mmHg. HR 89 회/min, 156 cm, 67.2 kg, BMI 27.6. Total Cholesterol 214 mg/dL, Triglycerides 109 mg/dL, HDL Cholesterol 54 mg/dL, LDL Cholesterol 129 mg/dL 확인되어 내원

⇨ 적절한 체중 감량을 위해 총 칼로리 섭취를 줄이고, 지방 섭취는 필요 칼로리의 30% 미만으로 섭취하도록 교육하며, 주 5회 이상 중강도 이상의 운동을 할 수 있도록 교육

⇨ 우선적으로 스타틴 단독 혹은 에제티미브와의 병합치료를 고려

⇨ 가족력을 고려하여 필요시 유전자 검사 및 PCSK9 억제 항체 사용을 고려

1. 지질대사 및 분류

1) 지단백(Lipoprotein)

(1) 콜레스테롤, 중성지방, 지용성 비타민을 운반하기 위해 지질과 단백질이 결합된 복합체
(2) 초원심분리에 의한 밀도나 입자의 크기 및 전기영동상의 이동거리 차이에 의해 분류
(3) 지단백의 종류 및 특성

지단백	밀도(g/dL)	크기(nm)	주요 아포지단백질	기원	주요 지질
Chylomicrons (암죽미립)	0.95	75-1,200	ApoB-48	장	85% 중성지방
VLDL (초저밀도 지단백질)	0.95-1.006	30-80	ApoB-100	간	55% 중성지방 20% 콜레스테롤
IDL (중밀도 지단백질)	1.006-1.019	25-35	ApoB-100	초저밀도 지단백질에서 유래	35% 콜레스테롤 25% 중성지방
LDL (저밀도 지단백질)	1.019-1.063	18-25	ApoB-100	중밀도 지단백질에서 유래	60% 콜레스테롤 5% 중성지방
HDL (고밀도 지단백질)	1.063-1.210	5-12	ApoA-1	간, 장, 혈장	25% 인지질 20% 콜레스테롤 5% 중성지방
Lipoprotein (a)	1.050-1.120	25	ApoB-100	간	60% 콜레스테롤 5% 중성지방

2) 아포지단백(Apolipoprotein)

(1) 역할
① 지단백의 구조적 안정성 유지
② 혈액 내에서 지질을 운반(지단백을 친수성 형태로 유지하는 역할)
③ 지질 대사에 필요한 효소의 활성화
④ 지단백 대사에 필요한 세포막의 특이 수용제에 결합(예: Apolipoprotein B100 - LDL 수용체)

(2) 주요 아포지단백의 특성

아포지단백	인지질	기능
Apo B-100	VLDL, IDL, LDL	간에서 VLDL 분비, LDL 수용체에 대한 VLDL IDL, and LDL 리간드의 구조 단백질
Apo B-48	Chylomicrons, remnants	장에서 chylomicrons 분비
Apo E	Chylomicrons, VLDL	LDL 수용체와 LRP에 대해 IDL과 잔여물의 결합에 대한 리간드

아포지단백	인지질	기능
Apo A-I	HDL, chylomicrons	HDL의 구조 단백질 LCAT의 활성체
Apo A-II	HDL, chylomicrons	Unknown
Apo C-II	Chylomicrons, VLDL, IDL, HDL	LPL의 활성체
Apo C-III	Chylomicrons, VLDL, IDL, HDL	LPL 활성 억제

HDL, high-density lipoprotein; IDL, intermediate-density lipoprotein; LCAT=lecithin cholesterol acyl transferase; LDL, low-density lipoprotein; LPL, lipoprotein lipase; VLDL, very low-density lipoprotein; LRP, LDL receptor - related protein.

3) 이상지질혈증의 분류(Frederickson-Levy-Less 분류)

혈중에 주로 상승된 지단백의 종류에 따른 분류

FREDERICKSON 표현형	원인 결함	증가된 지단백질	황색종 형태
TYPE I 가족성지단백질지방분해효소 결핍 또는가족성고암죽미립혈증	LPL감소, ApoCII 결핍	Chylomicrons	- 발진(Eruptive)
TYPE IIa 가족성고콜레스테롤혈증 또는 가족성아포지단백질B100결핍증	LDL수용체 결함	LDL	- 건(Tendinous) - 결절(Tuberous) - 황색판종 - 간찰(intertrigi-nous)
TYPE IIb 가족성복합이상지질혈증	LDL수용체 결함	LDL+VLDL	- 거의 보이지 않음
TYPE III 이상베타지단백질혈증	ApoE2 결함	Remnant particles	- 손바닥(Palmar) - 결절(Tuberous) - 결절 발진
TYPE IV 가족성고중성지방혈증	VLDL 생성 증가	VLDL	- 드물게 발진
TYPE V 복합고중성지방혈증	ApoCII 결핍과 VLDL 증가	VLDL +Chylomicrons	- 발진 - 드물게 손바닥

LDL, low density lipoporotein; LPL, lipoprotein lipase; VLDL, very low density lipoprotein.

2. 원인

1) 일차이상지질혈증

(1) 단일 유전자 돌연변이에 의한 대표적 일차이상지질혈증

질환명	Fredrickson 분류	관련 단백질 유전자	상승 지단백질	임상 특징	유전 방식	추정 빈도
고콜레스테롤혈증						
가족성 고콜레스테롤혈증	IIa	LDL receptor, ApoB-100, PCSK9; LDLR, ApoB, PCSK9	LDL	힘줄황색종, 관상동맥질환	보통염색체 우성	1/250-500
시토스테롤혈증		ABCG5/ABCG8; ABCG5/ABCG8	LDL	힘줄황색종, 관상동맥질환	보통염색체 열성	<1/1,000,000
복합 고지혈증						
가족성복합 고지혈증	IIb	다유전자성	LDL, VLDL	관상동맥질환	다유전자성	1/100-200
가족성이상베타지단백질혈증	III	ApoE; APOE	Chylomicrons 잔여물, VLDL 잔여물	손바닥과 결절발진황색종, 관상동맥질환	보통염색체 열성	1/1,000,000
고중성지방혈증 혹은 고암죽미립혈증						
지단백질 지방분해 효소 결핍, Apo C3 결핍증, Apo A5 결핍증, GPIHBP1 결핍증	I	LPL, Apo C2, Apo A5, GPIHBP1; LPL, APOC2, APOA5, GPIHBP1	Chylomicrons, VLDL	발진황색종, 간비장종대, 췌장염	보통염색체 열성	1/1,000,000

(2) 이형접합 가족성고콜레스테롤혈증(heterozygous familial hypercholesterolemia, HeFH)

① 역학: 흔한 보통염색체우성 유전질환으로, 500명당 한 명의 빈도

② 진단기준

- Simon Broome 기준

Definite 가족성콜레스테롤혈증	아래 기준 중 최소 한 가지를 만족할 때 1) *콜레스테롤 기준에 맞으면서 본인이나 **일, 이차친척에게 건의 황색종이 있는 경우 2) LDL수용체돌연변이, familial defective apo B-100, PCSK9에 대한 DNA 기반 증거가 있는 경우
Possible 가족성고콜레스테롤혈증	*콜레스테롤 기준을 만족하고 아래 기준 중 최소 한 가지를 만족할 때 1) 심근경색의 가족력: 이차친척 중 50세 미만에, 일차친척 중 6-세 미만에 2) 고콜레스테롤혈증 가족력: 일, 이차 16세 이상 친척 중 총콜레스테롤>290 mg/dL 혹은 16세 미만의 자녀, 형제, 자매 중 총콜레스테롤>260 mg/dL

* 콜레스테롤 기준: 16세 미만 총콜레스테롤＞260 mg/dL 혹은 LDL콜레스테롤＞155 mg/dL, 16세 이상 총콜레스테롤＞290 mg/dL 혹은 LDL콜레스테롤＞190 mg/dL
** 일차친척: 부모, 형제, 자녀; 이차친척: 조부모, 부모의 형제

• Dutch Lipid Clinic Network 기준

그룹1: 가족력	점수
1) 1도 근친의 남성 55세 미만, 여성 60세 미만에서 조기에 관상동맥질환이 발병	1점
2) 1도 근친에서 LDL콜레스테롤>95 percentile	1점
3) 1도 근친에서 힘줄황색종 또는 각막 arcus 있는 경우	2점
4) 18세 미만 소아에서 LDL콜레스테롤>95 percentile	2점
그룹2: 임상양상	**점수**
1) 환자 본인 남성 55세 미만, 여성 60세 미만에서 조기에 관상동맥질환이 발병	2점
2) 환자 본인 남성 55세 미만, 여성 60세 미만에서 뇌혈관, 말초혈관질환 발병	1점
그룹3: 이학적 관찰	**점수**
1) 힘줄황색종	6점
2) 각막 arcus (45세 미만에서)	4점
그룹4: 생화학검사(LDL콜레스테롤)	**점수**
>325 mg/dL	8점
251-325 mg/dL	5점
191-250 mg/dL	3점
155-190 mg/dL	1점
그룹5: 유전자분석	**점수**
LDL수용체, ApoB또는 PCSK9유전자변이	8점

Definite FH; more than 8 points, Probable FH; 6 to 8 points, Possible FH; 3 to 5 points, Unlikely FH; 0 to 2 points

(3) 동형접합 가족성고콜레스테롤혈증(homozygous familial hypercholesterolemia, HoFH)

① 역학: HeFH 유병률에 의해 좌우됨(HeFH 유병률이 1/500일 시, 1/000,000이고, HeFH 유병률이 1/200일 시, 1/160,000)

② 진단기준

진단기준	항목
2014년 유럽동맥경화학회 기준	1. *LDLR, ApoB, PCSK9, LDLRAP1* 네 가지 유전자 중 병인이 되는 2개 allele의 존재 혹은 2. 성인에서 LDL콜레스테롤>500 mg/L이면서 10세 미만에 발견된 황색종이 있거나, 치료 중 LDL콜레스테롤>300 mg/dL이면서 10세 미만에 발견된 황색종이 있을 때(그러나 유전진단이 선호됨) 3. 위의 콜레스테롤수치이면서 부모 모두 유전진단된 HeFH일 때
ICD 10 기준	1. LDL콜레스테롤≥400 mg/dL이면서 부모 중 한 명 이상에서 임상적인 FH일 때; 혹은 위에 언급한 유전자의 돌연변이 2. LDL콜레스테롤≥560 mg/dL 혹은 LDL콜레스테롤≥400 mg/dL이면서 대동맥판막질환 혹은 20세 미만에 발견된 황색종

2) 이차이상지질혈증

(1) 흔히 칼로리나 지방 과잉섭취, 신체활동 부족 등의 사회환경적 요인과 연관

(2) 이상지질혈증의 이차적 원인

LDL 증가	LDL 감소	VLDL 증가
• Hypothyroidism • Nephrotic syndrome • Cholestasis • Acute intermittent porphyria • Anorexia nervosa • Drugs: thiazides, cyclosporin, • Carbamazepine	• Severe liver disease • Malabsorption • Malnutrition • Gaucher's disease • Chronic infectious disease • Hyperthyroidism • Drugs: niacin, toxicity	• Obesity • DM type 2 • Glycogen storage disease • Nephrotic syndrome • Hepatitis • Alcohol • Renal failure • Sepsis • Stress • Cushing's syndrome • Pregnancy • Acromegaly • Lipodystrophy • Drugs: estrogen, ß blockers, glucocorticoids, bile acid binding resins, retinoic acid
HDL 증가	**HDL 감소**	**지단백질(a) 증가**
• Alcohol • Exercise • Drugs: estrogen	• Smoking • DM type 2 • Obesity • Malnutrition • Gaucher's disease • Cholesteryl ester storage disease Drugs: anabolic steroids, ß blockers	• Chronic kidney disease • Nephrotic syndrome • Inflammation • Menopause • Orchidectomy • Hypothyroidism • Acromegaly • Drugs: growth hormone, isotretinoin

3. 진단기준

1) Friedewald 공식

중성지방이 400 mg/dL를 넘는 경우에는 정확도가 낮아져 LDL 콜레스테롤 직접 측정법을 권장함

$$\text{LDL 콜레스테롤} = \text{총콜레스테롤} - \text{HDL 콜레스테롤} - \frac{\text{중성지방}}{5}$$

(각 검사항목 농도 값의 단위, mg/dL)

2) 한국인의 이상지질혈증 분류기준

LDL콜레스테롤(mg/dL)		중성지방(mg/dL)	
매우 높음	≥190	매우 높음	≥500
높음	160–189	높음	200–499
경계	130–159	경계	150–199
정상	100–129	적정	<150
적정	<100	**HDL콜레스테롤(mg/dL)**	
총콜레스테롤(mg/dL)		낮음	≤40
높음	≥240	높음	≥60
경계	200–239		
적정	<200		

4. 치료 목표

1) 2022 한국 지질·동맥경화학회 이상지질혈증 진료지침

(1) 심혈관질환의 주요 위험인자

연령	남자≥45세, 여자≥55세
관상동맥질환 조기 발병의 가족력	부모, 형제자매 중 남자 55세 미만, 여자 65세 미만에서 관상동맥질환이 발병한 경우
고혈압	수축기혈압 140 mmHg 이상 또는 이완기혈압 90 mmHg 이상 또는 항고혈압제 복용
흡연	
저HDL콜레스테롤	HDL콜레스테롤<40 mg/dL

고HDL콜레스테롤(≥60 mg/dL)은 보호인자로 간주하여 총 위험인자 수에서 하나를 감하게 된다.

(2) 심혈관 위험도에 따른 LDL 콜레스테롤 및 non-HDL 콜레스테롤의 목표치

위험도	LDL콜레스테롤 (mg/dL)	non-HDL콜레스테롤 (mg/dL)
관상동맥질환[1)]*	<55	<85
죽상경화성 허혈뇌졸중 및 일과성 뇌허혈발작* 경동맥질환* 말초동맥질환* 복부대동맥류* 당뇨병(유병기간 10년 이상 또는 주요 심혈관질환 위험인자† 또는 표적장기손상을 동반한 경우)[2)]	<70	<100
당뇨병(유병기간 10년 미만, 주요 심혈관질환 위험인자‡가 없는 경우)	<100	<130
중등도 위험군(주요 심혈관질환 위험인자† 2개 이상)	<130	<160
저위험군(주요 심혈관질환 위험인자† 1개 이하)	<160	<190

* LDL 콜레스테롤 기저치 대비 50% 이상 감소시키는 것을 동시에 권고

‡ 연령(남자≥45세, 여자≥55세), 조기 심혈관질환 발생 가족력, 고혈압, 흡연, 낮은 HDL 콜레스테롤 수치 (<40 mg/dL)

1) 급성심근경색증은 기저치 LDL콜레스테롤 농도와 상관없이 스타틴을 투약

2) 표적장기손상[알부민뇨, 만성콩팥병(추정사구체여과율 60 mL/min/1.73 m^2 미만), 망막병증, 신경병증, 좌심실비대] 또는 3개 이상의 주요 심혈관질환 위험인자‡를 동반한 당뇨병의 경우: LDL콜레스테롤 목표치<55 mg/dL 선택적 고려 가능

(3) 위험도 및 LDL 콜레스테롤 농도에 따른 치료의 기준

위험도	LDL콜레스테롤농도(mg/dL)					
	<55	55-69	70-99	100-129	130-159	≥160
관상동맥질환[1)]*	생활습관 교정 및 투약고려	생활습관 교정 및 투약시작	생활습관 교정 및 투약시작	생활습관 교정 및 투약시작	생활습관 교정 및 투약시작	생활습관 교정 및 투약시작
죽상경화성 허혈뇌졸중 및 일과성 뇌허혈발작* 경동맥질환* 말초동맥질환* 복부대동맥류* 당뇨병(유병기간 10년 이상 또는 주요 심혈관질환 위험인자† 또는 표적장기손상을 동반한 경우)[2)]	생활습관 교정	생활습관 교정 및 투약고려	생활습관 교정 및 투약시작	생활습관 교정 및 투약시작	생활습관 교정 및 투약시작	생활습관 교정 및 투약시작
당뇨병(유병기간 10년 미만, 주요 심혈관질환 위험인자†가 없는 경우)	생활습관 교정	생활습관 교정	생활습관 교정 및 투약고려	생활습관 교정 및 투약시작	생활습관 교정 및 투약시작	생활습관 교정 및 투약시작
중등도 위험군[3)] (주요 심혈관질환 위험인자† 2개 이상)	생활습관 교정	생활습관 교정	생활습관 교정	생활습관 교정 및 투약고려	생활습관 교정 및 투약시작	생활습관 교정 및 투약시작
저위험군[3)] (주요 심혈관질환 위험인자† 1개 이하)	생활습관 교정	생활습관 교정	생활습관 교정	생활습관 교정	생활습관 교정 및 투약고려	생활습관 교정 및 투약시작

* LDL 콜레스테롤 기저치 대비 50% 이상 감소시키는 것을 동시에 권고

‡ 연령(남자≥45세, 여자≥55세), 조기 심혈관질환 발생 가족력, 고혈압, 흡연, 낮은 HDL 콜레스테롤 수치

(<40 mg/dL)

1) 급성심근경색증은 기저치 LDL콜레스테롤 농도와 상관없이 바로 스타틴을 투약

2) 표적장기손상[알부민뇨, 만성콩팥병(추정사구체여과율 60 mL/min/1.73 m^2 미만), 망막병증, 신경병증, 좌심실비대] 또는 3개 이상의 주요 심혈관질환 위험인자†를 동반한 당뇨병의 경우 선택적 고려 가능

3) 중등도 위험군과 저위험군의 경우는 수주 혹은 수개월 동안 생활습관 관리를 시행한 뒤에도 LDL콜레스텔르 농도가 높을 때 스타틴 투약을 고려

(4) 고중성지방혈증 치료지침

기준	권고사항
200–499 mg/dL	일차적인 목표로 심혈관 위험도에 따라 LDL-C를 목표치 미만으로 맞춤 생활습관 개선 및 statin 투약 이후에도 >200 mg/dL일 시 초고위험군 및 고위험군은 fibrate, omega-3 등의 약물치료 시작을 고려
≥500 mg/dL	급성 췌장염의 위험이 증가 Fibrate, omega-3 등의 약물치료 시작이 권고

2) 2023 당뇨병학회 이상지질혈증 치료지침

2형당뇨병 환자에서 LDL 콜레스테롤 및 non-HDL 콜레스테롤의 목표치

Risk category	LDL-C, mg/dL	Non-HDL-C, mg/dL
Cardiovascular disease[a]	<55	<85
Target organ damage[b] or major risk factor[c] or duration of diabetes≥10 years	<70[d]	<100
Duration of diabetes<10 years and no Major risk factor	<100	<130

LDL-C, low-density lipoprotein cholesterol; HDL-C, high-density lipoprotein cholesterol.

a LDL 콜레스테롤을 기준선 수준에서 50% 이상 낮추는 것도 권장된다.

b 알부민뇨, 만성신질환(추정 사구체 여과율 60 mL/min/1.73 m^2 미만), 망막병증, 신경병증, 좌심실 비대증

c 연령(남성≥45세, 여성≥55세), 조기 죽상동맥경화성 심혈관질환의 가족력, 고혈압, 흡연, 낮은 HDL-C 수치(<40 mg/dL)

d 표적장기손상 또는 3가지 이상의 주요 심혈관 위험요인이 있는 환자의 경우, LDL-C 목표<55 mg/dL이 선택 사항으로 간주됨

5. 치료방법

1) 치료적 생활습관 변화

(1) 금연

① 흡연은 이상지질혈증 및 심혈관질환 위험을 증가시키므로 금연을 강력히 권고

② 모든 성인은 진료 때마다 흡연 상태에 대해 기록하는 것을 권고

③ 간접 흡연도 심혈관계 위험을 증가시키므로 피하도록 권고

(2) 식사요법

영양소	권장섭취량
포화지방	총 에너지의 7% 이내
다가불포화지방산	총 에너지의 10% 이내
트랜스지방*	트랜스지방 섭취는 최대한 적게
총 지방섭취	총 칼로리의 30% 미만
탄수화물**	총 칼로리의 65% 이내, 단순당 섭취 제한
식품섬유소	25 g/d 이상
단백질	총 에너지의 15-20% 정도
콜레스테롤	<300 mg/d
총칼로리	바람직한 체중을 유지하고 체중증가를 막을 수 있는 균형있는 에너지섭취 (표준체중 kg당 30 kcal 정도)
알코올	1-2잔 이내로 섭취하되 가급적 금주

* Trans fatty acids는 LDL콜레스테롤을 증가시킬 수 있는 지방이므로 제한해야 한다.
** 탄수화물은 주로 복합당이 많은 음식, 즉 곡류, 과일 및 채소를 통해 섭취해야 한다.

(3) 운동요법

① 주당 150-300분의 중강도(하루 30-60분) 또는 75-150분의 고강도(하루 25-30분) 유산소 신체활동을 모든 연령대의 성인에게 권고

② 이상지질혈증 환자를 위한 운동 처방 요약

	유산소 운동	저항성 운동	유연성 운동
빈도	칼로리 소비를 최대화하기 위해 주 5일 이상	주 2-3일	주 2-3일 이상
강도	중-고강도 여유심박수의 40-75%	근력 강화를 위해 중강도 (1RM의 50-69%)에서 고강도(1RM의 70-85%)	스트레칭하는 부위가 당기거나 약간 불편한 느낌이 들 정도
시간	하루 30-60분 (체중 감소를 위해서는 하루 50-60분 이상 권장)	근력 향상: 2-4세트, 8-12회 반복 근지구력 향상: 2세트 이하, 12-20회	10-30초, 2-4회 반복
종류	대근육을 사용하는 지속적이고 리드미컬한 활동 (걷기, 자전거 타기, 수영 등)	저항성 운동 기구를 사용한 운동, 맨몸운동, 프리웨이트 등	정적 스트레칭, 동적 스트레칭 등

1 RM (repetition maximum) = 개인의 최대노력으로 1회 시행할 수 있는 무게(중량)

2) 약물치료

(1) 이상지질혈증의 치료전략

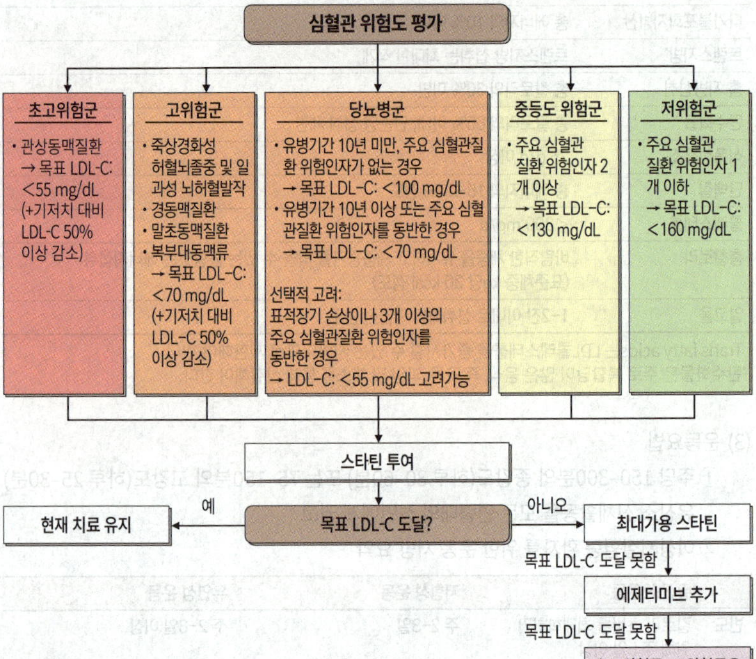

LDL-C, low-density lipoprotein cholesterol;
PCSK9, Proprotein Convertase Subtilisin/Kexin type 9.

(2) 스타틴(Statin)

① 약물의 특성 요약

약물	Lovastatin, Pravastatin, Simvastatin, Fluvastatin, Atorvastatin, Rosuvastatin, Pitavastatin
지질개선 효과	• LDL콜레스테롤 18-55% 감소 • HDL콜레스테롤 5-15% 증가 • 중성지방 7-30% 감소
효과	관상동맥질환, 뇌졸중, 심혈관질환 사망률 및 총 사망률의 감소
금기	• 절대금기: 활동성 간질환, 임신, 수유 • 상대금기: 타 약물 병용주의 약물(cyclosporine, gemfibrozil, 항진균제, macrolide 항생제, cytochrome P-450억제제)
부작용	• 간독성, 근병증: 기저 AST/ALT, CK 측정 필요 • 당뇨 발생위험도 증가

복용법	• Lovastatin: 20-80 mg/일, 저녁식사와 함께 복용 • Pravastatin: 5-40 mg/일, 자기 전에 복용 • Simvastatin: 20-80 mg/일, 자기 전에 복용 • Fluvastatin: 20-80 mg/일, 자기 전에 복용 • Atorvastatin: 10-80 mg/일, 복용 시간에 큰 영향을 받지 않음 • Rosuvastatin: 5-40 mg/일, 복용 시간에 큰 영향을 받지 않음 • Pitavastatin: 1-4 mg/일, 복용 시간에 큰 영향을 받지 않음

② 스타틴의 지질조절 유효성

- High-, Moderate-, and Low-Intensity Statin Therapy

고강도 스타틴 치료	중등강도 스타틴 치료	저강도 스타틴 치료
LDL-C 50% 이상 감소시키는 치료	LDL-C를 30-49% 감소시키는 치료	LDL-C를 30% 미만 감소시키는 치료
Atorvastatin 40-80 mg Rosuvastatin 20-40 mg	Atorvastatin 10-20 mg Rosuvastatin 5-10 mg Simvastatin 20-40 mg Pravastatin 40-80 mg Lovastatin 40 mg Fluvastatin 80 mg Fluvastatin 40 mg bid Pitavastatin 2-4 mg	Simvastatin 10 mg Pravastatin 10-20 mg Lovastatin 20 mg Fluvastatin 20-40 mg Pitavastatin 1 mg

- 한국인 대상 자료

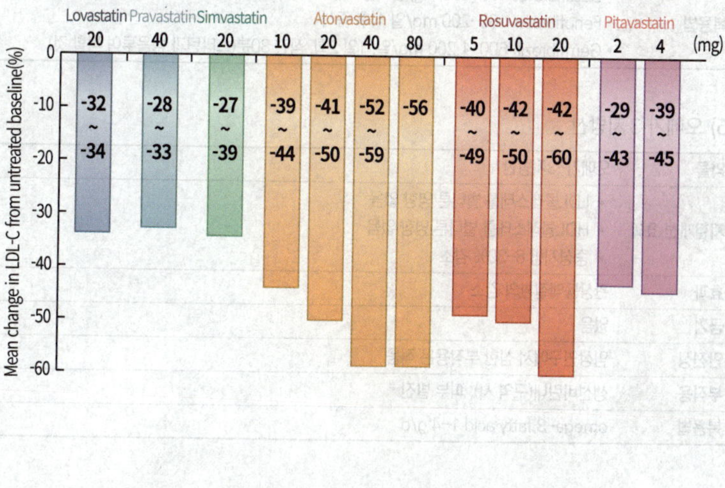

(3) 에제티미브(Ezetimibe)

지질 개선 효과	LDL콜레스테롤 19% 감소 HDL 콜레스테롤 3% 증가 중성지방 8% 감소
효과	심혈관질환의 예방
적응증	작용기전이 다른 스타틴군과의 병용처방으로 추가적인 효과 기대 스타틴 불내성의 경우 대체군으로 사용 가능
금기	임신, 수유
부작용	복통, 설사, 소화불량, 위식도 역류, 식욕 감소, 관절통, 근육 연축, 흉통, 피로감, transaminase 상승, gamma-glutamyltransferase 상승, CK 상승
복용법	10 mg/일, 1일 1회 복용, 복용시간에 큰 영향을 받지 않음

(4) 파이브레이트(Fibrate)

약물	Bezafibrate, Ciprofibrate, Fenofibrate
지질개선 효과	• LDL콜레스테롤 5-20% 감소 • HDL콜레스테롤 10-15% 증가 • 중성지방 25-50% 감소
효과	관상동맥질환의 감소
절대금기	• 심한 간질환이나 신부전, 담석 • 안전성 임상연구에서 부작용은 적음, 스타틴과 병용 시 주의
부작용	담석, 근병증
복용법	• Bezafibrate: 400-600 mg/일 1일 1-3회 • Fenofibrate: 160-200 mg/일 식후 즉시 • Gemfibrozil: 600-1,200 mg/일, 1일 2회, 식전 30분(스타틴과 병용투여 피할 것)

(5) 오메가-3 지방산

약물	오메가-3지방산
지질개선 효과	• LDL콜레스테롤 별다른 영향 없음 • HDL콜레스테롤 별다른 영향 없음 • 중성지방 8-30% 감소
효과	관상동맥질환의 감소
금기	없음
안전성	임상연구에서 심한 부작용은 적음
부작용	생선비린내(구역 시), 피부 발진
복용법	omega-3 fatty acid 1-4 g/d

(6) 니코틴산

약물	Nicotinic acid, Acipimox
지질개선 효과	• LDL콜레스테롤 5-25% 감소 • HDL콜레스테롤 15-35% 증가 • 중성지방 20-50% 감소
효과	단독투여한 일부 연구에서 관상동맥질환의 감소를 보고했으나, 스타틴 병용투여군에서 스타틴 단독에 비해 예후 개선하지 못하고 부작용은 증가하여 니코틴 투여 권하지 않음
금기	• 절대 금기: 간질환이나 심한 통풍 • 상대 금기: 당뇨병, 고요산혈증, 소화궤양질환
안전성	서방형제제(sustained release) 사용 시 간독성
부작용	피부홍조, 소화장애, 간독성, 통풍, 혈당 상승
복용법	• Immediate release (crystalline) nicotinic acid 1.5-3 g/일 • Extended release nicotinic acid 1-2 g/일 • Sustained release nicotinic acid 1-2 g/일

(7) 담즙산수지약물

약물	Cholestyramine, Colestipol, Colesevelam
지질개선 효과	• LDL콜레스테롤 15-30 % 감소 • HDL콜레스테롤 3-5 % 증가 • 중성 지방 변화 없거나 증가함
효과	관상동맥질환의 감소
금기	중성지방 농도>400 mg/dL
안전성	임상연구에서 심한 부작용은 적음
부작용	변비 등의 소화장애, 담석증, 타약물 흡수 억제
복용법	• Cholestyramine: 8-24 g/일, 1일 2회, 식사와 함께 복용 • Colestipol: 10-30 g/일, 1일 2회, 식사와 함께 복용 • Colesevelam: 2.6-3.8 g/일, 1일 1-2회, 식사와 함께 복용

(8) PCSK9 억제 항체

약물	Alirocumab, Evolocumab
지질개선 효과	• LDL콜레스테롤 55-70%(평균 60%) 감소 • HDL콜레스테롤 6-8% 증가 • 중성 지방 10-17% 감소 • ApoB 40-50% 감소 • 지단백질(a) 30% 감소
효과	LDL콜레스테롤 감소, 관상동맥질환의 예후 개선
금기	주사제 해당 성분에 대한 알레르기
안전성	중증간기능장애에서 주의
부작용	주사부위 통증이나 발적, 독감 유사증상 억제
복용법	• Alirocumab 75-150 mg 2주 1회 또는 300 mg 월 1회 피하주사 • Evolocumab 140 mg 2주 1회 또는 420 mg 월 1회 피하주사

II 비만과 대사증후군

Summary

- 동반질환의 위험을 고려하여, 체질량지수 25 kg/m^{2}일 시 비만으로 정의하고, 치료 전 체중의 5-10%를 6개월 이내에 감량하는 것으로 목표로 함
- 비만 진료 시 내분비질환이나 약제에 대한 이차원인 가능성 및 비만과 동반된 당뇨, 고혈압, 심혈관질환 등의 동반질환에 대한 문진 및 검사를 고려해야 함
- 식사치료, 운동치료, 행동치료 등의 비약물치료로 체중감량에 실패한 경우 약물치료를 고려해야 하며, 장기 처방이 가능한 약물 중 동반질환에 따라 가능한 약물을 선택하도록 함
- 체질량지수가 35 kg/m^2 이상의 3단계 비만인 경우, 비만 동반질환이 있는 30 kg/m^2 이상의 2단계 비만의 경우, 그리고 조절되지 않는 2형당뇨병 환자에서 27.5 kg/m^2 이상인 경우 적극적으로 수술적 치료를 고려해야 함
- 환자의 공복혈당, 중성지방, HDL콜레스테롤, 혈압, 허리둘레를 확인하여 대사증후군 여부를 확인하고, 비만 및 각 인자에 대한 적극적인 치료를 진행해야 함

증례

7-10% 체중 감량을 위한 포괄적 생활습관 중재 예시

요소	체중 감량	감량된 체중 유지
기간 빈도 방식	• 20-26주간 매주 직접 대면 혹은 전화 • 인터넷/이메일은 체중 감량 효과 적음 • 그룹 또는 개인 대상	• 2주에 1번 52주 이상 • 월 1회도 충분할 수 있음 • 그룹 또는 개인 대상
식사 처방	• 저칼로리 식사 <113 kg: 1,200-1,500 kcal ≥113 kg: 1,500-1,800 kcal • 대표적 다량영양소 구성 지방≤30% (포화지방<7%) 단백질 15-25%, 나머지는 탄수화물 • 개인별 필요성과 취향에 따른 식단 구성	• 감량된 체중을 유지하기 위해 낮은 칼로리 식사 섭취 • 체중 감량을 위한 대표적 다량영양소 구성과 유사
신체 활동 처방	• 중, 고강도 유산소 신체활동 (예: 빠르게 걷기) • 주 180분 시행 • 근력운동도 바람직함	• 중, 고강도 유산소 신체활동 (예: 빠르게 걷기) • 주 200-300분 시행 • 근력운동도 바람직함
행동 치료 처방	• 일기: 음식섭취와 신체활동을 매일 점검 • 매주 체중 점검 • 당뇨병 예방 프로그램과 같은 행동변화를 위한 구조화된 교육과정 • 치료자에 의한 규칙적인 피드백	• 일기: 음식섭취와 신체활동을 간헐적 또는 매일 점검 • 주 2회-매일 체중 점검 • 재발 방지 및 개별화된 문제 해결 등 행동변화를 위한 교육과정 • 치료자에 의한 주기적인 피드백

1. 비만

1) 정의

(1) 체질량지수(body mass index, BMI)

① BMI = 체중(kg)/[신장(m)]^2

② 모든 성인에서 최소 1년에 한 번 체질량지수를 측정할 것을 권고

③ 체질량지수에 따른 비만의 분류 및 동반질환 위험도

분류*	체질량지수(kg/m^2)	허리둘레에 따른 비만 동반질환의 위험도	
		<90 cm(남자) <85 cm(여자)	≥90 cm(남자) ≥85 cm(여자)
저체중	<18.5	낮음	보통
정상	18.5-22.9	보통	약간 높음
비만전단계	23-24.9	약간 높음	높음

분류*	체질량지수(kg/m²)	허리둘레에 따른 비만 동반질환의 위험도	
		<90 cm(남자) <85 cm(여자)	≥90 cm(남자) ≥85 cm(여자)
1단계 비만	25-29.9	높음	매우 높음
2단계 비만	30-34.9	매우 높음	가장 높음
3단계 비만	≥35	가장 높음	가장 높음

* 비만전단계는 과체중 또는 위험체중으로, 3단계 비만은 고도비만으로 볼 수 있다.

2) 원인

(1) 에너지 섭취가 에너지 소비보다 많을 때 체지방이 증가하며 비만이 발생

(2) 이차 비만의 원인

분류	원인
유전 및 선천장애	사람에게서 비만을 유발하는 것으로 알려진 유전자 • Ob, db, 프로오피오멜라노코틴(proopiomelanocortin, POMC), 멜라노코틴4수용체(melanocortin 4 receptor, MC4R) 유전자 등
	비만과 관련된 선천 장애 • 프라더-빌리증후군(Prader-Willi syndrome) • 로런스-문비들증후군(Laurence-Moon-Biedl syndrome) • 알스트롬증후군(Alstrom syndrome) • 코헨증후군(Cohen syndrome) • 카펜터증후군(Carpenter syndrome)
약물	• 항정신병약물: thioridazine, olanzepine, clozapine, quetiapine, risperidone • 삼환계우울제: amitriptyline, nortriptyline • 알파-2대항제: imipramine, mitrazapine • 선택세로토닌 재흡수억제제(selective serotonin reuptake inhibitor): paroxetine • 항경련제: valproate, carbamazepine, gabapentine • 당뇨병치료제: 인슐린(insulin), 설포닐우레아(sulfonylurea), 글리나이드제제(glinide), 싸이아졸리딘다이온(thiazolidinedione) • 세로토닌대항제: pizotifen • 항히스타민제: cyproheptadine • 베타차단제: propranolol • 알파차단제: terazocin • 스테로이드제제: 경구피임제, 당질부신피질호르몬제제
신경 및 내분비질환	• 시상하부성비만: 외상, 종양, 감염, 수술, 뇌압 상승 • 쿠싱증후군(cushing syndrome) • 인슐린종(insulinoma) • 다낭난소증후군(polycystic ovary syndrome) • 성인 성장호르몬결핍증
정신질환	• 폭식장애(binge-eating disorder) • 계절정동장애(seasonal affective disorder)

(3) 체중 증가를 유발할 수 있는 약제와 대체 약제

	체중 증가 유발 약제	대체 약제
항고혈압약제	β-blocker	ACE inhibitor, ARB, CCB
항당뇨병약제	Sulfonylurea, Thiazolidinedione, Meglitinide, Insulin	α-glucosidase inhibitor, Metformin, DPP-4 inhibitor, GLP-1 receptor agonist, SGLT2 inhibitor
항우울제	Tricyclic antidepressant, Mono-amine oxidase inhibitor, Selective serotonin reuptake inhibitor (paroxetine)	Fluoxetine, Sertraline, Bupropion
기분안정제	Valproic acid, Lithium	Lamotrigine
항정신병약물	Clozapine, Risperidone, Olanzapine	Haloperidol, Lurasidone, Ziprasidone, Aripiprazole
항경련제	Valproic acid, Carbamazepine	Topiramate, Gabapentin, Zonisamide

3) 합병증

계통	비만 동반질환	필요한 검사의 종류
심뇌혈관계	관상동맥질환, 고혈압, 뇌경색(허혈성), 울혈성심부전, 동맥경화증, 폐색전증, 하지정맥류, 정맥혈전색전증 등	혈압, 맥박, 심전도 측정, 필요시 의심질환에 대한 정밀검사 시행
위장관계	담석, 비알코올성 지방간질환, 위식도역류, 탈장	간기능 검사, 필요시 복부초음파, 위내시경 검사
호흡기계	천식, 수면무호흡증, 저환기증후군	필요시 흉부 X-선, 폐기능검사, 목둘레 측정, 수면다원검사
내분비계	2형당뇨병, 인슐린저항성, 대사증후군, 이상지질혈증, 고요산혈증, 통풍	공복혈당, 혈청지질검사(총 콜레스테롤, 저밀도 및 고밀도 콜레스테롤, 중성지방), 요산, 필요시 당화혈색소, 공복 인슐린 등
종양	식도암, 위암, 결장직장암, 간암, 췌장암, 담낭암, 신장암, 백혈병, 다발성골수암, 림프종 • 남자: 전립선암 • 여자: 유방암(폐경 후), 자궁내막암, 난소암, 자궁경부암	필요시 의심질환에 대한 정밀검사 시행
비뇨생식기계	• 생식선저하증, 월경이상, 다낭성 난소증후군, 불임, 난임, 성조숙증, 여성형 유방, 발기부전 • 산모임신합병증(임신 당뇨병, 임신고혈압, 임신중독증, 유산), 태아 기형(신경관결손, 입술갈림증, 입천장갈림증, 뇌수종, 심혈관계 이상), 신질환(신결석, 만성신질환, 말기신질환), 긴장성요실금, 산모출산합병증(난산, 제왕절개의 위험)	필요시 의심질환에 대한 정밀검사 시행
근골격계	운동제한, 허리통증, 골관절염, 척수질환, 족부질환	필요시 의심질환에 대한 정밀검사 시행

계통	비만 동반질환	필요한 검사의 종류
신경계	특발성 두개뇌압 상승, 치매, 대퇴부 감각이상증	필요시 의심질환에 대한 정밀검사 시행
정신심리	우울증, 불안증, 자존감 저하, 섭식 장애, 직무능력 저하, 삶의 질 저하, 신체불만족	필요시 의심질환에 대한 정밀검사 시행
기타	흑색가시세포증, 피부감염, 치주질환, 마취위험 증가, 림프부종	필요시 의심질환에 대한 정밀검사 시행

4) 치료

(1) 비만 환자의 치료 알고리듬

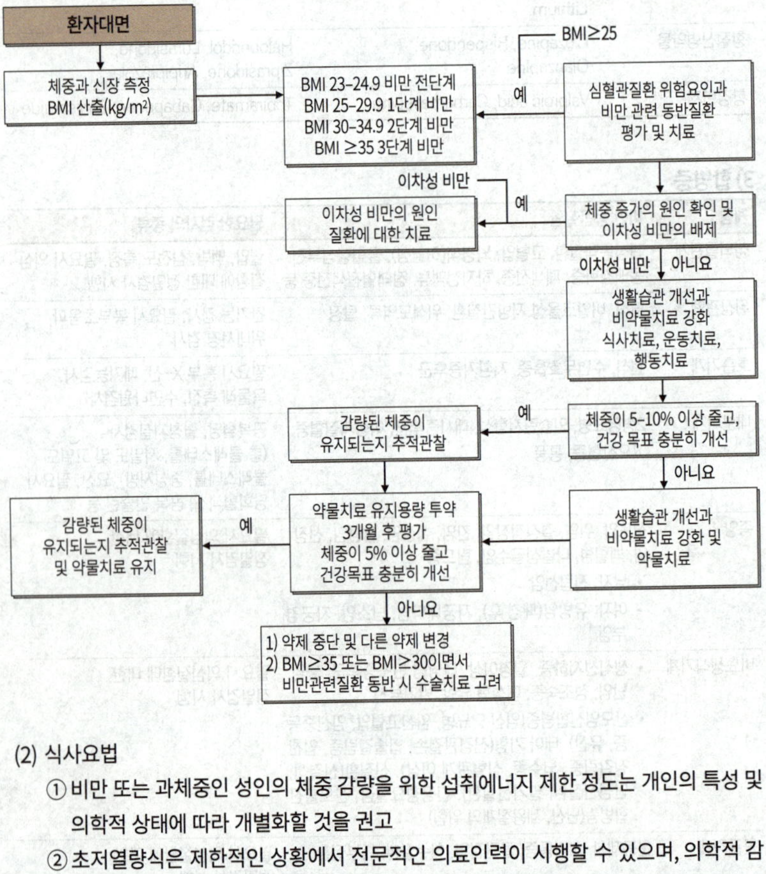

(2) 식사요법

① 비만 또는 과체중인 성인의 체중 감량을 위한 섭취에너지 제한 정도는 개인의 특성 및 의학적 상태에 따라 개별화할 것을 권고

② 초저열량식은 제한적인 상황에서 전문적인 의료인력이 시행할 수 있으며, 의학적 감시와 더불어 생활습관개선을 위한 강도 높은 중재를 함께 시행할 것을 권고

③ 다양한 식사종류(저열량식, 저탄수화물식, 저지방식, 고단백식 등)를 선택할 수 있으나, 영양적으로 적절하고 에너지 섭취를 줄일 수 있는 방법을 사용하며, 건강한 식생활을 강조할 것을 권고

④ 개인의 특성 및 의학적 상태에 따라 다량영양소(탄수화물, 지방, 단백질)의 조성을 개별화할 것을 권고

(3) 운동요법

① 운동치료 전 심혈관, 대사성, 신장질환의 증상이 있거나, 증상이 없더라도 심혈관, 대사성, 신장질환이 있으면서 규칙적인 운동을 하고 있지 않은 경우에는 의사 상담 후에 운동을 시작하고, 그 외에는 의학적 허가없이 저중강도부터 운동을 시행할 것을 권고

② 체중 감량을 위해서 유산소운동은 최소 주당 150분 이상, 주당 3–5회 실시하고 근력운동은 대근육군을 이용하여 주 2–3회 실시하는 것을 권고

③ 체중 감량 효과상 유산소운동과 근력운동을 병행한 운동이 유산소운동 단독 및 근육운동 단독에 비해 효과적이므로 체중 감량을 위해서는 유산소운동과 근력운동을 병행하는 것을 권고

④ 효과적인 체중 감량을 위해서는 운동 외에 식사치료를 병행할 것을 권고

(4) 행동요법

① 체중 감량을 위해 행동치료를 기반으로 한 음식 섭취 감소, 활동량 증가 등의 포괄적인 생활습관 개선을 권고

② 효과적인 체중 감량을 위해 훈련된 치료자가 대면 행동치료를 6개월 이상 시행하는 것을 권고

③ 감량된 체중의 효과적인 유지를 위해 훈련된 치료자가 행동치료를 1년 이상 시행하는 것을 권고

④ 치료 1개월 이내에 2.5%의 체중 감량에 도달하지 못하는 경우, 기존의 행동치료를 기반으로 한 생활습관 중재를 강화하는 것을 고려

(5) 약물치료

① 단기간 사용 가능한 비만치료 약물

일반명	용량*	작용기전	주요 부작용	주요금기증**
Phentermine	Phentermine으로 30 mg/d	Sympath-omi-metic amine	1) 심혈관계: 원발성 폐동맥 고혈압, 역류성 심장판 막질환, 심계항진, 빈맥, 혈압 상승 2) 중추신경계: 과자극작용, 불안감, 어지럼, 불면증, 불쾌감, 도취감, 떨림, 두통, 드물게 복용량에서 정 신질환적 발작이 나타날 수 있음 3) 위장관계: 입마름, 불쾌한 맛, 설사, 변비, 기타 위 장관 장애 4) 비뇨생식기계: 발기장애, 성적 충동의 변화	1) 진전된 동맥경화증 환자 2) 심혈관계 질환 환자 3) 중등도 및 중증의 고혈압 환자 4) 폐동맥고혈압 환자 5) 갑상선기능항진 환자 6) 녹내장 환자 7) 정신적으로 매우 불안하거나 흥분상태에 있는 환자 8) 14일 이내에 MAO억제제를 투여한 환자(혈압 상승 위험 유발)
Diethylpropion	25 mg TID			
Phendimetra-zine	35 mg BID or TID			
Mazindol	1 mg TID	Sympath-omi-metic amine	1) 정신 신경계: 과흥분, 환각, 불안, 어지럼, 불쾌감, 진전, 두통, 지각이상, 우울, 졸음, 무력감 2) 심혈관계: 빈맥, 두근거림, 홍조, 혈압 변화(고혈 압, 저혈압, 협심증, 심근경색, 부정맥, 심부전, 심 정지, 본태고혈압, 원발성 폐고혈압) 3) 호흡기계: 흉통 4) 소화기계: 구토, 불쾌한 맛, 설사, 복통 5) 내분기계: 발기장애, 월경이상, 드물게 성적 충동 의 변화 6) 피부: 가려움증, 발진, 과도한 발한, 창백, 서늘함, 손의 저림, 탈모 7) 간장: AST (GOT), ALT (GPT) 상승 8) 눈: 산동, 시야 혼탁	1) 심혈관계, 뇌혈관계 질환 환자 2) 중등도 고혈압 환자 3) 폐동맥 고혈압 환자 4) 갑상선기능항진 환자 5) 중등도의 신장애, 간장애 환자 6) 중증의 췌장 장애 환자 7) 요독증 환자 8) 녹내장 환자 9) 정신장애상태(흥분, 조현병) 환자 10) MAO억제제를 복용 중이거나 14일 이내에 MAO억제제를 투여한 환자

자세한 내용은 각 약물의 설명서를 참고한다.

* 모든 약물은 가능한 추천 용량보다 저용량부터 시작하여 최소 유효 용량으로 투여하는 것이 바람직하다.

** 약물에 과민증인 환자, 임산부 및 수유부에게는 투여하지 않는다. 또한 다른 체중조절 약과 함께 투여하지 않는다. 중증 간장애/신장애, 소아 및 고령자에게 투여하지 않는다.

② 장기간 사용 가능한 비만치료 약물

일반명	용량*	임상시험에서 위약 대비 체중 감소(1년)	작용 전	주요 부작용	주요 금기증**
Orlistat	120mg TID	2.8%	Gastric/ pancreatic lipase inhibitor	지방변, 복부팽만 및 방귀, 배변 증가, 배 변실금	만성 흡수 불량 증후군 환자 또는 담즙 분비 정지 환자
Naltrexone ER-bupropion ER	32 mg/360 mg	3.2-5.2%	Opioid antagonist (naltrexone) anti-depressant (bupropion)	구역, 변비, 두통, 구토, 어지럼증, 불면, 입마름, 설사, 불안, 안면홍조, 피로, 떨림, 상복부 통증, 바이러스성 위장염, 이명, 요로감염, 고혈압, 복부통증, 다한증, 자극 과민성, 혈압 상승, 미각이상, 두근거림	1) 조절되지 않는 고혈압 환자 2) 발작 장애 또는 발작 병력이 있는 환자 3) 중추신경계 종양이 있는 환자 4) 알코올 또는 벤조디아제핀계, 바르비탈류, 항간질 약 등 약물복용을 갑자기 중단한 환자 5) 양극성 장애 환자 6) 대식증 또는 신경성 식욕부진을 현재 또는 과거에 진단받은 환자 7) 현재 아편성 또는 아편 효능 약(예, 메사돈) 의존성이 있는 환자 또는 급성 아편 금단증상을 지닌 환자 8) MAO억제제를 투여 중인 환자
Liraglutide	3.0 mg 하루 1회 피하투여	5.4-6.0%	GLP-1 analogue	구역, 구토, 설사, 변비, 소화장애, 복통, 복부팽만감, 트림, 위식도역류, 입마름, 위염, 저혈당, 주사부위 발적 및 가려움, 피로, 무력, 어지러움, 미각 변화, 수면장애, 담석, 리파제/아밀라제 상승	갑상선수질암의 가족력이나 과거력을 가진 환자, 다발 내분비선 종양 2형 환자

일반명	용량*	임상시험에서 위약 대비 체중 감소(1년)	작용 전	주요 부작용	주요 금기증**
Phentermine-topiramate ER	3.75 mg/23 g 7.5 mg/ 46 mg 11.25 mg/69 mg 15mg/92 mg	6.6-9.3%	Catechol-amine release (phenter-mine)- GA-BA activation, Glutamate in-activation (Topiramate)	1) 감각이상/미각이상 2) 기분장애 및 수면장애 3) 인지장애 4) 실험실검사 수치이상-혈청중탄산염 저하, 혈청 칼륨 저하, 혈청크레아티닌 증가, 신석증	1) 녹내장 환자 2) 갑상선기능항진증 환자 3) 14일 이내에 MAO억제제를 투여한 환자 4) 교감신경 흥분성 아민에 대한 과민 반응 환자 5) 진전된 동맥경화증 환자 6) 심혈관계 질환 환자 7) 중등도-중증의 고혈압 환자 8) 폐동맥 고혈압 환자 9) 정신적으로 불안하거나 흥분상태에 있는 환자 10) 약물남용의 병력이 있는 환자

자세한 내용은 각 약물의 설명서를 참고한다.

* 모든 약물은 가능한 추천 용량보다 저용량부터 시작하여 최소 유효 용량으로 투여하는 것이 바람직하다.

** 약물에 과민증인 환자 임산부 및 수유부에게는 투여하지 않는다 또한 다른 체중조절 약과 함께 투여하지 않는다. 중증 간장애/신장애 소아 및 고령자에게 투여하지 않는다.

③ 동반질환에 따른 항비만약제의 선택

동반질환		항비만약제			
		Orlistat	Naltrexone / bupropion ER	Liraglutide 3.0 mg	Phentermine/ topiramate ER
2형 당뇨병					
고혈압			혈압, 맥박 관찰 조절되지 않는 고혈압의 경우 금기	맥박 관찰	맥박 관찰
관상동맥 질환			혈압, 맥박 관찰		
만성 신질환	경증(60-89mL/min)				
	중등도(30-59 mL/min)		8 mg/90 mg bid/day 초과하지 않음		7.5 mg/46 mg/day 초과하지 않음

동반질환		항비만약제			
		Orlistat	Naltrexone / bupropion ER	Liraglutide 3.0 mg	Phentermine/ topiramate ER
만성 신질환	중증(<30 mL/min	요로결석(oxalate) 주의	8 mg/90 mg bid/day 초과하지 않음 말기 신장에 권고되지 않음		7.5 mg/46 mg/day 초과하지 않음 말기 신장에 권고되지 않음
간기능 장애	경도-중등도 (Child-Pugh 5-9)	담석 주의	8 mg/90 mg/day 초과하지 않음	담석 주의	7.5 mg/46 mg/day 초과하지 않음
	중증(Child-Pugh>9)				
폐쇄성 수면 무호흡					15 mg/92 mg/day 사용
우울증					7.5 mg/46 mg/day 초과하지 않음
녹내장					
췌장염					

■ 사용 가능 ■ 주의 사용 ■ 권고되지 않거나 사용 금기 ■ 근거부족

(6) 수술치료

수술 방법	조절형위밴드술 (Adjustable gastric banding)	위소매절제술 (Sleeve gastrectomy)	루와이위우회술 (Roux-en-Y Gastric bypass)	담췌우회술/십이지장전환술 (Biliopancreatic diversion/Duodenal switch)
모식도	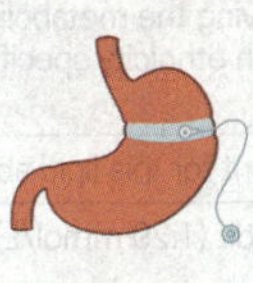	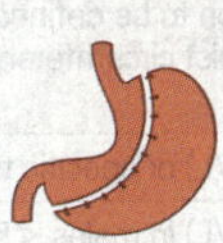	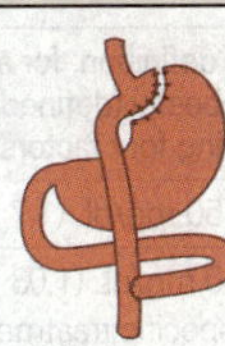	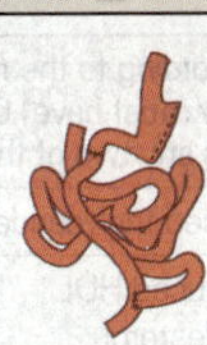
수술 역사	30여 년	10-15년	50여 년	20여 년
수술 방법	조절형 밴드를 거치하여 15-20 mL 용적의 작은 위주머니를 형성	위를 수직 방향을 따라 약 80% 절제하여 위 용적을 감소시킴	약 30 mL 용적의 작은 위주머니를 형성하고 잔여 위와 상부 소장 일부를 우회함	위소매절제술 후 유문을 보존한 상태에서 십이지장-회장을 문합하여 공장 전체와 상부 회장을 우회함

수술 방법	조절형위밴드술 (Adjustable gastric banding)	위소매절제술 (Sleeve gastrectomy)	루와이위우회술 (Roux-en-Y Gastric bypass)	담췌우회술/십이지장전환술 (Biliopancreatic diversion/Duodenal switch)
체중 감량 기전	식사 제한	식사 제한	식사 제한+일부 흡수 제한 유도	식사 제한+ 흡수 제한
가역성	완전 가역적	비가역적	부분적으로 가역적	부분적으로 가역적
체중 감량 효과	(중장기 초과체중 감소율, %EWL*)			
	2년: 50% 10년: 40%	2년: 60% 10년: 50-55%**	2년: 70% 10년: 60%	2년: 70-80% 10년: 70%
장단점 및 합병증	체내 삽입한 이물질로 인한 장기 합병증 발생이 상대적으로 빈번하여, 최근 시행 빈도 급감하는 추세(10년 내 30-40%가 밴드 제거 혹은 교정 수술 필요)	수술 후 위식도역류질환 발생 혹은 악화 가능. 장기추적 시 체중 재증가 발생 빈도가 상대적으로 높음	우회된 위에 대한 정기적 내시경 검진이 어려움. 덤핑증후군, 변연부 궤양의 발생위험이 있음. 미량원소 결핍이 발생할 수 있어 주기적인 검사 및 적절한 보충이 필요	단백질 및 미량영양소 결핍의 발생이 빈번하여 평생 결핍 가능한 영양소의 보충 섭취가 필요함

* Perentage of exess weight loss = 체질량지수 25 kg/m² 기준으로 초과된 체중의 감소율
** 10년 이상 장기 추적 데이터가 아직 충분하지 않은 상태임

2. 대사증후군

1) 인슐린저항을 통하여, 혈당조절 장애, 혈압 상승, 중성지방 상승, 고밀도지질단백질 콜레스테롤 저하 및 복부비만이 발생하는 질병으로 대사 이상 및 심뇌혈관질환의 위험인자로 각종 암 발생 및 사망률 증가와 밀접한 관계

2) 2005년 IDF consensus worldwide criteria

According to the new IDF definition, for a person to be defined as having the metabolic syndrome they must have: Central obesity (defined as waist circumference* with ethnicity specific values) plus any two of the following four factors:	
Raised triglycerides	≥150 mg/dL (1.7 mmol/L) or specific treatment for this lipid abnormality
Reduced HDL cholesterol	<40 mg/dL (1.03 mmol/L) in males <50 mg/dL (1.29 mmol/L) in females or specific treatment for this lipid abnormality
Raised blood pressure	systolic BP≥130 or diastolic BP≥85 mm Hg or treatment of previously diagnosed hypertension
Raised fasting plasma glucose	(FPG)≥100 mg/dL (5.6 mmol/L), or previously diagnosed type 2 diabetes If above 5.6 mmol/L or 100 mg/dL, OGTT is strongly recommended but is not necessary to define presence of the syndrome

* If BMI is >30kg/m², central obesity can be assumed and waist circumference does not need to be measured.

Country/Ethnic group		Waist Circumference
Europids* In the USA, the ATP III values (102 cm male; 88 cm female) are likely to continue to be used for clinical purposes	Male Female	≥94 cm ≥80 cm
South Asians Based on a Chinese, Malay and Asian–Indian population	Male Female	≥90 cm >80 cm
Chinese	Male Female	>90 cm ≥80 cm
Japanese**	Male Female	≥90 cm ≥80 cm
Ethnic South and Central Americans		Use South Asian recommendations until more specific data are available
Sub–Saharan Africans		Use European data until more specific data are available
Eastern Mediterranean and Middle East (Arab) populations		Use European data until more specific data are available

* In future epidemiological studies of populations of Europid origin, prevalence should be given using both European and North American cut-points to allow better comparisons.

** Originally different values were proposed for Japanese people but new data support the use of the values shown above.

아시아-태평양 지역의 복부비만 기준에 대한 보정치가 있음

3) 치료

(1) Obesity

① 비만은 대사증후군의 원동력이기 때문에, 체중 감량은 대사증후군 해결에 대한 주요 접근 방식

② 일반적으로 체중 감량에 대한 권장 사항은 칼로리 제한, 신체활동 증가 및 행동 수정의 조합을 이야기 함

③ 칼로리 제한이 가장 중요한 요소인 반면, 신체활동의 증가는 체중 감량을 유지하는데 중요

(2) Insulin resistance and hyperglycaemia

① 인슐린 저항성은 대사증후군의 주요 병리학적 메커니즘

② Metformin과 thiazolidinediones (TZDs)는 모두 간에서 인슐린 작용을 향상시키고 내인성 포도당생산을 억제

③ TZDs는 근육과 지방 조직에서 인슐린 매개 포도당 섭취를 개선

(3) Atherogenic dyslipidaemia

① Primary aims: 중성지방 수치의 감소(뿐만 아니라 ApoB와 non-HDL cholesterol 감소)

- HDL 콜레스테롤 수치 증가
- LDL 콜레스테롤 수치 감소(높은 LDL-C level은 높은 대사 증후군 위험을 보임)

② Options: Fibrates - 이상지질혈증의 모든 구성 요소를 개선

③ 대사 증후군이 있는 사람의 CVD 위험을 감소

- Statins: 모든 ApoB-containing lipoproteins을 감소시킴

(4) Elevated blood pressure

① Angiotensin converting enzyme inhibitors and angiotensin receptor blockers

- 대사증후군을 가진 환자들에게, 초기 고혈압 치료제를 위한 최선의 선택

② 고혈압이 있는 모든 환자들에게 과일과 야채, 통곡물, 그리고 저지방 유제품이 풍부한 나트륨 제한 식이요법이 권장되어야 함

③ 가정에서 혈압을 모니터링하는 것은 좋은 혈압 조절을 유지하는 데 도움이 될 수 있음

CHAPTER

6 순환기내과

16 순환기내과

01

순환기 응급질환

증례

기저질환 없는 51세 남자로 내원 2시간 전부터 발생한 식은땀과 명치 한가운데가 쥐어짜이는 통증을 호소하며 응급실에 내원하였다. 이 환자에서 우선적으로 의심되는 진단과 치료는?

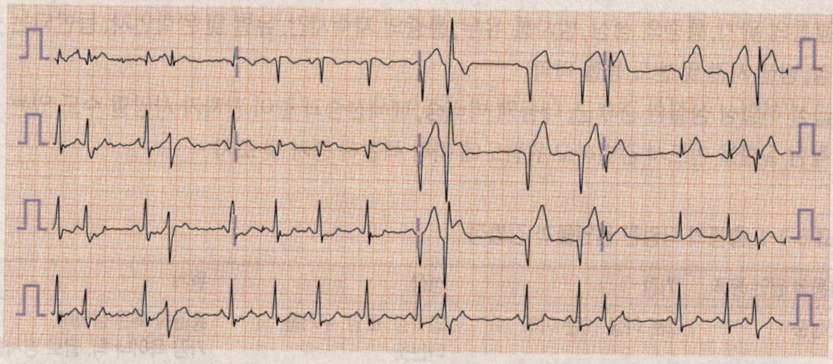

● 그림 6-1-1. 심전도: V1-V5 ST elevation, III aVF reciprocal ST depression, VPC

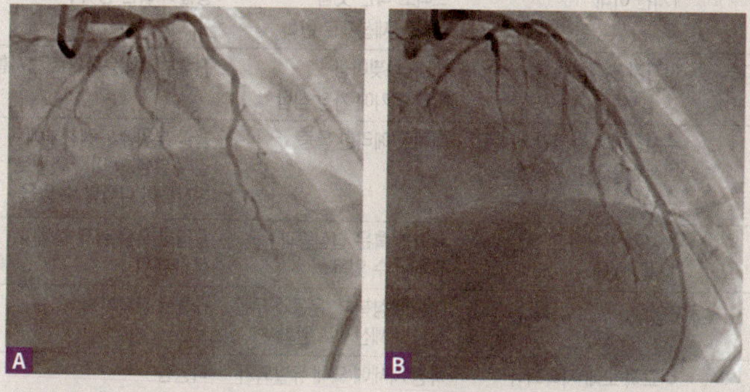

● 그림 6-1-2. 심혈관 조영술: 좌전하행지 근위부 완전폐쇄. 경피적 관상동맥 재개통술 전(A), 후(B)

진단과 치료를 위한 핵심사항

1. 진단: 심전도, 혈액검사(심근효소)
2. 치료
   1) 급성심근경색은 관상동맥의 조기 재관류 치료(예: 일차 관상동맥 중재술, 혈전용해제)가 필요
   2) 관상동맥 중재술 전 항혈소판제, 항응고제 투여 필요
   3) 관상동맥 중재술을 통한 재관류 이후에는 1년 이상 이중항혈소판 요법 유지

I 흉통(Chest pain)

1. 흉통의 위치, 통증의 성상, 방사통 유무, 통증의 지속시간, 유발 및 완화인자, 동반되는 증상, 방생 시간 및 빈도 등을 파악
2. 급성 허혈성 심질환 증후군, 대동맥 박리증, 폐색전증과 같이 환자가 사망할 수도 있는 심각한 질환을 반드시 감별하고 위험도에 따라 적절히 평가 및 조치

● **표 6-1-1. 흉통의 다양한 원인들과 감별점**

흉통의 원인 종류	기간	성상	위치
협심증	2분 이상 10분 이하	압박감, 조임, 무거움, 타는듯	흉골하 혹은 심와부, 가끔 목이나 턱, 팔로 방사통
급성 심근경색증	종종 30분 이상	협심증과 유사하나 더 심하고 지속	협심증과 유사
식도질환	1시간 이내	쓰리고 타는 듯함 식사나 제산제로 완화	흉골하 혹은 상복부
대동맥 박리증	갑자기 발생하여 지속	쪼개짐, 찢어짐 박리 초기에 가장 심함	전흉부에서 등쪽으로 방사함
심낭염	수시간에서 수일간 지속됨 악화와 호전을 반복할 수도 있음	대체로 예리한 통증	흉골 부위에서 심첨부에 걸쳐 발생. 목이나 어깨로 방사통이 나타날 수 있음
폐색전증	갑자기 발생하고 수분에서 1시간 이내	흉막통 혹은 협심증과 유사할 수 있음	흉골하 혹은 실제 경색이 생긴 부위
소화성궤양	지속됨	대체로 상복부, 운동과 무관, 식사나 제산제로 완화	대체로 상복부
근골격	비교적 오래 지속되나 다양함	특정 자세에 의해 유발되거나 심해짐. 압통을 수반함	다양함

1. 급성관상동맥증후군(Acute Coronary Syndrome)

1) 증상: 안정 시 흉통(쥐어짜듯이, 짓누르듯이, 무겁게)

2) 진단: 허혈성 흉통, 심전도 변화, 심근효소 상승

● **표 6-1-2. 급성심근경색의 진단기준**

심근경색의 네 번째 보편적 정의(2021년 미국심장학회 기준)
타입 1 MI 기준
심근효소의 증가(Troponin)가 있으면서 아래 조항 중 적어도 한 가지 이상일 때 – 심근 허혈에 의한 급성 증상 – 병적 Q파 발생 – 허혈성 심전도 변화(ST분절 상승 혹은 하강) – 생존심근의 새로운 손실, 혹은 새로운 국소 벽 운동 이상의 영상 증거 – 관상동맥 혈관조영술 후 혹은 부검을 통해 관상동맥내 혈전 식별
타입 2 MI 기준
심근효소의 증가(Troponin)가 있으면서, 급성 관상 동맥 혈전증과 관련이 없는 심근 산소 공급과 수요 간 불균형의 증거로, 아래 조항 중 적어도 한 가지 이상일 때 – 심근 허혈에 의한 급성증상 – 병적 Q파 발생 – 허혈성 심전도 변화(ST분절 상승 혹은 하강) – 생존심근의 새로운 손실, 혹은 새로운 국소 벽 운동 이상의 영상 증거
타입 3 MI 기준
심근 허혈 증상이 있는 심장 사망을 겪는 환자이지만, 심장 바이오마커의 증가를 확인하기 전에 사망하거나 부검 검사에 의해 심근경색이 확인된 환자
타입 4 MI 기준(심장 시술관련 심근 손상)
타입 5 MI 기준(관상동맥우회로 수술관련 심근 손상)

3) 치료

(1) 위험도 평가(UA/NSTEMI): TIMI, GRACE 점수

(2) 항혈소판제, 항응고제 투여

(3) 재관류 치료: 일차 관상동맥 중재술, 혈전용해제, 글리코프로테인 IIb/IIIa 저해제

4) 심장계 중환자실 입원 기준

(1) 증상이 발생한 지 24시간 이내에 내원한 급성심근경색증 환자

(2) 불안정 협심증 환자 중 안정 시에도 흉통이 발생하고 통증조절을 위해 분당 300 μg 이상의 nitroglycerin이 필요한 경우

(3) 증상의 변화가 심하거나 혈역학적으로 불안정하여 nitroglycerin의 용량이 빈번하게 조절해야 하는 경우

● **표 6-1-3. 조기 재관류 치료가 필요한 적응증**

Class I (level of evidence A) indications (Harrison Table 238-3)
• Recurrent angina at rest/ low-level activity despite Rx. • elevated TnT or TnI • New ST-segment depression • Recurrent angina/ischemia with CHF symptoms, rales, MR • Positive stress test • EF<40% • Decreased BP • Sustained VT • PCI<6 months, prior CABG

출처: Modified from Harrison. 20th ed. p.1709. Table237-1.

2. 대동맥 박리증(Aortic Dissection)

증례

39세 남자가 갑작스러운 가슴 통증 및 등 부위의 통증을 호소하며 의식을 잃고 쓰러져 응급실로 내원하였다. 고혈압이 있으나 그동안 치료받지 않고 있었다. 시행한 흉부 CT 검사 소견은 다음과 같았다. 가장 먼저 시행해야 하는 치료는?

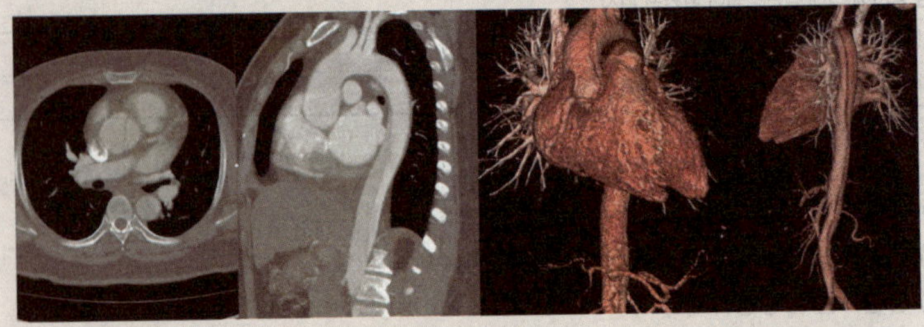

● **그림 6-1-3.** 흉부 CT: Standford type A aortic dissection involving aortic root extending through thoracoabdominal aorta

진단과 치료를 위한 핵심사항

1. 진단: 대동맥 CT
2. 치료: 혈압 강하요법(베타차단제 투여로 수축기혈압을 120–130 mmHg로 조절)

1) 원인: 높은 혈압에 의해 대동맥 내막판이 전단력에 의해 찢어져 하부로 진행하는 질환
2) 증상: 등으로 방사하는 흉통과 쇼크를 동반한 실신
3) 진단: 대동맥 혈관조영술, 대동맥 CT, 경식도초음파
4) 치료: 베타차단제(수축기혈압을 120–130 mmHg로 조절)

II 호흡곤란(Dyspnea)

- 호흡이 비정상적으로 불편하게 느껴지는 상태로 심장이나 호흡기질환의 주요 증상 중 하나
- 휴식 시 혹은 일반적으로 증상을 느낄 수 없을 정도의 가벼운 운동에도 호흡곤란을 호소한다면 비정상 소견

1. 급성심부전 및 폐부종(Acute heart failure with pulmonary edema)

증례

70세 남자가 호흡곤란과 사지 부종을 주소로 내원하였다. 기운이 없으며, 측정한 혈압은 80/40 mmHg이었다. 검사한 흉부 X-ray, 흉부 CT 소견은 다음과 같았다. 추가적으로 시행해야 할 검사와 치료는?

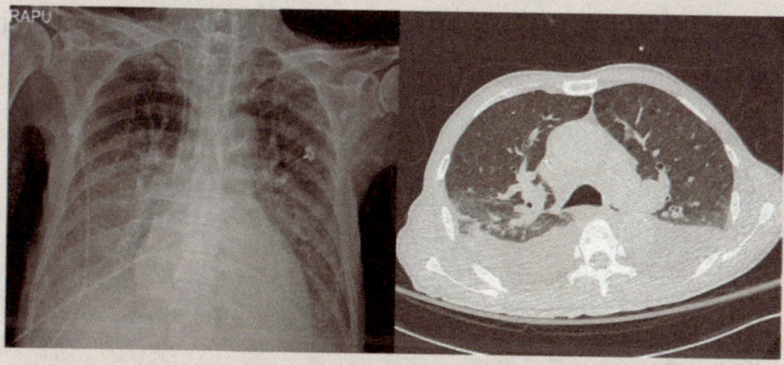

● 그림 6-1-4. 흉부 X-ray, 흉부 CT: 심부전으로 인한 폐부종

진단과 치료를 위한 핵심사항

1. 진단
   1) 흉부 X-ray: 폐부종(주로 양쪽성)
   2) 혈액검사(BNP 혹은 NT-proBNP 검사)
   3) 추가적으로 심장초음파 검사가 필요
2. 치료
   1) 이뇨제, 혈관이완제
   2) 혈압저하 상태일 경우 승압제 사용

1) 진단

(1) 자세한 병력청취와 신체검사: 체액량 상태, 기립성 저혈압 여부, 기좌호흡과 발작성 야간 호흡곤란 동반 여부 파악

(2) 흉부X선, 심전도검사, 혈액검사와 소변검사를 기본으로 시행

(3) 심인성 호흡곤란을 감별하기 위해 BNP 혹은 NT-proBNP 검사가 도움이 됨

(4) 심장초음파를 시행하여 좌심실 수축기 혹은 이완기 기능이상이나 판막 및 구조적 심장질환 감별

● **표 6-1-4. 급성심부전 환자의 임상특징**

	울혈 (-)	울혈 (+)
사지 관류 저하(-)	온건(Warm-Dry)	온습(Warm-Wet)
사지 관류 저하(+)	냉건(Cold-Dry)	냉습(Cold-Wet)

* 울혈 소견: 폐부종, 좌위호흡, 야간 호흡곤란, 사지부종, 경정맥 확장, 울혈선 간비대, 장 울혈, 간경정맥 반사
* 사지 관류 저하 소견: 사지 냉감, 소변감소증, 착란, 어지러움, 좁은 맥압

2) 치료

증상조절을 위해 이뇨제와 혈관이완제 사용하며, 심한 좌심실 이상인 경우 dopamin과 같은 inotropes 사용

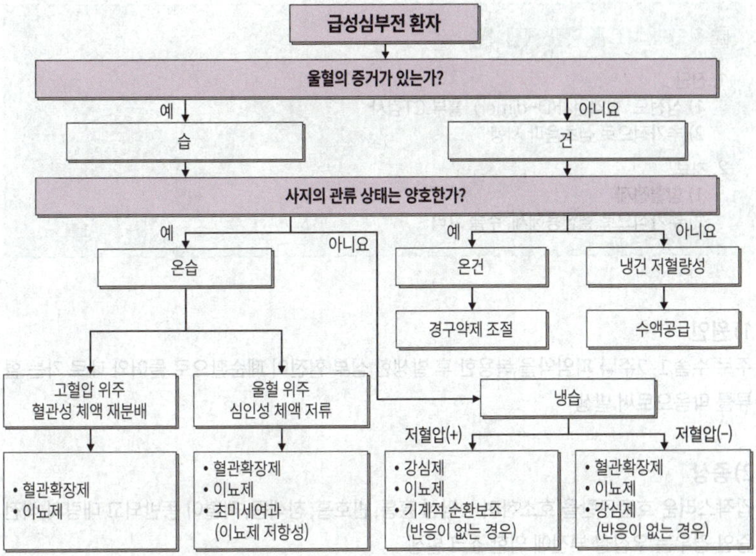

● **그림 6-1-5. 급성심부전 환자의 초기 치료**

출처: 대한심장학회. 급성심부전 진료지침; 2017. p.23.

2. 급성 폐색전증(Acute Pulmonary Embolism)

증례

80세 남자가 갑작스럽게 발생한 호흡곤란을 호소하였다. 2주 전 정형외과 수술을 받고 병실에 누워서 지내는 상태였다. 측정한 혈압은 90/50 mmHg이었다.

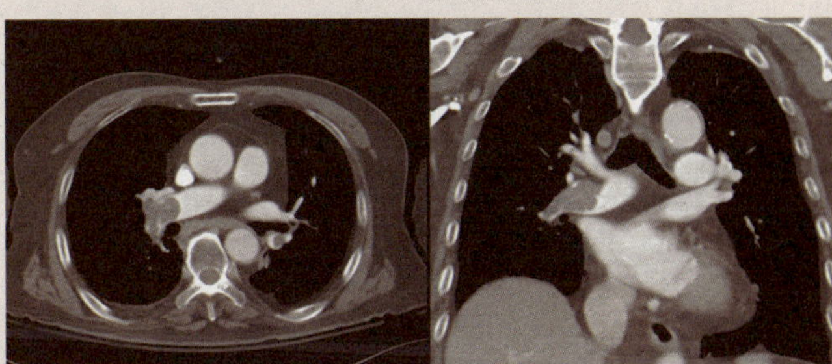

● **그림 6-1-6. 흉부 조영 CT: 폐색전증**

진단과 치료를 위한 핵심사항

1. 진단
   1) 심전도, 혈액검사(D-dimer), 흉부 CT검사
   2) 추가적으로 심초음파 시행
2. 치료
   1) 항혈전제
   2) 추가적으로 혈전용해제, 수술 고려

1) 원인

주로 수술 1-2주나 피임약을 복용한 후 발생한 심부 혈전이 폐순환으로 들어와 폐로 가는 혈류를 막음으로써 발생

2) 증상

갑작스러운 호흡곤란을 호소하며 늑막성 흉통, 빈호흡, 청색증, 객혈이 동반되고 대량의 색전증인 경우는 우심실 부전에 의한 쇼크 발생

3) 진단

기본적으로 흉부X선, 심전도 및 동맥혈 검사를 시행하며 폐동맥 및 심부정맥 CT와 D-dimer를 동시에 시행

4) 치료

심폐정지나 중증인 경우 즉시 수술을 고려하며 응급실에서의 처치는 헤파린 치료를 시작하고, 혈역학적으로 불안정하거나 RV dysfunction이 있는 경우는 혈전용해제 투여를 고려

치료로서 심폐정지나 중증인 경우 즉시 수술을 고려하며, 응급실에서의 처치는 그림 6-1-7과 같음

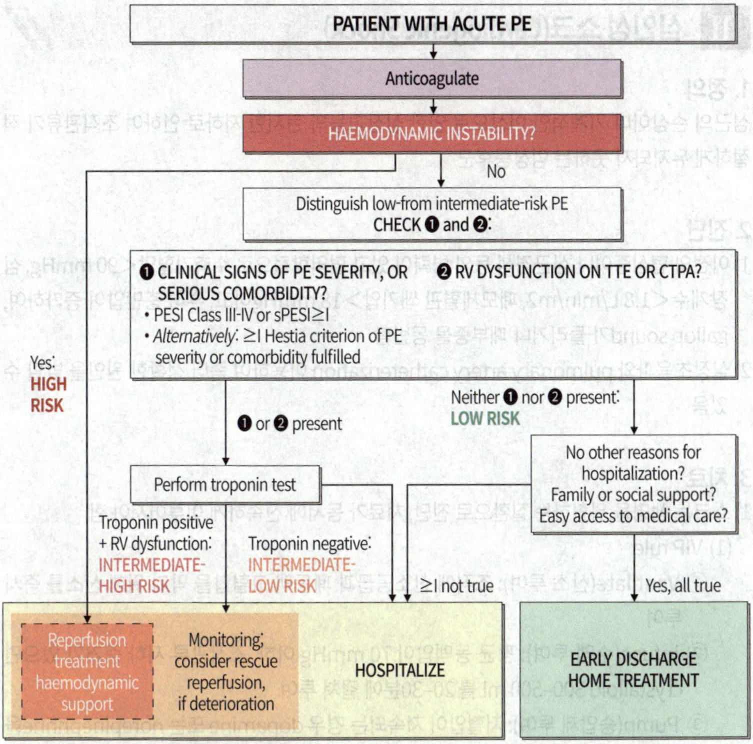

● 그림 6-1-7. 급성폐색전증 환자의 진단 및 치료 알고리듬

Ref. 2019 유럽심장학회 급성 폐색전증 가이드라인

CTPA, computed tomography pulmonary angiography/angiogram; PE, pulmonary embolism; PESI, Pulmonary Embolism Severity Index; RV, right ventricular; sPESI, simplified Pulmonary Embolism Severity Index; TTE, transthoracic echocardiogram.

III 심인성 쇼크(Cardiogenic Shock)

1. 정의

심근의 손상이나 기계적인 이상으로 인한 심장기능의 현저한 저하로 인하여 조직관류가 적절하게 유지되지 못하는 임상증후군

2. 진단

1) 이전의 협심증이나 심근경색 등의 병력이 있고 혈역학적으로 수축기혈압<90 mmHg, 심장계수<1.8 L/min/m2, 폐모세혈관 쐐기압>18 mmHg이고, 흔히 충만압이 증가하여, gallop sound가 들리거나 폐부종을 동반함
2) 심장초음파와 pulmonary artery catheterization 이용하여 좀더 정확한 원인을 밝힐 수 있음

3. 치료

1) 쇼크는 생명을 위협하는 질환으로 진단, 치료가 동시에 신속하게 이루어져야 함
   (1) VIP rule
      ① Ventilate(산소 투여): 조직에 산소공급과 폐동맥 고혈압을 막기 위해 산소를 즉시 투여
      ② Infuse(수액 투여): 평균 동맥압이 70 mmHg 이하, 조직관류 저하 증거가 있으면 crystalloid 300–500 mL를 20–30분에 걸쳐 투여
      ③ Pump(승압제 투여): 저혈압이 지속되는 경우 dopamine 또는 norepinephrine을 투여
   (2) Swan-Ganz 검사가 가능한 경우에는, Swan-Ganz 도관을 삽입하여 폐모세혈관 쐐기압을 측정하여 폐모세혈관 쐐기압을 15–20 mmHg로 유지하고 이보다 상승되었을 경우 inotropic agents를 사용
2) 심박수의 증가 없이 심근수축력을 상승시켜야 함. dopamine, norepinephrine, vasopressin은 심근수축력과 혈관수축력을 모두 증가시킴. dobutamine은 심근수축력은 높이지만, 혈관이완작용이 있어, 혈압의 상승효과는 없어 쇼크 상태일 때 단독으로 사용하지 않음

4. 혈역학적 모니터링

1) 쇼크 환자는 중환자실에서 관찰 및 치료가 필요. 침습적인 방법으로 동맥압을 측정하고 맥박과 호흡수를 지속적으로 관찰하여야 하며, foley catheter를 삽입하여 소변량을 측정하고 정신상태를 자주 확인
2) Swan-Ganz 카테터

Swan-Ganz 카테터는 끝부분에 풍선이 달려 있어 목정맥 또는 빗장밑정맥을 통하여 폐동맥까지 삽입할 수 있는 혈류역학적 감시용 카테터. 원위부 및 근위부 포트가 있어서 각각 폐동맥과 우심방의 압력을 측정하게 되어 있음. 카테터 끝에는 온도계가 달려있어 열희석법에 의한 심박출량 측정에 사용. 또한 좌심방압의 근사치인 폐모세혈관 쐐기압 측정이 가능

5. 기계적 순환보조장치(Mechanical circulatory support)

1) 대동맥내 풍선펌프

대동맥내 풍선펌프는 심근의 산소 소비량을 증가시키지 않으면서, 관상동맥의 이완기 혈류량을 증가시키고 후부하를 감소시킴. 최근 연구의 결과에 따르면 쇼크 환자에서의 routine 사용은 추천되지 않음

2) ECMO (extra-corporeal membrane oxygenation)

(1) 폐와 심장의 기능을 인공적인 기계로서 일시적(30일 이내)으로 보조하는 치료방법(그림 6-1-8)

(2) 적응증

① Myocardial dysfunction: bridge to recovery or to transplantation

② Post-cardiotomy, acute myocarditis, exacerbation in cardiomyopathy

③ DCMP, end-stage congenital heart disease

④ Cardiopulmonary resuscitation

⑤ Acute respiratory distress syndrome

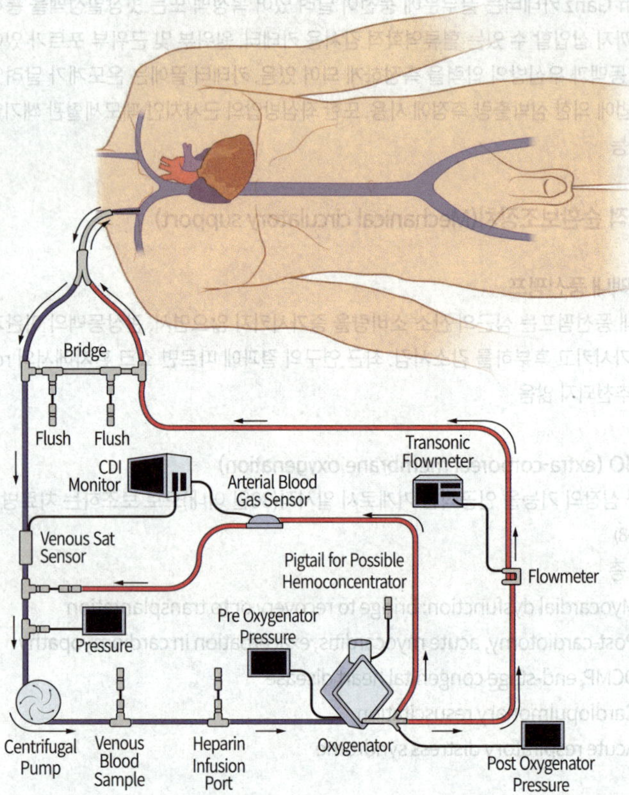

● 그림 6-1-8. ECMO(체외형 막형 산화기)

02 고혈압

증례

65세 남자 건강검진 전 시행한 혈압 측정 및 평소 혈압 측정할 때 혈압이 140/90 mmHg 이상으로 여러 번 측정되었다. 진단법과 치료법은?

진단과 치료를 위한 핵심사항

1. 진단
   1) 혈압 측정: 진료실 혈압 반복 측정 및 24시간 활동 혈압 측정 및 가정 혈압 측정
   2) 기본검사: 심전도, 소변검사(미세알부민뇨 포함), 혈액검사(혈색소, 포타슘, 소듐, 크레아티닌, 요산, 공복혈당, 지질검사, 갑상선호르몬), 흉부X-선 촬영
   3) 권장검사: 공복혈압 100 mg/dL 이상 시 당화혈색소, 심초음파 검사, 경동맥 초음파 검사, 발목-위팔 혈압지수 측정, 맥파전달 속도 측정, 안전검사, 24시간 소변 단백뇨 검사, 시스타틴 C
2. 치료
   1) 생활요법: 소금섭취제한, 절주, 운동, 식사조절
   2) 약물치료: ACE억제제 또는 안지오텐신차단제, 칼슘차단제, 이뇨제 복용 후 적절한 혈압 목표에 도달하지 못할 경우 2차약제인 베타차단제, 알파차단제, 알도스테론길항제, 혈관확장제

I 고혈압의 정의

● 표 6-2-1. 고혈압의 정의와 혈압의 분류(2022년 대한고혈압학회 고혈압 진료지침)

혈압 분류	수축기혈압 (mmHg)		이완기혈압 (mmHg)
정상혈압*	<120	그리고	<80
주의혈압	120-129	그리고	<80
고혈압전단계	130-139	또는	80-89

● 표 6-2-1. (이어서) 고혈압의 정의와 혈압의 분류(2022년 대한고혈압학회 고혈압 진료지침)

혈압 분류		수축기혈압 (mmHg)		이완기혈압 (mmHg)
고혈압	1기	140-159	또는	90-99
	2기	≥160	또는	≥100
수축기단독고혈압		≥140	그리고	<90

* 심뇌혈관질환의 발생위험이 가장 낮은 최적혈압.

● 표 6-2-2. 측정 방법 및 장소에 따른 고혈압 진단기준(2022년 대한고혈압학회 고혈압 진료지침)

측정 방법	수축기혈압(mmHg)	이완기혈압(mmHg)
진료실혈압	≥140	≥90
24시간 활동혈압		
일일평균혈압	≥130	≥80
주간평균혈압	≥135	≥85
야간평균혈압	≥120	≥70
가정혈압	≥135	≥85
진료실자동혈압	≥135	≥85

II 고혈압의 임상평가

1. 고혈압의 선별검사와 진단(2022년 대한고혈압학회 고혈압 진료지침)

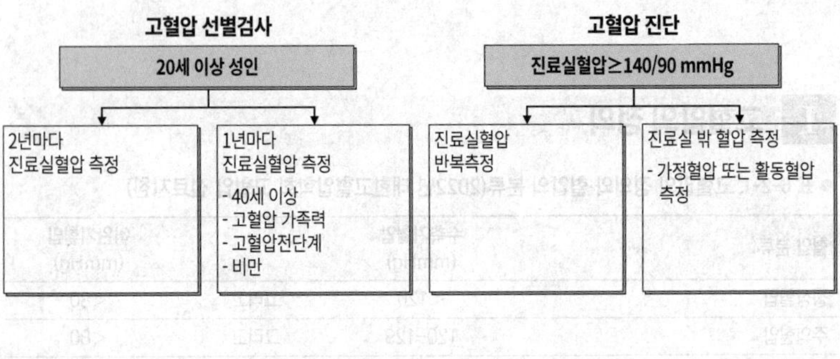

2. 올바른 혈압 측정 방법(2022년 대한고혈압학회 고혈압 진료지침)

구분	내용
준비 단계	• 혈압 측정 전 최소 5분 동안 안정하며, 조용한 환경에서 측정 • 혈압 측정 30분 이내에는 흡연, 알코올, 카페인 섭취를 해서는 안 됨 • 혈압 측정 중에는 이야기를 하지 않음 • 용변을 본 후에 혈압을 측정
측정 자세	• 등은 바르게 기대고 앉아서 측정 • 양발은 평평한 평지 위에 내리고, 발을 꼬지 않음 • 위팔을 테이블에 놓고 가능하면 맨팔 위로 커프를 감고 측정하는 것이 좋으나 옷이 얇을 경우에는 옷 위로 커프를 감고 측정해도 무방
측정 방법	
검증된 기기 사용	검증된 비수은혈압계(비수은 청진법 혈압계 또는 자동혈압계)를 사용
적절한 커프 사용	• 팔둘레에 적절한 커프를 사용 • 청진법 혈압계는 커프 내 공기주머니는 위팔 둘레의 75-100%를 감을 수 있고, 너비는 위팔둘레의 37-50%가 되어야 함 • 자동혈압계의 경우에는 사용 설명서에서 추천하는 크기의 커프를 사용
커프 위치	• 심장 높이를 맞추기 위하여 커프의 중간 부분이 흉골의 중앙 부분에 위피하도록 커프를 감음(자동혈압계 시, 커프의 하단이 사용자의 팔꿈치에서 2-3 cm 위에 위치하도록 커프를 감음)
측정 방법	
청진법을 이용한 위팔 혈압 측정	• 빠른 속도로 압력을 올리고, 손목 동맥 맥박 소실 지점에서 20-30 mmHg 더 올림 • 위팔 동맥에 청진기의 종 부분을 밀착시키고, 박동당(또는 초당) 2mmHg의 속도로 천천히 감압 • Korotkoff음의 1기(처음 2개의 음 중 첫 번째 음이 들리는 지점)와 5기(최종음이 들리는 지점)를 수축기혈압과 이완기혈압으로 함 • 임신, 동-정맥 단락, 만성 대동맥판 폐쇄부전의 경우에는 Korotkoff음 4기를 이완기 혈압으로 함
반복 측정	1분 간격을 두고 적어도 2번 이상 혈압을 측정
자세에 따른 혈압 측정	노인, 당뇨병 환자와 기립성 저혈압이 의심되는 환자는 일어선 후 1분과 3분에 혈압을 측정
양팔 혈압 측정	처음에는 양팔에서 혈압을 측정한 뒤, 다음부터는 혈압 수치가 높은 팔에서 혈압을 측정
부정맥 시 혈압 측정	부정맥이 있는 경우, 맥박에 따라 혈압이 변하므로 3회 이상 측정하여 평균을 구함
맥박 측정	혈압 측정 시, 맥박을 같이 측정
하지 혈압 측정	• 다리의 맥박이 약하여 말초혈관질환이 의심되는 경우에는 하지 혈압을 측정해야 함 • 검증된 자동혈압계를 사용하여 발목 또는 정강이에 커프를 감고 누워서 발목에서 혈압을 측정

3. 고혈압의 검사(2022년 대한고혈압학회 고혈압 진료지침)

기본 검사	• 12-유도 심전도 • 소변검사-단백뇨, 혈뇨, 당뇨병 • 혈색소, 적혈구 용적률 • 포타슘, 소듐, 크레아티닌, 추정사구체여과율(eGFR*), 요산 • 공복혈당, 지질(총콜레스테롤, HDL-콜레스테롤, LDL-콜레스테롤, 중성지방) • 갑상선자극호르몬 • 흉부 X-선 촬영 • 미세알부민뇨†: 단회뇨 중 알부민/크레아티닌 비
권장 검사	• 75 g 경구 당부하 검사 또는 당화혈색소(공복혈당 100 mg/dL 이상일 때) • 심초음파검사 • 경동맥초음파검사: 동맥경화반 유무 • 발목-위팔 혈압 지수 측정 • 맥파전달속도 측정 • 안저검사(당뇨병에서는 필수) • 24시간 소변 단백뇨 검사 • 시스타틴 C‡
확대 검사	• 무증상장기손상에 대한 뇌, 심장, 콩팥, 형관 검사 • 이차성 고혈압의 진단을 위한 검사

* CKD-EPI공식: 사구체여과율<60 mL/min/1.73 m^2인 경우 3-6개월 간격으로 추적관찰한다.
‡ 근육량이 많은 젊은 환자 또는 근육량이 적은 노인 환자에서 콩팥기능 평가에 유용하다.

4. 심혈관계 위험인자와 무증상의 장기손상

● 표 6-2-3. 심혈관 위험인자와 무증상 장기손상(2022년 대한고혈압학회 고혈압 진료지침)

심뇌혈관질환 위험인자
• 연령(남성≥45세, 여성≥55세)* • 조기 심뇌혈관질환의 가족력(남성<55세, 여성<65세) • 흡연 • 비만(체질량지수≥25 kg/m^2) 또는 복부비만(복부둘레 남성≥90 cm, 여성≥85 cm) • 이상지질혈증(총콜레스테롤≥220 mg/dL, LDL-콜레스테롤≥150 mg/dL, HDL-콜레스테롤<40 mg/dL, 중성지방≥200 mg/dL) • 당뇨병전단계[공복혈당 장애(100≤공복혈당<126 mg/dL) 또는 내당능 장애] • 당뇨병(공복혈당≥126 mg/dL, 경구 당부하 2시간 혈당≥200 mg/dL, 또는 당화혈색소≥6.5%)
무증상 장기손상
• 뇌: 뇌실주위백질 고신호강도(periventricular white matter hyperintensity, PWMH) • 미세출혈(microbleeds), 무증상 뇌경색 • 심장: 좌심실비대 • 콩팥: 알부민뇨, eGFR 감소

● 표 6-2-3. (이어서) 심혈관 위험인자와 무증상 장기손상(2022년 대한고혈압학회 고혈압 진료지침)

무증상 장기손상
• 혈관: 죽상경화반, 목동맥-대퇴동맥 간 맥파전달속도>10 m/sec, 위팔동맥-발목동맥 간 맥파전달속도 >18 m/sec, 관상동맥석회화 점수 400점 이상 • 망막: 3-4단계 고혈압성 망막증
임상적 심뇌혈관질환 및 콩팥질환
• 뇌: 뇌졸중, 일과성 허혈발작, 혈관성 치매 • 심장: 협심증, 심부전, 심방세동 • 콩팥: 만성콩팥병 3, 4, 5기 • 혈관: 대동맥확장증, 대동맥박리증, 말초혈관질환

* 당뇨병, 65세 이상은 위험인자 2개로 간주

5. 이차성 고혈압의 진단

1) 이차성 고혈압을 의심해야 하는 경우

(1) 연령, 병력, 신체진찰, 고혈압의 중증도나 기본 검사실 검사상 이차성 고혈압이 의심될 때

(2) 혈압이 약물치료에 반응하지 않을 때

(3) 잘 조절되던 혈압이 뚜렷한 이유 없이 상승할 때

(4) 고혈압이 갑자기 발생할 때

2) 이차성 고혈압의 임상적 적응증 및 진단(2022년 대한고혈압학회 고혈압 진료지침)

원인	임상적 적응증		진단		
	과거력	신체진찰	생화학 검사	초기 검사	추가 검사
콩팥 실질병	요로감염 또는 요로폐쇄의 기왕력, 진통제 남용, 다낭콩팥병의 가족력	복부종양 (다낭콩팥병)	소변 내 단백질, 적혈구 및 백혈구, 사구체여과율 감소	콩팥초음파	콩팥병에 대한 세부 정밀검사
콩팥 동맥 협착	섬유근육 형성이상: 고혈압의 조기발현(여성) 죽상동맥경화증: 갑자기 발병, 악화 및 치료 저항성; 반복적인 폐부종	복부 잡음	양측 콩팥 크기 차이 >1.5 cm, 콩팥기능의 빠른 악화(자발적 또는 레닌-안지오텐신계 억제제 투여 후)	Duplex 도플러 콩팥 초음파, 컴퓨터단층촬영	자기공명 혈관조영, 동맥 내의 계수형 감산 혈관조영

원인	임상적 적응증		진단		
	과거력	신체진찰	생화학 검사	초기 검사	추가 검사
원발성 알도스테론증	근력 저하: 고혈압 조기 발병과 40세 이하의 연령에서 뇌혈관질환 발생의 가족력	부정맥 (매우 심한 저칼륨혈증인 경우)	저칼륨혈증 (자발적 또는 이뇨제 유발); 부신의 우연히 발견된 종양	알도스테론-레닌활성도비(저칼륨혈증 교정과 레닌-안지오텐신계 억제제 효과 소실 후)	확진 검사 (경구 소듐 부하, 식염수 주입, fludrocortisone 억제, captopril test); 부신 CT; 부신정맥혈 채취
크롬친화세포종	발작적인 고혈압 또는 지속적인 고혈압에 합병된 응급 상황; 두통, 발한, 창백; 크롬친화세포종의 가족력	신경섬유종증의 피부병변 (café-au-lait 반점, 신경섬유종)	부신의 우연히 발견된 종양 (일부에서는 부신 외부에서 발견)	24시간 소변 내메타네프린 및 노르-메타네프린 검사	복부와 골반에 대한 CT 또는 MRI; meta-Iodobenzyl-guanidine 스캔
쿠싱 증후군	빠른 체중 증가, 다뇨, 다음, 심리적 불안정	중심성 비만, 달덩이 얼굴, 들소형 육봉, 적색 선조, 남성형 다모증	고혈당	24시간 소변 내코티솔 검사	덱사메타손 억제검사

III 치료

1. 고혈압의 치료계획(2022년 대한고혈압학회 고혈압 진료지침)

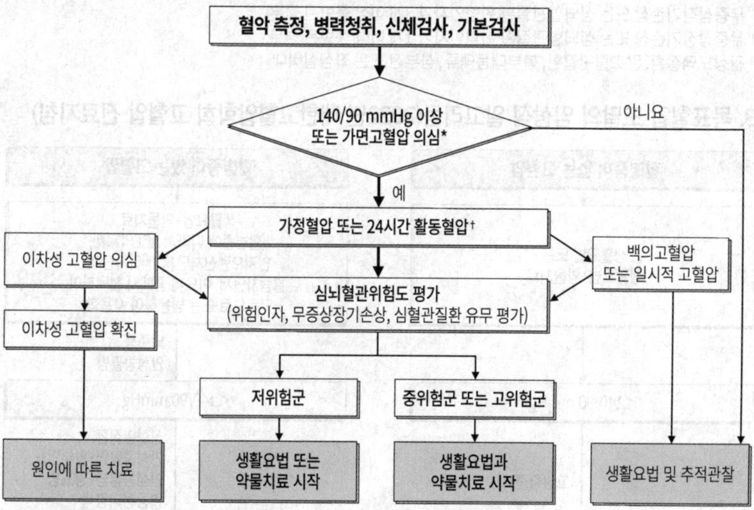

* 일부 환자는 목표 혈압에 따라 고혈압전단계부터 약물 치료를 고려함. †권장 검사

2. 고혈압 치료의 목표혈압(2022년 대한고혈압학회 고혈압 진료지침)

임상 상황	수축기혈압(mmHg)	이완기혈압(mmHg)	권고등급/근거수준
합병증이 없는 고혈압			
중저위험도 고혈압	<140	<90	I/A
노인 고혈압	<140	<90	I/A
고위험도 고혈압*	<130	<80	IIa/B
당뇨병			
중저위험도 당뇨병	<140	<90	I/A
고위험도 당뇨병#	<130	<80	IIa/B
합병증이 동반된 고혈압			
심혈관질환†	<130	<80	IIa/B
만성콩팥병, 알부민뇨 없음	<140	<90	I/A
알부민뇨 동반	<130	<80	IIa/B
당뇨병 동반	<130	<80	IIa/B
합병증이 동반된 고혈압			

임상 상황	수축기혈압(mmHg)	이완기혈압(mmHg)	권고등급/근거수준
뇌졸중	<140	<90	I/B
열공성 뇌경색	<130	<80	IIa/B

* 무증상장기손상 또는 심뇌혈관질환 위험인자가 3개 이상 동반된 경우
# 무증상장기손상 또는 심뇌혈관질환 위험인자가 1개 이상 동반된 경우
‡ 관상도맥질환, 말초혈관질환, 복부대동맥류, 심부전 또는 좌심실비대

3. 목표혈압 도달의 임상적 알고리듬(2022년 대한고혈압학회 고혈압 진료지침)

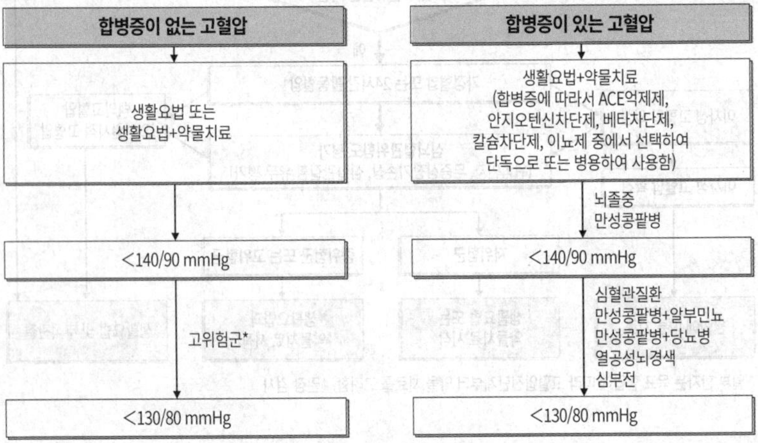

* 무증상장기손상, 동반 심뇌혈관 위험인자 3개 이상, 당뇨병과 1개 이상의 심뇌혈관 위험인자

4. 비약물치료 및 생활요법

● 표 6-2-4. 생활요법에 따른 혈압 감소 효과(2022년 대한고혈압학회 고혈압 진료지침)

생활요법	혈압 감소(수축기/이완기혈압, mmHg)	권고사항
소금 섭취 제한	−5.1/−2.7	하루 소금 6 g 이하
체중 감량	−1.1/−0.9	매 체중 1 kg 감소
절주	−3.9/−2.4	하루 2잔 이하
운동	−4.9/−3.7	하루 30-50분, 1주일에 5일 이상
식사조절	−11.4/−5.5	채식 위주의 건강한 식습관*

* 건강한 식습관: 칼로리와 동물성 지방의 섭취를 줄이고 야채, 과일, 생선류, 견과류, 유제품의 섭취를 증가시키는 식사요법

5. 약물요법

● 표 6-2-5. 질환에 따른 추천 고혈압약(2022년 대한고혈압학회 고혈압 진료지침)

동반질환	ACE억제제 또는 안지오텐신차단제	베타차단제	칼슘차단제	이뇨제
심부전	○	○		○
좌심실비대	○		○	
관상동맥질환	○	○	○	
만성콩팥병	○			
뇌졸중	○		○	○
노인 수축기단독고혈압	○		○	○
심근경색 후	○	○		
심박세동 예방	○			
당뇨병	○	○	○	○

● 표 6-2-6. 고혈압약의 적응증과 금기(2022년 대한고혈압학회 고혈압 진료지침)

	적극적 적응	적응 가능	주의 요망	금기
ACE억제제/안지오텐신차단제	심부전 당뇨병신장병증 만성콩팥병		양측성 콩팥동맥협착증 고칼륨혈증	임신 혈관부종
베타차단제	협심증 심근경색증	빈맥성 부정맥	혈당 이상 증가 말초혈관질환	천식 심한 서맥
칼슘차단제	노인 고혈압 수축기단독고혈압 협심증		심부전	서맥 (non-DHP*)
이뇨제	심부전 수축기단독고혈압		혈당 이상 증가	통풍 저칼륨혈증

* Non-DHP, non-dihydropirydines.

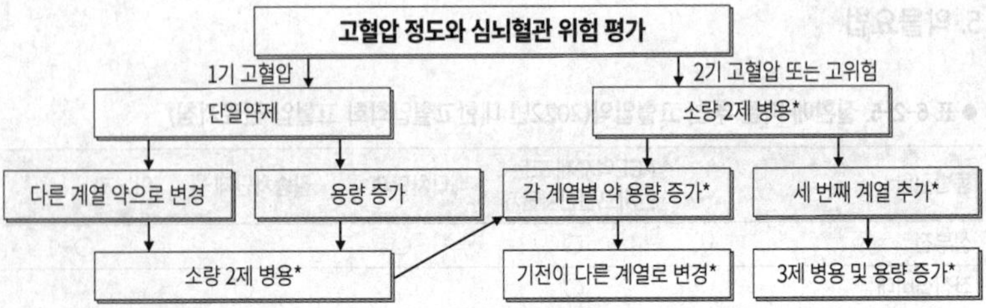

*약제의 용량이 안정되면 순응도를 고려하여 단일제형 복합제로 변경

● **그림 6-2-1. 혈압의 정도와 심뇌혈관 위험도에 따른 단일 또는 병용 약의 선택**

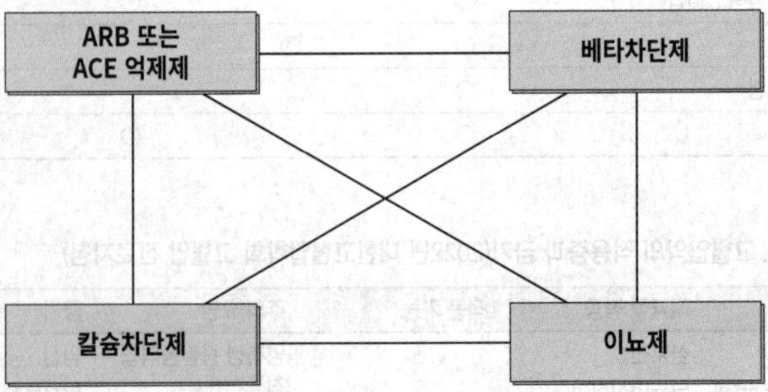

● **그림 6-2-2. 권장되는 병용요법(2022년 대한고혈압학회 고혈압 진료지침)**
(굵은 선: 우선 권장되는 병용요법, 가는 선: 가능한 병용요법). ARB, 안지오텐신차단제.

● **표 6-2-7. 대표적 고혈압 약제의 종류**

계열	성분명(상품명)	작용기전	부작용
이뇨제 (thiazides계)	HCTZ (Dichlozid 25 mg/T) Indapamide (Natrix 2.5 mg/T) Chlorthalidone (25, 50mg/T)	원위부 세뇨관에 작용하여, Sodium 배설에 의해 체액 조절	저칼륨혈증, 고칼슘혈증, 저마그네슘혈증, 고요산혈증, 고용량 사용 시 혈당 및 지질 이상 초래
이뇨제(loop계)	Furosemide (Lasix 40 mg/T:bid) Torsemide (Torem 5, 10 mg/T)	Henle's loop에 작용하는 약제로 작용시간이 짧고 말초혈관 저항의 감소 작용이 적음	저칼륨혈증, 저칼슘혈증, 저마그네슘혈증, 고요산혈증

● 표 6-2-7. (이어서) 대표적 고혈압 약제의 종류

계열	성분명(상품명)	작용기전	부작용
이뇨제 (칼륨 보존형)	Amiloride (amilo 5 mg/T) Spironolactone (Aldactone 25 mg/T)	알도스테론 길항제와 potassium 보존 이뇨제	고칼륨혈증, 여성형 유방
베타차단제	Bisoprolol (Concor 5 mg/T) Carvedilol (Dilatren 12.5, 25, 50 mg/T, bid) Nebivolol (Nebilet 5 mg/T) Atenolol (Tenormin 25, 50 mg/T) Betaxolol (Kerlone 20 mg/T) Celiprolol (Selectol 200 mg/T) Labetalol (Trandate 100 mg/T)	폐혈관계의 β1(심장), β2(폐와 말초혈관) 수용체의 선택적 차단 효과	위약감, 피로감, 사지 냉감, 변비, 천식 악화, 심장의 전도 장애, 저혈당 증상의 은폐
칼슘차단제 [dihydropyridines (DHP)]	Nifedipine (Adalat 30, 60 mg/T) Amlodipine (Norvasc 5 mg/T) Felodipine (Splendil 5 mg/T) Clindipine (Cinalong 5, 10 mg/T) Lacidipine (Vaxar 2, 4, 6 mg/T) Lercanidipine (Zanidip 10 mg/T)	혈관 평활근을 이완시키고, 신장의 수입 세동맥을 이완 시켜 사구체 여과율을 증가시켜 이뇨 효과를 유발	빈맥, 안면홍조, 발목부종, 두통, 소화불량
칼슘차단제 (non-DHP)	Diltiazem (Herben 30, 90, 180 mg/T) Verapamil (Isoptin 40, 180, 240 mg/T)		심방의 전도장애, 변비
ACE 억제제	Ramipril (Tritace 2.5/5 mg/T) Lisinopril (Zestril 5, 10 mg/T) Enalapril (Enaprin 5, 10 mg/T) Fosinopril (Monopril 10 mg/T) Imidapril (Tanatril 5, 10 mg/T) Moexipril (Univasc 7.5, 15 mg/T) Perindopril (Acertil 4, 8 mg/T) Captopril (Capril 12.5, 25 mg/T)	혈관 수축 물질인 angiotensin II의 활성을 억제하는 작용, 혈관확장물질인 bradykinin의 분해를 억제	마른 기침, 혈관 부종, 백혈구 감소증, 고칼륨 혈증
안지오텐신차단제 (ARB)	Candesartan (Atacand 8, 16 mg/T) Irbesartan (Aprovel 150, 300 mg/T) Valsartan (Diovan 80, 160 mg/T) Telmisartan (40, 80 mg/T) Losartan (Cozaar 50 mg/T) Fimarsartan (Karnab 60, 120 mg/T)	Angiotensin II가 작용하는 수용체중에서 수용체1 (AT1)에 길항작용을 하여 용량에 비례하여 혈압 강하 작용	고칼륨혈증 등이 있으나 혈관 부종은 드물게 나타남
알파차단제	Doxazosin (Cadil 1, 2, 4 mg/T) Terazosin (Hytrin 1, 2 mg/T)	postsynaptic α-receptos를 억제해 동정맥 확장 효과	기립성 저혈압, 빈맥
혈관확장제	Hydralazine (25 mg/T, tid) Minoxidil (5 mg/T)	직접 동맥 확장	부종, 다모증

IV 특별한 상황에서의 고혈압

1. 고혈압성 위기

1) 정의와 포함하는 질환들

(1) 고혈압성 응급(Hypertensive emergency): 심한 고혈압(>180/120 mmHg)에 의해 표적장기 손상이 진행되는 환자로 표적장기손상을 줄이기 위해 즉각적인(1시간 안에) 혈압 강하가 필요한 질환(고혈압성 뇌병증, 뇌출혈, 급성심근경색, 폐부종을 동반한 급성좌심실부전, 불안정협심증, 박리성 대동맥류, 자간증/전자간증, 고혈압성 신손상)

(2) 고혈압성 긴박(Hypertensive urgency): 심한 고혈압(>180/120 mmHg)이 관찰되나 아직 다른 표적장기손상이 진행되지 않은 환자로 몇 시간 안에 혈압 강하가 필요한 질환

2) 고혈압성 응급의 치료

(1) 목표혈압: 1시간 이내 평균혈압을 약 25% 이내에서 줄이고 안정되면, 2-6시간 내에 160/100-110 mmHg를 목표로 혈압을 조절함

(2) 갑작스러운 혈압의 강하는 뇌혈류 감소로 인한 뇌허혈과 관동맥 허혈을 일으킬 수 있음

● 표 6-2-8. 고혈압성 응급질환별 선호되는 약제들

고혈압성 응급질환	추천되는 항고혈압제
고혈압성 뇌병증	Nicardipine, labetalol, nitroprusside
악성고혈압(망막증, 급성 콩팥손상)	Labetalol, nicardipine, nitroprusside, enalaprilat (ACE 억제제)
뇌졸중	Nicardipine, labetalol, nitroprusside
급성심근경색/불안정협심증	Nitroglycerin, labetalol, nicardipine, esmolol
급성 좌심실부전	Nitroglycerin, enalaprilat, loop diuretics
대동맥 박리	Nitroprusside, esmolol, labetalol, nitroglycerine or nicardipine
아드레날린성 위기	Phentolamine, nitroprusside
수술 후 고혈압	Nitroglycerin, nitroprusside, labetalol, nicardipine
임신 중 전자간증/자간증	Labetalol, Hydralazine, nicardipine

● 표 6-2-9. 고혈압성 응급에서 사용하는 정맥주사제

항고혈압제	정주 용량
Nitroprusside	초기 0.3 μg/kg/min; 유지 2-4 μg/kg/min; 최대 10분 동안 10 μg/kg/min까지 투여
Nicardipine	초기 5 mg/h; 5-15분 간격 2.5 mg/h까지 증량; 최대 15 mg/h까지 투여
Labetalol	20 mg을 2분에 걸쳐서 투여 후 40-80 mg을 총 300 mg까지 10분 간격으로 투여
Esmolol	초기 80-500 μg/kg을 1분에 걸쳐 준 후 50-300 μg/kg/min으로 유지

● 표 6-2-9. (이어서) 고혈압성 응급에서 사용하는 정맥주사제

항고혈압제	정주 용량
Phentolamine	5-15 mg bolus로 정주
Nitroglycerin	초기 5 μg/min으로 시작 한 후 3-5분 간격으로 5 μg/min씩 증량 후, 20 μg/min 반응이 없으면 10-20 μg/min으로 증량 가능
Hydralazine	10-50 mg을 30분 간격으로 투여
Enalaprilat	0.625-1.25 mg을 5분에 걸쳐 매 6-8시간마다 준 후 최대 5 mg/dose까지
Fenoldopam	초기 0.1 μg/kg/min 목표혈압에 도달할 때까지 15분 간격으로 증량

2. 임신과 고혈압

1) 분류

(1) 임신 중 만성고혈압: 임신 20주 이전에 이미 고혈압이 있거나 고혈압약을 복용하고 있는 경우

(2) 임신성 고혈압: 임신 20주 이후에 새로운 고혈압이 진단되었으나 단백뇨가 없는 경우

(3) 전자간증: 임신 20주 이후에 고혈압이 진단되고 동시에 단백뇨(24시간 요 단백이 300 mg 이상 또는 요단백/크레아티닌비가 300 mg/g 이상)가 동반된 경우

(4) 만성고혈압과 전자간증의 중첩: 임신 전 만성고혈압이 있는 환자에게 전자간증이 발병한 경우

2) 치료

(1) 혈압이 160/110 mmHg 이상의 중증 고혈압은 즉시 치료함(목표혈압: 150/100 mmHg, 이완기혈압>80 mmHg)

(2) 지속적으로 150/95 mmHg 이상이거나 장기손상이 의심되면 약물치료를 함

① 비약물요법: 체중감소나 지나친 염분 제한은 임신 시 권고되지 않음

② 약물요법: Nifedipine, methyldopa, labetalol이 일차 선택 약물이고 hydaralazine를 이차약제로 사용할 수 있으며, 베타차단제, 알파차단제, 이뇨제는 경우에 따라 사용할 수 있음(RAS 억제제는 금기)

(3) 전자간증 등과 같이 응급상황에서는 labetalol, hydaralazine 정주가 추천되나 nitroprusside 또는 nitroglycerin 등도 정주로 사용할 수 있음

(4) 분만 후에는 혈압을 140/90 mmHg 미만으로 조절

3. 노인 고혈압

1) 맥압이 큰 수축기단독고혈압이 흔함

2) 약물의 대사가 상대적으로 느리고 자세나 식후 자율신경 반사가 저하되어 저용량으로 시작

3) 고혈압약의 초기 용량은 젊은 성인의 1/2 용량에서 시작하는 것이 안전하며, 충분한 강압 효과가 관찰될 때까지 서서히 증량
4) 약물 사용에 따른 합병증 발생 유무를 관찰하면서 약 용량을 증량하며, 기립성 저혈압 유무를 확인하기 위해 주기적으로 기립 혈압을 측정
5) 심근허혈 방지를 위해 이완기혈압을 60 mmHg 이하로 떨어지지 않도록 주의
6) 다른 동반질환이 없는 경우 ACE억제제, 안지오텐신차단제, 칼슘차단제, 이뇨제를 일차약제로 선택

V 저항성 고혈압

1. 정의

이뇨제를 포함하여 작용기전이 다른 고혈압약을 3가지 이상 병용투여하고 각각의 약의 용량을 최적 용량으로 투여하여도 혈압이 140/90 mmHg 미만으로 조절되지 않는 경우

2. 저항성 고혈압의 원인

감별 항목	내용
부적절한 혈압 측정	백의고혈압 노년층의 혈관 석회화 또는 가성 고혈압 팔 둘레에 비해 작은 커프 사용
생활습관 문제	비만 과도한 음주 수면 무호흡증
체액과잉	소금 섭취 과다 콩팥병에 의하 체액 과다 부적절한 이뇨제 사용
약제 및 처방	치료 지속성 부족 처방 용량이 적거나 부적절한 병용요법
약제간 상호작용 및 부작용	비스테로이드 소염제(NSAIDs) 피임약 부신 스테로이드호르몬 한약제(감초, 마황)
이차성 고혈압	

3. 저항성 고혈압의 치료

모든 원인을 배제하고 진정한 저항성 고혈압인 경우

1) 이뇨제 용량을 증량 또는 교체하거나, 콩팥기능이 떨어져 있으면 티아지드계 이뇨제 대신

루프 이뇨제를 사용함

2) Spironolactone, amiloride 또는 doxazosin을 추가로 처방할 수 있음(ACE억제제 또는 안지오텐신차단제를 복용 중인 환자에게 spironolactone 또는 amiloride를 처방한 경우 1–2주 이내에 혈청 칼륨 수치를 확인해야 함)

VI 고혈압 환자의 수술 전 자문

1. 중증도 이하의 고혈압은 수술적인 위험이 되지 않음: 합병증이 동반되지 않은 이완기혈압이 110 mmHg 이하인 환자에서는 수술 전 혈압을 감소시킬 필요는 없음
2. 수술 합병증의 발생은 심부전의 유무, 심근허혈의 유무에 의해 좌우됨
3. 수술 전의 고혈압은 심리적인 불안이 원인이 되는 경우가 많으므로 적절한 안정제 투여가 도움이 될 수 있음
4. 사용하고 있는 혈압 약제는 수술 당일에도 사용하는 것이 좋음(β-blocker의 급작스런 중단은 빈맥이나 혈압의 갑작스런 상승 초래)
5. 중증도 이상의 고혈압인 경우 확장기 혈압을 110 mmHg 이하로 하강시킨 후 수술하는 것이 좋음

03

이상지질혈증

I 이상지질혈증

1. 이상지질혈증 정의와 진단

총콜레스테롤≥240 mg/dL이거나 LDL 콜레스테롤≥160 mg/dL, 중성지방≥200 mg/dL, 또는 HDL 콜레스테롤≤40 mg/dL인 경우

- 실시검사: 혈액검사(8-12시간 공복 후): Lipid profile (Total cholesterol, Triglyceride, LDL cholesterol, HDL cholesterol), Lp (a), homocysteine, hs-CRP, apolipoprotein B
  - * Friedewald equation: LDL-C = TC-(TG/5 + HDL-C)
  - * LDL 콜레스테롤이 낮거나, 중성지방이 400 mg/dL 이상인 경우 Friedewald 공식을 이용한 계산법보다는 직접 측정법이 정확함

단위: mg/dL

위험도	총콜레스테롤	위험도	LDL 콜레스테롤	위험도	중성지방	위험도	HDL 콜레스테롤
높음	≥240	매우 높음	≥190	매우 높음	≥500	낮음	<40
경계	200-239	높음	160-189	높음	200-499	높음	≥60
적정	<200	경계	130-159	경계	150-199		
		정상	100-129	적정	<150		
		적정	<100				

● **그림 6-3-1. 한국인 이상지질혈증 진단기준**

출처: 한국지질·동맥경화학회 이상지질혈증 진료지침 제5판.

2. 이상지질혈증 환자 위험도 평가

● 표 6-3-1. 심혈관 위험도에 따른 LDL-C, non-HDL-C 목표치

위험도	LDL콜레스테롤(mg/dL)	non-HDL콜레스테롤(mg/dL)
관상동맥질환[1)]*	<55	<85
죽상경화성 허혈뇌졸중 및 일과성 뇌허혈발작* 경동맥질환* 말초동맥질환* 복부대동맥류* 당뇨병(유병기간 10년 이상 또는 주요 심혈관질환 위험인자† 또는 표적장기손상을 동반한 경우)[2)]	<70	<100
당뇨병(유병기간 10년 미만, 주요 심혈관질환 위험인자†가 없는 경우)	<100	<130
중등도 위험군(주요 심혈관질환 위험인자† 2개 이상)	<130	<160
저위험군(주요 심혈관질환 위험인자† 1개 이하)	<160	<190

* LDL 콜레스테롤 기저치 대비 50% 이상 감소시키는 것을 동시에 권고

‡ 연령(남자≥45세, 여자≥55세), 조기 심혈관질환 발생 가족력, 고혈압, 흡연, 낮은 HDL 콜레스테롤 수치(<40 mg/dL)

[1)] 급성심근경색증은 기저치 LDL콜레스테롤 농도와 상관없이 스타틴을 투약

[2)] 표적장기손상[알부민뇨, 만성콩팥병(추정사구체여과율 60 mL/min/1.73 m² 미만), 망막병증, 신경병증, 좌심실비대] 또는 3개 이상의 주요 심혈관질환 위험인자‡를 동반한 당뇨병의 경우: LDL콜레스테롤 목표치 <55 mg/dL 선택적 고려 가능

● 표 6-3-2. 위험도 및 LDL-C 수치에 따른 치료기준

위험도	LDL콜레스테롤농도(mg/dL)					
	<55	55-69	70-99	100-129	130-159	≥160
관상동맥질환[1)]*	생활습관 교정 및 투약고려	생활습관 교정 및 투약시작	생활습관 교정 및 투약시작	생활습관 교정 및 투약시작	생활습관 교정 및 투약시작	생활습관 교정 및 투약시작
죽상경화성 허혈뇌졸중 및 일과성 뇌허혈발작* 경동맥질환* 말초동맥질환* 복부대동맥류* 당뇨병(유병기간 10년 이상 또는 주요 심혈관질환 위험인자† 또는 표적장기손상을 동반한 경우)[2)]	생활습관 교정	생활습관 교정 및 투약고려	생활습관 교정 및 투약시작	생활습관 교정 및 투약시작	생활습관 교정 및 투약시작	생활습관 교정 및 투약시작
당뇨병(유병기간 10년 미만, 주요 심혈관질환 위험인자†가 없는 경우)	생활습관 교정	생활습관 교정	생활습관 교정 및 투약고려	생활습관 교정 및 투약시작	생활습관 교정 및 투약시작	생활습관 교정 및 투약시작
중등도 위험군[3)] (주요 심혈관질환 위험인자† 2개 이상)	생활습관 교정	생활습관 교정	생활습관 교정	생활습관 교정 및 투약고려	생활습관 교정 및 투약시작	생활습관 교정 및 투약시작

● **표 6-3-2. (이어서) 위험도 및 LDL-C 수치에 따른 치료기준**

위험도	LDL콜레스테롤농도(mg/dL)					
	<55	55-69	70-99	100-129	130-159	≥160
저위험군[3] (주요 심혈관질환 위험인자[‡] 1개 이하)	생활습관 교정	생활습관 교정	생활습관 교정	생활습관 교정	생활습관 교정 및 투약고려	생활습관 교정 및 투약시작

[*] LDL 콜레스테롤 기저치 대비 50% 이상 감소시키는 것을 동시에 권고

[‡] 연령(남자≥45세, 여자≥55세), 조기 심혈관질환 발생 가족력, 고혈압, 흡연, 낮은 HDL 콜레스테롤 수치 (<40 mg/dL)

[1] 급성심근경색증은 기저치 LDL콜레스테롤 농도와 상관없이 바로 스타틴을 투약

[2] 표적장기손상[알부민뇨, 만성콩팥병(추정사구체여과율 60 mL/min/1.73 m^2 미만), 망막병증, 신경병증, 좌심실비대] 또는 3개 이상의 주요 심혈관질환 위험인자[‡]를 동반한 당뇨병의 경우 선택적 고려 가능

[3] 중등도 위험군과 저위험군의 경우는 수주 혹은 수개월 동안 생활습관 관리를 시행한 뒤에도 LDL콜레스테롤 농도가 높을 때 스타틴 투약을 고려

3. 이상지질혈증의 치료

이상지질혈증의 1차 치료목표는 LDL 콜레스테롤이며, LDL 콜레스테롤이 조절된 이후 non-HDL 콜레스테롤 조절을 권고함

1) 생활습관 교정

(1) 포화지방(총열량의 7% 미만), 콜레스테롤(하루 30 mg 미만) 섭취 감소

(2) 탄수화물은 적정수준으로(1일 섭취 에너지의 65% 이내), 식이섬유는 1일 25 g 이상

(3) 체중감량, 알코올 1–2잔 이내, 등푸른생선 섭취, 채소는 충분히, 주식은 통곡물이나 잡곡으로, 과일은 주스 대신 생과일로

(4) 운동

(5) 금연

2) 약물요법

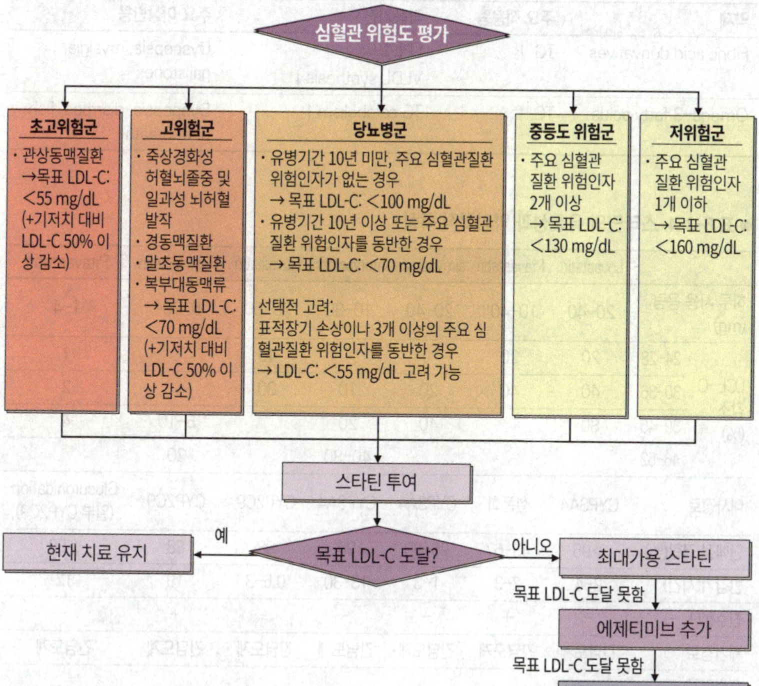

LDL-C, low-density lipoprotein cholesterol;
PCSK9, Proprotein Convertase Subtilisin/Kexin type 9.

● 그림 6-3-2. 이상지질혈증의 약물치료 전략

3) 약물의 선택

● 표 6-3-3. 이상지질혈증에 흔히 사용되는 약제 특징

약제	주요 적응증	작용기전	주요 이상반응
스타틴(HMG-CoA reductase inhibitor)	LDL-C ↑	Cholesterol synthesis ↓ Hepatic LDL-R ↑ VLDL production ↓	Myalgia, elevated transaminases
에제티미브(cholesterol absorption inhibitor)	LDL-C ↑	Intestinal cholesterol absorption ↓ LDL-R ↑	Elevated transaminases
PCSK9 inhibitor	LDL-C ↑	Hepatic LDL-R ↑	Injection site irritation, Flu-like symptoms

● 표 6-3-3. (이어서) 이상지질혈증에 흔히 사용되는 약제 특징

약제	주요 적응증	작용기전	주요 이상반응
Fibric acid derivatives	TG ↑	LPL ↑ VLDL synthesis ↓	Dyspepsia, myalgia, gallstones
Omega-3 fatty acids	TG ↑	TG catabolism ↑	Dyspepsia, diarrhea, fish odor breath

● 표 6-3-4. 스타틴의 유효성과 약리학적 특성

		Lovastatin	Pravastatin	simvastatin	Atorvastatin	Fluvastatin	Rosuvastatin	Pitavastatin
하루 사용 용량 (mg)		20-40	10-40[1]	20-40	10-80	20-80	5-20[2]	1-4
LCL-C 감소 (%)	24-28	20	20			40		1
	30-36	40	40	20	10	80		2
	39-45	80		40	20		5-10	4
	46-52				40-80		20	
대사경로		CYP3A4	설폰화	CYP3A4	CYP3A4	CYP2C9	CYP2C9	Glucuronidation (일부 CYP2C9)
단백질 결합(%)		>95	43-67	95-98	98	98	88	>99
반감기(시간)		2-4	2-3	1-3	13-30	0.5-3	19	12
친수성(+, -)		-	+	-	-	-	+	-
제거경로		간담도계	간담도계	간담도계	간담도계	간담도계	간담도계	간담도계
흡수량중 신장배설(%)		10	20	13	<2	<6	28	15

1) 외국의 하루 용량 40-80 mg
2) 외국의 하루 용량 5-40 mg

4) 약물치료 시 주의사항

(1) 스타틴 투약 후 4-6주 뒤 지질검사를 시행하여 투약에 대한 목표치 도달 및 순응도를 평가하고, 이후에는 환자의 심혈관계 위험도와 및 투약 후 지질강하 정도에 따라 3-12개월 간격으로 지질검사를 시행

(2) 스타틴 투약 전 간기능 검사를 시행하고, 투약 후 간효소 수치가 3배 이상 상승될 경우 투약 중단을 고려

(3) 스타틴 투약 후 근육병증 증상이 동반되는 경우 CPK 수치를 확인하며, 10배 이상 증가할 경우 투약 중단을 고려

(4) 스타틴 투약 후 증상이 없는 경우 간기능 및 CPK 검사를 일률적으로 시행할 필요는 없음

4. 고중성지방혈증

1) 중성지방이 500 mg/dL 이상인 경우, 급성췌장염의 예방을 위하여 즉각적인 약물치료와 생활습관 개선을 권고
2) 중성지방이 200–499 mg/dL인 경우 먼저 스타틴을 사용하여 LDL 콜레스테롤 목표치에 도달하기 위하여 노력하며, 이후에도 중성지방이 200 mg/dL 이상 유지된다면 피브린산 유도체, 오메가-3 지방산 추가 투약을 고려

5. 관상동맥질환과 이상지질혈증

증례

59세 남자가 불안정 협심증으로 관상동맥 중재술을 시행하였다. 적절한 콜레스테롤 목표, 검사주기 및 치료 약제는?

진단과 치료를 위한 핵심사항

1. 진단
   급성관동맥증후군 환자에서 2차 예방을 위하여 LDL 콜레스테롤을 55 mg/dL 미만, 기저치 대비 50% 이상 감소시킬 것을 권고함. 목표 수치에 도달할 때까지 지질검사 주기는 4–6주를 권고함
2. 치료
   LDL 콜레스테롤 강하를 위하여 스타틴 투약을 우선적으로 고려하고, 최대 가용 스타틴 사용에도 목표 수치에 도달하지 못할 경우 에제티미브, PCSK9 억제제 추가를 고려함

1) 관상동맥질환이 있는 환자는 이차 예방을 위하여 LDL 콜레스테롤을 55 mg/dL 미만, 그리고 기저치보다 50% 이상 감소시키는 것을 권고
2) 목표 LDL 콜레스테롤에 도달하기 위하여 최대 내약 용량의 스타틴을 사용하고, 추가적인 LDL 콜레스테롤 강하가 필요할 경우 에제티미브, PCSK9 inhibitor 순서로 추가

6. 가족성 고콜레스테롤혈증

1) 진단: Dutch Lipid Clinic Network 또는 Simon Broome criteria 사용

증례

29세 여자가 고콜레스테롤혈증(total cholesterol 300 mg/dL, LDL 192 mg/dL)으로 내원하였다. 아버지는 40대에 심근경색 병력이 있으며, 삼촌 역시 50세에 뇌졸중 병력이 있으며, 언니도 이상지질혈증에 대하여 치료 중이다. 적절한 진단 및 치료는?

진단과 치료를 위한 핵심사항

1. 진단
   1) 가족성 고콜레스테롤혈증을 의심하여 병력청취, 가족력을 파악하고, 신체검진을 통하여 건 황색종 및 각막환 유무를 확인함
   2) LDLR, APOβ, PCSK9 등 유전자 돌연변이 유무 확인을 고려함
   3) Dutch criteria 또는 Simone Broome criteria를 활용하여 가족성 고콜레스테롤혈증 여부를 확인함
2. 치료
   1) 확립된 심혈관질환이 있는 경우 LDL 콜레스테롤을 55 mg/dL 미만, 확립된 심혈관질환이 없는 경우 70 mg/d 미만으로 낮출 것을 권고함
   2) 치료 약제는 스타틴, 에제티마이브, PCSK9 억제제 순서로 고려함

● 표 6-3-5. Dutch Lipid Clinic Network Criteria

기준		점수
가족력	1차(degree) 친척(relative)[1)]에서 조기발생(남자<55세, 여자<60세) 관상동맥 혹은 혈관질환이 있거나, 1차 친척[1)]에서 LDL콜레스테롤>95퍼센타일인 경우	1
	1차친척[1)]에서 건 황색종 혹은 각막환이 있거나, <18세에 LDL콜레스테롤 >95퍼센타일인 경우	2
과거력	조기발생 관상동맥질환	2
	조기발생 뇌혈관 혹은 말초혈관질환	1
신체소견	건 황색종	6
	각막환<45 years	4
LDL콜레스테롤 (치료 전)	>8.5 mmol/L (325 mg/dL)	8
	6.5-8.4 mmol/L (251-325 mg/dL)	5
	5.0-6.4 mmol/L (191-250 mg/dL)	3
	4.0-4.9 mmol/L (155-190 mg/dL)	1

● 표 6-3-5. (이어서) Dutch Lipid Clinic Network Criteria

기준		점수
DNA분석	*LDLR*, *APOβ*, 혹은 *PCSK9* 유전자에 기능성 돌연변이	8
'Definite' FH 'Probable' FH 'Possible' FH		≥9 6–8 3–5

FH, familial hypercholesterolemia; LDL-C, low-density lipoprotein-cholesterol
[1] 1차 친척: 부모, 형제, 자녀

● 표 6-3-6. Simon Broome Criteria

Definite FH	아래 언급된 콜레스테롤 수치이면서 건의 황색종, 혹은 1차나 2차 친척[1] 중에 이런 소견이 있는 경우, 혹은 LDLR, APOβ, PCSK9 유전자 돌연변이가 있는 경우		
Possible FH	아래 언급된 콜레스테롤 수치이면서 다음 중 하나 이상에 해당될 경우 심근경색증 가족력: 2차 친척[1]<50세 혹은 1차 친척[1]<60세 고콜레스테롤혈증 가족력: 1, 2차 친척[1] 중 성인>7.5 mmol/L (290 mg/dL) 혹은 16세 미만의 자녀, 형제>6.7 mmol/L (260 mg/dL)		
콜레스테롤 수치		TC	LDL-C
	소아	>6.7 mmol/L (260 mg/dL)	>4.0 mmol/L (155 mg/dL)
	성인	>7.5 mmol/L (290 mg/dL)	>4.9 mmol/L (190 mg/dL)

FH, familial hypercholesterolemia; TC, total cholesterol; LDL-C, low-density lipoprotein-cholesterol
[1] 1차 친척: 부모, 형제, 자녀; 2차 친척: 부모의 형제, 조카, 조부모, 손주, 이복형제

3) 치료

(1) 확립된 동맥경화성 심혈관질환이나 주요 위험인자가 있는 성인 가족성 고콜레스테롤혈증 환자의 이상적인 LDL 콜레스테롤 목표치로 <55 mg/dL를 권고

(2) 확립된 동맥경화성 심혈관질환이나 주요 위험인자가 없는 성인 가족성 고콜레스테롤혈증 환자의 이상적인 LDL 콜레스테롤 목표치로 <70 mg/dL를 권고

04 심부전

증례

72세 여자 호흡곤란과 부종으로 내원하였다. 심전도에서 심방세동, 흉부X선에서 폐울혈 및 심비대 확인되었고, 혈액검사에서 신장기능은 정상 범위이지만 NT-proBNP 1,512 pg/mL이었다. 이 환자의 정확한 진단을 위해 필요한 검사는 무엇이며, 어떤 치료가 필요한가?

진단과 치료를 위한 핵심사항

1. 문진 및 신체검사
   과거 병력 및 가족력, 심부전의 전형적인 증상(호흡곤란, 좌위호흡, 부종, 운동능력 저하 등)과 특이적인 징후(경정맥압 상승, 제3심음 등)가 있는지 확인하고 신체활동 기능 등급(NYHA)을 평가
2. 진단적 검사
   1) 심초음파 검사를 통해 심장의 구조와 기능을 평가하여 심부전 여부 및 분류 구분
   2) 심부전 원인 및 중증도, 예후 평가를 위해 관상동맥에 대한 검사(침습적 관상동맥조영술 혹은 심장 관상동맥조영 CT), 심장 MRI, 유전자 검사, 심근조직 검사, 우심도자술, 6분보행검사, Cardiopulmonary Exercise Test 등을 시행
3. 치료
   1) 심부전 원인 질환에 대한 치료
   2) 약물치료: 박출률 감소 심부전의 경우 4가지 약제를 우선적으로 고려(ARNI, BB, MRA, SGLT2i)
   3) 기구치료: 필요한 경우 ICD나 CRT를 고려
   4) 수술치료: 중증 심부전에 해당하는 경우 추후 심장이식이나 좌심실보조장치(LVAD) 고려

I 심부전의 정의 및 분류

1. 정의

심부전은 심장의 구조적 혹은 기능적 이상으로 말초조직에 필요한 만큼의 혈류를 전달하지 못하는 상태를 나타내는 임상 증후군(clinical syndrome)

2. 분류

좌심실 박출률을 기준으로 40% 미만에서는 박출률 감소 심부전(heart failure with reduced ejection fraction, HFrEF), 50% 이상에서는 박출률 보존 심부전(heart failure with preserved ejection fraction, HFpEF)으로 정의하고 40–49% 범위면 박출률 경도 감소 심부전(heart failure with mildly reduced ejection fraction, HFmrEF)으로 분류

● 표 6-4-1. 심부전의 분류

Type of HF		박출률 감소 심부전	박출률 경도 감소 심부전	박출률 보존 심부전
진단기분	1	증상±징후*	증상±징후*	증상±징후*
	2	좌심실 박출률≤40%	좌심실 박출률 41–49%	좌심실 박출률≥50%
	3	–	–	나트륨이뇨펩타이드 상승 또는 좌심실 이완기 장애/좌심실 충만압 상승에 합당한 심장의 기능적 혹은 구조적 이상의 객관적 증거

* 징후는 심부전의 초기 단계(특히 박출률 보존 심부전), 또는 최적의 치료를 받는 경우 동반되지 않거나 비특이적일 수 있음

II 심부전의 진단

1. 심부전의 증상과 징후

증상		징후	
전형적	비전형적	특이적	비특이적
호흡곤란	야간 기침	경정맥압 상승	말초부종
좌위호흡	천명	간 경정맥 역류	폐비빔소리(pulmonary crepitations)
발작성 야간 호흡곤란	체중 증가(>2 kg/주)	제3심음	
운동능력 저하	체중 감소	심첨박동 전위	폐기저부 타진 시 둔탁음
피로감	포만감	심잡음	빈맥
운동 후 회복지연	식욕저하		불규칙한 맥박, 빈호흡(>16회/분)
발목 부종	착란		간비대
	우울		복수
	두근거림		전신쇠약
	실신		

2. 심부전의 단계 구분

1) 기능 등급(NYHA)에 따른 구분

호흡곤란이 어느 정도의 활동을 했을 때 발생하는지에 따라 심부전의 기능 등급을 아래와 같이 4단계로 구분함

● **표 6-4-2. NYHA (New York Heart Association) 기능 등급**

I	신체활동에 제한이 없음. 일상활동에서 증상이 없음
II	신체활동에 약간의 제한이 있음. 안정 시에는 증상이 없으나, 일상활동에는 증상이 있음
III	신체활동에 심한 제한이 있음. 안정 시에는 증상이 없으나, 일상활동보다 낮은 활동 시에도 증상이 있음
IV	안정 시에도 증상이 있으며, 신체활동으로 증상이 심해짐

TIP

NYHA 기능 등급은 심부전의 질병 경과나 치료에 대한 반응을 추적하는 데 도움이 되나 심장 기능의 이상 정도와 비례하지는 않음

2) 심부전질환 경과에 따른 단계(Stage) 구분

A
- 심부전의 위험인자만 있는 단계(Stage A: At Risk for HF)
- 고혈압, 당뇨병, 심장 독성 위험성 암 치료 환자, 심근병증 가족력

B
- 심부전 증상은 없지만 심장 구조나 기능에 이상이 있는 단계(Stage B: Pre-HF)
- 검진상 우연히 발견된 좌심실 비대, 수축력 감소, 심판막질환 등

C
- 심장 구조나 기능에 이상이 있고 심부전의 증상이 있는 단계(Stage C: HF)
- 대부분 약물 치료가 필요함, 심부전 증상이 호전되어도 여기에 해당

D
- 약물치료나 시술, 기구 치료에도 호전이 없는 중증 심부전 단계(Stage D: Advanced HF)
- 표준 치료에도 불구하고 증상 심해서 심장이식이나 LVAD를 고려

3. 심부전의 진단 알고리듬

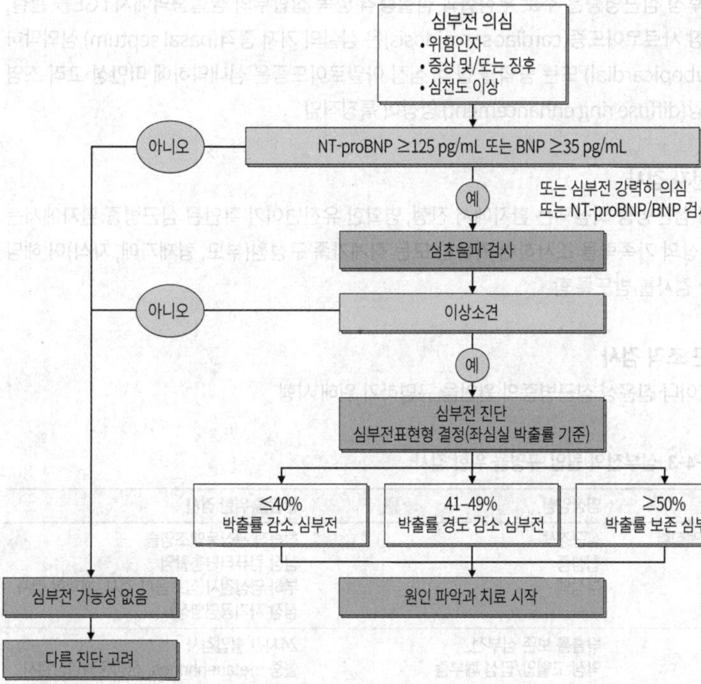

4. 심부전의 원인 규명을 위한 검사

1) 심초음파 검사

(1) 심부전의 원인 규명을 위한 가장 기본적인 영상검사

(2) 국소벽운동장애(regional wall motion abnormality, RWMA)의 유무, 판막의 구조 및 기능의 이상 여부, 그리고 심근의 두께를 평가

2) 침습적 관상동맥조영술 혹은 심장 관상동맥조영 CT

관상동맥질환에 의하여 심부전이 발생했는지 여부를 평가

3) 심장 자기공명영상

(1) 심근관류(myocardial perfusion), 생존력(viability) 및 지연 조연증강영상(late gadolinium enhancement, LGE) 등 심근조직의 특성을 분석

(2) LGE의 양상으로 허혈성 심근병증과 비허혈성 심근병증을 감별
(3) 비후성 심근병증은 주로 우심실과 심실중격 양쪽 접합부의 심실중벽에서 LGE를 관찰, 심장 사르코이드증(cardiac sarcoidosis)은 심실의 기저 중격(basal septum) 심외막하(subepicardial) 또는 중벽을 침범, 심장 아밀로이드증은 심내막하에 미만성 고리 조영증강(diffuse ring enhancement) 양상이 특징적임

4) 유전자 검사

유전성 심근병증 의심되는 환자에서 진행, 명확한 유전변이가 확인된 심근병증 환자에서는 3대 이상의 가족력을 조사하여 가능한 모든 직계가족 구성원(부모, 형제자매, 자식)이 해당 유전자 검사를 받도록 함

5) 심근 조직 검사

심근염이나 침윤성 심근병증의 원인을 규명하기 위해 시행

● 표 6-4-3. 심부전의 원인 규명을 위한 검사

원인	임상양상	진단을 위한 검사
관상동맥질환	심근경색 협심증 부정맥	침습적 관상동맥조영술 심장 컴퓨터단층촬영 부하 영상검사(심초음파 검사, 핵의학 검사, 심장 자기공명영상)
고혈압	박출률 보존 심부전 악성 고혈압/급성 폐부종	24시간 혈압검사 혈중 metanephrines, 신장동맥영상검사 혈중 renin, aldosterone
판막질환	일차성 판막질환(예: 대동맥판막 협착증) 이차성 판막질환(예: 기능적 승모판막/삼첨판막 역류) 선천성 판막질환	경흉부 심초음파 검사 경식도 심초음파 검사 부하 심초음파 검사
부정맥	심방 빈맥 심실 빈맥	보행 심전도 검사(예: 24시간 홀터 검사) 적응증에 해당되면 전기생리학적 검사
심근병증	모든 종류의 심근병증 확장성 심근병증 비후성 심근병증 제한성 심근병증 부정맥 유발성 우심실 심근병증 주산기 심근병증 스트레스 심근병증 독소: 알코올, 코카인, 철, 구리, 코발트 등	심장 자기공명영상, 유전자 검사 우/좌심장 도자술 심장 자기공명영상, 혈관조영술 미량 원소(trace elements), 독성(toxicology), 간기능 검사, GGT

● 표 6-4-3. (이어서) 심부전의 원인 규명을 위한 검사

원인	임상양상	진단을 위한 검사
침윤성(Infiltrative)	아밀로이드증	혈청 전기영동 및 혈청 유리경쇄(free light chain), Bence-Jones 단백질, 뼈 신티그램, 심장 자기공명영상, 컴퓨터단층촬영-PET, 심내막 심근생검
	사르코이드증	혈청ACE, 심장 자기공명영상, FDG-PET, 흉부 컴퓨터단층촬영, 심내막 심근생검
	종양성	심장 자기공명영상, 심내막 심근생검
축적질환(Storage disease)	혈색소침착증	철분 검사, 유전자 검사, 심장 자기공명영상(T2 영상), 심내막 심근생검
	파브리병 당원 축적병	α-galactosidase A, 유전자 검사, 심장 자기공명영상(T1 mapping)

III 심부전의 약물치료

1. 박출률 감소 심부전 환자의 치료 알고리듬

박출률 감소 심부전 환자의 중요 치료 목표는 ① 사망률 감소, ② 심부전 악화에 의한 반복적인 재입원 감소, 그리고 ③ 기능적 임상상태와 삶의 질의 개선임. 이러한 목표를 달성하기 위한 일반적 치료전략은 그림 6-4-1과 같음

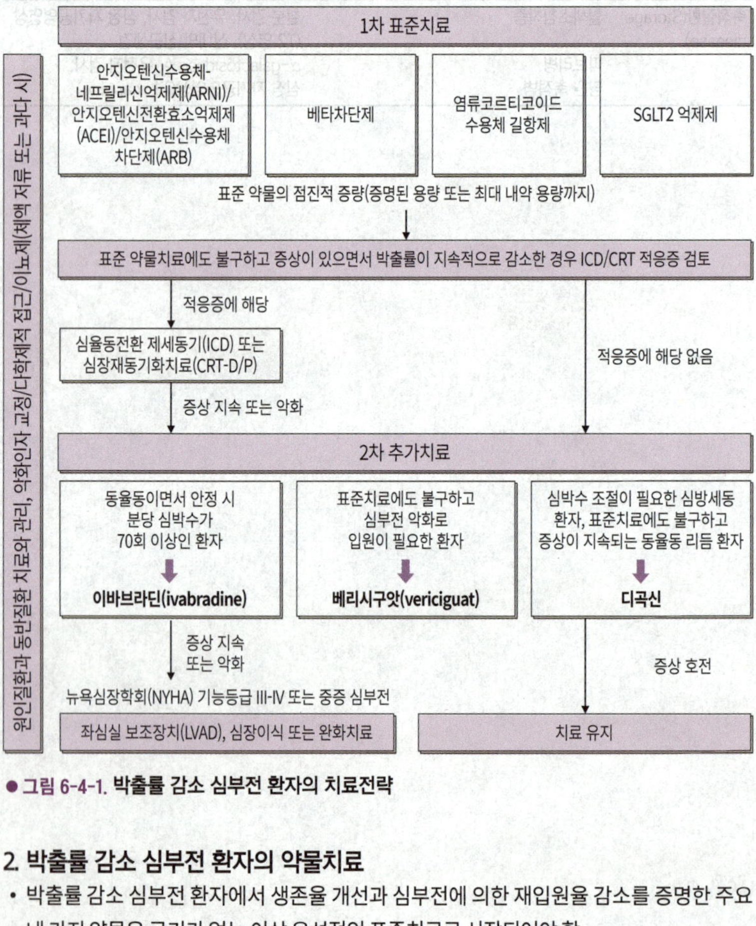

● 그림 6-4-1. **박출률 감소 심부전 환자의 치료전략**

2. 박출률 감소 심부전 환자의 약물치료

- 박출률 감소 심부전 환자에서 생존율 개선과 심부전에 의한 재입원율 감소를 증명한 주요 네 가지 약물은 금기가 없는 이상 우선적인 표준치료로 시작되어야 함
- 표준약물 치료 후 심부전 증상이 개선되고 좌심실이 박출률이 40% 이상으로 향상된 경우

에도 기존의 표준약물 치료를 유지하는 것이 권고됨

1) 레닌-안지오텐신계 차단제

(1) 안지오텐신수용체-네프릴리신억제제(ARNI)

① 박출률 감소 심부전 환자에서 ARNI를 우선적인 표준치료로 권고하고 있으며 ARNI에 내약성이 없거나 사용할 수 없는 경우 ACEI나 ARB의 사용을 권고함

② 이전부터 ACEI 또는 ARB치료를 받았으면서 심부전 증상이 심하지 않은 환자에서도 심혈관계 사망과 심부전으로 인한 입원 위험을 추가적으로 감소시키기 위해 기존의 ACEI또는 ARB를 ARNI로 교체해 사용하도록 권고함

(2) 안지오텐신전환효소억제제(ACEI)

부작용으로는 마른 기침이 가장 흔하고, 일부에서는 심한 혈관부종이 발생할 수 있음

(3) 안지오텐신 수용체 길항제(ARB)

① 발사르탄(valsartan)과 칸데사르탄(candesartan)에서 예후 개선 효과가 확인됨

② 안지오텐신전환효소억제제와 안지오텐신 수용체 길항제를 병합투여하는 것은 금기

2) 베타차단제

(1) 비소프롤롤, 지속형 메토프롤롤, 카르베딜롤, 네비볼롤 4가지 약제만이 심부전에서 예후 개선효과를 입증하였음

(2) 베타차단제 복용 중 심부전이 악화되는 경우에 우선 이뇨제를 추가 또는 증량하고 가능하면 베타차단제를 유지하는 것이 바람직함

3) 염류코르티코이드 수용체 길항제

(1) 스피로놀락톤은 하루 12.5–25 mg의 용량으로 시작하고 고칼륨혈증 발생에 유의해야 함

(2) 스피로놀락톤 사용 시 남성에서 10% 정도의 빈도로 여성형 유방이나 통증 등이 나타날 수 있으나(gynecomastia), 약제 중단 후 대개 증상이 호전되고 유방암과의 연관성은 없음

4) SGLT2억제제

당뇨병 동반 여부와 무관하게 심부전으로 인한 입원 또는 심혈관계 사망을 감소시키기 위해 SGLT2 억제제(empagliflozin 또는 dapagliflozin) 투여가 권고됨

5) 이바브라딘(Ivabradine)

(1) 이바브라딘은 동결절의 If channel을 억제하여 동율동인 환자에서 심박수를 낮추는 작용

(2) 좌심실 박출률 35% 이하, 맥박수 분당 70회 이상, 표준 심부전 약물치료에도 증상이 지

속되는 NYHA 기능등급 II–IV인 동율동의 심부전 환자에서 이바브라딘 사용 고려

6) 베리시구앗(Vericiguat)

(1) 베리시구앗은 soluble guanylate cyclase receptor stimulator로, cyclic guanosine monophosphate (cGMP) 생성을 늘리고, nitric oxide (NO) 민감도를 회복시켜 주는 작용

(2) 레닌-안지오텐신계 차단제, 베타차단제, 염류코르티코이드 수용체 길항제를 사용하였음에도 불구하고 심부전 악화를 경험한 좌심실 박출률 45% 미만 심부전 환자에서 베리시구앗 사용 고려

7) 디곡신(Digoxin)

(1) 심방세동이 동반된 박출률 감소 심부전 환자에서 베타차단제를 사용해도 맥박조절이 잘 되지 않거나, 베타차단제 사용이 금기인 경우, 맥박 조절을 위해 디곡신 사용 고려

(2) 레닌-안지오텐신계 차단제, 베타차단제, 염류코르티코이드 수용체 길항제 사용에도 증상이 있는 박출률 감소 심부전 환자에서 재입원율을 낮추기 위해 디곡신 사용 고려

8) 톨밥탄(Tolvaptan)

(1) 톨밥탄은 선택적 V2 수용체 차단제로서 신장 원위부 집합관 상피세포에서 아쿠아포린이라고 하는 수분 통로가 발현되는 것을 억제하여 집합관에서 수분의 재흡수를 막는 작용

(2) 다른 치료에 불응하는 저나트륨혈증을 동반한 용적 과부하 상태의 심부전 환자에서 사용 고려

9) 이뇨제(Diuretics)

(1) 체액량을 평가하고 적절한 체액 균형을 유지하는 것은 심부전 환자의 치료에서 필수 요소

(2) 고리작용 이뇨제(loop diureitcs)를 사용하는 것이 일반적임

(3) 푸로세미드에 비하여 토르세미드는 bioavailability가 일관되게 높고 반감기가 길어서 약효 지속시간이 길며 저칼륨혈증이나 이뇨제 저항성 발생 빈도가 낮음

(4) 고리작용 이뇨제에 대한 저항성이 생기는 기전으로 원위세뇨관에서 염분 재흡수 기능이 항진되는 경우가 있고, 이때에는 티아지드(thiazide) 계열 이뇨제를 병합하는 것이 효과적임

10) 박출률 경도 감소 및 박출률 보존 심부전의 약물 치료

(1) 박출률 경도 감소 및 박출률 보존 심부전 환자는 주로 고령의 여성에 많고, 고혈압, 심방세동, 허혈성 심장병 등의 심혈관계 질환이나 당뇨병, 신부전 등의 비심혈관계 질환이 흔

하게 동반되는 것으로 알려져 있음

(2) 다양한 원인에 의해 다양한 임상양상(phenotype)을 보이며 특히 폐질환, 빈혈, 비만 등에 의해서도 비슷한 증상을 보일 수 있어 각각의 원인 질환을 우선적으로 감별하여 이에 대한 개별적 치료가 필요한 경우가 흔함

(3) 비교적 최근까지 질병의 경과를 호전시키는 치료에 대한 권고사항이 충분하지 않았던 만큼, 기존의 치료는 이뇨제를 통한 증상의 완화를 목표로 하였음

(4) 최근 empagliflozin과 dapagliflozin이 증상이 있는 박출률 경도 감소 및 박출률 보존 심부전 환자의 심혈관계 사망과 심부전에 의한 입원을 감소시켜 SGLT2 억제제가 우선적으로 권고됨

IV 심부전의 기구치료

1. 심율동전환 제세동기(Implantable cardioverter defibrillator, ICD)

1) 좌심실 수축기능이 감소되어 있는 환자는 급성 심장사(sudden cardiac death)의 가능성이 높음

2) 심율동전환 제세동기는 심실빈맥과 심실세동 같은 위험한 부정맥이 발생하면 이를 인식하여 자동으로 전기 충격을 가해 심장의 리듬을 정상으로 회복하게 하는 장치

3) 항빈맥 조율(antitachycardia pacing, ATP, 그림 6-4-2A)이나 ICD shock (그림 6-4-2B)을 통해 부정맥을 종료시킴

4) 그림 6-4-2C는 심율동전환 제세동기를 삽입한 심부전 환자의 흉부X선 소견으로 심율동전환 제세동기는 좌측 흉부 상측에 위치하며, 쇼크 전달이 가능한 코일을 가진 유도가 우심실에 위치함

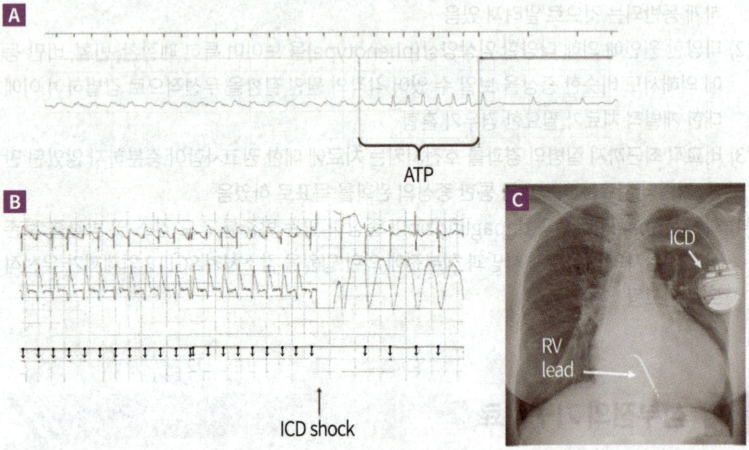

● 그림 6-4-2. 심율동전환 제세동기와 심실 부정맥의 치료

2. 심장재동기화 치료(Cardiac resynchronization therapy, CRT)

1) CRT는 전극선(lead)을 이용하여 좌/우 심실을 조율하여(심실 재동기화), 양 심실이 동시에 조화롭게(coordination) 수축하도록 유도함(그림 6-4-3)
2) 심장재동기화 치료에 좋은 반응을 보이는 환자들의 특징에는 150 ms 이상으로 늘어난 QRS간격, 좌각차단, 동성리듬, 비허혈성 심근증, 적은 심근의 상흔(low myocardial scar burden), 여성 등이 포함됨

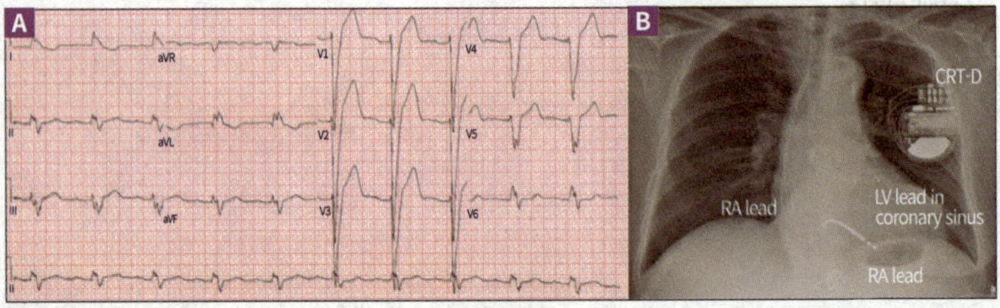

● 그림 6-4-3. 심장재동기화 치료

(A) 심장재동기화 치료의 적응증이 될 수 있는 QRS간격이 늘어나 있는 전형적인 LBBB패턴의 심전도 소견, (B) CRT-D 삽입한 심부전 환자의 흉부 X선 사진, 좌측 흉부 위쪽 피하조직 내 CRT-D 발생기, RA lead, defibrillation 기능이 있는 RV lead, 그리고 관상정맥동(coronary sinus) 내에 위치한 LV lead가 보인다.

V 중증 심부전 환자에 대한 수술치료

1. 중증 심부전(Advanced heart failure)의 정의

가이드라인에 따른 심부전 약물치료에도 불구하고 아래의 모든 사항에 해당하여야 함
1. 뉴욕심장학회(NYHA) 기능등급 3-4 정도로 심한 심부전 증상이 지속될 것
2. 아래 중 최소한 한 가지 이상을 만족하는 심한 심장 기능 이상 - 좌심실 박출률<30% - 단독 우심부전(예: 부정맥 유발 우심실 심근병증) - 수술이 불가능한 심한 판막 이상 - 수술이 불가능한 심한 선천성 심장 이상 - 좌심실 박출률 보존 심부전에 해당하고 BNP 혹은 NT-proBNP가 지속적으로 높거나 상승하는 심한 좌심실 이완부전 혹은 심장의 구조적 이상
3. 고용량의 정맥 이뇨제 치료(혹은 이뇨제 혼합 치료)가 필요한 폐 혹은 전신의 수분 저류, 강심제 혹은 혈관수축제가 필요한 저관류 상태, 혹은 악성 부정맥 등으로 인하여 지난 12개월간 2회 이상의 예기치 않은 병원 방문 혹은 입원의 병력
4. 운동할 수 없을 정도로 심하거나 6분보행검사상 300미터 미만 혹은 최대 산소섭취량(Peak VO_2) 12 mL/kg/min 미만 혹은 예상치의 50% 미만의 심한 운동 능력 저하

2. 심장이식(Heart transplantation)

심장이식은 중증 심부전 환자에서 생존율을 향상시키고 운동능력과 삶의 질을 향상시킬 수 있는 가장 표준적이고 효과적인 치료임

● 표 6-4-4. 심장이식의 적응증과 금기증

심장이식의 적응증
적절한 약물치료와 기구 치료에도 불구하고 심부전 증상이 조절되지 않는 좌심실 박출률 감소 심부전
뉴욕심장학회(NYHA) 기능등급 3b-4
운동부하 심폐검사(cardiopulmonary exercise test)상 1) 최대산소 소모량(peak VO_2)이 14 mL/kg/min(베타차단제 복용 환자는 12 mL/kg/min) 이하 2) 50세 미만의 젊은 성인이나 여성의 경우, 최대산소 소모량이 예측치의 50% 미만일 경우 3) VE/VCO_2 slope>35
호전되지 않을 것으로 예상되는 심인성 쇼크
급성심근경색증
급성심근염
적절한 약물치료와 수술, 시술 이후에도 조절되지 않는 협심증
심한 증상이 동반된 비후성 또는 제한성 심근병증
항부정맥제, 기구 혹은 전극도자술에도 반응하지 않는 심실 부정맥

● 표 6-4-4. (이어서) 심장이식의 적응증과 금기증

심장이식의 적응증	
고착화된 폐동맥고혈압이 없는 선천성 심장병	
전이되지 않은 심장내 종양	
심장이식의 금기증	
나이	70세 이상의 환자는 기저질환에 따라 상대적 금기가 될 수 있음
비만	BMI≥35 kg/m^2
감염	현성 감염(active infection)
암	활동성 암은 절대 금기이나, 저등급(low grade) 암 혹은 치료된 암의 경우 전문가와 이식에 대해 논의 후 결정할 수 있음
당뇨병	조절되지 않는 당뇨병 혹은 당뇨병과 연관된 장기 손상
말초혈관 혹은 뇌혈관질환	우회술 혹은 재개통술이 불가능한 말초혈관 혹은 뇌혈관질환의 경우 이식의 절대 금기에 해당함
약물 남용	6개월간 금연, 금주를 요하며 신경정신과 전문가와 논의가 필요함
폐고혈압	적절한 혈관 확장제 혹은 승압제 사용에도 폐혈관 저항(PVR)이 3 wood units 이상이 되는 경우 금기가 될 수 있음. 이는 심실 보조장치 사용 후 재평가할 수 있음
사회경제적 문제	순응도가 떨어지는 경우, 주위에 돌볼 수 있는 가족이 부재인 경우, 치매인 경우 금기에 해당함

3. 좌심실보조장치(Left ventricular assist device, LVAD)

좌심실 첨부를 수술적으로 제거하고 여기에 펌프를 부착하여 좌심실 내의 혈액을 대동맥으로 뽑어 줌으로써 좌심실의 기능을 보조해 주는 역할을 함(그림 6-4-4)

1) LVAD의 적응증은 목적에 따라 1) 심장이식의 가교 역할(bridge to transplant, BTT), 2) 궁극적인 치료 (destination therapy, DT), 3) 회복을 기대하고 치료하는 경우(bridge to recovery, BTR), 4) 심장이식의 후보자가 될 수 있도록 다른 장기의 기능을 회복시키고자 하는 경우(bridge to candidacy, BTC) 등으로 구분됨
2) 중증 심부전 환자의 상태를 INTERMACS (interagency registry for mechanically assisted circulatory support) 단계를 이용하여 단계 1에서 단계 7까지 분류하여 이에 따른 치료 계획을 세움(그림 6-4-5)
3) 국내 자료에 따르면 LVAD 수술 후 가장 흔한 사망의 원인은 출혈성 뇌졸중(hemorrhagic stroke)이었고 수술 후 1년 내 가장 흔한 합병증 역시 출혈로, 전체 LVAD 환자의 44%에서 발생하였고 대부분은 위장관 출혈

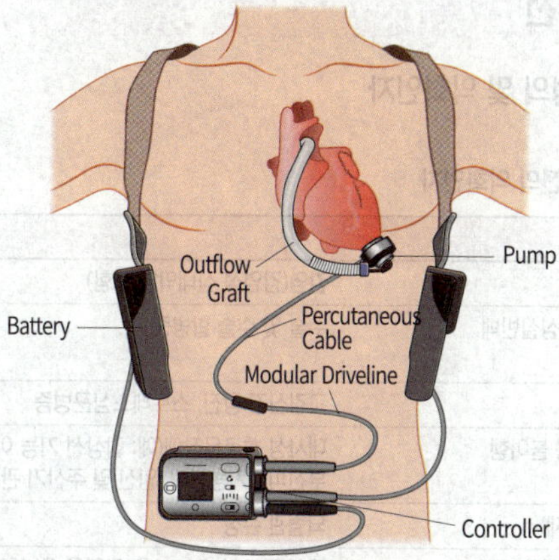

● **그림 6-4-4. 좌심실 보조장치의 구조**

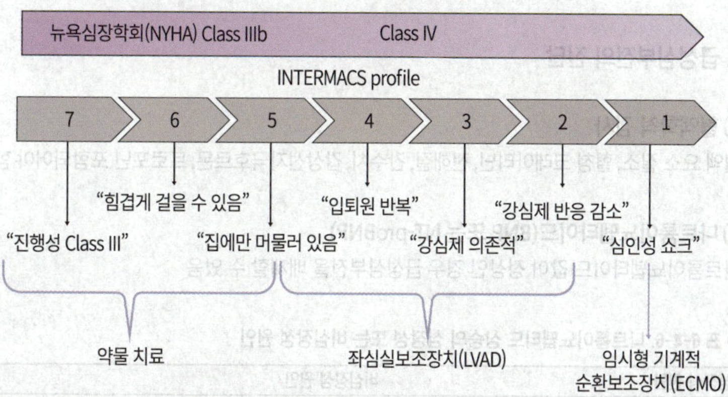

● **그림 6-4-5. INTERMACS 프로파일에 따른 치료계획**

VI 급성심부전

1. 급성심부전의 정의 및 악화인자

● 표 6-4-5. 급성심부전의 악화인자

악화인자	
급성관상동맥증후군	감염(감염성 심내막염 포함)
부정맥(빈맥: 심빙세동, 심실빈백, 서맥: 전도장애)	수술 및 수술 합병증
과도한 혈압 상승	교감신경 항진, 스트레스심근병증
저염/수분제한 약물복용 불이행	대사성 호르몬장애(예: 갑상선 기능 이상, 당뇨병케토산증, 부신피질기능장애, 임신 및 주산기 관련 이상)
독성 물질(알코올, 각성제)	뇌혈관 손상
약물(예: 비스테로이드항염증제, 스테로이드, 심장독성 항암제)	급성 구조적 손상: 심근파열을 유발하는 급성관상동맥증후군(심실외벽파열, 심실중격파열, 급성 승모판막 역류), 흉벽 손상 혹은 관상동맥중재술, 심내막염에 의한 급성 판막 인공판막 부전, 대동맥박리증 혹은 혈전증
만성폐쇄성폐질환의 악화	
폐색전증	

2. 급성심부전의 진단

1) 혈액학적 검사

혈액 요소 질소, 혈청 크레아티닌, 전해질, 간수치, 갑상선자극호르몬, 트로포닌 포함되어야 함

2) 나트륨이뇨펩타이드(BNP 또는 NT-proBNP)

나트륨이뇨펩타이드 값이 정상인 경우 급성심부전을 배제할 수 있음

● 표 6-4-6. 나트륨이뇨펩티드 상승의 심장성 또는 비심장성 원인

심장성 원인		비심장성 원인	
심부전	급성관상동맥증후군	고령	허혈성 뇌경색
폐색전증	심근염	지주막하 출혈	신장기능 장애
좌심실 비대	비후성 또는 제한성 심근병증	간기능 장애(주로 복수 동반의 간경변)	중증 대사성 및 호르몬 이상(갑상선 중독증, 당뇨병케토산증)
판막성 심장병	선천성 심장병	부종양성 증후군	만성폐쇄성폐질환
빈맥성 부정맥	심장 둔상	중증 감염병	중증 화상
심율동전환 제세동기 쇼크	심장 수술	빈혈	
폐고혈압			

3. 급성심부전의 분류 및 치료

1) 혈역학적인 분류(Forrester classification)

(1) WARM-DRY: 정상 좌심실충만압과 정상 관류

(2) WARM-WET: 증가된 좌심실충만압과 정상 관류

(3) COLD-WET: 증가된 좌심실충만압과 감소된 관류

(4) COLD-DRY: 정상 또는 감소된 좌심실충만압과 감소된 관류

	CONGESTION (–)	CONGESTION (+) Pulmonary congestion Orthopnea/paroxysmal, nocturnal dyspnea, peripheral (bilateral) edema, jugular venous dilatation
HYPOPERFUSION (–)	WARM-DRY	WARM-WET
HYPOPERFUSION (+) Cold extremities, Oliguria, Mental confusion, Dizziness, Narrow pulse pressure	COLD-DRY	COLD-WET

● 그림 6-4-6. Hemodynamic classification for acute heart failure (Forrester classification)

2) 급성심부전의 일반적인 치료 알고리듬

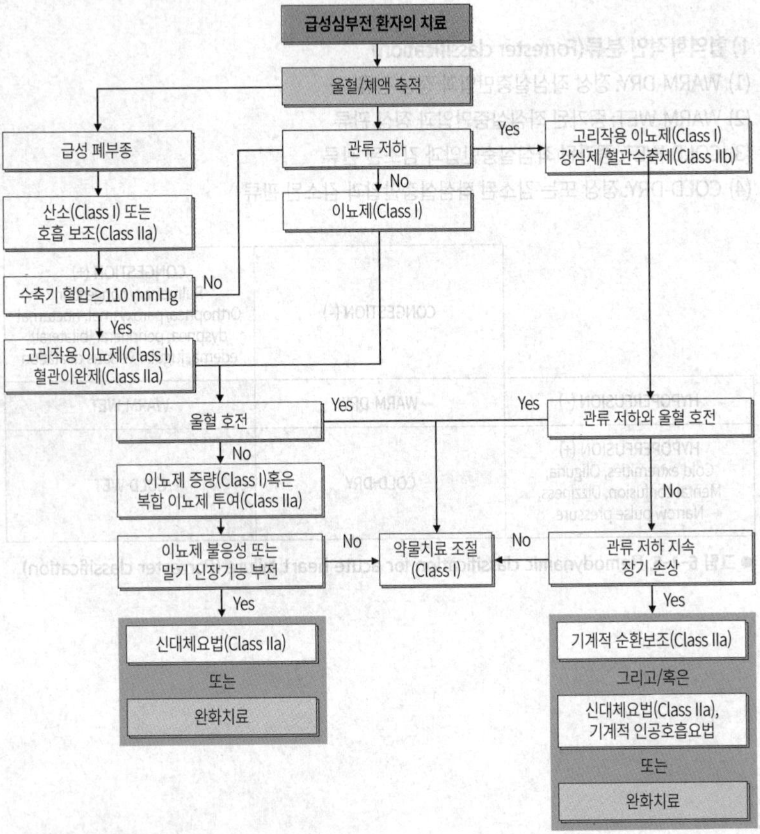

1단계: 응급치료

급성심부전 치료의 일차 목표는 신속한 진단, 치명적인 이상소견의 교정, 증상의 빠른 호전, 심부전 악화 인자를 발견하는 것

2단계: 입원 중

입원기간 동안 치료의 목표는 환자의 진단을 명확히 하고, 혈역학적, 용적 상태, 심부전 증상을 조절하고, 만성 심부전 치료를 시작하거나 용량을 조절하여 환자를 최대한 안정화하는 것

3단계: 퇴원 준비

퇴원 준비 단계의 목표는 심부전 약물치료에 따른 부작용 발생 여부를 확인하여 약제 종류

및 용량 조절을 완료하고, 퇴원 후 조기 재입원을 감소시키는 것

Ⅶ 심부전 환자의 다학제적 접근과 자기 관리

약물치료 및 비약물적 치료, 정신-심리적 지원, 사회적 지원, 경제적 상담 등을 포함한 다학제적 접근 프로그램이 필요함

- 심부전 다학제팀은 보통 심부전 전문의사, 심부전 전문 간호사, 약사, 물리치료사, 심리 상담사, 사회사업팀 등으로 구성됨
- 심부전 환자의 자기 관리는 크게 5가지 영역으로 나누어 구분함

1. 약물 복용

처방받은 약을 매일 같은 시간에 정확하고 꾸준하게 복용해야 하고 약물을 복용하는 중에 불편한 증상이 생기면 당장 복용을 중단하기보다는 의료진과 만나서 상의해야 함

2. 증상 변화 관찰

1) 호흡곤란이 심하게 지속되어 일상적인 활동이 어렵거나, 어지러운 증상이 심하거나, 의식을 잃고 쓰러진 경우, 두근거리는 증상으로 어지럽거나 아찔한 경우, 가슴이 답답하거나 통증이 지속되는 경우에는 긴급 증상에 해당하므로 신속히 진료를 받아야 함
2) 체중 증가(하루에 1 kg 이상 혹은 1주일에 2k g 이상), 부종, 호흡곤란, 피로감, 식욕 부진 등의 일반적인 증상 변화는 평소에 잘 기록해 두었다가 정기 방문 시에서 의료진에게 알려주어야 함

3. 올바른 식사

1) 과식을 하게 되면 심장에 부담을 주므로 식사를 적당량 나누어 섭취해야 하며 소금과 물, 지방이 많은 음식은 줄이는 것이 좋음
2) 염분을 과도하게 섭취하면 체내에 수분이 늘어나 부종의 원인이 되며 심장에 부담이 될 수 있으므로 1일 염분 섭취는 5–6 g 이하로 제한하는 것이 바람직함

4. 적절한 운동

1) 일주일에 3–5번 정도, 한 번에 약 20–30분가량 운동을 하되 운동을 하기 전과 후에는 준비운동과 마무리 운동이 필요하고 유산소 운동(자전거, 약간 빠른 보행, 가벼운 댄스, 리듬체조)이나 하체 위주의 가벼운 근력 운동이 추천됨
2) 운동을 하는 중에 심하게 가슴이 아프거나 피로하거나 어지러우면 즉시 운동을 멈추어야

하고 특히 몸의 상태가 좋지 않거나 날씨가 더울 때에는 탈수나 열사병에 주의해야 함

5. 기타사항

1) 금주 또는 절주(1-2잔/일 이내)하고 반드시 금연
2) 독감 예방주사와 같은 예방접종을 정기적으로 받아야 함
3) 약물치료와 운동치료를 하면서 가급적 기존의 직업을 지속하는 것이 바람직함
4) 우울하거나 기억력이 떨어진다면 의료진과 상의하여 정신의학적인 도움을 받는 것이 필요
5) 평소에 심부전에 의한 증상이 심하지 않다면 성생활을 지속할 수 있음
6) 정기적인 진찰과 검사를 통해 의료진과 장기적인 치료 계획을 상의해야 함

05

심근증

증례

47세 남자가 실신으로 내원하였다. 원인 감별을 위해 심초음파 시행하였고 좌심실 박출률은 정상범위이나 심근 비대가 의심되었다. 진단법과 치료는?

진단과 치료를 위한 핵심사항

1. 진단
   1) 증상 확인: 활동 시 숨찬 증상, 흉통, 실신 등
   2) 심전도
   3) 심초음파: 좌심실 박출률 및 심실 벽 두께 확인, 다른 구조적 질환 배제
      - 좌심실 박출률<45%+좌심실 벽두께<12 mm: 확장성 심근증(dilated cardio-my-opathy)
      - 좌심실 벽 두께≥12 mm: 비후성 심근증 또는 제한성 심근증 의심
   4) 심장 MRI: 심근증의 감별진단 및 예후 평가
   5) 기타: 핵의학 검사(bone scan, PET/CT 등), 심장조직 검사, 혈액검사(monoclonal gammopathy 확인, alpha-galactosidase level, 유전자 검사 등)
2. 치료
   1) 확장성 심근증: 심부전에 준한 치료
   2) 비후성 심근증: 급사 위험도 판정에 따라 ICD 시행 여부 결정, 좌심실 유출로 폐쇄 여부(dynamic LVOT obstruction≥30 mmHg) 및 동반된 심부전 증상에 따라 약물치료(b-blocker 또는 verapamil, diltiazem 등의 칼슘차단제) 시작 고려, 약제를 씀에도 불구하고 증상이 지속된다면 surgical myomectomy 또는 septal ablation 고려
   3) 아밀로이드증:
      - ATTR 아밀로이드증에서는 tafamidis
      - AL 아밀로이드증에서는 항암치료 고려
   4) 심장 사르코이드증: 면역억제제(steroid), 부정맥 치료(ICD 적응증 여부 확인)
   5) 부정맥 유발성 심근병증: 급사 위험도에 따라 ICD 시행, 심부전 정도에 따른 치료
   6) 스트레스 유발 심근증: 대개 가역적, 대증적 치료

I 심근증의 정의 및 임상적 분류

1. 정의

고혈압, 선천성 심질환, 판막질환, 관동맥질환이나 심낭질환 등의 원인질환 없이 심근 자체의 구조적, 기능적 이상을 나타내는 다양한 질환군

2. 분류

1) 영상검사에 따른 전통적인 분류

(1) 확장성 심근증(dilated cardiomyopathy, DCM)
(2) 비후성 심근증(hypertrophic cardiomyopathy, HCM)
(3) 제한성 심근증(restrictive cardiomyopathy, RCM)
(4) Arrhythmogenic right ventricular dysplasia/cardiomyopathy(ARVD/C)
(5) 분류되지 않은 심근증(unclassified cardiomyopathy)

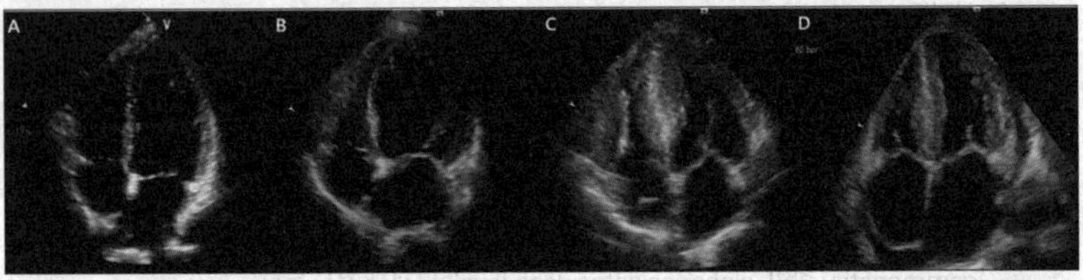

● 그림 6-5-1. 대표적인 심근증의 심초음파 소견
(A) normal, (B) 확장성 심근증, (C) 비후성 심근증, (D) 제한성 심근증

2) 2006 American Heart association의 분류

Primary Cardiomyopathies (predominantly involving the heart)		
Genetic	Mixed	Aquired
Hypertrophic	Dilated Inflammatory	Inflammatory
ARVD/C	Restrictive	Stress-induced
LVNC		Peripartum
Glycogen storage		Tachycardia-induced
Conduction defect		
Mitochondrial myopathy		

Ion channel disorders (LQTS, Brugada, SQTS, CVPT, Asian SUNDS)	
Secondary (systemic disorders involving the heart)	
Infiltrative (accumulation between myocytes)	Amyloidosis
Storage (accumulation within myocytes)	Hemochromatosis, Fabry disease, Glycogen storage disease
Toxicity	Drugs, heavy metal, chemical agents
Endomyocardial	Endomyocardial fibrosis, Hypereosinophilic syndrome
Inflammatory granulomatous	Sarcoidosis
Endocrine	Diabetes mellitus, Hyperthyroidism, Hypothyroidism, Hyperparathyroidism, Pheochromocytoma, Acromegaly
Cardiofacial	Noonan syndrome, Lentiginosis
Neuromuscular/neurogolic	Friedreich ataxia
Duchenne-Becker muscular dystrophy	Emery-Dreifuss muscular dystrophy Myotonic dystrophy, Neurofibromatosis, Tuberous sclerosis
Nutritional deficiency	Beriberi (thiamine), Pellagra, Scurvy, Selenium, Carnitine, Kwashiokor
Autoimmune/collagen	Systemic lupus erythematosus, Dermatomyoxitis, Rheumatoid arthritis, Polyarteritis nodosa
Electolyte imbalance	
Consequence of cancer therapy	Anthracyclines, cyclophosphamide, radiation

3) 2008 European Society of Cardiology의 분류

	HCM	DCM	ARVD/C	RCM	unclassified
Familial	Familial, unknown gene	Familial, unknown gene	Familial, unknown gene	Familial, unknown gene	Left ventricular Non-compaction
	Sarcomeric Protein mutations	Sarcomeric Protein mutations	Intercalated disc Protein mutations	Sarcomeric Protein mutations	
	Glycogen storage disease	Z-band	Cardiac ryanodine receptor	Familial amyloidosis	
	Lysosomal storage diseases	Cytoskeletal genes	Transforming growth factor-b3 (TGFb3)	Desminopathy	
	Disorders of fatty acid metabolism	Nuclear membrane		Pseuxanthoma elasticum	

	HCM	DCM	ARVD/C	RCM	unclassified
Familial	Carnitine deficiency	Mildly dilated CM		Haemochro-matosis	
	Phosphorylase B kinase deficiency	Intercalated disc protein mutations		Anderson-Fabry disease	
	Mitochondrial cytopathies	Mitochondrial cytopathy		Glycogen storage disease	
	Syndromic HCM				
Non-familial	Obesity	Myocarditis (infectivetoxic/immune)	Inflammation	Amyloid (AL/prealbumin)	Tako Tsubo cardiomyopathy
	Infants of diabetic mothers	Kawasaki disease Eosinophilic		Scleroderma Endomyocardial	
	Athletic training	(Churg Strauss syndrome)		fibrosis	
	Amyloid (AL/prealbumin)	Viral persistence		Hypereosinophilic syndrome	
		Drugs		Idiopathic	
		Pregnancy		Chromosomal cause	
		Endocrine		Drugs (serotonin, methysergide, ergotamine, mercurial agents, busulfan)	
Non-familial		Nutritional thiamine, carnitine, selenium, hypophospha-taemia, hypocalcaemia		Carcinoid heart	
		Alcohol		Metastatic cancers	
		Tachycardiomy opathy		Radiation	
				Drugs (anthracyclines	

3. 확장성 심근증

1) 특징

(1) 심근의 허혈성 손상이나 이상 부하 상태(abnormal loading condition)가 없이 좌심실 또는 좌, 우심실의 동반 확장을 특징으로 함. 일반적으로 심실 벽 두께는 정상으로 나타나며, 심근 내에 다양한 정도의 섬유화를 동반함

(2) 최근 관련 유전자들이 발견되면서 과거 특발성으로 분류되었던 환자들 중 상당수가 유전자 이상을 동반한 유전질환임이 밝혀짐

(3) 유병률에 대해서는 명확히 밝혀지지 않았으나, 전체 확장성 심근증의 20–50%가 유전자 이상을 가지는 가족성 확장성 심근증으로 보고되었고, 관련 유전자는 30개 이상이 보고됨

2) 임상양상

4절 심부전 참조

3) 진단

(1) 진단기준

① fractional shortening<25% (>2 SD) 또는 ejection fraction<45% (>2 SD), and

② LV end-diastolic diameter>117% (>2 SD of the predicted value of 112% corrected for age and body surface area)

③ excluding any known cause of myocardial disease

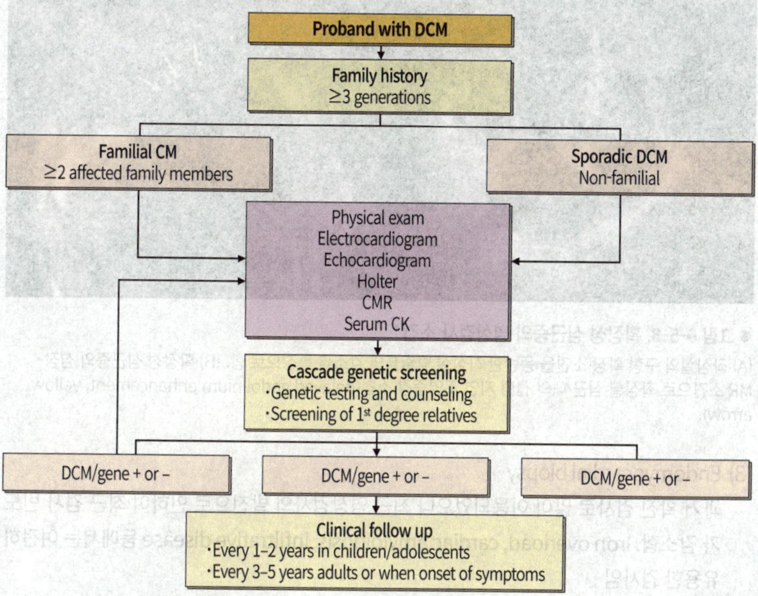

● **그림 6-5-2. Algorithm for the management of a patient with nonischemic dilated cardiomyopathy (DCM)**

DCM; dilated cardiomyopathy, CMR; cardiac magnetic resonance imaging.
출처: Circ Res. 2017;121(7):731-48.

(2) 영상검사

① 심초음파(그림 6-5-3A)

② 진단과 추적검사에 가장 많이 사용되는 검사로 M-mode 또는 2-dimensional image로 좌심실의 확장 여부를 진단할 수 있고, 추적검사를 통해 좌심실 박출률과 좌심실 내경의 크기 변화를 추적관찰할 수 있음

③ Cardiac magnetic resonance(그림 6-5-3B)

④ 좌심실 내경의 크기, 좌심실 박출률 등을 정확하게 측정할 수 있을 뿐만 아니라, 조영제를 이용하여 심근에 대한 추가 정보를 얻을 수 있는 검사로 최근 많이 이용되고 있음

⑤ Gadolinium의 심근 내 지연 조영 증강(delay gadolinium enhancement)은 심근의 섬유화, 부종, 염증 등을 시사하는 소견으로 치명적인 부정맥의 발생위험 증가와 관련이 있음

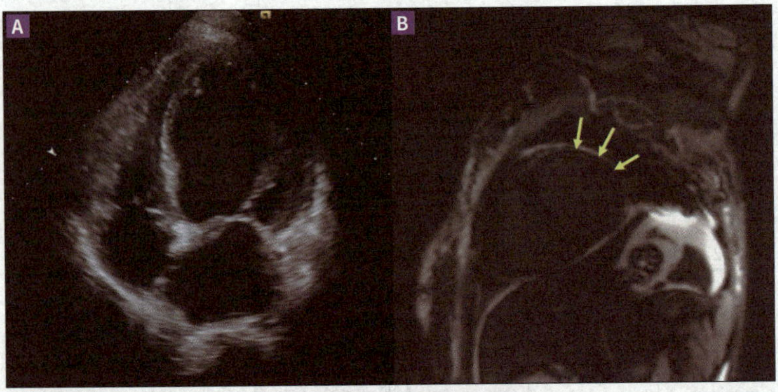

● 그림 6-5-3. 확장성 심근증의 영상검사 소견

(A) 좌심실의 구형 확장 소견을 동반한 좌심실 박출률의 감소를 특징으로 함. (B) 확장성 심근증의 심장 MR 소견으로 좌심실 심근 내의 선형 지연 조영증강 소견(delayed gadolinium enhancement, yellow arrow).

(3) Endomyocardial biopsy

과거 확진 검사로 많이 이용되었으나 최근 영상검사의 발전으로 인하여 최근 검사 빈도가 감소함. Iron overload, cardiac amyloidosis, infiltrative disease 등에서는 여전히 유용한 검사임

4) 치료: 일반적인 심부전의 치료지침을 따름(4절 심부전 참조)

(1) 좌심실 기능 및 크기 개선

(2) 부정맥의 감시와 치료: 좌심실 박출률 35% 미만의 환자에서 삽입형 제세동기(Implantable

cardioverter defibrillator)의 생존율 개선 효과는 확립된 상태

(3) 심부전 증상의 완화

4. 비후성 심근증

1) 특징

(1) 좌심실 비후를 유발할 만한 대동맥판막 협착증이나 고혈압과 같은 다른 유발질환 없이 좌심실벽이 두꺼워지는 질환으로 아래와 같은 특징을 가짐

① 확장되지 않은 정상 심실 용적 또는 내경

② 정상 또는 증가한 좌심실 박출률

(2) 유병률: 0.16–0.29%

2) 진단기준

(1) 심초음파 또는 다른 영상검사에서 좌심실 확장기 말 벽 두께가 13 mm을 초과할 경우 의심할 수 있고, 유럽 심장학회 진단기준은 15 mm 이상(그림 6–5–4A)

(2) 심전도: 대부분의 비후성 심근증 환자에서 이상소견을 보임

① Left ventricular hypertrophy

② ST-T wave changes

③ Deep Q waves

3) 임상양상

(1) 증상: 운동 시 호흡 곤란, 피로감 등의 심부전의 증상이 나타나며, 좌심실 수축 기능이 유지됨에도 불구하고 발생된다는 것이 특징적임. 협심증과 유사한 흉통 발생하기도 함. 실신, 어지럼증 등의 증상이 좌심실 유출로 폐색 혹은 부정맥에 의해 발생할 수 있고, 심장 돌연사가 발생할 수 있음

(2) 이완기능 장애: 심부전 증상 유발

(3) 좌심실 유출로 폐쇄(그림 6–5–4B, C)

비후된 심실 중격의 영향으로 좌심실 유출로가 좁아지면서 수축기 중 좌심실 유출로의 혈류 속도가 지연되어 증가하게 되어, 특징적인 단검상 도플러 소견을 보임(dagger shaped continuous wave Doppler pattern, late systolic peak)

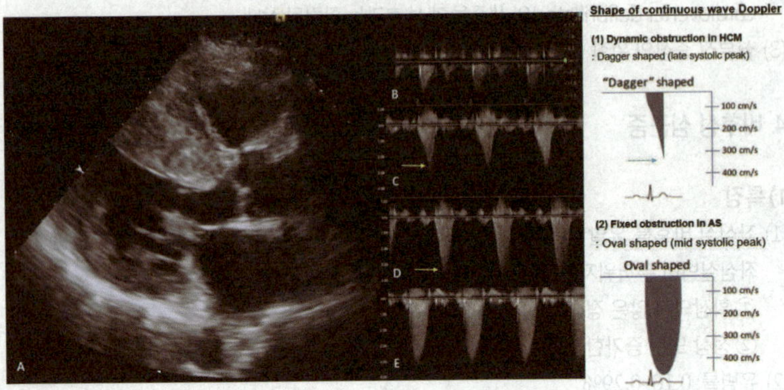

● **그림 6-5-4. 비후성 심근증에서 좌심실 유출로 폐쇄 심초음파 소견**

(A) 심실 중격이 비후된 전형적인 비후성 심근증의 심초음파 소견, (B) 정상 좌심실 유출로 도플러 소견, (C) 안정 시 비후성 심근증의 단검상 좌심실 유출로 도플러 소견(Late flow acceleration으로 인한 dagger shaped continuous Doppler pattern, late-systolic peak), (D) Valsalva maneuver시 좌심실 유출로 도플러 소견(cardiac return의 감소로 인하여 혈류 속도가 안정 시 2.7 m/s보다 Valsalva maneuver 시에 3.6 m/s로 증가), (E) 중증 대동맥판막 협착증의 도플러 소견(mid-systolic peak)

(4) Systolic anterior motion (SAM) of anterior mitral leaflet(그림 6-5-5)

전체 비후성 심근증 환자의 30–60%에서 발생하며, 비후성 심근증이 아닌 환자에게도 다음과 같은 요건이 충족될 경우 발생할 수 있음

① Venturi effect: 혈류가 좁아진 부위를 흐를 때, 혈류의 압력이 낮아지는 현상

② Slack in leaflet: papillary muscle의 위치 변화에 동반된 늘어난 전방 승모판막 및 chordae

③ Flow drag: 혈류가 늘어난 chordae 또는 승모판막을 직접 밀어 올리는 현상

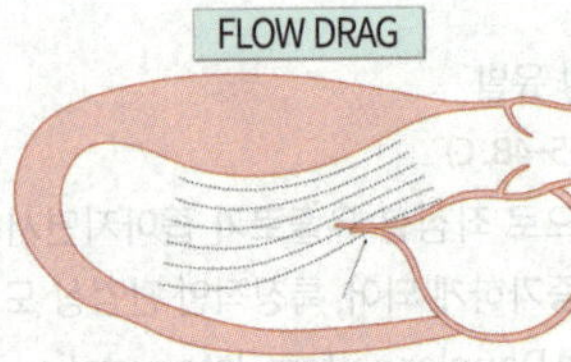

● **그림 6-5-5.** Flow drag of redundant anterior mitral leaflet and chordae

(5) SAM의 심초음파 소견

승모판의 m-mode 영상에서 쉽게 관찰할 수 있으며(그림 6-5-6) SAM으로 인하여 승모판막 역류 소견이 관찰될 수 있음(그림 6-5-7)

(6) 부정맥: 심장 돌연사(sudden cardiac death)의 위험인자 평가

매년 0.5%의 비후성 심근증 환자가 돌연사 하는 것으로 알려짐

가장 흔한 원인은 심실세동(ventricular fibrillation)으로 알려져 있으며, 약물치료에 반응하지 않은 것으로 알려져 있음

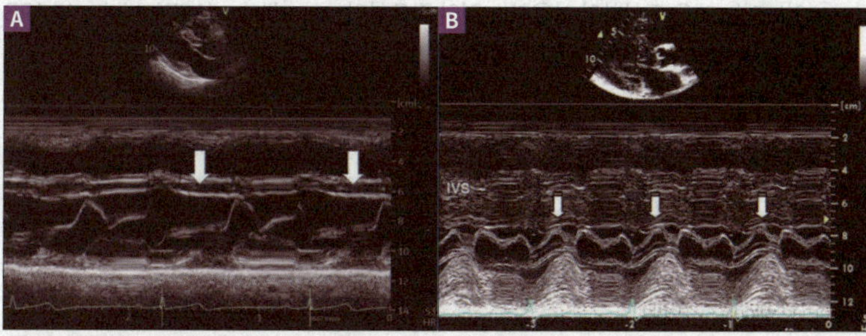

● 그림 6-5-6. M-mode images of anterior mitral leaflet (AML)

(A) normal motion of AML (white arrow heads), (B) SAM of AML (white arrow heads) in hypertrophic cardiomyopathy.

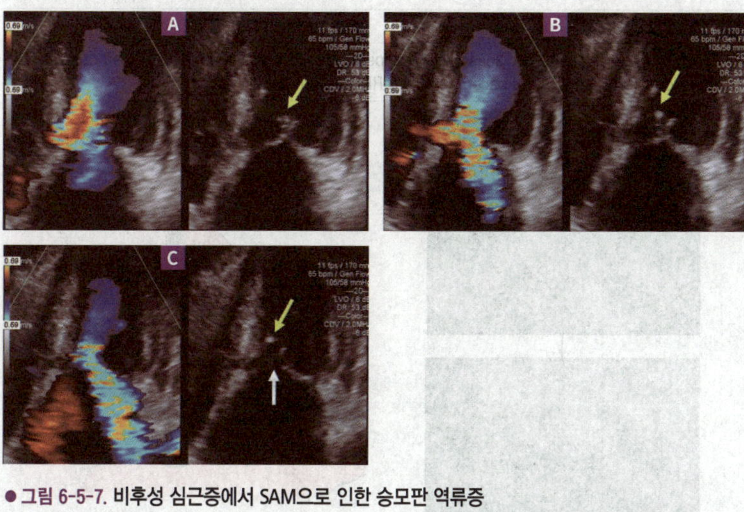

● 그림 6-5-7. 비후성 심근증에서 SAM으로 인한 승모판 역류증

A→B→C. 심실중격 쪽으로 점점 끌려가는 AML tip의 움직임을 관찰할 수 있음(yellow arrows). (C) 승모판막의 부정 교합(malcoaptation)을 관찰할 수 있음(white arrow).

4) 치료: 일반적인 심부전의 치료지침과 다른 점

(1) 좌심실 유출로 폐쇄가 있을 경우, 베타차단제 또는 L-type 칼슘차단제(verapamil, diltiazem)를 사용할 수 있음

① 심박수를 느리게 함으로써 충분한 이완기를 갖게 하여(충분히 좌심실에 혈액이 채워질 시간을 갖게 하여) 좌실 유출로 폐쇄로 인한 증상을 호전시키는 효과를 기대할 수 있음

② 이뇨제는 매우 조심하여 사용하는 것이 필요하며, vasodilator (ACE inhibitor나 ARB 포함)는 혈역학적 위험을 초래할 수 있으므로 주의

(2) Surgical myectomy and septal ablation

Septal Ablation	Septal Myectomy
Patient preference: less invasive, shorter recovery	Patient preference: most effective, longest follow-up
Expertise widely available	Expertise limited to few HCM centers
Increased risk PPM with normal QRS and LBBB	Increased risk PPM with RBBB
Multiple comorbidities at high surgical risk	Address other problems: Fixed subvalvular obstruction, primary mitral valve disease, aortic disease, atrial arrhythmias, multivessel CAD, and mid and apical hypertrophy
Mild hypertrophy, elderly patients	Massive hypertrophy, younger patients

CAD indicates coronary artery disease; HCM, hypertrophic cardiomyopathy; LBBB, left bundle branch block; PPM, permanent pacemaker; and RBBB, right bundle branch block

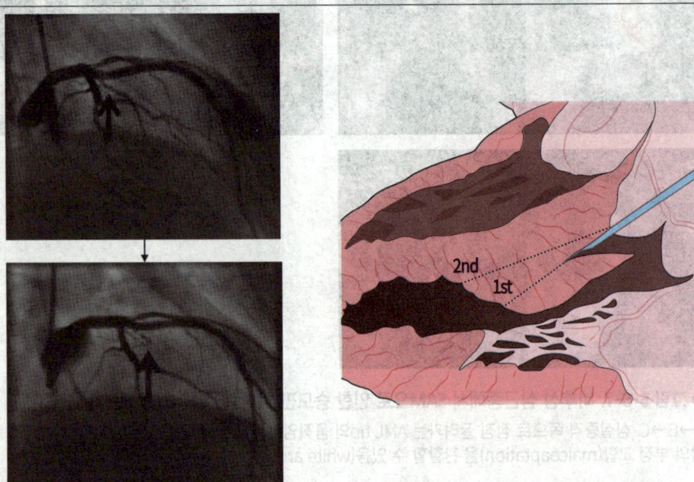

출처: Circ Res. 2017;121(7):771-83.

(3) 심장 돌연사 고위험 환자의 치료

심장 돌연사의 위험인자를 평가하여(표 6-5-1) implanted cardioverter/defibrillator (ICD) 삽입이 권고됨

● 표 6-5-1. Risk factors for sudden cardiac death (SCD) in patients with hypertrophic cardiomyopathy

Major risk factor
• Previous episode of cardiac arrest (aborted SCD) • Family history of SCD • History of sustained ventricular arrhythmia • History of recurrent unexplained syncope • LV wall thickness ≥30 mm • Abnormal blood pressure response to exercise

5. 제한성 심근증

1) 특징

(1) 형태적으로 확장되지 않은 심실 용적과 정상 또는 비후된 심근 벽 소견(그림 6-5-8)

(2) 기능적으로 중증의 좌심실 이완기능 장애와 좌심실 충만압(LV filling pressure)의 상승 소견(그림 6-5-9)을 보이며, 이로 인하여 심방의 확장이 관찰됨

(3) 일반적으로 수축 기능은 정상

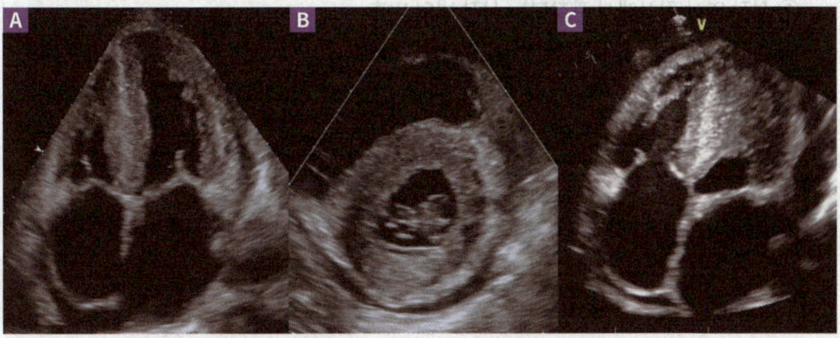

● 그림 6-5-8. 심장 아밀로이드증에 의한 제한성 심근증의 심초음파 소견

(A) 좌심실 및 우심실의 용적은 정상이나 양측 심방의 용적이 증가한 소견, (B) 아밀로이드 단백의 침착에 의한 좌심실 비대 소견, (C) 아밀로이드 단백의 침착에 의한 우심실 비대 소견

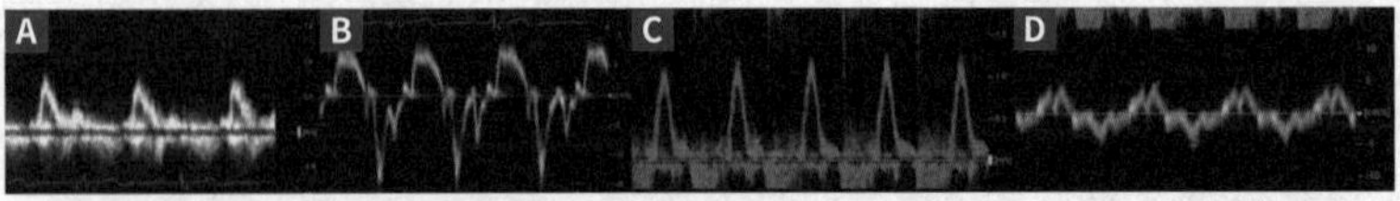

● 그림 6-5-9. 심초음파를 이용한 제한성 심근증의 이완기능 평가
(A) normal mitral inflow pulsed wave Doppler velocity, (B) normal medial annular tissue Doppler velocity, (C)Markedly accelerated mitral inflow in restrictive cardiomyopathy, (D) Markedly reduced medial annular tissue Doppler velocity in restrictive cardiomyopathy

2) 원인 질환

(1) Infiltrative: amyloidosis, sarcoidosis, primary hyperoxaluria

(2) Storage disease: Fabry disease, Gaucher disease, hereditary hemochromatosis, glycogen storage disease, Hurler syndrome, Niemann-Pick disease

(3) Non-infiltrative: idiopathic, diabetic cardiomyopathy, scleroderma, myofibrillar myopathy, pseudoxanthoma elasticum, sarcomeric protein disorders, Werner's syndrome

(4) Endomyocardial: carcinoid heart disease, endomyocardial fibrosis, endomyocardial fibroelastosis, metastatic cancer, cancer therapy (anthracyclines, radiation)

3) 진단 및 치료

(1) 심장 아밀로이드증을 의심할 수 있는 소견

① 좌심실 박출률은 유지되면서 설명되지 않는 심부전의 증상 및 증후

② 심장 영상 검사에서 관찰되는 심장 벽의 비후

③ 심전도에서 관찰되는 저전위 소견(low voltages)

④ 심장을 제외한 장기의 침범 소견(단백뇨, 크레아티닌 상승, 말초 또는 자율 신경병증, 간비대, 위장관 기능이상 등)

(2) 심장 아밀로이드증의 분류

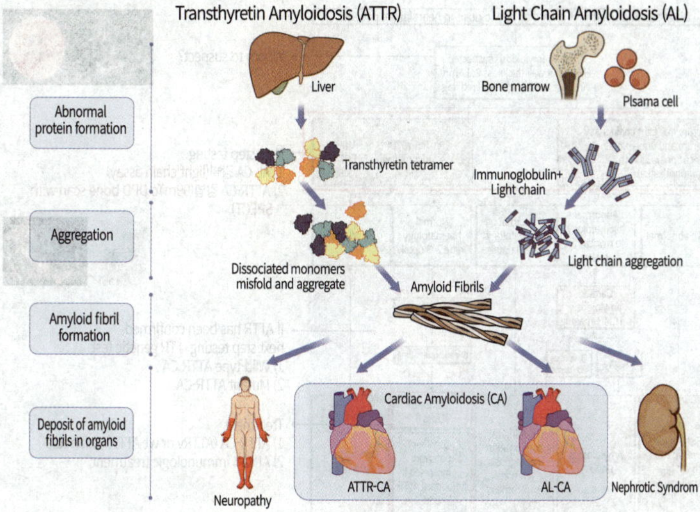

출처: Diagnostics (Basel). 2022;12(3):627.

① ATTR-cardiac amyloidosis (CA): 비정상적 transthyretin (TTR) 단백질의 심근 침착
② AL-cardiac amyloidosis (CA): 비정상적 light chain 단백질의 심근 침착

(3) 심장 아밀로이드증의 진단 및 치료(그림 6-5-10)

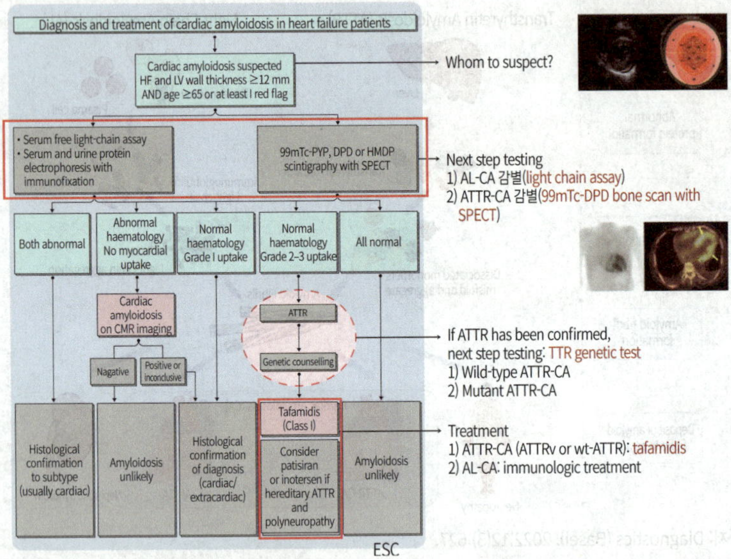

● 그림 6-5-10. 심장 아밀로이드증의 진단

ATTR cardiac amyloidosis가 의심될 경우 조직검사 대신 bone scintigraphy를 시행할 수 있다.
출처: Circ Res. 2017;121(7):819-37, Eur Heart J. 2021;42(16):1554-68.

(4) 심장 사르코이드증의 진단기준(2014 Heart Rhythm Society)

Histological diagnosis (definite CS)	EMB: noncaseating granulomas AND No alternative cause identified
Clinical diagnosis	Probable CS Extra-cardiac sarcoidosis per histological criteria and ≥1 clinical criteria and Alternative causes reasonably excluded
Clinical criteria	Mobitz type II second-degree heart block or third-degree heart block Positive gallium-67 uptake in heart Unexplained LVEF<40% ECG: unexplained sustained (spontaneous or induced) VT CMR: LGE in a pattern consistent with CS FDG-PET: Patchy uptake in a pattern consistent with CS Cardiomyopathy or heart block responsive to corticosteroid therapy

CMR indicates cardiac magnetic resonance imaging; CS, cardiac sarcoidosis; EMB, endomyocardial biopsy; FDG-PET, fluorodeoxyglucose- positron emission tomography; LGE, late gadolinium enhancement; LVEF, left ventricular ejection fraction; PVC, premature ventricular contraction; RBBB, right bundle branch block; RWMA, regional wall motion abnormality; SPECT, single-photon emission computed tomography; and VT, ventricular tachycardia.

(5) 치료

Cardiac amyloidosis	AL type Autologous Stem Cell Transplantation Conventional Chemotherapy (bortezomib, melphalan, dexamethasone) Immunomodulatory drugs (lenalidomide, pomalidomide) Anti-plasma Cell Antibody (daratumumab)
	ATTR type Tafamidis - new FDA approved drug
Cardiac sarcoidosis	Heart failure management Antiarrhythmogenic therapy (amiodarone, catheter radiofrequency ablation for VT) Immunosuppression (steroid, methotrexate, azathioprine) Device therapy (pacemaker, ICD)

6. Arrhythmogenic Cardiomyopathy

1) 특징

(1) 청년 돌연사의 원인이 되는 선천성 심근증

(2) 심근세포의 소실과 지방조직의 심근 내 침윤으로 심실의 약화와 동맥류성 확장을 유발

(3) 우심실을 주로 침범하나, 좌, 우심실을 모두 침범하는 경우도 자주 보고됨

(4) 유병률은 인구 1천 명 또는 5천 명당 1명

(5) 진단을 위한 표준 검사법은 없고, 1994에 제정된 scoring system을 2010년에 개정 권고함(참조. Eur Heart J. 2010;31(7):806-14.)

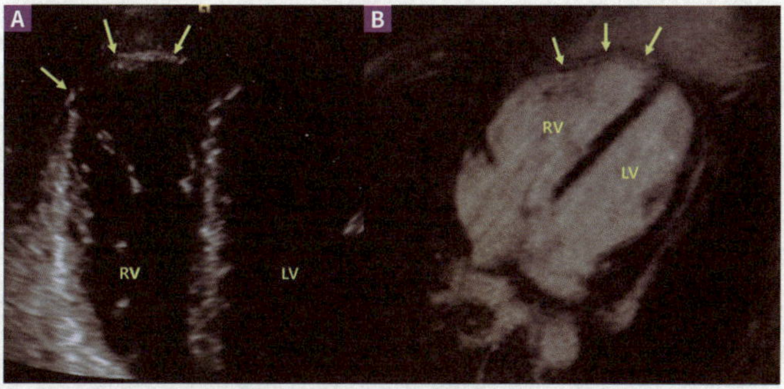

● 그림 6-5-11. Arrhythmogenic right ventricular dysplasia

(A) Echocardiography demonstrated aneurysmal dilation of RV apex, (B) cardiac MR demonstrates regional RV dilation

2) 치료

(1) 돌연사의 위험 평가 및 예방: 심실 빈맥 및 심실세동으로 인한 사망 예방

(2) 생활 개선 및 베타차단제: 베타차단제를 제외한 항부정맥제의 효과는 제한적

(3) Catheter ablation and ICD implantation: ICD 삽입이 생존율 개선에 효과적임

7. Left ventricular noncompaction cardiomyopathy

1) 특징

(1) 주로 좌심실 심첨부와 측면 벽에 국한되는 두 층으로 구분되는 심근 벽 소견을 보임

(2) 심 외막 쪽의 얇고 치밀한 근육층과 심 내막 쪽의 성긴 근육층(spongy myocardium)으로 나눰

(3) 유병률: 성인에서 0.01–0.3%로 보고되는 매우 드문 심근증으로 심부전 환자의 3–4%에서 보고됨

2) 임상양상

(1) 심부전: 58–76%의 성인에서 수축기능 이상, 50%에서 이완기능 이상이 보고됨

(2) 돌연사: 18%의 성인에서 보고됨

(3) 혈전색전증: 13–24%의 성인에서 보고됨

3) 치료: 동반되는 합병증에 따른 치료(항응고치료, ICD 삽입 등)를 시행

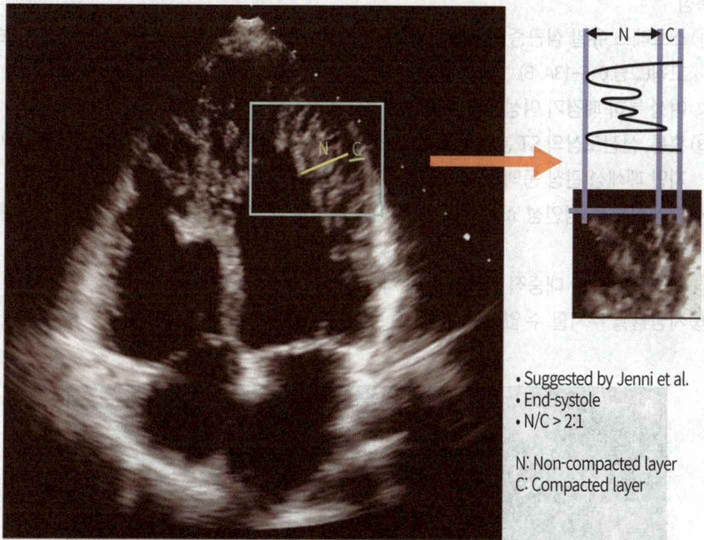

Prominent trabeculations in left ventricle with deep intertrabecular recesses

● **그림 6-5-12. Echocardiographic findings of non-compaction cardiomyopathy**

Demonstration of 2 layers of myocardium in noncompaction cardiomyopahty. 'N' in orange indicates a non-compacted layer, and 'C' in green indicates a compacted layer.

8. Reversible or exacerbating causes of dilated cardiomyopathy

- Infectious causes(including sepsis)
- Metabolic causes
  - Endocrine
    - Pheochromocytoma
    - Thyroid disease
  - Nutritional
    - Beriberi
    - Kwashiorkor
    - Selenium deficiency(Keshan's disease)
    - Coronary artery disease
    - Valvular heart disease
    - Uncontrolled tachycardia
  - Other causes
    - Uremia
    - Hypokalemia
- Myocarditis
- Peripartum
- Sensitivities and toxic reactions
  - Ethanol
  - Catecholamines
  - Corticosteroids
  - Lithium
  - Scorpion sting
- Extramyocardial cardiovascular causes
  - Hypertension
  - Hypocalcemia
  - Carnitine deficiency
  - Anemia
  - Obesity
- Stress induced

1) 스트레스 유발 심근증(Stress-induced cardiomyopathy)

(1) 특징

① 스트레스 유발 심근증은 심실의 특징적인 벽 운동 이상이 있는 가역적 심근증으로 보고됨(그림 6-5-13A, B)

② 여성 특히 폐경기 여성에게 호발하는 것으로 보고됨

③ 흉통, 심전도상의 ST 분절 변화 및 심장 효소 수치 상승 등 심근경색증의 증상을 보이지만 폐쇄성 관상 동맥질환이 동반되지 않음(그림 6-5-13C, D)

④ 급성심부전, 심인성 쇼크, 부정맥, 좌심실 유출로 폐쇄 및 심실 혈전 등의 합병증이 흔히 동반됨

⑤ 합병증에 대한 대증적 치료가 주된 치료법임

⑥ 사망률을 무시할 수 없는 중증질환으로 재발이 흔함

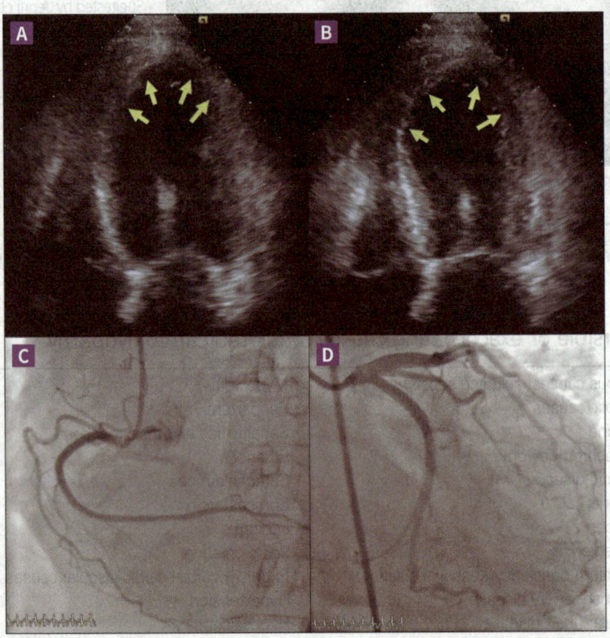

● 그림 6-5-13. **Echocardiographic findings and coronary angiography in stress-induced cardiomyopathy**

(A) Endocardial border of LV apex in end diastolic phase (yellow arrow) demonstrates normal wall thickness, (B) Endocardial border of LV apex in end systolic phase (yellow arrow) demonstrates apical ballooning,(C) Normal angiographic findings of right coronary artery, (D) Normal angiographic findings of left coronary artery.

(2) 진단기준(Modified Mayo Clinic Criteria)

① 하나의 관상동맥의 혈류 공급 영역과 일치하지 않는 일시적인 심근 벽운동 장애

② 관상동맥의 폐쇄 병변이 없음

③ 심전도의 이상(ST 분절 상승 또는 T파 전위) 또는 심근효소(troponin)의 상승

④ 갈색종이나 심근염이 배제되어야 함

⑤ 명확한 스트레스 유발 요인을 찾아야 함

06

심장판막질환

I 좌심실심장판막질환의 종류

1. 판막 협착증

1) 대동맥판 협착증(aortic valve stenosis, AS)

2) 승모판 협착증(mitral valve stenosis, MS)

2. 판막 역류증(폐쇄부전증)

1) 대동맥판 역류증(aortic valve regurgitation, AR)

2) 승모판 역류증(mitral valve regurgitation, MR)

II 판막질환의 진단

1. 청진

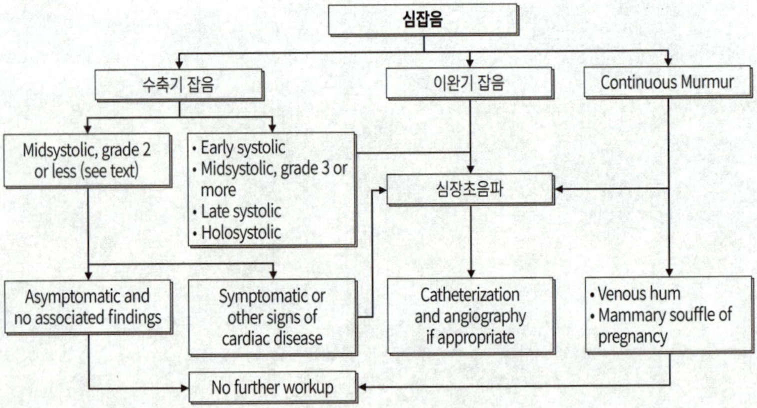

2. 경흉부 심장 초음파

대동맥 판막협착증 여부 및 정도를 평가하는 가장 중요한 진단방법

3. 심도자술(Cardiac catherization)

III 대동맥판막협착증

증례

83세 남자 환자, 내원 한 달 전부터 시작된 호흡곤란으로 내원했다. 2주 전에는 실신한 적이 있다고 했으며 당뇨, 고혈압, 고지혈증 및 만성 폐쇄성 폐질환으로 약물치료 중이다. 신체진찰에서 청진상 오른쪽 흉골연의 두 번째 갈비 사이 공간에서 수축기 심잡음이 들렸다. 이 환자의 진단을 위해 추가로 필요한 검사는 무엇이며, 어떻게 치료해야 할 것인가?

진단과 치료를 위한 핵심사항

1. 문진
   1) 흉통, 호흡곤란 및 실신 병력 유무 확인
   2) 흡연 여부, 동반 질환(당뇨, 고혈압, 고지혈증 등)
2. 신체검사: 오른쪽 흉골연 두 번째 갈비 사이 공간에서 수축기 심잡음 확인
3. 진단적 필수 검사: 경흉부 심장초음파
4. 치료: 대동맥판막치환술(수술 혹은 시술)

1. 정의: 대동맥 판막이 좁아져서 잘 열리지 않는 질환

2. 원인

선천적(Congenital)	Unicuspid valve Bicuspid valve
류마티스성(Rheumatic)	
퇴행성(Calcific) - 가장 흔함	Degenerative disease of three-cuspid valve Superimposed calcification of a bicuspid valve
그 외 다른 원인들	Homozygous type II hypercholesterolemia Chronic renal failure Radiation exposure

3. 경흉부 심장초음파 및 심도자술 소견

대동맥판막이 좁아져 있기 때문에 대동맥 판막 이후 대동맥 부위와 좌심실 압력 차이가 남

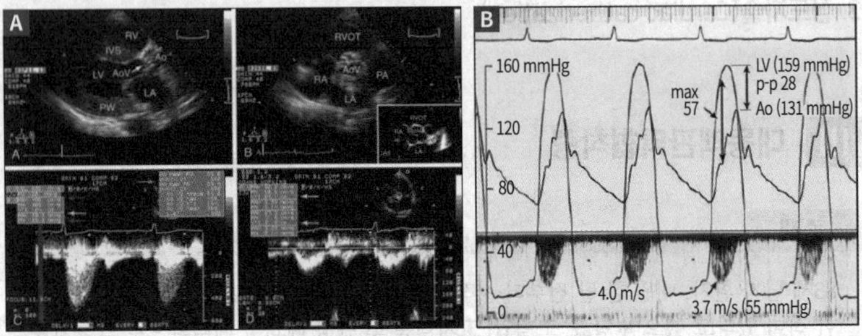

1) 경흉부 심장초음파(A). 중증의 대동맥 판막 협착증 소견을 보이고 있음
2) 심도자술(B). 대동맥판막 협착증 환자에서 동시에 기록된 도플러와 심장 압력곡선상에서 심초음파를 이용한 도플러와 심도자로 직접 측정한 압력차가 일치함을 보여줌

4. 대동맥판막 협착증의 중증도

	경도	중등도	중증
대동맥 판막 혈류 최대 속도(m/s)	<3.0	3.0–4.0	>4.0
대동맥 판막 평균 압력 차(mmHg)	<25	25–40	>40
대동맥 판막 면적(cm^2)	>1.5	1.0–1.5	<1.0
대동맥 판막 면적/BSA (cm^2/m^2)			<0.6

5. 약물치료

1) 증상 치료: 심부전 증상(이뇨제), 협심증 증상(나이트레이트, 베타차단제)
2) 예방적 혹은 예후 개선을 위한 치료: 없음

6. 수술 혹은 시술

환자의 증상을 완화하고 예후를 개선시킬 수 있는 가장 확실한 치료방법

1) 증상이 있는 대동맥판막협착증 환자의 경우

(1) 대동맥 판막 최대 혈류속도가 중증에 해당되는 4 m/s 이상이면 대동맥판막치환술(class I)
(2) 대동맥 판막 최대 혈류속도가 4 m/s 미만이면서 좌심실 구혈률이 50% 미만인 경우(심장 기능이 떨어져서 판막이 잘 열리지 않는 것인지 추가 확인이 필요 – 도부타민 부하검사 시행!)

도부타민 부하검사를 시행해보았을 때 중증의 대동맥 판막협착증(대동맥 판막이 1.0 cm^2 이하로 열리면서 대동맥 판막 최대 혈류속도 4 m/s 이상)에 해당되는 소견을 보이면 대동맥판막치환술(class I)

(3) 대동맥 판막 최대 혈류속도가 4m/s 미만이면서 좌심실 구혈률이 50% 이상인 경우
대동맥판막 면적(체표면적으로 보정한)이 0.6 cm^2/m^2 이하이면서 좌심실 일회박출량(체표면적으로 보정한)이 35 mL/m^2 미만인 경우 임상적으로 환자의 증상이 대동맥판막협착에 의한 것으로 생각된다면 대동맥판막치환술(class I)

2) 증상이 없는 대동맥판막협착증 환자의 경우

(1) 대동맥 판막 최대 혈류속도가 4 m/s 이상이면서 좌심실 구혈률이 50% 미만인 경우 → 대동맥판막치환술(class I)

(2) 대동맥 판막 최대 혈류속도가 4 m/s 이상이면서 좌심실 구혈률 50% 이상이고 다른 심장수술을 시행해야 할 때 수술 시 대동맥판막치환술 같이 시행(class I)

(3) 대동맥 판막 최대 혈류속도가 5 m/s 이상(매우 심한 협착) 이면서 수술 위험도가 낮을 때 → 대동맥판막치환술(class IIa)

(4) 대동맥 판막 최대 혈류속도가 4 m/s 이상이면서 좌심실 구혈률이 50% 이상인 경우
증상이 없으니 직접 운동을 시켜봐서 운동 중 혈압이 떨어지거나 정상인보다 운동 능력이 현저히 떨어졌다면 → 대동맥판막치환술(class IIa)

(5) 중등도의 대동맥판막협착증이 있고 다른 심장질환으로 심장수술을 해야한다면 수술 시 대동맥판막치환술 같이 시행 고려해볼 수 있음(class IIb)

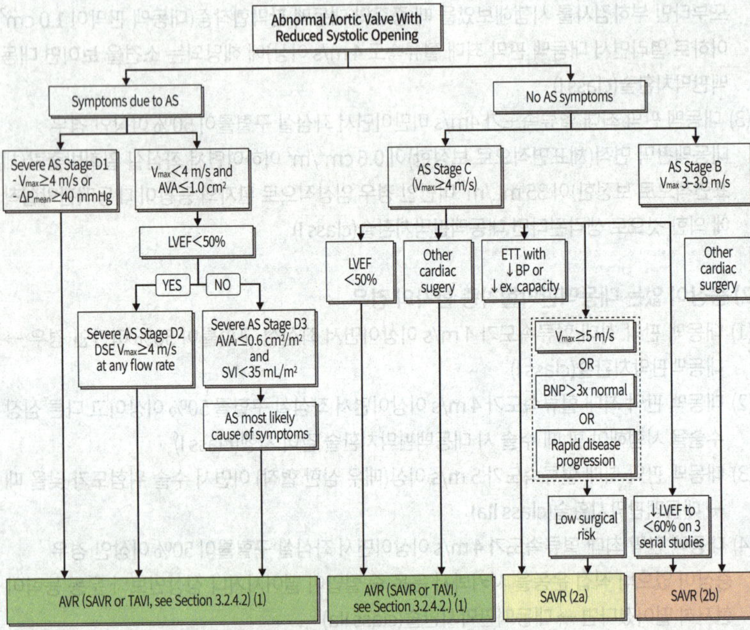

● 그림 6-6-1. 대동맥판막 협착증 환자의 치료전략

* 권고 정도: class I(strong)>class IIa>class IIb

* 대동맥판막치환술(AVR) – 수술(surgical) or 시술(TAVR) 모두 포함

* 환자의 수술 위험도가 높다면 다학제적 진료를 통해 충분히 상의 후 수술 대신 시술 시행권고

IV 승모판막협착증

증례

56세 여자 환자 내원 두 달 전부터 시작된 두근거림 및 운동 시 호흡곤란으로 내원했다. 기저질환은 없었으며, 신체진찰에서 청진상 이완기 심잡음이 들려고, 흉부 X 선상에서 심비대 소견이 있었으며 심전도상 심방세동이 확인되었다. 이 환자의 진단을 위해 추가로 필요한 검사는 무엇이며, 어떻게 치료해야 할 것인가?

진단과 치료를 위한 핵심사항

1. 문진: 운동 시 호흡곤란 및 두근거림 증상, 뇌졸중 병력 유무 확인
2. 신체검사: 제1심음이 강하게 들리면서 이완기 심잡음 확인
3. 진단적 검사
   1) 흉부 X-선: 심비대 여부 확인
   2) 심전도: 심방세동 여부 확인
   3) 경흉부 심장초음파(필수검사)
   4) NT-pro BNP 상승 여부 확인
4. 치료
   1) 심부전 증상 시 이뇨제 투약
   2) 심방세동이 동반된 환자의 경우 베타차단제나 비-디히드로피리딘계열(딜티아젬 혹은 베라파밀)의 칼륨통로차단제 혹은 디곡신 투여, 전신색전증 예방을 위해 항응고요법 시행(류마티스성 승모판막 협착증은 NOAC이 아닌 와파린 투여)
   3) 승모판막 치환술 혹은 승모판막 성형술

1. 정의: 승모판 판막이 좁아져서 잘 열리지 않는 질환

2. 원인

류마티스성(Rheumatic, post-rheumatic fever) - 가장 흔함
비류마티스성(Non-rheumatic) 퇴행성(degenerative) 시술 후(Post-intervention) 방사선 치료 후(Radiation related) 선천성 질환(e.g. parachute mitral valve) 그 외 복합적인 원인들(염증성 질환, 침윤성 질환 및 약제)

3. 경흉부 심장초음파(좌) 및 심도자술(우) 소견

1) 승모판막이 좁아져 있기 때문에 이완기 시 좌심실로의 혈류이동에 장애가 생기면서 좌심

방의 압력이 증가되고, 좌심방의 크기가 커져 있는 경우가 많음

2) 심방세동이 잘 동반되며, 이로 인한 전신 색전증 발생위험이 높음

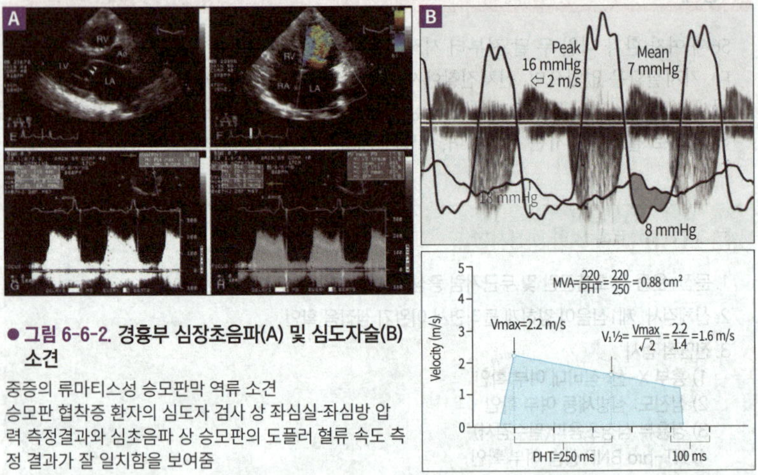

● 그림 6-6-2. 경흉부 심장초음파(A) 및 심도자술(B) 소견

중증의 류마티스성 승모판막 역류 소견
승모판 협착증 환자의 심도자 검사 상 좌심실-좌심방 압력 측정결과와 심초음파 상 승모판의 도플러 혈류 속도 측정 결과가 잘 일치함을 보여줌

4. 승모판막 협착증의 중증도

	경도	중등도	중증
승모판막 평균 압력 차(mmHg)	<5	5-10	>10
폐동맥 압(mmHg)	<30	30-50	>50
승모판막 면적(cm^2)	>1.5	1.0-1.5	<1.0

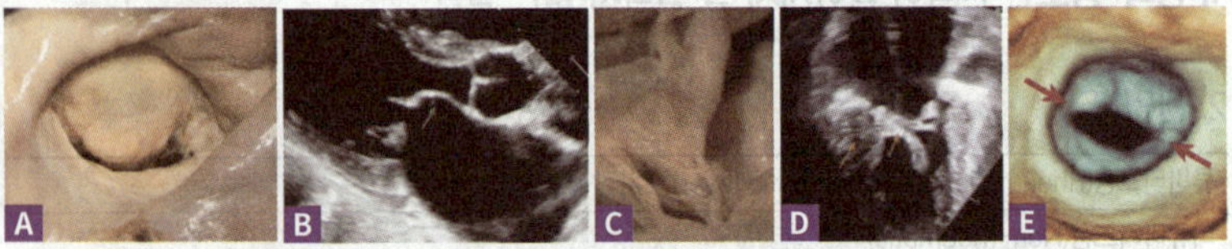

● 그림 6-6-3. 승모판막 협착증의 병리 및 영상검사 소견들

(A) Commissural fusion, (B) Hockey stick appearance of the anterior leaflet, (C and D) fibrosis and fusion extend to the sub-valvular apparatus resulting in matted and retracted chordae, (E) Fusion of the commissures creates a fish-mouth appearance on 3D echocardiography.
출처: Braunwald's heart disease. 11th ed.

5. 약물치료

1) 증상치료: 심부전 증상 시 이뇨제 투약, 심방세동이 진단된 환자의 경우 베타차단제나 비-

디히드로피리딘계열(딜티아젬 혹은 베라파밀)의 칼륨통로차단제, 혹은 디곡신을 투여하여 맥박 수를 조절

2) 예방적 항생제 투여: 반복적인 류마티스열의 기왕력이 있는 환자의 경우 페니실린 예방요법을 시행하며, 심방세동이 동반된 환자의 경우 전신색전증 예방을 위해 항응고요법을 시행해야 함(특히 류마티스성 승모판막 협착증의 경우 NOAC이 아닌 와파린을 투여할 것)

● **표 6-6-1. 승모판 협착증에서 항응고제 처방 적응증(class I)**

1. 승모판막 협착이 있으면서 심방세동이 진단된 경우(발작성, 지속성 및 영구성 심방세동)
2. 승모판막 협착이 있으면서 이전에 색전증 병력이 있는 경우(현재 동율동이라고 해도)
3. 승모판막 협착이 있으면서 좌심방 혈전이 있는 경우

6. 수술 혹은 시술

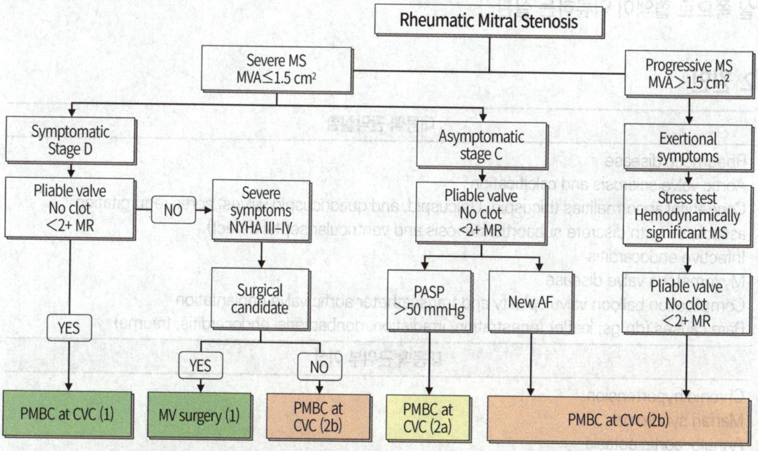

● **그림 6-6-4. 류마티스성 승모판막 협착증 환자의 치료전략**

MS, mitral stenosis; MR, mitral regurgitation; PASP, pulmonary arterial systolic pressure; PMBC, percutaneous balloon mitral commissurotomy; CVC, cardiovascular center; AF, atrial fibrillation.
**권고 정도: class I(strong)> class IIa> class IIb

1) 환자의 증상을 완화하고 예후를 개선시킬 수 있는 가장 확실한 치료방법

2) 시술: 경피적 승모판막 성형술(percutaneous balloon mitral commissurotomy, PBMC) 대퇴정맥을 통해 카테터를 삽입해서 우심방까지 진입한 후 심방중격 천자(trans-septal puncture)를 해서 좁아진 승모판막에 풍선을 넣어 좁아진 승모판막을 찢어서 넓혀 주는 시술방법

3) 증상이 있는 중증의 승모판막 협착증 환자이면서 경피적 승모판막 성형술을 하기에 적절

한 판막 모양을 가지고 있고 좌심방 내 혈전이나 중등도 이상의 승모판막 역류가 동반되지 않는 환자 → 경피적 승모판막 성형술(class I)

4) 증상이 있는 중증의 승모판막 협착증 환자이면서 수술의 위험도가 낮고 경피적 승모판막 성형술을 시행하기에 적합하지 않은 판막 모양을 가진 환자 → 승모판막 치환술(class I)
5) 중증의 승모판막 협착이 있는 환자에서 다른 심장질환으로 심장 수술을 받아야 한다면 수술한 김에 승모판막 치환술도 같이 시행(class I)

V 대동맥판막역류증

1. 정의

대동맥 판막이나 대동맥 근위부 이상으로 이완기 시 대동맥 판막이 제대로 닫히지 않아 좌심실 쪽으로 혈액이 역류하는 질환

2. 원인

대동맥 판막질환
Rheumatic disease Aortic valve sclerosis and calcification Congenital abnormalities (bicuspid, Unicuspid, and quadricuspid valves; aortic regurgitation associated with discrete subaortic stenosis and ventricular septal defect) Infective endocarditis Myxomatous valve disease Complication balloon valvuloplasty and transcatheter aortic valve implantation Rare causes (drugs, leaflet fenestration, irradiation, nonbacterial endocarditis, trauma)
대동맥 근위부 이상
Chronic hypertension Marfan syndrome Annulo-aortic ectasia Aortic dissection Ehler-Danlos syndrome Osteogenesis imperfecta Atherosclerotic aneurysm Syphilitic aortitis Other systemic inflammatory disorders (giant cell aortitis, Takayasu disease, Reiter syndrome)
대동맥 판막 및 근위부 이상
Bicuspid aortic valve Ankylosing spondylitis

3. 경흉부 심장초음파 소견

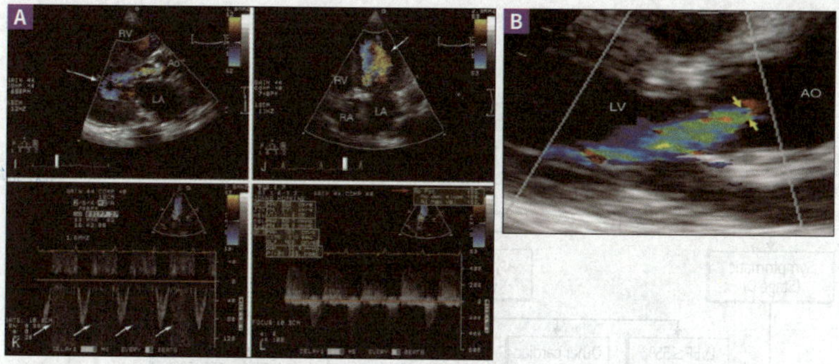

● 그림 6-6-5. (A) Aortic regurgitation (AR), (B) Vena contracta width (VCW)

I. parasternal long axis view에서 left ventricle outflow tract (LVOT)의 color Doppler 검사상 이완기 때 left ventricle (LV) cavity blue jet가 보임. J. apical four-chamber view에서 color Doppler 검사상 regurgitant jet이 이완기 때 LV cavity에서 관찰됨. K. pulsed wave Doppler 검사상 이완기 때 AR의 regurgitant jet이 보임(white arrows). L. continuous wave Doppler를 이용한 pressure half time (PHT)(=295 ms) moderate AR임을 알 수 있음 Ao, aorta; LA, left atrium; RA, right atrium; RV, right ventricle.

4. 대동맥판막역류증 중증도

	경도	중등도	중증
Qualitative(정량적)			
Color Doppler jet width (cm)	<25% of LVOT	경도-중증 사이	>65% of LVOT
Doppler vena contracta width (cm)	<0.3	0.3-0.6	>0.6
Quantitative(정성적)			
Regurgitant volume (mL/beat)	<30	30-59	≥60
Regurgitant fraction (%)	<30	30-49	≥50
Regurgitant orifice area (cm^2)	<0.10	0.10-0.29	≥0.30

5. 약물치료

증상치료: 심부전 증상에 대해 이뇨제, 혈관확장제(주로 ACE inhibitors or ARB) 투약

6. 수술치료

환자의 증상을 완화하고 예후를 개선시킬 수 있는 가장 확실한 치료방법

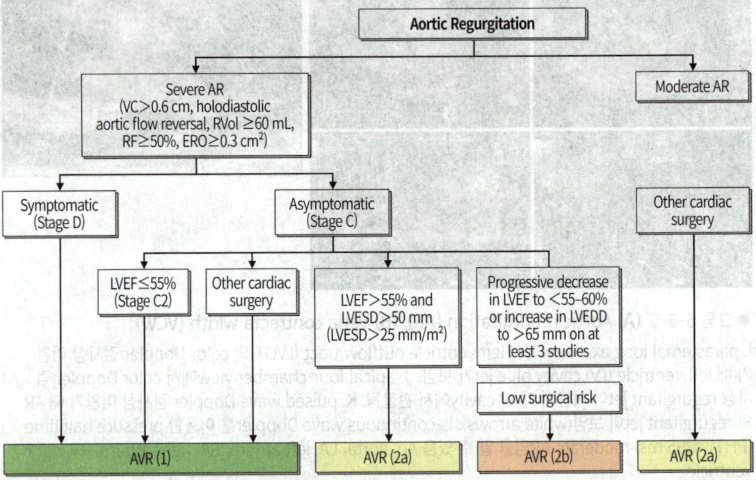

AR, aortic regurgitation; LVEF, left ventricular ejection fraction; LVESD, left ventricular end-systolic dimension; AVR, aortic valve replacement.

1) 증상이 있는 중증 대동맥판막 역류증 환자의 경우에는 좌심실 구혈률에 관계없이 → 대동맥판막 치환술(class I)
2) 무증상의 중증 대동맥판막 역류증 환자의 경우에는 좌심실 구혈률 55% 미만이면 → 대동맥판막 치환술(class I)
3) 다른 심장질환으로 심장수술을 받아야 하는 환자가 무증상 중증 대동맥판막 역류가 있다면 심장 수술 시 같이 대동맥판막 치환술도 시행(class I)
4) 무증상의 중증 대동맥판막 역류증이 있는 환자에서 좌심실 구혈률이 55% 이상이라도 수축기말 좌심실 내경 크기>50 mm 라면 대동맥판막치환술 고려(class IIa)
5) 중증도의 대동맥판막 역류증이라도 다른 심장질환으로 심장수술을 해야 한다면 심장 수술 시 같이 대동맥판막치환술 시행도 고려해볼 수 있음(class IIa)

VI 승모판막역류증

증례

65세 남자 환자가 내원 한 달 전부터 서서히 시작된 호흡곤란 및 부종으로 내원했다. 고혈압 및 고지혈증으로 약물치료 중이고 신체진찰에서 청진상 심첨부에서 수축기 심잡음이 들렸다. 흉부 X-선상에서 심비대와 함께 폐부종이 관찰되었다. 이 환자의 진단을 위해 추가로 필요한 검사는 무엇이며, 어떻게 치료해야 할 것인가?

진단과 치료를 위한 핵심사항

1. 신체검사: 심첨부에서 수축기 심잡음, 하지 부종 여부 확인
2. 진단: 경흉부 심장초음파, NT-proBNP 상승여부
3. 치료
   1) 심부전 증상에 대해 심부전 약물치료(이뇨제, 안지오텐신전환효소 혹은 수용체 차단제) 폐부종 소견이 있을 경우 베타차단제 투약은 주의할 것
   2) 승모판막치환술

1. 정의

승모판막이나 승모판막 부속 구조물 이상 혹은 좌심실/좌심방의 구조나 기능 변화에 의해 수축기 시 승모판막이 제대로 닫히지 않아 좌심방 쪽으로 혈액이 역류하는 질환

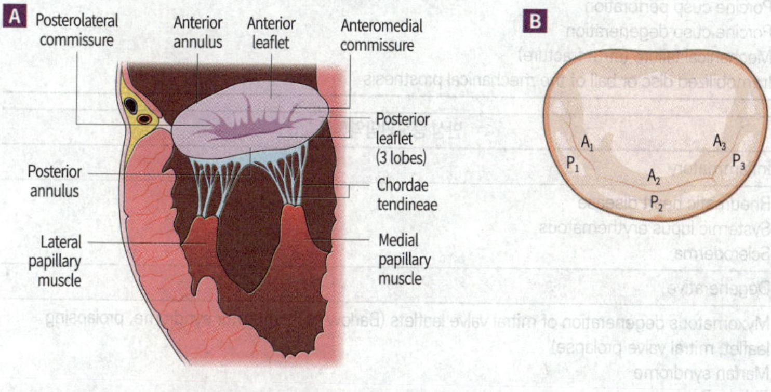

● 그림 6-6-6. (A) 승모판막 및 승모판막 부속 구조물, 좌심실과의 연속성, (B) 승모판막 segmentation (좌심방에서 본)

1) 일차성 승모판막역류증: 승모판막(anterior & posterior mitral valve leaflet)이나 승모판막 부속 구조물(chordae tendinea, mitral annulus)에 이상이 생겨 발생한 역류증
2) 이차성 승모판막역류증: 승모판막이나 승모판막 부속 구조물은 정상이나 이와 연결되어 있는 좌심방/좌심실의 크기나 기능 변화로 승모판막이 제대로 닫히지 않아 발생한 역류증

2. 원인

급성 승모판막역류증
Mitral Annulus Disorders
Infective endocarditis (abscess formation) Trauma Paravalvular leak caused by suture interruption (surgical technical problems or infective endocarditis)
Mitral Leaflet Disorders
Infective endocarditis (perforation or interfering with valve closure by vegetation) Trauma (tear during percutaneous balloon mitral valvotomy or penetrating chest injury) Tumors (atrial myxoma) Myxomatous degeneration Systemic lupus erythematous (Libman-Sacks lesion)
Rupture of Chordae Tendineae
Idiopathic (e.g., spontaneous) Myxomatous degeneration (mitral valve prolapse, Marfan syndrome, Ehlers-Danlos syndrome) Infective endocarditis Acute rheumatic fever Trauma
Primary MV Prosthetic Disorders (인공판막 치환술을 받은 환자에서)
Porcine cusp perforation Porcine cusp degeneration Mechanical failure (strut fracture) Immobilized disc or ball of the mechanical prosthesis

만성 승모판막역류증
Inflammatory
Rheumatic heart disease Systemic lupus erythematous Scleroderma
Degenerative
Myxomatous degeneration of mitral valve leaflets (Barlow click-murmur syndrome, prolapsing leaflet, mitral valve prolapse) Marfan syndrome Ehlers-Danlos syndrome Pseudoxanthoma elasticum Calcification of mitral valve annulus

Infective
Infective endocarditis affecting normal, abnormal, or prosthetic mitral valves
Structural
Ruptured chordae tendineae (spontaneous or secondary to myocardial infarction, trauma, mitral valve prolapse, endocarditis) Rupture of dysfunction of papillary muscle (ischemia or myocardial infarction) Dilation of mitral valve annulus and left ventricular cavity (congestive cardiomyopathies, aneurysmal dilation of left ventricle) Hypertrophic cardiomyopathy Paravalvular prosthetic leak
Congenital
Mitral valve clefts or fenestrations Parachute mitral valve abnormality in association with: Endocardial cushion defects Endocardial fibroelastosis Transposition of great arteries Anomalous origin of left coronary artery

3. 경흉부 심장초음파 소견

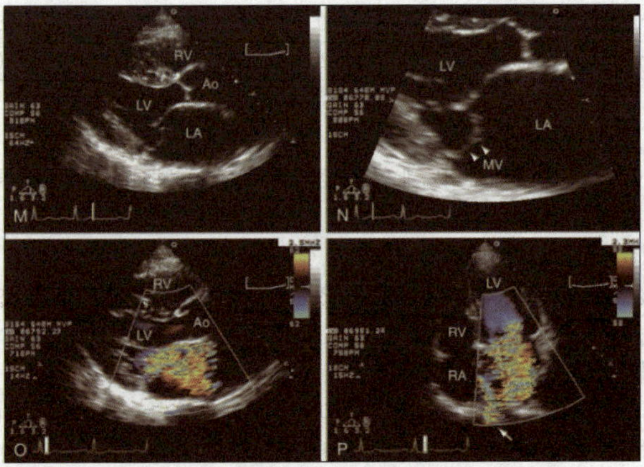

● 그림 6-6-7. **Mitral regurgitation (MR).**

M. parastemal long axis view left atrial chamber|| posterior leaflet의 prolapse가 보임(white arrows in the zoomed image in N). O. parastemal long axis view에서 color Doppler 검사상 수축기 때 left atrial chamber regurgitant jet (high velocity turbulent flow)이 보임. P. apical four-cham-ber view에서 수축기 때 left atrial chamber 내에 regurgitant jet이 보이며 이는 right superior pulmonary vein에 까지 닿아 있음(white arrow), Ao, aorta; Aov, aortic valve; LA, left atrium; LV, left ventricle; MV, mitral valve; PA, pulmonary artery; PW, posterior wall; RA, right atrium; RV, right ventricle; RVOT, right ventricular outflow tract.

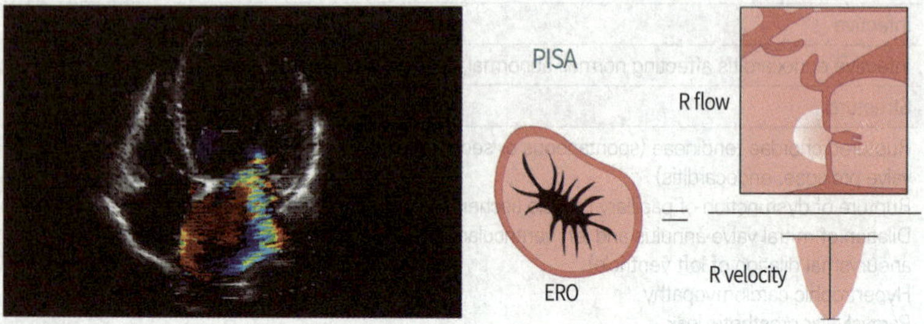

● 그림 6-6-8. PISA 방법을 이용한 effective regurgitant orifice area의 계산

4. 승모판막역류증 중증도

	경도	중등도	중증
Qualitative(정성적)			
Color Doppler jet area	<20% of LA 면적	경도~중증 사이	>40% of LA 면적
Doppler vena contracta width (cm)	<0.3	0.3–0.69	≥0.7
Quantitative(정량적)			
Regurgitant volume (ml/beat)	<30	30–59	≥60
Regurgitant fraction (%)	<30	30–49	≥50
Regurgitant orifice area (cm^2)	<0.20	0.20–0.39	≥0.40

5. 약물치료

증상치료: 심부전 증상에 대해 이뇨제, 혈관확장제(주로 ACE inhibitors or ARB) 투약

6. 수술치료

환자의 증상을 완화하고 예후를 개선시킬 수 있는 가장 확실한 치료방법(그림 6-6-9)

1) 만성 일차성 승모판막역류증 치료

(1) 증상이 있는 중증의 승모판막역류증 환자이면 좌심실 수축기능 관계없이 수술(class I)

(2) 무증상의 중증 승모판막역류증 환자의 경우 좌심실 구혈률이 60% 이하이거나 좌심실 수축기말 내경이 40 mm 이상일 경우 수술(class I)

(3) 수술의 적응증은 되지만 수술의 위험도가 높은 환자의 경우 승모판막의 해부학적 구조가 경피적 승모판막 성형술(Transcatheter edge-to-edge repair of mitral valve, TEER)에 적합하고 최소 기대여명이 1년 이상 된다고 판단될 시 경피적 승모판막 성형술을 고려(class IIa)

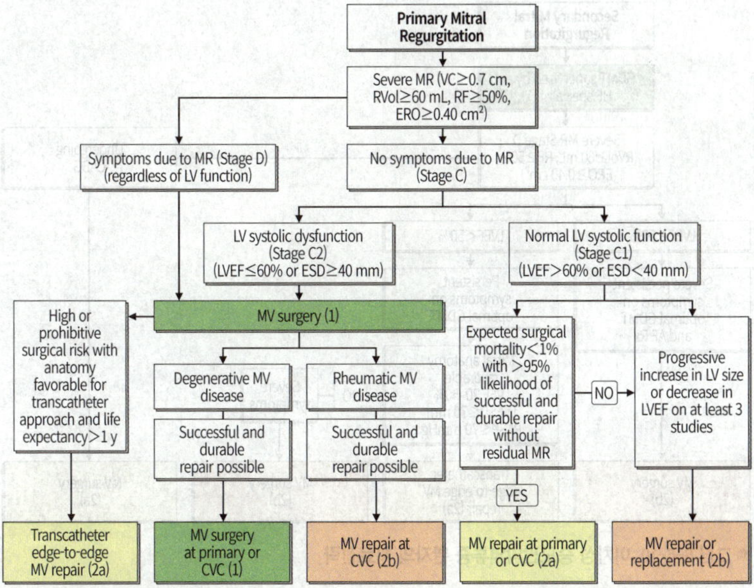

● **그림 6-6-9. 일차성 승모판막역류증 환자의 치료전략**

MR, mitral regurgitation; RVol, regurgitant volume; RF, regurgitant fraction; ERO, effective orifice area; LVEF, left ventricular ejection fraction; CVC, cardiovascular center.

2) 만성 이차성 승모판막역류증의 치료

(1) 충분한 약물치료에도 호전이 없는 중증의 이차성 승모판막역류증 환자에서 좌심실 구혈률이 50% 이상일 경우 수술치료를 고려해볼 수 있음(class IIb)

(2) 충분한 약물치료에도 호전이 없는 중증의 이차성 승모판막역류증 환자에서 좌심실 구혈률이 50% 미만인 경우 승모판막의 해부학적 구조가 경피적 승모판막성형술을 시행하기에 적합하고 좌심실 구혈률이 chlth 20% 이상되면서 좌심실 수축기말 내경 크기가 70 mm 이하, 페동맥수축기압이 70 mmHg 이하인 경우 경피적 승모판막성형술을 고려해 볼 수 있음(class IIa)

(3) CABG를 시행해야 하는 환자라면 수술 시 승모판막 수술도 같이 시행해 볼 수 있음(class IIa)

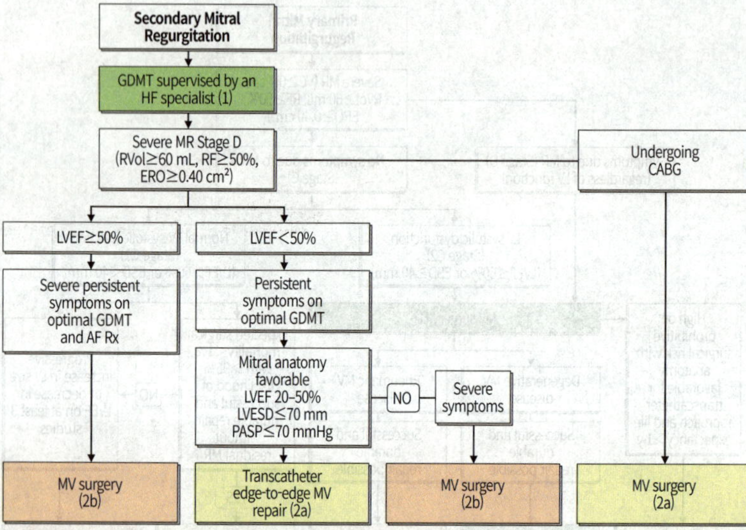

● **그림 6-6-10. 이차성 승모판막역류증 환자의 치료전략**

07 심혈관질환

I 안정형 협심증(Stable angina)의 진단과 치료

증례

57세 남자가 수개월 전부터 힘든 일을 하거나 등산할 때 발생하는 흉통으로 순환기내과 외래를 방문하였다. 증상이 악화되지 않아 안정형 협심증이 의심된다. 진단법과 치료는?

진단과 치료를 위한 핵심사항

1. 진단
   1) 비침습적 검사: 심혈관 CT를 촬영하는 것이 가장 정확함. 신기능 저하의 경우 심근 SPECT나 운동부하심전도를 고려
   2) 심혈관 조영술: 확진 검사. 실제 허혈 유무 및 PCI 여부 판단을 위해 FFR 시행
2. 치료
   1) 안정형 협심증은 약물치료(aspirin, statin, 혈압/당뇨 조절) 및 생활습관 개선이 우선 예외) 좌주간지(left main) 협착, 심부전
   2) 약물치료에 반응이 좋지 않거나, 좌주간지(left main) 병변, 심부전이 있는 경우 PCI. PCI 이후엔 aspirin+clopidogrel의 이중항혈소판요법(DAPT) 6개월 유지

안정형 협심증은 운동, 식사, 감정적 스트레스 등으로 심장이 일을 많이 할 때 흉통이 생기고 휴식을 취하거나 니트로글리세린을 투여하면 사라지는 임상양상으로 정의

1. 임상증상

1) 흉통

(1) 운동이나 식사 등에 흉통이 생기고, 휴식이나 니트로글리세린 투여 후 통증이 사라짐

(2) 양상: 다양하며, 대개는 조이는 증상, 쥐어짜거나, 묵직한 물체가 내리누르는 듯한, 답답한 증상

(3) 지속시간

① 2-15분

② 전형적인 흉통이 20분 이상 지속되거나 증상이 심해질 때, 불안정형 협심증이나 심근 경색을 의심

● 표 6-7-1. 흉통의 분류

기준	분류
1. 운동으로 유발 2. 지속시간 2-15분 3. 안정 또는 니트로글리세린으로 완화 4. 흉골하 5. 턱, 목, 왼팔, 방사통	Ⅰ. 전형적 협심증 1, 2, 3기준 또는 어느 기준이든 3개 만족 Ⅱ. 비전형적 흉통 어느 기준이든 2개 만족 Ⅲ. 비협심증성 흉통 1개 기준 만족

2. 검사실 소견

1) 심전도

(1) 협심증 환자의 반 이상은 심전도가 정상

(2) ST-분절이나 T파의 변화가 흉통 시 나타나고 흉통 소실 시 없어지면 전형적인 소견

2) 비침습적 심장검사(Non-invasive test)

(1) 운동 부하 심전도(Treadmill test)

① Treadmill을 사용해 운동부하를 걸어 심전도 변화 관찰

② 협심증을 의심할 수 있는 ST-분절의 변화

- ST분절 하강이 편평한(horizontal) 또는 아래로 향하는 모양(downsloping) (ST분절이 0.08초를 기준으로 상승이 없는 경우)으로 0.1 mV 이상 있는 경우, 상승(upsloping) 모양은 음성소견

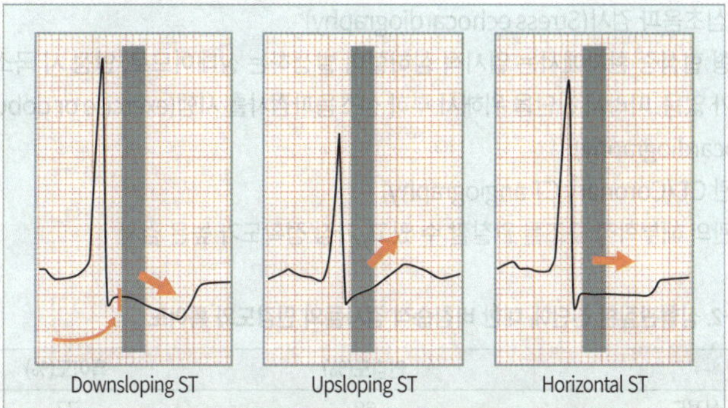

The J point occurs at the end of the QRS comples.
The ST segment begins at the J point and extends to a user defined interval

● 그림 6-7-1. ST Segment Depression

(2) 심근 관류 스캔(Myocardial SPECT)

① 혈류의 분포에 비례하여 심근세포에 섭취되는 방사성 핵종(thallium-201, technetium 99 m)을 주사하고, 그 분포를 감마카메라로 영상화하여 심혈관질환을 진단

② 협심증을 의심할 수 있는 심근 관류 스캔 소견

- Stress와 rest를 비교하여 stress 시 허혈이 일어난 심근 부위에 방사성 핵종의 섭취가 일어나지 않음(그림 6-7-2에서는 심근 전벽)

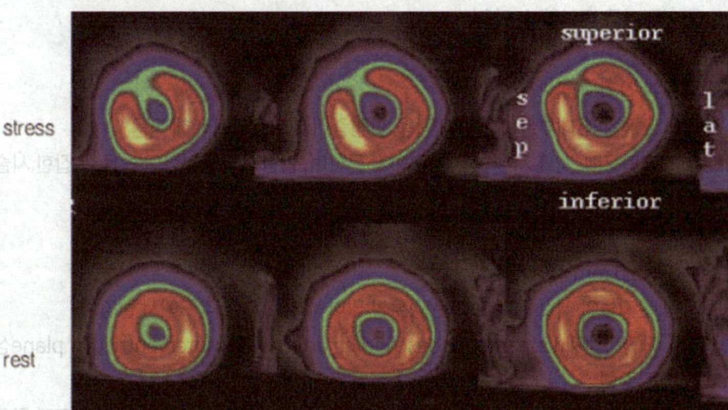

● 그림 6-7-2. Myocardial perfusion scintigraphy with adenosine thallium scan

(3) 부하 심초음파 검사(Stress echocardiography)

안정형 협심증 환자에서는 일시적 심허혈이 발생하는 상태이므로, 안정 시 국소 벽운동 장애가 없음. 따라서 진단을 위해서 부하 심초음파검사를 시행(exercise or dobutamine echocardiography)

(4) 심혈관 CT (Coronary CT angiography)

심혈관의 해부학적 구조를 관찰할 수 있고, 가장 정확도가 높은 검사

● 표 6-7-2. 심혈관질환 진단에 대한 비침습적 검사들의 민감도와 특이도

검사방법	민감도(%)	특이도(%)
운동 부하 심전도	68	77
부하 심초음파	76	88
심근 관류 스캔	89	80
64채널 심혈관 CT	97	90

3) 심혈관 조영술(Coronary angiography) - 침습적(Invasive) 심장검사

도관을 요골 동맥이나 대퇴동맥을 통해 선택적으로 좌우 심혈관 기시부에 위치시킨 후 방사선 조영제를 주입하면서 여러 각도에서 심혈관의 해부학적 모양을 동영상으로 촬영

(1) 준비사항

① 시술 전 심전도, 전해질 및 신장기능, CBC, coagulation parameter 등 확인

② 환자에 따라 먼저 Aspirin과 clopidogrel 또는 prasugrel 또는 ticagrelor를 투여

③ 안정제를 투여할 수 있음

(2) 시술방법

① 도관 삽입 경로

- 요골동맥: 대부분의 시술에 적용. 합병증이 대퇴동맥에 비해 적음
- 대퇴동맥: 지혈 시 수시간 움직이지 못하며, 합병증 발생위험이 높음, 복잡한 시술에 유리

(3) 심혈관의 해부학적 구조

① 2.0–5.0 mm 사이 크기

② 각 분지들이 서로 겹쳐 보이는 경우가 많아서 서로 다른 각도에서 촬영

- 좌전하행지(Left anterior descending artery, LAD): interventricular plane상으로 주행
- 좌회선지(Left circumflex artery, LCX): atrioventricular plane의 승모판 주위를 타고 돌아가는 형태로 주행
- 우심혈관(Right coronary artery, RCA): 대동맥에서 분지되어 atrioventricular

plane의 삼첨판 주위를 타고 돌아가는 형태로 주행

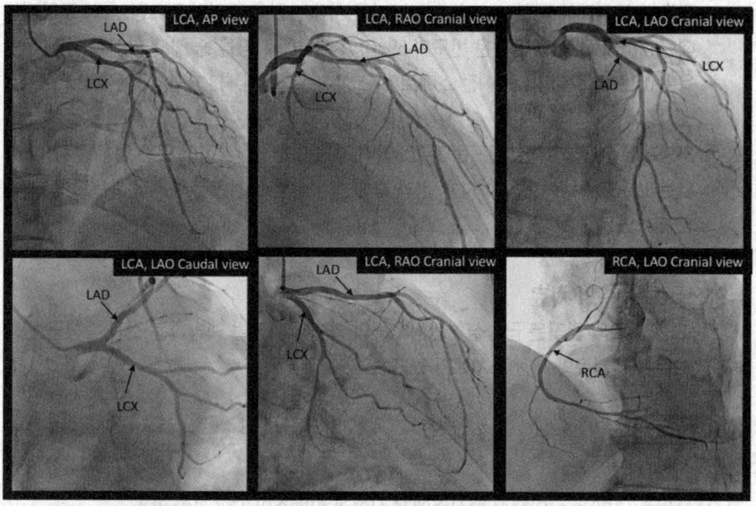

● 그림 6-7-3. 심혈관 조영술의 각 촬영 각도에 따른 주요혈관의 위치

(4) 심혈관 조영술을 이용한 심혈관질환의 평가

① 심혈관 내로 nitroglycerin을 주입하여 최대한 심혈관이 확장된 상태에서 협착의 정도를 평가

② 가장 협착이 심해 보이는 투영 각도에서 촬영한 후에 정상으로 보이는 부위와 협착 부위의 내경을 비교하여 백분율로 나타냄. 내경이 50% 이상 좁아지면 유의한 협착

(5) 심혈관 조영술 이외의 심혈관 협착 평가방법

① 혈관 내 영상법(Intravascular imaging): intravascular ultrasound (IVUS), optical coherence tomography (OCT)

심혈관 내로 초음파 또는 레이저를 방출하는 작은 카테터를 삽입하여 동맥 벽의 영상을 촬영하여, 시술 전 협착병변의 양상 및 시술 후 적절한 시술 및 합병증 발생 여부를 정확하게 파악

② 혈관 내 압력 및 도플러 측정(Intracoronary pressure wire & doppler wire)

심혈관의 혈류 예비력(fractional flow reserve, FFR) 등을 측정하여 임상적으로 의미가 있는 협착인지를 파악

(6) 심혈관 조영술의 합병증

① 위험도: 조영술과 관련된 전체 사망률은 0.11% 정도이며, 위험도는 응급 환자, 급성심

근경색증 환자, 혈역학적으로 불안정한 환자 등에서 증가

② 금기증: 절대적인 금기증은 없으나, 급성신부전증, 폐울혈, 패혈증, 급성뇌경색, 급성위장출혈, 조영제에 대한 anaphylactic 반응 시에는 많은 주의가 필요함. 특히 조영제에 대한 anaphylactic 반응은 빈도가 5%이고 생명에 지장을 줄 정도 의심한 알러지 반응은 0.1% 정도이며, 시술 전 스테로이드, 항히스타민제, H2 차단제 등은 위험도를 감소시킴

③ 조영제에 의한 신부전: 빈도는 3–7%이며 당뇨병이나 신부전이 있는 경우 흔함(이 경우는 12–30%). 현재까지 시술 전과 후에 생리식염수를 충분히 주입하는 것만 예방효과가 있음

3. 안정형 협심증의 치료

가장 중요한 치료의 원칙은 급성심혈관증후군의 발생과 사망을 예방하는 것과 증상을 완화하는 것으로 약물치료와 재관류 치료가 있음

1) 약물치료

(1) 항혈소판제

① Aspirin: 100 mg, 안정형 협심증에서 심혈관 합병증이 33%가량 감소

② Clopidogrel: 75 mg, aspirin을 복용 못하는 경우 사용

(2) 지질강하제(statin)

① 고강도 스타틴(high intensity statin) 사용: atorvastatin 40–80 mg, rosuvastatin 20 mg

② 저밀도지단백 콜레스테롤(LDL cholesterol)의 혈중 농도를 55 mg/dL 이하로 낮춤

③ LDL cholesterol이 목표 도달 못할 경우: ezetimibe, PCSK9 억제제 사용

(3) 베타차단제

① 혈압과 심장박동을 동시에 감소시켜서 협심증을 조절할 수 있음(표 6-7-3)

② 휴식 시 심박동수가 분당 50–60회가 될 때까지 용량을 증량해서 사용

③ 심한 기관지 수축, 방실 차단, 심한 서맥, 보정되지 않은 심부전증(decompensated heart failure) 등에서는 금기

● 표 6-7-3. Beta-blockers for stable angina

Drug	β-Receptor selectivity	Dose
Propranolol	None	20–80 mg bid
Metoprolol	β1	50–200 mg bid
Atenolol	β1	50–200 mg daily
Bisoprolol	β1	10–20 mg daily

● 표 6-7-3. (이어서) Beta-blockers for stable angina

Drug	β-Receptor selectivity	Dose
Esmolol(IV)	β1	50-300 mcg/kg/min
Labetalol	Combined α/β	200-600 mg bid
Carvedilol	Combined α, β1, β2	3.125-25 mg bid

(4) 칼슘길항제(표 6-7-4)

① 베타차단제의 사용이 부적절한 경우에 주로 사용

② 주로 지속형 dihydropyridine 계열과 non-dihydropyridine계열의 약물 사용 가능

③ 속효성 dihydropyridine 계열의 약물은 심혈관계 합병증이 증가하므로 피해야 함

● 표 6-7-4. Calcium channel blockers for stable angina

Drug	Duration of action	Usual dosage
Dihydropyridines		
Nifedipine		
Slow release	Long	30-180 mg/d
Amlodipine	Long	5-10 mg/d
Nicardipine	Short	20-40 mg tid
Nondihydropyridines		
Diltiazem		
Immediate release	Short	30-80 mg qid
Slow release	Long	120-360 mg/d
Verapamil		
Immediate release	Short	80-160 mg tid
Slow release	Long	120-480 mg/d

(5) Nitrate: 흉통을 감소시키기 위한 일차 선택 약제로 사용. 지속형을 투여하면서, 급성흉통에 대비한 설하정을 필요시 사용하도록 함

● 표 6-7-5. Nitrate preparations

Preparation	Dosage	Onset(min)	Duration
Sublingual nitroglycerin	0.3-0.6 mg PRN	2-5	10-30 min
Aerosol nitroglycerin	0.4 mg PRN	2-5	10-30 min
Oral isosorbide dinitrate	5-40 mg tid	30-60	4-6 hr
Oral isosorbide dinitrate	10-20 mg bid	30-60	6-8 hr
Oral isosorbide mononitrate SR	30-120 mg daily	30-60	12-18 hr

● **표 6-7-5. (이어서) Nitrate preparations**

Preparation	Dosage	Onset(min)	Duration
2% Nitroglycerin ointment	0.5-2.0 in tid	20-60	3-8 hr
Transdermal nitroglycerin patches	5-15 mg daily	>60	12 hr
Intravenous nitroglycerin	10-200 mcg/min	<2	During infusion

(6) Lifestyle modification

① 금연

② 콜레스테롤 조절

③ 식이요법

④ 적절한 운동 생활습관

2) 재관류 치료

약물치료를 시행하여도 증상의 호전이 없는 경우에는 심혈관조영술을 시행하여 심혈관의 협착 정도와 범위를 파악해서 경피적중재시술(PCI)이나 심혈관우회로 수술을 고려해야 함

II 급성심혈관증후군(Acute coronary syndrome)의 진단과 치료

증례

70세 여자가 내원 2시간 전부터 지속되는 흉통으로 내원하였다. 즉각적인 PCI가 필요한지 판단과 이후 치료는?

진단과 치료를 위한 핵심사항

1. 진단
   1) STEMI: ECG로만 판단. ECG에서 STEMI의 경우 Emergent PCI
   2) NSTEMI: ECG와 혈액 검사로 판단. NSTEMI이면서 초고위험군의 Emergent PCI
2. 치료
   1) STEMI: Primary PCI 이후 중환자실에서 합병증 발생 여부 관찰
   2) NSTEMI: 초고위험군이 아닌 경우, 약물치료 우선, 상황에 따라 PCI
   3) STEMI/NSTEMI 모두 기본 약물치료는 이중항혈소판요법(DAPT), 안지오텐신계 억제제(ACEi/ARB), 베타차단제, 스타틴으로 동일. 폐부종, 심부전 동반 여부에 따라 ARNI, 이뇨제, SGLT2 등 추가

1. 급성심혈관증후군의 정의 및 분류

1) 급성심혈관증후군은 안정형 협심증과는 다르게 갑작스럽게 안정 시에 흉통을 호소하는 질환으로 죽상반 파열, 혈전형성 및 이에 따른 심혈관의 폐쇄(완전폐쇄, 부분폐쇄)를 공통적인 병인으로 하는 질환군

2) 심전도상 ST분절 상승 유무와 혈청검사에서 심근 괴사의 증거 유무에 따라 불안정 협심증, 비ST분절 상승 심근경색, 그리고 ST분절 상승 심근경색으로 구분됨(그림 6-7-4)

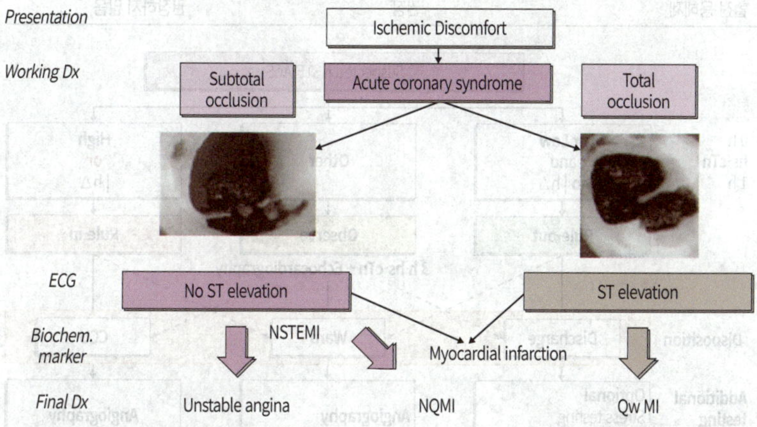

● 그림 6-7-4. 급성관상동맥증후군의 분류

2. 불안정형 협심증(Unstable angina, UA)과 비ST분절 상승 심근경색증(Non ST elevation myocardial infarction, NSTEMI)

불안정성 협심증과 비ST분절 상승 심근경색은 병태생리, 임상양상과 심전도 소견이 비슷하며, 치료방법도 같기 때문에 보통 두 질환을 같이 묶어서 다루고 있음

1) 임상양상

(1) 불안정형 협심증: 심근 괴사는 없으나 증상이 다음 중 하나에 해당하는 경우

① New onset: 4–8주 이내에 새로운 흉통 발생

② Resting pain: 안정상태에서도 흉통 발생

③ Aggravating: 통증의 정도, 빈도, 지속시간(10–20분)이 증가하는 경우

(2) 비ST분절 상승 심근경색증: 30분 이상 흉통이 지속되나 심전도상에서 ST분절 상승이 없는 경우

● **표 6-7-6. ST분절 상승 심근경색과 비ST분절 상승 심근경색의 특징과 차이점**

특징	ST분절 상승 심근경색(단위: %)	비ST분절 상승 심근경색(단위: %)
이환율	47	53
관상동맥 폐쇄비율	80-90	15-25
조기 재경색의 발생율	5-8	15-25
경색 크기	중증도 이상	비교적 작다
잔류 심근허혈 정도	10-20	40-50
급성 합병증	흔하다	드물다
치료		
혈전 용해제	권장	권장하지 않음

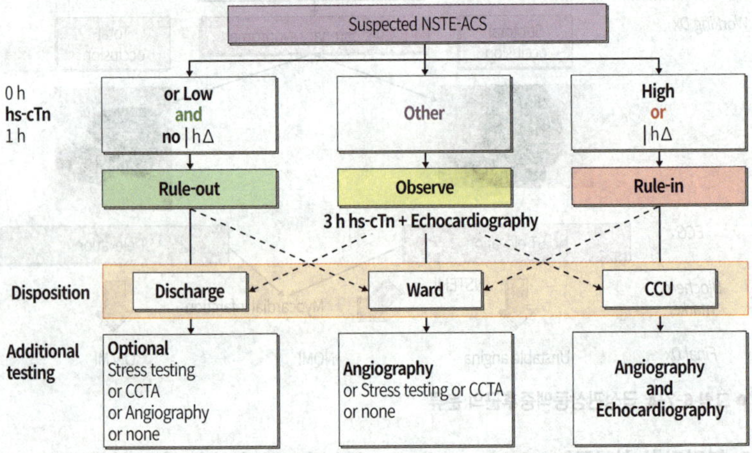

● **그림 6-7-5. 응급실에서 NSTEMI 진단**

출처: 2020년 유럽심장학회 진료지침.

● **표 6-7-7. 응급실에서 NSTEMI 진단**

0 h/1 h algorithm	Very low	Low	No 1h△	High	1h△
hs-cTn T (Elecsys; Roche)	<5	<12	<3	≥52	≥5
0 h/2 h algorithm	**Very low**	**Low**	**No 1h△**	**High**	**1h△**
hs-cTn T (Elecsys; Roche)	<5	<14	<4	≥52	≥10

Troponin 검사는 Troponin T가 한 종류로 병원에 관계없이 모두 적용 가능하므로 추천함

2) 위험도의 평가

UA/NSTEMI는 다양한 성격과 위험도를 가진 질환들이 섞여 있어 각각 다른 임상경과를 보이기 때문에 그 위험도를 정확히 평가하여 적절한 치료를 받는 것이 중요. 아래 그림에서와 같이 위험인자가 증가할수록 위험도도 증가함

Background		Findings at time of admission		Findings during hospital stay	
① Age, y	Points	④ HR at admission, bpm	Points	⑦ Serum creatinine at admission, mg/dL	Points
≤29	0	≤ 49.9	0	0-0.39	1
30-39	0	50-69.9	3	0.4-0.79	3
40-49	18	70-89.9	9	0.8-1.19	5
50-59	36	90-109.9	14	1.2-1.59	7
60-69	55	110-149.9	23	1.6-1.99	9
70-79	73	150-199.9	35	2-3.99	15
80-89	91	≥ 200	43	≥4	20
≥ 90	100	⑤ SAP at admission, mmHg		⑧ Elevated enzymes or markers	15
② History of heart failure	24	≤ 79.9	24	⑨ No percutaneous revascularisation	14
③ History of AMI	12	80-99.9	22		
		100-119.9	18		
		120-139.9	14		
		140-159.9	10		
		160-199.9	4		
		≥ 200	0		
		⑥ Depressed ST segment	11		

Points

① ________

② ________

③ ________

④ ________

⑤ ________

⑥ ________

⑦ ________

⑧ ________

⑨ ________

Score ________ (sum of points)

Risk of death ________ (according to figure)

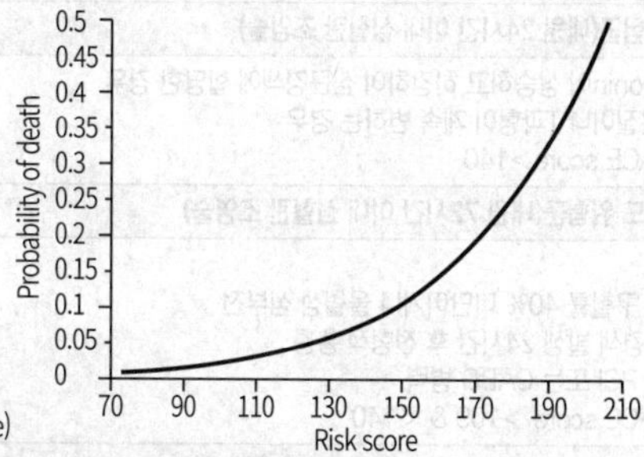

● **그림 6-7-6. UA/NSTEMI의 위험도 산정에 사용되는 GRACE score의 위험인자 및 score에 따른 6개월 사망률**

3) 치료

(1) 목표와 전략

① 목표: 허혈 증상을 완화시켜주고 급성 심혈관병소를 안정화시켜 급성심근경색증 내지 사망으로 진행하는 것을 예방

② 전략: 약물치료를 시작하면서 위험도 평가에 바탕으로 치료전략을 세워야 함

(2) 재관류 요법

환자의 위험도에 따라 재관류 치료의 시기를 결정

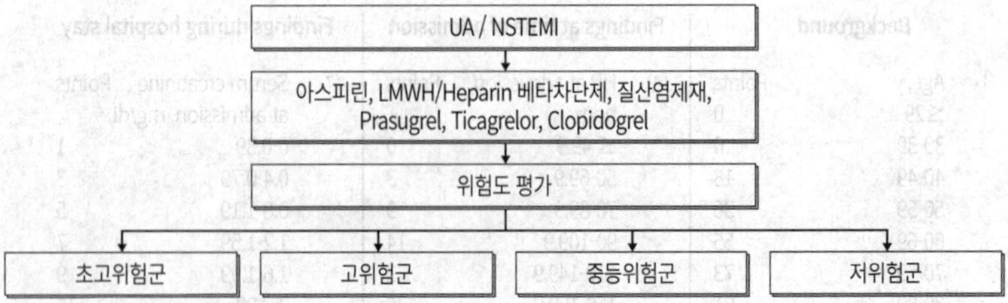

● **그림 6-7-7. 불안정 협심증/비 ST분절 상승 심근경색증의 치료전략**

● **표 6-7-8. 불안정형 협심증/비 ST분절 상승 심근경색증의 위험도에 따른 침습적 검사전략**

초고험군(내원 2시간 이내 심혈관 조영술)
혈역학적으로 불안정하거나 심인성 쇼크 약물 치료에도 불구하고 반복적이고 지속되는 흉통 심실성 부정맥 또는 심정지가 나타난 경우 심근경색의 기계적인 합병증(심한 승모판 역류 등) 급성심부전 반복적으로 ST-T파형이 변하고, ST분절 상승이 간간히 나타난 경우
고위험군(내원 24시간 이내 심혈관 조영술)
Troponin이 상승하고 하강하여 심근경색에 합당한 경우 ST분절이나 T파형이 계속 변하는 경우 GRACE score > 140
중등도 위험군(내원 72시간 이내 심혈관 조영술)
당뇨 심실 구혈률 40% 미만이거나 울혈성 심부전 심근경색 발생 24시간 후 전형적 흉통 이전 PCI 또는 CABG 병력 GRACE score > 109 & < 140
저위험군(비침습적 검사 고려)
위의 언급한 내용이 없는 경우

(3) 치료의 구성

① 항허혈요법

- 질산염제제(nitrate): 응급실이나 중환자실에서 흉통이 있는 경우
  - 목적: 흉통 소실
  - Nitroglycerine, isosorbide dinitrate, isosorbide mononitrate
  - 금기: 저혈압, 24시간 내 비아그라(sildenafil)를 사용한 경우
- Nitroglycerine 설하정을 5분 간격으로 3회 투여
- 정맥주사제: 설하정이 효과 없는 경우
  - Nitroglycerine 정맥주사

i) 시작: 5–10 μg/min, 3–5분마다 5–10 μg/min씩 증량

ii) 수축기혈압이 100 mmHg 이하, 혹은 흉통이 사라질 때까지 증량함. 최대용량: 200 μg/min

- Isosorbide dinitrate 정맥주사: 시작: 1.25–2 mg/hr, 최대 5 mg/hr
- 내성: 용량 및 투여기간에 의존적, 지속적인 요법에서 발생

i) 협심증 증상이 12-24시간 없으면 정맥주사에서 경구용이나 패치로 전환

- 질산염제제는 심근경색 환자에서 사망률을 감소시키지 못함

• 베타차단제 : 모든 급성관동맥증후군에 투여함
- 바람직한 심박동수는 안정상태에서 분당 50–60회. 베타차단제의 양을 혈압과 심박동수에 맞추어 양을 조절

• 칼슘차단제(non-dihydropyridine 계열: diltiazem 또는 verapamil)
- 질산염제제와 베타차단제를 사용해도 허혈이 지속되거나 베타차단제를 사용할 수 없을 때
- 금기: 좌심실 기능부전이나 울혈성 심부전 환자

② 항혈소판 요법

• 아스피린
- 급성심혈관증후군으로 진단되거나 의심되자마자, 특별한 금기증이 없는 한 응급실에서 투약
- 초기 부하 용량: 162–325 mg
- 유지 용량: 100 mg 매일 사용

• P2Y12 inhibitors (1년간 유지가 원칙)
- 혈소판 표면의 adenosine diphosphate (P2Y12) 수용체를 차단하여 혈소판의 활성화를 억제
- 약제 강도: Prasugrel, Ticagrelor＞Clopidogrel

• Clopidogrel
- 부하용량: clopidogrel 600 mg, 유지용량: clopidogrel 75 mg QD(최소 1년간 유지)

• Prasugrel
- 부하용량: 60 mg, 유지용량: 10 mg qD
- Contraindications: Stroke 또는 TIA 기왕력(절대적 금기증), 75세 이상 또는 체중 60 kg 이하(상대적 금기증 - 5 mg qD)

• Ticagrelor
- 부하용량: 180 mg, 유지용량: 90 mg bid

③ 항응고요법: PCI 후에 사용 여부는 교수님께 상의

• 헤파린(unfractionated heparin, UFH)
- 용량: 60 U/kg을 bolus로 주고 12 U/kg/hr을 정주. aPTT를 관찰하여 정상의

1.5–2배 또는 50–70초로 유지될 때까지 aPTT를 6시간마다 검사하고 이후로는 12–24시간마다 검사. UFH 사용기간은 대개 48시간을 넘지 않아야 함

- 저분자량헤파린(LMWH)
  - LMWH은 UFH에 비하여 혈장단백 및 내피세포와의 결합이 덜하여 항응고 효과가 예측 가능하므로 aPTT의 측정이 필요 없고, 반감기가 길어 하루 1–2회 피하투여로 항응고 효과가 지속되며, 헤파린에 의한 혈소판 감소증의 빈도도 낮음

④ 혈전용해요법: UA/NSTEMI 환자에서는 혈전용해제를 사용해서는 안 됨

⑤ 지질강하제(Statin)

- 고강도 스타틴(high intensity statin) 사용: atorvastatin 40–80 mg, rosuvastatin 20 mg
- 저밀도지단백 콜레스테롤(LDL cholesterol)의 혈중 농도를 55 mg/dL 이하로 낮춤
- LDL cholesterol이 목표 도달 못할 경우: ezetimibe, PCSK9 억제제 사용

⑥ 퇴원 및 퇴원 후 관리

- UA/NSTEMI의 급성기는 대개 1개월 이내에 종료됨. 이 기간에 급성심근경색증으로 진행하거나 사망할 위험이 가장 높음. 급성기 1–3개월 후에는 환자의 대부분이 만성 안정형 협심증 환자와 같은 임상경로임

3. 급성 ST분절 상승 심근경색(ST elevation myocardial infarction, STEMI)

1) 진단(아래 기준 중 2가지 이상을 충족시켜야 함)

(1) 허혈성 흉통

(2) 심전도 변화

① 새로운 Q파가 3개의 diaphragmatic leads (II, III, aVF) 중 2개 이상에서, precordial leads (V1-V6) 중 2개 이상에서, 또는 I과 aVL에서 존재할 때

② 새로운 ST분절의 상승 또는 하강(0.1 mV 이상)이 상기 유도조합과 같은 조건에서 존재할 때

③ 새로 발생한 완전 좌각 전도 장애

* 표준 12유도 심전도를 시간경과에 따라 여러 번 찍는 것은 심근경색증의 진단과 그 위치를 파악하는데 중요하고 믿을 수 있는 방법

* 초급성기에는 tall T wave가 나타나고, 급성기에는 심외막 손상을 의미하는 ST분절 상승소견이 나타남. ST분절의 상승소견을 보인 대부분의 환자들은 증상 발현 후 8–12시간이 경과한 시점에 조직 괴사와 전기적 사망을 의미하는 Q파가 나타남

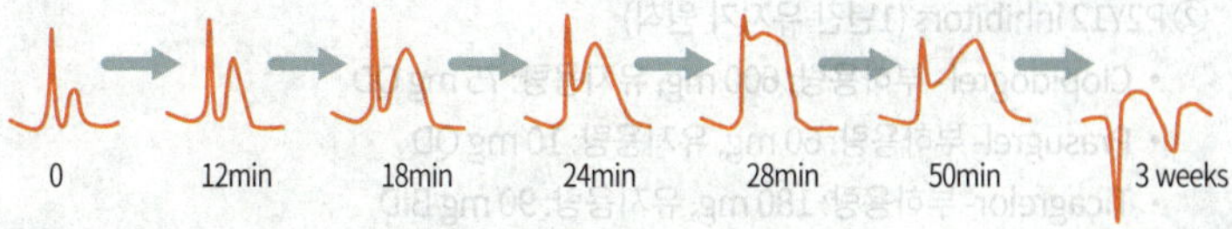

● 그림 6-7-8. ST 분절 상승 심근경색의 시간에 따른 심전도 변화

(3) 혈청 심근효소의 상승

① STEMI의 진단은 주로 심전도와 증상으로 판단하고, 심근효소 상승은 거의 고려하지 않음

② 환자가 빨리 내원한 경우에는 상승되지 않은 경우가 많음

- CK-MB
- Troponin T or I

Troponin은 정상인에서는 말초혈액에서 검출되지 않고, 급성심근경색에서 CK-MB는 정상의 10–20배가 상승하지만 troponin은 20배 이상 상승할 수 있으므로 더욱 예민하여 미세한 심근손상도 진단

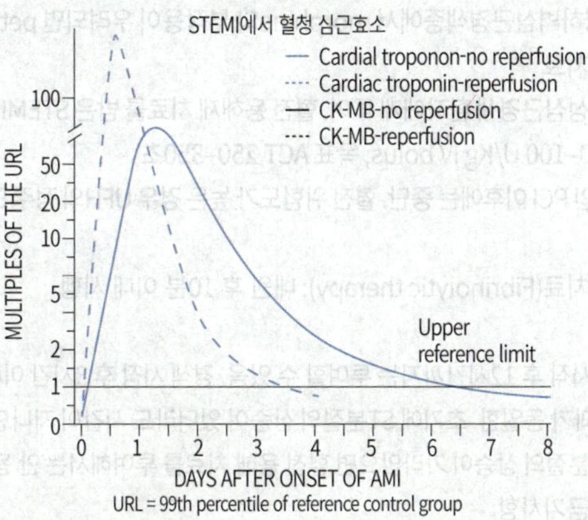

● 그림 6-7-9. STEMI에서 혈청 심근효소

2) 치료

(1) 응급실에서의 초기치료

① 아스피린

급성심근경색이 의심되는 환자에서 필수적이며, 맨 처음 투여해야 할 약제. 빨리 효과를 보기 위해서는 적어도 162–325 mg의 용량을 투여하고, 씹어 먹게 하여 구강내 점막으로 빨리 흡수되도록 함

② P2Y12 inhibitors (1년간 유지가 원칙)
- Clopidogrel - 부하용량: 600 mg, 유지용량: 75 mg QD
- Prasugrel- 부하용량: 60 mg, 유지용량: 10 mg QD
- Ticagrelor- 부하용량: 180 mg, 유지용량: 90 mg BID

③ 산소투여

산소는 저산소혈증이 있는 경우에만 투여. 저산소증이 없는 환자에게는 산소 공급이 효과가 없고 오히려 전신 혈관의 저항성을 높이고, 동맥 혈압을 높여 사망률을 높일 수 있음

④ 진통제
- 과민반응이 없다면 morphine이 우선 선택. 처음 4–8 mg을 정주하고 흉통이 완화될 때까지 5–15분마다 2–8 mg씩 반복 투여
- morphine은 정맥 저류에 의한 저혈압을 유발할 수 있는데 이때에는 보통 다리를 올리거나 정맥내 식염수의 투여로 개선
- Morphine은 미주신경 긴장 효과가 있어 이로 인해 특히 하벽부 심근경색 환자에서 서맥과 고도의 심장전도 차단을 일으킬 수 있음. 이때에는 아트로핀 0.5–1.5 mg을 정주. 급성하벽심근경색증에서 morphine의 부작용이 우려되면 pethidine을 투여

⑤ 항응고제 치료
- 모든 급성심근경색 환자에게 투여. 혈전 용해제 치료를 받은 STEMI 환자에서도 투여
- 용법: 70–100 U/Kg IV bolus, 목표 ACT 250–350초
- 성공적인 PCI 이후에는 중단. 혈전 위험도가 높은 경우 UFH의 정주 또는 enoxaparin

(2) 재관류 요법

① 혈전용해 치료(Fibrinolytic therapy): 내원 후 10분 이내 시행
- 적응증
  - 경색 시작 후 12시간까지는 투여할 수 있음. 경색 시작 후 3시간 이내에는 일차적 PCI와 효과가 동일함. 초기에 ST분절의 상승이 있더라도 시간이 지나면서 흉통이 소실되고 ST분절의 상승이 가라앉으면 혈전 용해 치료를 투여해서는 안 됨
- 명백한 금기사항
  - 시기에 관계없이 뇌혈관 출혈의 병력
  - 지난 3개월 동안의 비출혈성 경색(3시간 이내의 급성경색은 제외)
  - 뇌혈관의 구조적 병변이 있을 때(예: arteriovenous malformation)
  - 뇌내부에 악성종양이 있는 경우(1차성 or 전이성)
  - 대동맥 박리증이 의심될 때
  - 활동성 내부출혈(월경은 제외)
  - 최근 3개월 이내에 머리나 얼굴에 심각한 외상이 있는 경우
- 상대적 금기사항

- 만성적으로 심각하게 혈압조절이 잘 되지 않고 있는 경우
- 심한 고혈압(수축기혈압＞180 mmHg이거나 이완기혈압＞110 mmHg인 경우)
- 3개월 초과된 뇌경색, 치매, 명백한 금기사항에 포함되지 않는 뇌 내부의 병변
- 외상성이거나 10분이 초과된 심폐소생술 시행 후, 3주 이내의 주요 수술 후
- 2-4주 이내의 내부출혈
- 지혈하지 않은 혈관 puncture
- Streptokinase/anistreplase: 이전에 5일 이상 노출된 경우이거나 알레르기가 있는 경우
- 임신
- 활동성 소화성궤양
- 현재 혈액응고방지제를 복용하고 있는 경우: 높은INR, 출혈의 위험성이 높을 때

혈전용해제 사용의 실제

1. Tenecteplase (TNK-tPA, 상품명: Metalyse): kg당 0.5 mg을 bolus로 정맥주사, 최대 50 mg, 75세 이상에서는 절반 용량만 사용하는 것을 고려
2. Alteplase (rt-PA, 상품명: Actilyse): 먼저 15 mg을 bolus로 주사하고 kg당 0.75 mg(최대 50 mg)을 수액에 섞어 30분에 걸쳐 투여한 후 kg당 0.5 mg(최대 35 mg)을 수액에 섞어 60분에 걸쳐 투여. 총 90분에 걸쳐 투여하고 최대 용량은 100 mg

② 일차적 경피적 심혈관 중재술(Primary PCI): 내원 후 1시간 이내 시행

- 적응증
  - 흉통 발생 후 12시간 이내
  - 흉통 발생 12시간 이후라도, 지속적으로 ECG에서 허혈성 변화가 관찰되며, 통증이 지속되거나, 혈역학적으로 불안정한 경우, 심실성 빈맥이 나타나는 경우에는 시행함
- 심부전이나 심인성 쇼크의 경우 Primary PCI가 혈전용해제 투여보다 우선함

③ 성공적 재관류를 시사하는 소견

- 흉통의 소실
- 심전도의 ST분절의 정상화
- 심근효소의 빠른 상승과 정상화(rapid wash out)
- 재관류 부정맥의 발생: AIVR (accelerated idioventricular rhythm)
- 심혈관 조영술에서 TIMI (thrombolysis in myocardial infarction) flow 3

④ 구제 중재시술(Rescue PCI): 혈전용해제를 투여하였으나 60-90분 후에도 흉통이 계속되고 ST분절의 상승이 50% 이상 감소하지 않는 경우, 투여 이후 언제든 혈역학적으로 불안정한 경우 응급으로 심혈관조영술 실시

(3) 급성심근경색증의 합병증과 치료

① 울혈성 심부전

- 급성심부전의 일반적인 치료방침과 같음
- 산소 공급, 이뇨제, 후부하 감소, 강심제 투여
- 조기 심혈관 중재술이 도움이 됨

② 심인성 쇼크
- 조기 심혈관 중재술이 도움됨
- 기계적 보조 시행: PCPS (percutaneous cardiopulmonary support, ex. ECMO)

③ 우심실경색
- 우심혈관의 우심실 분지의 폐색 시(하후벽부경색의 1/3 발생)
- 우심 심부전에 의한 전부하(preload)의 감소에 의해 저혈압 혹은 쇼크 발생
- 생리 식염수를 다량 투여하여 전부하를 유지시킴
- 조기 심혈관중재술이 도움됨

④ 심실 중격 결손(ventricular septal defect, VSD) 및 좌심실 파열 (free wall rupture): 응급 수술

● **표 6-7-9. 심실중격 결손, free wall 파열, 허혈성 승모판 폐쇄 부전의 특징**

	VSD	Free wall rupture	Ischemic MR
Incidence	1-2%	1-6%	1-2%
Time after MI	3-5 days	3-6 days	3-5 days
P/Ex	90% murmur	No murmur, EMD	50% Murmur
Echo	shunt	PE	MR jet
Risk group	Old age, female, HBP, Ant MI, ext RV infarction, thrombolytics	Old age, female, HBP, Ant MI, thrombolytics	

(4) 심근경색증의 이차 예방을 위한 약물요법: 퇴원약에 모두 포함되었는지 확인

① 항혈소판제: aspirin, clopidogrel, prasugrel, ticagrelor

② 베타차단제
- 금기사항이 없는 한 심근경색 후 환자에게 추천됨
- 좌심실의 수축기 기능부전이 있어도 잘 보상되어 있으면 적은 양부터 시작하여 투여

③ 안지오텐신계 억제제(ACEi/ARB)
- 급성 심근경색 후의 심실의 재형성을 억제하여 심부전의 발생과 사망률을 감소시킴
- 전벽부 심근경색 환자와 좌심실 구혈률이 40% 미만인 환자에서는 특히 투여
- 저혈압 등 금기사항이 없는 한 앤지오텐신 전환효소억제제는 모든 심근경색 환자에게 투여

④ 지질저하제(Statin): Statin은 심근경색과 사망 등에 대한 일차적, 이차적 예방효과를 보임
- 고강도 스타틴(high intensity statin) 사용: atorvastatin 40-80 mg, rosuvastatin

20 mg

- 저밀도지단백 콜레스테롤(LDL cholesterol)의 혈중 농도를 55–70 mg/dL 이하로 낮춤

TIP 혈압이 낮은 경우 안지오텐신계 억제제 및 베타차단제 선택은, 심박수가 높은 경우(85회 이상) 베타차단제를 우선 투여, 심박수가 낮은 경우(70회 이하) 안지오텐신계 억제제 우선 투여

III 이형 협심증(Variant angina)

1. 분류

이형 협심증은 심혈관의 경련으로 발생하는 질환으로 동맥경화반이 있으면서 그 근처에서 국소적으로 발생하기도 하며, 심혈관조영술상 협착의 소견이 전혀 없는 정상 심혈관을 보이면서 미만성으로 발생. 국내에는 후자의 소견을 보이는 환자가 대부분

2. 진단

1) 12유도심전도와 24시간 Holter monitoring

흉통이 있을 때 심전도에서 ST분절의 일시적인 상승이 관찰되면 진단

2) 심혈관 경련 유발 약물을 이용한 심혈관 검사

심혈관 조영술을 시행하면서 acetylcholine이나 ergonovine을 심혈관 내로 주입하여 심혈관 경련이 유발되는지 관찰

3. 치료

치료의 주된 약제는 칼슘차단제와 지속형 질산염제제

약물 투여시기는 환자의 발작 빈도가 높은 시간에 최고의 혈중 농도를 유지할 수 있도록 조절. 많은 환자에서 경련이 자정에서 오전 8시 사이에 집중되어 나타나므로 이런 환자들은 저녁 식사 이후에 약물을 복용하도록 함

1) 악화요인의 제거

(1) 흡연은 강력한 유발인자이므로 반드시 금연

(2) 음주 다음날 경련이 발생하는 환자들은 금주

2) 칼슘차단제

이형 협심증의 발작 예방에 매우 효과가 있음

3) 질산염제제

(1) 지속형 질산염제제는 발작 예방에 효과가 있음

(2) potassium channel opener인 nicorandil도 사용할 수 있음

IV 미세혈관 협심증(Microvascular angina)

1. 정의

심혈관에 협착이나 경련이 없으면서 미세혈관의 기능장애로 인해 흉통이 발생하는 경우를 미세혈관 협심증이라 함. 진단을 위해서는 ST분절의 변화가 관찰되거나 일시적인 국소 관류 장애, 또는 혈류 예비력 장애가 증명되어야 함

2. 예후

미세혈관 협심증이 있는 환자의 예후는 심혈관질환이 있는 환자에 비해 우수함. 하지만 삶의 질은 이 질환으로 인해서 떨어지게 돼서 대부분의 환자들은 흉통이 지속되고 반복적인 입원이나 혈관조영술을 받게 됨

3. 치료

우선 심장이외의 원인에 의한 통증을 고려. 그러한 원인이 배제되고 비관혈적 검사상 허혈이 관찰된다면 항 협심증 약제들(베타차단제, 질산염제, 칼슘길항제)을 사용해 볼 수 있으나 그 효과는 일정하지 않음

V 급성심혈관증후군의 감별진단

급성심혈관증후군은 대동맥 박리증(aortic dissection)과 폐색전증(pulmonary embolism) 등과 반드시 감별해야 하며, 이외에 심낭염(pericarditis), 흉막염(pleurisy), 기흉(pneumothorax), 췌장염(pancreatitis), 위식도 역류증, 근골격 통증 등과도 감별

1. 대동맥 박리증(Aortic dissection)

1) 정상 직경: 상행 대동맥 약 3 cm, 흉곽의 하행 대동맥 2.5 cm, 복부의 하행 대동맥은 1.8–2 cm

2) 지속적으로 높은 박동성 압력(pulsatile pressure)과 전단력(shear stress)을 받으므로 기계적 손상에 의해 발생

1) 정의

대동맥 내막이 찢어져 가성 도관(false lumen)을 만듦

2) 위치에 따른 분류

(1) DeBakey 분류법
① I 형: 내막 박리가 상행 대동맥에서 시작하여 하행 대동맥까지 진행된 경우
② II 형: 상행 대동맥에 박리가 국한된 경우
③ III형: 하행 대동맥에 박리가 국한된 경우

(2) Stanford 분류법: DeBakey I과 II형은 치료가 같아서 임상에서는 Stanford 분류법이 더욱 실질적이고 유용함
① A형: 상행대동맥에 박리가 일어난 경우(DeBakey I과 II형)
② B형: 하행대동맥에만 박리가 국한된 경우

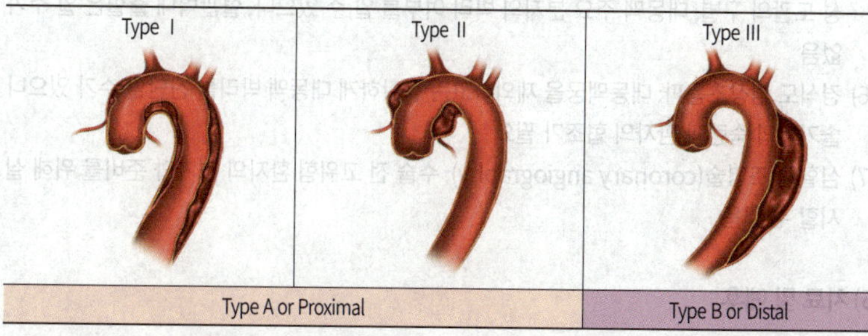

● 그림 6-7-10. 대동맥 박리증의 위치에 따른 분류

3) 임상증상

(1) 찢어질 듯한 매우 심한 통증이 갑자기 흉부의 앞쪽이나 뒤에서 나타나며, 발한을 동반하는 경우가 많음

(2) 60–70대의 노인층에서 호발하며, 남성에서 많음

(3) 이학적 소견은 맥박의 소실, 대동맥판 역류증(aortic regurgitation), 폐울혈이 나타날 수 있고, 신경학적 증상으로는 경동맥 폐쇄로 인한 편측 마비나 편측 무감각증이 동반될 수가 있고, 척수 허혈로 인한 전신 마비도 발생할 수 있음

(4) 내막의 박리(intimal tear), 박리성 혈종(dissecting hematoma), 침범된 동맥들의 폐쇄, 주위 조직의 압박과 같은 과정을 통해서 증상이 발생됨. 팽창하는 대동맥 박리증에

의해 주변 구조물이 압박되어서 Horner 증후군, 상대정맥 증후군(superior vena cava syndrome), 쉰 목소리, 연하 곤란, 기도 절박이 동반될 수가 있음

(5) A형에서 박리가 역으로 진행되는 경우에는 혈성심낭(hemopericardium)과 심낭 압전(cardiac tamponade)이 합병될 수가 있음. A형 박리에서는 흔히 급성 대동맥 판막 역류증이 발생

4) 진단

(1) 흉부방사선: A형 박리인 경우 종격동의 확장이 관찰되며, 늑막 삼출액도 나타날 수 있음
(2) 심전도: 대부분 정상, 드물게 박리가 심혈관을 침범하면 심근경색 소견이 관찰될 수 있음
(3) 경흉부 심장초음파: 상행 대동맥 박리를 간단하고 신속하게 진단, 대동맥궁과 하행 대동맥 박리의 진단에는 덜 유용함
(4) CT & MRI: 내막 피판(intimal flap) 및 박리의 침범 범위, 혈관벽 내 출혈(intramural hemorrhage), 관통하는 궤양(penetrating ulcer)과의 감별에 유용하며, 또한 MRI를 이용해 혈류를 측정함으로써 박리의 진행 방향을 알 수 있음
(5) 대동맥 조영술(aortogram): 혈류의 출구 위치, 내막 피판, 진성 도관(true lumen)과 가성 도관의 구별, 대동맥 주요 분지의 박리 여부를 알 수 있으나, 혈관벽내 출혈은 알 수가 없음
(6) 경식도 심장초음파: 대동맥궁을 제외하고는 정확하게 대동맥 박리를 진단할 수가 있으나 술기자의 숙련과 환자의 협조가 필요
(7) 심혈관 조영술(coronary angiography): 수술 전 고위험 환자의 평가와 준비를 위해 실시할 수 있음

5) 치료 및 예후

● **표 6-7-10. 대동맥 박리증의 치료약물**

Drugs	Loading dose	Maintenance dose
Propranolol	1 mg IV q 3–5 min(max, 6.15 mg/kg)	2–6 mg IV q 4–6 hr
Labetalol	10 mg IV over 2 min, then 20–80 mg q 10–15 min(max 300 mg)	2 mg/min IV drip titrate to 5–20 mg/min
Esmolol	30 mg IV bolus	3–12 mg/min drip
Metoprolol	5 mg IV q 5 min to effect	5–10 mg IV q 4–6 hr to effect
Diltiazem	0.25 mg/kg IV over 2 min, 0.35 mg/kg IV after 15 min if no effect	5 mg/hr titrate by 2.5 to 5 mg/hr increments; max 15 mg/hr
Verapamil	0.075–0.1 mg/kg to 2.5–5 mg/kg over 2 min	5–15 mg/hr IV drip

(1) 진단 즉시 약물치료를 시작

① 심근수축력과 전신 동맥압을 감소시켜서 전단력을 감소시켜 대동맥 박리의 진행을 막음

② 혈역학 상태와 소변량을 감시하기 위해 중환자실에 입원

③ 베타차단제(propranolol, metoprolol, esmolol)나 칼슘길항제로 심박동수가 60회/분으로 유지

④ 수축기혈압을 120 mmHg까지 낮춤(sodium nitroprusside 사용 가능)

⑤ 금기: diazoxide나 hydralazine 같은 직접 동맥확장제(direct vasodilator)

(2) 수술치료의 적응증

① 급성 근위부 박리(A형 박리)

② 합병증을 동반한 원위부 박리: 신장 등 중요 장기를 침범, 대동맥 파열이 임박한 경우, 상행 대동맥까지 역으로 박리가 진행되는 경우, Marfan 증후군에서의 박리, 통증이나 혈압이 약물로 조절되지 않는 경우

(3) 장기 치료

수술 여부와 상관없이 앤지오텐신 전환효소억제제나 칼슘차단제 같은 항고혈압제를 사용하여 고혈압 조절과 심근수축력을 감소시켜야 함. 또한 만성 B형 박리는 6개월에서 1년마다 CT나 MRI를 시행해서 확장 여부를 확인. 환자의 장기적 예후는 일반적으로 좋아서 10년 생존율은 60%임

2. 폐색전증(Pulmonary embolism): 9절 참조

3. 급성 심낭염(Acute pericarditis)

1) 원인

심장을 둘러싸고 있는 심낭은 안쪽의 장측 심낭과 바깥쪽의 벽측 심낭 2층으로 구성됨. 두 심낭 사이에 15–50 mL 정도의 심낭액이 있어 두 막간의 윤활제 역할을 하는데, 여기에 급성 염증이 발생하는 것을 급성심낭염이라 하며, 흉통과 함께 심전도의 변화를 동반하기 때문에 급성심혈관증후군과 반드시 감별진단을 해야 함

2) 임상양상

(1) 흉통: 주로 흉골 후방 및 좌측 전흉부의 흉통을 호소하며, 양상은 날카롭고 흡기 시 혹은 기침할 때, 몸의 자세를 바꿀 때 악화되지만, 때로는 무지근하게 지속되는 압박통증으로 급성 심혈관증후군의 통증과 혼동되기도 함

(2) 심낭 마찰음(Friction rub): 심낭 마찰음은 청진기의 diaphragm을 밀착시켰을 때 잘 들림. 마치 고조음의 긁는 듯한 소리이며, 자세에 의해 변하는 양상을 보이므로 자세를 변화

시켜서 청진해보아야 함

(3) 심전도의 변화: 급성기 심전도 소견은 진단에 중요한데, 특히 순차적 심전도의 변화가 중요. 심전도의 변화는 환자의 90%에서 발견됨. ST분절상승 심근경색(STEMI)과 감별점은 STEMI에서는 ST segment가 정상화 전에 T wave가 inversion되나, 급성 심낭염에서는 ST가 정상화된 후에 T wave inversion이 생김

● 표 6-7-11. 급성심장막염의 원인

바이러스(coxsackie A and B, echovirus, adenovirus, hepatitis B, influenza, HIV)
Bacteria (pneumococcus, streptococcus, staphylococcus, gram negative bacilli)
fungus
결핵
post infarction, dressler's syndrome
autoimmune disease and inflammatory disorder (acute rheumatic fever, lupus, rheumatoid arthritis, scleroderma, polyarteritis nodosa, Wegener's granulomatosis, sarcoidosis, inflammatory bowel disease, Whipple's disease)
aortic dissection
trauma
radiation therapy
uremia
neoplastic (lung, breast, lymphoma, leukemia)
drugs (hydralazine, procainamide, phenytoin, isoniazid, doxorubicin, penicillin)
idiopathic
anticoagulation therapy

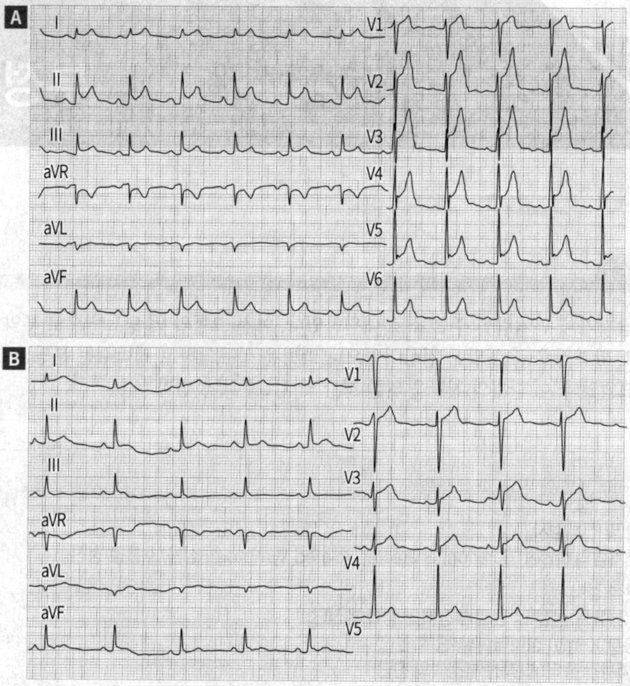

● **그림 6-7-11. 급성심장막염 심전도(A)와 일주일 후 회복 시 심전도(B)**

(4) 검사실 소견: 비특이적인 염증지표(ESR, CRP, leukocytosis)가 증가할 수 있으며, 원인을 밝히기 위해서 ANA, rheumatoid factor, 갑상선 기능, 결핵PPD 피부검사, 혈액배양검사 등을 시행해야 함

(5) 심장초음파: 급성심낭염에서 비특이적일 수 있으나, 심낭 삼출이 동반된 경우는 유용하게 활용될 수 있음

3) 치료

대부분 환자에서 급성심혈관증후군과 감별을 위해서 입원치료를 해야 하며, 원인 질환을 치료하는 것이 중요. 합병증이 발생하지 않은 심낭염에서는 고용량의 NSAIDs (ibuprofen 800 mg po tid)를 3주 정도 투여하며, 증상이 완화되지 않을 경우는 prednisone 60 mg를 통증이 조절될 때까지 투여하고 3주에 걸쳐서 천천히 용량을 감량

08 부정맥

증례

72세 남자가 두근거림을 주 호소로 내원하였다. 이전 고혈압 및 당뇨병으로 투약 중이었고, 활력징후 중 혈압은 정상이었으나 맥박은 불규칙하고 맥박수는 분당 130회로 체크되었다. 이 환자의 진단을 위한 검사 및 치료는 무엇인가?

진단과 치료를 위한 핵심사항

1. 문진 및 신체검사
   두근거림의 onset, duration, character, related symptom, 심음/호흡음 청진
2. 진단적 검사
   - 12-유도 심전도: 현재 부정맥의 정확한 진단
   - 흉부 X-ray: 심비대, 폐부종 확인
   - 24시간 홀터: 발작성 부정맥의 진단
   - 심장초음파: 좌심실 구혈률, 좌심방 크기, 판막질환 동반 여부 등 확인
   - 혈액검사: CBC, Blood chemistry, thyroid function test
3. 치료: 심전도를 통해 심방세동이 진단된 경우
   - Rhythm control: 젊고, 증상이 심하고, 좌심실 구혈률이 감소되었거나, 좌심방 크기가 작은 환자
     - 약물치료: 심부전이 없다면 Class Ic/Class III 항부정맥제, 심부전 동반 시 amiodarone
     - 시술: 전기적 동율동 전환, Catheter ablation therapy
   - Rate control: 나이가 많거나 증상이 없고, 좌심실 구혈률이 유지되며 좌심방 크기가 큰 환자
     - 약물치료: 베타차단제, 칼슘채널차단제(Verapamil/diltiazem), 디곡신 등

I 심방세동의 진단과 치료

1. 정의와 분류

심방세동(atrial fibrillation, AF)은 심방의 무질서한 전기활동을 특징으로 하는 질환으로 지속 기간에 따라 다음과 같이 분류함

● 표 6-8-1. 심방세동의 분류

분류	지속시간 및 특징	Rhythm control 가능성
발작성 심방세동(Paroxysmal AF)	자연 소실되거나 7일 이내 지속	+++
지속성 심방세동(Persistent AF)	7일 넘게 지속	++
장기지속성 심방세동(Longstanding Persistent AF)	1년 넘게 지속	+
영구형 심방세동(Permanent AF)	심방세동이 지속되며 환자와 의사가 동율동 전환을 시도하지 않기로 동의	없음

2. 심방세동의 심전도 진단과 심방조동

1) 심전도 진단

(1) 심방세동은 심전도로 진단되며, 뚜렷한 P파가 없고, QRS 간격이 불규칙한 것(irregularly irregular)이 특징

(2) 홀터나 지속형 심전도 모니터로 진단하는 경우에는 통상 지속시간이 30초 이상될 때 심방세동으로 진단함

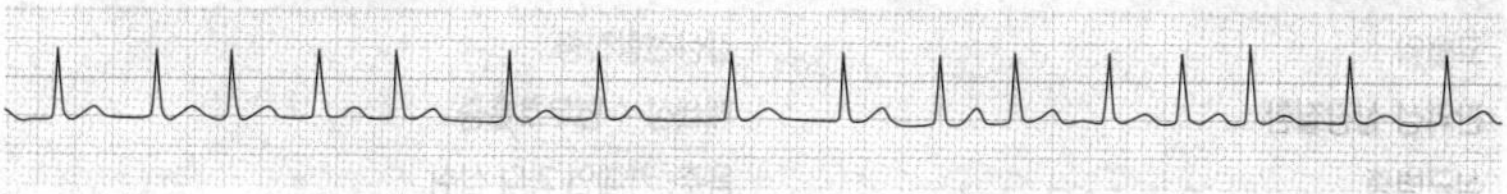

● 그림 6-8-1. 심방세동

2) 심방조동

심방세동이 있는 환자에게 흔히 동반되어 관찰될 수 있는 부정맥. 심방을 회로로 삼아 회귀하는 기전을 가지고 있으며, 대개 우심방을 시계 반대방향으로 회전하면서 생기는 전형적인 심방조동(typical atrial flutter)이 가장 흔함

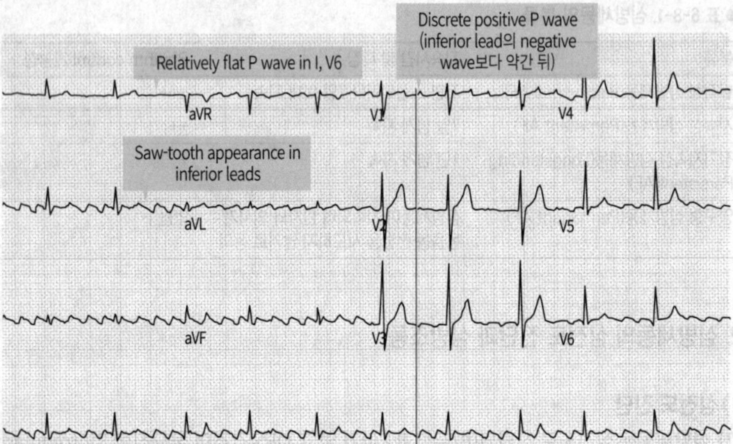

● 그림 6-8-2. 심방조동

3. 원인 및 검사

심장관련 원인	비 심장관련 원인
고혈압	갑상선항진증
판막성 심장질환	폐쇄성 수면무호흡증
심근병증	음주, 카페인 과다 섭취
관상동맥질환	비만
심근염/심낭염	당뇨
심장수술 후	감염, 수술 후 상태 등

(1) 필요검사

① 공복혈당, 갑상선 기능검사를 포함한 CBC, Blood chemistry

② 심장초음파

③ 24시간 홀터(발작성인 경우, 간헐적인 흉부 증상, 어지러움 등을 동반한 경우)

④ 관상동맥 검사(반드시 해야 하는 것은 아님, 병력이나 다른 검사상 의심되는 경우)

4. 치료방침의 결정

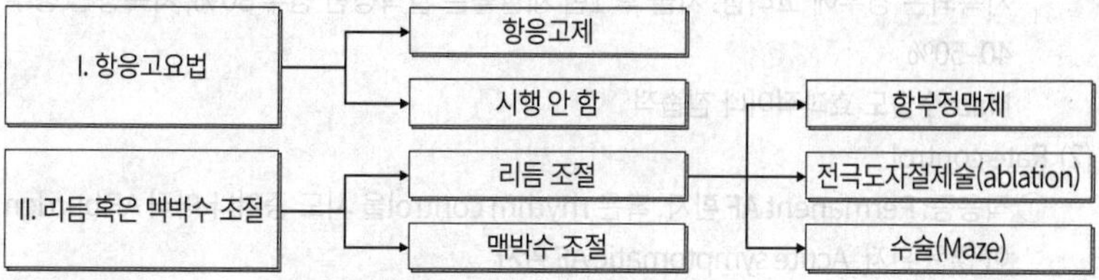

1) 항응고요법

(1) 판막성 심방세동(기계판막, 승모판협착)인 경우, 그리고 비후성 심근병증(HCMP)이 동반된 경우는 반드시 항응고요법을 시행하며, 현재는 warfarin이 추천됨

(2) 비판막성 심방세동인 경우 CHA2DS2Vasc 점수 2점 이상이라면 항응고제 투여가 필요하며, 새로운 항응고제(NOAC)인 dabigatran, rivaroxaban, apixaban, edoxaban이 추천됨

(3) 항응고 치료의 적응증이면서 ESRD가 있다면 NOAC보다 warfarin이 추천됨

(4) 항응고 치료의 적응증이 아닌 경우라도 전기적 동율동 전환(DC cardioversion), 고주파 절제술 등을 시행하는 경우는 시행 전 3주, 시행 후 4주간 항응고제 투여가 필요

2) Rhythm control vs. Rate control

- 다음과 같은 환자에서는 먼저 rhythm control을 고려
  Young age, symptomatic, AF 지속기간 짧음(＜1년), 심부전 동반, 좌심방 diameter ＜45 mm

(1) Rhythm control

① 항부정맥제 투약

- Class Ic: Propafenone, Flecainide, pilsicainide(구조적 심질환이 없을 때)
- Class III: Sotalol(좌심실 수축기능 저하 없을 때), dronedarone, amiodarone

* Amiodarone 투여 시에는 Initial loading period가 필요하며 400–600 mg/day로 약 1주 이상 투약 후 200 mg qd, 혹은 100 mg qd 용법으로 유지

② 전기적 동율동 전환술

혈역학적으로 불안정하거나, 약물치료에 반응없는 경우에 고려하며, 다음 중 한 가지의 조건을 만족해야 함

- AF 지속시간＜48 hrs
- 직전까지 3주 이상 연속적으로 항응고제 복용
- 경식도 초음파를 통해 좌심방 내 혈전이 없음을 확인

③ 전극도자절제술(radiofrequency catheter ablation, RFCA)

전극도자절제술은 적어도 6주 이상의 항부정맥제 사용에도 불구하고 심방세동이 지속되는 경우에 고려함. 시술 후 1년 재발률은 발작성인 경우 30%, 지속성인 경우 40–50%

Maze수술도 효과적이나 침습적

(2) Rate control

① 적응증: Permanent AF 환자, 혹은 rhythm control을 시도 중이나 아직 AF burden이 많은 환자, Acute symptomatic AF 환자

② 목표: 안정 시 맥박 <80 bpm, 맥박반응이 빠르나 증상 없는 경우 <110 bpm

③ 투여약제

- 경구: 베타차단제(bisoprolol, carvedilol, propranolol, nebivolol), Non-DP 칼슘채널 차단제(diltiazem, verapamil), digoxin
- 주사: esmolol, diltiazem, amiodarone, digoxin

* 저혈압이 있다면 베타차단제, 칼슘채널차단제 사용 어려움

* 좌심실 수축기능 저하 심부전 환자에서는 Non-DP 칼슘채널차단제 사용 금기

(3) Left atrial appendage closure

① 적응증: 항응고 치료가 필요하나 항응고제에 intolerable한 환자, 항응고제 투여 중 색전성 뇌경색이 발생한 환자

② 도자를 정맥을 통해 좌심방에 위치시키고, closure device를 좌심방이로 삽입하여 폐쇄함

③ 시술 자체가 색전성 뇌경색을 약 50% 감소시키는 효과

④ 시술 후에도 통상 항혈소판제 등 복용이 필요

II 서맥성 부정맥

1. 개요

서맥성 부정맥은 심장의 자극 전도계 자체의 기능 이상이나 외부 요인에 대한 반응으로 나타나며 크게 동기능부전과 방실전도차단 두 개의 형태로 구분. 임상증상으로는 피로감, 호흡곤란, 어지럼증(dizziness), 전실신(presyncope), 실신(syncope)이 있을 수 있음

1) 서맥성 부정맥

(1) 동기능 부전 증후군(sick sinus syndrome)

동결절의 기능장애로 동서맥이나 동정지가 반복되거나, 운동 시에 적절하게 맥박수가 상승하지 않는 상태로 이에 따른 호흡곤란이나 어지러움, 실신 등의 증상이 동반되는 경우

① 동서맥(sinus bradycardia)

② 동휴지 또는 동정지(sinus pause or sinus arrest)

대개 심정지가 3초 미만이면 sinus pause, 3초 이상이면 sinus arrest라고 표현함

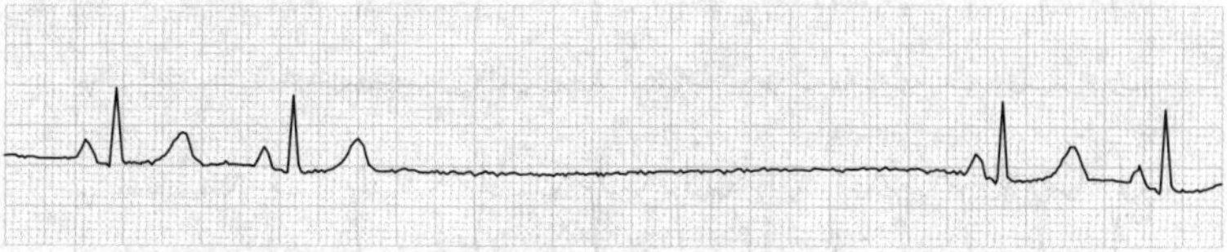

③ 접합부 이탈맥

Sinus node가 전혀 기능하지 못하는 상태, 보통 심한 전해질 이상이나 약물 부작용으로 나타남

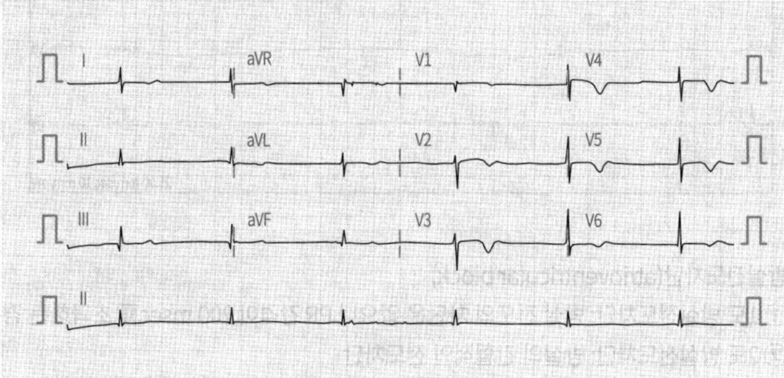

④ 빈맥-서맥증후군(Tachycardia-bradycardia syndrome)

심방세동과 같은 빈맥성 부정맥이 발생한 후 종료될 때 동성 서맥이나 동정지 발생

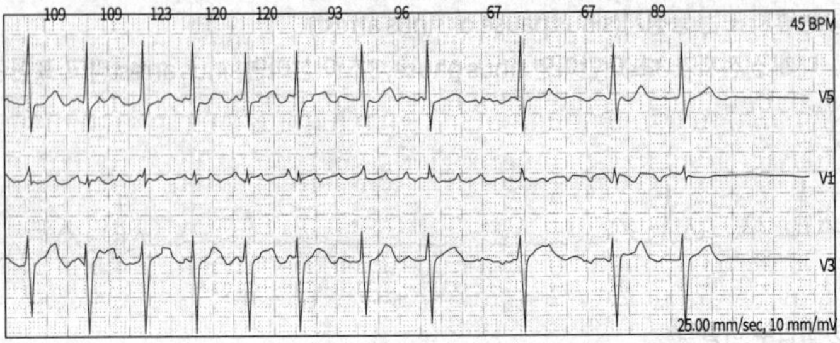

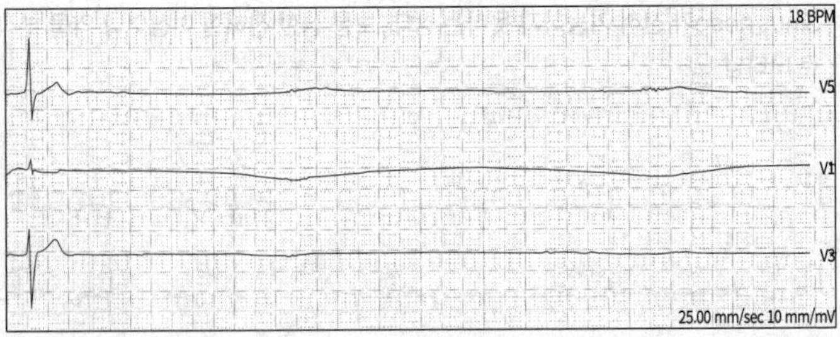

(2) 방실전도차단(atrioventricular block)

① 1도 방실전도차단: 방실 전도의 차단은 없으나 PR 간격이 200 msec를 초과하는 경우

② 2도 방실전도차단: 방실의 간헐적인 전도차단

- Mobitz I형: PR 간격이 점진적으로 증가하다 전도차단이 나타나는 경우

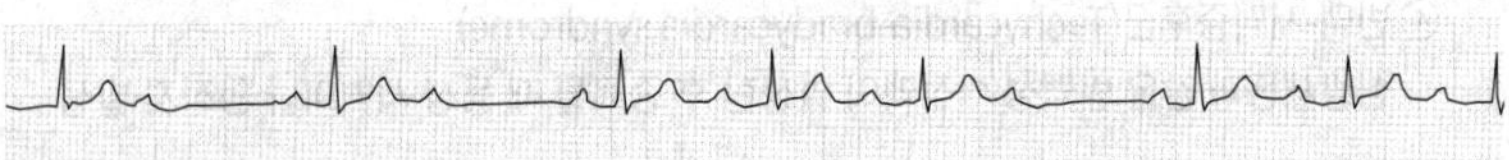

- Mobitz II형: PR 간격의 점진적인 연장 없이 방실전도차단이 발생하는 경우

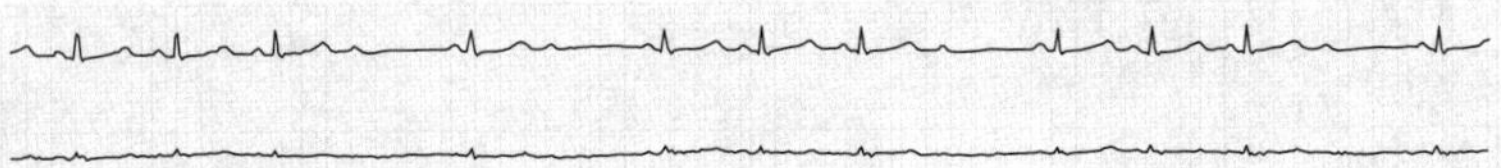

③ 3도 방실전도차단: 방실전도가 전혀 일어나지 않는 완전 방실 차단 상태

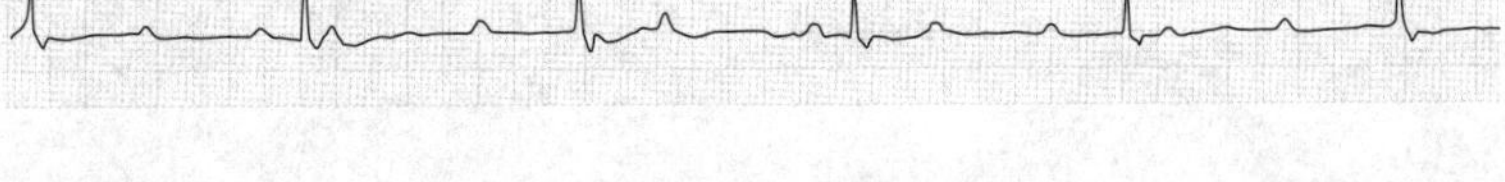

④ 느린 심실반응을 동반한 심방세동(Atrial fibrillation with slow ventricular response): 심방세동 상태에서 느린 맥박, RR은 불규칙적

2) 서맥 환자의 평가 및 진단

(1) 먼저 약물이나 전해질 이상(고칼륨혈증, 저마그네슘혈증 등), 기저 심질환의 변화 등 가능한 모든 외적인 요인들의 영향 내지 연관성을 조사

(2) 일과성으로 발생하는 서맥의 경우에는 환자의 증상과 서맥의 연관성을 입증하기 위해, 24시간 Holter 또는 지속형 심전도 모니터 시행

(3) 심초음파, 관상동맥 검사(의심 증상 동반 시, 특히 방실차단의 경우)

3) 서맥 환자의 치료

(1) 가역적인 원인 제거: 약물(베타차단제, 칼슘길항제, digoxin, 항부정맥제) 부작용, 고칼륨혈증, 저체온증, 갑상선기능저하증, 뇌압 상승

(2) 응급한 경우 atropine (0.5–1.0 mg, 정맥주사)이나 isoproterenol과 같은 약물을 정맥투여, 임시형 심박동기 시행

(3) 증상이 있고 비가역적인 지속성 서맥의 → 영구형 인공심박동기 시술

① 인공심박동기의 적응증

- 각성 시 증상이 있는 동성 서맥이나 동정지, 통상 맥박＜40 bpm 혹은 동정지＞3초
- 운동에 따른 맥박수 증가 부적절(chronotropic incompetence)
- 증상을 동반한 2도 이상의 방실차단
- 3도 방실차단

② 인공심박동기의 모드

- DDD형
  - 조율 유도(lead)를 심방과 심실에 각각 한 개씩 삽입한 dual chamber pacemaker의 표준 모드
  - 심방과 심실의 전기적 활동 모두를 감지하고 조율함
  - 심방성 빈맥이 발생하면 자동으로 VVI형으로 변경됨(mode-switch)
- VVI형
  - 심실만을 조율 및 감지함
  - 통상 Single chamber pacemaker를 가진 영구형 심방세동 환자에게 적용

III 심실상성 빈맥(Supraventricular tachycardia)

1. 종류 및 감별진단

- 좁은 QRS 간격을 보이는 빈맥이 있을 시 심전도를 통해 다음과 같은 진단을 감별
  - 동성 빈맥(sinus tachycardia): 정상 P 모양
  - 발작성 상심실성 빈맥(PSVT): P가 없거나, QRS 뒤에 retrograde P
  - 심방조동(atrial flutter): saw-tooth wave in lead II/III/aVF
  - 심방세동(atrial fibrillation): irregularly irregular RR interval, no distinct P
  - 심방빈맥(atrial tachycardia): abnormal P
- 진단이 어려운 경우에는 IV adenosine 6–12 mg을 shooting하여 방실차단을 유발한 뒤 반응을 관찰하면 쉽게 감별할 수 있음

1) 동성 빈맥

(1) 대부분 2차성, 교감신경 항진, 빈혈, 갑상선 항진, 약물, 심부전 등을 감별

(2) 치료가 필요하지 않으나 증상 조절을 위해 베타차단제 등을 사용할 수 있음

2) 발작성 상심실성 빈맥

(1) 방실결절회귀성 빈맥(AVNRT) 및 방실회귀성 빈맥(AVRT)으로 나뉨. 심전도상 이 두 가지의 구분은 가능한 경우도 있으나 쉽지 않고 꼭 필요하지 않으므로 임상적으로는 같은 질환군으로 생각해도 무방

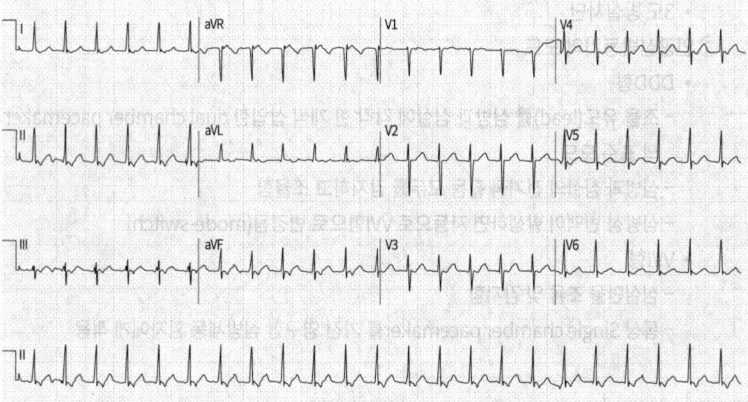

(2) 치료

① 응급상황: Adenosine IV를 통해 반드시 종료시킬 수 있음. IV diltiazem/verapamil 도 효과적

② 유지투약치료: Pill in the pocket (verapamil 40–80 mg, flecainide 50–100 mg, propranolol 10–40 mg 등), daily 투여(verapamil/diltiazem 서방정, bisoprolol, carvedilol 등)

③ 전극도자 절제술: 안전하고 효과적, 재발률은 10% 미만

3) 심방세동/심방조동/심방빈맥

(1) 이 세 가지는 비슷한 질환군이나, 유병률이나 임상적 중요성은 심방세동이 가장 큼

(2) 심방조동의 치료는 심방세동과 유사하지만, 항부정맥 약물치료의 효과가 떨어지며, 고주파절제술의 효과가 매우 좋음(재발률 <10%)

(3) 심방빈맥은 통상 약물치료로 조절하며(propafenone, flecainide, beta-blocker) 잘 조절되지 않는 경우 고주파 절제술 고려

IV 심실빈맥 (Ventricular tachycardia)

1. 심전도 진단

넓은 QRS 빈맥이 나타난다면 먼저 monomorphic vs. polymorphic QRS로 구분

1) Monomorphic

(1) Monomorphic wide QRS tachycardia의 기전은 VT, SVT with aberrancy, BBB, or preexcitaiton으로 나눌 수 있음

(2) 이 중 monomorphic VT는 종류에 따라 다음과 같이 구분 및 치료할 수 있음

Classification	흔한 종류	치료	예후
특발성 심실빈맥	심실유출로 빈맥(RVOT/LVOT VT), 특발성 좌심실 빈맥 (Fascicular VT)	BB, CCB, class Ic AAD 고주파절제술 효과 좋음	양호
구조적 심질환에 동반된 심실빈맥	심근경색 후 심실빈맥 심근병증에 동반된 심실빈맥	Amiodarone, BB, ICD 고주파절제술 효과 낮음	불량

(3) 혈역학적 불안정 시 DC cardioversion, 그렇지 않다면 특발성 심실빈맥인 경우는 투약치료 가능

(4) 그 외 SVT c BBB/aberrancy/preexcitation인 경우는 SVT에 준해 치료

2) Polymorphic VT

다음과 같은 진단을 감별

Torsades de pointes, VF, AF c WPW, multifocal VT

(1) Torsades de pointes

① Prolonged QT(QTc＞550 ms) 상황에서 주로 발생

② QT interval 증가 시 감별진단:

- Congenital long-QT syndrome
- Hypokalemia/ hypomagnesemia
- Drug effect
- Cardiac stunning (MI, myocarditis, cardioversion..)
- Bradycardia

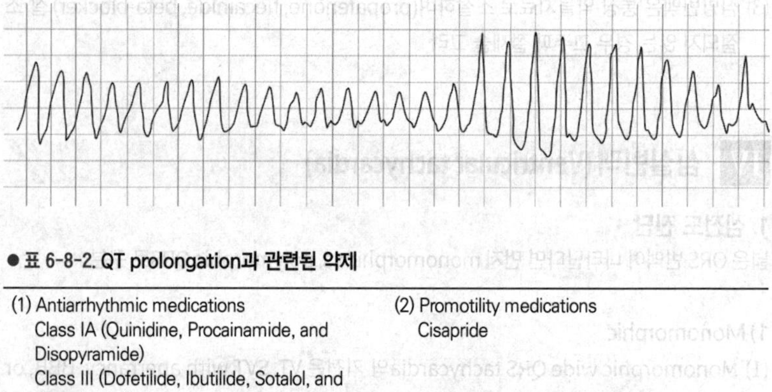

● **표 6-8-2. QT prolongation과 관련된 약제**

(1) Antiarrhythmic medications Class IA (Quinidine, Procainamide, and Disopyramide) Class III (Dofetilide, Ibutilide, Sotalol, and Amiodarone) Class IV (Verapamil)	(2) Promotility medications Cisapride
(3) Antimicrobial medications Macrolides Erythromycin Clarithromycin Fluoroquinolones Antiprotozoals Pentamidine Antimalarials Chloroquine	(4) Antipsychotic medications Phenothiazine neuroleptics Thioridazine Chlorpromazine Butyrophenone neuroleptics Haloperidol

③ 치료

- IV magnesium
- Discontinuation of precipitating drug

- Maintain potassium level in high normal range
- Overdrive pacing/isoproterenol infusion

(2) VF

① 주로 post MI, cardiogenic shock, hypoxia, cardiomyopathy 등에서 나타날 수 있음
② 일차성으로 발생하는 경우 Brugada syndrome, idiopathic VF 등을 고려
③ 치료: CPR + amiodarone (with or without beta-blocker)
④ 장기적으로는, 가역적인 원인이 없다면 Implantable cardioverter defibrillator (ICD)

(3) AF with WPW syndrome

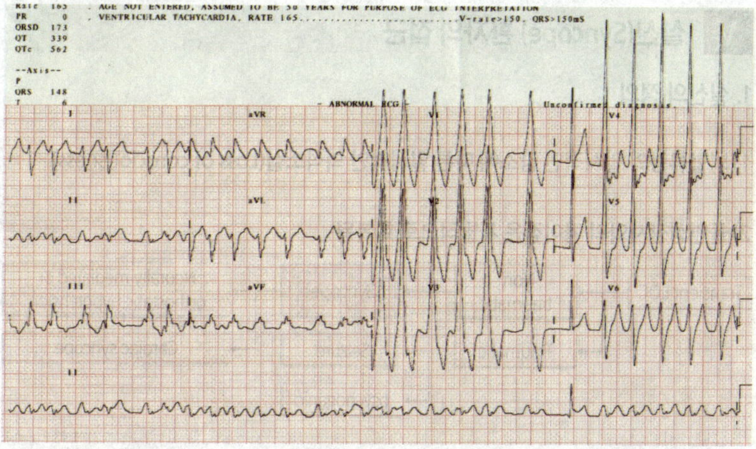

치료: 혈역학적 불안정 시 DC cardioversion, 안정 시 amiodarone, flecainide, propafenone, sotalon 등의 항부정맥제 투여, 장기적으로 고주파 도자 절제술

2. 돌연심장사의 예방

1) 일차 예방

확인된 심실빈맥이나 돌연심장사가 없었던 경우라도, 고위험군에서는 돌연심장사 예방을 위해 삽입형 제세동기(ICD)를 시술할 수 있음

(1) 심부전/심근경색 후: 일반적으로 3개월 이상의 적절한 약물치료에도 불구하고 좌심실 구혈률≤35%, NYHA class II 이상의 증상이 있는 경우
(2) 비후성 심근병증에서 고위험군인 경우
(3) Congenital long-QT syndrome, Brugada syndrome 환자에서 원인 미상의 실신

(4) 그 외: sarcoidosis 등

2) 이차 예방

이차 예방을 위한 ICD의 적응증

(1) 맥박없는 심실빈맥, 혹은 심실세동이 있으면서 가역적인 원인이 없는 경우
(2) 심근경색 발생 48시간 이후에 발생한 심실빈맥 혹은 심실세동

V 실신(Syncope) 환자의 접근

1. 실신의 정의

1) 뇌혈류량의 일시적인 감소에 따른 일시적인 의식소실(Loss of consciousness)

2) 돌연심장사와의 차이점은 자발적으로 회복됨

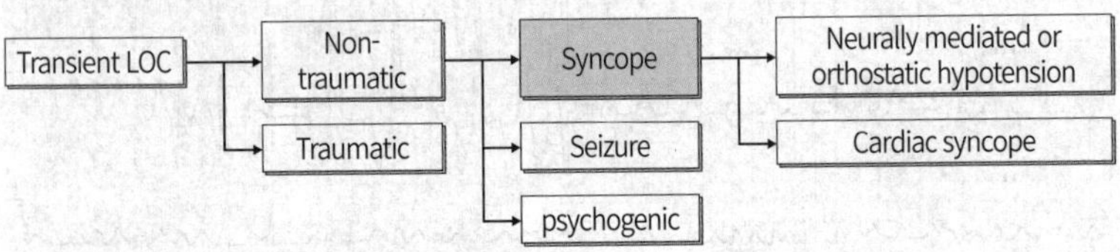

2. 분류

1) Neurally mediated syncope(신경 매개성 실신)

(1) Vasovagal: fear, pain…
(2) Situational: micturition, cough, sneeze, GI stimulation, exercise, diet…
(3) Carotid sinus hypersensitivity

2) Orthostatic hypotension(기립성 저혈압)

Primary, secondary (DM, amyloidosis, uremia, spinal cord injury), drug, volume depletion

3) Cardiac syncope(심장성 실신)

Bradycardia, tachycardia (VT or VF), valvular heart disease, AMI, HCMP, PTE 등

3. 진단

12-lead ECG & 자세한 병력청취

	신경매개성 실신	심장성 실신
전구증상	오심, 구토, 복통, 어지럼증	없거나 흉부 불편감
실신 후 증상	전신 위약감	없거나 이차적인 외상 증상
상황	화장실, 지하철, 혼잡 공간, 음주 후, 일어선 직후	특이 상황 없음
기억	실신 직전 상황 기억함	기억 못함
환자 특성	젊은 층	노인, 심장질환

4. 치료

1) 신경매개성실신/기립성 저혈압

(1) 유발인자(기립, 혼잡지역, 탈수)를 회피

(2) 전구증상을 기억해서 isometric physical counterpressure maneuver(다리 꼬기, 양손 쥐기, 팔당기기 등)으로 뇌로 가는 혈류량을 증가시켜 실신을 억제함

(3) 규칙적 생활, 스트레스 줄이기 등 생활요법

(4) 저혈압을 유발하는 약제나 향정신성 약제, 안정제 감량

(5) 여러 가지 약물요법, 박동기 시술 등이 연구되었지만, 아직 뚜렷하게 효과가 입증된 것은 없음

2) 심장성 실신: 원인에 따른 치료

(1) 서맥성 부정맥: 인공심박동기

(2) 빠른 심실빈맥: 고주파절제술, 투약치료, ICD

(3) 대동맥협착: 판막치환술

09

말초혈관질환과 폐색전증

증례

1. 67세 남자 환자가 3주 전부터 발생한 우측 엄지발가락의 상처가 호전되지 않고 오히려 악화되어 색이 검게 변하여 내원하였다. 당뇨병과 고혈압으로 약물치료 중이었으며 하루 1갑씩 40년간의 흡연력이 있다. 이 환자의 진단은? 필요한 검사와 치료는?

2. 74세 여자 환자가 1일 전부터 발생한 호흡곤란으로 내원하였다. 고혈압, 고지혈증으로 약물치료 중이다. 좌측 고관절 골절로 1주일 전 고관절 치환술을 받았다. 혈압 113/78 mmHg, 맥박 111회/분, 호흡수 22회/분, 체온 36.9°C, 산소포화도는 89%로 측정되었다. 호흡곤란의 원인감별을 위한 검사는? 치료는?

진단과 치료를 위한 핵심사항

1. 말초혈관질환
   1) 환자의 임상양상을 통해 진단과 분류. 특히, 임상양상에 따라 응급 처치가 필요할 수 있어 정확한 진단과 환자 분류가 필요
   2) 진단: Ankle-brachial index, Duplex ultrasound, CT, MRI, 조영술
   3) 치료: 약물치료±재관류 치료
2. 폐색전증
   1) 문진을 통하여 위험인자를 파악
   2) 진단: D-dimer, 심초음파, 흉부 CT
   3) 치료
      (1) Thrombolysis의 적응증
      (2) 혈역학적으로 안정된 환자에서의 항응고제의 종류와 용법
      (3) 하대정맥필터의 적응증

I 말초동맥폐쇄질환(Peripheral artery occlusive disease)

1. 임상양상

1) 간헐적 파행(intermittent claudication): 운동 시에 발생하는 조이거나 당기는 통증
2) 중증 하지 허혈(critical limb ischemia): 안정 시에도 통증이 있거나 청색증을 보일 수 있으며, 하지의 궤양(ulceration), 괴저(gangrene)와 같은 조직 손실이 나타남
3) 급성 하지 허혈(acute limb ischemia): 안정 시 통증(pain), 창백함(pallor), 감각이상(paresthesia), 맥박소실(pulselessness), 마비(paralysis) 증상. 혈전이나 색전이 주 원인이며 하지 절단의 위험이 있는 응급질환으로 조기 재관류가 필요한 질환

2. 진단

1) Ankle-brachial index (ABI): 말초동맥질환의 스크리닝 및 진단

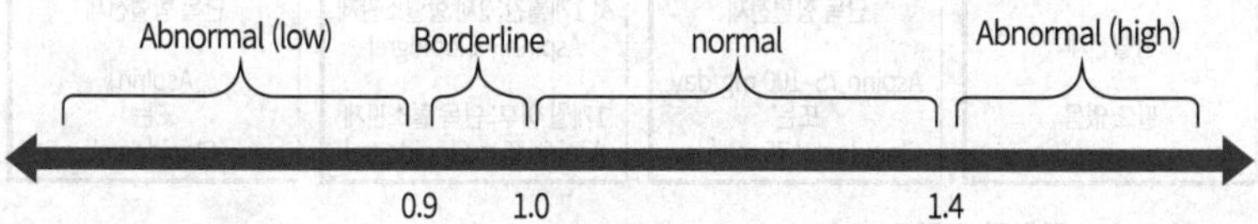

● 그림 6-9-1. ABI의 해석

2) Duplex ultrasound: first-line imaging method
3) CT angiography: 중재시술 전 병변 평가 위해 필요
4) MR angiography
5) Invasive angiography (Digital subtraction angiography)

● 표 6-9-1. 말초혈관질환의 임상증상에 따른 분류

Fontaine classification			Rutherford classification		
Stage		Symptoms	Grade	Category	Symptoms
I		Asymptomatic	0	0	Asymptomatic
II	IIa	Non-disabling intermittent claudication	I	1	Mild claudication
			I	2	Moderate claudication
	IIb	Disabling intermittent claudication	I	3	Severe claudication
III		Ischemic rest pain	II	4	Ischemic rest pain
IV		Ulceration or gangrene	III	5	Minor tissue loss
			III	6	Major tissue loss

3. 치료

1) 생활습관 교정 및 위험인자 개선

건강식이, 운동 등의 생활습관 교정이 필요하며, 상당수의 환자가 심혈관질환의 위험인자를 가지고 있어 관리가 필요

2) 금연

3) Lipid-lowering drugs: statin

4) 항혈전제: 관상동맥질환으로 1년 이내의 경우에는 관상동맥질환의 항혈전제 치료방침을 따르고, 그 외의 경우에는 그림 6-9-2를 따름

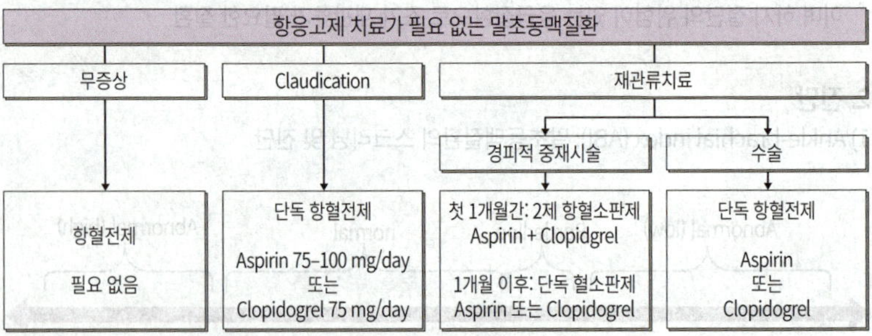

● 그림 6-9-2. 항혈전제 치료

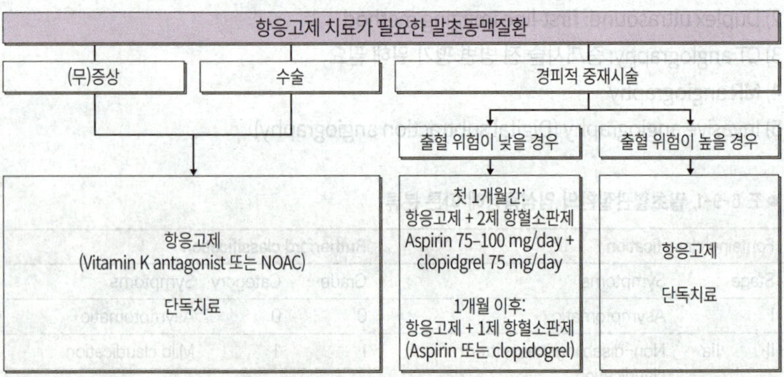

● 그림 6-9-3. 항응고제가 필요한 항혈전제 치료

5) 혈압 조절

6) 혈당 조절

7) 재관류 치료

(1) 중재적 시술: 풍선확장술, 스텐트 삽입술, 죽종제거술(atherectomy device)
(2) 수술치료: 혈전동맥내막절제술(endarterectomy), 자가복재정맥 또는 polytetrafluoroethylene (PTEF) 재질의 인공혈관을 이용한 우회로 이식술

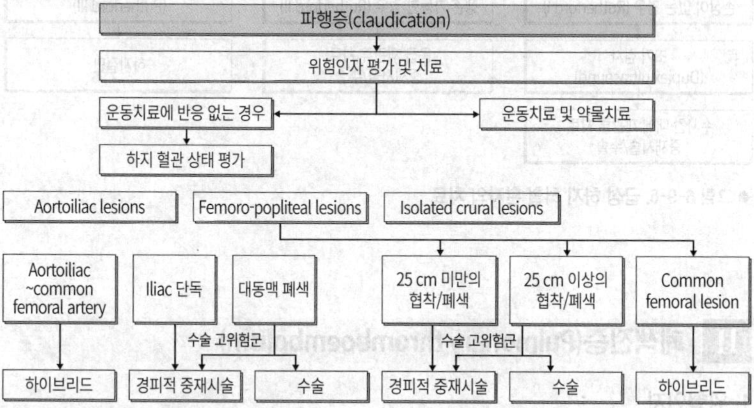

● 그림 6-9-4. 파행증 환자의 치료

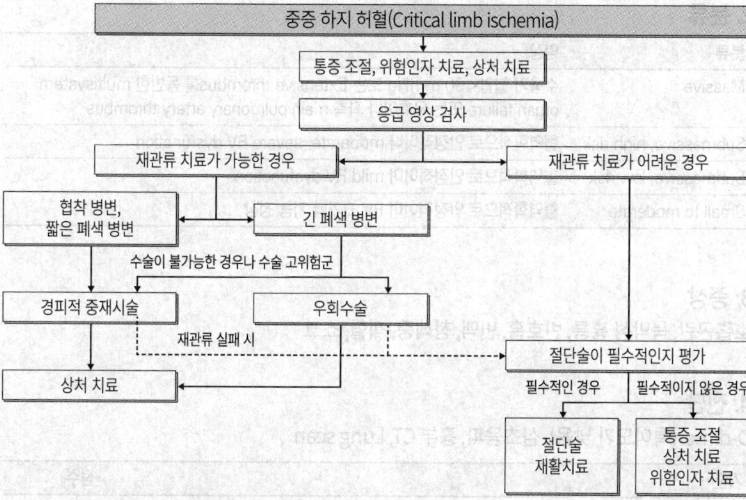

● 그림 6-9-5. 중증 하지 허혈 환자의 치료

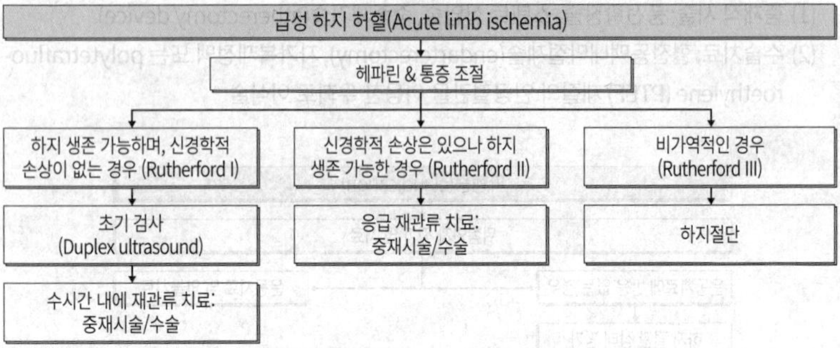

● 그림 6-9-6. 급성 하지 허혈 환자의 치료

II 폐색전증(Pulmonary thromboembolism)

1. 위험인자

외상, 수술, 거동 불가, 악성 종양, 유전적 응고이상, 임신, 경구피임약, 호르몬 요법 등

2. 분류

분류	양상
Massive	수축기 혈압<90 mmHg 또는 Extensive thrombus를 동반한 multisystem organ failure 또는 우측이나 좌측 main pulmonary artery thrombus
Submassive, high risk	혈역학적으로 안정적이나 moderate-severe RV dysfunction
Submassive, low risk	혈역학적으로 안정적이며 mild RV dysfunction
Small to moderate	혈역학적으로 안정적이며 RV 크기나 기능 정상

3. 증상

호흡곤란, 늑막성 흉통, 빈호흡, 빈맥, 청색증, 객혈, 쇼크

4. 진단

D-dimer(특이도가 낮음), 심초음파, 흉부 CT, Lung scan

기준	점수
Deep vein thrombosis (DVT) 증상 또는 징후	3
폐색전증 외에 다른 의심할 만한 진단이 없는 경우	3
맥박수>100회/분	1.5

기준	점수
Immobilization 또는 4주 이내의 수술	1.5
과거 DVT 또는 폐색전증	1.5
객혈	1
6개월 이내에 치료받은 적이 있는 암	1

* 4점 초과: high probability, 4점 이하는 가능성이 높지 않음

5. 치료

1) Systemic thrombolysis

Massive 폐색전증의 경우 시도, Alteplase 100 mg을 2시간에 걸쳐 정주, urokinase는 4,400 IU/kg/hr의 용량으로 12–24시간을 정주하며, heparin을 동시 투여해야 우심실 기능 회복이 빠르고 재발도 적음

(1) Contraindication
  ① 뇌출혈 기왕력
  ② 최근 발생한 stroke
  ③ 조절되지 않는 고혈압(SBP＞180 mmHg, DBP＞110 mmHg)
  ④ Aortic dissection이 의심되는 경우
  ⑤ Active internal bleeding (excluding menses)

2) 비경구적 항응고제

(1) Unfractionated heparin: 80 units/Kg를 IV bolus 정주 18 units/Kg/hr 용량으로 continuous infusion, aPTT는 1.5–2.5배를 목표, 치료적 범위는 일반적으로 60–80초
(2) Low-molecular-weight heparin: 임신 시, 간질환이나 응고장애, 암 환자에 적용
  ① Enoxaparin 1 mg/Kg twice daily
  ② Dalteparin 200 units/kg once daily

3) 경구용 항응고제

(1) Warfarin: NOAC을 사용 못하는 경우나 신장질환으로 creatinine clearance＜30 mL/min인 경우, 약제에 대한 compliance가 떨어지는 경우, 역전제가 필요한 경우에 사용, 목표 INR은 2.0–3.0. 목표 농도까지 5–7일 정도 소요되므로 heparin을 5일간 overlap함. 보통 5 mg/day으로 시작하고 INR을 확인하며 용량 조절
(2) Novel anticoagulant (NOAC): 대부분의 경우에 warfarin에 비해 first-choice로 사용

약품명	Parenteral bridging	초기 용량	유지 용량
Rivaroxaban	필요 없음	첫 3주간 15 mg 1일 2회	20 mg 1일 1회
Apixaban	필요 없음	첫 7일간 10 mg 1일 2회	5 mg 1일 2회
Dabigatran	5일간	150 mg 1일 2회	
Edoxaban	5일간	체중≤60 Kg: 1일 1회 30 mg, 체중>60 Kg: 1일 1회 60 mg Creatinine clearance 15–50 mL/min: 1일 1회 30 mg	

(3) 사용 기간

최소 3(–6)개월간 사용 후에 risk-benefit을 재평가하여 더 오랜 기간 사용할지를 결정. 수술과 같이 provoked 폐색전증의 경우에는 3–6개월 항응고 치료 후에 중단 가능하지만, 암이 원인인 경우에는 장기간 항응고제 치료가 필요. Unprovoked 폐색전증의 경우 6개월간 NOAC 사용 후 warfarin으로 변경하여 출혈 위험이 낮은 환자는 INR 목표 2.0–3.0으로 하여 유지하고, 출혈 위험이 있는 경우 INR 목표 1.5–2.0으로 낮출 수 있음. 또한, 장기간의 항응고제 치료가 필요하지만 항응고제 치료를 더이상 할 수 없는 경우에는 aspirin으로 변경하여 장기간 지속할 수 있음

4) 카테터를 이용한 경피적 혈전제거술 또는 혈전용해술

뇌출혈과 같이 전신 혈전용해제 치료가 불가능한 경우, 혈전용해술의 경우 전신 혈전용해술 때에 비해 적은 tPA 24 mg 이하로 주입

5) 수술적 혈전제거술

뇌출혈과 같이 전신 혈전용해제 치료가 불가능한 경우나 전신 혈전용해제 치료에 반응하지 않는 경우

6) 하대정맥 필터

Active bleeding과 같은 항응고제 치료에 금기사항이 있거나 반복적으로 폐색전증이 발생한 경우

10

수술 전 심장 평가

증례

65세 남자, 기저질환으로 고혈압, 관상동맥질환, 말기신부전으로 혈액투석 중이며, 신장이식 수술을 앞두고 있어 수술 전 심장 평가를 위해 순환기내과로 의뢰되었다. 심전도는 특별한 이상소견이 없으며, 혈액검사 결과 Hb 10.8 g/dL, BUN 45 mg/dL, Cr 5.67 mg/dL, CK-MB 1.07 IU/L, Troponin-T 104.0 ng/L 측정되었다. 2년 전 관상동맥질환에 대하여 관상동맥 스텐트 삽입술을 받고 현재는 Clopidogrel을 복용 중이며, 최근에는 특별한 증상 없이 종종 등산을 다니는데 무리가 없다고 한다. 심잡음은 들리지 않았으며, 하지 부종은 관찰되지 않았다. 이 환자의 수술 전 심혈관계 합병증 위험도를 산정하여 의뢰에 대한 회신을 작성해보자.

진단과 치료를 위한 핵심사항

1. STEP I: 수술의 응급도는?
   Elective surgery이므로 수술 전 심장 평가를 진행(표 6-10-1 참조)
2. STEP II: 수술에 앞서 치료가 필요한 급성 심장질환이 있는가?
   없음. 수술 진행이 가능함(표 6-10-2 참조)
3. STEP III: 수술 위험도와 환자 위험도는?
   중등도 위험 수술(표 6-10-3 참조) & 65세 이상의 심혈관질환자
   수술 전 ECG, Biomarker 검사와 환자의 신체기능 평가를 시행함(그림 6-10-1 참조)
   Biomarker의 경우, troponin을 수술 전, POD#1, POD#2에 시행하고 각 값의 차이로 수술 후 심근경색 여부를 진단함
4. STEP IV: 신체기능 평가 및 추가 검사
   특별한 증상이 없고 등산이 가능하므로 ≥4METs에 해당. 추가 검사는 필요치 않음
5. STEP V: 종합하여 위험도 산정
   심장질환, 빈혈이 있으므로 (AUB)-HAS2 2 points에 해당. 즉, 5.6% 환자에서 심혈관계 합병증이 발생할 가능성이 있음
6. 그 밖에 필요한 수술 전 처치가 있는가?
   출혈 고위험군 수술에 해당하고, 혈전 고위험군에 해당하지 않으므로 Clopidogrel을 5일간 중단 후 수술 가능(그림 6-10-2 참조)

7. 모범 회신
"환자의 수술 전 심혈관계 합병증 위험도는 중등도 위험도로, 약 5.6%에서 수술 후 심혈관계 합병증이 발생할 수 있습니다. 복용 중인 Clopidogrel은 수술 5일 전부터 중단 후 수술 가능합니다. 수술 후 심혈관계 합병증 발생할 경우 본과 재의뢰 주십시오."

I 수술 전 심장 평가

1. 수술 전 심장 평가 기본원칙

1) 수술 후 심혈관계 합병증 위험도 = 환자요인+수술요인
2) 환자요인: 환자의 나이, 심혈관 위험인자, 심혈관질환 유병 여부, 신체기능에 따라 결정
3) 수술요인: 수술의 응급도, 종류에 따라 결정
4) 수술로 얻을 수 있는 이득 대비 수술 후 합병증 위험도를 고려하여 수술 시점, 수술 방법, 마취 방법, 수술 후 모니터링 방법 등을 결정

2. 수술 전 심장 평가 방법

1) STEP I: 수술의 응급도 파악

● 표 6-10-1. 수술의 응급도 분류

Immediate	생명이나 장기를 보존하기 위해 조금의 지연도 허용되지 않는 수술
Urgent	생명이나 장기, 사지를 보존하기 위해 불필요한 지연이 허용되지 않는 수술
Time-sensitive	시간이 지남에 따라 장기, 사지 상실, 합병증 위험이 높아질 수 있는 수술 암 수술, 증상이 있는 경동맥 수술이 여기에 해당됨
Elective	장기, 사지 상실, 합병증 위험 증가 위험이 없어 일정을 조절할 수 있는 수술

- Immediate/Urgent surgery의 경우 별도의 심장 평가 없이 바로 수술 진행
- Time-sensitive/Elective surgery의 경우 심장 평가 진행

2) STEP II: 문진, 진찰, 검사 결과 체크 → 치료가 필요한 급성심장질환 여부 확인

● 표 6-10-2. 수술에 앞서 치료가 필요한 급성심장질환 종류

Acute coronary syndrome
Severe HF (NYHA IV)
Cardiogenic shock

● 표 6-10-2. (이어서) 수술에 앞서 치료가 필요한 급성심장질환 종류

Severe pulmonary arterial hypertension
Severe valvular heart disease
Bradycardia (hemodynamically compromising despite IV chronotropic drug)

위의 질환이 있는 경우 Time-sensitive/Elective surgery에 앞서 치료

3) STEP Ⅲ: 수술 위험도, 환자 위험도 평가

● 표 6-10-3. 수술 종류에 따른 심혈관계 합병증 위험도

저위험 수술(<1%)[1]	중등도 위험 수술(1-5%)	고위험 수술(>5%)
Breast Dental Thyroid Eye Gynecological minor Orthopedic minor (meniscectomy) Reconstructive Superficial surgery Urological minor: (transurethral resection of the prostate) VATS minor lung resection	Carotid asymptomatic (CEA or CAS)[2] Carotid symptomatic (CEA) Endovascular aortic aneurysm repair Head or neck surgery Intraperitoneal Splenectomy Hiatal hernia repair Cholecystectomy Intrathoracic non-major Neurological or orthopedic major (hip and spine surgery) Peripheral arterial angioplasty Renal transplants Urological or gynecological major	Adrenal resection Aortic and major vascular surgery Carotid symptomatic (CAS) Duodenal-pancreatic surgery Liver resection, bile duct surgery Esophagectomy Open lower limb revascularization for acute limb ischemia or amputation Pneumonectomy (VATS or open surgery) Pulmonary or liver transplant Repair of perforated bowel Total cystectomy

[1] 수술 후 30일 이내 사망, 심근경색, 뇌경색 발생을 의미
[2] CAS, Carotid artery stenting; CEA, Carotid endarterectomy

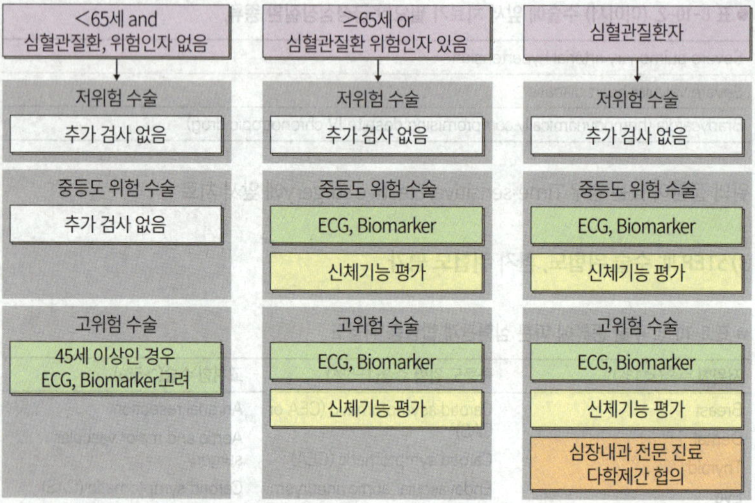

● **그림 6-10-1. 수술 전 심장 평가 흐름도**

(1) 급성 심장질환이 없는 Time-sensitive/Elective surgery의 경우 위의 흐름도에 따라 평가

(2) ECG, Biomarker 검사 결과 이상이 있다면 추가 검사를 진행

(3) Biomarker의 경우 수술 전, POD#1, POD#2에 검사하고 각 값의 차이를 확인하여 수술 후 심근경색 여부를 진단

(4) 신체기능이 <4METs인 경우 추가 검사를 진행(≥4METs는 일반적으로 계단 두 층을 걸어 오를 수 있음을 의미)

4) STEP IV: 추가 검사

(1) TTE: 신체기능 저하 or proBNP 상승 or 청진상 심잡음이 들리는 고위험 수술 환자

(2) 부하 심초음파 or SPECT: 신체기능이 저하되어 있으면서 CAD가 의심되거나 이전에 PCI/CABG 를 받은 고위험 수술 환자

(3) Coronary CT angio: Acute/Chronic coronary syndrome이 의심되는 중등도 위험 이상의 수술 환자에서 CAD를 배제하기 위한 목적으로 시행 고려

(4) CAG: 위의 검사로 충분한 평가가 부족하여 CAD를 정확하게 평가하거나 수술에 앞서 Acute coronary syndrome을 치료하기 위해 시행 고려

5) STEP V: 종합적인 위험도 산정

(1) STEP IV까지의 평가를 종합하여 위험도를 산정

(2) 그동안 임상에서 고전적으로 Revised Cardiac Risk Index를 사용해 왔으나, 합병증 예측 성적이 더 좋은(AUB)-HAS2 Cardiovascular Risk Index를 추천

● 표 6-10-4. University of Beirut (AUB)–HAS2 Cardiovascular Risk Index

History of Heart disease	1
Symptoms of Heart disease (angina or dyspnea)	1
Age≥75years	1
Anemia (Hb<12 g/dL)	1
Vascular Surgery	1
Emergency Surgery	1
2H 2A 2S total point	__ points

Points	Risk[1](%)
0–1	Low risk (0.3–1.6%)
2–3	Intermediate risk (5.6–11.0%)
>3	High risk (>17%)

[1] 수술 후 30일 이내 사망, 심근경색, 뇌경색 발생을 의미

II 수술 전 위험도 낮추기

1. 위험인자, 생활습관 관리

1) 수술 전 4주 이상 금연 권장

2) 수술 전 고혈압, 고지혈증, 당뇨 등 심혈관 위험인자 관리 권장

2. 약제 조절

1) Beta-blocker

(1) 복용하던 환자는 복용을 유지

(2) CAD, MI 이력이 있거나 2개 이상의 심혈관질환 위험인자가 있을 경우 복용 시작을 고려

2) Renin-Angiotensin-Aldosterone system inhibitor

(1) 안정된 심부전 환자의 경우 복용 유지를 고려

(2) 심부전이 없는 환자의 경우 수술 당일 복용을 중단

3) Statin

(1) 복용하던 환자는 복용을 유지

(2) 복용 적응증에 해당하는 환자는 수술 전 복용 시작을 고려

4) 이뇨제

고혈압 치료 목적으로 투약 중인 이뇨제는 수술 당일 복용을 중단

5) SGLT2i

중등도/고 위험 수술 환자에서 3일 이상 복용 중단을 고려

3. 항혈전제

출혈 위험과 혈전 위험을 고려하여 지속/중단 여부를 결정

● 표 6-10-5. 출혈 고위험 수술

Abdominal surgery with liver biopsy, extracorporeal shockwave lithotripsy
Extensive cancer surgery (e.g. pancreas,liver)
Neuraxial (spinal or epidural) anesthesia
Neurosurgery (intracranial, spinal)
Major orthopedic surgery
Procedures with vascular organ biopsy (kidney or prostate)
Reconstructive plastic surgery
Specific interventions (colon polypectomy, lumbar puncture, endovascular aneurysm repair)
Thoracic surgery, lung resection surgery
Urological surgery (prostatectomy, bladder tumor resection)
Vascular surgery (e.g. AAA repair, vascular bypass)

1) 항혈소판제

(1) 아스피린만 복용하는 경우 출혈 고위험 수술 전에는 중단, 출혈 위험도가 낮을 경우 유지

(2) 2제 복용 중인 환자의 경우 그림 6-10-2의 흐름도를 따름

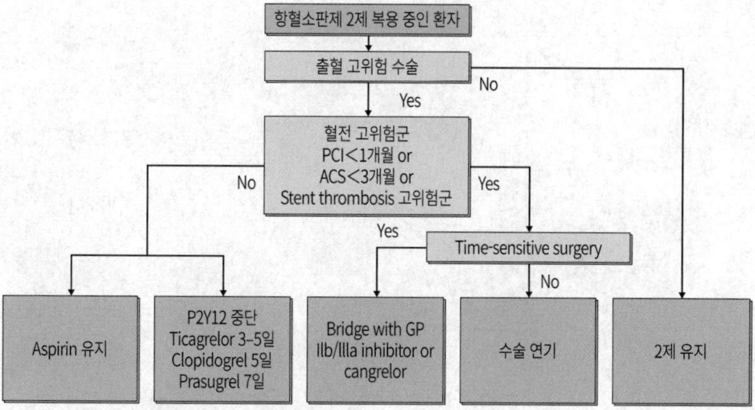

● **그림 6-10-2. 수술 전 항혈소판제 조절 흐름도**

(3) Elective surgery의 경우 PCI 6개월 후, 심근경색 12개월 후로 연기
(4) Time-sensitive surgery의 경우 최소 PCI 1개월 후, 심근경색 3개월 후로 연기

2) 항응고제

(1) 심장 기계판막, 최근 3개월 이내 뇌경색 이력, 좌심실 첨부 혈전이 있는 경우, CHA2DS2-VASc score>6의 경우 heparin bridging 고려
(2) 이외에는 항응고제를 중단하고 heparin bridging을 하지 않음
(3) 와파린의 경우 INR 수치에 따라 3–5일간 중단
(4) NOAC의 경우 출혈 저위험 수술은 24시간 이상, 고위험 수술은 48시간 이상 중단

4. 수술 전 심장삽입장치 조절

1) 심박동기, ICD, CRT 등 심장삽입장치는 수술 중 사용하는 도구에 의해 전자기 간섭이 발생하면 기계가 작동하지 않거나 치명적인 부정맥을 유발할 수 있음
2) 수술 전후 심장내과 협진을 통한 박동기 모드 조절이 필요함
3) ICD 기능은 반드시 수술 전 off → 수술 직후 on
4) Electrocautery는 가능하면 한 번에 5초 이내로, 박동기와 15 cm 이상 떨어지도록 사용
5) Unipolar electrocautery를 사용할 경우 patch와 소작기 사이에 박동기나 리드가 위치하지 않도록 patch의 위치를 조정

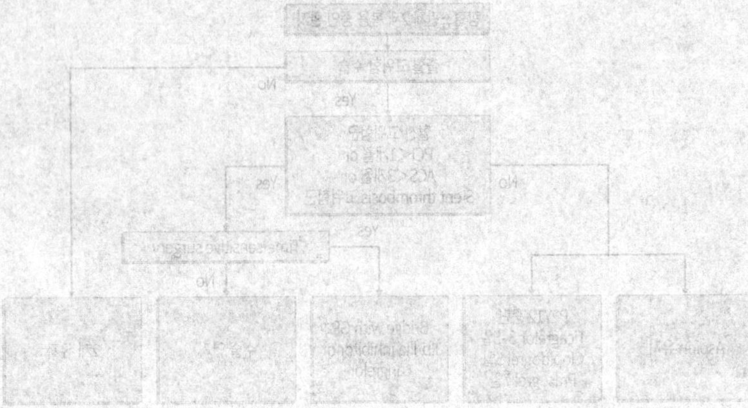

● 그림 6-10-2. 수술 전 항혈소판제 조절 흐름도

(3) Elective surgery의 경우 PCI 6개월 후, 심근경색 12개월 후로 연기

(4) Time-sensitive surgery의 경우 최소 PCI 1개월 후, 심근경색 3개월 후로 연기

2) 항응고제

(1) 심장 기계판막, 최근 3개월 이내 뇌경색 이력, 좌심실 심부 혈전이 있는 경우, CHA2DS2-VASc score>6인 경우 heparin bridging 고려

(2) 이외에는 항응고제를 중단하고 heparin bridging을 하지 않음

(3) 와파린의 경우 INR 수치에 따라 3~5일간 중단

(4) NOAC의 경우 출혈 저위험 수술은 24시간 이상, 고위험 수술은 48시간 이상 중단

4. 수술 전 심장삽입장치 조절

1) 심박동기, ICD, CRT 등 심장삽입장치는 수술 중 사용하는 도구에 의해 전자기 간섭이 발생하면 기계가 작동하지 않거나 치명적인 부정맥을 유발할 수 있음

2) 수술 전후 심장내과 협진을 통한 박동기 모드 조절이 필요함

3) ICD 기능은 반드시 수술 전 off → 수술 직후 on

4) Electrocautery는 가능하면 한 번에 5초 이내로, 박동기와 15 cm 이상 떨어지도록 사용

5) Unipolar electrocautery를 사용할 경우 patch와 소작기 사이에 박동기나 리드가 위치하지 않도록 patch의 위치를 조정

CHAPTER 7

신장내과

01 신장질환의 진단

I 신장질환의 이해 및 접근

1. 신장병 환자 관리의 기본

신장의 기능(표 7-1-1): 혈액과 세포외액과 세포내액을 포함한 모든 체액의 항상성(homeostasis)을 유지

1) 신장기능 손상 시 체내 수분량 조절기능(섭취/배설), 전해질 균형, 산-염기 평형이 깨지며 이는 대개 시간이 지날수록 점점 진행
2) 신장병 환자에서 모든 수액제 및 약물요법을 시행할 때, 체액량 및 전해질을 철저하게 평가하고 추적 확인(monitoring)하면서 처방해야 함

● 표 7-1-1. 신장기능 및 신부전 상태의 기본개념

- 과도한 수분 배설(수분 평형) → 기능 상실되면 폐부종 및 고혈압 발생
- 전해질 및 산염기 평형 유지 → 기능 상실되면 고칼륨혈증 및 대사산증 발생
- 노폐물 배설 및 독소 및 약물 제거 → 기능 상실되면 요독 발생
- 혈관긴장도 조절: 레닌-앤지오텐신-알도스테론 → 기능 상실되면 레닌-앤지오텐신-알도스테론 계통의 과도한 활성화 → 고혈압 및 부종 발생
- 에리트로포이에틴 분비→ 기능 상실되면 신장 빈혈 발생
- 비타민 D 활성 → 기능 상실되면 혈장 칼슘 변화 및 신장성 골형성장애 발생
- 펩티드호르몬들(인슐린, 글루카곤, PTH, 칼시토닌)의 분해 및 분해대사
- 기타 내분비기능(프로스타글란딘, 칼리크레인-키닌 등)에 관여

2. 신장질환의 흔한 임상증상

1) 부종(부종에 대한 관리는 신증후군 부분 참조)

(1) 저단백질에 의한 교질 삼투압(oncotic pressure)의 감소로 인한 신증후군인지를 먼저 확인(단백뇨가 동반되어 있는지 확인)
(2) 이외의 부종은 과량의 염분 섭취, 울혈성심부전, 간경화 및 갑상선기능저하증을 고려
(3) 약제에 의한 경우 가장 흔한 경우가 NSAIDs이며 스테로이드에 의한 염분 저류 흔함

(4) 오목부종을 동반하지 않는 부종의 경우 림프관 폐색이나 갑상선기능저하증을 감별

2) 혈뇨(Hematuria)

(1) 육안적 혈뇨: 옆구리 동통과 동반될 경우 요로결석을 먼저 생각

(2) 무통성 육안적 혈뇨: 사구체 신염과 신 유두부 괴사(renal papillary necrosis), 50세 이상인 경우 악성종양(신장 및 방광, 전립선)을 확인(특히 다량 흡연자의 경우 위험도 증가)

(3) 무증상혈뇨의 접근: 그림 7-1-1

(4) 근래에는 드물지만 신장결핵의 경우 무증상 혈뇨로 발견 가능(chest X-ray의 결핵병변 확인)

(5) 혈뇨 이외 붉은 소변 원인: 혈색소뇨(용혈을 의미), 미오글로빈뇨(횡문근융해), 약제 원인(rifampin, sulfamethoxazole, nitrofurantoin 등), 급성간헐포르피린증

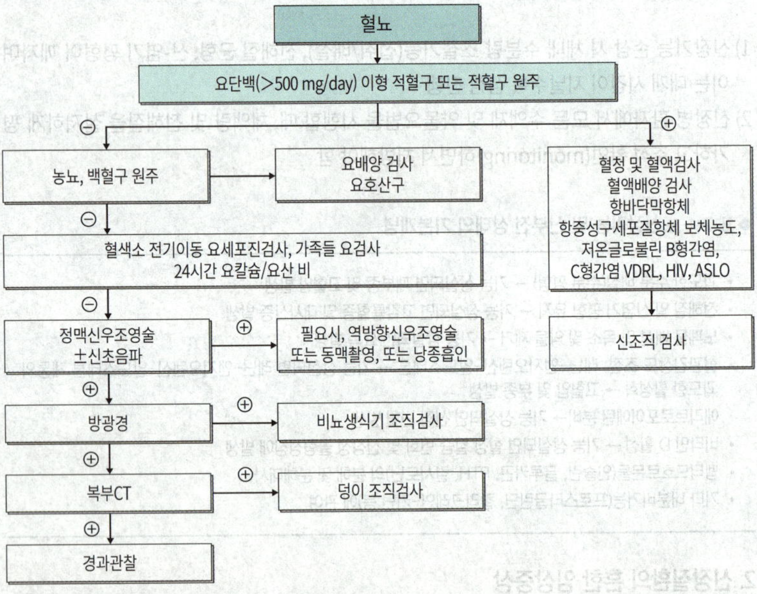

● 그림 7-1-1. 무증상 혈뇨의 평가 및 치료

3) 단백뇨(Proteinuria)

(1) 의미 있는 단백뇨(>150–300 mg/day): 사구체질환을 의미하므로 지속되면 신장조직검사의 적응증이 될 수 있음(그림 7-1-2)

(2) 많은 단백뇨는 거의 육안적으로 거품뇨를 보이지만 거품뇨가 모두 단백뇨는 아님

4) 측부동통, 옆구리통증(Flank pain)

(1) 가장 흔한 측부동통은 하부 요로감염 증상 및 발열과 동반되는 급성신우신염

(2) 감염 증상과 발열없이 혈뇨와 동반되는 경우 요로결석을 의심

(3) 상부 요로결석의 경우 아래쪽(flank에서 perineum 방향)으로 뻗는 듯한 통증, 하부 요로결석의 경우 위쪽(perineum에서 kidney 방향)으로 뻗는 듯한 통증이 전형적임

5) 측부 무통성 종괴(이학적 검사나 초음파로 발견되는 경우)

크기가 커진 신장낭종 특히 다낭성 신증, 드물게 신장 종양을 의심

6) 요로감염 증상

(1) 하부 요로감염 즉, 세균성 방광염의 증상은 빈뇨, 잔뇨감, 탁뇨, 심하면 혈뇨 발생

(2) 상부 요로감염: 하부 요로감염의 단계를 거치므로 상부 요로감염(급성신우신염)도 소변 증상이 동반되는지 확인해야 함

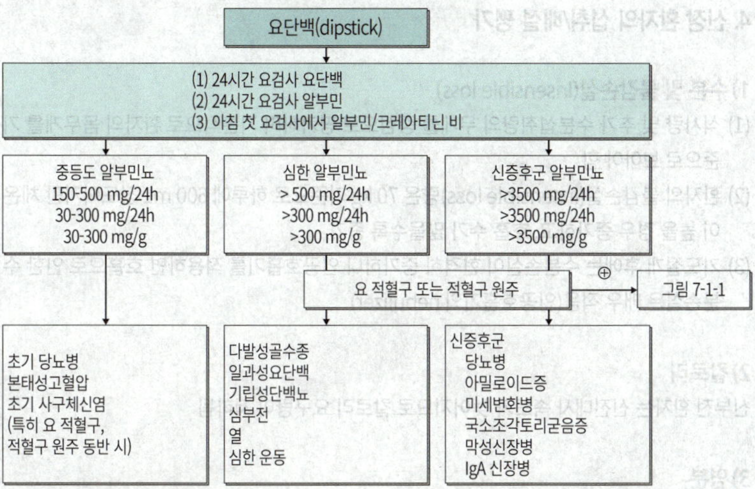

● 그림 7-1-2. 무증상 단백뇨의 평가 및 치료

3. 병력청취 및 이학적 검사

1) 신장질환이 의심될 경우 일반 병력청취에 추가로 반드시 확인하여야 할 사항들

(1) 체중증가 혹은 감소(숫자로 확인하여 기록하여 둘 것. 예: 몇 개월간 몇 kg 변화)

(2) 육안적 혈뇨 혹은 탁뇨, 거품뇨, 소변 횟수(빈뇨)

(3) 부종 여부 및 위치(pitting vs. non-pitting, peripheral, facial, periorbital)
(4) 소변량 유지 여부
(5) 야간뇨(nocturia) 여부: GFR 저하 혹은 방광질환(소변저류)의 증상임
(6) 약물(특히 진통제, 항생제, 한약) 사용 여부
(7) 과거 임신 시, 운동 시, 수술 시 부종, 혈뇨, 신장병력 여부
(8) 가족력 중 만성사구체신염 혹은 다낭성신증, 당뇨병

2) 신장질환 환자 이학적 검사 시 주의점

(1) 체내 수분량 평가(estimation of body water volume status): neck vein (external jugular vein), tongue, skin tugor, edema, ascites, rale, murmur
(2) 피부질환 여부: rash, purpura, petechia(과거 병력도 확인)
(3) 신장 부위의 knocking tenderness(양쪽을 비교 확인)
(4) 만성염증: 부비동염, 만성편도염(특히 만성사구체신염 경우)

4. 신장 환자의 섭취/배설 평가

1) 수분 및 불감손실(Insensible loss)

(1) 식사량 및 추가 수분섭취량의 무게를 중심으로 평가하며 기본적으로 환자의 몸무게를 기준으로 보아야 함
(2) 환자의 불감손실(insensible loss)량은 70 kg 기준으로 하루에 600 mL 정도이지만 체온이 높을 경우 증가하고, 호흡 수가 많을수록 증가
(3) 기도절개 후에는 수분손실이 현격히 증가하나 인공호흡기를 적용하면 호흡으로 인한 수분손실은 매우 적음(인공호흡기의 nebulizer)

2) 칼로리

신부전 환자는 신진대사 속도가 늦어지므로 칼로리 요구량이 저하됨

3) 염분

체내 수분량과 항상 같이 고려: 소변내 염분 배출량을 평가하여 환자의 염분 섭취량을 추정

4) 칼륨

칼륨은 음식에 따라 함유량이 매우 큰 차이를 보이므로 제한이 필요한 신장병 환자는 음식 종류와 조리법에 대하여 영양 교육을 받도록 함

* 병원에서 처방되고 있는 식이종류와 각각의 성분표를 확인하고 이에 따라 칼로리 – 혈당조절, 단백뇨에 의한 단백소실, 소변으로의 나트륨, 칼륨 배설을 추정하여 치료에 적용함

● 표 7-1-2. 병원에서 처방되고 있는 식이별 성분표(가톨릭중앙의료원 처방, 2023)

	열량(kcal)	탄수화물(g)	단백질(g)	지질(g)	나트륨(mg)	칼륨(mg)
일반 밥	2,100	290	95	60		
일반 죽	1,700	215	85	55		
일반 미음	1,250	220	35	25		
당뇨식 1,800 kcal	1,800	255	80	50		
당뇨신부전식 1,800 kcal	1,800	300	45	40	2,000	1,500
신부전식	1,800	310	40	45	2,000	1,500
신부전 경저염식	1,800	310	40	45	3,500	2,000
신증후군식	1,900	300	65	45	2,000	
신증후군 경저염식	2,200	330	70	60	3,500	2,000
혈액투석식	1,880	320	60	40	2,000	2,000
당뇨혈액투석식 1,800 kcal	1,800	260	60	55	2,000	2,400
복막투석식	1,850	250	80	55	4,000	3,000
당뇨복막투석식 1,800 kcal	1,800	250	80	55	4,000	3,000

Summary

- 신장병 환자의 관리는 체내 수분, 전해질, 산-염기 평형의 유지 외 신장빈혈 및 골질환의 치료도 포함함
- 흔한 임상증상으로 부종, 혈뇨, 거품뇨(단백뇨), 측부동통 및 요로감염 증상으로 나타남
- 자세한 병력청취(특히 약물 사용 여부) 및 이학적 검사가 빠른 진단에 도움이 됨

증례

무증상 혈뇨에 대한 평가

65세 여자가 건강검진에서 혈뇨가 발견되었다. 매년 검진을 받았으나 혈뇨가 발견된 것은 처음이라고 한다. 소변을 볼 때 불편하거나 소변이 붉지 않으며 옆구리 통증도 없다고 한다. 검사 결과지는 다음과 같다. 다음으로 시행해야 하는 검사는?

혈액: 크레아티닌 0.78 mg/dL

소변: 잠혈 (2+) 단백질 (-) 적혈구 10-19/고배율시야

⇨ 요정밀검사(단백뇨 정량 검사, 이형 적혈구 확인, 요세포진 검사), 신초음파 또는 복부 CT, 방광경

II 신장 기능검사 및 평가

1. 단순 소변검사(Simple or routine urinalysis)

● 표 7-1-3. 단순 소변검사의 평가

색/모양	• Milky: 산뇨 - 요산염결정, 알칼리뇨 - insoluble phosphates, infection (pus), spermatozoa, chyluria • Foamy: 단백뇨 • Green: pseudomonas infection • Pink or red: 혈뇨, 마이오글로빈뇨, 포르피린증 • Orange: 리팜핀, 유로빌리노겐뇨 • Yellow: conjugated bilirubin, riboflavin, mepacrine • Brown or black: hemoglobin (old form RBC hematuria), myoglobin, melanin, alkaptonuria, L-dopa
Specific Gravity: SG	1.005-1.030 • 요비중, 소변의 농축 정도를 의미 • SG와 농도(osmolarity) - 1.010 → 10×40 = 400 mOsm/kgH_2O - 1.030 → 30×40 = 1,200 mOsm/kgH_2O
pH: 4.5-8.0	Urine alkalization, metabolic alkalosis 혹은 요로결석방지제 효과의 확인
Urine nitrite	세균이 nitrate를 nitrite로 환원시키므로 감염증을 의미
Glucose	혈당치가 180-200 mg/dL 이상이면 overflow glucosuria 발생 그 이하에서 양성이면 Fanconi syndrome 등 근위 세뇨관질환을 의심 또는 Sodium-glucose cotransporter-2 (SGLT2) inhibitors 사용 중인지 확인

● 표 7-1-3. (이어서) 단순 소변검사의 평가

Ketone	장시간의 탄수화물 섭취가 없는 경우 양성 강양성이면 당뇨병성 케토산증을 의심
Protein (mainly albumin)	+: >30 mg/dL ++ : >100 mg/dL +++ : >300 mg/dL ++++ : >1,000 mg/dL
Microscopic	• Fresh form RBC: RBC from lower urinary tract
Examination of urine	• Old form or dysmorphic RBC (acanthosis etc.): glomerular diseases • RBC: 정상은 <3 또는 5 /HPF (high power field) - 잠혈(occult blood) 소견이 많으면(예: ++ 또는 +++) 용혈(hemolysis)되어 나오는 적혈구가 많음을 의미하므로 혈뇨의 양에 반영하여 고려해야 함
Sediment (소변 침사)	• WBC: 농뇨(pyuria)-definition: male>2/HPF, female>5/HPF - Urinary tract infection을 의미하며 contamination을 확인하는 것이 중요함 - Infection 이외에도 severe interstitial nephritis 경우 보일 수 있음 • 원주(cast): 세뇨관에서 만들어지므로 세포성 원주가 많이 나오면 사구체질환 등 신장자체질환이 강력히 의심 - RBC cast: diagnostic for glomerular disease - WBC cast: tubular disease, esp. pyelonephritis - Epithelial cell cast: ATN - Hyaline cast: highly concentrated urine - Waxy or broad cast: advanced renal failure • 상피세포(epithelial cells): 요로상피가 나온 것으로 초기 소변이나 말기 소변에 많이 섞이므로 중간뇨의 채취가 잘 안 된 검체일 수 있음 • 결정체(crystals): uric acid crystal, calcium oxalate, calcium phosphate - 고농축 소변, 소변 pH의 변화

2. 혈액과 소변의 생화학 검사

혈청 크레아티닌을 일반적으로 측정하지만 혈청 크레아티닌은 신기능 감소에 따라 초기에는 민감한 상승을 보이지 않는 반면에 후기에 급격한 상승을 보이는 단점이 있어서 초기와 후기 모두에 일정한 값의 변동을 보이는 사구체여과율을 사용하여 신장기능을 평가하도록 함

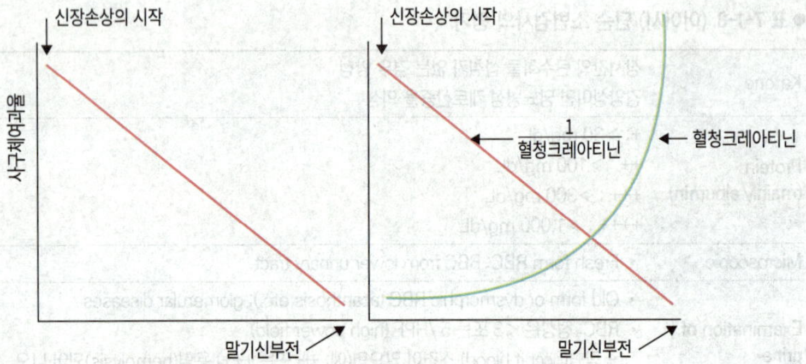

● 그림 7-1-3. 혈청 크레아티닌, 사구체여과율과 신장기능 간의 관계

● 표 7-1-4. 신장기능 평가를 위한 검사실 검사

- 소변 화학검사(Urine chemistry): protein excretion, creatinine clearance을 확인하며 소변 화학검사 결과 분석 전에 creatinine excretion(정상범위 Male: 20–25 mg/kg, Female: 15–20 mg/kg of lean body weight)를 확인하여, 이보다 모자라는 경우는 소변수집이 잘못된 경우로 판단함
- Protein/creatinine ratio of spot urine (mg/mg): 24시간 소변검사 대신 간편하게 proteinuria양을 추정(정상 성인 기준, g/day로 간주)
- Albumin/creatinine ratio of spot urine (mg/mg): 24시간 소변검사 대신 간편하게 albuminuria양을 추정(정상 성인 기준, g/day로 간주)

- Creatinine clearance (Ccr; mL/min) = $\dfrac{\text{urine creatinine}\times\text{urine volume}}{\text{serum creatinine}\times\text{urine collection duration (min)}}$

- Cockcroft–Gault equation (Age related creatinine clearance)
  Prediction of Creatinine Clearance or Estimated Glomerular Filtration Rate (mL/min)

  $= \dfrac{(140-\text{age})\times\text{lean body weight (kg) }(\times 0.85\text{, if female})}{\text{serum creatinine}\times 72}$

- Modification of Diet in Renal Disease (MDRD) equation
  eGFR (mL/min/1.73 m^2) = $175\times\text{serum creatinine}^{-1.154}\times\text{age}^{-0.203}\times 0.742$ (if female)×1.21 (if black)

- CKD–EPI equation (2021)
  eGFR (mL/min/1.73 m^2) = $142\times\min(\text{serum creatinine}/K, 1)^{a}\times\max(\text{Scr}/K, 1)^{-1.200}\times 0.9938^{\text{Age}}\times$ 1.012 [if female]
  [K = 0.7 (females) or 0.9 (males), a = −0.241 (females) or −0.302 (males),
  min = indicates the minimum of serum creatinine/K or 1
  max = indicates the maximum of serum creatinine/K or 1]

* https://www.kidney.org/professionals/kdoqi/gfr_calculator 등 web-based calculator에서 계산 가능

● 표 7-1-5. **신장기능과 관계없이 BUN 치가 상승하는 경우(high BUN/Cr ratio, normal: 10:1–12:1)**

- 체액 고갈
- 위장출혈
- 코르티코스테로이드
- 고단백식이
- 폐쇄요로병증
- 패혈증
- Catabolic state tissue breakdown
- Multiple transfusion (packed RBC, fresh frozen plasma, cryoprecipitate)

● 표 7-1-6. **비교적 빠른 시간 내에 진행하는 신부전**

- 폐쇄요로병증
- 악성고혈압
- 급속진행사구체신염(RPGN)
- 혈전혈소판감소자색반병(TTP)/용혈요독증후군(HUS)
- Atheromatous embolic disease
- 양측신장동맥협착증
- Scleroderma crisis
- 다발골수종

3. 방사선학적 검사

1) IVP와 CT는 방사선 조영제를 사용하므로 중등도의 신부전 환자(creatinine 2.0–2.5 mg/dL 이상), 당뇨 환자, 노인 환자의 경우에는 조영제에 의한 신 세뇨관 독성을 방지하기 위하여 충분한 수액요법을 시행하거나 다른 검사방법을 선택

● 표 7-1-7. **신장과 요로계의 방사선학적 검사들**

KUB & IVU (IVP)	신장 및 요관의 위치 크기, 요로결석 여부, 폐쇄성 요로병증 확진
Renal sonography	신장 크기, 신장 피질의 두께, Doppler 경우 혈류 확인 가능
Kidney contrast-enhanced CT & MRI	신장암, 신장 주위 농양 혹은 혈종 등 종괴 진단
AGP (antegrade pyelography) RGP (retrograde pyelography)	요로 협착의 진단 및 치료(double J catheter insertion)를 비뇨기과 또는 영상의학과와 협의하여 시행(조영제가 혈액 내로 투여되지 않으므로 급성 신손상이 발생하지 않음)
Renal angiography	신동맥 협착에 의한 신성 고혈압의 진단 및 치료(angioplasty)
^{99m}Tc-DTPA DMSA renal scan captopril	투여 후 시행하여 신동맥 협착 진단 혹은 신 이식 전후 평가

2) 대부분의 만성신부전의 경우 신장의 크기가 작아지나 이와 다르게 작아지지 않거나 커지는 만성신부전도 있음

(1) 당뇨병성 신증
(2) 다발성 골수종(myeloma kidney)
(3) 유전분증(amyloidosis)
(4) 다낭성 신증(polycystic kidney)
(5) 폐쇄성 요로병증(obstructive uropathy) 등

3) 조영제 신독성 예방

(1) 수액투여: 신장기능이 저하된 환자에 대하여 반드시 조영제를 사용하여야 하는 경우 시술 12시간 전후로 1–1.5 mL/kg/hr의 생리식염수(심박출량이 40% 이하인 경우에는 0.5 mL/kg/hr로 감량)로 hydration을 시행하는 것이 원칙
① 실제 임상에서는 조영제 신독성의 위험군이 고령이나 심부전을 동반하는 경우가 많으므로 0.45% half saline으로 1 mg/kg/hr로 시행하는 경우가 많음
② 방사선 조영제 투여 직전과 그 후로 N-acetylcysteine 600–1,200 mg 투여(정맥내 N-acetylcysteine이 더 효과가 있다는 보고도 있으나 드물게 anaphylaxis가 발생한다는 보고가 있어서 권장되지는 않음)
(2) 혈액투석의 조영제 신독성 예방 효과
① 혈액투석의 경우 조영제를 상당 부분 제거할 수 있는 것으로 알려져 있지만, 신혈관 수축과 신허혈로 인하여 발생하는 조영제 신독성은 이미 신허혈을 발생시켰기 때문에 혈액투석으로 조영제를 제거하는 것이 예방에 도움이 되지 못함
② 일부 연구결과를 바탕으로 조영제를 투여함과 동시에 지속적 신대체요법(continuous renal replacement therapy, CRRT)을 하는 것이 고위험군에서 조영제 신독성을 예방할 수 있는 것으로 여겨지나 실제 임상에서는 널리 사용되지 않고 있음
(3) 조영제 신독성 기전
① 신장에 직접적인 세포독성(direct tubular cell toxicity)을 갖거나 조영제 자체가 신혈관을 수축시켜 신허혈을 유발하여 신손상을 일으키는 것으로 알려져 있음
② 직접적인 세포독성의 경우 과거에 사용되었던 고농도의 조영제(high osmolarity; 700–1,000 mOsm)에서 발생하므로 현재 사용하는 저농도(low osmolarity; 500–600 mOsm) 또는 등장성(iso-osmolarity; 280 mOsm)의 조영제의 신독성은 신혈관 수축에 의한 신허혈이 발생하는 것으로 여겨짐

4) 조영제 신독성 발생빈도

(1) 정의에 따라 발생빈도가 달라질 수 있음: 0.5 mg/dL의 혈청 크레아티닌 상승을 의미하는 경우가 일반적임

(2) 비당뇨병성 만성콩팥병의 경우에는 0.04%, 당뇨병성 만성콩팥병의 경우에는 0.2% 정도에서만 발생하는 것으로 알려짐. 보다 진행된 만성콩팥병의 단계에서도 당뇨병성 만성콩팥병의 경우가 비 당뇨병성 만성콩팥병의 경우보다 조영제 신독성(신대체요법을 필요로 하는 심각한 정도를 포함)이 발생할 확률이 2-5배 높은 것으로 알려져 있음

5) 조영제 신독성의 임상경과

(1) 일반적으로 가역적인 신손상을 의미: 조영제 투여 후 3일째에 가장 높은 빈도를 보이며, 7일째까지 발생할 수 있으며 7-14일에 회복되는 것으로 알려져 있음

(2) 기저 신기능이 매우 저하된 진행된 만성콩팥병 환자의 경우에는 비가역적인 손상으로 이어져 투석이 필요한 말기신부전으로 진행되는 경우가 있음. 그 밖의 경우로 7-14일의 회복기간을 넘어선 신손상이 발생한 경우에는 반드시 atheromatous embolic renal disease를 감별해야 함

CIN (contrast induced nephroapthy) prophaylxis

1. 고위험 환자에서 조영제 신독성 예방 목적으로 시행(주의: MRI 조영제는 해당 안 됨)
2. 영상의 의학과와 협의 가능하다면 고위험군 환자에서 조영제 용량을 100 mL 이하로 줄여 촬영
3. 방사선 조영제 노출전 3-12시간 전부터 노출 후 6-24시간까지 생리 식염수를 1.0-1.5 mL/kg/hr 속도로 IV(매우 중요)
3. 생리식염수에 중탄산염을 섞어서 투여할 수도 있으나 아직 근거가 부족
4. Acetycysteine을 사용할 수 있으며 조영제 노출 전 600 mg bid, 노출 후 600 mg bid PO

4. 신장기원 전신섬유증(Nephrogenic systemic fibrosis, NSF)

1) Gadolinium 조영제를 사용하는 경우 전신경화증이 발생할 수 있음

2) 과거에 심각한 문제가 되었는데, 피부의 변화가 비가역적이라는 점이 매우 심각

3) 현재는 gadolinium 조영제 중 안전하다고 알려진 저위험도의 제품들만이 사용되고 있어 (표 7-1-8), 그 발생빈도는 거의 없는 것으로 알려져 있음. 하지만 과거 발생하였던 피부의 비가역적 변화의 심각성을 고려하여 국제신장학회(International Society of Nephrology, ISN)에서는 만성콩팥병 3단계 이상의 환자에서 가능하다면 gadolinium 조영제 사용을 피하도록 권고하며, 더욱이 역설적으로 조영제를 사용한 CT로 MRI 검사를 대체할 수 있다면 조영제 신독성의 경우 가역적인 경우가 많기 때문에 CT 검사를 권고

● 표 7-1-8. Gadolinium 조영제의 종류

NSF 위험도	조영제
High	Gadoversetamide (OptiMARK®), gadodiamide (Omniscan®), gadopentetic acid (Magnevist®, Magnegita®, Gado-MRT-ratiopharm®)

● 표 7-1-8. (이어서) Gadolinium 조영제의 종류

NSF 위험도	조영제
Medium	gadofosveset (Vasovist®), gadoxetic acid (Primovist®), gadobenic acid (MultiHance®)
Low	gadoteric acid (Dotarem®), gadoteridol (ProHance®), gadobutrol (Gadovist®)

4) 임상적으로는 MRI검사에서 조영제가 필요한 경우가 많고, 저위험도의 gadolinium 조영제가 사용되고 있는 현재의 상황을 고려하여 gadolinium 조영제를 사용한 검사를 진행하고 있는 실정이며, 신장기능에 따라 gadolinium 조영제에 노출되었을 때의 권고사항은 다음과 같음(표 7-1-9).

● 표 7-1-9. 신기능에 따른 gadolinium 조영제 노출 시 대처법

신기능 상태	권고사항
만성콩팥병 3단계 (eGFR 30-60 mL/min/1.73 m²)	관찰
만성콩팥병 4단계 (eGFR 15-30 mL/min/1.73 m²)	혈액투석 접근로가 있다면 gadolinium 조영제 노출 후 즉시 혈액투석을 시행 혈액투석 접근로가 없다면 혈액투석용 도관 삽입의 위험성을 고려하여 판단
만성콩팥병 5단계 (eGFR<15 mL/min/1.73 m²)	혈액투석 접근로가 있다면 gadolinium 조영제 노출 후 즉시 혈액투석을 시행 혈액투석 접근로가 없다면 혈액투석용 도관 삽입을 시행
복막투석 상태	단기 사용을 위한 혈액투석용 도관을 삽입하여 혈액투석을 시행하거나 48시간 동안 복강내를 비우지 말고 더 자주 복막투석을 시행
혈액투석 상태	Gadolinium 조영제를 사용한 MRI 검사를 투석 직전으로 하거나 검사 직후 즉시 추가적인 혈액투석을 시행

02

수분, 전해질 및 산염기 장애

I 수분 및 전해질 장애

1. 수분 및 전해질의 체내 분포

1) 체액의 구성

● 표 7-2-1. 정상 성인의 체액 구성

총 체액량(total body water, TBW) = 2/3 of body weight		
세포내액(intracellular fluid, ICF) =2/3 of TBW	**세포외액(extracellular fluid, ECF)** =1/3 of TBW	
Cations: Na^+: 12–25 mEq/L, K^+: 150 mEq/L, Ca^{++}: 4.0 mEq/L, Mg^{++}: 15–34 mEq/L, Anions: Cl^-: 2–4 mEq/L, HCO_3^-: 6–12 mEq/L, protein: 54 mEq/L, Others: 90 mEq/L	Cations: Na^+: 142 mEq/L, K^+: 4.3 mEq/L, Ca^{++}: 2.5 mEq/L, Mg^{++}: 1.1 mEq/L Anions: Cl^-: 104 mEq/L, HCO_3^-: 24 mEq/L, protein: 14 mEq/L, Others: 5.9 mEq/L	
	간질액(Interstitial fluid) =: 2/3–3/4 of ECF	**혈장(Plasma)** =1/4–1/3 of ECF

2) 수분유지 요법

(1) 하루 최소한의 수분 공급량

매일 용질의 부하를 배설할 수 있는 최소한의 소변량(약 500 mL) + insensible loss(약 500 mL) - endogenous water product(신체 수분 생산량; 약 250–350 mL)

(2) 전해질

① 나트륨: NaCl의 형태로 매일 50–150 mEq 공급

② 칼륨: 신기능이 정상인 경우 매일 20–60 mEq 공급

● 표 7-2-2. 흔히 사용되는 수액제의 구성

Solution	Osmolality (mOsm/kg)	Glucose (g/L)	Na (mEq/L)	Cl (mEq/L)	K (mEq/L)	Ca (mEq/L)	Lactate (mEq/L)
5% D/W	252	50					
10% D/W	505	100					
0.45% NaCl	154		77	77			
0.9% NaCl	308		154	154			
3% NaCl	1,026		513	513			
5% D/S	560	50	154	154			
Lactated Ringer's	273		130	109	4.0	2.7	28
Hartmann's solution	280		131	112	5.4	1.8	28
Plasma solution A*	294		140	98	5.0		

*Plasma solution A: 그 외 acetate 27 mEq/L; gluconate 23 mEq/L; Mg 3.0 mE/L 포함되어 있으며 Cl 제한 수액, 대사산증 시 선호됨. 고칼륨혈증, 알칼리증 환자에서 사용 주의

3) 삼투질 농도(Osmolality)

(1) Measured osmolality: osmometer로 측정하며 가장 정확

(2) Calculated osmolarity $(mOsm/L\ H_2O) = 2\times[Na^+] + \frac{[glucose]}{18} + \frac{[BUN]}{2.8}$

* 정상 혈당 범위는 삼투질 농도에 경미한 영향; 고혈당증 발생하면 영향 증가

(3) Effective osmolarity $= 2\times[Na+] + \frac{[glucose]}{18}$

* urea는 세포막을 자유로이 통과하여 유효 삼투압에 영향을 적게 미침

(4) serum osmolar gap = measured osmolality - calculated osmolality

* 증가(>15 mM): high AG metabolic acidosis 원인 감별 시 확인

독성 알코올 중독(methanol, ethanol ethylene glycol), 약물(salicylate, 본드 흡입) 등

2. 체액량 결핍(Hypovolemia)

1) 원인

● 표 7-2-3. 체액량 감소의 주요 원인

신장 원인	신장 외 원인
• 절대적 체액량 감소	• 절대적 체액량 감소
이뇨제	출혈
삼투성 이뇨	호흡을 통한 수분 소실
알도스테론결핍	표피성 소실(화상, 발한)
요붕증	위장관 소실(구토, 튜브배액, 설사, 위장관루)
염분소실 세관질환	• 상대적 체액량 감소
• 상대적 체액량 감소	심박출량 감소(심부전)
신증후군	저알부민혈증(간경화)
	3차공간 소실(췌장염, 장관경색, 근융해증, 패혈증)

2) 임상양상(일반적인 수분 감소 경우)

(1) 증상
- ① 경증: 자세 현기증, 빈맥, 쇠약감
- ② 빠른 체액량 감소: 측와위 저혈압, 빈맥, 소변량 감소
- ③ 중증의 체액량 감소: 핍뇨, 혈압 측정 불능, 빈맥, 사지 한랭 등 순환 허탈

(2) 진찰소견: 기립성 저혈압, 빈맥, 맥압, 점안 건조, 피부 긴장도 감소 등
- ① 이완기혈압이 기립 시 10 mmHg 감소 → 의미 있는 체액량 감소
- ② 수분 도전(fluid challenge): 체액량 감소가 심박출량 감소에 끼친 영향 평가, 약 500 mL의 생리식염수를 1–3시간에 걸쳐 주입 → 맥박, 혈압, 소변량 확인

(3) 검사소견
- ① 사구체여과율 감소 및 혈청 크레아티닌과 BUN 증가
  Prerenal azotemia: BUN이 혈청 크레아티닌에 비해 상대적으로 더 많이 증가
- ② 요중나트륨 농도 및 FeNa (fractional excretion of filtered Na)
  - 신외성 소실- 요중나트륨 농도＜10 mEq/L, FeNa＜1%
  - 신성 소실- 요중나트륨 농도 및 FeNa 모두 증가

  * Renal salt wasting을 동반하는 사이 질 신장염: 요중 나트륨 농도>40 mEq/L, FeNa>1%

3) 치료

(1) 치료 목표: 유효 순환 체액량을 팽창시키는 것

(2) 주어진 임상상태에 따라 대체하는 수액의 종류, 총량, 공급 경로 및 속도 결정

① 생리 식염수 1 L 투여 → 혈액량의 6% (300 mL) 증가

② 5% 포도당 용액 1 L 투여 → 혈관내 용적 2% (75–100 mL) 정도만 증가

포도당 함유 용액을 대량 주입하면 혈장 포도당 농도 증가 → 당뇨 발생 → 나트륨과 수분의 신성 소실 발생 → 체액 소실 악화

③ 알부민

- 화상과 같이 피부를 통한 단백질 소실이 상당하고 순환 허탈이 심한 경우 혈관내용적의 급속한 팽창이 필요시 유용
- 중증질환자에서는 알부민 반감기가 4–6시간밖에 되지 않고 가격이 비쌈

④ 수혈

대부분의 출혈은 농축적혈구 수혈과 생리식염수 또는 교질 용액의 투여로 보충 가능하나 과도한 출혈성 쇼크 등에는 전혈 투여 고려

3. 체액량 증가(Hypervolemia)

1) 원인

(1) 유효 순환 혈액량(effective circulating volume, ECV)의 증가: 진행된 신부전

(2) ECF 중 간질 내 수분량 증가 혹은 제3의 장소의 수분 증가로 인해 총체액량이 증가하는 경우가 흔함 → 부종, 복수, 흉수(ECF ↑; ECV ↓ with oncotic pressure ↓ or capillary leak)

2) 치료

(1) 울혈성 심부전 치료: ECV overload에 대한 치료만 소개

① 식이 염분 제한: 하루 소금 약 5 g (나트륨 2 g, Na 86 mEq)

② 이뇨제: 소변 나트륨 배설을 증가시킴

● 표 7-2-4. 자주 사용하는 이뇨제의 특징

이뇨제 종류	작용 부위	효과	이차적인 효과
탄산탈수효소억제제: acetazolamide	proximal tubule	block Na^+–H^+ exchange	K^+, HCO_3^- loss
고리이뇨제: furosemide, torasemide, bumetanide	thick ascending limb of loop of Henle	block Na^+–K^+–$2Cl^-$ channel transport	K^+ loss, H^+ & Ca^{++} secretion increase
티아지드: hydrochlorothiazide	distal convoluted tubule	block NaCl cotransport	K^+ loss, hyponatremia
알도스테론수용체길항제: spironolactone	cortical collecting duct	block Na^+ reabsorption	K^+ retention, H^+ secretion decrease

● 표 7-2-4. (이어서) 자주 사용하는 이뇨제의 특징

이뇨제 종류	작용 부위	효과	이차적인 효과
일차성나트륨통로차단제 triamterene, amiloride	cortical collecting duct	block Na^+ reabsorption	K^+ loss, H^+ secretion decrease

③ 고리 이뇨제: 저용량으로 나트륨배설 증가(natriuresis)가 일어나지 않으면 최대권장 용량에 이를 때까지 반복적으로 2배씩 증량

④ 알도스테론수용체길항제: 고칼륨혈증 발생 주의

⑤ 새로 투약 시작 2-4주 내 혈청칼륨치 확인 필요

● 표 7-2-5. 고리이뇨제의 최고 허용 용량

투여방법(mg)		Furosemide		Bumetanide	Torsemide
		주사	경구	주사 또는 경구	주사 또는 경구
만성콩팥병	GFR 20-50 mL/min	80-160	160	6	50
	GFR<20 mL/min	200	240	10	100
신증후군(정상 신기능)		120	240	3	50
간경화(정상 신기능)		40-80	80-160	1	20
울혈성 심부전(정상 신기능)		40-80	80-160	1	20

(2) 이뇨제 저항: 고리이뇨제를 최대 용량으로 사용해도 조절되지 않는 경우

① 이뇨제 병합요법: 고리이뇨제에 덧붙여서 다른 종류의 이뇨제를 사용

● 표 7-2-6. 이뇨제 병합요법(최대 용량의 고리이뇨제와 함께)

원위곱슬세관(distal convoluted tubule) 이뇨제 Metolazone: 2.5-10 mg PO daily* Hydrochlorothiazide: 25-100 mg PO daily Chlorothiazide: 500-1000 mg IV
근위세관(proximal tubule) 이뇨제 Acetazolamide: 250-375 mg daily or up to 500 mg IV
집합관 이뇨제 Spironolactone: 100-200 mg daily Amiloride: 5-10 mg daily

* Metolazone은 일반적으로 제한된 기간, 즉 3-5일 동안 투여하고 ECF volume이 목표 수준까지 감소하게 되면 주당 3회까지 횟수를 줄여야 함

② 이뇨제지속 주입법: 입원 환자에서 사용 고려

● 표 7-2-7. 고리이뇨제의 지속 주입법

이뇨제 종류	Starting bolus(mg)	주입 속도(mg/hr)		
		GFR<25 mL/min	GFR 25-75 mL/min	GFR>75 mL/min
Furosemide	40	20 → 40	10 → 20	10
Bumetanide	1	1 → 2	0.5 → 1	0.5
Torsemide	20	10 → 20	5 → 10	5

③ 초여과(ultrafiltration): 이뇨제 치료에 반응 없을 시

(3) 신증후군(nephrotic syndrome)

① 이뇨제: 고리이뇨제를 초기 치료제로 선택

② 알부민: 신증후군 환자에서의 알부민 투여는 비용도 비싸고 폐부종 유발 가능

③ 알부민(6.25 g)+루프이뇨제(40 mg): 중증의 저알부민혈증 환자에서 고려해 볼 수는 있음

4. 저나트륨혈증(Hyponatremia)

1) 정의

혈장 나트륨 농도 135 mEq/L 이하

2) 임상양상

(1) 증상: 주로 대뇌부종에 의한 신경학적 증세(두통, 오심, 구토, 권태감, 기면, 발작, 혼수 등) 증상 정도는 나트륨 농도 감소 속도와 절대 나트륨 농도 값에 따라 다름

(2) 만성: 혈장 나트륨 농도 120 mEq/L 이하가 될 때까지는 대개 무증상

(3) 급성: 이보다 높은 농도에서도 증상 올 수 있으며, 영구적인 신경학적 손상 발생 가능

3) 진단적 접근

(1) 혈장 삼투압, 요중 삼투압, 체액량, 요중 나트륨 농도(Sosm, Uosm, volume status 및 UNa)

(2) 약물 복용력(thiazide, desmopressin 등)

(3) 혈중 ADH 농도에 영향을 줄 수 있는 오심, 통증 동반 유무에 대한 자세한 병력청취

① 혈장 삼투압 증가: 고혈당, 만니톨 투여

② 혈장 삼투압 정상: 고단백 혈증, 고지질혈증, 방광 세척

③ 혈장 삼투압 감소

- 요중삼투압 감소(Uosm<100 mosm/kg)- 수분, 저장성 음식 과다 섭취
- 체액량 평가(그림 7-2-1)

- SIAD 보조 진단기준: 혈중 요산 농도＜4 mg/dL, 혈청 요소＜21.6 mg/dL, 나트륨 분획 배설(fraction excretion of Na, FENa)＞0.5%, FEurea＞55%, FE uric acid＞12%

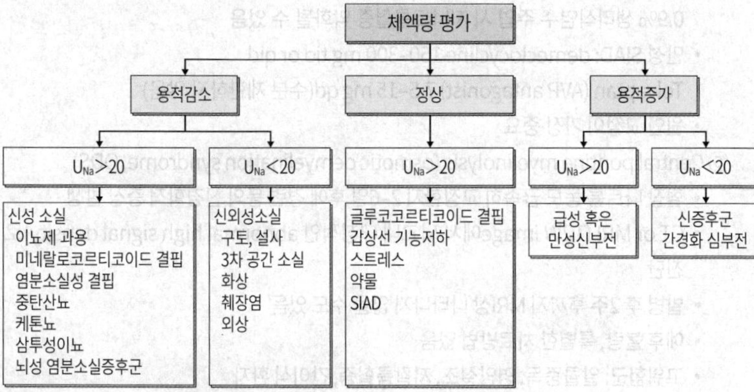

● 그림 7-2-1. **저나트륨 혈증의 진단적 접근**

4) 저나트륨혈증의 치료

(1) 원인 교정이 중요. 신경학적 증상 유무 및 정도에 따라, 응급치료 적응 여부와 치료 목표 설정

(2) 급성인지 만성인지 평가

(3) 치료에 대한 반응은 매우 예측 불허하므로 자주 모니터해야 함(2–4시간마다)

① Total sodium deficit (desired Na^+ = 125 mEq/L로함)

- 남성: (desired Na^+ - measured Na^+)×0.6×Bwt
- 여성: (desired Na^+ - measured Na^+)×0.5×Bwt

② 교정 속도: 매우 중요. 저나트륨혈증이 오래 지속된 경우, 노인 경우 특히 주의

- 급성, 신경학적 증상을 동반하는 저나트륨혈증
  A. 교정 속도: 1–2 mEq/L/hr 이하, 첫 24시간 동안 12 mEq/L 이하
- 만성, 신경학적 증상을 동반하지 않는 저나트륨혈증
  교정 속도: 첫 24시간 동안 8–10 mEq/L 이하, 첫 48시간 동안 18 mEq/L 이하
  * 교정 속도가 빠르면 치명적인 central pontine myelinolysis가 발생함
- 과교정 시 re-lowering: 5DW나 desmopressin 으로 조정

③ 교정 시 사용할 수액제제

- Euvolemia or hypervolemia: 3% NaCl (Na^+= 513 mEq/L)

- Hypovolemia: 0.9% NaCl (Na × = 154 mEq/L), 0.45% NaCl

④ 부적절항이뇨증후군(syndrome of inappropriate antidiuresis, SIAD)의 치료
- 수분제한: 800–1,000 mL/day
- 빠른 교정이 필요할 때는 3% NaCl을 사용
  0.9% 생리식염수 주입 시 저나트륨혈증 악화될 수 있음
- 만성 SIAD: demeclocycline 150–300 mg tid or qid
  Tolvaptan (AVP antagonist) 7.5–15 mg qd(수분 제한하지 않음)
- 원인 교정이 가장 중요

⑤ Central pontine myelinolysis (osmotic demyelination syndrome, ODS)
- 혈장 나트륨 농도 급속히 교정한지 2–6일 후에 경련 등의 신경학적 증상 발생
- CT or MRI (T2W image에서 뇌교내 대칭적인 abnormal high signal density)로 진단
- 발병 후 2주 후까지 MRI상 나타나지 않을 수도 있음
- 예후 불량, 특별한 치료방법 없음
- 고위험군: 알콜중독, 영양실조, 저칼륨혈증, 간이식 환자

증례

저나트륨혈증 치료의 예

75세 여자, 기면, 혼란, 피부 긴장도 감소로 내원. 최근 혈압 조절이 잘 되지 않아 chlorthalidone 12.5 mg를 추가 처방받았다고 함. 평소 체중이 60 kg였고, 혈압은 80/60 mmHg이며, plasma Na^+=108 mEq/L이었음

- 환자의 Na+ deficit=0.5* × 60 × (120† –108) = 360 mEq
  - * 0.6 in male
  - † 안전한 속도로 plasma Na^+ 올리기 위한 임의의 값
- 신경학적 증상이 있고 중증 저나트륨혈증에 해당하므로 적극적인 치료 적응증이 됨
- 3% NaCl은 513 mEq/L의 Na^+을 함유하므로, plasma Na^+ 120 mEq/L 일단 올리기 위해서는 700 mL의 3% NaCl 용액 투여 필요함
- 투여 속도는 2–4시간마다 확인되는 Na 교정 속도에 맞추어 가감하되, 너무 빨리 교정되면 5DW를 통해 plasma Na^+을 relowering 시켜 ODS를 예방하는 것이 중요함
- 교정 속도: 1-2 mEq/L/hr 이하, 첫 24시간 동안 12 mEq/L 이하
- Plasma Na^+ 120 mEq/L 도달 이후 target plasma Na^+ 재설정하여 수액 종류 및 속도 결정
- 아울러, 향후 티아지드 계열의 이뇨제 재투약은 가능한 한 피하는 것이 좋겠음

5. 고나트륨혈증(Hypernatremia)

1) 정의

혈장 나트륨 농도 145 mEq/L 초과

2) 임상양상

(1) 뇌세포 용적의 감소에 의한 신경학적 증상(기면, 발작, 혼수 등)

(2) 발병속도에 비례하여 증상이 심하게 나타남

(3) 혈장 나트륨 농도 160 mEq/L 이상으로 상승하는 경우 사망률 높음

3) 진단적 접근

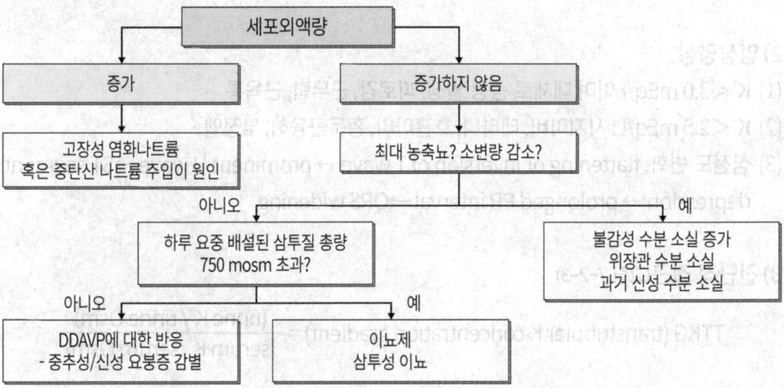

● 그림 7-2-2. 고나트륨혈증의 진단적 접근

4) 치료

(1) 혈청 나트륨 교정치는 최대 0.5 mEq/L/hr, 최대 10 mEq/L 목표로

(2) 48시간이나 72시간에 걸쳐 교정이 되는 것이 바람직

(3) 경구나 비강 영양관을 통해 이루어지는 것이 안전

(4) 경우에 따라 5% 포도당 또는 0.45% 식염수로 교정할 수 있음

$$\text{수분 결핍량} = \frac{(\text{혈장}Na^{+}-140)\times TBW}{140}$$

(5) 교정 시 사용할 수액제제

① Hypovolemia: isotonic saline euvolemia 회복시킨 후 hyperosmolality를 치료 → 이후 0.45% saline 또는 5% dextrose로 남아 있는 free water deficit를 보충

② Euvolemia: water ingestion 또는 5% dextrose iv 소변으로 excess sodium 배설 유도

③ Hypervolemia

- 5% dextrose 수액으로 hyperosmolality를 낮춤
- 고리이뇨제: natriuresis를 유도하여 total body sodium을 낮춤
- 혈액 투석: 중증의 신장질환 시 고려 가능

6. 저칼륨혈증(Hypokalemia)

1) 정의

혈장 칼륨 농도 3.5 mEq/L 미만

2) 임상양상

(1) K^+<3.0 mEq/L이며 대체로 증상 발생: 피로감, 근무력, 근육통

(2) K^+<2.5 mEq/L: 사지마비, 테타니, 호흡마비, 횡문근융해, 부정맥

(3) 심전도 변화: flattening or inversion of T wave → prominent U wave →ST segment depression → prolonged PR interval →QRS widening

3) 진단적 접근(그림 7-2-3)

$$\text{TTKG (transtubular K concentration gradient)} = \frac{(\text{urine } K^+/\text{ urine Osm})}{(\text{serum } K^+/\text{serum Osm})}$$

(1) 피질집합관에서 K^+의 분비 과정, 즉 aldosterone의 작용 정도를 반영

(2) TTKG>4는 혈장 K^+에 비해 피질 집합관 내강(cortical collecting duct lumen)의 K^+가 높다는 의미, 즉 K^+ 배설 증가에 의한 손실을 의미

(3) TTKG>7: aldosterone effect(+), TTKG<2–3: aldosterone effect(–)

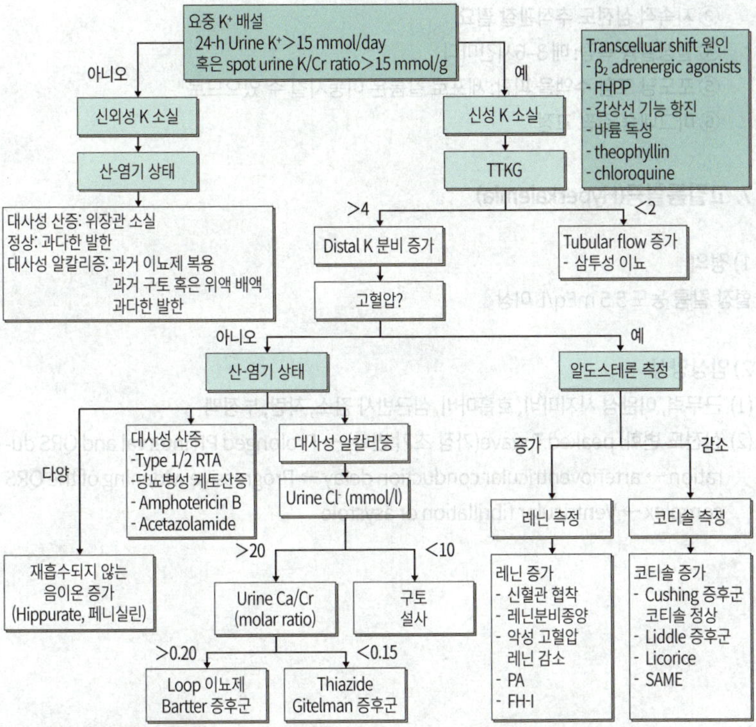

● **그림 7-2-3. 저칼륨혈증의 진단적 접근**

FHPP, familial hypokalemic periodic paralysis; PA, primary aldosteronism; FH-1, familial hyperaldosteronism type I; SAME, syndrome of apparent mineralocorticoid excess.

4) 치료

(1) 경구치료

① 혈청 K^+ 1 mEq/L 감소는 체내 전체 200–400 mEq 결핍을 의미

② 예방적 목적으로는 하루 20 mEq 정도의 경구제제로 충분

③ 치료 목적으로는 하루 40–100 mEq 정도의 경구 복용(K-contin: 8 mEq/정)

④ Dietary potassium은 거의 대부분 phosphate와 결합하기 때문에 이뇨제나 구토에 의한 chloride 결핍과 연관된 칼륨 소실을 교정하기에는 충분하지 않음

(2) 정맥수액 치료

① 말초 정맥주사: 최대 40 mEq/L 농도, 10 mEq/hr 속도로 투여 가능

② 중심정맥도관: 최대 20 mEq/hr 속도로 가능

③ 지속적 심전도 추적관찰 필요
④ 혈청칼륨 측정: 매 3–6시간마다
⑤ 포도당 포함 수액을 피함: 세포로 칼륨은 이동시킬 수 있으므로
⑥ 마그네슘 결핍 교정

7. 고칼륨혈증(Hyperkalemia)

1) 정의

혈장 칼륨 농도 5.5 mEq/L 이상

2) 임상양상

(1) 근무력, 이완성 사지마비, 호흡마비, 심근반사 감소, 착란, 부정맥
(2) 심전도 변화: peaked T wave(가장 초기 변화) → Prolonged PR interval and QRS duration → arterioventricular conduction delay → Progressive widening of the QRS complex → Ventricular fibrillation or asystole

3) 진단적 접근

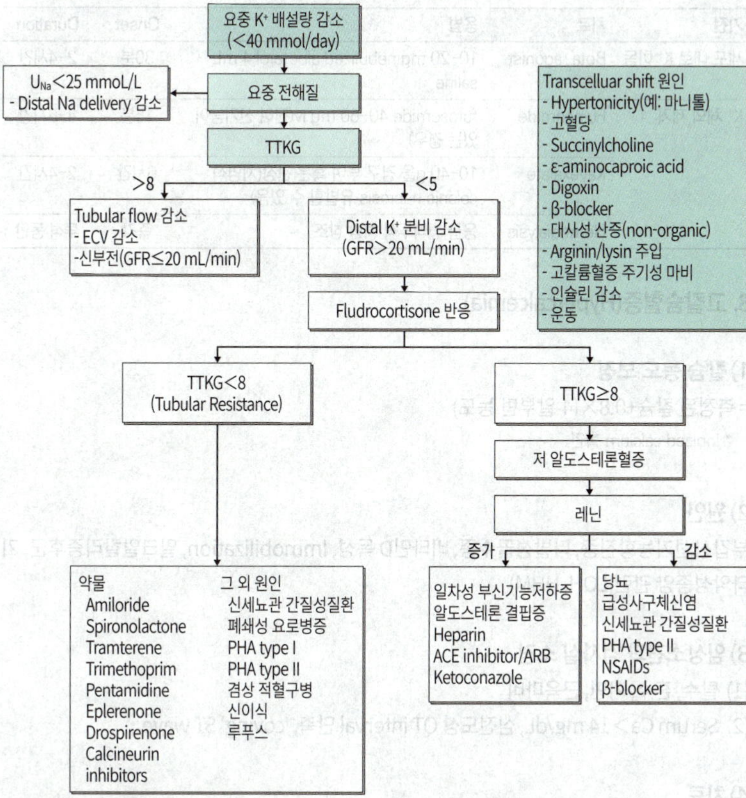

● **그림 7-2-4. 고칼륨혈증의 진단적 접근**

* Pseudohyperkalemia: hemolysis, thrombocytosis, leukocytosis

4) 치료

● **표 7-2-8. 고칼륨혈증의 응급치료**

기전	치료	용법	Onset	Duration
막 전위 안정화	칼슘	10% calcium gluconate10 mL를 10분에 걸쳐 정주, 필요하면 5분 안에 반복투여	1-3분	30-60분
세포 내로 K+ 이동	인슐린	속효성 insulin과 50% 포도당 동시 투여 (10u RI+50% DW 50 cc)	30분	4-6시간

● 표 7-2-8. (이어서) 고칼륨혈증의 응급치료

기전	치료	용법	Onset	Duration
세포 내로 K^+ 이동	$Beta_2$ agonist	10-20 mg nebulized albuterol 4 mL saline	30분	2-4시간
K^+ 체외 제거	Furosemide	furosemide 40-60 mg iv(잔여 신기능이 있는 경우)	15분	4-6시간
	Kayexalate	10-40 g을 경구 투여 혹은 관장(치명적 colonic necrosis 유발할 수 있음)	6시간	2-4시간
	Hemodialysis	응급 혈액투석 처방 참조	즉각	투석 동안

8. 고칼슘혈증(Hypercalcemia)

1) 칼슘 농도 보정

= 측정된 칼슘+0.8×(4-알부민 농도)

* ionized calcium 확인

2) 원인

부갑상선기능항진증, 다발성골수종, 비타민D 독성, Immobilization, 밀크알칼리증후군, 기타악성종양 관련(LOH, HHM)

3) 임상소견과 검사실 소견

(1) 탈수, 혼수, 기면, 근육마비

(2) Serum Ca＞14 mg/dL, 심전도상 QT interval 단축, 'coving' ST wave

4) 치료

(1) Saline diuresis: 0.9% N/S 1L IV for 1 hour, then 100–200 mL/hr(소변량 확인)

(2) Furosemide 40–60 mg IV q 4–6 hours: 반드시 hydration된 상태에서 투여

(3) Bone의 calcium mobilization이 원인인 경우

① 악성종양 혹은 중증 부갑상선기능항진증: bisphosphonate 치료

- Zolendronic acid 4 mg IV over ~30 min
- Pamidronate 60–90 mg IV over 2–4 hours
- Ibandronate 2 mg IV over 2 hours

② 1-3일 이내로 치료효과, 고칼슘혈증 재발하면 반복적 투여 필요할 수 있음

③ Denosumab 120 mg SC: bisphosphonate 효과 없을 때 시도 고려

④ 드문 경우 투석 치료가 필요할 수 있음

(4) $1,25(OH)_2$ mediated hypercalcemia의 경우

IV hydrocortisone (100–300 mg daily) 또는 oral prednisolone (40–60 mg daily) for 3–7 days

9. 저칼슘혈증(Hypocalcemia)

1) 원인

저알부민혈증, 다량의 수혈, 급성 췌장염, 저마그네슘혈증, 부갑상선절제술 후, 비타민D 결핍, 중증 조직 손상

2) 임상소견과 검사실 소견

(1) 테타니(carpopedal spasm, laryngeal muscle spasm with stridor, muscle cramps, seizure)
(2) Chvostek's sign, Trousseau's sign
(3) 심전도상 QT prolongation 및 ST lengthening

3) 치료

(1) 증상을 동반한 급성저칼슘혈증 치료
10% calcium gluconate 20 mL IV for 10 min 투여 후, 10% calcium gluconate 60 mL+5 D/W 100 mL IV over 6 hours
(2) 저마그네슘혈증 동반 시 함께 교정
Magnesium sulfate 1g IV tid for 3–5 days (2 g/hr 이하로 투여)
(3) 부갑상선기능저하증에 의한 만성저칼슘혈증 치료
① Calcium supplement (1,000–1,500 mg/d elemental calcium in divided doses)
VitD$_2$ or D$_3$ (25,000-100,000 U daily) 혹은 calcitriol
다른 vitD metabolites (dihydrotacysterol, alfacalcidol) 가끔 쓰임
② Nutritional VitD 결핍: vitamin D (50,000 U, 2–3 times per week for several months)
흡수 장애에 의한 VitD 결핍: Vit D 100,000 U/d 이상 필요할 수 있음

II 산염기평형장애

1. 산염기장애 진단과정

(1) 기저질환 파악
(2) ABGA & 전해질 검사

(3) 산염기장애 & 보상 규칙 이해하기
(4) 복합장애 유무 판단

1) 기저질환 확인

산염기장애 진단 시 우선적으로 확인해야 할 사항은 기저질환. 기저질환을 알아야 산염기장애 종류를 쉽게 파악할 수 있기 때문

(1) 대사산증: 신부전증 & 세뇨관질환, 감염증(패혈증), 당뇨병, 약물중독, 설사
(2) 대사알칼리증: 구토, 일차성 알도스테론혈증
(3) 호흡성 산증: COPD, 천식
(4) 호흡성 알칼리증: 과호흡, salicylate 중독

2) 동맥혈 가스검사(ABGA) 및 전해질 검사

(1) 정상 동맥혈 가스검사
① 산염기 진단에 필수적인 검사법
② ABGA를 통해 pH, $PaCO_2$, HCO_3^-를 측정

● 표 7-2-9. 정상 동맥혈 검사소견

	정상 동맥혈 가스검사		
	pH	HCO_3^-	PCO_2
동맥혈	7.356–7.45	24	40

(2) 동맥혈 가스검사 시 주의사항
① 채혈한 동맥혈이 공기에 노출되는 것을 피함 → CO_2가 소실됨
② 실온 보관 금지 → 혈구세포가 anaerobic glycolysis를 일으켜 organic acid가 생생되어 pH, HCO_3^- 감소
③ 동맥혈내 공기방울 생성 금지 → PO_2는 증가, PCO_2는 감소
④ 과도한 헤파린 사용 금지 → 혈액 용적의 5% 이하로 사용
(3) ABGA 검사의 정확성은 어떻게 판단하나?
ABGA가 정확히 이루어지면 표 7-2-10과 같이 정해진 pH 값에 해당하는 H^+값이 헨더슨-하셀바하 공식에 의거하여 PCO_2, HCO_3^- 값과 일치해야 함

● **표 7-2-10. ABGA 검사의 정확도 판단**

pH값과 H^+ 농도가 일치해야 적절한 검사이다.

$$[H^+]=24\times\frac{PCO_2}{HCO_3^-}$$

PH	[H+], nmol/L
7.80	16
7.70	20
7.60	26
7.50	32
7.40	40
7.30	50
7.20	63
7.10	80
7.00	100
6.90	125
6.80	160

(4) Total CO_2 content = $[HCO_3^-] + [CO_2]_{dis} + H_2CO_3$

① 혈액 중탄산염을 측정하는 방법에는 헨더슨 공식을 이용하여 간접적으로 구하거나 직접 이산화탄소분압을 측정하는 방법이 있음

② Total CO_2 content를 구하는 과정에서 H_2CO_3 농도는 매우 작으므로 생략될 수 있음

$[HCO_3^-]$ = total CO_2 content – $0.03P_{CO2}$

(5) 동맥혈 가스검사 외에 필요한 전해질검사

① 혈액검사: Na, K, Cl, Glucose, BUN, Albumin, Osmolarity

② 요검사: Na, K, Cl

3) 산염기장애 & 보상규칙 이해

(1) 산염기장애 진단 시 유의점

① 먼저 환자의 기저질환으로 대사성인지, 호흡성인지를 구분

② pH로 산증, 알칼리증을 구별

③ HCO_3^-와 PCO_2로 각 장애에서 보상 정도가 적절하게 이루어졌는지 계산

④ 이때 $PaCO_2$는 40, HCO_3^-는 24를 정상 값으로 함

(2) 산염기장애 보상규칙

예를 들어 대사산증 시에 HCO_3^-가 14라고 가정하면 정상치 24에서 10이 감소했으므로 $PaCO_2$는 10×1.25로 12.5로 정상치인 40에서 12.5가 감소, 즉 27.5가 되어야 정확한 보상이 이루어 졌으므로 진단명은 metabolic acidosis (with fully respiratory compensation)이 되는 것임. 만약에 $PaCO_2$가 27.5보다 높다면 이는 충분한 보상이 이루어지지 않았으므로 metabolic acidosis에 respiratory acidosis가 동반되었다고 진단하게 됨. 반대로 27.5보다 더 많이 감소하였으면 보상이 과다하게 이루어졌으므로 진단은 metabolic acidosis에 respiratory alkalosis가 동반되었다고 진단하게 됨

● 표 7-2-11. 산염기보상반응의 규칙

	일차 장애	보상	정도
metabolic acidosis	HCO_3^- ↓	PCO_2 ↓	1.25
metabolic alkalosis	HCO_3^- ↑	PCO_2 ↑	0.75
respiratory acidosis	PCO_2 ↑	HCO_3^- ↑	0.4
respiratory alkalosis	PCO_2 ↓	HCO_3^- ↓	0.4
respiratory acidosis acute	PCO_2 ↑	HCO_3^- ↑	0.1
respiratory alkalosis acute	PCO_2 ↓	HCO_3^- ↓	0.2

(3) 대사산증을 쉽게 계산할 수 있는 팁

ABGA: pH 7.30, HCO_3^-, <24, PCO_2 ?

pH의 소수점 이하 숫자
PCO_2값과 동일: metabolic acidosis (with fully respiratory compensation)
더 크다: metabolic acidosis respiratory acidosis
더 작다: metabolic acidosis respiratory alkalosis

단 pH가 7.15 이상에서만 유효

(4) 중복 산염기장애 예제

● 표 7-2-12. 중복 산염기장애 예제

1. 대사산증-호흡성 알칼리증
고음이온차성 대사산증, 예측치보다 낮은 $PaCO_2$ 임상상황: 젖산산증, 중환자실의 패혈증 예: Na^+ 140, K^+ 4.0, Cl^- 106, HCO_3^- 14, AG 20, $PaCO_2$ 24, pH 7.39
2. 대사산증-호흡성 산증
고음이온차성 대사산증, 예측치보다 높은 $PaCO_2$ 임상상황: 심한 폐렴, 폐부종 예: Na^+ 140, K^+ 4.0, Cl^- 102, HCO_3^- 18, AG 20, $PaCO_2$ 38, pH 7.30
3. 대사알칼리증-호흡성 알칼리증
예측만큼 증가하지 않는 $PaCO_2$, 예측보다 높은 pH 임상상황: 간질환, 이뇨제 예: Na^+ 140, K^+ 4.0, Cl^- 91, HCO_3^- 33, AG 16, $PaCO_2$ 38, pH 7.55

● 표 7-2-12. (이어서) 중복 산염기장애 예제

4. 대사알칼리증-호흡성 산증
예측보다 높은 $PaCO_2$, 정상 pH 임상상황: 이뇨제를 사용 중인 만성폐쇄성폐질환 예: Na^+ 140, K^+ 3.5, Cl^- 88, HCO_3^- 42, AG 10, $PaCO_2$ 67, pH 7.42

2. 대사산증

1) 대사산증의 감별진단 과정

● 표 7-2-13. 대사산증 감별진단 과정

Diagnostic Indices of Metabolic Acidosis
• Clinical setting: most important
• Serum anion gap (AG)
• Serum osmolar gap (OG)
• $\Delta AG/\Delta HCO_3^-$ ratio
• Urine H^+ (ammonium) excretion – urine net charge (anion gap) (UAG) – urine osmolar gap (UOG)

(1) Serum anion gap (AG)

① 혈청음이온 간격(AG)은 대사산증 장애에서 감별진단을 하기 위한 첫 단계임. 체내의 모든 양이온의 합과 음이온의 합은 같으며 이는 대표적인 양이온인 Na와 나머지 양이온(unmeasured cation, UC)의 합은 대표적인 음이온 Cl와 HCO_3, 그리고 나머지 음이온(unmeasured anion, UA)의 합과 같음. 이를 수식으로 표현하면

$$Na^+ + UC = Cl^- + HCO_3^- + UA$$

$$UA - UC\ (= \text{Anion gap}) = Na^+ - (Cl^- + HCO_3^-)$$

② 즉 Serum AG = Na-(Cl+HCO_3)으로 정상 값은 8–10 mmol/L임. 그런데 AG는 음이온인 plasma albumin에 따라 영향을 받는데 알부민치가 정상(4.5)에서 1 감소 시마다 2.5 감소하게 되므로 실제적으로 감소분을 보전해주기 위해 2.5를 더해주어야 함

$$\text{Corrected AG} = \text{measured AG} + 2.5 \times (4.5 - \text{measured albumin})$$

③ 대사산증의 원인 질환들은 AG에 따라 high AG과 normal AG 2가지로 나뉨

- 대사산증 중에서 측정되지 않는 ketoacid, lactate 등의 endogenous anion이나 methanol 등의 exogenous anion이 있는 경우에는 AG이 증가됨
- Renal tubular acidosis (RTA), diarhhea 등은 AG이 증가되지 않음

- AG을 구하면 대사산증의 원인들을 2가지로 크게 구분할 수 있음(표 7-2-14)

(2) High AG 시에 감별진단 과정

High AG metabolic acidosis로 판정되면 다음 단계의 감별진단 과정은 serum osmolar gap임. serum osmolarity는 직접 측정하거나 $2Na^{+}$+glucose/18+BUN/2.8로 계산할 수 있음. 그런데 alcoholic ketoacidosis, ethylene glycol, methanol 등에 의한 외부에서 osmolarity를 증가시키는 물질들이 유입되는 경우에는 측정값과 계산값에 차이가 나게 됨. 이를 osmolar gap이라 하며 15–20 mosm/L 이상인 경우에 양성으로 진단함

- Serum osmolar gap (OG)

$$\text{Measured Osm} = 2Na + \frac{\text{Glucose}}{18} + \frac{\text{BUN}}{2.8} + \text{unmeasured Osm}$$

$$\text{Calculated Osm} = 2Na^{+} + \frac{\text{Glucose}}{18} + \frac{\text{BUN}}{2.8}$$

OG = Unmeasured Osm (≤10 mOsm/kg)

- 15–20 mOsm/L 이상 시에 외부에서 고삼투압성 물질 유입 의미
- Mannitol
- Alcohols (ethanol, ethylene glycol, methanol)

● **표 7-2-14. High AG과 normal AG 원인질환**

증가	정상
• Lactic acidosis • Ketoacidosis–diabetic, alcoholic • Renal failure • Toxin – Ethylene glycol – Salicylate – Methanol	• GI HCO_3^- loss – diarrhea • RTA I, II, IV • K sparing drug – Spironolactone – ACEI – ARB

- High AG metabolic acidosis에 다른 대사성 산염기장애가 중복되어 있는 경우 감별 포인트

  혈청 △AG/△HCO_3^-를 측정하여 아래 같이 동반 대사성 산염기장애를 감별

● **표 7-2-15. High AG과 중복장애 판단**

High AG 시에 복합 산-염기 장애 동반 구별법	
혈청 $\triangle AG/\triangle HCO_3^-$ $\triangle AG$ =Measured−Normal AG (10) $\triangle HCO_3^-$ =Normal (24) - Measured HCO_3^-	
혈청 $\triangle AG/\triangle HCO_3^-$	
Delta ratio	**Metabolic disorder**
Less than expected range<1	High anion gap + normal anion gap metabolic acidosis **Diarrhea 동반**
Within expected range 1−2	High anion gap acidosis only
Higher than expected range>2	High anion gap acidosis+metabolic alkalosis **Vomiting 동반**

(3) Normal anion gap metabolic acidosis 감별과정

① RTA, diarrhea 등과 같은 AG이 정상인 대사산증 감별진단을 위해서는 신세뇨관에서 암모늄(NH_4^+) 배설 유무를 확인하는 과정이 필요. 암모늄이 신세뇨관에서 정상적으로 배설하기 위해서는 신세뇨관에서 H 이온이 배설될 수 있어야 가능

② 요 암모늄 배설 검사를 확인하는 방법은 아래와 같이 urine anion gap과 urine osmolar gap이 있음. 요 암모늄 배설이 일어나면 urine anion gap은 음의 값을 나타내며 urine osmolar gap은 200 mosm/L 이상임. 이 경우의 AG 정상인 대사산증에는 diarrhea와 RTA 중에 신세뇨관에서 H 이온 배설이 가능한 proximal RTA (type II) 가 있음. 반대의 경우에는 distal RTA (type I) & type IV RTA가 있음

- Urine net charge (anion gap): U_{AG}

  $Na^+ + K^+ + NH_4^+ = Cl^- + A^-$

  $NH_4^+ = -[Na^+ + K^+ - Cl^-] + A^- (< 0\ mmol/L)$

- Urine osmolar gap: U_{OG}

  Measured Osm $= 2[Na^+ + K^+ + NH^{4+}] + Urea + Glucose$

  Calculated Osm $= 2[Na^+ + K^+] + Urea + Glucose$

Osmolar gap = $2[NH_4^+]$(>200 mmol/L)

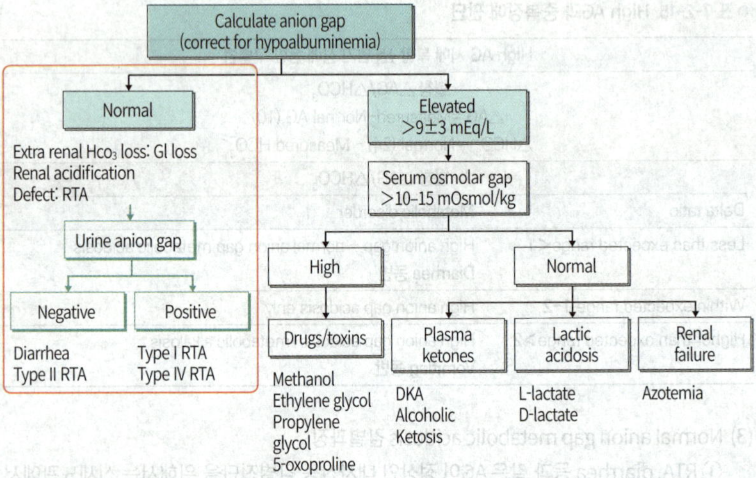

● **그림 7-2-5. Normal AG 감별진단**

2) 대사산증의 치료

(1) 급성대사산증의 치료

● **표 7-2-16. 급성대사산증의 치료**

1. 케톤산증 환자에서는 다음의 경우 base 투여를 고려
   1) 산혈증이 심할 때(pH<7.0)
   2) Cardiovascular compromise 소견이 보일 때
   3) Insulin과 수액으로는 산혈증을 빠르게 호전시키기 어려울 때
   : 혈액 pH 7.2를 목표로 하고 주의깊은 모니터링을 시행

2. 젖산산증 환자에서는 다음의 경우 base 투여를 고려
   1) Cardiovascular compromise 소견이 있는 환자의 혈액 pH<7.0인 경우
   : 혈액 pH 7.2, HCO_3^- 12를 목표로 하되 주의깊은 모니터링 필요

3. 케톤산증 혹은 젖산산증 환자에서 목표치에 필요한 base를 최소한의 양으로 투여
   1) 다음의 공식을 이용하여 목표치까지 혈청 HCO_3^- 농도를 올리는데 필요한 base의 양을 추정
   Bicarbonate requirement = desired $[HCO_3^-]$ − $[HCO_3^-]$×HCO_3^- space $[HCO_3^-$ space = {0.4+(2.6/$[HCO_3^-]$)}×body weight]

4. sodium bicarbonate를 줄 때 등장성 용액(isotonic solution)으로써 투여
   1) 초기 용량은 ≤1-2 mEq/kg body weight로 제한

5. CO_2 retention이 있는 환자에서는 일시적인 alveolar ventilation을 고려
   1) Barotrauma 발생 가능성을 모니터링

● 표 7-2-16. (이어서) 급성대사산증의 치료

6. 산염기 상태를 매우 주의깊게 모니터링
   1) Central 혹은 mixed venous acid-base data 측정도 포함
   2) 특히 중증의 circulatory failure 환자 대상일 때

7. 신기능 장애 혹은 체액 과다소견이 보이는 환자에서는 hemofiltration 혹은 dialysis 이용을 고려

8. CO_2 retention이 있지만 정상 신기능인 환자에서는 THAM 투여를 고려
   (THAM = tris-hydroxymethyl aminomethane)

9. 고염소성 산증 환자에서는 혈액 pH<7.1일 때 base 투여를 고려
   1) 혈액 pH 7.2를 목표로 하되 주의깊은 모니터링 필요
   2) Amount of HCO_3^- = (25-[HCO_3^-])×weight (kg)/2
   3) Type 4 RTA에서는 저칼륨식이, 티아지드(thiazide) 혹은 고리작용이뇨제(lood diuretics) 또는 sodium polystyrene sulfonate으로 고칼륨혈증을 치료하는 것이 bicarbonate 사용 없이도 urinary acidification을 개선시키는 데 도움

(2) 만성대사산증의 치료

CKD 환자들에서는 1 mEq HCO_3^-/kg/day의 $NaHCO_3$를 투여하여 serum HCO_3^-를 20-22 mmol/L로 유지하도록 권고됨

● 표 7-2-17. 만성 대사산증의 치료

1. Base 투여
   1) Oral bicarbonate: 정상 신기능 혹은 투석 안 하는 CKD 환자에서 투여 가능
   2) Sodium citrate (Shohl's solution): CO_2 발생으로 인한 복부 불쾌감을 호소하는 환자에서 투여
   3) Potassium citrate: 저칼륨혈증이 동반된 환자에서 투여
   : Base therapy는 기존의 고혈압을 악화시키고 체액 과다를 일으킬 수 있으므로 주의깊은 관찰이 필요

2. Mineralocorticoid 치료
   1) Hyporeninemic 상태인 환자에서 만성대사산증 치료 시 사용
   2) 기존의 고혈압 환자에서는 주의가 필요 → 대신, diuretics 혹은 sodium polystyrene sulfonate (Kayexalate)로 조절 가능

3. 투석 환자에서의 만성대사산증 치료
   1) 높은 농도의 HCO_3^-를 가진 투석액(~40 mmol/L)을 사용하면 대개 충분
   2) 복막 투석 환자에서 고농도의 base를 가진 투석액을 사용

3. 대사알칼리증

1) 정의와 특징

(1) 혈장 중 탄산염의 증가가 일차적인 상황임

(2) 일반적으로 대사 산증에 비해 호흡성 보상이 효과적으로 이루어지지는 않음

2) 구분

● 표 7-2-18. 대사알칼리증의 원인

신장성 원인	비신장성 원인	기타 원인
• 고리작용이뇨제 • 원위세관작용이뇨제 • 염소 반응 저염소성 알칼리증 (urine Cl<20 mEq/L) • Posthypercapnic status • 염소 비반응 저염소성 알칼리증 (urine Cl>20 mEq/L) • 바터증후군, Gitleman 증후군 • 염소 비반응 세포외 팽창을 동반한 알칼리증(urine Cl>20 mEq/L) • 고알도스테론증(일차성 및 이차성) • Liddle 증후군	• 염소 반응 저염소성 알칼리증 (urine Cl<20 mEq/L) 구토 코위흡인 염산염설사 융모샘종 • 염소 비반응 알칼리증 중탄산염나트륨 아세트산염 구연산염 젖산염	• 과도한 non-reabsorbable anion • 배설 • 저단백혈증

3) 대사알칼리증의 치료

(1) 염소반응성 환자: 중탄산염의 소변 배설을 증가시킴

(2) 염소비반응성 환자: 칼륨을 보충하거나 나트륨의 재흡수를 억제시킴

(3) 중증의 경우, 혈액투석을 고려해 볼 수 있음

● 표 7-2-19. 대사알칼리증의 치료

1. 염소 반응성 알칼리증 1) 경도 내지 중등도 알칼리증: 염분 섭취를 자유롭게 하면서 염화칼륨 투여 2) 칼륨 부족 예측: 혈청 칼륨 1 mEq/L 감소 시마다 적어도 100 mEq 부족(칼륨이 정상화되지 않으면 알칼리증의 완벽한 교정이 어려움)
2. Acetazolamide 투여 1) 체액 팽창이 있는 알칼리증에서 조심스럽게 사용을 고려해 볼 수 있음 2) 신부전이 없다면 250-500 mg q 8 hours IV 3) 칼륨 소실 가능성이 높으므로 신기능과 전해질 모니터링 필요
3. 염소 비반응성 알칼리증 1) 경구 spironolactone 25 mg부터 시작 2) 경구 amiloride 5 mg부터 시작 3) Indomethacin - 바터증후군 환자에서 prostaglandin E2를 방해하여 thick ascending limb에서 Na-Cl 재흡수를 가능하게 함 4) 염화칼륨, 칼륨보존이뇨제 및 마그네슘(필요시) 병용: Gitelman 증후군 및 바터증후군에서 가장 효과적

4. 호흡성 산증

1) 원인

(1) CO_2 narcosis: PCO_2가 60 mmHg 이상인 경우 신경학적 증상이 나타날 수 있음

(2) 원인호흡기질환, 호흡중추의 기능 저하 및 호흡 근육피로 등을 일으키는 질환에서 발생

2) 호흡성 산증의 치료

(1) 기저질환의 치료와 적절한 환기가 중요

(2) Antidote (flumazenil 또는 naloxone) 사용: 호흡성 산증의 원인이 benzodiazepine이나 narcotic에 의한 것이라면 사용을 고려

(3) 기타 치료법: inhaled bronchodilators, steroids, antiboitics 그리고 ventilator support를 원인에 따라 사용

(4) Nutrition support 관련 문제: 산증을 더 악화시킬 수 있는 overfeeding은 피함

5. 호흡성 알칼리증

1) 원인

(1) 폐포내 과도환기가 주된 기전

(2) 호흡기질환, 심부전증 등에 의한 저산소증, 호흡중추의 직접적인 자극, 불안 및 salicylate 등의 약물 등에 의해 발생할 수 있음

(3) 고도순응: 높은 고도에 갑작스러운 노출은 저산소증 유도 과호흡을 일으킴 → 보상작용은 적어도 수일이 걸리며 과호흡의 점진적인 증가, PCO_2 감소, PO_2의 증가가 일어남

2) 호흡성 알칼리증의 치료

(1) 기저질환 치료가 중요: supplemental oxygen 또는 원인 약물의 중단

(2) Acetate salts 혹은 기타 HCO_3^- precursor는 회피

03 급성신장손상

Summary

- 급성신장손상은 혈청 크레아티닌의 상승 또는 요량의 저하로 정의됨
- 급성신장손상은 신전성, 내인성, 신후성 신장손상으로 분류됨
- 급성신장손상은 원인식별이 중요하며, 유발 원인인자 제거가 치료의 핵심임
- 급성신장손상의 치료에 반응이 없을 경우 투석치료를 고려할 수도 있음

I 정의

신장의 여과 및 배설능력이 수일에서 수주간 저하되어 신장에서 정상적으로 제거되는 노폐물이 축적되는 것

● 표 7-3-1. Criteria for acute kidney injury

	RIFLE	AKIN	KDIGO
Diagnostic criteria*			
		Increase in serum creatinine of ≥0.3 mg/dL or ≥50% within 48 hours OR Urine output of <0.5 mL/kg/hour for >6 hours	Increase in serum creatinine of ≥0.3 mg/dL within 48 hours or ≥50% within 7 days OR Urine output of <0.5 mL/kg/hour for >6 hours
Staging criteria			
Risk (RIFLE) or stage 1 (AKIN/KDIGO)	Increase in serum creatinine to 1.5 times baseline or Urine output of <0.5 mL/kg/hour for 6 to 12 hours	Increase in serum creatinine of ≥0.3 mg/dL or to 150 to 200% baseline OR Urine output of <0.5 mL/kg/hour for 6 to 12 hours	Increase in serum creatinine of ≥0.3 mg/dL or 1.5 to 1.9 times baseline OR Urine output of <0.5 mL/kg/hour for 6 to 12 hours

● 표 7-3-1. (이어서) Criteria for acute kidney injury

Staging criteria			
Injury (RIFLE) or stage 2 (AKIN/KDIGO)	Increase in serum creatinine to 2 times baseline or Urine output of <0.5 mL/kg/hour for 12 to 24 hours	Increase in serum creatinine to 200 to 300% baseline or Urine output of <0.5 mL/kg/hour for 12 to 24 hours	Increase in serum creatinine to 2 to 2.9 times baseline or Urine output of <0.5 mL/kg/hour for 12 to 24 hours
Loss (RIFLE)	Need for kidney replacement therapy for >4 weeks		
End stage (RIFLE)	Need for kidney replacement therapy for >3 months		

RIFLE, risk, injury, failure, loss, ESKD; AKIN, Acute Kidney Injury Network; KDIGO, Kidney Disease: Improving Global Outcomes; ESKD, end-stage kidney disease.
* AKIN and KDIGO provided both diagnostic and staging criteria. RIFLE provided a graded definition of AKI that is implicit in the staging criteria.
In patients <18 years, stage 3 AKI is also defined by KDIGO as a decrease in estimated glomerular filtration rate (eGFR) to <35 mL/min/1.73 m^2.

II 분류

1. Prerenal Azotemia: 가장 흔함

신실질의 손상 없이 신혈류의 감소로 발생

2. Intrinsic Renal Azotemia: 신실질의 직접적인 손상으로 발생

3. Postrenal Azotemia: 소변 배설의 차단으로 인해 발생

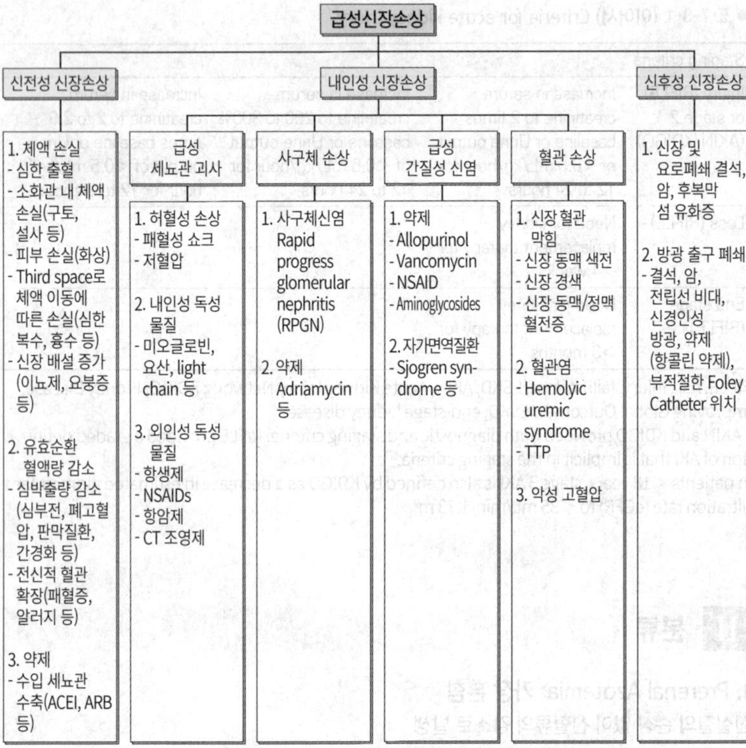
급성신장손상
신전성 신장손상
내인성 신장손상
신후성 신장손상
1. 체액 손실
- 심한 출혈
- 소화관 내 체액 손실(구토, 설사 등)
- 피부 손실(화상)
- Third space로 체액 이동에 따른 손실(심한 복수, 흉수 등)
- 신장 배설 증가(이뇨제, 요붕증 등)
2. 유효순환 혈액량 감소
- 심박출량 감소(심부전, 폐고혈압, 판막질환, 간경화 등)
- 전신적 혈관 확장(패혈증, 알러지 등)
3. 약제
- 수입 세뇨관 수축(ACEI, ARB 등)
급성 세뇨관 괴사
1. 허혈성 손상
- 패혈성 쇼크
- 저혈압
2. 내인성 독성 물질
- 미오글로빈, 요산, light chain 등
3. 외인성 독성 물질
- 항생제
- NSAIDs
- 항암제
- CT 조영제
사구체 손상
1. 사구체신염 Rapid progress glomerular nephritis (RPGN)
2. 약제 Adriamycin 등
급성 간질성 신염
1. 약제
- Allopurinol
- Vancomycin
- NSAID
- Aminoglycosides
2. 자가면역질환
- Sjogren syndrome 등
혈관 손상
1. 신장 혈관 막힘
- 신장 동맥 색전
- 신장 경색
- 신장 동맥/정맥 혈전증
2. 혈관염
- Hemolyic uremic syndrome
- TTP
3. 악성 고혈압
1. 신장 및 요로폐쇄 결석, 암, 후복막 섬 유화증
2. 방광 출구 폐쇄
- 결석, 암, 전립선 비대, 신경인성 방광, 약제(항콜린 약제), 부적절한 Foley Catheter 위치

● 그림 7-3-1. 급성신장손상의 분류

III 병인 및 병태생리

1. 신전성 급성신장손상(Prerenal AKI)

신혈류가 회복되면 신실질의 손상 없이 가역적임

심각한 신혈류 감소로 허혈이 오래 지속되면 신실질의 손상으로 급성세뇨관 괴사(acute tubular necrosis, ATN)로 진행할 수 있음

1) 유효 순환량 감소(hypovolemia)가 가장 흔한 원인
2) 유효 순환량 감소 극복을 위한 Autoregulatory mechanisms에 장애가 오는 다음과 같은 경우 흔히 발생

(1) 지속적인 심각한 저혈압(mean systemic BP＜80 mmHg)

(2) 노인 및 신혈관질환을 유발하는 질병을 가진 환자(hypertensive nephrosclerosis, diabetic vasculopathy, renovascular disease)

(3) 신장의 보상기전을 저해하는 약물을 복용한 경우

① cyclooxygenase inhibitor (NSAIDs): prostaglandin (afferent arteriole을 확장시킴) 합성을 억제

② ACE inhibitor or ARB: bilateral renal artery stenosis 또는 solitary functioning kidney에 unilateral artery stenosis인 경우 약 30%에서 급성신장손상 유발

(4) 간신장 증후군(hepatorenal syndrome)

진행된 간경화증 및 급성 간기능 상실에서 보이는 신장전 급성신장손상의 독특한 형태 : splanchnic vasodilation & arteriovenous shunting → effective circulating volume 감소 → profound renal vasoconstriction

2. 내인성 급성신장손상(Intrinsic AKI)

원인

- 허혈성 혹은 식독성 요세관 손상(Acute tubular necrosis)
- 신장 미세순환 및 사구체질환
- 요세관 간질질환
- 신장 혈관질환

1) 허혈성 급성신장손상(Ischemic AKI)

(1) 특징: ischemic injury of renal parenchyme

① 관류저하가 tubular epithelium에 ischemic injury를 줌(ATN)

② 신장 관류 회복 후 신장 기능 회복(tubule cell의 repair와 regeneration)에 1–2주 소요

(2) 양측 신장 피질 괴사(bilateral renal cortical necrosis)

① 허혈성 급성신장손상의 가장 심한 형태(비가역적인 신부전)

② Major cardiovascular surgery 또는 severe trauma, hemorrhage, sepsis, volume depletion이 있는 환자에서 발생

(3) 허혈성 급성 요세관 괴사의 경과(4 phases: initiation, extension, maintenance, recovery)

2) 신독성 급성신장손상(Nephrotoxic AKI)

노인, 기저 만성신장기능 부전, 혈량 저하, 다른 독소에 동반 노출인 경우에서 발생 빈도가 높음

신장내 혈관 수축 유발 약제: radiocontrast, cyclosporine, tacrolimus (FK506)

요세관상피세포에 직접적인 독성을 가하거나 요세관 내 폐쇄를 일으킬 수 있는 약제: antibiotics, anticancer drugs

(1) Radiocontrast agent (contrast nephropathy)와 cyclosporine
 ① prerenal azotemia와 유사한 양상을 보이며 신장 내 혈관수축 유발: 신장혈류 및 사구체여과율의 급격한 감소, 상대적으로 큰 변화 없는 소변 침전물 양상, low FENa
 ② Contrast induced nephropathy (CIN 혹은 contrast induced AKI)
 - 일반적으로 급격하게 발생하고(24–48 hr), 가역적임(3–5 days peak, 1주 이내 회복)
 - 위험인자: preexisting CKD, DM, CHF, hypovolemia, multiple myeloma
 - Contrast의 용량↑, osmolality↑, ionicity(+) 시 빈도 증가

(2) 항생제와 항암제
 ① Acyclovir, foscarnet, aminoglycosides, amphotericin B, pentamidine, cisplatin, carboplatin, ifosfamide, bevacizumab, mitomycin C, Gemcitabine, ipilimumab, tremelimumab, nivolumab, pembrolizumab
 ② Aminoglycosides
 - 10–30%에서 발생하며 therapeutic level에서도 발생할 수 있음
 - 기전: proximal tubule cell에 축적되어 급성신장손상 유발
 ③ Cisplatin and carboplatin
 - Proximal tubule cell에 축적되어 급성신장손상 유발, 사용 7–10일 후에 발생
 - 기전: mitochondrial injury, inhibition of ATPase activity and solute transport, cell membrane에 free radical injury, apoptosis and/or necrosis
 ④ Amphotericin B
 - 용량과 관련된 급성신장손상을 유발
 - 기전: 신장내 혈관 수축 및 근위 요세관에 직접적인 독성

(3) Endogenous nephrotoxin: calcium, myoglobin, hemoglobin, urate, oxalate, myeloma light chain
 ① 고칼슘혈증
 - 대개 신장 내 혈관 수축을 유도함으로써 사구체여과율을 떨어뜨릴 수 있음
 - 신장 내 calcium phosphate 침착
 ② 횡문근 융해와 용혈
 - Myoglobinuric AKI: 횡문근 융해의 30% 정도에서 발생
 - 원인: traumatic crush injury, acute muscle ischemia, seizure, excessive exercise, heat stroke, malignant hyperthermia, intoxication (alcohol, cocaine), infectious or metabolic disorder
 - 용혈에 의한 급성신장손상; 상대적으로 드물며 다량의 수혈 후 발생 가능

- Myoglobin, hemoglobin의 급성신장손상 기전
  - 신장내 산화스트레스를 촉진하고 요세관내 원주 형성을 유도하여 요세관세포에 독성 효과를 발휘함
  - 산화질소(nitric oxide) 활성의 강력한 억제제로 작용
  - 신장내 혈관 수축 및 허혈을 조장함

③ Myeloma cast nephropathy

- 사구체로 여과된 면역관로불린 경쇄(immunoglobulin light chain)와 Tamm-Horsfall 단백으로 만들어지는 요세관내 원주 형성이 급성 신장 손상의 주요 유발인자
- Light chains; 요세관 상피세포에 직접적인 독성을 나타냄

④ 심한 hyperuricosuria 또는 고옥살산뇨(hyperoxaluria)

- 기전: 요산 혹은 옥살산염에 의한 요세관내 폐쇄가 급성신장손상 유발
- Acute uric acid nephropathy: 전형적으로는 lymphoproliferative disorder 또는 myeloproliferative disorder의 치료 시 발생

3) 급성 내인성 급성신장손상의 다른 원인들

(1) atheroembolic AKI

① 진행된 죽상경화증 환자에서 수술 또는 혈관성형술 동안 대동맥이나 신장 동맥의 처치 혹은 외상 후 발생하며 드물게는 자발적으로도 발생

② 콜레스테롤 결정의 색전형성에 의하며 종종 비가역적임

(2) 알레르기 간질 신장병(allergic interstitial nephritis)

① 과립구(대개 호산구), 대식세포 및/혹은 림프구의 요세관 간질 침범에 의해 발생하며 간질 부종을 동반

② penicillins, cephalosporins, trimethoprim, sulfonamide, rifampicin, NSAIDs

3. 신장후 급성신장손상(Postrenal AKI)

1) 방광목 폐쇄(Bladder neck obstruction): postrenal AKI의 가장 흔한 원인

전립선질환, 신경성 방광(neurogenic bladder), 항콜린제 치료에 의해 발생

2) 요관 폐쇄(Ureteric obstruction)

(1) 양측 요관 폐쇄 혹은 단일 신장의 편측 요관 폐쇄

(2) 요관내 폐쇄(intraluminal obstruction): calculi, blood clots, sloughed renal papilae

(3) 요관 벽침윤: 신생물

(4) 외부압박: 후복막 섬유증(retroperitoneal fibrosis), 신생물, 농양, 수술적 결찰(operative ligature)

IV 임상적 특징 및 감별진단

1. 급성신장손상(AKI)과 만성콩팥병(CKD)의 감별

1) AKI: 최근 BUN과 creatinine 상승의 검사소견
2) CKD를 시사하는 소견: 빈혈, 신경병증, 신장성골형성장애(renal osteodystrophy) 혹은 small scarred kidneys의 영상소견

*단, anemia는 AKI에서도 동반될 수 있으며, diabetic nephropathy, amyloidosis, polycystic kidney disease 등의 질환에서는 신장 크기가 정상 또는 증가할 수 있음

2. AKI로 진단되면 아래와 같이 접근할 것

1) AKI의 원인을 식별
2) 유발하고 있는 원인인자 제거
3) 요독성 합병증의 예방 및 관리

3. 임상평가

1) Prerenal AKI

(1) 임상적 단서: 구갈 및 기립성 어지럼증과 함께 기립저혈압, 빈맥, JVP 감소, 피부긴장도 감소, 건조한 구강점막 그리고 액와 발한 감소 등의 이학적 소견
(2) 의무기록 검토
① 소변량과 체중의 점진적인 감소
② NSAIDs 혹은 ACE 억제제 사용
(3) 원인 질환 분석
만성간질환과 문맥 고혈압, 중증의 심부전, 패혈증, 기타 유효 동맥혈 용적을 감소시키는 상태

2) Intrinsic renal AKI

(1) Ischemic AKI: 심한 혈량 저하, 패혈 쇼크 혹은 대수술 후
(2) Nephrotoxic AKI: 최근에 신장 독소나 조영제에 노출되었을 때
(3) 기타 신장 실질질환
① 중증의 사구체신염 혹은 신우신염
② Atheroembolization (cholesterol embolism)
③ 급성사구체신염 혹은 혈관염
④ 악성고혈압과 연관된 AKI
⑤ 알레르기성 간질 신장염(약물 유발)

3) Postrenal AKI

(1) 증상: 방광 및 비뇨계의 팽창에 의한 치골상 및 옆구리 통증
(2) 진단: 영상검사를 시행하며 폐쇄 해결 시 빠른 호전을 보임

4. 요 분석(Urinalysis)

1) 소변량

(1) 무뇨(anuria) → complete urinary tract obstruction, 심한 prerenal or intrinsic AKI
(2) wide fluctuation → intermittent obstruction의 가능성
(3) 다뇨(polyuria) → partial urinary tract obstruction (due to impairment of urine concentration)

2) 소변 침전물(WBC, RBC, cast, crystal)

(1) prerenal AKI: acellular, transparent hyaline casts (Tamm-horsfall protein)
(2) postrenal AKI: intraluminal obstruction or prostatic disease 시 hematuria와 pyuria
(3) ischemic AKI 또는 nephrotoxic AKI (20–30%에서는 cast가 없을 수 있음)
  ① Pigmented 'muddy brown' granular cast & cast with tubular epithelial cell
  ② Microscopic hematuria 혹은 mild tubular proteinuria (<1 g/day)와 동반
    - RBC cast: glomerular injury 또는 acute tubulointerstitial nephritis (TIN)을 시사
    - WBC cast and non-pigmented granular cast: interstitial nephritis (IN)을 시사
    - Broad granular cast: 만성콩팥병에 특징적
(4) antibiotic-induced allergic interstitial nephritis (~90%), atheroembolic AKI
  ① Lymphocyturia – NSAIDs에 의한 allergic interstitial nephritis 시 나타남
  ② Uric acid crystals - prerenal AKI의 concentrated urine, acute urate nephropathy
  ③ Oxalate & hippurate crystal - ethylene glycol ingestion & toxicity의 가능성

3) 단백뇨

(1) Proteinuria<1 g/day: tubular proteinuria 가능성
(2) Proteinuria>1 g/day
  ① Glomerular ultrafiltration barrier의 손상, myeloma light chain의 배설 과다
  ② Intrinsic AKI에서의 heavy proteinuria (nephrotic range): NSAID에 의한 combined allergic interstitial nephritis와 MCD (~80%)
(3) 혈색소뇨(hemoglobinuria) - red cells은 적고 dipstick test에서 heme에 대해 강한 양성
(4) 빌리루빈뇨(bilirubinuria) - hepatorenal syndrome의 clue

5. Renal failure indices

1) Fractional excretion of sodium (FENa): 가장 유용

(1) prerenal AKI: 일반적으로 FENa<1.0 %

(2) ischemic or nephrogenic intrinsic AKI: 대게 FENa>1.0%

(3) FENa>1.0% 인 prerenal AKI

① 이뇨제 사용

② Bicarbonaturia

③ Salt wasting이 합병된 기존의 만성콩팥병

④ 부신 부전(adrenal insufficiency)

(4) 대사 알칼리증 환자들에서는 소변에서 나트륨의 절대 소실 발생

→ Fractional excretion of chloride (FECl): prerenal azotemia를 발견하는 데 있어 FENa보다 민감함

● 표 7-3-2. Prerenal AKI와 intrinsic renal AKI를 구분하는 데 사용되는 소변 진단지표들

진단지표	AKI에서 보이는 특징적인 소견들	
	Prerenal	Intrinsic Renal
Fractional excretion of sodium(%) $\frac{UNa \times PCr}{PNa \times UCr} \times 100$	<1	>1
Urine sodium concentration (mmol/L)	<10	>20
Urine creatinine to plasma creatinine ratio	>40	>20
Urine urea nitrogen to plasma urea nitrogen ratio	>8	<3
Urine specific gravity	>1.018	<1.015
Urine osmolarity (mosmol/kg H_2O)	>500	<300
Plasma BUN/creatinine ratio	>20	<10–15
Renal failure index $\frac{UNa}{UCr/PCr}$	<1	>1
Urinary sediment	Hyaline casts	Muddy brown granular casts

6. 검사실 소견들

1) 혈청크레아티닌의 연속적인 측정: AKI의 원인 파악에 유용

(1) Prerenal azotemia: hemodynamic function에 따라 혈청크레아티닌이 나란히 변화

(2) Intrinsic azotemia (ischemia, atheroembolization, radiocontrast 후 24–48 hr에

발생)

① contrast nephropathy: 최고 3–5일 → 5–7일 후에 기저치로 회복

② Ischemic or atheroembolic disease: 최고 7–10일

(3) 요세관상피 세포 독소(아미노글리코시드, 시스플라틴) 유발 질소 혈증 대개 혈청 크레아티닌 증가가 치료 2주 후에 시작

2) 고칼륨혈증, 고인산혈증, 저칼슘혈증, 고요산혈증, CPK (MM) ↑ : 횡문근 융해를 시사

3) 고요산혈증(>15 mg/dL), 고칼륨혈증, 고인산혈증증, LDH ↑ : acute urate nephropathy, tumorlysis syndrome (화학요법 후)

4) Wide serum anion & osmolar gap (measured osmolality - calculated osmolality): 비정상적인 음이온 혹은 오스몰의 존재(ethylene glycol, methanol)

5) 전신호산구증가증: allergic interstitial nephritis, atheroembolic disease, polyangitis nodosa

7. 영상소견

1) 초음파

(1) Postrenal AKI를 배제하는 데 유용, CKD 동반 여부 확인에도 유용(kidney size, cortex의 contour)

(2) Pelvocalyceal dilatation은 요로 폐쇄(sensitivity 98%)

2) Retrograde or antegrade pyelography: 폐쇄 부위를 확인하는 데 유용하나 최근에 거의 사용 안 하며 non-enhance abdominal CT로 신속한 진단 가능

3) Nephrolithiasis가 의심되는 경우 plain abdomen film이 유용한 초기 선별 검사

4) Contrast enhance abdominal CT: 요로 폐쇄의 원인이 malignancy가 의심이 될 때, 혹은 AKI 원인질환 진단을 위해 꼭 필요할 때(예: 패혈증을 동반한 복막염 등) contrast-induce AKI의 위험을 감수하고서라도 contrast enhance abdominal CT를 촬영해야 함. 매우 중요 (물론 contrast-induce AKI 예방 조치는 필수)

8. 신장 생검(Renal biopsy)

1) Pre-와 post-renal AKI가 제외되고, intrinsic AKI의 원인이 불명확할 때 시행

2) Specific Tx가 요구되는 질환 의심 시: Glomerulonephritis, vasculitis, HUS, TTP, allergic interstitial nephritis

V 합병증

1. ECF volume의 팽창(Pulmonary edema가 치명적)

1) 무뇨 및 소변 감소 환자들에서는 염분 및 수분 배설 감소
2) 체중증가, bibasilar lung rales, raised JVP, dependent edema, 폐부종

2. 고칼륨혈증

1) 칼륨 배설장애 및 손상받은 요세관 상피에서 칼륨 방출
2) ↑↑대사산증, 횡문근융해, 용혈 HUS, tumor lysis syndrome
3) 중증의 고칼륨혈증(>6.0 mmol/L): ECG abnormality 혹은/또는 cardiac excitability↑

3. 대사산증

1) 정상인에서 dietary protein 대사로 50–100 mmol/day의 nonvolatile acid가 생성
2) AKI에서는 acid 대사의 장애로 metabolic acidosis가 발생(↑serum anion gap)
3) DKA, lactic acidosis, liver disease, sepsis, ethylene glycol 또는 methanol ingestion 시 심화

4. 고인산혈증

중증의 경우 high catabolic state, rhabdomyolysis, hemolysis, tumor lysis 시사

5. 저칼슘혈증

1) 드문 경우이며 peri-oral paresthesia, muscle cramps, seizure, hallucination, confusion, prolonged QT and nonspecific T wave change in EKG 소견 보임
2) 칼슘 보충 필요

6. 혈액 합병증

1) 빈혈: usually mild and multi-factorial: impaired erythropoiesis, hemolysis, bleeding, hemodilution, ↓RBC survival
2) Bleeding diasthesis (prolongation of bleeding time): mild thrombocytopenia, platelet dysfunction, 및/혹은 clotting factor abnormality (factor VIII dysfunction)
3) 백혈구 증가증: 패혈증, 스트레스 반응, 기타 동반질환

7. 감염

흔하며(50–90%), 심각한 합병증이 될 수 있음(사망 원인의 75%까지 차지)

8. 심폐합병증
Arrhythmia, MI, pulmonary embolism, pericardial effusion

9. 위장출혈
흔하며(10–30%), 대개 위 혹은 소장 점막의 스트레스 궤양에 의함

10. 요독 증후군
중증 AKI가 오래 지속되는 경우

11. Vigorous diuresis
회복기에 발생하며 intravascular volume depletion을 초래하여 secondary prerenal AKI로 사구체여과율의 회복이 늦어질 수도 있음

12. 고나트륨혈증
저장성 소변(hypotonic urine)에 의한 수분 손실 보충부족, 부적절한 고장 식염수 주입

13. 기타 전해질 장애(저칼륨혈증, 저마그네슘혈증, 저인산혈증, 고칼슘혈증)
대사 합병증으로는 덜 흔함

VI 치료

1. 예방

1) Ischemic 또는 nephrotoxic AKI는 specific therapy가 없어 예방이 중요
(1) Ischemic AKI
- ① 고위험 환자: sepsis, elderly, preexisting renal insufficiency, after major surgery, trauma, burn 또는 cholera
- ② Precipitating factors: diuretics, cyclooxygenase inhibitor, ACE inhibitor, other vasodilator use in true hypovolemia, effective hypovolemia, renovascular disease
- ③ Ischemic AKI의 원인을 신속하고 정확히 파악 후 원인인자를 제거하거나 치료하는 것이 중요

(2) Nephrotoxic AKI
- ① 신독성이 예상되는 약제는 사구체여과율에 따라 용량 조절(항암제, 항생제 등)

② 투여 중 혈중 약물수준에 따라 용량 조정이 필요한 약제: CsA or tacrolimus, vancomycin 등

③ 신장 관류 저하는 nephrotoxin의 독성을 증가시키므로 적정 체액량을 유지

④ 고위험 환자에서 NSAID의 복용은 피할 것을 권유하며 신독성 상대적으로 적은 acetaminophen, tramadol을 권유

⑤ CKD가 동반된 통풍 환자의 경우 통증 조절의 목적으로 NSAID 혹은 cholchichine 보다는 steroid 경구 복용 혹은 steroid 관절강내 주사 등 단기간 사용하는 것을 권유

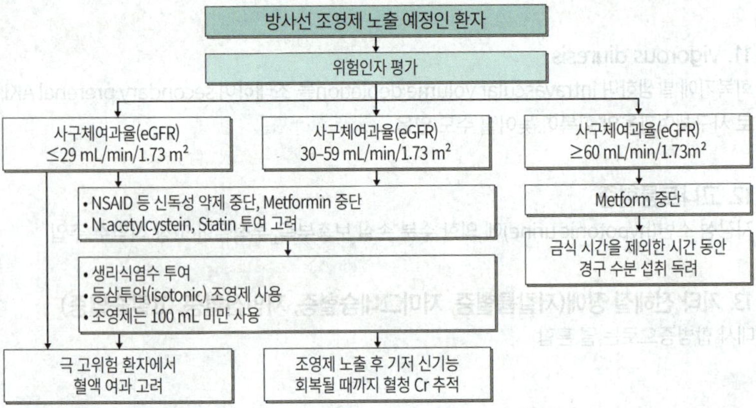

2) 알로퓨리놀과 알칼리이뇨 유도

(1) 화학요법 후, 고용량 MTX 치료 시, 횡문근 융해

(2) 요산 생성을 제한시키고 신장 요세관에 요산염 결정의 침착을 예방

3) Dimercaprol: chelating agent로서 heavy metal nephrotoxicity를 예방

4) 에탄올(Ethylene glycol intoxication 시 사용)

(1) 옥살산 및 기타 대사산물로의 ethylene glycol 대사 억제

(2) Ethylene glycol intoxication 시 혈액 투석요법의 보조제 역할

2. Specific therapies

1) Prerenal AKI: replacement fluid는 lost fluid의 composition에 따라 투여

(1) 출혈에 의한 중증의 혈량 저하: packed red cells

(2) 경도내지 중등도의 출혈 혹은 혈장 손실(췌장염, 화상): isotonic saline
(3) 소변 및 위장관으로의 체액 손실: 초기에는 hypotonic solution (0.45%), 중증의 경우 isotonic saline
(4) 혈청 크레아티닌 및 산 염기 상태는 주의 깊게 관찰해야 함
(5) 심부전(cardiac failure): positive inotropes, 전후부하 감소 약제, 항부정맥약물, mechanical aids (intra aortic balloon pumps), hemodynamic monitoring이 필요
(6) 복수가 합병된 간 경화증
  ① 완전히 진행한 간신장증후군(hepatorenal syndrome)인지 이뇨제의 과도한 사용 혹은 패혈증(spontaneous bacterail peritonitis 등)의 true hypovolemia (effective hypovolemia)를 감별할 필요가 있음
  ② 수액 투여를 시도하여 평가(혈량 저하 여부를 확인)
    - 회복 가능한 prerenal azotemia인 경우는 소변량이 증가하고 serum creatinine이 감소
    - 간 신장증후군의 경우에는 복수가 증가하고 폐부종이 악화

2) Intrinsic AKI

(1) 급성사구체염: glucocorticoid, alkylating agent, plasmapheresis
(2) 알레르기 간질 신장염: glucocorticoid
(3) Malignant hypertensive nephrosclerosis, toxemia of pregnancy 및 기타 혈관질환: systemic arterial pressure의 철저한 조절
(4) 경피증(scleroderma)에 의한 고혈압과 급성신장손상: ACE inhibitor가 효과적

3) Postrenal AKI

(1) Obstruction 해소 시 신장기능이 회복되며 수일간 이뇨가 발생할 수 있음
(2) 5%에서는 transient salt wasting syndrome으로 혈압 유지를 위한 IV saline 필요

3. 보존적 치료

1) 체내 수분조절- hypovolemia를 교정 후 salt와 water intake는 loss에 맞춰서

2) 혈량 과다증(Hypervolemia)

(1) 염분(1–2 g/d)과 수분제한(usually<1 L/d) 및 이뇨제 사용(only for hypervolemia control)
(2) 고용량의 고리작용 이뇨제[furosemide (200–400 mg iv), bumetanide(~10 mg iv)]
(3) 투석(Ultrafiltration or Dialysis): 보존적 치료가 실패하는 중증의 혈량과다증일 때

3) 저나트륨혈증 및 저삼투질 농도(hypoosmolality)

Restriction of free water intake

4) 고나트륨혈증

수분공급 혹은 저장액(hypotonic solutions) 정맥 투여

5) 고칼륨혈증

(1) 칼륨의 식이제한(usually＜40 mmol/d)
(2) 칼륨 보충제 및 칼륨보존 이뇨제 (spironolactone 등) 중단
(3) 칼륨결합 이온 결합수지(예: sodium polystyrene sulphonate) 투여
(4) Glucose (50 mL of 50% dextrose) 및 insulin (10 units RI)
(5) 중탄산염 나트륨(usually 50–100 mmol)
(6) 글루콘산 칼슘(10 mL of 10% solution over 5 min)
(7) 투석치료

6) 대사산증

(1) HCO_3^-＜15 mmol/L 또는 arterial pH＜7.2 시 bicarbonate Tx (oral or iv)
(2) 치료 부작용: hypervolemia, metabolic alkalosis, hypocalcemia, hypokalemia

7) 고인산혈증

(1) 인산염의 식이제한
(2) 경구 calcium carbonate 투여(이전에는 aluminium hydroxide를 사용했으나 독성 때문에 최근에는 사용하지 않음) → 위장 내 인산염의 흡수를 감소시킴

8) 저칼슘혈증

중증인 경우에만 치료(예: rhabdomyolysis, pancreatitis, after HCO_3)

9) 고요산혈증

(1) 단순 혈중 요산 농도를 기준으로 치료하는 것은 근거가 아직 부족함
(2) 환자의 상태 고려하여 종합적으로 판단

10) 급성신장손상 지속기간 동안 영양지원

Catabolism, starvation 그리고 케토산증을 피하기 위해 충분한 칼로리(20–30 kcal/d) 제공

11) 빈혈

(1) 심하거나 회복이 느려지면 blood transfusion이 필요할 수 있음
(2) Recombinant human erythropoietin: Hb 상승 속도가 비교적 느려 급성신장손상에서 거의 사용되지 않음

12) 요독성 출혈

빈혈의 교정, desmopressin 또는 estrogens의 투여, 투석에 일반적으로 잘 반응

13) 위장 출혈

제산제의 규칙적 투여가 효과적, H2 antagonists 또는 proton pump inhibitor

14) 감염증

(1) 정맥 삽입관, 방광도관, 기타 침습적 기구에 주의 필요
(2) 예방적 항생제: 감염증의 발생률을 낮추지 못함

4. 투석치료의 적응증 및 종류

1) 투석(Renal replacement therapy)

(1) 투석요법은 tubular cell의 regeneration과 repair 동안 신기능을 대체
고식적 치료로 AKI 가 해결되지 않을 경우 신속히 투석 여부를 판단해야 함
(2) 절대 적응증
① 요독증후군의 증상 및 징후
② 치료 저항성 혈량과다증, 고칼륨혈증, 대사성 산증
(3) BUN이 100 mg/dL 이상 시 경험적으로 투석을 시작하는 것은 근거가 부족함
① 신장기능을 보호하기 위한 관리화 임상시험들에 의해 입증된 것은 아님
② 투석치료 문제점
- 저혈압과 반복되는 renal hypoperfusion을 유발하여 ATN을 악화시켜 renal recovery를 더디게 할 수 있음
- 백혈구가 투석막과 접촉하여 활성화되고, 투석막에 보체도 활성화되어 신손상을 악화시킬 수 있음

2) 혈액투석(Conventional intermittent hemodialysis) 및 복막투석(Peritoneal dialysis)

(1) Hemodialysis와 peritoneal dialysis는 급성신장손상의 치료에 있어서 동등한 효과를 보이나 환자 개인의 상태(도관 삽입의 용이성, 혈역학적 상태, 복부수술 병력 등 고려)에

따라 결정

(2) 혈액투석 시 혈관통로: temporary double-lumen catheter (internal jugular vein, subclavian & femoral vein)를 사용할 수 있으나 tunneled cuffed catheter를 강력 권장함

3) 지속적 신대체요법(Continous renal replacement therapy)

(1) Continous venovenous hemodiafiltration (CVVHD): 혈역학적으로 불안정한 AKI 환자에 매우 유용하게 사용, IICP 환자의 경우 뇌압을 낮추는 역할을 할 수 있음

(2) 단점: 장시간 침상안정, 중환자실 입실. 항응고제 사용

● 표 7-3-3. Continuous Renal Replace Therapy 처방 예(CRRT practice)

1. Prepare central dual lumen catheter and get permission

2. Priming of hemofilter
   - a. 0.9% normal saline 1 L + heparin (HPRV) 10,000 IU로 2 L 준비
     - Priming은 venous line으로 2회 총 2 L 실시
     - 200-300 mL의 saline으로 washing함
   - b. Futhan: NS 500 mL + Futhan 20 mg로 1 L 준비
     - Priming은 venous line으로 2회 총 1 L 실시
     - 200-300 mL의 saline으로 washing 함

3. Blood flow rate: ( ) mL/min(일반적으로 100-150 mL/min, range: 50-180)

4. Fluid removal rate : ( ) mL/hr (range: 10-1,000 mL/hr)

5. Replacement solution: ( ) mL/hr(일반적으로 500-1,000 mL/hr, range: 100-2,000)

6. Dialysate flow rate: ( ) mL/hr(일반적으로 500-1,000 mL/hr, range: 500-2,500)

7. Anticoagulation
   - A. Heparin 사용하는 방법: Hemofilter는 AN69 filter 사용
     - 1) Initial bolus ( ) U IV(일반적으로 3,000 U, range 2,000-5,000 U)
       Venous line을 통해 주사하며 2-3분 후 maintenance heparin을 IV
     - 2) Maintenance: 5-10 unit/kg/hr (if 70 kg, 350-700 unit/hr)
       예) NS 16 mL+heparin 4,000 U (4 mL) mix 시 2 mL/hr = 400 U/hrNS 15 mL+heparin 5,000 U (5 mL) mix 시 2 mL/hr = 500 U/hr
   - B. Futhan 사용하는 방법: hemofilter는 HF 1,000 filter 사용
     - 1) Maintenance: 20-50 mg/hr에 5DW 20 mL+Futhan 300 mg mix 시 2 mL/hr = 30 mg/hr
   - C. 간질환이 있는 경우, 수술 후 환자, 출혈이 있는 환자, Heparin에 의한 혈소판 감소증이 있는 환자는 Heparin-free CRRT를 반드시 고려

8. Heparin 사용 시 PTT monitering (4th edition, Handbook of dialysis) 매 6시간마다 arterial blood line과 venous blood line에서 PTT를 측정
   - A. Maintain arterial PTT: 40-45 sec
   - B. Maintain venous PTT: 65 sec 이상
   - C. If arterial PTT>45 sec, decrease heparin by 100 IU/hr
   - D. If venous PTT<65 sec, increase heparin by 100 IU/hr, but only if arterial PTT<45 sec
   - E. If arterial PTT<40 sec, increase heparin by 200 IU/hr

● 표 7-3-3. (이어서) Continuous Renal Replace Therapy 처방 예(CRRT practice)

9. 과거에 clotting을 예방할 목적으로 시행하였던 arterial line으로의 saline infusion은 시행하지 않음
10. Filtration Fraction (FF) = ultrafiltrate/blood flow rate = [fluid removal (mL/hr)+replacement (mL/hr)]/blood flow rate(mL/min)×60 FF가 0.2 이상 시 hemofilter의 clotting이 증가하므로 0.2 이하가 되도록 함

4) 치료 성적 및 예후

(1) AKI 환자의 in-hospital mortality rate는 >20–50%이며 AKI를 유발하는 원인질환(나라별로 주요 원인질환의 차이를 보임)에 따라 다름

(2) 경과: AKI 후 생존한 환자 중 10–20% 정도는 유지 투석치료를 요함

04

만성콩팥병

Summary

- 만성콩팥병은 사구체여과율과 단백뇨에 따라 단계를 구분함
- 우리나라 만성콩팥병의 원인은 당뇨병과 고혈압이 가장 흔함
- 만성콩팥병에서 저염식이 권장되며, 단계별로 저단백식이가 권장됨
- 만성콩팥병의 주된 약물 치료 대상은 혈압, 혈당, 전해질불균형, 칼슘-인 대사장애, 빈혈, 지질 이상, 대사산증의 교정임

I 만성콩팥병의 정의

1. 정의

만성콩팥병은 신장 구조의 이상 또는 신기능의 이상이 3개월 이상 지속된 상태를 말하며 다음 두 가지 기준 중 1개 이상이 3개월 이상으로 존재 시 정의할 수 있음

1) 사구체여과율의 감소(< 60 mL/min/1.73 m^2)
2) 신장손상의 근거가 1개 이상(24시간 알부민뇨 ≥ 30 mg 또는 소변 알부민-크레아티닌 비율 ≥ 30 mg/g, 요 침사의 이상, 세뇨관질환에 의한 전해질 이상 또는 다른 이상, 신장 조직 검사에서 이상, 방사선학적으로 신장이상, 신장이식의 병력)
   (1) 정상 알부민뇨: 24시간 알부민뇨 < 30 mg 또는 소변알부민-크레아티닌 비율 < 30 mg/g
   (2) 중등도로 증가된 알부민뇨(moderately increased albuminuria, 미세 알부민뇨 microalbuminuria): 24시간 알부민뇨 30–300 mg 또는 소변알부민-크레아티닌비율 30–300 mg/g
   (3) 중증으로 증가된 알부민뇨(severely increased albuminuria, 현성 알부민뇨 macro-albuminuria): 24시간 알부민뇨 > 300 mg 또는 소변 알부민-크레아티닌비율 > 300 mg/g
   (4) 정상단백뇨: 24시간 단백뇨 < 150 mg
   (5) 신증후군 범위의 알부민뇨(단백뇨): 24시간 알부민뇨 > 2,200 mg (24시간 단백뇨 >

3,500 mg) 또는 소변 알부민-크레아티닌비율>2,200 mg/g

● **표 7-4-1. 만성콩팥병의 용어 정의**

1. 고질소혈증(Azotemia): BUN, 크레아티닌(Cr) 등의 저류
2. 요독증(Uremia): 고질소혈증 및 신부전에 의한 증상(symptom & sign)
3. 말기신부전(ESKD): GFR이 정상의 5-10%까지 감소. 신대체요법이 필요

● **표 7-4-2. 만성콩팥병의 KDIGO 분류**

Stage	GFR categories decription	GFR, mL/min/1.73 m^2
G1	Normal or high	≥90
G2	Mildy decreased	60-89
G3a	Mildly to moderately decreased	45-59
G3b	Moderately to severely decreased	30-44
G4	Severely decreased	15-29
G5	Kidney failure	<15

2. 사구체여과율

사구체여과율은 혈청크레아티닌(Cr), 나이, 성별, 인종과 체중을 이용하여 사용하는 계산식을 사용: MDRD 혹은 CKD-EPI 공식 이용(KDIGO에서는 CKD-EPI 공식으로 사구체여과율을 추정함)

1) MDRD 공식: Estimated GFR (mL/min per 1.73 m^2) = $1.86 \times (S_{Cr})^{-1.154} \times (age)^{-0.203}$ (multiply by 0.742 for women; multiply by 1.21 for African ancestry)
2) CKD-EPI 공식: GFR = $141 \times \min(S_{Cr}/\kappa, 1)^{\alpha} \times \max(S_{Cr}/\kappa, 1) - 1.209 \times 0.993Age$ (multiply by 1.018 for women; multiply by 1.159 for African ancestry; where S_{Cr} is serum creatinine in mg/dL, κ is 0.7 for females and 0.9 for males, α is -0.329 for females and -0.411 for males, min indicates the minimum of S_{Cr}/κ or 1, and max indicates the maximum of S_{Cr}/κ or 1)

II 만성콩팥병의 원인

1. 만성콩팥병의 3대 원인

당뇨, 고혈압 및 사구체신염이며 그 외에 낭성 신질환, 만성신우신염

2. 감별

당뇨병의 병력(발병시기 및 치료방법), 고혈압의 발병시기, 혈뇨 및 단백뇨의 과거력 등 문진

● 표 7-4-3. 우리나라 말기신부전의 원인 질환(대한신장학회 등록위원회 2020년 보고서)

1. 당뇨병성 신증(48.4%)
2. 고혈압(19.1%)
3. 사구체신염(9.1%)
4. 기타(23.4%)

● 표 7-4-4. 만성콩팥병에서 주요 원인 신질환의 임상적 감별

원인 신질환	임상적 특성
당뇨병성 신증	당뇨병 기왕력, 단백뇨, 당뇨병성 망막증
고혈압	혈압상승, 일반 요검사, 고혈압 가족력, 허혈성 신장질환
비당뇨성 사구체질환	신염 혹은 신증후군의 증상 발현
낭종성 신질환	요로계 증상, 비정상적 요침사 소견, 방사선학적 이상소견, 가족력(다낭신증)
요세관사이질신염	요로감염 병력, 역류, 장기 약제 복용, 신세뇨관 기능 이상소견(농축능 부전, 비정상 요검사)

III 만성콩팥병 환자에 대한 접근

1. 급성 혹은 만성 여부 확인

처음 대하는 환자가 신기능의 저하가 있을 때 이러한 신기능의 저하가 급성인지 만성인지를 감별하는 것이 가장 중요하며 이는 향후 치료의 방향을 결정

● 표 7-4-5. 만성콩팥병을 의심하는 임상소견 및 검사실 소견

1. 양측 신장 크기의 감소(직경<8.5 cm)
2. 이전 신기능 검사에서 신기능의 저하
3. 요 검사에서 blood casts(현미경 침사소견)

2. 신장 크기

위의 감별진단에 있어 양측 신장 크기 감소가 가장 중요하나 만성콩팥병이면서 신장의 크기가 정상인 경우도 있으므로 반드시 감별하여야 함

● **표 7-4-6. 만성콩팥병이면서 신장의 크기가 작지 않은 경우**

- 당뇨병성 신증
- 다발성 골수종(Myeloma kidney)
- 유전분증(Amyloidosis)
- 낭종성 신질환(Polycystic kidney)
- 폐쇄성 요로병증(Obstructive uropathy)

3. 신장조직 검사 적응증

급성과 만성의 감별진단이 어려운 경우

IV 만성콩팥병에서 신기능 악화의 원인 및 치료

1. 신기능의 악화 원인

만성콩팥병 환자에서 비교적 안정된 경과를 취하던 환자가 갑자기 신기능의 저하가 동반되는 원인 질환의 악화요인을 찾아서 교정하면 다시 원상태로 회복될 수 있으므로 악화요인, 진단 및 치료에 대하여 숙지하고 있어야 함

● **표 7-4-7. 만성콩팥병에서 신기능의 악화요인**

1. 수분감소 및 탈수
2. 혈압의 급상승 및 혈압조절 실패
3. 요로감염
4. 폐쇄성 신부전(요로결석, papillary necrosis 등)
5. 신 독성 약제(진통소염제 등)
6. 방사선조영제에 노출(CT, angiography, IVP 등)
7. 기저 신질환의 악화 또는 활성화

2. 감별

갑자기 신기능이 저하된 경우 최근에 설사, 구토, 혈압약 복용, 고열, 약물 복용, 방사선 검사 등에 대한 문진을 통해 악화 요인에 노출되었는지 확인하여야 하며, 혈압측정, 초음파 검사 등을 통하여 혈압조절의 실패 및 폐쇄성 신부전을 확인하여야 함

3. 신장조직 검사

만성콩팥병 환자에서도 concomitant 또는 superimposed active process(사이질신염이나 GFR의 빠른 감소 상황)가 의심되면 신장조직 검사를 고려할 수 있음

● **표 7-4-8. 만성콩팥병에서 나타나는 요독 증상에 대한 문진**

1. 식욕감퇴, 구역질 및 구토가 나지 않습니까?
2. 최근 소변량이 줄어들지는 않았습니까?
3. 눈 주위와 다리가 붓지는 않았습니까?
4. 최근 시력이 저하되지는 않았습니까?
5. 계단을 오를 때 숨이 차지는 않습니까?
6. 다리에 쥐가 나지는 않습니까?
7. 몸이 가렵지는 않습니까?
8. 특별한 원인 없이 체중이 늘거나 혹은 체중이 줄지는 않았습니까?

V 만성콩팥병에서 요독증의 병태생리 및 증상

1. 만성콩팥병에서 나타나는 여러 가지 증상에 대하여 자세히 문진하여 환자가 요독증이 있는지를 확인하여야 함

● **표 7-4-9. 신기능 감소에 대한 위험인자**

1. 단백뇨	2. 고혈압	3. 기저 신질환	4. 남자
5. 비만	6. 당뇨	7. 흡연	8. 고단백식이
9. 인산 저류	10. 대사산증		

● **표 7-4-10. 만성콩팥병 환자의 일반적인 관리요법**

1. 혈압조절
   단백뇨가 있는 만성콩팥병: 혈압<130/80 mmHg
   1) 저염식이(염화나트륨 sodium chloride<5 gm/day, 나트륨<2 gm/day)
   2) 당뇨성 신질환과 24시간 알부민뇨>30 mg인 만성콩팥병에서 고혈압 치료 시 우선적으로 전환효소억제제(ACE inhibitor) 또는 앤지오텐신수용체길항제(Angiotension receptor blocker, ARB)를 선택
   → ACE inihbitor 또는 ARB로 고혈압 치료 시 크레아티닌의 증가가 투여 전 30% 이상 증가하는지 그리고 고칼륨혈증이 발생하는지 확인 필요
   3) 필요하면 칼슘통로차단제 등도 사용하여 철저하게 조절: diltiazem 및 verapamil은 dihydropyridine계 칼슘통로차단제 비하여 항단백뇨 효과가 있음

● 표 7-4-10. (이어서) 만성콩팥병 환자의 일반적인 관리요법

2. 사구체여과율이<30 mL/min/1.73 m²인 경우 저단백식이(<0.8 g/kg/day): high biological value protein으로 공급
3. 단백뇨 조절(저염식이, 저단백식이, 혈압조절)
4. 혈당조절(HbA1C<7.0%)
5. 칼슘-인 대사조절(인 섭취제한, 칼슘염 복용)
6. 적절한 체액상태와 전해질(칼륨 등) 평형 유지
7. 지질이상의 치료: 식이요법, 스타틴계 약물 사용
8. 신독성 유발 약제 노출 주의
9. 적절한 운동: 주 5회, 1회 30분 이상, 유산소운동
10. 금연, 금주, 적절한 체중 유지(체질량지수 20-25 유지)

VI 만성콩팥병 환자의 일반적인 치료원칙

1. 위험인자

만성콩팥병 환자에서 향후 신기능 감소에 대한 위험인자로는 표 7-4-9에 정리하였으며 진행성 만성콩팥병 환자에서 신기능의 치료는 혈압조절과 저단백식이, 혈당조절, 지방이상의 치료 등이 주 치료임(표 7-4-10)

1) 고혈압의 치료

24시간 알부민뇨<30 mg 또는 소변 알부민-크레아티닌 비율<30 mg/g인 만성콩팥병(당뇨성 또는 비당뇨성)에서 고혈압의 치료목표는<140/90 mmHg이며 24시간 알부민뇨>30 mg 또는 소변 알부민-크레아티닌 비율 >30 mg/g인 만성콩팥병(당뇨성 또는 비당뇨성)에서 고혈압의 치료목표는 <130/80 mmHg임

(1) 비약물치료

① 저염식, 비만 교정, 규칙적인 운동, 고혈압을 유발하는 약제의 회피(nasal decongestants, NSAIDs), 스트레스의 완화, 금연, 고지혈증의 교정

② 투석 환자에서 건체중(dry weight) 목표치를 구하고 달성 → 건체중은 투석 간 염분과 수분섭취를 제한하고 효과적인 투석으로 과잉 체액을 제거함으로써 유지할 수 있음

● 표 7-4-11. 흔히 사용하는 이뇨제의 용량과 작용시간

약제	초기 용량	상용량	작용시간
ethacrynic acid	25	25–50 mg bid	6–8
furosemide	20	20–120 mg bid	6–8
torsemide	5	5–50 mg bid	8

(2) 약물치료: 당뇨성 신질환과 24시간 알부민뇨＞30 mg인 만성콩팥병에서 고혈압의 치료 시 우선적으로 ACE inhibitor 또는 ARB를 선택해야 함

① 이뇨제: thiazide는 사구체여과율(GFR)이 20–40 mL/min 이하 시 효과가 없고, 고리 이뇨제는 5–10 mL/min 이하 시 효과가 없으며 일반적으로 potassium-sparing 이뇨제는 만성신부전 환자에서는 일반적으로 금기

② 칼슘통로차단제: 간에서 대사되고 신장으로 배설되지 않고, 투석요법으로 제거되지 않아 투석 환자에서 특별히 용량조절이 필요하지 않음

③ 베타차단제(β-blocker): propranolol과 metoprolol은 주로 간에서 대사되고 작용시간이 짧은데 반해 atenolol과 nadolol은 작용시간이 길고 주로 신장으로 배설되며 투석요법으로 제거됨. 주된 부작용으로 insulin저항성의 증가, 지질장애, 고칼륨혈증, 서맥, fatigue, impotence, 심부전, 저혈당증세의 masking 등이 있음. labetalol은 용량조절할 필요가 없고 기관지 수축의 빈도가 낮고 혈장 지질 수치에 영향이 없음

④ ACE inhibitor: captopril은 주로 신장에서 배설되므로 50% 감량해야 하나 fosinopril, benazepril 등은 간에서 일차적으로 제거되므로 만성신부전이 있더라도 과도하게 체내 축척이 안됨. Enalapril, lisinopril, ramipril 등은 정상 권장량보다 초기에는 저용량부터 투여해 보는 것이 안전함. 흔한 부작용은 기침, 투석 후 저혈압, 고칼륨혈증 등이 있고 특히 CRF 환자에서 erythropoietin의 작용을 감소시켜 빈혈을 악화시킬 수 있음. ACE inhibitor는 염분과 수분저류가 있는 환자에서는 별로 효과가 없는 반면에 심부전이 있는 환자, 혈장 레닌치가 높은 사람, 건체중이 잘 유지되는데도 혈압이 유지되지 않는 환자에게 선택할 수 있는 약물임

● 표 7-4-12. ACE inhibitor 종류

약제	초기 용량	상용량	작용시간
enalapril	10	10–20 qd	12–24
lisinopril	5	50–100 qd	24
ramipril	2.5	2.5–20 qd/bid	24

⑤ ARB: losartan은 간에서 대사되고 신장으로는 4–7%만 배설되므로 용량조절이 필요 없음

● 표 7-4-13. ARB 종류

약제	초기 용량	상용량	작용시간, hr
losartan	50	50-100 qd/bid	12-24
irbesartan	150	150-300 qd	24
candesartan	8	8-32 qd	24
telmisartan	40	40-80 qd	24
valsartan	80	80-160 qd	8-24

⑥ 중추신경계 약물(central sympathetic agonist): clonidine, methyldopa과 같은 약물로서 신장으로 주로 배설되므로 만성콩팥병 환자에서는 용량조절이 필요하며 효과적이지만 구갈 등의 부작용이 있어 널리 쓰이지는 않음

⑦ 알파차단제(alpha adrenergic blocking agent): doxazocin, prazosin은 주로 간에서 대사되어 담즙으로 배설되므로 용량조절이 필요 없음. first-dose phenomenon으로 투석 중 과잉체액 제거 시 저혈압이 올 수 있음. 대사 부작용이 없어 당뇨, 고지혈증, 전해질 장애가 있는 환자에서 유용하고 전립선 비대증이 함께 있는 환자에서 유용

● 표 7-4-14. 알파차단제 종류

약제	초기 용량	상용량	작용시간
prazocin	1	2-5 bid/tid	6-12
doxazocin	1	2-4 bid	24

⑧ 혈관확장제(nonspecific vasodilator): hydralazine, minoxidil은 강력한 혈관확장제로 minoxidil은 주로 간에서 대사되므로 용량조절이 필요 없음. 교감신경계 활성화로 인한 빈맥이 동반되어 베타차단제와 같이 사용하는 것이 좋으며 심하고 조절되지 않는 고혈압 치료에 효과적이고 nitroprusside는 hypertensive crisis 때 쓸 수 있지만 대사산물인 thiocyanate가 신장으로 배설되기 때문에 만성콩팥병 환자에서는 축적되어 유산증, 중추신경계 이상, seizure, coma 등의 심각한 부작용이 초래될 수 있어 일반적으로 금기임

● 표 7-4-15. 혈관확장제 종류

약제	초기 용량	상용량	작용시간
hydralazine	10	50-100 bid/tid	10-12
minoxidil	5	10-20 qd/bid	75

● **표 7-4-16. 저항성 고혈압(Resistant Hypertension)의 원인**

1. 환자의 순응도(compliance)가 안 좋을 때
2. 이차성 고혈압일 때
3. kidney parenchymal hypertension
4. renovascular hypertension
5. mineralocorticoid excess state
6. pheochromocytoma
7. drug induced hypertension(cyclosporine 등)
8. glucocorticoid excess state
9. coarctation aorta
10. hormonal disturbance
11. neurologic symptom
12. secondary drug resistance
13. diuretic resistance, excess sodium intake
14. drug induced reflex tachycardia
15. peripheral vascular resistance d/t drug induced stimulation of RAS

2) 저단백식(Low protein diet)

(1) 사구체여과율이 <30 mL/min/1.73 m^2인 경우 저단백식이(<0.8 g/kg/day)

(2) 고단백식(>1.3 g/kg/day)는 피해야 함

● **표 7-4-17. 만성콩팥병 환자의 식이조절**

	Protein	Energy	Phosphorus	Sodium
CKD				
Stage 1-3 (GFR>30 mL/min)	No Restriction	No Restriction	600-800 mg/day	<2 g/day#
Stage 4-5 (GFR<30 mL/min)	<0.8 g/kg/day	35 Kcal/kg/day*	600-800 mg/day**	<2 g/day
ESRD				
Hemodialysis	>1.2 g/kg/day	35 Kcal/kg/day*	600-800 mg/day**	<2 g/day
Peritoneal dialysis	>1.3 g/kg/day	35 Kcal/kg/day*	600-800 mg/day**	<2 g/day

* 30 Kcal/kg/day for 60 years and old
** along with Phosphate binder
# If hypertensive

3) 빈혈치료

(1) 만성콩팥병에서 빈혈의 정의는 남자에서 혈색소(Hb)<13 g/dL, 여자<12 g/dL임

● **표 7-4-18. 만성콩팥병 환자에서 빈혈의 원인**

- 적혈구 생성인자의 상대적 부족
- 적혈구 생존 감소
- 출혈 경향
- 철분 부족
- 부갑상선 항진증/골수섬유화
- 엽산 또는 비타민 B12 부족
- 혈색소병증
- 동반 질환: 갑상선항진증/저하증, 임신, HIV연관질환, 자가면역질환, 면역억제제

(2) 만성콩팥병 환자에서 빈혈에 대한 기초 검사(그림 7-4-1): complete blood Count (CBC), Iron, TIBC, Ferritin, Transferrin saturation, absolute reticulocyte count, vitamin B12, folic acid

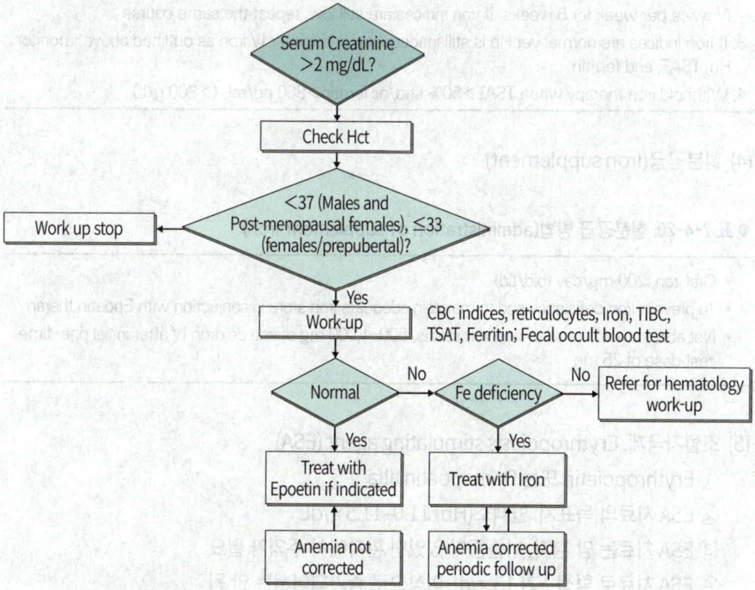

● **그림 7-4-1. 만성콩팥병 환자에서 빈혈에 대한 검사**

(3) 철분(Iron) 치료 목표치

① Transferrin saturation (TSAT)≥20%

② Ferritin≥200 ng/dL (혈액투석 환자) ≥100 ng/dL (혈액투석 이외의 환자)

→ 500 ng/dL은 권장하지 않음

● 표 7-4-19. 만성콩팥병 환자에서 빈혈의 치료지침

Erythropoietin	
Starting dosage	50–150 units/kg per week IV or SC
Optimal rate of correction	(once, twice, or three times per week) Increase Hb by 1–2 g/dL over 4-week period
Darbepoetin alfa	
Starting dosage	0.45 μg/kg as a single IV or SC once weekly 0.75 μg/kg as a single IV or SC once every 2 weeks
Optimal rate of correction	Increase Hb by 1–2 g/dL over 4-week period
Iron	
1. Monitor iron stores by percent transferrin saturation (TSAT) and ferritin 2. If patient is iron-deficient (TSAT<20%; serum ferritin<100 μg/L), administer iron, 50–100 mg IV twice per week for 5 weeks; if iron indices are still low, repeat the same course 3. If iron indices are normal yet Hb is still inadequate, administer IV iron as outlined above; monitor Hb, TSAT, and ferritin 4. Withhold iron therapy when TSAT>50% and/or ferritin>800 ng/mL (>800 g/L)	

(4) 철분공급(Iron supplement)

● 표 7-4-20. 철분공급 방법(administration of supplement iron)

- Oral iron, 200 mg/day (bid/tid)
- To prevent iron deficiency and to maintain adequate iron store in conjuction with Epoetin therapy
- Not able to maintain adequate iron status, 500–1,000 mg of iron dextron IV after initial one-time test dose of 25 mg

(5) 조혈자극제, Erythropoiesis stimulating agent (ESA)

① Erythropoietin 또는 Darbepoetin alfa

② ESA 치료의 목표치: 혈색소(Hb) 11.0–11.5 g/dL

③ ESA 치료는 암 환자, 뇌졸중이 있었던 환자에서 주의가 필요

④ ESA 치료로 혈색소가 13 g/dL 이상으로 증가되어서는 안 됨

⑤ ESA의 효과가 없는 경우

- 철분결핍(iron deficiency)이 가장 흔함
- Infection/inflammation (e.g. access infections, surgical inflammation, AIDS, SLE)
- Chronic blood loss

- Osteitis fibrosa
- Aluminum toxicity
- Hemoglobinopathies
- Folate or vitamin B12 deficiency
- Multiple myeloma
- Malnutrition
- Hemolysis

4) 칼슘과 인산염 대사장애

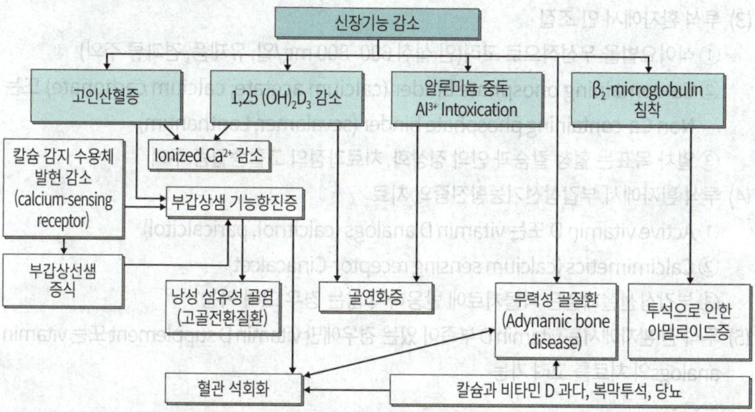

● **그림 7-4-2. 만성콩팥병 환자에서 칼슘과 인산염 대사장애**

● **표 7-4-21. 만성콩팥병 환자의 칼슘, 인산염, PTH 측정 주기**

	iPTH	Calcium/phosphate
CKD 3	12개월마다	12개월마다
CKD 4	3개월마다	3개월마다
CKD 5	3개월마다	매달

● **표 7-4-22. 만성콩팥병 환자에서 목표 iPTH**

CKD stage	목표 iPTH 농도(pg/mL)
3	35–70
4	70–110
5 혹은 투석 환자	150–300

● 표 7-4-23. 투석환자에 목표 칼슘치

PO_4	3.5–5.5 mg/dL
Calcium	8.4–9.5 mg/dL
iPTH	150–300 pg/mL
Ca intake from supplements	<1,500 mg/day

(1) 사구체여과율＜45 mL/min/1.73 m^2인 경우 혈청 인은 정상 범위가 되도록 치료

(2) 사구체여과율＜45 mL/min/1.73 m^2인 경우 골밀도 검사는 시행하지 않으며 사구체여과율＜30 mL/min/1.73 m^2인 경우 biphosphonate 치료는 시행하지 않음

(3) 투석 환자에서 인 조절

① 식이요법을 우선적으로 고려(인 섭취 600–800 mg/일, 유제품, 견과류 주의)

② Ca-containing phosphate binder (calcium acetate, calcium carbonate) 또는 Non Ca-containing phosphate binder (sevalamer, Lanthanum)

③ 일차 목표는 혈청 칼슘과 인의 정상화, 치료과정의 고칼슘혈증 주의

(4) 투석 환자에서 부갑상선기능항진증의 치료

① Active vitamin D 또는 vitamin D analogs (calcitriol, paricalcitol)

② Calcimimetics (calcium sensing receptor-Cinacalcet)

③ 부갑상선절제술은 약물치료에 반응하지 않는 경우 고려 가능

(5) 투석 전 환자에서는 vitamin D 부족이 있는 경우에만 vitamin D supplement 또는 vitamin analogs의 치료를 고려 가능

5) 대사산증

만성콩팥병 환자에서 혈청탄산수소나트륨(bicarbonate) 농도는 22 mEq/L 이상이 되도록 탄산수소나트륨 경구치료

6) 요독성 심낭염(Uremic pericarditis)

(1) 급성신손상 또는 만성콩팥병 환자의 6–10%에서 발생

Dialysis-associated pericarditis: 혈액투석 중인 환자 13%에서 발생

(2) 특징: 심전도상 diffuse ST and T wave elevation이 보이지 않음

(3) 치료

① 투석요법: Intensification of dialysis therapy (daily hemodialysis), heparin-free hemodialysis

② 약물: NSAID (Indomethacin), High-dose corticosteroids

③ Large effusion＞250 mL or cardiac tamponade시 surgical drainage 고려

7) 출혈성 경향(Bleeding diathesis)

(1) 원인: 요독증에 의한 혈소판 기능이상(Bleeding time 증가)

(2) 치료

① 빈혈치료; 수혈 또는 ESA 치료로 hemotocrit ＞25–50% 유지 시 bleeding time 감소

② dDAVP (desmopressin): 50% 환자에서 유용, factor VIII과 von Willebrand factor multimers의 증가 dose: 3 μg/kg+NS 50 mL IV 또는3 μg/kg intranasally (onset은 1시간 이내이고 작용시간은 4–24시간)

③ 적극적 투석(intensification of HD)

④ Estrogen: 기전은 정확히 모르나 platelet reactivity를 증가, 용량은 0.6 mg/kg/d for 5 days (onset은 first day, peak은 3–7 days, 작용시간은＞1 week)

⑤ Cryoprecipitate: bleeding time 감소

8) 심혈관계 질환

(1) 모든 만성콩팥병 환자는 심혈관계의 위험이 증가되어 있다고 간주되어야 함

(2) 동맥경화의 위험성이 있는 만성콩팥병 환자는 출혈의 위험성이 없다면 항혈소판제제가 고려되어야 함

(3) 심부전과 체액량 평가를 위한 혈청 BNP/NT-BMP 농도는 사구체여과율＜60 mL/min/1.73 m^2 인 경우에는 주의를 가지고 해석되어야 함

(4) 급성관상동맥증후군 진단을 위한 혈청 Troponin 농도는 사구체여과율＜60 mL/min/1.73 m^2 인 경우에는 주의를 가지고 해석되어야 함

9) 만성콩팥병 환자에서의 약물요법 및 용량조절

(1) 모든 약물치료 시 각 약물의 특성과 사구체여과율에 따라 용량이 조정되어야 함

(2) 사구체여과율 ＜60 mL/min/1.73 m^2인 환자가 급성 신손상의 위험성이 있는 심각한 질환이 발병 시에 신 손상의 위험성이 있거나 신장으로 배설되는 약제는 일시적으로 중단할 수 있음(ACE inhibitor, 알도스테론억제제, 이뇨제, NSAIDs, metformin, lithium, digoxin 등)

(3) Metformin 치료는 사구체여과율＞45 mL/min/1.73 m^2인 경우에는 지속할 수 있으나

① 사구체여과율＜30 mL/min/1.73 m^2인 경우에는 중단되어야 함

② 사구체여과율 30–45 mL/min/1.73 m^2인 경우에는 평가 후 사용되어야 함

증례

만성신부전 합병증 평가

60세 남자 부종과 고혈압이 지속되어 내원하였다. 10년 전 당뇨를 진단받아 경구약제 복용 중이었으며, 6년 전 당뇨 망막병증을 진단받았다. 1년 전부터 신기능이 좋지 않고 단백뇨가 보인다는 이야기를 들었다고 한다. 내원 시 혈압은 170/70 mmHg였다. 혈중 헤모글로빈 8.9 g/dL, 혈청 크레아티닌 2.7 mg/dL, 사구체여과율 28 mL/min/1.73m^2, Na/K/Cl 137/5.5/101 mmol/L, 당화혈색소 8.7%, corrected Ca/P 8.3/5.1 mg/dL, total CO_2 19.7 mmol/L, 소변 PC ratio 3.2 mg/mgCrea., micro RBC 0-1/HPF이었다.

이 환자의 약물치료로서 고려해야 할 사항은 무엇인가?

합병증의 평가를 위해 추가로 검사해봐야 할 항목은 무엇인가?

생활습관에 관하여 환자에게 어떤 교육을 해야 하는가?

⇨ 환자는 10년의 당뇨 유병기간, 6년 전 당뇨 망막병증을 진단받았고 1년 전부터 신기능이 좋지 않고 단백뇨가 보인다는 이야기를 들었다는 현 병력을 고려하였을 때 임상적으로 당뇨성 신증으로 인한 만성콩팥병 4단계임을 진단할 수 있다.

⇨ 환자의 약물치료로 원인 신질환으로 추정되는 당뇨를 조절해야겠으며, 혈압이 높고, 단백뇨를 보이고 있어 ARB/ACEi 약제를 포함하여 혈압조절이 필요한 상태이다. 또한 환자의 주 증상인 부종조절을 위해 고리이뇨제 사용을 고려한다.

⇨ 추가적으로 빈혈의 교정을 위한 ESA 투여, 탄산수소나트륨 경구투여를 통한 대사성 산증 교정 등을 고려해볼 수 있다.

⇨ 당뇨성 신증 및 기타 신기능 저하의 원인 감별을 위한 신장영상 검사, 빈혈의 원인 감별을 위해 체내 철분상태 확인(Iron, TSAT, ferritin 등), 칼슘 인산 대사장애 확인을 위해 iPTH를 검사해볼 수 있다.

⇨ 또한 환자에게 금연, 금주, 저염식(Na<2g/day), 저단백식(<0.8g/kg/day), 저칼륨식이, 주5회 1회 30분 이상의 유산소 운동을 교육해야 한다.

05 신대체요법

증례

신대체요법 선택의 예

52세 남자 환자, 20년 전 IgA 신증과 고혈압 진단받고 치료 중 오심과 전신 쇠약감, 가슴 답답한 증상 호소하며 응급실로 내원하였다.

혈액검사에서 BUN/Cr 152/8.92, K 7.9, pH 7.0, Total CO_2 10 이하로 측정되었다. 신장질환의 가족력은 없으며, 배우자는 당뇨병으로 치료 중이라고 하였다. 자영업을 하고 있어 근무시간이 유동적이었다. 신장을 공여할 마땅한 가족은 없었다.

본 환자에서 우선적으로 고려할 치료는?

⇨ 이 환자에서 우선적으로 고려할 신대체요법은 응급혈액투석이다. 요독증상과 심한 고칼륨혈증, 대사성산증은 즉각적인 교정을 요하며, 혈액투석을 통해 이를 고정할 수 있다.

환자는 혈액투석 4년째, 건체중을 72.7 kg으로 맞추고 월, 수, 금 주 3회 투석을 하고 있었다. 투석 후 시간이 지나면서 소변량이 감소해 식사량 조절에 어려움을 겪고 있으며 금요일 투석 전 체중은 77 kg이었다. 어쩔 수 없이 한외여과 4 kg을 설정하고 73 kg으로 건체중보다 0.3 kg 많은 상태로 귀가하였다. 토요일에는 가족 행사가 있어 술과 고기 등 짠 음식을 섭취하였고, 월요일 새벽 환자는 호흡곤란을 호소하며 응급실로 내원하였다. 응급실로 내원하였을 때 체중은 78.7 kg으로 건체중보다 6 kg 많았고, 흉부 방사선사진에서는 폐부종과 심장비대가 관찰되었다. 응급실 내원 직후 응급투석을 4시간 시행하자 호흡곤란이 호전되었다. 이 환자에서 향후 적절한 신대체요법은 무엇인가?

⇨ 혈액투석은 간헐적 치료이기 때문에 투석과 투석 사이 체액량의 증가가 심혈관질환의 위험을 높이는 요소가 된다. 특히 주 3회 투석에서 금-월요일, 토-화요일같이 주말을 끼는 시기에 이틀간 체액이 저류되어 폐부종, 고혈압 등의 발생위험이 크다. 이 환자는 혈액투석 초기 잔여신기능이 있을 때는 큰 문제가 없었으나, 시간이 지나 잔여신기능이 없어지면서 투석 간 체액 저류에 따른 합병증을 반복적으로 경험하고 있다. 이 환자가 식이조절에 어려움을 느낀다면 지속적 치료인 복막투석으로 변경하는 것

증례

이 도움이 된다. 복막투석은 투석시간을 충분히 길게 하여 혈액투석에 비해 높은 혈역학적 안정성을 기대할 수 있으며, 환자도 식이조절의 부담을 덜 수 있다. 복막투석은 환자 본인이 스스로 하는 치료이므로 환자의 시력, 인지기능, 미세조작 등의 기능에 문제가 없어야 하며, 이 환자에서는 해당사항이 없어 복막투석을 수월히 시행할 수 있었다. 자영업을 하고 있어 근무 중에도 복막투석액을 자유롭게 교환할 수 있었다. 복막투석으로 변경한 이후, 폐 부종과 같은 합병증을 경험하지 않았으며, 자유롭게 국내 여행을 다닐 수도 있게 되었다며 환자는 매우 만족해하였다.

I 혈액투석

1. 말기신부전 환자에서 투석치료의 적응증

보존적인 요법만으로는 관리가 어렵고 투석치료 또는 신장이식의 신대체요법이 필요하게 되는 만성콩팥병 제4단계(사구체여과율 15–29 mL/min/1.73 m^2) 환자에게 혈액투석과 복막투석에 대한 장단점을 설명하고 투석방법을 결정해야 함

● 표 7-5-1. 말기신부전 환자에서 투석개시의 절대 적응증

1. 요독 증상
2. 이뇨제 치료로 조절되지 않는 지속적 체액 과잉상태
3. 약물치료로 조절되지 않는 고칼륨혈증
4. 약물치료로 조절되지 않는 산혈증
5. 요독증에 의한 출혈성 경향과 임상적 출혈
6. 사구체여과율 <5–10 mL/min/1.73 m^2

● 표 7-5-2. 혈액투석과 복막투석의 비교

혈액투석(Hemodialysis)	복막투석(Peritoneal dialysis)
장점 1. 의료진이 투석을 담당하므로 안전함 2. 대사장애 교정이 빠름 3. 요소 등 저분자량의 물질 제거에 효과적임	장점 1. 혈역학적 변화가 적어 심혈관질환 환자와 혈압조절에 유리 2. 잔여 신기능 보존에 유리 3. 항응고제 및 혈관 통로 필요없음 4. 투석액에 insulin 첨가하여 혈당 조절 가능 5. 혈액투석에 비해 식사제한이 적음 6. 환자 본인 스스로 할 수 있음 7. 여행, 사회생활에 유리

● 표 7-5-2. (이어서) 혈액투석과 복막투석의 비교

혈액투석(Hemodialysis)	복막투석(Peritoneal dialysis)
단점 1. 병원과 일상생활이 묶임 2. 투석간 음식, 수분조절이 필수적임 3. 항응고제 사용 4. 혈관 통로(vascular access) 수술이 필요	단점 1. 하루 3-4회 교환하여야 함 2. 감염 위험성(복막염) 3. 수분과 노폐물의 제거가 느림 4. 투석을 통한 단백 손실(10 g/day) 5. 투석액을 통해 당이 체내로 흡수되어 혈당치 증가 및 대사장애 유발
합병증 1. **혈관 통로 문제(~80%)** 2. **전신적** 항응고제 사용에 따른 출혈위험 3. 저혈압, 부정맥 4. **투석불균형증후군** 5. β_2-microglobulin의 **침착**	합병증 1. 감염증: 복막 투석 실패의 가장 큰 요인(70%) 2. 복막투석 도관과 연관된 기술적 합병증: 투석액 누출, 도관 폐색, 도관 이동 3. 복압 상승에 의한 합병증: 탈장, 치질, 직장 및 방광 탈출, 흉막누출 4. 대사장애: 영양불균형, 체중 증가, 지질 증가
금기 1. 혈역학적 불안정으로 투석 간 체중 증가를 견디기 힘든 환자 2. 혈관 통로 형성이 어려운 환자 3. 출혈성 경향이 심한 환자	금기 1. 만성폐쇄성 폐질환, 요통, 비만증이 심한 환자 2. 복강 내 유착이 예상되는 환자(과거 복강 수술 등) 3. 순응도 부족(noncompliance)

2. 혈액투석

1) 혈액투석의 원리

(1) 한외여과(ultrafiltration)에 의해 수분 제거, 확산(diffusion)과 대류(convection)에 의해 용질 제거

① 한외여과(ultrafiltration)

- 투석기(dialyzer)에 있는 반투과막을 기준으로 혈액이 통과하는 부분에 양압을, 반투과막의 반대쪽에 음압을 가해 만들어진 정수압(hydrostatic pressure) 차이를 이용해 수분을 제거
- 보통 혈액투석에서는 건체중에 비해 증가된 체중만큼의 수분을 제거

② 확산(diffusion)

- 투석기에 있는 반투과막을 사이에 두고 한쪽에 혈액이, 반대쪽에 투석액이 교차하면서 용질의 농도 차에 의해 농도가 높은 쪽에서 낮은 쪽으로 이동하여 혈액의 용질을 제거함
- 분자량이 작은 소분자 물질은 청소율이 높으나 중분자 물질은 청소율이 매우 낮음

③ 대류(convection)

- 고유량 혈액투석막(highflux membrane)을 이용할 때 수분이 투석막의 누공(pore)을 통하여 이동할 때 수분이 이동하는 힘을 빌려 용질이 함께 이동하는 현상

(solvent-drag phenomenon). 중분자 물질 제거에 효율적임
- 누공을 통한 수분의 손실이 불가피하므로 투석기를 통과하기 전 또는 후에 대치용액(replacement fluid)을 인위적으로 반드시 공급해야 함
- 혈액여과(hemofiltration) 또는 혈액투석여과(hemodiafiltration) 치료가 이에 해당됨

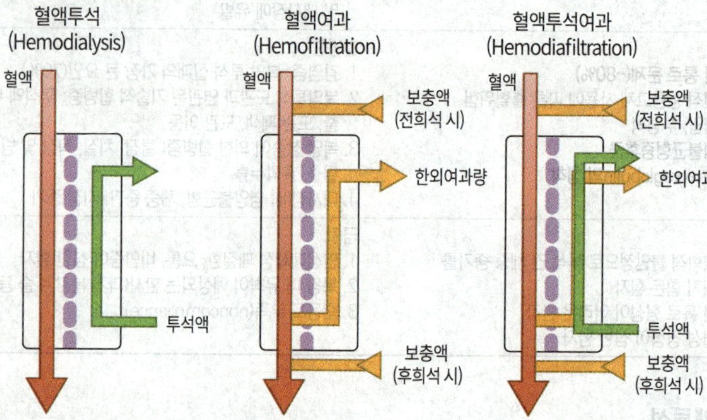

● 그림 7-5-1. 혈액투석-혈액여과-혈액투석여과 모식도

2) 혈액투석의 구성요소: 투석기, 투석액, 전달장치

(1) 투석기

① 투석막: 속이 빈 섬유(hollow fiber) 종류가 가장 많이 사용

② 모세혈관 모양의 관묶음으로 구성되어 관 안쪽에는 혈액이, 바깥쪽에는 투석액이 흐르게 되어 있고 환자의 체격에 따라 표면적 1.4, 1.7 또는 2.2 m^2의 투석막을 사용함

(2) 투석액

- 투석액은 일반적으로 A액(여기서 A는 투석액 중 함유되어 있는 Acetate의 A)을 주로 사용
  - 당뇨 환자의 경우 Glucose가 없는 A액을 사용할 경우 저혈당의 위험이 있으므로 G액(Glucose의 G)을 사용
  - 환자의 혈액검사에서 Ca^{2+}이 높은 경우 저칼슘 투석액(1.25 mM/L)을 사용

● 표 7-5-3. 투석액 구성표

Component	Concentration (mM/L)	Remark
Sodium	135–145	
Potassium	0–4	
Chloride	98–124	
Calcium	1.25(저칼슘액)–1.5(G액)–1.75(A액)	2.5–3.5 mEq/L
Magnesium	0.25–0.375	0.5–0.75 mEq/L
Acetate	2–4	
Bicarbonate	30–40	
Glucose	0–11	0–200 mg/dl
pH	7.1–7.3 units	

(3) 전달장치

① 환자의 혈액을 투석기계로 연결하는 혈관통로(vascular access), 혈액이 투석기를 통과하여 다시 환자에게 돌아가게 하는 혈액 전달장치 및 투석액을 전달하는 투석액 전달장치가 있음

② 혈관통로

- 혈액투석을 위한 굵은 주사바늘(주로 15게이지)을 삽입하기에 적절한 혈관통로가 필요
- 자가동맥과 정맥을 연결한 자가 동정맥루(arteriovenous fistula), 동맥과 정맥 사이에 인조혈관을 이식한 인조혈관 동정맥루(arteriovenous graft) 및 중심정맥도관(central venous catheter)의 3종류가 이용됨

– 혈관 통로를 만들기 전 검사: 상지정맥조영술과 도플러초음파 검사를 통하여 적절한 혈관을 선택함

– 혈관통로의 선택

i) 자가 동정맥루: 가장 좋은 혈관 통로, radial-cephalic fistula, brachial-cephalic fistula의 순서로 선호. 수술 후 6–8주 이후에 동정맥루 성숙이 이루어진 뒤에 사용

ii) 인조혈관 동정맥루: 동정맥루를 만들기에 혈관상태가 적합하지 않은 경우에 시행. 투석 치료가 예상되기 2–4주 전 시행. 시간이 지날수록 협착과 혈전의 위험성 증가

iii) 중심정맥도관: 동정맥루가 준비되지 않았거나 동정맥루 사용이 아직 어려운 경우나 혈액투석이 필요한 경우에 사용

* 우측 내경정맥을 일차적으로 사용

* 유지 혈액투석과 같이 적어도 2주 이상의 투석기간이 요구되는 말기신부전 환자에서는 터널식 도관을 먼저 권고

* 대퇴 정맥도관은 감염의 위험이 높아 유지 혈액투석 환자에서는 응급상황에 고

려(1–2주 이상 사용하지 말 것을 권고)

- 혈관통로의 합병증과 중재술
  - i) 혈관 협착: 투석치료에 충분한 혈류량이 유지되지 않으면 혈관 협착을 의심하여 중재술을 시행함
  - ii) 도관 감염: 가장 흔한 원인균은 포도알균(staphylococcus)과 사슬알균(streptococcus)이며 의심될 경우 균 배양 검사를 나가 그 결과에 따라 항생제를 투여
    * 출구부 감염의 경우 mupirocin을 국소 도포하는 것을 먼저 고려
    * 임상적 상황에 따라 경구 또는 정주 항생제 투여를 병행
    * 다만 터널식 도관에서 패혈증으로 인하여 쇽이 발생하는 등의 혈역학적으로 불안정한 경우, 발열이 지속되거나, 터널을 따라 압통이 동반되는 터널감염 소견을 보이는 경우에는 반드시 도관을 제거
    * 비터널식 도관의 경우 감염이 의심되면 즉시 제거하는 것을 강력히 고려
  - iii) 도관 혈전증: 도관 기능부전이 발생하면 과거 urokinase나 r-tpa 등의 혈전용해제를 도관 내 저류하는 치료를 시도하였으나, 현재 국내에서 그 사용이 제한적이므로 일차적으로 Luer-lock syringe를 이용하여 forceful saline flusing을 통하여 소량의 혈전을 도관 밖으로 방출시켜 체내로 흘려보내는 것을 고려
    * 그러나 효과가 없다면 도관 교체

(4) 혈액 및 투석액 전달장치

① 혈액 전달장치는 펌프를 이용하여 혈액을 혈관 통로에서부터 투석기를 통과하여 다시 환자에게 돌아가게 함

- 혈류속도는 환자의 체격, 상태, 혈관통로의 상태에 따라 250-300 mL/min로 조절하며 투석액 유량은 일반적으로 혈류속도의 2배를 처방
- 그 이상 처방하는 경우, count-current multiplication에 따라 diffusion 효과는 증가하나 비용 대비 효과는 크지 않은 것으로 알려져 국내에서는 최대 700 mL/min까지 사용을 고려

(5) 항응고제의 사용

- 혈액투석 시 투석기 내로 전달되는 혈액의 응고(clotting)를 방지하기 위하여 헤파린을 사용
  - 헤파린 투여방식은 loading 방식과 maintenance 방식이 있음
  - Loading 방식의 경우 헤파린 2,000 units를 투석 시작 시 한꺼번에 투여
  - maintenance 방식은 시간당 500 units의 헤파린을 투여하여 투석 4시간 동안 총 2,000 units을 투여
  - maintenance 방식 투여에 있어서 일반적으로 투석 후 동정맥루 지혈을 생각하여 투석 30분 전 헤파린 투여는 중단
  - 이렇게 투석기로 투여되는 헤파린은 투석막 전에 위치하는 arterial line 쪽으로 투여가

이루어지는데, 투여되는 대부분의 헤파린은 투석막에 흡착이 되어 투석막 내 존재하여 투석막 내에서 혈액이 응고되는 것을 막는 데에 효과적으로 이용됨

- 따라서 투석막을 거친 후 venour return line을 통하여 체내로 유입되는 헤파린의 양은 미미하므로 혈액투석 시 헤파린을 투여받는 환자에서 aPTT를 검사하여도 연장소견은 보이지 않음

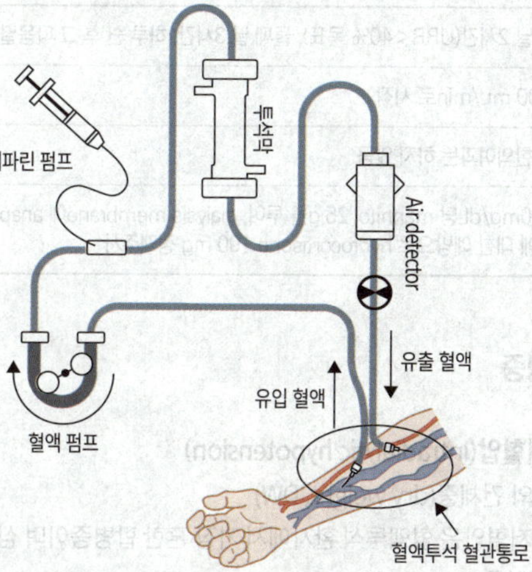

● 그림 7-5-2. 혈관통로-투석기 관계 모식도

3) 투석 적절도

혈액투석 치료가 적절한지 평가하기 위하여 urea reduction ratio (URR)나 Kt/Vurea를 계산하고, 혈액투석은 1회 4시간 주 3회 실시하는 것이 표준이며 1회 4시간 투석할 때 투석량인 Kt/Vurea＞1.2, URR＞65%이면 적절한 투석으로 판정

● 표 7-5-4. KDOQI 혈액투석 적절도 가이드라인 2015

환자의 well being sense, 체중, 전해질, 산염기 평형
치료: 주 3회 투석 시(spKt/V: single pool)
spKt/Vurea = −ln (Ct/C0−0.008×t)+(4−3.5Ct/C0)×⊿BW/BW,
K: urea clearance, t: time, V: volume of urea distribution,
Ct/C0: post-HD BUN/pre-HD BUN
URR = (pre-HD BUN−post-HD BUN)/pre-HD BUN
target delivered URR＞65%, target delivered spKt/V≥1.4

4) 처음 혈액투석을 하는 환자에서의 투석 처방

투석을 시작하는 환자에서 BUN이 특히 높은 경우(>100 mg/dL) 높은 BUN의 급격한 제거로 인한 투석 불균형증후군(dialysis dysequilibrium syndrome)이 발생할 수 있으므로 다음과 같이 투석 처방을 하여 투석 불균형증후군을 예방

● 표 7-5-5. 처음 혈액투석 시 투석 처방

1. 투석치료 시간: 첫날 2시간(URR<40% 목표), 둘째 날 3시간, 하루 쉰 후 그 다음날 4시간
2. 혈류속도: 첫날 200 mL/min로 시작
3. 부종이 없는 경우 한외여과는 하지 않음
4. 투여약제: BUN 50mg/dL당 mannitol 25 g을 투여, dialysis membrane에 anaphylactic shock을 드물게 보이므로 이에 대한 예방으로 hydrocortisone 100 mg 정맥주사

3. 혈액투석 합병증

1) 혈액투석 중 저혈압(Intradialytic hypotension)

(1) 혈액투석 환자의 건체중(dry weight, DW)

- 혈액투석 중 저혈압은 혈액투석 환자에서 가장 흔한 합병증이며 심한 경우 심각한 사태를 초래할 수 있음
  - 혈액투석 중 저혈압의 가장 흔한 원인은 환자의 건체중이 잘못 설정된 경우로 혈액투석을 안정적으로 받고 있는 환자의 경우에도 적어도 2주에 한 번은 환자의 건체중 재설정을 고려
  - 환자의 건체중은 과거에는 '투석이 끝날 무렵 혈압 강하가 발생할 때의 가장 낮은 혈압치를 보일 때의 체중'으로 정의
  - 최근에는 '탈수나 수분의 저류를 보이지 않으며 투석이 끝날 무렵 정상혈압을 보일 때의 체중' 또는 '다음 투석까지 고혈압이 발생하지 않는 (항고혈압제를 복용하지 않거나 복용을 하고 있는 경우라도) 투석 후 체중'으로 정의
  - 수분의 저류가 보이지 않는 것은 임상적으로 흉부 단순방사선 촬영에서 폐부종이나 늑막 삼출액 등의 소견이 보이지 않고, 신체검진상 양하지의 함몰 부종이 보이지 않는 경우로 정의될 수 있음

(2) 투석간 체중증가(inter-dialytic weight gain, IDWG)

① 투석간 체중증가는 이상적으로는 1–2 kg을 보고 있으나, 여러 연구들에 따르면 건체중의 5–6% 정도까지는 심각한 투석 중 저혈압 발생을 유발하지 않아 투석 환자들에서 허용될 수 있는 것으로 간주

② 그러나, 5–6%를 넘어가거나 4 kg 이상의 IDWG을 보이는 경우에는 투석 중 저혈압이 발생할 수 있으므로 주의를 요함

(3) 건체중의 재설정 후 또는 투석간 체중 증가가 많아 투석 중 저혈압이 발생하는 경우에는 표 7-5-6의 방법들을 추가로 고려

● **표 7-5-6. 투석 중 저혈압의 예방**

1. 투석액의 Na^{+} 농도를 올려보는 것을 고려(sodium profiling, 투석 시작할 때 Na^{+} 농도를 145 mEq/L로 시작하여 135–140 mEq/L로 끝냄)
2. 투석액 온도를 낮춰봄(34–36℃)
3. 투석 중 음식물 섭취 제한
4. 빈혈치료(Hb>11 g/dL까지)
5. 투석날은 항고혈압제를 복용하지 않거나 투석 후에 투여
6. 투석 직전 또는 투석 30분 전에 adrenergic agonist (midodrine 1–6알) 투여를 고려
7. 투석시간 연장을 고려할 수 있음
8. 대류(convection)요법을 이용한 혈액투석여과나 혈액여과요법을 고려

2) 혈액투석 환자의 고혈압

(1) 혈액투석 중 저혈압과 마찬가지로 건체중이 잘못 설정된 경우가 가장 흔한 원인

(2) 치료

① 건체중의 재설정

② 항고혈압제제의 적절한 투여

③ 교육 및 영양사 면담 저염식이(2–3 g/day)

3) 근육 경련

(1) 원인: 투석 치료 중 근육 경련의 원인은 자세히 밝혀지지 않았으나 근육 경련을 유발하는 요인들은 표 7-5-7과 같음

● **표 7-5-7. 투석치료 중 근육 경련의 원인**

1. 투석 중 저혈압(IDWG이 많아 정해진 시간 내에 많은 한외여과가 필요한 경우)
2. 저마그네슘 또는 저칼슘혈증

(2) 치료

① 저혈압과 같이 발생한 근육 경련의 경우 빠른 혈압 상승을 위하여 고장성의 50 DW 또는 적어도 등장성의 0.9% NaCl 100–200 cc 투여하는 것이 일반적

② 50 DW의 경우 최종적으로 fluid redistribution이 일어나 혈관 내에서 혈관외 또는 세포 내로 투여된 수액이 재분포되므로 심장에 부담을 주지 않으므로 더 바람직

4. 혈액투석 환자의 혈관 보존 방침(Arm–save)

장기 유지 혈액투석을 위한 혈관통로로 원칙적으로 자가혈관이나 인조혈관 동정맥루가 필요한데, 개존율이 좋고 합병증이 적은 자가혈관 동정맥루 형성이 보다 바람직

- 그러나 자가혈관 동정맥루 형성을 위해서는 양호한 동맥과 정맥의 상태가 요구됨
- 고령이나 당뇨 환자에서 혈관상태가 좋지 않은 경우가 많은데, 그 외에도 혈액검사를 위한 반복적인 정맥 천자는 정맥내 혈전을 유발하여 추후 자가동정맥루 형성에 장애가 될 수 있음

1) 혈관보존 방침의 시점

만성콩팥병 3단계 이상(혈청 크레아티닌 2.0 mg/dL 이상)이면 원칙적으로 arm-save를 시작 적어도 4단계(혈청 크레아티닌 3.0 mg/dL 이상)부터는 반드시 시작

2) 혈관보존 방법

(1) 손등 아래 정맥 천자는 가능하나, 손등 이상의 하완(forearm)이나 상완(upper arm) 정맥 천자는 금지

(2) 양팔 모두에 혈관보존 방침을 하는 것이 원칙이나 불가피한 경우 적어도 non-dominant arm만이라도 반드시 시행

(3) 양다리 혈관 천자(주로 발등)를 권고하는 것도 좋은 방법

(4) 혈관 보존 방침을 따라야 하는 만성콩팥병 3–4단계 환자에서 PICC (peripherally inserted central catheter) 삽입은 금지

① 말초 상완의 basillic vein의 천자를 통해서 PICC 삽입이 이루어지는데, basillic vein은 자가 동정맥루 형성을 위한 마지막 보루에 해당되는 중요한 정맥이므로 PICC 삽입은 금지

② 또한 PICC의 정맥 주행경로는 쇄골하 정맥을 거쳐 상대정맥에 위치하게 되는데 이 또한 추후 상완에 혈액투석 혈관통로를 가지게 될지도 모르는 만성 신장병 3–4단계 환자의 중심정맥 보존 방침에도 어긋남

그러므로 PICC 삽입은 말초정맥과 중심정맥 모두의 보존을 위해서 반드시 금지

II 복막투석

Summary

- 복막투석의 원리
  - 수분의 제거는 포도당, icodextrin의 삼투압 차이에 의해
  - 용질의 제거는 확산과 대류에 의해
- 복막투석액
  - 표준 투석액(1.5, 2.5, 4.25% 포도당과 젖산)
  - Icodextrin 투석액(7.5% icodextrin)
- 복막평형 검사
  - High/High average/Low average/Low로 나눔
  - High transporter일수록 한외여과는 부족하고 용질제거가 잘 됨
  - Low transporter일수록 한외여과가 잘되고 용질제거가 부족함
- 복막투석 적절도
  - 요소제거율을 통해 평가
  - Weekly KT/V 값이 1.7 이상이면 적절
- 복막염
  - 진단: 혼탁한 투석액, 증상(복통, 발열, 설사 등), 투석액에서 백혈구>100/uL(호중구>50%) 중 2가지 이상 만족
  - 치료: 경험적 항생제 치료(1세대 cephalosporin+aminoglycoside)를 시작, 배양검사 결과에 따라 항생제 변경
  - 복막투석도관 제거: Refractory/Relapsing/Repeated/진균/마이코박테리아/다발성 장내균 복막염 등

1. 복막투석의 원리

1) 삼투압의 차이에 의하여 수분이 이동하는 한외여과

삼투압의 차이는 복막투석액의 삼투성 물질에 의하여 형성되며, 주로 포도당이 이용되고, 그 외 아미노산, icodextrin이 사용됨 → 1.5%, 2.5% 또는 4.25%의 포도당을 함유한 투석액을 복강 내로 주입하면 복막 모세혈관과 복강내 투석액의 삼투압 농도 차이에 의해 복막모세혈관에서 복강 내로 수분이 이동

2) 용질 제거의 원리는 확산과 대류

(1) 확산은 복막 모세혈관과 복막투석액 사이의 용질의 농도 차에 의해 농도가 높은 쪽에서 낮은 쪽으로 이동하여 혈액의 용질이 복막투석액으로 이동되어 제거됨

(2) 대류는 한외여과의 과정에서 수분의 이동과 함께 용질이 이동하는 현상으로 복막투석에서 한외여과량은 1일 1-2리터 정도이므로 복막 투석에서 용질의 제거는 대류보다는 주로 확산에 의해 이루어짐

3) 혈장과 투석액 사이에 용질의 평형상태가 이루어지면 한외여과와 확산은 중지, 수분과 용질들이 복막 모세혈관, 림프관을 통해 재흡수됨

2. 복막투석액

1) 표준 투석액

포도당과 젖산을 주성분으로 하는 표준 투석액은 높은 농도의 포도당과 젖산, 낮은 pH 및 포도당 분해산물로 인하여 생체에 적합하지 않은 요인이 있음. 이로 인하여 생체적합성이 완벽하지 않은 투석액에 장기적으로 노출되면 복막이 손상받게 됨

2) Icodextrin 투석액

(1) Icodextrin: 포도당을 연결하여 분자량을 크게 만든 포도당 중합체로 녹말을 가수분해하여 만들었으며 평균 분자량은 16,800 Da이고 7.5% icodextrin의 삼투압은 혈장과 같은 285 mOsm/kg

(2) 특징: 포도당 함유 투석액이 결정질 삼투압에 의하여 한외여과가 일어나는 것에 반하여, icodextrin 투석액은 교질삼투에 의하여 한외여과를 일으킴

(3) 장점
- 최대 16시간까지 지속적으로 한외여과가 발생함
- 복막이 포도당에 노출되지 않음
- 복막의 투과성이 증가된 high transporter 환자에 효과적
- 지속적 외래복막투석에서 장시간 포도당 투석액 저류 시 한외여과량이 부족할 때 사용
- 자동복막투석에서 낮에 장시간 투석액 저류 시 사용

(4) 사용법: 하루 1회 사용이 권장됨(Icodextrin이 분해되면 혈중에서 말토오스, 말토트리오스로 분해되며, 장기간 축적의 안전성에 대한 근거가 부족해 2회 사용은 권장되지 않음)

3. 복막평형검사(Peritoneal equilibrium test)

1) 복막투석 환자에서 복막의 투과기능을 반정량적으로 평가하는 방법

(1) 2.5% glucose 2L를 복강 내 주입 후 0, 2, 4시간 후 혈액과 복막투석액을 채취하여 포도당과 크레아티닌의 농도를 측정함(0시간의 경우 복막투석액을 주입한 후 몸을 굴린 다음 소량 배액하여 측정). 이의 비율 계산 결과를 그래프에 그려 판정함

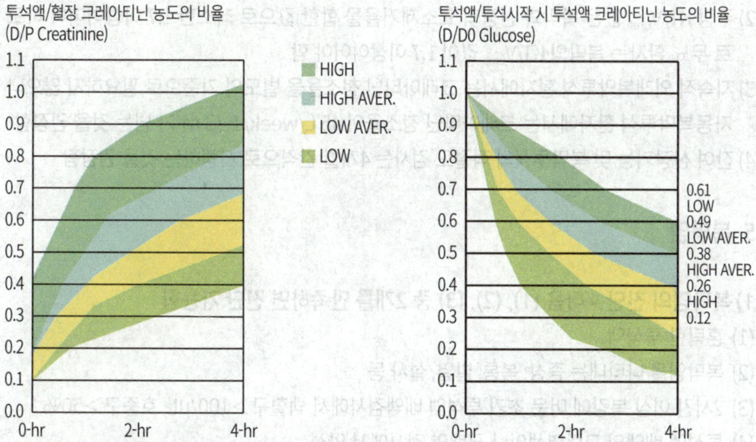

● **그림 7-5-3. 복막평형 검사(PET) 평가 그래프**

(2) 왼쪽 그래프: 0시간, 2시간, 4시간째 채취한 투석액의 포도당 농도/처음 투석액의 포도당 농도(2.5% 투석액이므로 2,500 mg/dL)의 비율

(3) 오른쪽 그래프: 0시간, 2시간, 4시간째 채취한 투석액의 크레아티닌 농도/투석시작 시 투석액 크레아티닌 농도의 비율. 투석액은 고농도의 glucose가 포함되어 있으므로 [교정 크레아티닌=측정된 크레아티닌-포도당농도×0.000531415]의 공식으로 보정

(4) 결과 판정: 복막의 용질 이동 속도가 높고 낮음에 따라 high, high average, low average, low transporter로 나눔

● **표 7-5-8. 복막평형검사 결과에 따른 치료 선택**

용질 이동속도	지속적 외래복막투석에 대한 반응		투석액 처방
	한외여과	용질제거	
High	불량	적절함	단시간 저류 또는 Icodextrin 사용
High average	적절함	적절함	표준 복막투석
Low average	양호함	적절함	표준 복막투석
Low	매우 양호함	부적절함	복막투석 교환횟수를 증가시키거나 혈액투석으로 전환

4. 복막투석의 적절도

1) 복막투석의 적절도의 기준에 있어 환자의 임상적인 상태가 가장 중요하나, 객관적인 지표로서 요소제거율(KT/V_{urea})을 사용함

2) 주당 KT/V_{urea} 값은 복막과 신장의 요소제거율을 합한 값으로 최소한 1.7 이상이어야 하므로 무뇨 환자는 복막의 KT/V_{urea} 값이 1.7 이상이어야 함
3) 지속적 외래복막투석 환자에서는 크레아티닌 청소율을 별도의 기준으로 필요하지 않으나 자동복막투석 환자에서는 크레아티닌 청소율이 45 L/week/1.73 m^2가 넘는 것을 권장함
4) 잔여 신장기능 및 복막투석의 적절도 검사는 4개월 간격으로 시행하는 것을 권장함

5. 복막염

1) 복막염의 진단 – 다음 (1), (2), (3) 중 2개를 만족하면 진단 가능함

(1) 혼탁한 투석액
(2) 복막염을 나타내는 증상: 복통, 발열, 설사 등
(3) 2시간 이상 복강에 머문 초기 투석액 배액검사에서 백혈구＞100/μL, 호중구＞50%
(4) 투석액 배액의 그람염색이나 균배양 검사에서 양성

2) 복통이 있는 자동복막투석 환자에서 야간에 짧은 저류시간으로 배액한 투석액 검사에서 백혈구 수가 100/μL 미만인 경우에도 호중구가 50% 이상이면 복막염으로 생각하고 확진되기 전 항생제 치료를 시작하는 것이 좋음. 이 경우 투석액을 1 L 주입하여 2시간 후 배액하여 투석액을 검사함

3) 복통은 있으나 배액한 투석액이 혼탁하지 않은 경우 변비, 신장결석, 담석, 소화성궤양, 췌장염, 장천공 등을 감별해야 함

4) 투석액 배액이 혼탁한 경우 복막염과 감별할 질환은 표 7-5-9와 같으며 그람염색은 복막염이 있는 경우에도 음성 결과가 많으나 이스트 등 진균이 발견될 수 있으므로 반드시 시행함

● **표 7-5-9. 혼탁한 투석액의 감별진단**

• 배양 양성 감염성 복막염	• 복강출혈
• 무균배양 감염성 복막염	• 악성종양(림프종, 복강 전이 등 – 드묾)
• 화학적 복막염	• 유미 삼출액(드묾)
• 호중구성 삼출액	• 건조한 복강에서 채취한 검체
• 투석액 내 다량의 피브린	• 유미복막증(림프관 폐색, 급성췌장염, CCB 등에 의해)

5) 검체 배양방법

검체 배양방법은 배양 음성률을 낮추기 위해 다음의 2가지 방법을 함께 시행함

(1) 투석액배액 50 mL을 원심 분리하여 침전물을 배양
(2) 혈액배양 용기 2개에 배액을 5–10 mL 넣어 배양하되 원심분리가 불가능한 경우 혈액배양 용기에 직접 넣어 배양
(3) 야간에 복막염이 발생한 경우 환자가 배액을 병원에 가져올 때까지 냉장고에 보관하여 백혈구가 파괴되는 것을 방지하도록 교육

6) 경험적 항생제 치료

(1) 투석액 배액이 혼탁하면 복막염을 의심하여 배액검사 결과가 나오기 전 조기에 경험적 항생제 치료를 시작해야 하며 섬유소에 의한 도관폐색을 예방하기 위해 헤파린(500 U/L)을 투석액에 주입
(2) 배양 결과를 얻기 전 항생제 치료는 그람양성균에 대하여 vancomycin 또는 cephalosporin (cefazolin 또는 cephalothin), 그람음성균에 대하여 3세대 cephalosporin (ceftazidime 또는 cefepime) 또는 aminoglycoside를 선택하고 cephalosporin에 과민반응이 있는 환자는 aztreonam을 대신 사용함
(3) 정맥투여보다는 복강내 투여가 효과적이며 간헐적 투여와 지속적 투여의 효과는 동등한데 즉, gentamicin을 복강내 40 mg/2 L 1일 1회 투여하는 것과 10 mg/2 L 1일 4회 투여하는 것의 효과는 같으며 투석액으로 복강을 세척하는 것은 복통이 심한 환자에서 통증을 경감시키는 효과는 있으나 복막염 치료에는 전혀 도움이 되지 않으므로 복통이 심한 환자와 투석액이 심하게 혼탁한 환자에서만 1–2회 시행

7) 복막염 초기 치료

(1) 복막투석 환자가 투석액이 뿌옇게 되어 내원하면, 진단이 나올 때까지 복막염이라고 간주하고 치료해야 함
(2) 배양검사를 한 이후 경험적인 항생제 치료를 즉시 시작하며, 그람양성세균과 그람음성세균 모두에 대한 항생제이어야 함
(3) 그람양성세균은 vancomycin 또는 1세대 cephalosporin으로, 그람음성세균은 3세대 cephalosporin 또는 aminoglycoside로 치료함

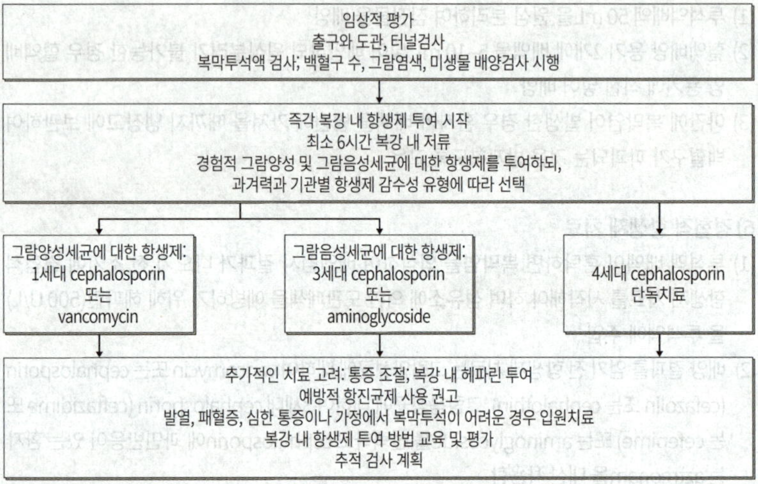

● **그림 7-5-4. 복막염 초기 치료**

8) 항생제 용량

(1) 복막투석 복막염 치료 시 용법보다 복강 내 항생제 농도를 올리는데 복강 내로 항생제를 주입하는 것이 정주 효과적이어서 선호됨

(2) 자동복막투석의 경우 일부 항생제를 아래 표 7-5-10에 나온 간헐적 용법으로 투여할 수는 있으나 복강 내 항생제 농도가 낮게 유지되는 문제가 생길 수 있어 지속적 외래복막투석으로 바꾸기도 함

● 표 7-5-10. 지속적 외래복막투석 환자에서 복강내 주입되는 항생제의 권장 용량

	간헐적 용법 (하루 1회 주입 6시간 저류)	지속적 용법 (매 투석액 교환 시 주입)
Aminoglycosides		
Amikacin	2 mg/kg	Not advised
Gentamicin	0.6 mg/kg	Not advised
Netilmicin	0.6 mg/kg	Not advised
Tobramycin	0.6 mg/kg	Not advised
Cephalosporins		
Cefazolin	15 mg/kg(장기저류) 20 mg/kg(단기저류)	LD 500 mg/L, MD 125 mg/L
Cefepime	1,000 mg	LD 500 mg/L, MD 125 mg/L
Cefoperazone	데이터 없음	LD 500 mg/L, MD 62.5-125 mg/L
Cefotaxime	500-1,000 mg	데이터 없음
Ceftazidime	1,000-1,500 mg(장기저류) 20 mg/kg(단기저류)	LD 500 mg/L, MD 125 mg/L
Ceftriaxone	1,000 mg	데이터 없음
Penicillins		
Amoxicillin	데이터 없음	MD 150 mg/L
Ampicillin	4 g	MD 125 mg/L
Ampicillin/Sulbactam	데이터 없음	LD 1,000 mg /500 mg MD 133.3 mg / 66.7 mg
Penicillin G	데이터 없음	LD 50,000 unit/L, MD 25,000 unit/L
Piperacillin/Tazobactam	데이터 없음	LD 4 g/0.5 g, MD 1 g/0.125 g
Others		
Ciprofloxacin	데이터 없음	MD 50 mg/L
Ofloxacin	데이터 없음	LD 200 mg/L, MD 25 mg/L
Aztreonam	2 g	LD 500 mg/L, MD 250 mg/L
Clindamycin	데이터 없음	MD 600 mg/bag
Daptomycin	300 mg	LD 100 mg/L, MD 20 mg/L
Imipenem/Cilastatin	500 mg 교대로 주입	LD 250 mg/L, MD 50 mg/L
Polymyxin B	데이터 없음	MD 300,000 unit(30 mg)/bag
Quinipristin/Dalfopristin	25 mg/L 교대로 주입	데이터 없음
Meropenem	500 mg(APD에서 장기저류) 1,000 mg(CAPD 단기저류)	MD 125 mg/L
Teicoplanin	15 mg/kg 5일마다	LD 400 mg/bag, MD 20 mg/L
Vancomycin	15-30 mg/kg 5-7일마다(CAPD) 15 mg/kg 4일마다(APD)	LD 20-25 mg/kg, MD 25 mg/L
Antifungals		
Fluconazole	IP 150-200 mg 24-48시간마다 (경구제를 더 선호)	데이터 없음
Voriconazole	IP 2.5 mg/kg	데이터 없음

LD, loading dose; MD, maintenance dose.

● 표 7-5-11. 복막염 치료에 대한 전신적 항생제 용량

	용량
항생제	
Amoxicillin	경구 500 mg t.i.d
Ciprofloxacin	경구 500–750 mg 매일
	경구 750 mg b.i.d (CCPD)
Clarithromycin	경구 250mg b.i.d
Colistin	정주 300 mg 로딩 후 60–200 mg 매일
Dalbavancin	정주 1,500 mg 1회 30분에 걸쳐 투약
Daptomycin	정주 4–6 mg/kg 48시간마다
Ertapenem	정주 500 mg 매일
Levofloxacin	경구 250 mg 매일 또는 500 mg 48시간마다
Linezolid	정주 또는 경구 600 mg b.i.d. 48시간 동안, 이후 300 mg b.i.d
Moxifloxacin	경구 400 mg 매일
Rifampicin	경구 혹은 정주, 체중<50 kg이면 450 mg 매일; ≥50 kg이면 600 mg 매일
Ticarcillin/clavulanate	정주 3 g/0.2 g 12시간마다
Tigecycline	정주 100 mg 로딩 후 50 mg 12시간마다
Trimethoprim/Sulfamethoxazole	경구 160 mg/800 mg b.i.d.
항진균제	
Amphotericin B	정주 0.75–1.0 mg/kg 4–6시간에 걸쳐 투약, 매일
Amphotericin B (liposomal)	정주 3–5 mg/kg 매일
Anidulafungin	정주 200 mg 로딩 후 100 mg 매일
Caspofungin	정주 70 mg 로딩 후 50 mg 매일
Fluconazole	경구 200 mg 로딩 후 100 mg 매일
Flucytosine	경구 1g 매일
Isavuconazole	경구 혹은 정주 200 mg 8시간마다 6회 로딩 후 200 mg 매일
Micafungin	정주 100 mg 매일
Posaconazole	경구 300 mg 12시간마다 2회 로딩 후 300 mg 매일
Voriconazole	경구 200 mg 12시간마다

b.i.d., 하루 2회; t.i.d, 하루 3회

● 표 7-5-12. 복막염 용어 정의

- Medical cure: 합병증 없이 완전한 복막염의 호전(합병증: relapse, recurrent peritonitis, catheter removal, 혈액투석으로 1개월 이상 전환, 사망 등)
- Recurrent: 치료 종결 4주 이내에 다른 원인균에 의한 복막염이 발생한 경우
- Relapsing: 치료 종결 4주 이내에 동일 원인균에 의하여 복막염이 발생한 경우 또는 무균배양 복막염 4주 이내에 복막염이 발생한 경우
- Repeat: 치료 종결 4주 이후에 동일 원인균에 의한 복막염이 발생한 경우
- Refractory: 적절한 항생제 사용에도 복막염이 호전되지 않는 경우
- Relapsing episode는 개별적인 복막염 횟수로 계산되어서는 안 됨; Recurrent와 Repeat episode는 개별적인 복막염으로 계산되어야 함

● 표 7-5-13. 복막투석 연관 감염증 시 도관 제거의 적응증

• Refractory 복막염	• 다음의 경우에도 고려할 수 있음
• Relapsing 복막염	- Repeat 복막염
• Refractory 출구감염 및 터널감염	- 마이코박테리아 복막염
• 진균 복막염	- 다발성 장내균에 의한 복막염

9) Coagulase-negative staphylococcus 복막염

(1) S. epidermidis를 포함한 coagulase-negative Staphylococcus에 의한 복막염은 주로 접촉에 의함

(2) 복강 내 적절한 항생제 농도를 유지하는 것이 중요하여 간헐적 투여보다 지속적 투여가 더 좋으며, 치료기간은 2주

(3) 항생제 감수성에 따라 복강 내 cephalosporin 혹은 vancomycin 치료가 권고

(4) 대부분 항생제 치료가 성공적이나 relapsing peritonitis은 도관에 biofilm이 도관을 교체해 주어야 하고, 투석액이 깨끗해졌으면 동시 교체 가능함

10) Streptococcus 와 Enterococcus species 복막염

(1) 보통 Streptococcus에 의한 복막염은 항생제로 잘 치료되며 치료기간은 2주

(2) Enterococcus는 감수성에 따라 그림 7-5-7과 같이 적절한 항생제로 3주간 치료

(3) Vancomycin 저항성 Enterococcus (VRE)에 의한 복막염은 경구 혹은 정주 linezolid 또는 복강 내 daptomycin을 사용함(감수성이 있다면 teicoplanin도 사용 가능)

11) Staphylococcus aureus 복막염

(1) Staphylococcus aureus는 심한 복막염을 유발하고 접촉에 의한 감염도 있으나 출구 또는 터널 감염이 동반되어 있을 때는 항생제 치료에 반응하지 않는 경우가 많아 관을 제거해야 함

(2) MRSA가 동정되었다면 복강내 vancomycin으로 치료

(3) 치료기간은 3주

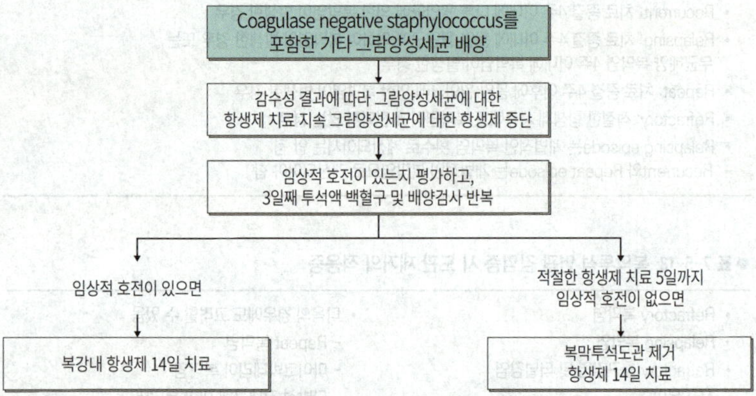

● **그림 7-5-5. 투석액에서 coagulase negative staphylococcus가 배양된 경우의 치료 알고리듬**

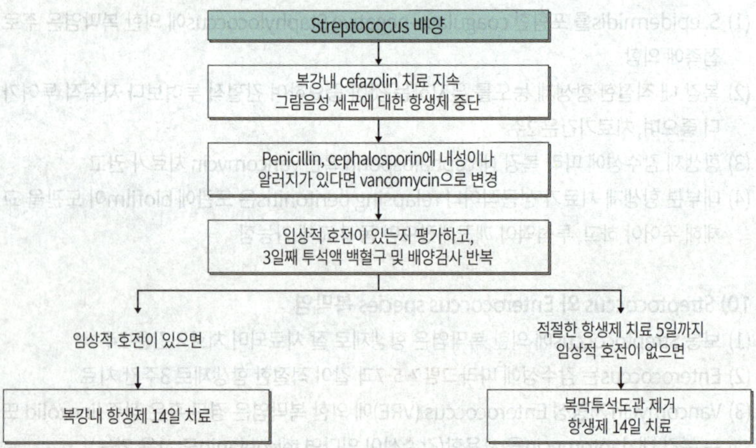

● **그림 7-5-6. 투석액에서 Streptococcus가 배양된 경우의 치료 알고리듬**

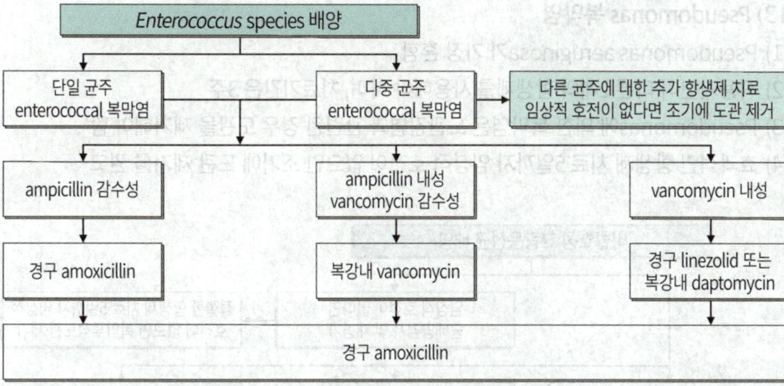

● **그림 7-5-7. 투석액에서 enterococcus가 배양된 경우의 치료 알고리듬**

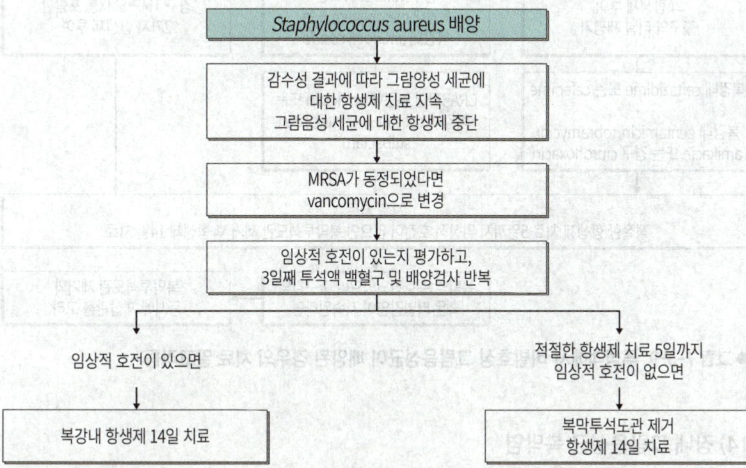

● **그림 7-5-8. 투석액에서 Staphylococcus aureus가 배양된 경우의 치료 알고리듬**

12) Corynebacterium 복막염

(1) Corynebacterium에 의한 복막염의 치료기간은 2주

(2) Corynebacterium jeikeium과 같이 beta-lactam에 내성이 있는 균주에 의한 복막염은 vancomycin으로 치료

13) Pseudomonas 복막염

(1) Pseudomonas aeruginosa가 가장 흔함

(2) 작용기전이 다른 2개의 항생제를 사용해야 하며, 치료기간은 3주

(3) Pseudomonas에 의한 복막염은 도관감염과 관련된 경우 도관을 제거해야 함

(4) 효과적인 항생제 치료 5일까지 임상적 호전이 없으면 조기에 도관 제거를 권고

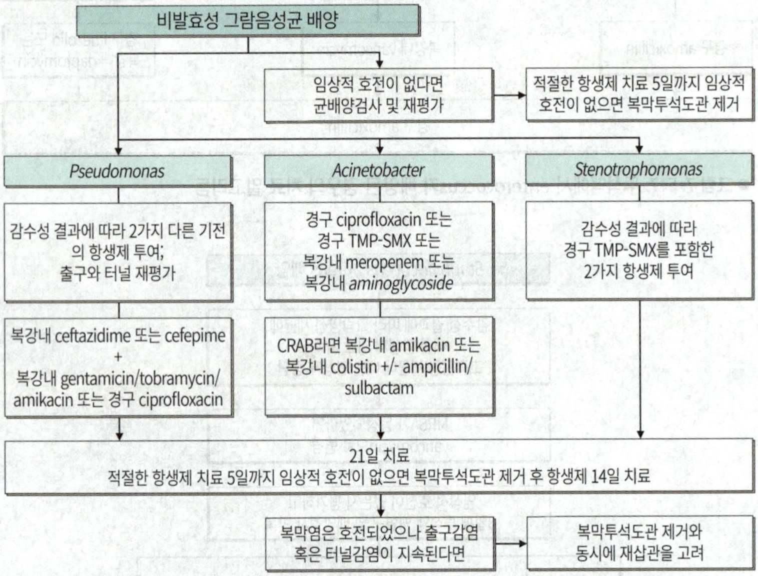

● **그림 7-5-9. 투석액에서 비발효성 그람음성균이 배양된 경우의 치료 알고리듬**

14) 장내 그람음성균 복막염

(1) 균주의 항생제 분해효소의 종류에 따라 항생제 선택

(2) 치료기간은 최소 3주

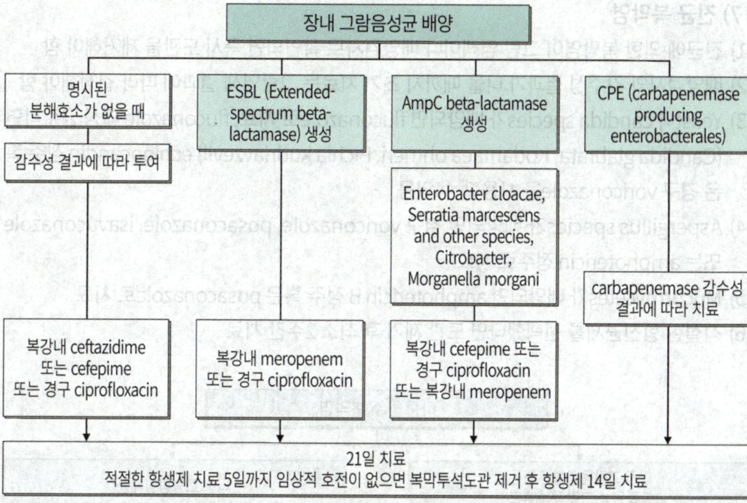

● **그림 7-5-10. 투석액에서 장내 그람음성균이 배양된 경우의 치료 알고리듬**

15) 세균 배양음성 복막염

(1) 환자가 배양검사 전에 이미 항생제를 사용했는지 확인해야 되고, 3일 후 세균 배양 음성이면 재검사하고 복막염의 드문 원인균에 대한 특별한 방법의 배양을 고려해야 함(mycobacteria, legionella, 진균 등)

(2) 임상적으로 대부분 항생제 치료에 반응하며 즉시 호전되면 2주간 항생제 치료를 지속하고 항생제 치료 5일 후에도 호전되지 않으면 도관을 제거하고 2주간 항생제 치료 지속

(3) 드문 원인균이 확인되었을 경우 해당 균주에 맞추어 치료를 변경, 임상적 호전이 없으면 도관 제거

16) 여러 세균에 의한 복막염

(1) 여러 그람음성균 혹은 그람음성균과 양성균이 함께 배양되면, 위장관질환에 의한 문제를 고려해야 하며 임상적인 호전이 없는 경우 수술적 평가가 필요함

(2) 경구 metronidazole을 복강 내 ampicillin+gentamicin 혹은 복강내 ceftazidime과 함께 사용해야 함. 치료기간은 최소 3주

(3) 여러 그람양성균이 배양되면, 접촉 오염 혹은 도관감염을 고려해야 함

(4) 항생제는 감수성 결과에 따라 최소 3주 치료하며 출구감염이나 터널감염이 있다면 도관 제거

17) 진균 복막염

(1) 진균에 의한 복막염이 그람 염색이나 배양검사로 확인되면 즉시 도관을 제거해야 함

(2) 배양검사와 감수성 결과가 나올 때까지 초기 치료는 그람염색 결과에 따라 결정해야 함

(3) Yeast나 candida species가 배양되면 fluconazole로 치료; fluconazole 내성 균주라면 (Candida glabrata, Kodamaea ohmeri, Pichia kudriavzevii) echinocandin 정주 혹은 경구 voriconazole을 사용할 수 있음

(4) Aspergillus species가 배양되면 경구 voriconazole, posaconazole, isavuconazole 또는 amphotericin 정주로 치료

(5) Mucormycetes가 배양되면 amphotericin B 정주 혹은 posaconazole로 치료

(6) 적절한 항진균제를 선택했다면 도관 제거 후 최소 2주간 치료

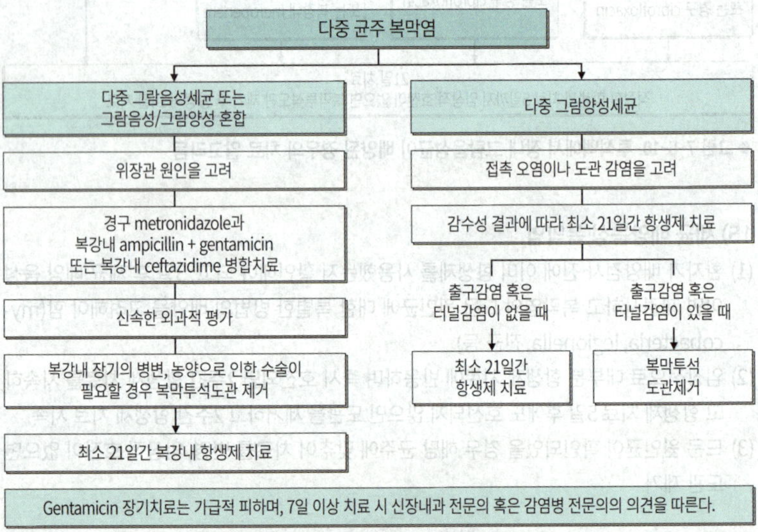

● **그림 7-5-11. 투석액에서 다중 균주가 배양된 경우의 치료 알고리듬**

18) Mycobacterium 복막염

(1) Mycobacterium tuberculosis에 의한 복막염의 초치료로 복막투석 도관 제거 대신 항결핵제 치료를 권고

(2) 복막염을 유발하는 Mycobacterium은 결핵균과 M. fortuitum, M. avium, M. abscessus, M. chelonae 등의 비결핵성 Mycobacterium이 있으며 복막염 환자 중 세균 배양 결과 음성이고 항생제 치료에 반응하지 않으면 결핵성 복막염을 의심해야 함

(3) Tuberculous 복막염의 진단을 위해 투석액 배액의 바른 표본(smear)의 Ziehl-Neelsen

염색을 하는데 감수성을 높이기 위해 배액 50-100 mL을 원심 분리하고 고체 배지(Lowenstein-Jensen agar)와 액체 배지(Septi-Chek, BACTEC 등)를 모두 사용하는 것이 권장됨

(4) 결핵성 복막염의 치료는 4제로 2개월간, 이후 isoniazid와 rifampicin을 최소 12개월 치료(예시; isoniazid, rifampicin, pyrazinamide, ofloxacin 4제로 시작하고 pyrazinamide와 ofloxacin은 2개월 복용 후 중단, isoniazid와 rifampicin은 12개월 더 복용)

(5) Pyridoxine (50-100 mg/day)은 isoniazid에 의한 신경 독성을 예방하기 위해 투여함

(6) 경구 Rifampicin을 복용 중인 환자는 CYP450 활성화를 유도하여 고혈압 약제의 혈중농도를 낮출 수 있으므로 혈압 관리에 주의

(7) Ethamutol 장기 사용에 따른 시신경염, isoniazid 장기 사용에 따른 말초신경병증 등에 유의

(8) 결핵 균주가 다른 약제들에 감수성이 있다면 Ethambutol은 가급적 사용하지 않음

(9) 비결핵성 Mycobacterium에 의한 복막염의 치료방법은 확립되지 않았고 배양검사 감수성 결과에 따름

(10) 비결핵성 Mycobacterium 복막염에서 도관을 제거하지 않고 결핵성 복막염이 성공적으로 치료된 보고들이 있으나 도관을 제거하고 항결핵제 치료 6주 후 도관을 재삽입하는 방법이 흔히 사용됨

● **표 7-5-14. 복막염 치료에 대한 항결핵제 용량**

항결핵제	용량
Isoniazid	경구 5 mg/kg 매일(하루 최대 300 mg)
Rifampicin	경구 450 mg 매일(체중<50 kg); 600 mg 매일(체중≥50 kg)
Pyrazinamide	경구 30 mg/kg 주 3회
Levofloxacin	경구 250 mg 48시간마다
Ofloxacin	경구 200 mg 매일
Ethambutol	경구 15 mg/kg 48시간마다
Moxifloxacin	경구 400 mg 매일
Pyridoxine	경구 50-100 mg 매일

19) 복막염의 예방

(1) 복막투석 도관 삽관 시 예방적 항생제를 투여

(2) 복막투석 과정 중 오염에 노출되었을 경우(wet contamination) 예방적 항생제를 투여

(3) 대장내시경이나 침습적인 부인과 시술 전 예방적 항생제를 투여

(4) 침습적인 내시경적 시술 혹은 부인과 시술 전 복막액을 배액하여 복강을 비워둠

(5) 반려동물이 있는 경우 복막염 예방을 위해 특별한 주의를 기울여야 하며, 복막투석액을 교

환하는 공간, 투석액과 튜브 등 장비를 보관하는 공간에는 반려동물이 들어가지 않도록 함
(6) 저칼륨혈증을 피하고, 적절히 치료하는 것이 복막염 발생위험을 낮추는 데 도움이 됨
(7) H2 blocker 사용을 가급적 제한하는 것이 복막염 발생위험을 낮추는 데 도움이 됨

6. 출구 및 터널감염

1) 출구감염

(1) 출구에서 고름이 나오는 것으로 정의하며 출구 부위 피부 발적은 감염의 초기 소견일 수도 있고 단순히 피부 반응일 수도 있음
(2) 출구의 외형에서는 이상소견이 없으면서 세균배양 양성인 경우 감염보다는 colony 형성으로 생각되어 출구 소독을 강화해야 함

2) 터널감염

피하조직의 터널 부위를 따라 발적, 부종 및 압통으로 나타나고 출구감염과 동반된 경우가 대부분이며 Staphylococcus aureus와 Pseudomonas aeruginosa에 의한 출구 및 터널감염은 복막염을 흔히 유발하기 때문에 적극적으로 치료해야 함

3) 치료

(1) Methicillin-resistant S. aureus (MRSA) 이외에는 경구용 항생제가 추천되며 경구용 항생제와 복강 내 항생제 투여의 효과는 같고, 출구감염의 치료를 시작할 때 경험적 항생제는 S. aureus에 대한 항생제를 선택하며 과거에 Pseudomonas aeruginosa에 의한 출구 감염이 있었던 환자는 이 균에 대한 항생제를 선택함
(2) 그람양성균에 의한 출구감염은 경구용 광범위 penicillin 또는 1세대 cephalosporin을 사용하고 S.aureus에 의한 출구감염이 빨리 호전되지 않으면 rifampicin 1일 600 mg을 추가함
(3) Pseudomonas aeruginosa에 의한 출구감염은 2개의 항생제를 사용함 첫째로 경구용 fluoroquinolone을 선택하고 다음으로 aminoglycoside, ceftazidime, cefepime, piperacillin, imipenemcilastatin, meropenem 등을 사용함
(4) 출구감염에 대한 항생제 치료는 출구 외형이 정상으로 보일 때까지 지속하며 최소 2주간 치료하고 Pseudomonas aeruginosa에 의한 출구감염은 3주간 치료하되 3주간 적절한 항생제로 치료해도 완전히 호전되지 않으면 도관을 교체해야 함
(5) 복막염이 없는 상태에서는 도관 제거와 재삽입을 동시에 할 수 있고, 출구감염이 진행되어 복막염이 발생한 경우 즉시 도관을 제거해야 하지만 coagulase-negative Staphylococcus에 의한 감염은 항생제 치료에 반응하는 경우가 많기 때문에 치료 경과를 관찰 후 도관제거를 결정함

● 표 7-5-15. 출구감염 또는 터널감염에 사용하는 경구용 항생제

Amoxicillin	250-500 mg b.i.d.
Cephalexin	500 mg b.i.d. to t.i.d.
Ciprofloxacin	250 mg b.i.d.
Clarithromycin	500 mg 로딩하고, 이후 250 mg b.i.d. or q.d.
Dicloxacillin	500 mg q.i.d.
Erythromycin	500 mg q.i.d.
Flucloxacillin (or cloxacillin)	500 mg q.i.d.
Fluconazole	200 mg q.d. 2일간 투여한 뒤, 이후 100 mg q.d.
Flucytosine	0.5-1 g/day 반응과 혈중 농도(25-50 μg/mL)에 따라 조절
Isoniazid	200-300 mg q.d
Linezolid	400-600 mg b.i.d.
Metronidazole	400 mg t.i.d.
Moxifloxacin	400 mg q.d.
Ofloxacin	첫날 400 mg, 이후 200 mg q.d.
Pyrazinamide	25-35 mg/kg 주 3회
Rifampicin	체중<50 kg인 경우 450 mg q.d.; >50 kg인 경우 600 mg q.d.
Trimethoprim/ sulfamethoxazole	80/400 mg q.d.

b.i.d, 하루 2회; .q.d., 하루 1회; t.i.d., 하루 3회; q.i.d., 하루 4회

III 신장이식

1. 신이식 공여자 및 수혜자의 선택 기준

1) 신공여자는 생체 공여자(living donor)와 뇌사 공여자(deceased donor)로 나눌 수 있으며 표 7-5-16에 해당되는 경우는 신장공여자의 금기사항임

2) 사체 공여자의 경우 미국 UNOS에서는 KDPI/KDRI 점수 체계를 개발

3) 우리나라도 한국인 자료에 기반한 K-KDPI를 개발하여 현재 뇌사 공여자 평가에 사용 중

● 표 7-5-16. 생체 신장공여자의 금기사항

1. 나이>65세(일반적으로 금기이나 최근 그 기준이 완화되고 있음)
2. 내과적 질환(고혈압, 비만을 포함한 전신질환)
3. 신장질환(신석증, 혈뇨, 단백뇨): 혈뇨가 있는 경우 신조직검사 필요
4. 현증감염
5. AIDS양성
6. 요로이상
7. 당뇨병, 특히 양부모가 당뇨병인 경우
8. 가족력-다낭성-공여자의 나이에 따라 가능 유무 결정

● 표 7-5-17. 신이식수혜자의 금기사항

1. 치료불가능한 정신이상자
2. 마약 등의 약물중독자
3. 예상 생명기간이 1년 미만인 환자
4. 나이가 60세 이상인 경우(상대적 평가)
5. 감염, 활동성폐결핵, 폐렴, 패혈증, 에이즈양성
6. 악성종양(치료가 안 된 경우)
7. 소화성궤양(치료가 안 된 경우)
8. 심혈관계 질환: 관상동맥질환(치료가 안 된 경우), 뇌혈관질환(발병 후 18개월 미만인 경우)
9. 요로계통이상: 방광요관역류(치료 후 가능)

2. 생체신이식 공여자 및 수혜자의 신이식 전 검사

1) 생체신이식 전 공여자의 검사

● 표 7-5-18. 생체신이식 전 공여자의 검사

1. ABO and Rh
2. CBC
3. U/A
4. BT, PT, aPTT
5. Full BC 및 24시간 요화학검사
6. Viral marker: HBV (HBsAg, anti-HBsAb, HBeAg, anti-HBeAb, anti-HBc Ab) 및 HCV (anti-HCV), CMV, EBV, HIV
7. Chest PA & EKG
8. 복부초음파, CT volumetry(양측 콩팥 크기 측정)
9. 혈청학적 검사(HbA1C, FANA, C3/C4, VDRL)
10. HLA typing
11. IVP
12. DTPA scan: 양측신장의 사구체여과율 측정
13. CT renal angiography(또는 MR angiography)

2) 신이식 전 수여자의 검사

● 표 7-5-19. 신이식 전 수여자의 검사

1. ABO and Rh
2. CBC
3. Full BC
4. U/A, 24시간 요화학 검사
5. BT, PT, aPTT
6. Viral marker: HBsAg, anti-HBsAb, HBeAg, anti-HBeAb, anti-HBc, anti-HCV, anti-HIV
7. Serologic marker: iPTH, C3/C4, CRP, FANA, VDRL, CMV, EBV
8. Stool OB
9. Chest PA
10. EKG
11. 복부 초음파
12. 면역학적 검사(HLA typing, cross matching, panel reactive antibody (PRA), HLA-DSA, C1q assay)
13. 복부 CT(필요시)
14. Gastrofibroscopy, colonofibroscopy(필요시)
15. Cystoscopy
16. Bone densitometry
17. Echocardiography, 24hr BP monitoring(필요시)
18. Pulmonary function test
19. 치과, 이비인후과, 산부인과 consult

3) 신이식 전 병력청취: 신이식 전 병력에 대하여 자세히 문진하여야 함

● 표 7-5-20. 신이식 전 문진

1. 혈액형과 체중
2. 원인 신장질환-조직검사 유무를 확인하여 정확한 조직학적 진단 필요
3. 여성: 임신 유무 및 횟수
4. 과거 수술 여부
5. 과거 질병 유무-결핵, 간염, 종양 등
5. 당뇨병의 가족력
6. 신장질환의 가족력-다낭신
7. 수혈 유무 및 최근 수혈시기
8. 투석 유무, 투석방법 및 투석기간과 과거 이식 시행 여부

3. 면역검사의 종류와 이해

1) 신이식 전 면역학적 검사를 통하여 위험도를 평가 후, 필요할 경우 탈감작 치료(desensitization) 시행

● **표 7-5-21. 감작의 위험이 높은 환자군**

1. 재이식(특히 첫 번째 이식 시 거부반응으로 6개월 이내에 이식신의 기능을 소실한 경우)
2. 다산 및 유산의 경험
3. 다수의 수혈받은 기왕력

● **표 7-5-22. 신이식 전 면역검사**

1. ABO and Rh
2. HLA typing
3. Panel reactive antibody (PRA)
4. Cross matching (Flowcytometry, CDC)
5. Anti-HLA antibody (Luminex Single Antigen Assay)
6. Complement binding assay (C1q, C3d assay)

(1) ABO and Rh

① 신이식 시 과거에는 혈액형 부적합은 이식의 금기였으나, 최근에는 탈감작 요법의 적용으로 혈액형 부적합 이식이 가능해짐

② Rh 항원의 경우 신장조직에 표현되어 있지 않아 일치하지 않아도 이식이 가능

(2) HLA typing

HLA의 기능은 자신과 남을 구별하는 것이며 HLA legion은 group으로 유전

HLA 부적합 판정례

- Donor: A1, A29; B5, B7; DR1, DR4
- Recipient: A1, A29; B7, B27; DR1, DR3
- 해석: HLA 불일치 A(0) B(1) DR(1)

- Donor: A2, A3; B8, B14; DR3
- Recipient: A2, -; B27, B13; DR3, DR4
- 해석: HLA 불일치 A(1) B(2) DR(0)

(3) Cross matching(교차반응 검사)

① 교차반응 검사는 신이식 후 초급성 거부반응을 예측하는 중요한 검사방법

② 교차반응 검사 방법

• CDC (complement-dependent cytotoxicity)

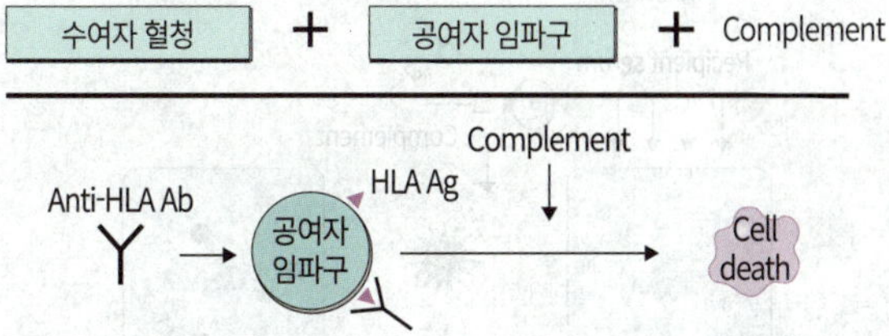

● **그림 7-5-12. 교차반응 검사의 원리**

- AHG-CDC (anti-human globulin complement-dependent cytotoxicity)
  - CDC 교차반응과 원리는 같으나 anti-human globulin을 이용하여 보체반응의 민감도를 높힌 검사 방법
- Flow cytometry
  - Flow cytometry는 complement를 이용하지 않고 형광항체를 이용하여 수혜자의 항체를 검출하는 방법

③ 교차반응 검사시기: 신이식 전 2차례 시행하며, 이식 준비과정에서 한 차례, 이식 2–3일 전 한 차례 더 시행함
교차반응 검사 결과 T임파구에 대하여 양성반응이 나오면(CDC 또는 flow cytometry) 신이식 고위험군에 해당

● **표 7-5-23. 교차반응 검사의 해석**

위험도	CDC		Flow cytometry		해석
	T임파구	B임파구	T임파구	B임파구	
++++	Positive	Positive	Positive	Positive	Abundant anti–class I Ab
++~+++	Negative	Positive	Positive	Positive	Anti–class I Ab
+~++	Negative	Negative	Positive	Positive	Low titer anti–class I
0~+	Negative	Positive	Negative	Positive	Anti–class II and/or very low titer anti class I and/or IgG autoAb

(4) Panel reactive antibody (PRA)

① Anti-HLA antibody 유무를 screening하는 방법으로 신이식 전 감작도를 평가하는 데 주요한 지표로 이용

② PRA의 해석: 10% 이하: non-sensitized, 11–50%: sensitized, >50%: highly sensitized

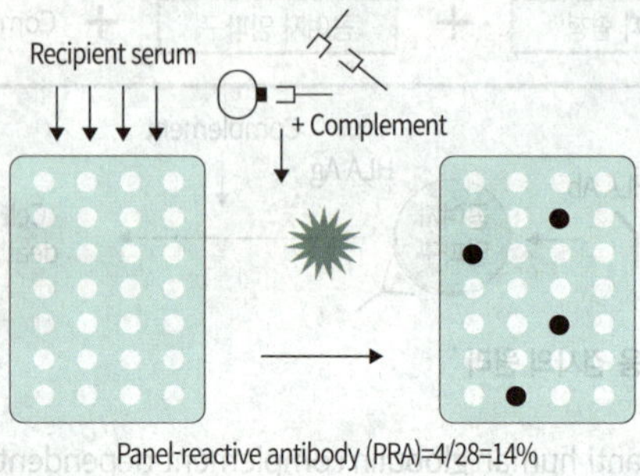

● 그림 7-5-13. PRA의 검사 원리

(5) 공여자 특이항체(Donor-specific anti-HLA antibody or HLA-DSA)의 검출

각각의 Luminex bead에 하나의 HLA antigen만 부착되어 있어, anti-HLA antibody 종을 정확히 알 수 있음. 공여자의 HLA typing 결과와 조합하여 공여자 특이항체(HLA-DSA)인지 여부를 판정

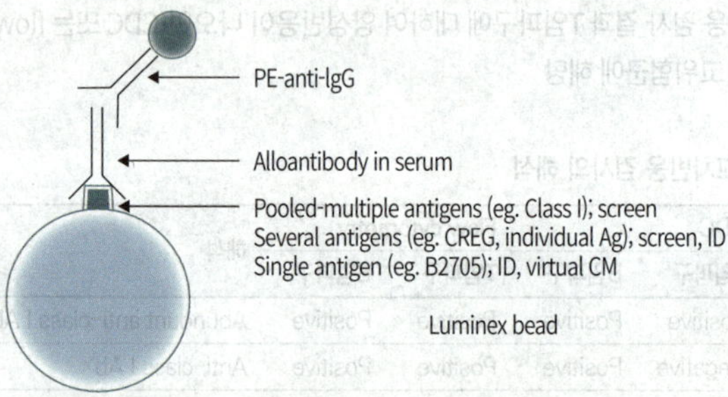

● 그림 7-5-14. Luminex single antigen assay의 검사원리

(6) Complement binding assay(보체 활성화 검사)

공여자 특이항체 중 보체(complement)와 결합함으로써 면역반응을 활성화시킬 수 있는 항체를 선별할 수 있는 검사

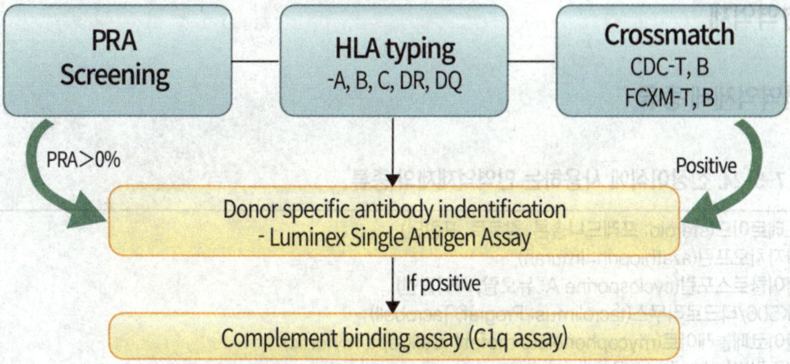

● **그림 7-5-15. 면역학적 검사의 흐름도**

2) 신이식 수술 전 내과적 준비(Pre-operative evaluation)

이식에 필요한 검사 이외에 다음의 검사가 행하여져야 함

(1) 교차반응 검사를 이식 직전에 시행

(2) 혈액투석은 수술 전 24시간 이전에 시행하는데 지나친 초여과를 피하고 체중은 건체중보다 약간 높게 정하는데 요독의 제거라는 개념으로 투석을 시행

(3) 수술 전 serum Na, K, Cl, BUN, Cr, blood sugar, BT, PT, aPTT를 시행

(4) Hematocrit은 30% 이상으로 유지

(5) 생체신이식의 경우 수여자의 면역억제제는 이식 수술 48시간 전부터 시행

(6) 모든 항고혈압제는 수술 전 6-12시간 전에 중단

(7) 수술 전에 환자의 신이식 전 order를 확인

(8) 당뇨 환자의 경우 이식 수술 아침에 평소 insulin 투여 양의 절반만 피하주사

4. 면역억제

1) 면역억제제 종류

● 표 7-5-24. 신장이식에 사용하는 면역억제제의 종류

1. 스테로이드(steroid: 프레드니솔론, 칼코트, 프란딘)
2. 아자치오프린(azathioprin: Imuran)
3. 사이클로스포린(cyclosporine A: 뉴오랄, 사이폴엔)
4. FK506/타크로리무스(tacrolimus: Prograf, Tacrobell)
5. 마이코페놀레이트(mycophenolate mofetil: CellCept, Myfortic)
6. 미조리빈(mizoribine: Bredinin)
7. 항임파구 항체(OKT3, ALG, ATG, Simulect, Zenapax)
8. mTOR inhibitor (sirolimus, everolimus)
9. CTLA4Ig (Belatacept)

사이폴-엔	DCSJ100 DCSJ25 DCSJ250J	100 mg 25 mg 250 mg (IV)
네오랄	DCS10 DCS25 DCS250J	100 mg 25 mg 250 mg (IV)
프로그랍	DTCLM DTCLM0.5 DTCLM5J	1 mg 0.5 mg 5 mg (IV)
타크로벨	DJTCLM1 DJTCLM0.5 DTCLMJ5J	1 mg 0.5 mg 5 mg (IV)
솔론도	H-LON	5 mg
칼코트, 프란딘	H-DFZ	6 mg
마이렙트	DMMF250	250 mg
브레디닌	DMIZ50 DMIZ25	50 mg 25 mg
이뮤란	DJAZP50	0 mg
라파뮨(Sirolimus)	DSIRM1	5 mg
서티칸(Everolimus)*		1 mg

* 간이식, 심장이식에서만 보험적용 가능

● 표 7-5-25. 신이식 후 유지면역억제제의 부작용

면역억제제	작용기전	부작용
Glucocorticoids	IL-1, -2, -3, -6, TNF-alpha, IFN-gamma의 합성억제	Hypertension, glucose intolerance, dyslipidemia, osteoporosis

● 표 7-5-25. (이어서) 신이식 후 유지면역억제제의 부작용

면역억제제	작용기전	부작용
Cyclosporine (CsA)	IL-2 생산억제, cyclophilin과 결합, calcineurin inhibitor	Nephrotoxicity, hypertension, dyslipidemia, glucose intolerance, hirsutism/hyperplasia of gums
Tacrolimus (FK 506)	IL-2 생산억제, FKBP-12와 결합, calcineurin 억제	Similar to CsA, but hirsutism/hyperplasia of gums unusual, and diabetes more likely
Azathioprine	purine 합성억제	Marrow suppression (WBC>RBC>platelets)
Mycophenolate mofetil (MMF)	purine 합성억제	Diarrhea/cramps; dose related liver and marrow suppression is uncommon
mTOR inhibitor	임파구증식 억제	Delayed wound healing, hyperlipidemia, proteinuria, synergistic nephrotoxicity with CNI

2) 면역억제요법의 실제

(1) Tacrolimus (Prograf, Tacrobell): 현재 대부분의 센터에서 주 면역억제제로 tacrolimus를 사용 중임. 혈중 tacrolimus 혈중농도 목표치는 이식 초기(3개월까지)는 6–10 ng/mL을 유지하고, 이후에는 5–8 ng/mL을 유지

(2) Cyclosporine (CsA): 혈중 농도를 수술 후 1–2주에는 300–400 ng/mL, 3–4주에는 200–400 ng/mL을 유지시키며 치료 범위를 벗어날 때는 현재 용량에서 25–50 mg씩 증량하거나 감량

(3) Tacrolimus와 cyclosporine는 경구복용이 가능하면 IV로 투여하지 않음. 만약 IV로 투여할 경우는 하루 총 경구용량의 1/3을 24시간 동안 지속적으로 주입

(4) Mycophenolate mofetil (Myrept, Myfortic): 신기능과 상관없이 750 mg bid PO로 시작하며 백혈구 수치가 3,000/mm^3 이하이거나 위장 장애가 있는 경우 약제를 감량 또는 중단해야 함

● 표 7-5-26. 면역억제요법(서울 성모병원 장기 이식센터 프로토콜)

3제 요법: CsA+steroid+MMF (Imuran), FK506+steroid+MMF (or Imuran)
4제 요법: IL-2 receptor antibody (Simulect)+3제요법

	CsA	FK506	Steroid	MMF
수술 이틀 전	7 mg/kg PO	0.16 mg/kg #2	H-SMV 125 mg IV	
수술 하루 전	10 mg/kg PO	0.16 mg/kg #2	125 mg IV q 12 hrs	
수술 당일	12 mg/kg #2 PO	0.16 mg/kg #2	250 mg IV q 6 hrs	1.5 g #2
술후 1병일	12 mg/kg #2	0.16 mg/kg #2	100 mg IV q 8 hrs	1.5 g #2
2병일	12 mg/kg #2	0.16 mg/kg #2	80 mg IV q 8 hrs	1.5 g #2

● 표 7-5-26. (이어서) 면역억제요법(서울 성모병원 장기 이식센터 프로토콜)

	CsA	FK506	Steroid	MMF
3병일	12 mg/kg #2	0.16 mg/kg #2	60 mg IV q 8 hrs	1.5 g #2
4병일	12 mg/kg #2	0.16 mg/kg #2	H-LON 30 mg #2	1.5 g #2

3) 거부 반응의 치료

(1) 스테로이드 충격요법: 모든 이식 거부 반응 치료, 특히 첫 거부 반응 시에는 다음과 같이 스테로이드 충격요법을 시행

① MethylPrednisolone (Solu-Medrol) 250 mg IV q12h (×6)

② Prednisolone 1 mg/kg #2 for 5일간 이후 유지용량이 0.5 mg/kg/day될 때까지 3–5일 간격으로 10 mg씩 감량

(2) Anti-thymocyte globulin (ATG) 치료

① 적응증과 준비

- 적응증
  - 스테로이드 충격요법에도 불구하고 진행되는 거부 반응
  - 반복성 거부 반응
- 치료 전 준비
  - 중심정맥관 삽입
  - 환자에게 ATG 사용 후 올 수 있는 과민반응 증상(발열, 오한, 근육통, 호흡곤란, 천명, 흉통)을 미리 설명
  - 헤파필터가 있는 격리방으로 이실
  - 아나필락시스 반응에 대비해 epinephrine, 기도삽관 등의 응급처치기구가 구비되어 있는지 확인
  - 혈액 검사소견에서 이상 유무(특히, 백혈구 감소)를 확인하고 Chest PA를 촬영하여 감염 유무를 확인
  - Tacrolimus와 mycophenolate는 ATG 투여 당일부터 절반 용량으로 감량하고 ATG 투여 전 스테로이드 충격요법을 시행한 경우라면 prednisolone을 0.5 mg/kg/day로 감량

② ATG administration

- Premedication: acetaminophen (AAPER) 650 mg, pheniramine 4 mg iv, hydrocortisone (HSCV) (Solucortef) 100 mg iv
- ATG 1–1.5 mg/Kg iv + 5% D/W 500 mL (mix) for 6hrs
- Bactrim 2T #2 p.o
- Fluconazole syrup 50mg #1 p.o
- Acetaminophen 650 mg p.o, if fever＞38°C

- Demerol 50 mg IM if shivering, chilling, etc.

③ ATG 용량 및 치료기간

첫날 투여 후 특별한 문제가 없다면 5–10일간 유지하고, 매 투여 방법은 위와 동일하며 다만, ATG 투여시간을 4시간 정도로 단축할 수 있음

④ ATG 주사 후 처치

- 활력징후 체크: 15분마다(×4), 30분마다(×2), 4시간마다(×2)
- Daily CBC를 시행하며 이상소견이 관찰될 경우 다음과 같이 투여 용량을 감량

● **표 7-5-27. 투여 기간 중 ATG 용량변경**

WBC 2,000–3,000/mm^3 or plt<50–75 K/mm^3	1/2 dose reduction
WBC<2,000/mm^3 or plt<50 K/mm^3	hold ATG

⑤ Ganciclovir는 ATG 치료 전체기간 동안 사용

Ganciclovir 추천 용량

1. Calculated creatinine clearance
   50 to 80 mL/min: 5 mg/kg every 24 hours
   24 to 50 mL/min: 2.5 mg/kg every 24 hours
   <25 mL/min: 1.25 mg/kg every 24 hours
2. 혈액투석 환자: 1.25 mg/kg 매 투석 후 혈중 Ganciclovir 혈중농도는 혈액투석 4시간 뒤 50% 감소하므로 매 투석한 뒤 재주입해야 함

⑥ 마지막 주사 후 cyclosporine, tacrolimus, mycophenolate를 거부반응 이전 또는 조절한 용량으로 증량

⑦ 부작용(싸이토카인 유리 증후군): 발열, 오한, 호흡곤란(폐부종), 천명, 오심, 구토, 흉통, 설사, 진전, 신기능 감소, 경련

5. 특수한 경우의 신장이식

1) 감작된 환자의 신장이식

(1) Plasmapheresis (×7 times, EOD)

① 이식 전날 끝나게끔 일정을 정함

② 교차반응음성, 공여자 특이항체 MFI가 5,000 미만으로 감소할 때까지 시행

(2) IVIG 0.1 g/kg, one hour after plasmapheresis

(3) Rituximab: 신이식 전 2–3주 전, 혈장 반출술 시작 전에 투여

(4) Cross matching and HLA-DSA just before renal transplantation: Plasmapheresis

시작 전과 5차례 plasmapheresis를 마치고 다시 확인(이식 전 주 금요일)

(5) Immunosuppressants: 신이식 전 일주일 전부터 투여

(6) Tacrolimus: 0.10 mg/kg/day (12시간 간격)

(7) Methylprednisolone 125 mg/day

(8) MMF 1.5 g/day (12시간 간격)

(9) 추가 medication: 이식하기 일주일 전부터–이식 후 6개월

① Fluconazole syrup 50 mg #1

② S-BTR 400/80 2T #2

③ Valtrex: 이식 전 1,500 mg/day, 이식 후 Ccr 따라 용량 조절

(10) Simulect-신이식 2시간 전과 POD#4에 투여

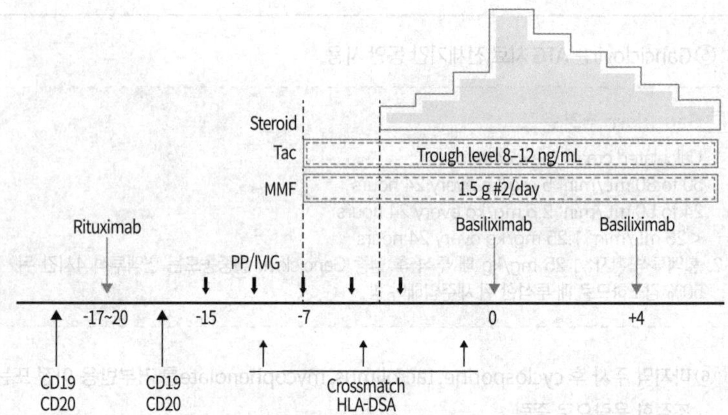

● 그림 7-5-16. 감작된 환자의 신장이식 전처치

2) 혈액형 부적합 신장이식

(1) Plasmapheresis (EOD)

① 이식 전 Plasmapheresis 횟수는 기전 항체역가에 따라 결정됨

② 이식 후 항체역가가 1:32 이상으로 반등 시에만 선택적으로 시행

(2) IVIG 0.1 g/kg, one hour after plasmapheresis

(3) Rituximab-신이식 전 1개월 전에 투여

(4) Plasmapheresis는 5% albumin 2회, FFP 1회의 비율로 시행하며, 수술 전날의 plasmapheresis는FFP를 사용하게끔 스케줄 조정

(5) FFP는 공여자의 혈액형에 맞춰서 결정하며, B→A의 경우 B형 FFP, A→B의 경우 A형 FFP를 사용, 수혜자가 O형의 경우, AB형 FFP를 사용. 혈색소 수혈이 필요한 경우는

Washed RBC O형을 사용

(6) 매 plasmapheresis 시행 후 isoagglutinin titer를 확인하여 1:8 미만이 될 경우 이식 시행

① A형→B 형, O형: anti-A IgG

② B형→A 형, O형: anti-B IgG

③ AB형→O형: anti-A IgG, anti-B IgG

(7) Immunosuppressants: 신이식 전 7일 전부터 투여

(8) Tacrolimus: 0.1 mg/kg/day (12시간 간격)

(9) Prednisolone 30 mg/day

(10) MMF 1.5 g/day (12시간 간격)

(11) 추가 medication: 이식하기 7일 전부터

① Fluconazole syrup 50 mg #1

② S-BTR 2T #2

③ Ranitidine 2T #2

(12) Simulect: 신이식 2시간 전과 POD#4에 투여

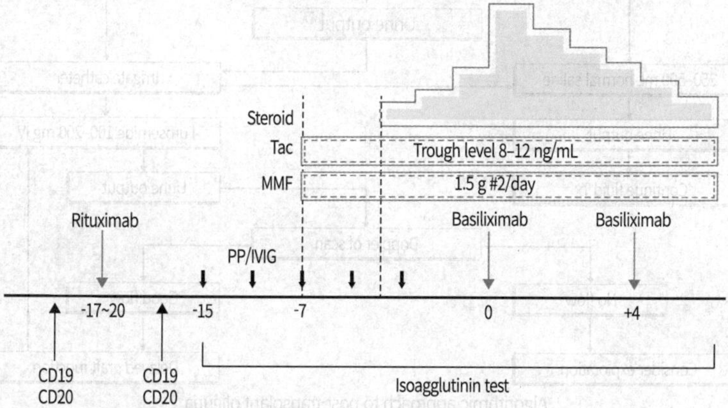

● 그림 7-5-17. 혈액형 불일치 신장이식 protocol

6. 신이식 후 시기별 환자 관리

1) 신이식 후 일주일 이내에 오는 이식 신기능의 저하

(1) 신이식 후 핍뇨에 대한 접근은 그림 7-5-18과 같음

● 표 7-5-28. 이식 신장기능의 지연에 대한 감별진단(differential diagnosis of delayed graft function)

① Acute tubular necrosis	② Intravascular volume depletion
③ Arterial occlusion	④ Venous thrombosis
⑤ Ureteric obstruction	⑥ Catheter obstruction
⑦ Urine leak	⑧ Hyperacute rejection
⑨ Nephrotoxicity	⑩ Thrombotic microangiopathy (TMA)

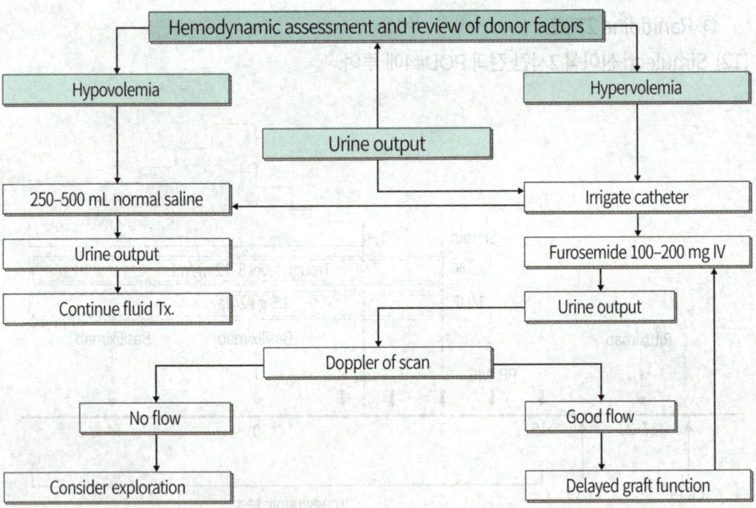

Algorithmic approach to post-transplant oliguria

● 그림 7-5-18. 신장이식 후 핍뇨에 대한 접근

(2) Delayed graft function의 원인 규명 방법

① Doppler

ultrasonography와 renal scan이 요로폐색 또는 혈전증의 진단에 도움이 됨

② 이식 신의 조직검사는 급성세뇨관괴사와 급성거부반응을 진단하는 데 도움을 줄 수 있음

2) 신이식 후 3개월 이내에 발생하는 임상적 문제

신이식 후 2-3주면 환자는 퇴원하게 되고 집에서 생활하게 되는데 이때 발생하는 이식관련 합병증으로 응급실 또는 외래를 방문하는 흔한 경우는 다음과 같음

● 표 7-5-29. 신이식 후 3개월 이내에 발생하는 임상적 문제

① Fever; 거부반응 또는 감염을 우선고려
② The elevated serum creatinine level-거부반응, 감염, calcineurin inhibitor 독성, 요로폐(lymphocele, urinoma)
③ Graft tenderness; 급성신우신염과 거부반응 고려
④ Weight gain and edema; 거부반응과 calcineurin inhibitor 독성
⑤ Oliguria: 거부반응과 calcineurin inhibitor 독성

3) 이식 후기에 발생하는 신기능의 저하의 원인

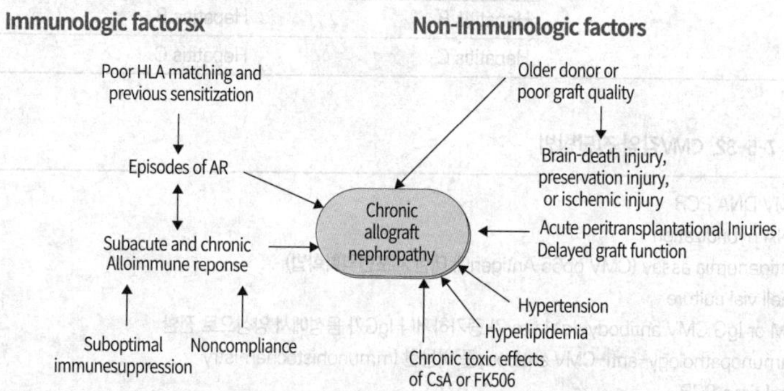

● 그림 7-5-19. 만성 이식신 기능저하증의 원인

출처: Pascual M, et al. N Engl J Med. 2002;346:580-90.

● 표 7-5-30. 만성이식신기능 저하에 예방 및 치료에 대한 일반적인 원칙

면역학적 요인	비면역학적요인
① HLA 조직형이 잘 맞는 공여자 선택	① 허혈성 손상예방
② 충분한 면역억제	② 고혈압, 고지질혈증치료
③ 급성거부반응의 예방	③ 면역억제제(CsA, FK506)의 신독성 감소

4) 신이식 후 흔한 기회감염(시기별로 다르므로 감별이 중요)

(1) CMV 감염

① CMV real time PCR로 정량적 검사를 시행하여 양성인 경우 치료를 시작하고 경과판정은 추적검사로 확인

② Active CMV infection인 경우 Ganciclovir를 정맥으로 2–3주간 투여하며 용량은 신기능을 고려하여 투여

● 표 7-5-31. 신이식 후 흔한 기회감염(Common opportunistic infections in the renal transplant recipient)

이식 전후(1개월 미만)	이식 초기(1–6개월)	이식 후기(6개월 이후)
창상감염	Pneumocystis carinii	Aspergillus
Herpes virus	Cytomegalovirus	Nocardia
Oral candidiasis	Legionella	BK virus (polyoma)
요로감염	Listeria	Herpes zoster
	Hepatitis B	Hepatitis B
	Hepatitis C	Hepatitis C

● 표 7-5-32. CMV감염 진단방법

CMV DNA PCR DNA hybridization Antigenemia assay (CMV pp65 Antigen에 대한 세포면역화학법) Shell vial culture IgM or IgG CMV antibody–IgM titer가 증가하거나 IgG가 음성에서 양성으로 전환 Immunopathology–anti–CMV antibody를 이용한 Immunohistochemistry Real time PCR Real time NASBA (Nucleic acid sequence based amplification)

(2) BKV 감염

① 주기적인 BKV real time PCR 시행 후 양성 보이면 면역억제제의 감량 시도

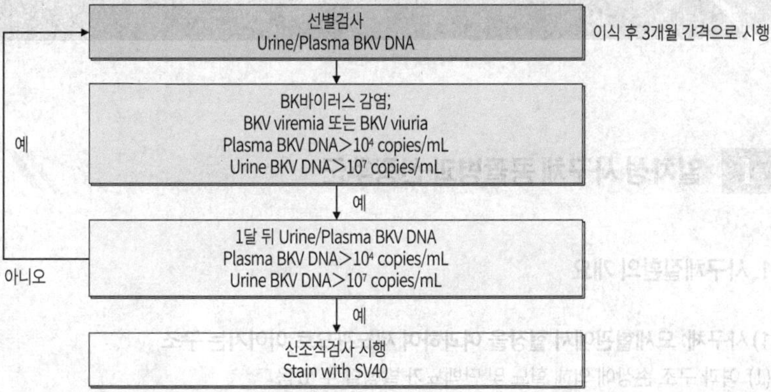

● **그림 7-5-20. BK virus 진단검사 프로토콜(서울성모병원)**

② 아직까지 확실한 치료방법은 없으나 다음과 같은 치료법들이 시도될 수 있음

● **표 7-5-33. BKV감염 시 면역억제제 조절 프로토콜**

① MMF/azathioprine를 끊음
② FK506를 투약 중인 경우 CsA로 대체
③ CsA의 약물 농도를 낮춤(trough level<100-150 ng/mL)
④ 스테로이드를 감량(prednisolone<10 mg/day)

● **표 7-5-34. BKV감염 시 항바이러스 치료 프로토콜**

① IVIG (IV immunoglobulin) 20 g/day or (500 mg/kg)/day을 7일간 투여
② Cidofovir: 0.25-0.33 mg/kg/dose q two weeks
③ Leflunomide: 초기용량; 100 mg/day for 7days, 유지용량; 20-50 mg/day(약물 농도를 측정하여야 하나 국내에서는 측정 가능하지 않음)
④ Gatifloxacin: 400 mg/day

06 주요 신장질환

I 일차성 사구체 콩팥병과 신증후군

1. 사구체질환의 개요

1) 사구체: 모세혈관에서 혈장을 여과하여 세뇨관으로 이어지는 구조

(1) 여과 구조 손상에 의해 혈뇨 및 단백뇨가 발생할 수 있음

(2) 단백뇨가 지속되면서 사구체 경화증에 의한 신기능의 저하가 오게 됨

(3) 대부분 면역학적 질환

2) 임상적으로 의미 있는 단백뇨(significant proteinuria)는 거의 모두 사구체의 손상에 의한다고 생각할 수 있음

2. 사구체질환의 임상양상

사구체 콩팥질환은 임상적으로 nephritic symptom과 nephrotic symptom으로 발현되며

1) 신염 형태(Nephritic type)

콩팥 염증 증상이 주된 경우(조직학적으로 사구체내 염증세포 침착)이며 단백뇨와 혈뇨가 있으며 급격한 경우 통증이, 심한 경우 신기능 저하가 동반될 수 있음

2) 신증후군 형태(Nephrotic type)

다량의 단백뇨가 주된 병리인 경우로 부종이 뚜렷하나 혈중 creatinine 및 GFR은 거의 정상

● 표 7-6-1. 사구체 콩팥병의 다섯 가지 임상양상과 주요 질환

임상양상	원인 사구체질환
무증상 혈뇨 및 단백뇨(asymptomatic hematuria & proteinuria)	약한 활성도의 만성사구체신염 혹은 thin membrane disease, Alport's syndrome 등 드문 유전질환
신증후군(nephrotic syndrome)	Idiopathic nephrotic syndrome, diabetic nephropathy

● 표 7-6-1. (이어서) 사구체 콩팥병의 다섯 가지 임상양상과 주요 질환

임상양상	원인 사구체질환
급성사구체신염(acute glomerulonephritis)	Post streptococcal GN, Sepsis associated nephritis
만성사구체신염(chronic glomerulonephiritis)	IgA nephropathy, 기타 드문 일차성 사구체신염
급속 진행형 사구체신염(rapid progressive glomerulonephritis, RPGN)	ANCA associated GN, Lupus nephritis 등 주로 autoimmune vasculitis associated GN

3. 사구체질환의 진단

1) 임상증상

임상증상이 뚜렷하지 않은 경우가 많으며 심한 경우 적갈색 육안적 혈뇨(cola color urine, coffee color urine), 부종, 옆구리 동통(심한 급성인 경우), 심한 거품뇨 등으로 의심

2) 단순 소변검사(Simple urinalysis)에서 확인할 수 있는 사구체질환의 증거

소변침전물(urine sediment)에서 보이는 적혈구 원주(erythrocyte cast), 변형적혈구(dysmorphic erythrocyte, old form RBC), 많은 양의 알부민 단백뇨(significant proteinuria or albuminuria, 대개 0.5 g/day 이상)

3) 혈액검사, 소변검사, 소변화학 검사: 콩팥질환의 검사 항목 참조

4) 추가검사(Additional laboratory data)

많은 양의 단백뇨와 전신적 질병 없이 creatinine이 상승하는 신기능 저하가 보이는 환자의 경우 면역학적 질환에 대한 중점적 screening이 매우 중요함

● 표 7-6-2. 사구체 콩팥병이 의심되는 경우 추가 검사 항목

- basal renin aldosterone level
- FBS / Hb A1c: Diabetic nephropathy
- Anti-nuclear antibody / Anti-DNA antibody: Lupus nephritis
- Complement level: Immune complex mediated nephritis
- Hepatitis B/C virus: Hepatitis virus associated glomerulonephritis
- ASO (anti-streptococcal) titer: Post-infectious GN
- Selectivity Index (urine transferrin/IgG ratio): Minimal change disease
- Anti-Neutrophil Cytoplasmic Antibody: autoimmune vasculitis, Wegener's granulomatosis: proteinase 3 (PR3, C-ANCA), microvasculitis asso. GN: myeloperoxidase (MPO, P-ANCA)
- Anti-GBM antibody: anti-GBM nephritis
- serum & urine protein electrophoresis, immunoelectrophoresis: multiple myeloma

5) 콩팥조직 검사(Kidney biopsy)

(1) 적응증(kidney biopsy indication): 콩팥질환을 진단하기에 임상소견이나 검사실 소견으로는 부족할 경우 risk-benefit을 평가하여 시행(예후의 판정이 중요한 경우, 적절한 치료의 결정이 필요할 경우)

● 표 7-6-3. 콩팥조직 검사 적응증 및 금기증

- Nephrotic syndrome in adult
- Unknown cause or complicated Acute Kidney Injury (with insidious onset, heavy proteinuria, prolonged oliguria)
- Suggested active chronic glomerulonephritis (proteinuria > 1 g/day)
- Asymptomatic persistent hematuria/proteinuria(병역판정)
- Rapid progressive renal failure
- Suggested interstitial nephritis, vasculitis, sarcoidosis
- Lupus nephritis, renal involvement of systemic autoimmune diseases
- Diabetic nephropathy with rapid progression (atypical course)
- Suggested multiple myeloma
- Transplanted kidney (Rejection or CNI toxicity etc.)

* Biopsy contraindications: Bleeding tendency, single native kidney, severe hypertension, large cyst, kidney tumor, hydronephrosis, active renal/perirenal infection, skin infection over biopsy site, small hyperechoic kidney due to chronic kidney disease, horseshoe kidney

(2) 콩팥조직 검사방법: 일반적으로 초음파유도(Sono-guided)로 시행하며 14 혹은 16 gauge needle을 가진 biopsy gun을 이용하거나 Vim-Silverman needle을 사용하여 실시하며 대개 왼쪽 콩팥을 검사

① 콩팥조직 검사 후 출혈(post renal biopsy bleeding)

- 콩팥 조직 검사 직후 시술자에 의한 직접 압박이 매우 중요
- 최소 6시간의 침상 절대 안정
- 심한 육안적 혈뇨(gross hematuria) 또는 배뇨장애: Foley catheter를 삽입한 후 수액을 투여, 출혈량을 평가
- 심한 복통 또는 출혈(혈압저하를 동반하는 등): 가능한 한 빠른 시간 내에 복부 CT로 출혈량을 평가, 선택적 동맥혈관 촬영(selective angiography) 및 동맥 색전술(embolization with coil) 시행

(3) 얻은 콩팥조직의 진단을 위한 염색방법

① 적절한 진단을 위하여 일반적으로 8–10개의 사구체가 필요

② 광학 현미경용 염색(Light microscopy: LM, hematoxylin & eosin, PAS, methenamine -silver,trichrome stain 등) - formalin 용액에 고정, paraffine embedding 함

③ 면역 형광 염색(Immunofluorescent stain: IF, stain with anti human IgG, IgA,

IgM, C3, fibrinogen, C1q, Kappa, Lambda, 이식신의 경우 C4d): 조직을 얻은 후 가능한 빠른 시간 내에 동결시킴

④ 전자현미경 검사(electron microscopy, EM): 별도의 EM용 고정액이 필요함

(4) 콩팥조직 검사 후 합병증 및 빈도

① 일시적 현미경적 혈뇨: 거의 모든 환자

② 콩팥 주위 혈종 혹은 콩팥내 혈종: 60–80%, 대부분 안정하면 자연 흡수됨

③ 육안적 혈뇨 3–10%(깊게 조직 검사가 된 경우 혹은 동정맥루 형성된 경우)

④ 수술이 필요할 정도의 출혈: 0.1–0.4% (arterial embolization or surgical)

⑤ 신적출 수술 필요한 경우 0.06%

4. 일차성 사구체질환(Primary glomerulonephritis)

1) 정의

원인을 모르거나(idiopathic), 일부 밝혀졌어도 콩팥사구체에 국한되어 병변이 진행되는 질환

2) 흔한 일차성 사구체질환

(1) 만성적으로 진행되는 IgA 신장염(IgA nephropathy)이 가장 흔함

(2) 급성사구체신염(acute glomerulonephritis syndrome: 육안적 혈뇨, 단백뇨, BUN/Cr 상승, 일시적 고혈압, 부종) 중에서는 사슬알균 감염 후 사구체신염(post streptococcal glomerulonephritis, PSGN), 급속 진행형 사구체신염(rapidly progressive glomerulonephritis, RPGN) 등이 대표적

● 표 7-6-4. 사구체질환의 감별

급성 혹은 만성 사구체질환 증상 및 검사 소견에 따른 감별진단 (다량의 단백뇨, 혈뇨, 부종, 신부전 등의 증상 감별진단)						
혈청지표	C3	정상	저하	정상	저하	정상
	ANCA	음성	음성	양성	음성	음성
	Anti-DNA Ab	음성	음성	음성	양성	음성
	Anti-GBM Ab	음성	음성	음성	음성	양성
조직소견		Granular IgA/G deposit (mesansgial area)	IgG deposit (subepithelial)	Crescent No immune deposit	IgG dominant MGN/MPGN	Linear IgG on GBM

● 표 7-6-4. (이어서) 사구체질환의 감별

나이	Young: 15-30	All age	About 50-60	Young: 15-30	Young: 15-30
임상증상	반복적 혈뇨, 지속적 단백뇨 (가장 흔한 만성사구체 신염)	육안혈뇨, Cr 상승 (감염 후 발생)	약한 부종 Cr 상승 호흡기 육아종증	Female dominant Fever, rash, arthralgia	Male dominant Fever, pulm. hemorrhage
진단	IgA nephropathy	PSGN Septic GN	Vasculitis/ ANCA associated GN	Lupus nephritis	Anti-GBM GN (Goodpasture's syndrome)

3) IgA 신증(IgA Nephropathy)

(1) 우리나라를 포함, 전 세계적으로 가장 흔한 진행성 사구체신염
  ① IgA: 점막(mucosa, respiratory and/or gastrointestinal)의 면역기능을 담당하는 면역체
  ② 점막을 자극하는 항원의 제거가 우선 치료로 생각됨(만성편도선염, 만성부비동염, 기타 감염증 등)
  ③ 콩팥조직 검사로 확진되면 연관질환의 유무를 확인 후 단백뇨량과 콩팥손상 진행 정도에 따라 면역학적 치료 여부를 결정

(2) 연관질환: 호흡기와 소화기계 감염증, Ankylosing spondylitis, Sjogren syndrome 등

(3) 예후: 약 20-30%의 환자에서 차차 진행하여 말기신부전으로 될 수 있음. 불량 예후인자는 ① 나이가 많은 경우, ② 남자, ③ 육안적 혈뇨가 없는 경우, ④ 고혈압, ⑤ 상당량의 단백뇨(1 g/day 이상)가 지속되는 경우, ⑥ 발견 당시 신부전이 있는 경우, ⑦ 조직검사상 증식성 소견이나 세뇨관 손상이 보이는 경우(병리학적 높은 활성도), ⑧ 가족력이 있는 경우 등

(4) 치료
  ① 급성으로 사구체신염 증상이 반복되는 경우 원인이 되는 감염증을 치료하는 것이 원칙(대표적으로 만성편도염: chronic tonsillitis)
  ② 동반되는 고혈압 조절
  ③ ACEI (angiotensin converting enzyme inhibitor) 혹은 ARB (angiotensin receptor blocker)의 사용
  ④ 면역억제제(steroid, cyclophosphamide, cyclosporin 등) 치료의 근거는 부족
  ⑤ 많은 양의 단백뇨 또는 조직에서 반월상 병변이 있으면 면역억제 치료를 시도
  ⑥ 치료 목표: 단백뇨량 하루 1 g 미만
  ⑦ 단백뇨량 0.5 g/day 이상: 고혈압의 유무와 관계 없이 ACEi or ARB로 초기 치료를 시작

⑧ 고위험군: 3개월간 최적의 보존적 치료에도 단백뇨량 0.75–1 g/day 이상인 경우
⑨ 고위험군 치료: 6개월간 steroid 치료
⑩ (eGFR<50 mL/min인 환자의 경우 steroid 치료 부작용에 대한 논의가 반드시 필요)
⑪ (그 외에도 당뇨, 비만, 잠복감염, 간질환, 위궤양, 골다공증 등 동반질환이 있는 환자에서는 Steroid 치료 시 주의가 요구됨)
⑫ 그 외 치료: cyclosporin, MMF, hydroxychloroquine, rituximab, fish oil 등에 대한 연구결과가 일부있으나 근거 부족

4) 감염 후 사구체신염(Post infectious GN)

(1) Streptococcal infection(인후염, 피부감염)이 뚜렷한 경우 감염이 호전되었다면 치료 불필요
(2) 패혈증, 장기 내 농양 등과 연관되어 단백뇨가 지속 또는 콩팥기능이 회복되지 않으면 조직검사로 확인
(3) 적극적 항생제 치료와 면역억제 치료가 필요할 수 있음

5) 반월상 병변 사구체신염과 급속 진행형 사구체신염(Crescentic glomerulonephritis & Rapid progressive glomerulonephritis, RPGN)

● 표 7-6-5. 급속 진행형 사구체신염 치료에서 스테로이드 감량 스케쥴(from PEXIVAS trial)

주	환자 체중		
	<50 kg	50–75 kg	>75 kg
1	50	60	75
2	25	30	40
3–4	20	25	30
5–6	15	20	25
7–8	12.5	15	20
9–10	10	12.5	15
11–12	7.5	10	12.5
13–14	6	7.5	10
15–16	5	5	7.5
17–18	5	5	7.5
19–20	5	5	5
21–22	5	5	5
23–52	5	5	5
>52	의료진 판단에 따라		

(1) 조직검사에서 대부분 반월상 병변

원인 질환은 주로 루푸스신염(lupus nephritis) 및 혈관염, anti GBM glomerulonephritis, ANCA associated GN 등 자가면역질환임

① 현미경적 다발혈관염(Microscopic polyangiitis: MPA, microscopic polyarteritis, leukocytoclastic angiitis): anti-MPO antibody (myeloperoxidase, P-ANCA) positive, with arthritis, skin involvement, associated with HLA-DQ

② 다발혈관염을 동반한 육아종증(Granulomatosis with polyangiitis: GPA, Wegener's granulomatosis): anti-PR3 antibody (proteinkinase 3, C-ANCA, associated with HLA-DP) positive, RPGN with chronic granuloma in respiratory tract, necrotizing vasculitis affecting medium size vessels

③ 다발혈관염을 동반한 호산구 육아종증(Eosinophilic Granulomatosis with polyangiitis: EGPA, Churg-Strauss syndrome): small vessel vasculitis associated with peripheral eosinophilia, cutaneous purpura, mononeuritis, asthma, allergic rhinitis. IgE elevation

④ 항사구체 기저막질환(Anti-GBM disease): noncollagenous-1 (NC1) domain of type IV collagen에 대한 항체에 의하여 사구체의 기저막이 손상되고 이어 증식성 혹은 반월상 사구체신염으로 진행되는 사구체신염이며 이 항체가 폐 모세혈관의 기저막에도 손상을 가하여 폐 출혈 및 각혈을 일으킴(pulmonary-Renal syndrome: Goodpasture's syndrome)

(2) 강력한 면역억제 치료가 필요

질병의 중증도에 대한 평가가 우선, vital organ involve, life-threatening disease, 폐 출혈 동반 혹은 Cr 5.65 mg/dL 이상이면 plasma exchange를 고려, 중증도에 따라 cyclophosphamide와 steroid, rituximab과 steroid 혹은 MMF 등으로 치료

① Crescentic RPGN 치료

- Plasma exchange
  - with severe renal disease: 7 treatments over 14 days, 60 mL/kg volume replacement
  - with pulmonary hemorrhage: Daily until bleeding stops
  - with anti-GBM Ab: Daily for 14 days or until anti-GBM Ab undetectable
- Rituximab: 375 mg/m^2/week × 4 weeks
  OR 1 g at weeks 0 and 2
- Cyclophosphamide: PO 2 mg/kg/day for 3 months (up to 6 months) or
  IV 15 mg/kg at weeks 0, 2, 4, 7, 10, 13
  PO, IV 모두 연령 및 신기능에 따른 감량 필요
- Prednisolone: PO prednisolone을 표 7-6-5와 같은 스케쥴로 시작하여 감량
- MMF: 2,000 mg/day (divided doses) → up to 3,000 mg/day for poor treatment

response

5. 신증후군(Nephrotic syndrome)

1) 정의

사구체질환(사구체 여과 구조의 손상)에 의하여 (1) 다량의 단백뇨(체표면적 1.73 m^2당 3.5 g/day 이상의 단백뇨), (2) 저알부민 혈증(3.0 g/dL 이하), (3) 고지질혈증(total cholesterol over 300 mg/dL), (4) 함요 부종(pitting edema)이 발생하는 질환

2) 합병증

(1) 응고능 항진(hypercoagulability)에 의한 신정맥 혈전증(renal vein thrombosis), 폐색전증(pulmonary embolism) 등 발생 가능성에 대하여 chest CT, D-dimer level 등으로 확인 필요

(2) 심한 단백질 소실에 의한 단백질 영양 실조 및 저혈량증: 필요시 경정맥 투여

(3) transferrin의 소실에 의한 철분에 반응하지 않는 microcytic hypochromic anemia

(4) 저칼슘혈증

(5) 갑상선기능저하

(6) 감염증

● 표 7-6-6. 신증후군의 원인 분류(Causes of nephrotic syndrome)

I. 일차성 사구체질환(Idiopathic or primary nephrotic syndrome)	
• Minimal change disease	10-15%
• Focal segmental glomerulosclerosis	20-25%
• Membranous nephropathy	25-30%
• Membranoproliferative glomerulonephritis	5%
• Other proliferative or sclerosing GN	15-30%
II. 이차성 사구체질환(Secondary nephrotic syndrome)	
• Systemic Dis.: DM, SLE, amyloidosis, vasculitic-immunologic dis. (Wegener's granulo., polyarteritis nodosa, H-S purpura, RPGN, Sarcoidosis, Goodpasture's synd.)	
• Infections: - Bacterial (PSGN, syphilis, SBE, shunt nephritis) - Viral (HBV, HCV, HIV, CMV, infectious mononucleosis) - Parasitic (malaria, toxoplasmosis, schistosomiasis, filariasis)	
• Drug-related: Gold, mercury, penicillamine, NSAIDs, lithium, captopril, heroin, rifampin	
• Neoplasm: Hodgkin's lymphoma, leukemia-lymphoma - minimal change dis. Solid tumors - membranous nephropathy	

● 표 7-6-6. (이어서) 신증후군의 원인 분류(Causes of nephrotic syndrome)

II. 이차성 사구체질환(Secondary nephrotic syndrome)
• Hereditary & metabolic dis.: Alport's synd., Fabry's dis., Sickle cell dis., Congenital (Finnish type) Nephrotic synd., Nail-Patella synd.
• Others: Pregnancy-related (preeclampsia), Transplant rejection, serum sickness, accelerated hypertensive nephrosclerosis, massive obesity-sleep apnea

3) 신증후군의 치료 원칙

(1) 조직검사 등으로 확진하여 치료, 이차성인 경우 가능하면 원인 치료

(2) 단백뇨의 감소를 위한 치료

(3) 합병증 방지를 위한 치료

① 단백뇨 감소를 위한 Angiotensin converting enzyme inhibitor or Angiotensin II receptor blocker

② 부종조절을 위한 염분 섭취 제한과 이뇨제

③ 고지혈증 조절약제(장기간 지속되는 경우)

④ 응고항진 합병증의 방지 치료를 위한 항응고제 치료

4) 부종조절(Edema control)

(1) 임상적 지표(monitoring indicators)

① 체중: 매일 일정한 시간에 같은 조건으로 동일 체중계로 측정

② 이학적 검사: pretibial pitting edema, ext. jugular vein engorgement, third space fluid shifting (bowel or ascites, pleural effusion 확인)

③ 정확한 섭취/배설량(I/O) 측정

(2) 임상처방

① General measurement (absolute) bed rest + low salt diet (salt$<$5 g/day)+protein supply with high biological value protein according to renal loss

② Loop diuretics

- Oral or IV (shooting or continuously dripping) furosemide: iv의 경우 동일 용량의 po의 약 2배 정도 효과
- 신기능이 정상인 경우 IV 투여 후 5분에 작용이 시작되고 30분 내 최대효과, 2시간 정도 작용이 지속
- 신부전 환자에서는 작용시간이 연장됨
- 사용방법: 20–40 mg을 IV 투여하여 효과를 확인. 소변량을 확인하며 증량
- 저알부민 혈증이 심해 이뇨효과가 낮을 때는 환자 몸무게당 5 mg 정도까지 증량 가능
- 고용량의 furosemide (120–240 mg) 투여 시에는 수액(5 DW)에 섞어 점점 투여하

여야 함

- 고양량 장기 투여 시 ototoxicity 발생위험

③ Loop diuretics+albumin: 심한 신증후군의 환자의 경우 albumin 단독투여는 효과가 적을 수 있음(바로 콩팥으로 배설됨). 이뇨제와 albumin 동시 투여하면 일시적 이뇨 효과 증대

④ Loop diuretics+dopamine: dopamine의 효과에 대하여는 아직 논란이 있으나 낮은 용량(renal dose)의 dopamine은 이뇨 효과에 도움이 될 수 있음

⑤ Additive diuretics (thiazide and/or spironolactone): 고용량의 이뇨제가 필요한 경우 추가로 1–2 T/day로 사용하면 furosemide와 synergic effect가 있음

⑥ Ultrafiltration with hemodialysis machine or CRRT machine: 위의 약제에 잘 반응치 않고 폐부종 등이 있는 심한 환자의 경우 혈액투석 시행함

5) 신증후군 치료 중 신기능 저하

● 표 7-6-7. 신증후군 치료 중 신기능 저하의 원인

1. Volume depletion – prerenal acute renal failure
2. Infection esp. urinary tract infection
3. Drug-induced interstitial nephritis
4. Renal vein thrombosis esp. membranous GN or lupus asso. nephrotic syndrome
5. Superimposed crescentic GN (not controlled underlying diseases)
6. Miscellaneous: obstruction, uncontrolled hypertension, electrolyte imbalance

6) 신증후군의 각론

(1) 미세변화형 사구체신염(minimal change disease, nil disease, lipoid nephrosis, foot process disease)

① 가장 흔한 신증후군의 원인임

② 대부분이 원인을 알 수 없으나 과로, stress와 연관되며 드물게 약제(NSAIDs, rifampin, interferon alpha etc.)나 Hodgkin's lymphoma 등과 연관되는 경우가 있음

③ 다량의 단백뇨와 심한 부종

- 높은 선택성(high selectivity - nearly pure albuminuria)
- selectivity는 IgG clearance/transferrin clearance 비율 또는 urine protein electrophoresis로 확인(＜10%: highly selective, ＞20%: Nonselective proteinuria)

④ 20–30%에서 현미경적 혈뇨가 보이나 고혈압이나 신기능부전은 드묾

⑤ 검사실 검사상 정상complement치와 serologic test를 보임

⑥ 치료

- 초기 glucocoriticoid 치료
  - Predinisolone: 1 mg/kg 매일 혹은 2 mg/kg 격일 4–8주간 사용
    → 관해(remission: 단백뇨 0.3–0.5 g/day 이하, 부종소실)가 되면 2주 더 사용
    → 서서히(10–20 mg/2주 속도) 감량
    → 4주 사용 경우 50% 정도에서, 20–24주까지 연장하면 90%에서 관해를 보임
- 재발(relapse: 성인의 경우 steroid 중단 후 약 50%에서 재발)
  → 스테로이드 다시 사용
  → Steroids-dependent (steroid 중단 후 바로 재발), frequently relapsing (일년에 3회 이상 재발) 혹은 steroid 부작용이 심한 경우 cyclosporine (4–6 mg/kg/day, target trough level 200–400 ng/mL) 사용: 60–80%의 환자에서 관해
  → 최근에는 cyclosporine 대신 mycophenolyate mofetil (MMF)를 사용하기도 함

(2) 초점성분절성 사구체신염(focal segmental glomerulosclerosis, FSGS)

① 50% 미만(focal)의 사구체의 일부분(segmental)에서 유리화를 동반한 사구체 경화증(glomerulosclerosis with hyalinosis)이 특징인 질환

② 원인은 대부분이 특발성이나 당뇨, HIV 감염 등의 전신질환 혹은 nephron의 소실에 의한 장기적인 사구체모세혈관의 고혈압과 연관되어 발생

③ 임상양상: 특발성 FSGS의 약 2/3에서는 신증후군으로 발견되며 1/3에서는 subnephrotic proteinuria with mild renal insufficiency or urinary abnormalities로 발견되며 단백뇨는 대부분 선택성이 없음(non-selective). 또한 혈중보체와 혈청학적 검사는 정상으로 보임

④ 치료: 자연치유는 거의 없음

- 8주간의 steroid 치료에 관해되는 경우는 약 20–40%이며 16–24주까지 지속적으로 사용하는 경우 70%에서 관해를 보임
- Cyclophosphamide나 cyclosporine으로 약 50%에서 관해를 보이나 고혈압이 있거나 다량의 단백뇨, 신기능의 저하 등이 있는 경우 예후가 나쁘고, 신이식 후에도 약 반수에서 재발

(3) 막성 사구체신염(membranous nephropathy)

① 주로 사구체 기저막에 병변이 있어 신증후군으로 발현되는 질환

- 미국의 경우 성인의 신증후군에서 가장 많은 원인(30–40%)
- 30–50세에서 가장 많으며 남녀비는 2:1 정도

② 막성 사구체신염의 원인은 대부분이 특발성

- 이차성인 경우, 특히 고령 환자에서 악성종양과 연관되어 있을 가능성 높음(스크리닝이 필요함)

● 표 7-6-8. 막성 신증후군과 연관된 질환(conditions associated membranous nephropathy)

- infection: HBV, HCV, syphilis, malaria, schistomiasis, leprosy, enterococcal endocarditis
- systemic immune diseases: SLE, RA, Sj gren syndrome, Graves' dis., Hashimoto's thyroiditis, mixed connective tissue dis., ankylosing spondylitis, etc.
- neoplasia: carcinoma of breast, lung, stomach, esophagus; melanoma, renal cell ca., neuroblastoma
- drugs: gold, penicillamine, captopril, NSAIDs, probenecid, chlormethimazole
- misc.: sarcoidosis, DM, Crohn's dis., Guillain-Barre synd., Fanconi's synd.

③ 임상증상

- 막성 사구체신염 환자 중 발견 시 신증후군이 있는 경우가 80% 이상이며(non-selective proteinuria), 약 10–30%에서 고혈압이 약 50%에서 현미경 적혈뇨가 보임
- 보체: 정상
- 응고능이 증가(hypercoagulability)하여 합병증인 renal vein thrombosis가 잘 발생[flank pain,deterioration of renal function, symptoms of pulmonary disease (pulmonary thromboembolism)]
- Anti-Phospholipase A2 Receptor antibody (Anti-PLA2R Ab)
  - 특발성 막성 사구체신염의 75%에서 양성
  - 사구체 손상의 주 원인으로 지목됨
  - 막성 사구체신염의 진단, 치료, 예후 판정에 임상적으로 중요
  - 신증후군+anti-PLA2R Ab 양성: 조직검사 없이 특발성 막성 사구체신염으로 진단 가능
  - 면역치료 시작 6개월 후 추적검사를 통해 치료 반응을 예측할 것을 권고

④ 치료와 예후

- 자연 치유가 최대 30–40%까지에서 보일 수 있으나 30–40%에서는 반복 재발되며 최종적으로 10–20%에서는 진행하여 10–15년 후에 말기신부전이 됨
- Poor prognostic factor: male, older age, hypertension, severe proteinuria & hyperlipidemia, impaired renal function, anti-PLA2R Ab, THSD7A Ab
- 저염식이, 저단백식이, 혈압조절 및 RAAS inhibition을 통한 단백뇨 조절, 고지혈증 치료 및 위험도에 따라 선택된 환자에서 항응고 치료 등 일반적인 신증후군에 대한 치료가 우선
- 신기능, 단백뇨와 혈청 알부민, 자가항체 등을 통한 위험도 평가가 우선적으로 필요하며, 위험도에 따른 치료방법을 선택. Steroid, cyclophosphamide (CYC), rituximab (RTX), calcineurin inhibitor (CNI) 등을 사용할 수 있음

● 표 7-6-9. 막성 사구체신염의 진행 위험도 평가

위험도	저위험	중위험	고위험	초고위험
기준	정상 eGFR 단백뇨 < 3.5 g/day 혈청 알부민 > 3.0 g/dL OR 정상 eGFR 단백뇨 < 3.5 g/day 혹은 ACEi/ARB 치료 6개월 후 50% 이상 감소	정상 eGFR 단백뇨 > 3.5 g/day이고 ACEi/ARB 치료 6개월 후 50% 미만 감소 AND 고위험 기준에 미해당	eGFR < 60 mL/min and/or 단백뇨 > 8 g/day (6개월 이상) OR 정상 eGFR 단백뇨 > 3.5 g/day이고 ACEi/ARB 치료 6개월 후 50% 미만 감소 AND 다음 중 1개 이상 해당 - 혈청 알부민 < 2.5 g/dL - PLA2RAb > 50 RU/ml - Selectivity index > 0.20 - Urinary α1MG > 40 μg/min - Urinary β2MG > 250 mg/d - Urinary IgG > 1 μg/min	생명을 위협하는 신증후군 OR 다른 이유로 설명되지 않는 빠른 신기능의 악화
치료	보존적 치료하며 경과관찰	보존적 치료하며 경과관찰 OR Rituximab OR CNI ± steroid	Rituximab OR CYC + steroid OR CNI + rituximab	CYC + Steroid

● 표 7-6-10. 특발성 막성 사구체신염의 면역학적 모니터링

면역치료 종류	Rituximab (RTX) Cyclophosphamide+steroid (CYC) Calcineurin inhibitor±steroid (CNI)		
치료 6개월째 Anti PLA2R Ab 측정	음성	양성	저역가 양성 (<50 RU/mL)
다음 치료	RTX → 추가치료 없음 CYC → 치료 종료 CNI → CNI 감량	RTX → RTX 2 g으로 치료 지속 CYC → CYC 중단하고 RTX 치료 CNI → CNI 감량하고 CYC 혹은 RTX 치료	RTX → RTX 2 g으로 치료 지속 CYC → 치료 종료하고 주의해서 관찰 CNI → CNI 유지하고 6개월 후 재평가

(4) 막증식성 사구체신염(membranoproliferative GN)
사구체 GBM의 비후와 증식성 병변이 특징적
① Type I MPGN: Immune complex glomerulonephritis
- 병리소견: subendothelial and mesangial deposits - C3, IgG or IgM
- 임상소견: heavy proteinuria or nephritis syndrome, active urinary sediment, normal or mildly impaired GFR, C3: usually depressed, C1q & C4: borderline or low
- 연관질환: 감염증(e.g. bacterial endocarditis, HIV, HBV, HCV), 전신면역 복합체 질환(예: SLE, cryoglobulinemia), malignancy(예: leukemia, lymphoma)
- 예후 및 치료: relatively benign, 70–85% of patients survive without clinically significant impairment of GFR, corticosteroids & other immunosuppressive agents를 사용할 수 있으나 효과는 증명되지 않았음

② Type II MPGN: dense deposit disease - autoimmune disease
- 병리소견: electron dense deposit in GBM, mainly C3 (little or no Ig)
- 발병기전: C3 nephritic factor: IgG autoantibody로 C3 convertase (C3bBb)와 결합 → C3 metabolism 차단 → alternative pathway의 지속적인 자극
- 검사소견: C3 level 항상 감소, C4 정상
- 임상적으로 nephrotic syndrome을 보이나 가끔 nephritic syndrome이나 RPGN 혹은 recurrent macroscopic hematuria로 보일 수 있음

(5) 혈관사이질증식성 사구체신염(mesangioproliferative glomerulonephritis)
① 일차성 신증후군의 5–10%에서 진단되며 glomerular cellularity의 증가(주로 mesangial & endothelial cells)와 monocyte infiltration을 보이는 경우
② Immune deposit은 IgA, IgM, IgG, C3 등이 다양할 수도 있고 거의 없을 수도 있음
③ 병리기전: 확실하지 않으나 MCD or FSGS의 variant or resolving form of immune

–complex and pauci-immune GN으로 추정

④ 계속적으로 많은 단백뇨가 나오면 장기적으로는 ESRD로 진행됨

II 당뇨병콩팥병

Summary

당뇨병콩팥병 치료목표 및 원칙

- 당화혈색소 목표는 7% 미만으로 설정하되, 6.5% 미만 또는 8% 미만 범위로 목표를 개별화할 수 있음
- 메트포민과 SGLT2억제제를 우선적으로 투약(eGFR>30)하고, 추가 치료제로 GLP-1수용체 작용제를 고려함
- 수축기혈압의 목표는 120 mmHg 미만으로 설정하여 레닌-안지오텐신계억제제를 우선적으로 투여하고, 알부민뇨가 지속되는 환자에서 비스테로이드무기질부신피질호르몬 수용체 길항제를 투여, 부종 조절 목적으로 이뇨제를 투여할 수 있음
- 지질 치료는 스타틴 단독 또는 에제티미브 병용요법을 처방하며, 투석 전에도 병용요법을 받았던 경우 투약을 지속하며, 투석 중 새롭게 처방할 필요는 없음

1. 우리나라 당뇨병, 만성콩팥병 및 말기콩팥병 역학

1) 우리나라 당뇨병 유병률은 증가하고 있으나, 발생률은 감소하고 있음

2) 당뇨병 환자는 당뇨병이 없는 환자보다 만성콩팥병 발생위험이 2배 정도 높음

3) 우리나라에서 당뇨병은 말기콩팥병 원인질환 중 절반 정도를 차지하는 가장 흔한 원인질환으로 전 세계 추이와 비슷함

2. 당뇨병콩팥병의 진단

1) 당뇨병콩팥병에 대한 선별검사는 1형당뇨병 환자에서 당뇨병을 진단받은 시점에서 5년 후부터 시행함

2) 당뇨병콩팥병에 대한 선별검사는 2형당뇨병 환자에서 당뇨병을 진단받은 시점부터 시행함

3) 당뇨병이 진단되면 적어도 1년마다 알부민뇨와 추정사구체여과율을 측정함

3. 당뇨병콩팥병 환자에서 콩팥생검의 적응증

1) 당뇨병 환자에서 당뇨병콩팥병을 시사하는 전형적인 임상양상을 보이는 경우 콩팥생검 없이 당뇨병콩팥병 진단이 가능함

2) 당뇨병 환자에서 (1) 단백뇨의 급격한 증가, (2) 신증후군 발생, (3) 현저한 콩팥기능 저하가 있거나 급격한 사구체여과율 감소, (4) 혈뇨 또는 활성 요침전물 존재, (5) 짧은 당뇨병 유병기간, (6) 당뇨병망막병증이 없는 경우에 콩팥생검을 권장함

4. 치료목표 및 원칙

1) 혈당 감시 방법

(1) 당화혈색소 측정은 최소 연 2회 시행하고, 혈당 목표치에 도달하지 않거나 약물을 변경하였을 때 더 자주 검사함. 단, 진행된 만성콩팥병(추정사구체여과율 30 mL/min/1.73 m^2 미만 혹은 투석요법) 환자에서 정확도 및 정밀도가 낮아지므로 해석에 주의가 필요함

(2) 자기혈당측정 혹은 연속혈당감시는 저혈당 위험이 높거나 혈당조절이 불량한 환자, 진행된 만성콩팥병 환자에서 도움이 될 수 있음

2) 혈당조절 목표

(1) 투석 전 저혈당 위험이 낮은 경우 당화혈색소 목표를 7% 미만으로 하되, 6.5% 미만에서 8.0% 미만 범위로 목표를 개별화할 수 있음(그림 7-6-1)

(2) 혈당조절 목표의 개별화는 만성콩팥병의 중증도, 동반질환, 기대 여명, 저혈당 위험, 사회적 여건 및 환자의 선호도 등을 고려하여 결정함

(3) 투석 중인 환자에서 당화혈색소의 목표 값은 불확실함

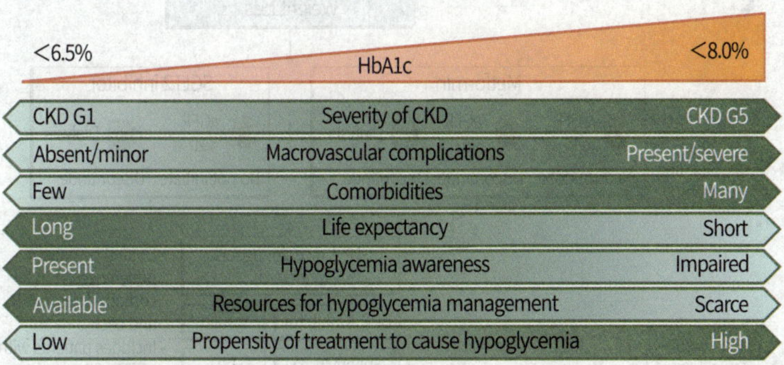

● 그림 7-6-1. 혈당 목표

3) 혈당강하제 선택

(1) 만성콩팥병이 동반된 1형당뇨병 환자는 다회인슐린주사나 인슐린펌프를 이용하여 치료함

(2) 만성콩팥병이 동반된 2형당뇨병 환자의 초치료는 금기가 없다면 메트포민과 SGLT2 억제제를 투약하고, 추가 치료제가 필요하다면 GLP-1 수용체작용제를 우선 순위로 고려함 (그림 7-6-2)

4) 만성콩팥병 단계에 따른 혈당강하제 선택

(1) 추정사구체여과율 30 mL/min/1.73 m^2 이상인 환자에서 금기가 없다면 메트포민을 처방함

(2) 추정사구체여과율 20 mL/min/1.73 m^2 이상인 환자에서 SGLT2 억제제를 처방하며, SGLT2 억제제 첫 투여 후 추정사구체여과율 저하가 발생할 수 있으나 그 정도가 30% 이내라면 중단하지 않고 지속 투여함

(3) 메트포민이나 SGLT2억제제 투약에도 불구하고 혈당조절 목표에 도달하지 못하거나 메트포민이나 SGLT2억제제를 사용할 수 없는 경우 GLP-1 수용체작용제를 우선 순위로 고려함

(4) 투석 환자에서 저혈당 위험이 낮은 약물을 우선 선택하고 치료 반응과 저혈당을 주의 깊게 평가하여 인슐린 용량을 조절함

(5) 콩팥이식을 받고 추정사구체여과율 30 mL/min/1.73 m^2 이상인 환자에서 금기가 없다면 메트포민을 처방함

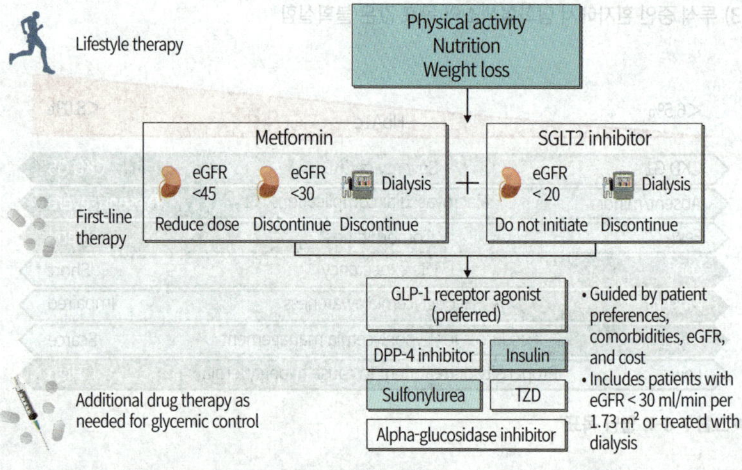

● 그림 7-6-2. 만성콩팥병 단계에 따른 혈당강하제의 선택

5) 목표혈압

고혈압이 동반된 환자에서 수축기혈압은 표준화된 진료실 혈압 측정을 기준으로 120 mmHg 미만을 목표로 조절함

(1) 고혈압과 알부민뇨가 동반된 환자에서 레닌-안지오텐신계억제제(ARB 또는 ACEI)를 우선적으로 투여함

(2) 알부민뇨가 동반된 환자에서 혈압이 정상이라 하더라도 레닌-안지오텐신계억제제 투여를 고려할 수 있음
(3) 레닌-안지오텐신계억제제는 최대 내약용량까지 점진적으로 증량하며, 투여 시작 또는 증량 후 2–4주 이내에 혈압, 혈청크레아티닌 및 혈청포타슘의 변화를 확인함
(4) 레닌-안지오텐신계억제제 투여 시작 또는 증량 후 4주 이내에 혈청크레아티닌이 30% 이상 상승하지 않는 한 치료는 지속함
(5) 추정사구체여과율 25 mL/min/1.73 m2 이상인 환자에서 레닌-안지오텐신계억제제를 최대 내약용량으로 복용함에도 불구하고 알부민뇨가 지속된다면 비스테로이드무기질부신피질호르몬수용체길항제를 투여할 수 있음
(6) 고혈압과 부종을 조절하기 위하여 이뇨제 투여를 고려할 수 있음

6) 지질 관리 및 치료

(1) 투석 전 당뇨병콩팥병 환자에서 스타틴 단독 또는 스타틴과 에제티미브 병용요법을 처방함
(2) 투석 중인 환자에서 심혈관질환의 일차예방을 위해 스타틴 단독 또는 스타틴과 에제티미브 병용요법을 새롭게 처방할 필요는 없음
(3) 투석을 시작하는 환자가 기존에 스타틴 단독 또는 스타틴과 에제티미브 병용요법을 이미 처방받고 있다면 중단하지 않고 투약을 지속함

III 세관사이질신염(Tubulointerstitial Nephritis)

1. 세뇨관 및 간질의 생리학적 기능 및 구조

1) 신세뇨관의 구성 및 기능

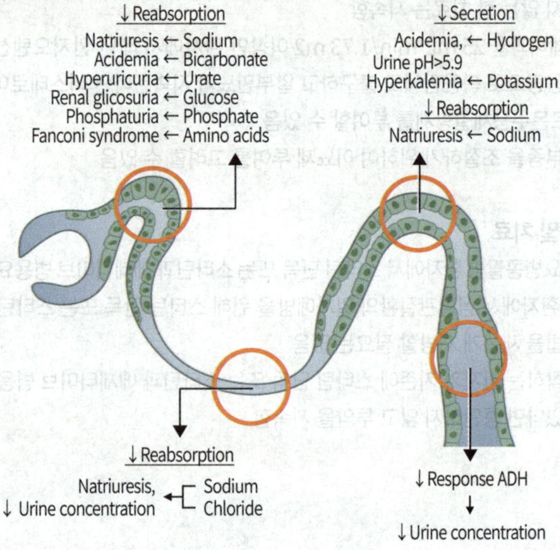

● 그림 7-6-3. Functional Consequences of Tubulointerstitial Disease
출처: Clinical Nephrology. 2nd ed.

2. 급성 세관사이질신염

급성 세관사이질신염(acute tubulointerstitial nephritis)은 급성 사이질신염(acute interstitial nephritis)이라고도 하며 병리학적으로 신간질에 림프구를 비롯한 세포의 침윤과 부종 등을 특징으로 하며 임상적으로는 주로 급성신부전증의 임상경과를 보임

1) 병인

면역학적 원인으로 추정되고 있으며 약제가 가장 흔한 원인임

(1) 약물: 항생제(β-lactam, quinolone, sulfonamide, vancomycin, linezolid, rifampin, ethambutol, acyclovir), 소염진통제(NSAIDs, COX-2 inhibitors), 이뇨제(thiazide, furosemide, triamterene), 항경련제(phenytoin, valproate, carbamazepine, phenobarbital), 기타(allopurinol, proton pump inhibitor, H2 blocker, captopril, me-

salazine, lenalidomide)
(2) 감염: 세균(Streptococcus, Staphylococcus, Legionella, Salmonella, Brucella, Yersinia, Corynebacterium diphtheriae), 바이러스(EBV, CMV, hantavirus, polyomavirus, HIV), 기타(Leptospira, Rickettsia, Mycoplasma, Histoplasma)
(3) 자가면역질환: 세관사이질신염 및 포도막염(tubuloinerstitial nephritis with uveitis, TINU), 쇠그렌 증후군, 전신홍반루푸스, IgG4 관련 질환
(4) 급성세관폐쇄: 경쇄원주신병증(light chain cast nephropathy), 급성 인산염 신증, 요산염 신증

2) 임상양상
(1) 발열, 피부발진, 말초 혈액 호산구 증가증
(2) 원인 약제 투약 7–10일 후 사구체여과율 감소

3) 검사실 소견
(1) 말초혈액 호산구 증가
(2) 무균성 농뇨, 현미경적 혈뇨
(3) 신생검: 사이질 염증세포 침윤, 부종

4) 치료
(1) 유발 가능한 약제의 투여 중단
(2) 급성 신손상에 대한 보존적 치료: 영양공급, 혈압조절
(3) 스테로이드 투여 적응증
① 자가면역질환으로 인한 세관사이질신염
② 뚜렷한 과민반응
③ 급격한 신기능의 저하
④ 경구 prednisolone 1 mg/kg 후 서서히 감량 또는 주사 methylprednisolone 250–500 mg 3일 충격요법 후 경구 prednisolone

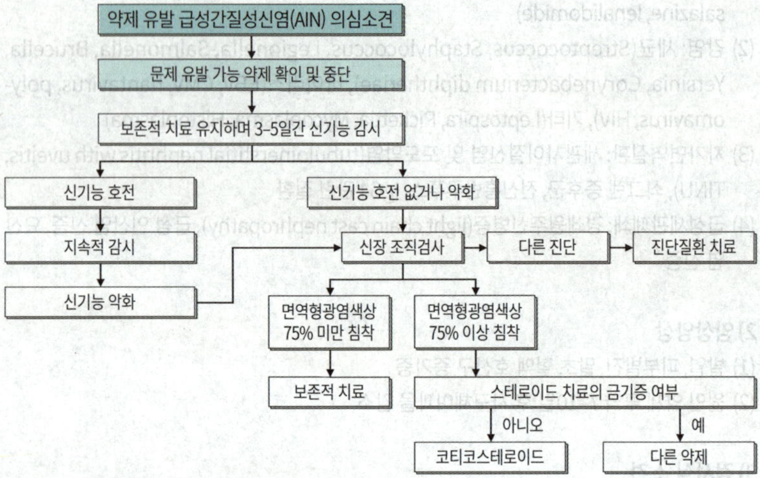

● 그림 7-6-4. 약제 유발 급성 요세관사이질질환 진단 및 치료

3. 만성 세관사이질질환

병리학적으로 세관 및 사이질 조직손상에 의해 신세뇨관 위축, 면역세포 침윤, 사이질 섬유화가 진행하는 질환군으로 이미 진행된 손상은 비가역적이나 빠른 진단을 통해 추가적인 손상을 예방하거나 말기신부전으로의 이행을 늦출 수 있음

1) 원인

(1) 방광요관역류 연관 신병증
(2) 겸상적혈구 신병증(Sickle cell nephropathy)
(3) 약제: 진통제(phenacetin, aspirin, caffeine), calcineurin inhibitors (cyclosporine, tacrolimus), 리튬
(4) 중금속: 납, 카드뮴
(5) 아리스톨로크산 신병증(Aristolochic acid nephropathy)
(6) 대사물질: 고요산혈증, 고칼슘혈증, 장기간의 지속적이고 반복적인 저칼륨혈증

2) 검사실소견

(1) 사구체여과율의 점진적 감소(요독증)
(2) 근위세뇨관 손상에 의한 Fanconi 증후군
(3) 비신증후군성(non-nephrotic range) 단백뇨
(4) 고칼륨혈증

(5) 나트륨 소실 혹은 고혈압

(6) 요농축 장애: 등장뇨, 다뇨, 요붕증 등

(7) 심한신성 빈혈

3) 치료

(1) 원인요소 및 악화 인자를 찾아내어 제거

(2) 일반적 신부전과 같이 신기능의 진행 예방을 위해 혈압 치료 등의 보존적 치료

① 저단백식이

② ARB, ACEi을 투여하여 혈압조절

③ 요로 폐쇄에 대한 주의가 필요

4. 유전성 세관질환(Bartter씨 및 Gitelman씨 증후군)

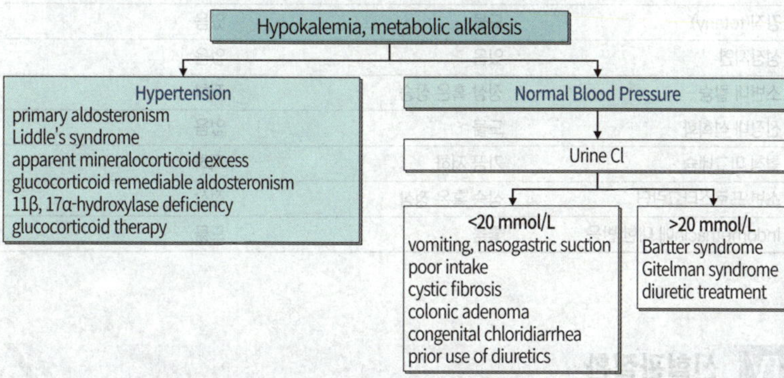

● 그림 7-6-5. 저칼륨성 알칼리증 환자의 평가

1) Bartter씨 증후군

(1) 임상특징

① 대사성 알칼리증을 동반한 저칼륨혈증

② 다뇨, 다음, 요농축능의 감소

③ 소변 칼슘 배출 증가, 혈청 마그네슘 정상 혹은 약간 감소

④ 심한 경우 발육 부전

(2) 발병기전

① Type 1: 헨레고리(Henle's loop) 내강막의 Na-K-2Cl cotransport (NKCC2)의 결함

② Type 2: 내강의 칼륨 채널의 결함

③ Type 3-4: 기저측면막의 염소 채널의 결함

2) Gitelman씨 증후군

(1) 임상특징

① 대사성 알칼리증을 동반한 저칼륨혈증

② 다뇨, 야간뇨, 그러나 농축능은 정상

③ 소변 칼슘 배출 감소, 심한 저마그네슘혈증

(2) 기전

원위세관의 thiazide-sensitive Na-Cl cotransport (NCCT)의 결함

● 표 7-6-11. Bartter 증후군과 Gitelman 증후군의 비교

	Classic Bartter syndrome	Gitelman syndrome
시작 연령	유아/소아	소아/성인
다뇨, 다음(polydipsia)	있음	드묾
탈수	가끔 발생	없음
강직(tetany)	드묾	있음
성장지연	있음	없음
소변내 칼슘	정상 혹은 상승	저하
신장내 석회화	드묾	없음
혈청 마그네슘	가끔 저하	저하
소변 프로스타그란딘	상승 혹은 정상	정상
Indomethacin에 대한 반응	좋음	드묾

IV 신혈관질환

1. 신동맥협착증(Renal artery stenosis)

1) 정의

(1) 신장혈관 협착은 혈관조영술을 시행 받은 환자 중 20–45%에서 발견되며, 70–80% 이상의 협착이 있는 경우 혈역학적 의미가 있음

(2) 신혈관협착 → 신허혈 유도 → 레닌-앤지오텐신-알도스테론 체계(renin-angiotensin-aldosterone system; RAAS) 활성화 → 혈압 상승 → 신혈관 고혈압(renovascular hypertension) → 허혈성 신질환(ischemic nephropathy: 신허혈에 따른 비가역적인 신기능 감소가 동반되는 경우)

2) 유병률

전체 고혈압의 0.6–3%: 치료 불응성 고혈압 환자만을 대상으로 하는 경우 최대 20%로 추정

3) 원인

(1) 섬유근이형성증(fibromuscular dysplasia, FMD): 주로 30–50세 여성에서 발현
(2) 동맥경화증(atherosclerosis)
- 고령에서 흔하며 다른 말초혈관질환을 동반하는 경우가 많음
- 협착이 대동맥에서 신동맥이 기원하는 부위에 인접해 발생하므로 병변이 FMD에 비해 근위부에 발생

4) 임상양상

(1) 고혈압
① 젊은 연령에서 발생하거나 고령에서 단기간 내에 급격히 발생 또는 악화되는 경우
② 3가지 이상의 약제를 통한 적극적인 치료에도 반응하지 않는 경우
(2) 신기능 저하
① 설명할 수 없는 신부전
② Angiotensin converting enzyme inhibitor (ACE inhibitor) 또는 Angiotensin receptor blocker (ARB) 사용과 관계된 신부전
(3) 한쪽만 크기가 작은 신장
① 설명할 수 없는 저칼륨혈증
② 복부 잡음
③ 심한 망막증
④ 경동맥, 관상동맥 또는 말초혈관질환이 있는 경우
⑤ 설명할 수 없는 심부전 또는 급성폐부종

5) 진단

(1) Doppler ultrasound
① 협착이 있는 근위부 신동맥 peak systolic velocity > 180 cm/sec 또는 대동맥 혈류 속도와의 비 > 3.5
② 협착 후 신장내 궁상동맥(arcuate artery)에서 'parvus and tardus'의 도플러파형을 보이는 경우
③ Resistive index (RI) > 0.8
(2) Captopril renography (^{99m}Tc-DTPA 신 스캔)
① ACE inhibitor인 captopril 경구투여 후 신관류, 사구체여과율이 현저히 감소함을 확인
② 음성예측도(negative predictive value)가 우수

③ 이뇨제, ACE inhibitor 또는 ARB는 검사 4–14일 전에 중단

(3) Computed tomographic (CT) angiography
민감도와 특이도 모두 우수하나, 칼슘 침착이 많은 경우 정확도가 떨어지고 조영제신독성 발생위험이 존재

(4) Magnetic resonance angiography (MRA)
Gadolinium은 조영제 신독성의 위험은 낮으나 비가역적인 신성 전신경화증의 위험성이 존재하므로 최근에는 조영제를 사용하지 않으면서 해상도를 높이는 촬영 기술을 개발 중임

(5) Renal arteriography
협착을 직접 확인하는 단계로 중재시술과 함께 이루어짐

6) 치료

(1) 내과치료
① 우선적으로 시행되어야 하며 수술이나 시술적 치료 후에도 반드시 계속되어야 함
② 금연, 체중감량, 운동, 항고혈압 계열 약물, statin 등의 항고지혈증 약물
③ Artherosclerotic lesion의 경우 항혈소판제제를 aspirin 75–300 mg once daily 용량으로 시작 권유

(2) 혈관성형술
① 항고혈압제 3가지 이상 사용 시에도 조절되지 않는 고혈압, 양측성 RAS, RAS of single functioning kidney, 반복적인 급성 폐부종 등 상황에서 고려
- FMD: 풍선확장술(balloon angioplasty)만으로도 시술후 양호한 경과를 보이며, 35–50%에서 완치
- Atherosclerotic lesion: 우연적으로 RAS가 발견된 무증상 환자에서는 권유되지 않음

② Balloon angioplasty만으로는 재협착이 빈번하여 stent 삽입이 병행하여 이루어지며 이후 clopidogrel 75 mg once daily 유지치료가 필요

(3) 외과적 수술
제한된 항고혈압제 약물과 혈관내 시술이 발달되지 않았던 과거에는 여러 가지 우회 수술과 신절제술(nephrectomy)이 시행되었으나, 수술 후 높은 합병증과 사망률로 인하여 현재는 대부분 혈관내 시술로 대체되고 있음

7) 예후

(1) 현재 다양한 항고혈압제 발달로 인하여 신동맥협착으로 인한 신혈관성 고혈압은 많은 경우에서 약물치료에 양호한 반응을 보임

(2) 신동맥 협착에 따른 신 허혈로 인한 신기능 감소의 회복을 위하여 혈관내 시술이 시도되었으나 아직 그 유용성을 입증하지 못한 상태이고 오히려 혈관내 시술이나 수술과정 중

약 20%에서 죽종 색전(atheroma embolism)과 재관류 손상(reperfusion injury)에 따른 신기능 악화가 발생함

2. 신동맥혈전 색전증(Thromboembolic diseases of the renal arteries)

1) 원인

(1) 동맥경화증, 신동맥류(renal artery aneurysm), 섬유근이형성증(FMD), 대동맥 박리(aortic dissection) 등에 의하여 신동맥내 혈전이 발생

(2) 감염 또는 염증에 의한 혈관염에 이차적으로 혈전이 발생하는 경우
타카야수 동맥염(Takayasu's arteritis), 베체트병(Behcet's disease), 결절다발동맥염(polyarteritis nodosa, PAN)

(3) 심장기원의 혈전
① 심실세동이 있는 경우 심장 혈전색전증 발생 확률이 4배 증가
② 신동맥혈전 색전증은 약 2%에서 발생

(4) 대동맥기원의 혈전
대동맥류(aortic aneurysm)의 혈관내 치료(endovascular repair) 후 발생

(5) 선천적 또는 후천적 과다응고상태(hypercoagulable state)에서 대개 정맥 혈전이 호발하나 동맥에 발생할 수 있음
Factor V Leiden mutation, heparin induced thrombocytopenia, 항인지질증후군(antiphospholipid syndrome, APS), hyperhomocystinemia, 신증후군

2) 임상양상

(1) 폐색에 따른 신손상의 정도에 따라 증상이 다양함

(2) 복통이나 옆구리 통증, 압통, 육안적 혈뇨, 발열, 고혈압, 백혈구 증가
① Lactate dehydrogenase (LDH) level 증가
② 양측혈전에 의한 경우: 급격한 신기능 저하
③ 신경색 증후 고혈압: 경색 부위 신허혈에 따른 renin 증가가 원인

(3) 진단: Renal arteriography, CT 또는 MRA

3) 치료

(1) 신허혈에 있어서 골든타임(golden time)은 60–90분으로 알려져 있음
① 외과적 또는 혈관내 시술을 통한 색전 제거술
② 동맥내혈전 용해제 치료(intraarterial thrombolytic treatment): streptokinase 이용

(2) Anticoagulation
① Heparin (LMWH)으로 시작해서 Coumadin 치료 지속

② 병변 정도에 따라 6개월에서 평생 유지
③ INR 2.0–3.0을 목표로 치료

4) 외상성 신동맥 혈전증(Traumatic thrombosis of renal artery)

(1) 복부둔기외상(blunt trauma)에 의해 발생, 왼쪽에 호발
(2) 예후가 좋지 않음(사망률 44%)

3. 신동맥류(Renal artery aneurysm)

1) 유병률

(1) 전체 인구의 0.01%: 신혈관조영술을 시행받은 환자들을 대상으로 하는 경우에는 1%
(2) 20%에서 양측성

2) 분류

동맥경화나 신동맥협착이 동반되어 있는 경우가 적지 않음
(1) 소낭성동맥류(Saccular aneurysm)
① 60–90%로 가장 흔함
② 50대에 진단되는 경우가 많음
(2) 방추형 동맥류(Fusiform aneurysm)
① 섬유근이 형성증 여성에 동반되는 경우가 흔함
② Takayasu's arteritis, Behcet's disease, polyarteritis nodosa, Ehlers-Dalnos 증후군, mycotic aneurysm에 동반되는 경우
(3) 신장내동맥류(Intrarenal aneurysm)
① 10–15%, 다발성
② 선천적, 외상후 발생(예: 신장조직 검사 후)
③ Polyarteritis nodosa에 동반되는 경우

3) 임상양상

(1) 신혈관협착에 대한 평가 과정에서 무증상으로 발견되는 경우가 많음
(2) 옆구리 통증이 있는 경우 동맥류의 크기가 증가하는 것을 의미하거나 동맥류 파열이나 박리, 동맥류내혈전 생성과 이로 인한 신경색을 의심
(3) 2 cm 이하에서 파열은 드문 반면 4 cm 이상에서는 그 위험이 높음
(4) 임산부에서 신낭종의 파열 위험이 일반인에 비하여 유의하게 높음

4) 치료

(1) 동맥류 절제술과 혈관 재개통술

① 외과적 또는 혈관 내시술을 통한 색전 제거술
5%에서 합병증으로 예기치 못한 신절제술로 이어질 수 있음

② 따라서 2 cm 이하는 경과관찰, 적어도 3 cm 이상에서 수술적 치료를 고려

5) 박리성 신동맥류(Dissecting aneurysm of renal artery)

(1) 만성의 경우 신혈관 고혈압의 임상양상
(2) 40–60대의 연령, 남성, 우측 신동맥에 호발하나 20–30%에서는 양측성
(3) 동맥경화나 섬유근이 형성증에 의한 병변에 이차적으로 발생
(4) 혈관 내시술과 관련되어 합병증으로 발생하는 경우

4. 신동맥죽종색전증(Atheroembolic disease of the renal arteries)

1) 원인

(1) 복부동맥이나 신동맥에 외과적 수술 또는 혈관 내시술 후 혈관벽에서 떨어져 나간 cholesterol crystal이 신장내 작은 동맥에 다발성으로 색전증을 유발하는 경우
(2) 조영제 신독성과의 감별이 필요한데, 조영제 신독성의 경우는 1–2주 내에 회복하는 경향을 보이는 반면, 신동맥 죽종 색전증의 경우는 그 이상의 경과 기간을 보임

2) 증상

(1) 피부병변이 관찰됨: 망상 피반(Livedo reticularis), 발가락의 자줏빛 변색(purple toe), 발가락 괴저(toe gangrene)
(2) 타장기의 색전증: 망막, 뇌혈관, 급성췌장염, 허혈성대장염
(3) 신허혈에 따른 고혈압이 발생
(4) 소변검사: 단백뇨, eosinophiluria
(5) 적혈구 침강 속도(erythrocyte sedimentation rate, ESR)의 증가, 보체 감소(hypocomplementemia)가 관찰되기도 함

3) 치료

(1) 입증된 효과적인 치료는 없음
(2) 다만 statin 등의 콜레스테롤 저하 치료가 죽종반(atheromatous plaque)의 안정화를 통하여 색전을 막는 것으로 여겨지고 있어서 심혈관계 질환 환자에서 장기간 statin 치료는 권고되고 있음
(3) Anticoagulation은 보다 많은 색전이 발생할 수 있어 금기

(4) 30–50%의 환자에서 혈액 투석이 시행됨

5. 신정맥혈전증(Renal vein thrombosis)

1) 원인

(1) 외상, 외부적 압박(임파선, 대동맥류, 종양), 탈수(남성, 영유아), 임신 또는 oral contraceptives, 막성 신증(membranous glomerulonephritis, MGN)과 막증식사구체신염(membranoproliferative glomerulonephritis, MPGN)의 신증후군(nephrotic syndrome), 아밀로이드증(amyloidosis), 항지질 항체증후군(antiphopholipid syndrome), 스테로이드 사용
(2) 신증후군의 경우 혈전 성향(thrombophilic state)은 알부민뇨와 저알부민혈증의 정도와 비례
(3) 좌측에 더 흔히 발생, 2/3 양측에서 발생

2) 임상증상

발생 부위의 정도와 급만성 여부에 따라 다름

(1) 급성: 어린이에서 전형적. 발열, 오한, 요통(신장의 크기 증가와 더불어), 백혈구 증가, 혈뇨를 동반한 갑작스러운 신기능 저하
(2) 만성적인 경우 특히 노인에서는 고혈압의 악화나 폐색 전이 재발하는 소견만을 보임

3) 진단

Doppler sonogram, contrast-enhanced CT (100% 민감도), MRI

4) 치료

(1) Anticoagulation
(2) Thrombolytic therapy: 양측 신정맥혈전과 같은 급성 신손상이 발생한 경우
(3) Volume 감소에 의해 발생한 소아 환자에서는 수분과 전해질 공급이 필수
(4) 저알부민혈증(<2.0–2.5 g/dL)의 신증후군 환자에서 예방적 항응고 또는 항혈소판요법이 추천됨
(5) 생명을 위협하는 합병증 발생 시 신절제술(nephrectomy) 고려

V 혈전미세혈관병증(Thrombotic Miaroangiopathy, TMA)

1. 정의

혈액 응고, 혈소판 활성화, angiogenesis, 보체계 등을 포함하는 이상에 의한 미세혈관 내피세포 손상을 특징으로 하는 증후군

2. 혈전미세혈관병증 원인 및 분류

● 표 7-6-12. TMA의 발생 원인 및 분류

일차성	이차성
• 혈전성 혈소판감소 자반증(thrombotic thrombocytopenic purpura, TTP) • 정형 용혈 요독 증후군(typical hemolytic uremic syndrome, typical HUS) Shiga toxin-producing Escherichia coli (E. coli O157)-hemolytic uremic syndrome (STEC-HUS 또는 햄버거병 (Hamburger disease) • 비정형 용혈 요독 증후군(atypical hemolytic uremic syndrome, aHUS)	• 악성고혈압 • 임신 합병증(전자간증, 자간증, HELLP syndrome) • 이식(고형 장기 또는 조혈모세포) • 약물 • 자가면역질환(SLE, 전신성 경화증, 혈관염 등) • 감염 • 악성종양 • 수술 • 외상

3. 증상과 검사 결과 및 감별진단

1) 혈전미세혈관병증은 미세혈관병 용혈빈혈, 혈소판 감소증, 신장 및 기타 장기 손상의 증거를 동반한 검사 결과 이상으로 정의함. 따라서, 증상보다는 빈혈, 혈소판 감소, 이외에 망상 적혈구 증가, 혈청 젖산탈수효소(lactate dehydrogenase, LDH) 증가, 분절 적혈구(fracmented erythrocytes, shistocytes or helmet cells) 발견 등 용혈 연관 검사 결과 이상이 나타나는 경우 혈전미세혈관병증 가능성에 대한 의심이 필요함

2) 신장 외 장기 손상 또는 장기 손상

(1) 신경계 증상(혼수, 경련, 뇌졸중, 뇌병증 등)
(2) 위장관계 증상(복통, 구역, 구토, 설사 등)
(3) 심혈관계 증상(악성고혈압, 심근경색, 동맥 협착, 말초 괴사 등)
(4) 호흡기계 증상(부종, 호흡곤란, 폐동맥고혈압, 폐 출혈 등)
(5) 시력 이상(혼탁, 안구 폐색, 망막 박리 등)
(6) 피부(가려움증, 괴사 등)

(7) 기타

3) 혈전미세혈관병증의 감별진단

파종성 혈관내 응고(disseminated intravascular coagulation, DIC), 용혈 혈소판감소 자반증(thrombotic thrombocytic purpura, TTP), Shiga-toxin 용혈 요독 증후군(Shiga toxin-producing E.coli hemolytic uremic syndrome, STEC-HUS), 비정형 용혈 요독 증후군 등의 감별 필요(atypical hemolytic uremic syndrome, aHUS) 등과의 감별 필요

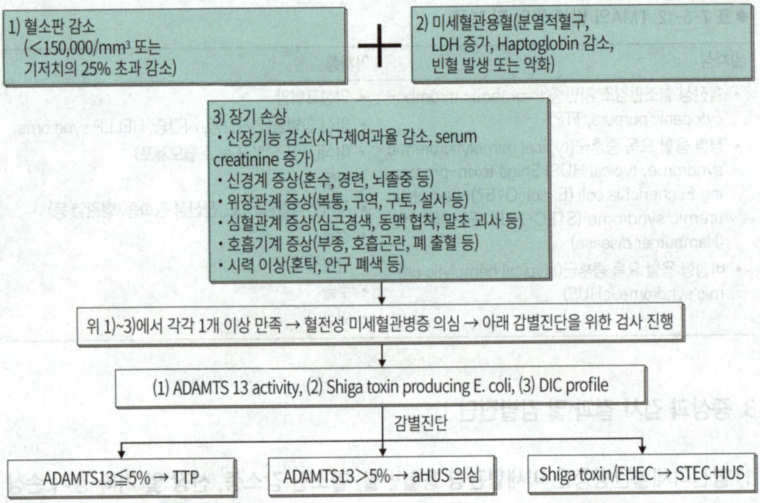

● **그림 7-6-6. 감별진단을 위한 알고리듬**

4. 치료

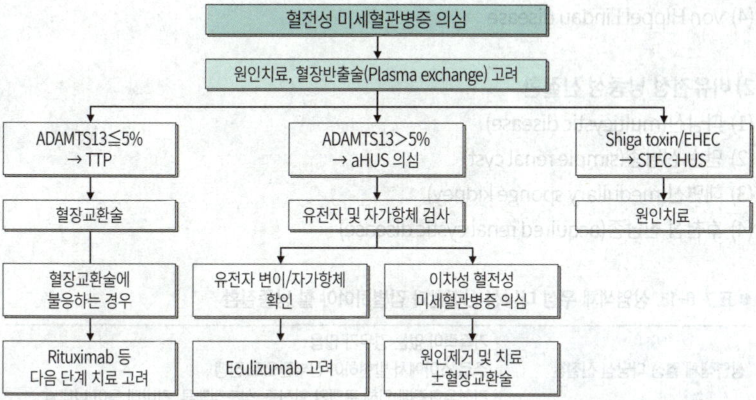

● **그림 7-6-7.** TMA의 치료

1) TTP에서의 혈장교환술

환자의 순응도가 높다면 초기에는 매일 시행하며, 환자 상태와 검사 결과 등을 종합하여 치료 간격과 중단 시기를 정함

2) Eculizumab(상품명 soliris), monoclonal antibody against complement 5

40 kg 이상 환자에서 다음과 같이 사용함. 40 kg 미만은 용량 감량 필요함

	유도치료				유지치료					
Week	1	2	3	4	5	6	7	8	9+	2주마다
Dose	900 mg	900 mg	900 mg	900 mg	1,200 mg	–	1,200 mg	–	1,200 mg	

VI 신낭종질환

1. 신낭종의 분류

1) 유전성 낭종성 질환

(1) 상염색체우성다낭성 신질환(autosomal dominant polycystic kidney disease)

(2) 상염색체열성다낭성 신질환(autosomal recessive polycystic kidney disease)
(3) 결절성 경화증(tuberous sclerosis)
(4) von Hippel Lindau disease

2) 비유전성 낭종성 신질환

(1) 다낭신(multicystic disease)
(2) 단순 신낭종(simple renal cyst)
(3) 해면신(medullary sponge kidney)
(4) 후천성 신낭종(acquired renal cystic disease)

● 표 7-6-13. 상염색체 우성 다낭성 신질환과 감별하여야 할 낭종질환

상염색체 열성 다낭성 신질환	가족력이 없는 경우가 많음 주로 소아에서 발현하여 신부전으로 진행 간섬유화증에 의해 문맥압 항진증, 식도정맥류, 간비대 등이 나타남
다낭성 이형성 신질환	대개 일측성, 출생 시부터 존재함
해면신	50%에서 신석회화 동반, 경정맥요로조영술에서 집합관의 확장소견
후천성 신낭종	낭성 신질환의 과거력이 없는 환자에서 장기간 투석치료 이후에 양측 신장에 5개 이상의 낭종이 존재

상염색체다낭성 신질환(ADPKD)

1. 빈도: 1/200-1/1,000(가장 흔한 유전성 신질환, 전체 만성신부전증의 10%)
2. 병리소견: polycystin-1 혹은 polycystin-2의 mutation으로 확인됨
   - 신장: 육안적으로 커져 있고 무수히 많은 낭종이 양측 신장에서 발생
   - 신장외낭종 발현: 간, 비장, 췌장, 난소
   - 신장질환 이외 합병질환: 대뇌동맥류, 심장판막이상(mitral valve prolapse)
3. 임상 증세
   - 대부분 무증상으로 신낭종의 크기가 점차 커지면서 종괴 효과에 의한 증상 발현: 측복통, 복부 종괴
   - 육안적 혈뇨: 낭종 파열(측복통 동반)
   - 고혈압: 레닌-안지오텐신계 활성화
   - 요로감염: 낭종 감염
4. 진단: 초음파, 전산화단층촬영으로 대부분 진단 가능
5. 치료
   - Tolvaptan [vasopressin V2-receptor (V2R) antagonist]: a short-acting competitive inhibitor of V2R로서 cyst production에 대한 vasopressin의 작용을 차단

   * Candidates for treatment [Fast progressor, High-risk patients for progression to ESRD]

   1) Mayo classes 1C, 1D, or 1E [CT로 total kidney volume (TKV) 측정, www.mayo.edu/research/documents/pkd-center-adpkd-classification/doc-20094754]

2) 국내 심평원 급여기준: CKD stage 2–3 (30＜eGFR＜90 mL/min/1.73 m^2)+Mayo class 1C–1E
- 용법: 초기용량 1일 60 mg(아침식전 45 mg–8시간 이후 15 mg), 최대 1일 120 mg (90+30 mg)

* 위해관리프로그램 등록 필수

- 혈압조절: 120/75 mmHg 이하로 철저하게 조절, 레닌–안지오텐신계 억제제를 우선적으로 사용(angiotensin converting enzyme inhibitor 또는 angiotensin receptor blocker)
- 요로감염(낭종벽을 투과하는 quinolone계, trimethoprim–sulfamethoxazole 항생제 우선 사용) 및 요로결석 조기 발견, 치료 및 예방 필요
- 대뇌동맥류 스크리닝 및 치료(MRA는 cost–effectivenss를 고려)
- 유전적 상담(가족력 확인)

6. 예후: 50%의 환자에서 70세 이전에 말기 신부전증으로 진행
7. 감별진단: multiple simple cyst와는 초음파/CT로 쉽게 감별되며 그 이외에는 표 7–8–12 참조

VII 폐쇄성요로병증(Obstructive uropathy)

1. 폐쇄성요로병증의 원인

1) 요관

(1) 요로결석
(2) 종양
(3) 염증성 협착
(4) 후복막강 섬유증식증
(5) 방광요관역류
(6) 임신 자궁
(7) 기타(대동맥류, 자궁근종, 골반염, 비의도적 수술적 결찰)

2) 방광출구

(1) 전립선비대증
(2) 전립선암
(3) 방광종양
(4) 방광결석
(5) 방광경부수축

3) 요도

(1) 요도협착

(2) 요도결석
(3) 포경

2. 폐쇄성요로병증의 임상증상

1) 동통: 급성 상부 요로폐색의 가장 흔한 증상으로 주로 측복부동통이 나타남
육안적 혈뇨를 동반하기도 함
2) 배뇨장애, 요량 감소, 요로감염, 요독증

3. 폐쇄성 요로병증의 진단

1) 병력: 동통, 육안적 혈뇨, 배뇨장애, 요량변화 등이 있을 시에 폐쇄성 요로병증을 고려
2) 이학적 검사: 복부의 종물 유무, 늑골척추각의 압통, 직장 내 촉진을 통한 전립선 이상 확인
3) 검사실 소견: 혈뇨, 혈청크레아티닌, 혈중요소 질소의 상승
4) 방사선 소견: 진단에 가장 중요
(1) 단순요로촬영(KUB): 신장의 크기, 비정상적인 석회화음영
(2) 초음파검사: 수신증, 결석, 요로확장
(3) 경정맥요로조영술(IVP): 정확한 요로폐색의 위치와 정도 확인
(4) 역행성요로조영술: 신부전으로 경정맥 요로조영술이 불가능한 경우에 시행
(5) 하행성요로조영술: 경정맥요로조영술과 역행성요로조영술에 실패하거나 도움이 되지 않는 경우에 시행
(6) 전산화단층촬영: 요로폐색의 원인질환을 확인하는 데 유리함

4. 폐쇄성요로병증의 치료 원칙: 원인질환을 찾아서 각각의 질환을 적절하게 해결

1) 요로전환술(urinary division): 요독증이 있거나 폐색의 제거가 곤란한 경우
2) 콩팥창냄술(percutaneous nephrostomy, PCN): 방광보다 상위 부위의 폐쇄
3) 방광창냄술(cystostomy): 방광보다 하위 부위의 폐쇄
4) 신적출술(Nephrectomy): 반대쪽 신장기능이 정상이고 폐색된 신장이 비가역적인 손상을 받은 경우

5. 폐쇄 교정 이후의 막힘후 이뇨(postobstructive diuresis)

1) 정의: 심한 요로 폐색으로 신부전이 발생하여 BUN이 상승된 상태에서 폐색이 교정된 직후에 발생하는 이뇨 현상
2) 발생기전: 요농축 능력 장애, 저류된 요소에 의한 삼투성 이뇨, 염분의 재흡수장애
3) 치료

> TIP
> 1) 경미한 경우: 경구 수분섭취만으로 충분
> 2) Urine output>200 mL/hr: urine output의 2/3에 해당하는 수액을 정맥주사

Ⅷ 신결석

1. 신결석의 정의, 종류, 구성성분 및 생성기전

1) 정의

신장 내의 요로 통로인 신우, 신배에 발생하는 결석

2) 종류 및 구성성분

(1) 칼슘염: 75–85%

(2) 스트루바이트: 10–15%

(3) 요산: 5–8%

(4) 시스틴: <1%

3) 생성기전

(1) 포화 및 과포화: 요중에 요석을 구성하는 성분이 많아지면서 결정이 생성

(2) 핵화: 과포화상태가 계속되면서 결절이 점점 커지고 서로 합해지면서 결석이 생성

(3) 결정화 억제물질: 구연산염, 마그네슘, 황산염, pyrophosphate, phosphocitrate 등의 결정화 억제물질이 결핍되면 신결석의 생성 가능성이 높아짐

2. 신결석의 임상증상

1) 무증상

유두의 표면이나 집합관에 위치하여 요배출에 지장을 초래하지 않는 경우

2) 증상 유발

(1) 상부 요로결석: 신우요관 접합부나 요관을 막는 경우 심한 측복부 산통과 늑골척추압통 및 혈뇨, 오심, 구토 등을 동반

(2) 하부 요관결석: 빈뇨, 잔뇨감 등 배뇨 증상

3. 신결석의 진단

1) 기본검사: 소변검사, KUB(단, cystine 및 요산결석: 방사선 투과성으로 KUB에서 관찰되지 않음)

2) 확진: 경정맥 요로조영술(IVP), 조영제 사용이 어려운 경우 역행성 요로 조영술(RGP)이나 전산화단층촬영(CT)을 시행함

3) 초음파: 수신증 진단에 유리

4) 대사검사(24시간 소변검사): 고위험(다발성 또는 양측성), 재발 환자에서 시행

5) 가능하다면 결석 분석(stone analysis) 시행

4. 신결석의 치료

1) 급성치료

(1) 통증치료: buscopan (10–20 mg IM 혹은 IV) 등의 항경련제 효과가 없으면 demerol을 투여

(2) 수액요법: 모든 결석 환자에서 하루 2.5 L의 소변량을 유지하기 위한 수분 섭취가 권고됨

① 크기≤10 mm의 새로 진단된 결석. 증상이 조절되면 경과관찰

- 자연배출을 촉진시키기 위하여 tamsulosin (0.4 mg 하루 1회)를 4주 동안 투여
- 그때까지 자가 배출이 일어나지 않으면 다시 영상검사를 시행

② 크기가 >10 mm의 의미 있는 불편감 또는 폐색을 동반하거나 4–6주 후에도 배출되지 않는 결석은 비뇨기과와의 상의를 필요로 함

결석제거: 의미 있는 폐색, 감염, 심한 통증, 출혈이 있는 경우 체외충격파쇄석술(ESWL), 경피적 신쇄석술 등이 이용됨

2) 결석 형성의 예방을 위한 치료

● 표 7-6-14. 신결석 환자의 식이요법

내용	구체적인 지시사항
충분한 수분 섭취	매 식사 시, 식간에, 그리고 취침 전에 일일 2 L 이상의 수분 섭취 권장
염분 섭취 제한	일일 100 mEq 이하로 제한
수산(oxalate) 섭취 제한	고수산 음식: 시금치, 땅콩, 초콜렛, 홍차, 양배추, 파, 딸기, 당근
단백질 섭취 제한	단백질 섭취를 일일 1 g/kg 이하로 제한
칼슘 섭취	칼슘 섭취는 제한하지 않음
구연산 함유 음식	구연산 함유 음식 섭취 격려(오렌지 쥬스)

07

임신과 신장

Summary

- 임신은 신장에 다양한 변화를 가져옴
- 임신 중 무증상 세균뇨는 항생제 치료의 대상임
- 임신 중 사구체질환 의심증상 발생 시 자간증과의 감별이 중요함
- 만성신질환 환자의 경우 임신 및 분만으로 인해 진행, 악화 가능성이 있음
  → 임신 시 치료 가이드라인에 따라 내과적, 산부인과적 조절이 필요함
- 신장이식 환자는 임신 및 출산이 가능함

진단과 치료를 위한 핵심사항

1. 사구체질환 vs. 전자간증
   - 신체검사: 임신 중 고혈압(≥140/90 mmHg), 숨이 차거나 시각 또는 중추신경 증상(간질 발작)
   - 진단검사: 단백뇨(≥300 mg/24hr urine), 혈뇨, 혈소판 감소(≤105/mm^3), 혈청 크레아티닌 1.1 mg/dL 이상, double LFT, 폐부종, 간출혈, DIC
     **신장 조직검사의 경우 증상이 심하고 진행하는 RPGN이 아닌 경우 가급적 분만 후 시행
   - 치료: 전자간증의 경우 출산이 유일한 치료, 사구체질환의 경우 steroid 및 CNI inhibitor 사용
2. 만성신질환 환자의 임신 시 조절 전략
   - 혈압: Target blood pressure<140/80 ACE-i & ARB 사용 임신 준비 단계부터 중지 및 투여 금기
   - 빈혈: Hgb=10-11 gr/dL, folic acid 4 mg daily, 경구 또는 iv iron & EPO
   - MBD: Ca supplementation 1.5-2 g/day, calcium-based phosphorus binders 투여 가능. Sevelamer, lanthanum, aluminum, cinacalcet, or paricalcitol는 투여 권고 X
   - 당뇨: metformin (GFR>30), insulin
   - 전자간증 & VTE 예방: Low dose aspirin (75-150 mg qd), Nephrotic-range proteinuria의 경우 혈전증 예방을 위해 LMWH 투여 고려

I 임신 시 정상적인 신장 및 요로계의 변화

1. 임신 6주 이후 전신혈관 저항성의 감소 및 동맥 compliance 증가로 인한 변화가 나타남
2. GFR과 RPF은 임신 20주에 Max, GFR은 출산 후 6-8주/ RPF는 출산 후 1주에 정상

● **표 7-7-1. 정상 임신 시의 신장 및 체액 변화**

혈장량(plasma volume)	⊿30-50% 증가, 'physiologic anemia', ECF ⊿ 4-6 L 증가
혈압	임신 전보다 ⊿10 mmHg 감소(~2nd trimester), 이후 정상화
심박출량	임신 전보다 ⊿30-50% 증가
심박동수	임신 전보다 ⊿15-20회/분 증가
신혈류량(RPF)	임신 전보다 ⊿50-80% 증가
사구체여과율	임신 전보다 ⊿40-50% 증가(150-200 mL/min)
혈색소	임신 전보다 ⊿2g/L 감소, dilutional physiologic anemia
혈중 creatinine	0.4-0.5 mg/dL까지 감소.
혈중 요산 수치	2.0-3.0 mg/dL로 감소(임신 22-24주까지), 이후 임신전 수치로 회복
혈중 산염기	경한 호흡성 알칼리증(pH ~7.44, Pco2 27-32mmHg)
혈중 sodium 농도	임신 전보다 ⊿4-5 mEq/L 감소(135 mEq/L)
혈중 삼투압(Osm)	임신 전보다 ⊿10 mOsm/L의 감소(270 mOsm/L)
해부학적 신장 크기	용적은 약 30% 증가, 길이는 약 1-1.5 cm 이상 증가
요로계 모양 변화	80% 임산부 경한 수신증(hydronephrosis) 동반. RK >LK
방광증상 및 용량의 변화	야간뇨, 빈뇨, 배뇨통, 절박뇨, 요실금 빈도 증가/방광 용적의 감소

II 임신 시 요로감염

1. 임신 중 가장 흔한 내과적 합병증(방광염, 요도염, 무증상 세균뇨, 급성신우신염 등)
2. 급성신우신염은 전체 임신의 약 1-2%에서 발생: 고연령, 다산모(high parity), 낮은 사회 경제적 환경, 과거 요로감염, 당뇨 환자에 빈발

1. 증상: 비임신과 유사

1) 방광염 및 요도염: 빈뇨, 잔뇨감, 절박뇨(urinary urgency), 배뇨통(dysuria), 육안적 혈뇨
2) 급성신우신염 또는 신장 농양: 심한 발열 및 측복부 동통, 요로 증상 선행

2. 진단

Significant bacteriuria, 배양검사상 $>10^5$ CFU (colony forming unit)/mL

임산부의 경우 증상이 있으면서 10^3–10^4 CFU/mL 경우 치료 대상, 호발 균주는 비임신과 유사

3. 무증상 세균뇨(asymptomatic bacteriuria): 임신 시 항생제 치료의 대상임

1) 임신의 4–7%, 신우신염으로 진행 40%
2) 세균 배양 및 항생제 감수성 검사하고, 추적검사상 지속되는 경우 1–2주간 항생제 치료

4. 치료

비임신과 같으나 급성신우신염의 경우 입원치료가 원칙

1) 임신의 경우 재발 혹은 재감염 확률 높음, 최대 4–6주간의 항생제 치료가 필요할 수도 있음
2) 항생제 FDA category A 혹은 B에 속하는 항생제 사용
   (1) Ciprofloxacin, tetracycline 계통의 약제는 금기
   (2) Aminoglycoside: 임신 초기에는 사용하지 않음
   (3) Sulfonamide (Bactrim 또는 nitrofurantoin): 신생아 핵황달, 태아 신경계 발생이상 유발

● 표 7-7-2. 임신 시 요로감염에 대한 항생제 치료

• Antibiotics for asymptomatic bacteriuria & acute cystitis: Amoxicillin (dimer of ampicillin) 500 mg bid or tid po for 7–10 days Ampicillin–clavulanate (Unasyn) 2T #2 po for 7–10 days Cephalexin 500 mg bid or tid po for 7–10 days
• First line antibiotics for acute pyelonephritis: Cefazolin or cephradine: 1.0 g bid iv (AST), 7–14 days Ampicillin–clavulanate: 1–2 vial tid iv (AST), 7–14 days
• Second line antibiotics for acute pyelonephritis: Cefoperazone: 1.0–2.0 g iv q 8–12 hrs iv (AST) Cefotaxime or ceftizoxime: 1.0–2.0 g iv q 8–12 hrs iv (AST) Ceftazidime: 1.0 g iv q 8–12 hrs iv (AST) for pseudomonas infection

III 임신 시 요로결석(Urolithiasis, Nephrolithiasis)

1. 임신 중 요로결석: 그림 7-7-1과 같은 방법으로 접근

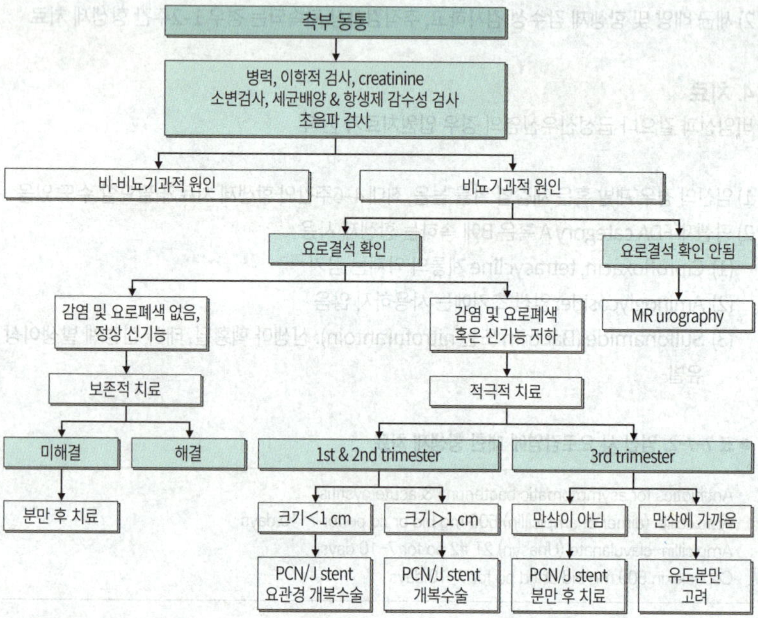

● 그림 7-7-1. 임신 중 요로결석의 진단 및 치료

IV 임신 중 사구체질환 및 신증후군 (Chronic nephropathy and Nephrotic syndrome)

1. 임신 중 사구체질환 의심 증상(단백뇨, 혈뇨, 고혈압 등) 발생 시 자간증과의 감별이 우선

1) 임신 시 단백뇨 배출 증가함. 임신 전 60–90 mg/d에서 180–250 mg/d로 증가

2) 임신 시 단백뇨의 기준은 300 mg/d 이상으로 정의

● **표 7-7-3. 사구체질환과 자간증 감별**

임신 시 증상	자간증(preeclampsia)	임신 전 신질환이 있는 경우
단백뇨	임신 20주 이후	대개 임신 20주 이전
혈뇨	(−)	동반될 수 있음
요중 Cast	드물게 나타남	흔하게 보임
고혈압	임신 20주 이후	대개 임신 20주 이전
혈소판 감소	중등도 이상의 자간증에서 보임	보통 동반되지 않음
간기능 저하	중등도 이상의 자간증에서 보임	보통 동반되지 않음

2. 임신 시 신장 조직검사의 적응증(임신 32주 이전, 가급적이면 분만 후 시행)

1) 원인이 불분명한 급속진행형 사구체신염(RPGN) 의심되는 경우
2) 증세가 심한 신증후군 경우
3) 진행되는 교원성 질환(scleroderma, periarteritis 등)이 의심

3. 자간전증(Preeclampsia) 임산부 5%, 20주 이후 발병

1) 진단기준: 임신 중 고혈압(≥140/90 mmHg)과 단백뇨(≥300 mg/24 hr urine collection)
   혈소판 감소(≤ 10^5/mm^3), 혈청 크레아티닌 1.1 mg/dL 이상, double LFT, 폐부종, 시각 또는 중추신경 증상
2) 출산이 유일한 치료, 출산 후 3–6개월 이후에도 단백뇨 지속 시 신장내과 의뢰
3) 위험군: 만성고혈압, 당뇨병, 만성신질환, 비만, 항인지질증후군, 이전 자간전증 병력, 다태아임신, mole, 태반 비대, trisomy13, 시험관수정 임신, 고령산모(>40세)
4) 자간증(Eclampsia): 간질발작, vasogenic edema on white matter of parieto-occipital area
5) HELLP 증후군(hemolytic anemia, elevated liver enzymes, low platelet count): severe variant of preeclampsia, 자간증, 태반파열, 신부전, DIC, 폐부종, 간출혈 또는 파열

4. 임신성 미세혈관병증(HUS, TTP)

1) 용혈성 빈혈(hemolytic anemia), 혈소판 감소증(thrombocytopenia), 급성신부전이 특징
2) 주로 분만 후 1일–10주에 발생
3) 증상: 대부분의 환자에서 고혈압 동반, 초기 증상: 몸살증상(flu-like symptoms)으로 시작
4) 치료: 적극적인 혈장 반출법(plasmapheresis)과 항응고제(heparin) 사용

● 표 7-7-4. 임신관련 질환 감별진단(HUS/TTP vs. HELLP vs. AFLP)

	HUS/TTP	HELLP	AFLP(임신성 지방간)
용혈성 빈혈	+++	++	±
혈소판 감소증	+++	++	±
혈액응고장애	–	±	+
중추신경 증상	++	±	±
신부전	+++	+	++
고혈압	±	+++	±
단백뇨	±	++	±
AST 상승	±	++	+++
Bilirubin 상승	++	+	+++
s-Ammonia 수치	정상	정상	증가
출산 이후 질병 경과	변화 없음	회복	회복
치료	혈장교환술	보존치료, 출산	보존치료, 출산

● 표 7-7-5. 임신 시 처방 가능한 혈압약(FDA class)

	약 종류		장점	단점
1st line	경구	Methydopa (B)	1차약제, 안전성 data	반감기 짧아 bid or tid
		Labetalol (C)	비교적 안전(β & α차단)	반감기 짧아 bid
		Nifedipine (C) long-acting		
	정주	Labetalol (C)	**Good safety data**	
		Nicardipine (C)	분만 시 효과적, 안전	
2nd line	po/iv	**Hydralazine (C)**	광범위 임상 결과	산모 저혈압 태반 파열 위험
		Metoprolol (C)	하루 한번 복용 가능	Labetalol보다 data 적음
		Verapamil (C), Diltiazem (C)	태아부작용 보고 없음	Limited data
피할 것	이뇨제		태아부작용 보고 없음	혈장량 감소 우려
	Atenolol			태아 성장 저해
	Nitroprusside			
금기	ACE inhibitors			태아 기형
	Angiotensin receptor antagonists			태아 기형

5. 만성사구체신염(Chronic glomerulonephritis)

1) IgA 신증: 조직검사상 class III 이상, GFR 70 mL/min 미만, 고혈압 지속 분만 후 악화

2) 미세변화신증, 초점성 분절성 사구체경화증, 막성사구체신염 등 분만 후 악화 가능성
3) 신증후군(nephrotic syndrome): 태아 성장지연, 조산, 태아 절박가사 등의 위험
  (1) Choice of Tx: Prednisolone 1 mg/kg QD 혹은 2 mg/kg EOD in MCD, FSGS, lupus nephritis
  (2) 식이요법: 염분 섭취 제한 및 고급 단백질(high biological value protein) 공급 필요
  (3) Optional Tx: heparin, 이뇨제 주의 furosemide (Lasix)
4) 루푸스신염(SLE, lupus nephritis)
  (1) 임신 시 루푸스 활성도 악화, 루푸스 신염도 특히 분만 직후에 악화
  (2) 조산 및 선천성 기형 등 합병증 위험, 임신 전 최소 6개월 이상 활성도 안정 선행 권유

● 표 7-7-6. 임신 시 고려되는 면역억제제

면역억제제	FDA	임산 시 사용 관련 특징
Corticosteroid	C	well established efficacy. 내당능장애, premature labor
Hydroxychloroquine	none	안전 용량(200–400 mg/day), 루푸스 신증에서 효과적
Azathioprine	D	심장기형과 조산이 위험 증가
Mycophenolate mofetil	D	기형유발, 임신 중 금기, 임신 최소 6주 전에 중단
Cyclosporine	C	자간증, 신기능저하, 고칼륨혈증 위험 증가
Tacrolimus	C	자간증, 신기능저하, 고칼륨혈증 위험 증가
Cyclophosphamide	D	기형 유발, 임신 중 금기, 임신 전 최소 3개월 전에 중단
Methotrexate	X	기형 유발, 임신 중 금기, 임신 전 최소 3개월 전에 중단
iv immynoglobulin	C	안정성의 데이터 부족
Rituximab	C	안정성 및 효과 데이터 없음

V 임신과 만성신질환, 투석과 이식

1. 만성신질환(Chronic kidney disease)

1) 신장손상이 임신기간과 분만 후에도 진행, 임신 전보다 신장기능 악화
2) 임신 전에 내과적, 산부인과적 평가 및 상담이 반드시 필요
3) 임신 전 2.0 mg/dL 신부전 환자의 경우 임신 및 분만 후 1년 이내에 1/3이 투석으로 진행

● 표 7-7-7. 임신 전 신부전 평가 및 예후

경증 신부전 (Cr＜1.4 mg/dL)	거의 정상인과 다름이 없음. 임신 중에 사구체 여과량이 늘었으며 큰 합병증이 나 후유증 없이 임신과 분만이 진행

07 신장내과 08 감염내과 09 류마티스내과 10 종양내과 11 호흡기내과 12 알레르기내과

● 표 7-7-7. (이어서) 임신 전 신부전 평가 및 예후

중등도 신부전 (Cr 1.4-2.8 mg/dL)	30-50% 환자에서는 임신에 의한 사구체 여과량의 증가가 거의 없고, 혈압의 상승과 동시에 사구체 손상으로 진행되어 단백뇨량이 증가
진행된 신부전 (Cr 2.8-3.0>mg/dL)	임신 자체가 어려운 경우가 있고 임신이 되더라도 고혈압 및 전자간증으로 진행되어 태아의 생존이 어려움은 물론 산모도 투석으로 이행

* 합병증: 고혈압, 뇌출혈, 태반조기박리, 급성콩팥손상, 태아 성장 지연(고혈압 환자의 35%에서 발생), 조산(preterm birth): 신부전 환자의 약 반수에서 발생, 태아절박가사(fetal distress)

2. 만성신질환 환자 및 투석 환자의 임신

1) 만성신질환 및 투석 환자의 경우, 요독증으로 임신 자체가 어려움. 매우 예외적인 경우
2) 임신 합병증 발생 비율이 건강한 산모에 비하여 증가함
3) 조산과 저체중 태아 발생률 약 5배, 전자간증 10배, 제왕절개 비율 3배 증가
4) 조절되지 않는 혈압과 단백뇨가 임신 중 위험도를 더 높임
5) 만성신질환 환자의 임신 시 관리 전략

● 표 7-7-8. 만성신질환 환자의 임신 시 치료 가이드라인

혈압	Target blood pressure<140/80 Ace-I & ARB 사용은 임신 준비 단계부터 중지 및 투여 금기
빈혈	Hgb = 10-11 gr/dL, Hct = 30-35%, Ferritin = 200-300 μg/mL, folic acid 4 mg daily, 경구 또는 iv iron & EPO 가능(HIF 제제는 limited data)
MBD	Ca supplementation 1.5-2 g/day, calcium-based phosphorus binders 투여 가능 Sevelamer, lanthanum, aluminum, cinacalcet, or paricalcitol는 투여 권고 X
당뇨약제	Metformin (GFR>30), Insulin
전자간증 & VTE 예방	전자간증 예방을 위해 Low dose aspirin (75-150 mg qd) 투여가 필요 Nephrotic-range proteinuria (uPCR>300 mg/mmoL or ACR>250 mg/mmoL)의 경우 혈전증 예방을 위해 LMWH 투여 고려
면역억제제	Steroid, CNI inhibitor 투여 가능

3. 신장이식 환자의 임신

1) 신장이식 환자에서는 임신 및 분만이 충분히 가능: 면역억제제 등의 약제 및 해부학적 상태(이식신장이 iliac fossa에 심어 있음) 고려 필요
2) 이식 후 평균 4-6개월 후 배란이 다시 발생
3) 신장이식 환자의 임신 합병증
   (1) 모성: 고혈압, 이식신 거부반응, 감염증 및 패혈증, 고혈당, 자궁파열 및 모성사망
   (2) 태아: 태아 성장 지연, 조산, 호흡 곤란 증후군, 패혈증, 간 기능부전, 부신 기능부전

● 표 7-7-9. 신장이식 환자의 임신 가능 기준

① 임신 전 최소 6개월-2년간 전신상태가 양호
② 해부학적 혹은 산과적 이상이 없는지를 확인
③ 단백뇨가 없음
④ 이식신장 거부반응의 증거가 없음
⑤ 이식신의 신우의 확장 증거(no evidence of pelvocalyceal distention)가 없음
⑥ 혈장 creatinine이 2 mg/dL 이하
⑦ 면역억제제 : prednisolon의 양을 15 mg 이하로 사용
⑧ 고혈압이 없어야 함

4) 신장이식 환자의 임신예후

(1) 약 30%의 증례에서 첫 trimester 이전에 유산(15%의 증례에서 자연유산)
→ 첫 trimester를 넘기면 95%에서 성공적인 분만으로 진행

(2) 모성 고혈압이 30%에서 발견

(3) 조산이 45-66%, 태아성장부전이 약 40%에서 발견

(4) 이식신의 신장기능이 좋을수록, 면역 억제제의 사용량이 적을수록 예후 좋음

08 신장과 약물

Summary

신장으로 배설되는 약물 사용 시, 정확한 신장기능의 평가와 약제 간 상호작용을 고려하여 약물선택 및 용량 조정이 필요함

I 신장병 환자에서 약물 선택의 원칙

1. 신부전 환자 혹은 노인 환자의 경우 신장으로 배설되는 약물을 사용하려면

1) 환자별 정확한 신장기능의 평가(환자별 수분량 평가, 특히 급성신장손상 시 신기능의 악화시기와 회복시기에 같은 creatinine치라도 용량 배설량이 다름)
2) 각 약제의 약물 역학을 이해하여 용량 조절
3) 여러 가지 약제 사용 시 상호 작용도 고려
4) 신장 독성 약물의 종류 및 기전을 이해하여 선택 및 용량 조절이 필요

II 신독성 약제

1. 신독성 약제의 신장손상 기전

1) GFR alteration: ACE inhibitors, ARBs, cyclosporins, NSAIDs, tacrolimus
2) Tubular cell toxicity: aminoglycosides, amphotericin B, adefovir, cisplatin, foscarnet.
3) Interstitial nephritis: NSAIDs and rifampin, analgesics, anticancer drugs, lithium, calcineurin inhibitors.
4) Crystal Nephropathy: Antivirals (ex. Acyclovir), ampicillin

● 표 7-8-1. 신독성 약제 및 신장손상 기전

약제	Syndrome	손상기전
NSAIDs	AKI, CKD, glomerulopathy	Vasoconstriction, Acute interstitial neprhritis, Tubular atrophy & fibrosis
CNI	AKI, CKD	Vasoconstriction, Tubular atrophy & fibrosis, TMA
Aminoglycosides, Cisplatin	Tubulopathy, AKI	Proximal tubular injury, Diffuse tubular injury
Polymyxins (colistin), Amphotericin B	Tubulopathy AKI	Diffuse tubular injury, Vasoconstriction
Tenofovir	Tubulopathy, CKD	Proximal tubular injury, Chronic interstitial nephritis
VEGF inhibitors,Gemcitabine, mTORi	Glomerulopathy, AKI	Podocyte injury, TMA
Checkpoint inhibitors	Glomerulopathy, AKI	Glomerulonephritis, Acute interstitial nephritis (AIN)
PPI, Beta-Lactams, Allopurinol	AKI	Acute interstitial nephritis (AIN)
Topiramate, Amoxicillin, Acyclovir, Methotrexate	Nephrolithiasis, AKI	Formation of crystals with induction of formation of calculi and tubular toxicity
Pamidronate, Infliximab	Glomerulopathy	Collapsing FSGS
Vancomycin	AKI	Generalized tubulopathy, Cylinder formation
Dextrans, IVIG	AKI	Hyperosmolarity

출처: Mody et al. Clinical Pharmacology in Drug Development 2020, Janak Patel.

III 신기능에 치료 약물의 적정 투약 농도

● 표 7-8-2. 콩팥 기능에 따른 약물 투여량 권고

** 자주 쓰이는 약제 및 약제 종류별로 분류

Drug	Degree of Drug Dose Reduction or Interval Prolongation			Dosage Recommendations for Patients Receiving Renal Replacement Therapy		
	GFR>50 mL/min	GFR = 10–50 mL/min	GFR <10 mL/min	HD	CAPD	CRRT
항생제 및 항바이러스제						
Amikacin *	5–6 mg/kg q12h	3–4 mg/kg q24h	2 mg/kg q24–48h	5 mg/kg after HD	15–20 mg/L/day	7.5 mg/kg q24h
Acyclovir	5 mg/kg q8h	5 mg/kg q12–24h	2.5–5 mg/kg q24h	Dose as GFR<10	Dose as GFR<10	Dose as GFR 10–50
Amphotericin	q24h	q24h	q24h	Dose as GFR<10	Dose as GFR<10	Dose as GFR 10–50
Amphotericin B	q24h	q24h	q24h	Dose as GFR<10	Dose as GFR<10	Dose for GFR 10–50
Amphotericin B lipid	q24h	q24h	q24h	Dose as GFR<10	Dose as GFR<10	Dose as GFR 10–50
Ampicillin	250 mg–2 g q4–6h	250 mg–2 g q6h	250 mg–1 g q6h	Dose as GFR<10	Dose as GFR<10	Dose as GFR 10–50
Aztreonam	100%	50%	25%	Dose as GFR<10	Dose for GFR<10	Dose as GFR 10–50
Cefaclor	100%	100%	50%–100%	250–500 mg q8h	250 mg q8–12h	Dose as GFR 10–50
Cefadroxil	q12h	q12h	q24h	0.5–1.0 g after HD	0.5 g/day	Dose as GFR 10–50
Cefamandole	q6h	q6–8h	q8–12h	0.5–1.0 g q12h	0.5–1.0g q12h	Dose as GFR 10–50
Cefazolin	q8h	q12h	50% q24–48h	15–20 mg/kg after HD	Dose as GFR 10–50	Dose as GFR 10–50
Cefepime	q12h	50%–100% q24h	25%–50% q24h	Dose as GFR<10	Dose for GFR<10	1–2 g q12h
Cefixime	100%	75%–100%	50%	Dose as GFR<10	Dose for GFR<10	Dose as GFR 10–50
Cefotaxime	q6h	q6–12h	1g q8–12h	Dose as GFR<10	Dose as GFR<10	1–2 g q12h
Cefotetan	q12h	q24h	q48h	1 g after HD	1 g q24h	Dose as GFR 10–50

Drug	Degree of Drug Dose Reduction or Interval Prolongation			Dosage Recommendations for Patients Receiving Renal Replacement Therapy		
	GFR>50 mL/min	GFR = 10–50 mL/min	GFR <10 mL/min	HD	CAPD	CRRT
항생제 및 항바이러스제						
Famciclovir	100%	q12–24h	50% q24–48h	Dose as GFR<10	Dose as GFR<10	Dose as GFR 10–50
Fluconazole	100%	100%	50%	Dose as GFR<10	Dose as GFR<10	As normal GFR
Flucytosine	50 mg/kg q12h	50 mg/kg q24h	50 mg/kg q24–48h	Dose as GFR<10	Dose as GFR<10	Dose as GFR 10–50
Foscarnet	28 mg/kg/q8h	15 mg/kg/q8h	6 mg/kg/q8h	Dose as GFR<10	Dose as GFR<10	Dose as GFR 10–50
Ganciclovir	2.5–5 mg/kg q12h	1.25–2.5 mg/kg q24h	1.25 mg/kg q24h	Dose as GFR<10	Dose as GFR<10	2.5 mg/kg q24h
Gentamicin *	5–7 mg/kg/day	2–3 mg/kg/day	2 mg/kg q48–72h	3 mg/kg after HD	3–4 mg/L/day	Dose as GFR 10–50
Imipenem	100%	50%	25%	Dose as GFR<10	Dose as GFR<10	Dose as GFR 10–50
Isoniazid	100%	100%	75%–100%	Dose as GFR<10	Dose as GFR<10	As normal GFR
Kanamycin *	7.5 mg/kg q12h	7.5 mg/kg q24–72h	7.5 mg/kg q48–72h	50% the normal dose	15–20 mg/L/day	Dose as GFR 10–50
Lamivudine	100%	50–150 mg q24h	25–50 mg q24h	Dose as GFR<10	Dose as GFR<10	50 mg q24h
Levofloxacin	100%	50%	25%–50%	Dose as GFR<10	Dose as GFR<10	Dose as GFR 10–50
Meropenem	500 mg–2 g q8h	500 mg–1 g q12h	500 mg–1 g q24h	Dose as GFR<10	Dose as GFR<10	Dose as GFR 10–50
Norfloxacin	q12h	q12–24h	q24h	Dose as GFR<10	Dose as GFR<10	Dose as GFR 10–50
Ofloxacin	100%	50%	25%	Dose as GFR<10	Dose as GFR<10	Dose as GFR 10–50
Penicillamine	100%	Avoid	Avoid	Avoid	Avoid	Avoid
Penicillin G	100%	75%	20%–50%	Dose as GFR<10	Dose as GFR<10	Dose as GFR 10–50
Pentamidine	q24h	q24h	q24–36h	Dose as GFR<10	Dose as GFR<10	Dose as GFR 10–50
Piperacillin	q6h	q6–12h	q12h	Dose as GFR<10	Dose as GFR<10	Dose as GFR 10–50

● 표 7-8-2. (이어서) 콩팥 기능에 따른 약물 투여량 권고

** 자주 쓰이는 약제 및 약제 종류별로 분류

Drug	Degree of Drug Dose Reduction or Interval Prolongation			Dosage Recommendations for Patients Receiving Renal Replacement Therapy		
	GFR>50 mL/min	GFR = 10–50 mL/min	GFR <10 mL/min	HD	CAPD	CRRT
항생제 및 항바이러스제						
Pyrazinamide	100%	100%	50%–100%	Dose as GFR<10	Dose as GFR<10	Dose as GFR 10–50
Ribavirin	100%	Avoid	Avoid	Avoid	Avoid	Avoid
Rifampin	100%	50%–100%	50%–100%	Dose as GFR<10	Dose as GFR<10	As normal GFR
Streptomycin *	q24h	q24–72h	q72–96h	Dose as GFR<10	20–40 mg/L/day	Dose as GFR 10–50
Sulfamethoxazole	q12h	q18h	q24h	1 g after dialysis	1 g/day	Dose as GFR 10–50
Tazobactam	100%	75%	50%	Dose as GFR<10	Dose as GFR<10	Dose as GFR 10–50
Teicoplanin	q24h	q24–48h	q48–72h	Dose as GFR<10	Dose as GFR<10	Dose as GFR 10–50
Tetracycline	100%	100%	50%	Dose as GFR<10	Dose as GFR<10	Dose as GFR 10–50
Tobramycin *	5–7 mg/kg/day	2–3 mg/kg/day	2 mg/kg q48–72h	3 mg/kg after HD	3–4 mg/L/day	Dose as GFR 10–50
Trimethoprim	q12h	q12h	q24h	Dose as GFR<10	Dose as GFR<10	Dose as GFR 10–50
Trimetrexate	100%	50%–100%	Avoid	No data	No data	Dose as GFR 10–50
Valganciclovir	50%–100%	450 mg q24–48h	450 mg Q72–96	Avoid	Avoid	450 mg q48h
Vancomycin *	1 g q12–24h	1 g q24–96h	1 g q4–7d	Dose as GFR<10	Dose as GFR<10	Dose as GFR 10–50
Zalcitabine	100%	q12h	q24h	Dose as GFR<10	No data	Dose as GFR 10–50
Zidovudine (AZT)	100% q8h	100% q8h	50% q8h	Dose as GFR<10	Dose as GFR<10	Dose as GFR 10–50

Drug	Degree of Drug Dose Reduction or Interval Prolongation			Dosage Recommendations for Patients Receiving Renal Replacement Therapy		
	GFR>50 mL/min	GFR = 10–50 mL/min	GFR <10 mL/min	HD	CAPD	CRRT
이뇨제						
Acetazolamide	q6h	q12h	q24h	Dose as GFR<10	Dose as GFR<10	Dose as GFR 10–50
Amiloride	100%	50%	Avoid	NA	NA	NA
Chlorthalidone	q24h	Avoid	Avoid	Avoid	Avoid	Unknown
Indapamide	100%	100%	50%	Dose as GFR<10	Dose as GFR<10	NA
Spironolactone	100%	50%	Avoid	Dose as GFR<10	Dose as GFR<10	Dose as GFR 10–50
Thiazides	100%	100%	Avoid	Dose as GFR<10	Dose as GFR<10	NA
Tolvaptan	100%	100%	Avoid	Avoid	Avoid	Avoid
혈압관련 및 부정맥 약제						
Atenolol	100% q24h	50% q24h	25% q24h	Dose as GFR<10	Dose as GFR<10	Dose as GFR 10–50
Bisoprolol	100%	100%	50%	Dose as GFR<10	Dose as GFR<10	Dose as GFR 10–50
Captopril	100% q8–12h	75% q12–18h	50% q24h	Dose as GFR<10	Dose as GFR<10	Dose as GFR 10–50
Digoxin *	100% q24h	25%–50% q24h	10–25% q24–48h	Dose as GFR<10	Dose as GFR<10	Dose as GFR 10–50
Dobutamine	100%	100%	100%	As normal GFR	As normal GFR	As normal GFR
Enalapril	100%	50%–100%	25%	Dose as GFR<10	Dose as GFR<10	Dose as GFR 10–50
Flecainide	100%	50%	50%	Dose as GFR<10	Dose as GFR<10	Dose as GFR 10–50
Hydralazine	q8h	q8h	q8–12h	Dose as GFR<10	Dose as GFR<10	Dose as GFR 10–50
Methyldopa	q8h	q8–12h	q12–24h	Dose as GFR<10	Dose as GFR<10	Dose as GFR 10–50
Midodrine	5–10 mg q8h	5–10 mg q8h	2.5–10 mg q8h	Dose as GFR<10	Dose as GFR<10	Dose as GFR 10–50

● 표 7-8-2. (이어서) 콩팥 기능에 따른 약물 투여량 권고

** 자주 쓰이는 약제 및 약제 종류별로 분류

Drug	Degree of Drug Dose Reduction or Interval Prolongation			Dosage Recommendations for Patients Receiving Renal Replacement Therapy		
	GFR>50 mL/min	GFR = 10–50 mL/min	GFR <10 mL/min	HD	CAPD	CRRT
혈압관련 및 부정맥 약제						
Milrinone	100%	100%	50%–75%	No data	No data	Dose as GFR 10–50
Nitroprusside	100%	100%	Avoid	Avoid	Avoid	Dose as GFR 10–50
Ramipril	100%	50%	25%	Dose as GFR<10	Dose as GFR<10	Dose as GFR 10–50
Sotalol	100%	25%–50%	25%	Dose as GFR<10	Dose as GFR<10	Dose as GFR 10–50
Procainamide	q4h	q6–12h	q8–24h	Follow levels	Dose as GFR<10	Dose as GFR 10–50
당뇨약제						
Gliclazide	50%–100%	20–40 mg/day	20–40 mg/day	Dose as GFR<10	Dose as GFR<10	Dose as GFR 10–50
Metformin	100%	50%–avoid	Avoid	Avoid	Avoid	Avoid
Sitagliptin	100%	50%	25%	Dose as GFR<10	Dose as GFR<10	Dose as GFR 10–50
항혈전제 및 고지혈증 약제						
Clopidogrel	100%	100%	100%	Dose as GFR<10	Dose as GFR<10	Dose as GFR 10–50
Rivaroxaban	100%	Avoid	Avoid	Avoid	Avoid	Avoid
Simvastatin	100%	100%	10 mg q24h	Dose as GFR<10	Dose as GFR<10	As normal GFR
면역억제제						
Azathioprine	100%	75%–100%	50%–100%	Dose as GFR<10	Dose as GFR<10	Dose as GFR 10–50
Cyclophosphamide	100%	75%–100%	50–75%	Dose as GFR<10	Dose as GFR<10	Dose as GFR 10–50

Drug	Degree of Drug Dose Reduction or Interval Prolongation			Dosage Recommendations for Patients Receiving Renal Replacement Therapy		
	GFR>50 mL/min	GFR = 10–50 mL/min	GFR <10 mL/min	HD	CAPD	CRRT
Cycloserine	q12h	q12–24h	q24h	Dose as GFR<10	Dose as GFR<10	Dose as GFR 10–50
Mycophenolate mofetil	100%	50%–100%	50%–100%	Dose as GFR<10	Dose as GFR<10	As normal GFR
Methotrexate	100%	50%	Contraindicated	Contraindicated	Contraindicated	Dose as GFR 10–50
항암제						
Bleomycin	100%	75%	50%	Dose as GFR<10	Dose as GFR<10	Dose as GFR 10–50
Carboplatin	100%	50%	25%	Dose as GFR<10	Dose as GFR<10	Dose as GFR 10–50
Cisplatin	100%	75%	50%	Dose as GFR<10	Dose as GFR<10	Dose as GFR 10–50
Daunorubicin	100%	75%	50%	Dose as GFR<10	Dose as GFR<10	Dose as GFR 10–50
Etoposide	100%	75%	50%	Dose as GFR<10	Dose as GFR<10	Dose as GFR 10–50
Fludarabine	75%–100%	75%	50%	Dose as GFR<10	Dose as GFR<10	Dose as GFR 10–50
Hydroxyurea	100%	50%	20%	Dose as GFR<10	Dose as GFR<10	Dose as GFR 10–50
Idarubicin	100%	75%	50%	Dose as GFR<10	Dose as GFR<10	Dose as GFR 10–50
Ifosfamide	100%	75%	50%	Dose as GFR<10	Dose as GFR<10	Dose as GFR 10–50
Melphalan	100%	75%	50%	Dose as GFR<10	Dose as GFR<10	Dose as GFR 10–50
Mitomycin C	100%	100%	75%	Dose as GFR<10	Dose as GFR<10	As normal GFR
Topotecan	75%	50%	25%	Dose as GFR<10	No data	No data

● **표 7-8-2. (이어서) 콩팥 기능에 따른 약물 투여량 권고**

** 자주 쓰이는 약제 및 약제 종류별로 분류

Drug	Degree of Drug Dose Reduction or Interval Prolongation			Dosage Recommendations for Patients Receiving Renal Replacement Therapy		
	GFR>50 mL/min	GFR = 10–50 mL/min	GFR <10 mL/min	HD	CAPD	CRRT
진통제 및 진정제						
Acetaminophen	q4h	q6h	q8h	Dose as GFR<10	Dose as GFR<10	Dose as GFR 10–50
Fentanyl	100%	75%	50%	Dose as GFR<10	Dose as GFR<10	Dose as GFR 10–50
Ketorolac	100%	50%	50%	Dose as GFR<10	Dose as GFR<10	Dose as GFR 10–50
Midazolam	100%	100%	50%	Dose as GFR<10	Dose as GFR<10	As normal GFR
Morphine	100%	75%	50%	Dose as GFR<10	Dose as GFR<10	Dose as<10
Tramadol	100%	50–100 mg q8h	50 mg q8h	Dose as GFR<10	Dose as GFR<10	Dose as GFR 10–50
통풍약제						
Allopurinol	100%	50%	33%	Dose as GFR<10	Dose as GFR<10	Dose as GFR 10–50
Colchine	100%	100%	50%	Dose as GFR<10	Dose as GFR<10	Dose as GFR 10–50
Probenecid	100%	Avoid	Avoid	Avoid	Avoid	Avoid
항경련제 및 신경 약제						
Bupropion	100% q24h	100% q24h	100% q24h	Dose as GFR<10	Dose as GFR<10	Dose as GFR 10–50
Lithium carbonate *	100%	50%–75%	25%–50%	Dose as GFR<10	Dose as GFR<10	Dose as GFR 10–50
Oxcarbazepine	100%	75%–100%	50%	Dose as GFR<10	Dose as GFR<10	Dose as GFR 10–50
Paroxetine	100%	50%–75%	50%	Dose as GFR<10	Dose as GFR<10	Dose as GFR 10–50
Phenobarbital	q8–12h	q8–12h	q12–16h	Does as GFR<10	Dose as GFR<10	Dose as GFR 10–50

Drug	Degree of Drug Dose Reduction or Interval Prolongation			Dosage Recommendations for Patients Receiving Renal Replacement Therapy		
	GFR>50 mL/min	GFR = 10–50 mL/min	GFR <10 mL/min	HD	CAPD	CRRT
항경련제 및 신경 약제						
Topiramate	100%	50%	25%	Dose as GFR<10	Dose as GFR<10	Dose as GFR 10–50
Gabapentin	400 mg q8h	300 mg q12–24h	300 mg q48h	As normal GFR	As normal GFR	As normal GFR
Pregabalin	100% q8–12h	50% q8–12h	25% q24h	Dose as GFR<10	Dose as GFR<10	Dose as GFR 10–50
Trazodone	100%	100%	Avoid/50%	Dose as GFR<10	Dose as GFR<10	Dose as GFR 10–50
기타 약제						
Cetirizine	100%	100%	50%	Dose as GFR<10	Dose as GFR<10	As normal GFR
Cimetidine	100%	50%	50%	Dose as GFR<10	Dose as GFR<10	Dose as GFR 10–50
Ranitidine	100%	100%	50%	Dose as GFR<10	Dose as GFR<10	Dose as GFR 10–50
Famotidine	100%	50%	20 mg q24h	Dose as GFR<10	Dose as GFR<10	Dose as GFR 10–50
Metoclopramide	100%	75%	50%	Dose as GFR<10	Dose as GFR<10	Dose as GFR 10–50
Hydroxyzine	100%	50%	50%	Dose as GFR<10	Dose as GFR<10	Dose as GFR 10–50
기타 약제						
Fexofenadine	q12h	q12–24h	q24h	Dose as GFR<10	Dose as GFR<10	Dose as GFR 10–50
Codeine	100%	75%	50%	As normal GFR	As normal GFR	As normal GFR
Iloprost	100%	100%	50%	Dose as GFR<10	Dose as GFR<10	Dose as GFR 10–50
N -Acetylcysteine	100%	100%	75%	Dose as GFR<10	Dose as GFR<10	Dose as GFR 10–50
Neostigmine	100%	50%	25%	Dose as GFR<10	Dose as GFR<10	Dose as GFR 10–50
Pentoxifylline	q8–12h	q12–24h	q24h	Dose as GFR<10	Dose as GFR<10	Dose as GFR 10–50

● 표 7-8-2. (이어서) 콩팥 기능에 따른 약물 투여량 권고

** 자주 쓰이는 약제 및 약제 종류별로 분류

Drug	Degree of Drug Dose Reduction or Interval Prolongation			Dosage Recommendations for Patients Receiving Renal Replacement Therapy		
	GFR>50 mL/min	GFR = 10–50 mL/min	GFR <10 mL/min	HD	CAPD	CRRT
기타 약제						
Propylthiouracil	100%	75%	50%	Dose as GFR<10	Dose as GFR<10	Dose as GFR 10–50
Terbutaline	100%	50%	Avoid	Dose as GFR<10	Dose as GFR<10	Dose as GFR 10–50
Tranexamic acid	50%	25%	10%	Dose as GFR<10	Dose as GFR<10	Dose as GFR 10–50
Venlafaxine	100%	50%	50%	Dose as GFR<10	Dose as GFR<10	Dose as GFR 10–50
Vigabatrin	100%	50%	25%	Dose as GFR<10	Dose as GFR<10	Dose as GFR 10–50

CAPD, Continuous ambulatory peritoneal dialysis; CRRT, continuous renal replacement therapy; HD, hemodialysis; NA, not applicable.

*** Adjust dose to achieve desired serum concentrations using measured serum concentrations and pharmacokinetic modeling principles.**

출처: Brenner & Rector's The Kidney, 10th ed.

CHAPTER

8 감염내과

01 발열 환자에 대한 접근과 미생물 검사의 해석

I 발열 환자의 임상적 접근

1. 정상 체온과 발열

1) 정상 체온과 변화 범위

(1) 체온의 일중변동: 아침 6시가 가장 낮고(최고 37.2°C), 오후 4시가 가장 높음(최고 37.7°C)

(2) 주의: 고령, 투석 환자, 스테로이드 등 염증반응을 억제하는 약제 복용 시에는 체온이 정상일 수 있음

2) 측정 부위에 따른 체온의 차이

(1) 구강 체온이 측정하기 용이하며, 심부체온을 잘 반영함

(2) 호중구감소성 발열에서의 정의: 고막체온계로 38°C 이상 혹은 구강체온계로 37.5°C 이상이면 발열로 정의

2. 발열 환자에 대한 임상적 접근

1) 병력청취: 발열의 병소를 찾는 것이 가장 중요함. 증상 발생 시점과 기간, 복용 중인 약물, 기저질환 및 가족력 역학적 상황 등을 고려

2) 신체 검사: 환자 평가 때마다 반복적으로 실시되어야 함

3) 검사실 검사: 감염 병소를 확인한 후에는 병원체 확인을 위한 검사가 필요함. 초기에는 병력 및 신체 검사를 바탕으로 일반적인 검사를 시행함

(1) 기본검사: 혈액학적(백혈구, 적혈구, 혈구 분획검사), 생화학적(전해질, 신장기능, 간기능 등), 소변검사, acute phase reactant (ESR, CRP, procalcitonin), 혈액 또는 기타 배양검사

(2) 추가검사: 뇌척수액 또는 비정상 체액검사, 골수 검사, 말초혈액 도말 검사 등

4) 영상 검사: 병력 및 신체 검사를 바탕으로 일반적인 검사부터 시행함

5) 내성균 위험성 판단: 입원력, 항생제 사용력, 침습적 시술, 이전 배양검사 결과 등을 확인

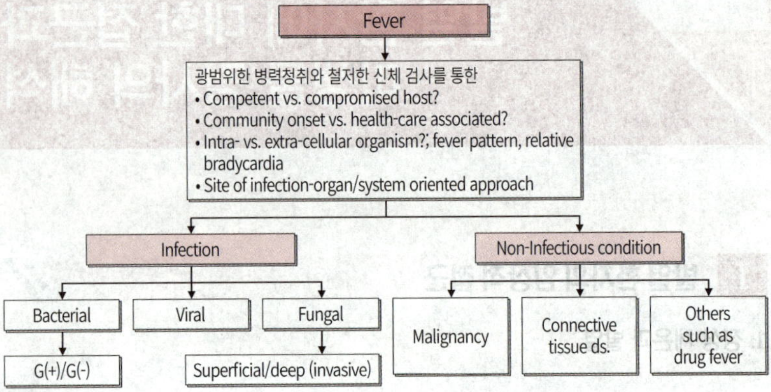

● **그림 8-1-1. 발열 환자에 대한 임상적 접근**
출처: 임상진료지침. 5판. 군자출판사. 2019. p. 932.

II 미생물 검사의 해석

1. 혈액배양의 실제

1) 적응증 및 횟수

(1) 발열이 발생한 즉시 시행함. 환자 상태가 안정적이라면 1–2시간 간격 두고 시행, 동시에 시행할 경우 서로 다른 혈관에서 채취해야 함

(2) 2–3회의 배양이 일반적으로 권고되며, 검사에서 권고되는 충분한 양의 채혈이 중요함(통상적으로 8–10 mL)

2) 추적배양의 의의

(1) 일반적으로 72시간 이내 재검사는 권고되지 않음

(2) *S. aureus*에 의한 균혈증, Candidemia의 경우 24시간 또는 48시간 간격 혈액배양을 시행하여 음전을 확인함

2. 배양검사 해석에 필요한 사항들

1) 어떤 검체에서 나온 것인지 확인

(1) 무균상태검체(혈액, 뇌척수액, 복수, 흉수, 관절액 등)인지 상재균에 의한 오염이 가능한 검체인지(객담, 소변 등) 확인

(2) 상재균 또는 병원균 가능성이 모두 존재하는 경우 환자의 임상적 상황을 고려하여 판단

2) 배양된 세균과 환자의 임상증상이 일치하는지 확인

3) 배양된 균종에 따라 어떤 항생제를 사용할지 판단: 그람 양성인지 음성인지부터 파악함

4) 기타 주의사항

혈액배양 균주에 의한 감수성 약제라도 감염 병소에 따라(중추신경계, 근골격계, 전립선 등) 효과가 없을 수 있음

증례

- 73세 여자, 의식저하, 발열, 심잡음, 부종으로 내원, 적절한 혈액배양 과정을 설명
- 동시에 혈액배양을 실시하되 서로 다른 혈관에서 채혈
- 3 set를 권고하지만 2 set도 가능
- 채혈양은 호기성, 혐기성 배양용기에 각각 8-10 mL씩 채취함

Summary

- 체온은 일중 변동이 있음
- 발열 환자에서 가장 중요한 것은 문진과 신체진찰. 감염원에 대한 근거가 없다면 반복 시행
- 혈액배양 양성균주를 해석할 때 pathogen과 colonization/contamination을 구분하는 것이 중요함

02 개별 항미생물제의 용법, 흔한 부작용 및 주의사항

1. 기술된 약제는 2023년 3월 기준 가톨릭중앙의료원에서 사용가능한 항미생물제이며, 추후 변동될 수 있음
2. 보험기준은 2023년 3월 기준이며, 추후 변동될 수 있음

● 표 8-2-1. 항균제

약물	용법	주의사항, 부작용 및 보험기준
Amikacin	10–15 mg/kg IV q24h or 5–7.5 mg/kg IV q8h+5DW or NS 50 mL over 1 h	Frequent: 신독성, 이독성, 신경독성 * TDM monitoring 권고
Amoxicillin/Clavulanate	250–500 mg PO as amoxicillin q8h or 500–875 mg PO as amoxicillin q12h	Frequent: 설사, 발진, 두드러기, 복통, 오심, 구토 등(Clavulanate 고용량에서 빈번)
Ampicillin	1–2 g IV q4–6h (max 12 g/d)+5 DW or NS 50 mL over 15min	Frequent: 국소 통증, 발진, 설사, 혈전정맥염 등
Ampicillin/Sulbactam	1.5–3 g q6h (max 12 g/d)+5 DW or NS 50 mL over 30min * MRAB에서 combination 용법으로 사용 시 8 g Amp/4 g Sul q8h로 증량	Ampicillin과 유사
Azithromycin	1) 500 mg IV q24h+5 DW or NS 500 mL over 3 h 2) 250–500 mg PO q24h	Frequent: 설사, 오심, 복통, 경련, 구토, 소양감, 발진, 국소통증, 혈구감소증, 간효소수치 이상, 신기능 장애 등 * Bolus 투여 금기
Benzathine penicillin G	1) Primary/Secondary/Early latent syphilis: 2.4 million U IM once 2) Late latent syphilis: 2.4 million U IM q3 weeks	Frequent: 발진, 두드러기, 오심, 구토, 호산구증가증, 피로, 발열 등 * IV, SQ 투여 금지
Cefaclor	250–500 mg PO q8h	Frequent: 설사, 오심, 두통, 질염 등
Cefadroxil	500 mg PO q12h	Frequent: 설사, 오심 등
Cefazolin	1–2 g IV q8h (max 12 g/d)+5DW or NS 50 mL over 30 min or slow injection * MSSA에서는 2 g IV q8h	Frequent: 소양감, 설사, 호산구증가증 등 * CNS infection 때는 사용불가
Cefditoren	100 mg PO q8h or 200 mg PO q12h * 폐렴에서는 400 mg PO q12h	Frequent: 두통, 저혈압, 발진, 소양감, 호산구증가증 등

● 표 8-2-1. (이어서) 항균제

약물	용법	주의사항, 부작용 및 보험기준
Cefepime	1-2 g IV q8-12h (max 6 g/d)+5 DW or NS 50 mL over 30 min or slow injection	Frequent: Direct Coombs 양성, 발열, 두통, 발진, 소양감, 설사, 오심, 구토, 국소 통증 등 * cefepime induced encephalopathy 주의
Cefoperazone/ Sulbactam	1-2g IV q8h (max 8 g/d)+5 DW or NS 50 mL over 30 min	Frequent: 발열, 구역, 구토, 기침, 인후통, 설사 등
Ceftolozane/ Tazobactam	1) UTI & IAI: 1.5 g IV q8h 2) HAP/VAP: 3 g IV q8h+5 DW or NS 50 mL for 1 h	Frequent: 저혈압, 두통, 불면, 불안, 저칼륨혈증, 구역, 구토, 설사, 혈소판감소증 등 * 급여등재(2022): UTI, IAI, HAP/VAP에 Carbapenem계 항생제 사용 실패 또는 다제내성 녹농균이 증명된 경우 급여
Cefixime	200 mg PO q12h or 400 mg PO q24h	Frequent: 설사, 오심, 구토, 복통, 구토 등
Cefotaxime	1-2 g IV q6-8h (max 12 g/d)+5 DW or NS 50 mL over 30 min or slow injection	Frequent: 발진, 소양감, 오심, 구토, 대장염, 국소 통증 등
Cefotetan	1-3 g IV q12h (max 6 g/d)+5 DW or NS 50 mL over 30 min or slow injection	Frequent: 설사, 간효소수치 이상 등
Cefpodoxime	100-200 mg PO q12h	Frequent: 설사, 발진, 두통, 오심, 구토, 복통 등
Ceftazidime	1) 1-2g IV q8h (max 6 g/d)+5 DW or NS 50 mL over 30 min or slow injection 2) Peritonitis: 1-1.5 g IP q24h	Frequent: 설사, 국소통증, 호산구증가증, 간효소수치 상승, Direct Coombs 양성 등
Ceftriaxone	1-2 g q24h (max 4 g/d)+5 DW or NS 50 mL over 30 min or slow injection * CNS dose: 2 g q12h로 사용 * *N. gonorrhea*에 대해 500 mg IV/IM once	Frequent: 팽진, 열감, 동통, 발진, 설사, 호산구증가증, 혈소판감소증, 간효소수치 이상 등
Cefuroxime	1) 750-1500 mg IV q8h (max 6 g/d)+ 5 DW or NS 50 mL over 30 min or slow injection 2) 250-500 mg PO q12h	Frequent: 설사, 간효소수치 이상, 오심, 구토, 호산구증가증 등
Cephradine	500 mg PO q6-8h	Frequent: 발진, 오심, 구토, 설사 등
Ciprofloxacin	1) 200-400 mg IV q12h over 60 min 2) 250-750 mg PO q8-12h	Frequent: 어지러움, 불면, 신경과민, 두통, 발진, 오심, 설사, 복통, 간효소수치 상승 등 * Tendinitis 주의 * 양이온(제산제, sucralfate, vitamin 등)과 같이 PO 섭취 시 흡수율 감소

● 표 8-2-1. (이어서) 항균제

약물	용법	주의사항, 부작용 및 보험기준
Clindamycin	1) 150–450 mg IV q6–12h+5 DW or NS 50 mL over 30 min 2) 600–900 IV/PO q8h	Frequent: CDAD, 설사, 복통, 발진, 간효소수치 상승 등 * Bolus 투여 금기
Clarithromycin	250–500 mg PO q12h or 1,000 mg PO q24h (for extended release form)	Frequent: 두통, 발진, 설사, 구역, 구토, 복통, 소화불량, PT연장, BUN상승, 간효소수치 상승 등
Colistin	1) Loading dose: 300 mg IV over 2 h 2) Maintenance dose: 150–180 mg IV q12h+5 DW or NS 50 mL over 2h * 정상 신기능일 경우, 환자별 modification 필요함	Frequent: 신독성, 급성신부전, 어지러움, 감각이상 등
Daptomycin	1) SSTI: 4 mg/kg IV q24h 2) Bacteremia/IE: 6–12 mg/Kg IV q24h+5 DW or NS 50 mL over 30 min	Frequent: 구역, 구토, 설사, 불안감, 국소 통증, 불면, 발진 등 * 급여등재(2021): *S. aureus* 균혈증, 심내막염의 지속 또는 치료 실패 시 급여 가능
Doripenem	500 mg IV q8h+5 DW or NS 100 mL over 60 min	Frequent: 두통, 구역, 설사, 발진, 소양감, 빈혈, 간효소수치 이상 등
Doxycycline	1) 100 mg IV q12h+5 DW or NS 250 mL over 2h 2) 100 mg PO q12h	Frequent: 오심, 구토, 광과민성, BUN 상승, 불안, 발진, 긴효소수치 이상, 관절통 등 * 양이온(제산제, sucralfate, vitamin 등)과 같이 PO 섭취 시 흡수율 감소
Ertapenem	1 g IV/IM q24h+5 DW or NS 50 mL over 30 min	Frequent: 설사, 부종, 흉통, 고혈압, 빈맥, 두통, 발열, 불면, 불안, 발진, 소양감, 칼륨수치 이상, 혈소판증가증, 빈혈, 호산구증가증, 간효소수치 이상 등
Flomoxef	1 g IV q12h (중증 감염 시 2 g IV q12h)	Frequent: 신기능장애, 전해질 이상, 호산구증가증, 백혈구감소증, 혈소판감소증, 간효소수치 이상 등
Fosfomycin	3 g PO once (Uncomplicated UTI) * PO제제는 Upper UTI 사용 불가	Frequent: 구역, 구토, 설사, 두통, 기침, 발열, 발진, 혈뇨 등
Gentamicin	5–7 mg/kg IV q24h or 1–2 mg/kg IV q8h+5 DW or NS 50 mL over 60 min	Frequent: 신독성, 이독성, 신경독성, 보행장애, 부종, 발진 등
Imipenem/ Cilastatin	0.5 g IV q6h or 1 g IV q8h (max 4 g/d)+5 DW or NS 100 mL over 60 min * *Pseudomonas* species: 1 g q6-8h	Frequent: 빈맥, 경련, 발진, 오심, 구토, 국소 통증 등 * Bolus 투여 금기 * Seizure 리스크 높지 않으나 carbapenem 중에서 가장 위험

● 표 8-2-1. (이어서) 항균제

약물	용법	주의사항, 부작용 및 보험기준
Levofloxacin	1) 500–750 mg IV q24h over 60 min 2) 500–750 mg PO q24h	Frequent: 흉통, 부종, 두통, 불면, 피로, 발진, 소양감, 오심, 구토, 설사, 변비, 복통 등 * 양이온(제산제, sucralfate, vitamin 등)과 같이 PO 섭취 시 흡수율 감소 * *Stenotrophomonas* species에 사용 시 750 mg 사용
Linezolid	1) 600 mg IV q12h over 60 min 2) 600 mg PO q12h	Frequent: 두통, 설사, 빈혈, 범혈구감소증, 불면, 어지러움, 발진, 오심, 구토, 췌장염, 변비, 간효소수치 이상, 신기능 장애 등 * 2주 이상 사용 시 범혈구감소증 특히 주의
Meropenem	0.5–2 g q8h+5 DW or NS 50 mL over 30 min or slow injection	Frequent: 국소 통증, 두통, 경련, 발진, 저혈당, 설사, 오심, 구토, 변비 등
Metronidazole	1) 500–750 mg IV q6–8h (max 4 g/d)+NS 100 mL over 60 min 2) 500–750 mg PO q6–8h	Frequent: 두통, 오심, 질염, 어지러움, 위장관장애, 구토, 미각이상, 설사, 복통, 설사, 구갈, 소양감 등 * 장기 투여 시 Neurotoxicity 주의
Moxifloxacin	1) 400 mg IV q24h over 60 min 2) 400 mg PO q24h	Frequent: 두통, 어지러움, 불면, 저혈당, 오심, 설사, 변비, 구토, 복통, PT연장/감소 등 * 양이온(제산제, sucralfate, vitamin 등)과 같이 PO 섭취 시 흡수율 감소 * *Pseudomonas* species에 항균력 없음
Nafcillin	1–2 g IV q4–6h (max 12 g/d)+5 DW or NS 100 mL over 60 min * Bacteremia에서는 12g/d로 투약	Frequent: 국소 통증, 동통, 정맥염 등
Nitrofurantoin	100 mg PO q6h	Frequent: 구역, 구토, 두통, 복부 팽만 등
Piperacillin/ Tazobactam	3.375–4.5 g IV q6–8h (max 18 g/d)+5 DW or NS 100 mL over 30 min	Frequent: 설사, 불면, 두통, 발열, 불안, 발진, 소양감, 변비, 오심, 구토, 간효소수치 상승 등
Rifampin	1) 300–600 mg PO q12–24h 2) 300–600 mg IV q12–24h (max 600 mg/d)+5DW or NS 500 mL over 3 h	Frequent: 발진, 오심, 구토, 설사, 복통, 췌장염, 간효소수치 상승 등 * 내성획득으로 인해 단독사용 금기 * 약물상호작용에 주의
Rifabutin	300 mg PO q24h or 150 mg PO q12h	Frequent: 발진, 호중구감소증, 백혈구감소증, 두통, 발열, 오심, 구토, 복통, 간효소수치 이상 등
Roxithromycin	150–300 mg PO q24h	Frequent: 구역, 구토, 복통, 설사, 발진, 알레르기양 반응 등

● 표 8-2-1. (이어서) 항균제

약물	용법	주의사항, 부작용 및 보험기준
Teicoplanin	1) Loading dose: 400-800 mg IV q12h *3-5회+5 DW or NS 100 mL over 60 min 2) Maintenance dose: 200-400 mg q24h+5 DW or NS 100 mL over 60 min	Frequent: Red man syndrome, 안면홍조, 오한, 위장장애, 발열, 발진, 소양증 등 * TDM monitoring 가능
Tigecycline	1) 100 mg IV load 2) then 50 mg IV q12h+5DW or NS 100 mL over 60 min * Child Pugh C에서 용량조절 필요	Frequent: 오심, 구토, 설사와 같은 위장관 부작용 주의, 발열, 두통, 통증, 전해질 불균형, 간효소수치 상승 등 * 보험기준: 감염전문가의 자문하 복잡성 중증 연조직감염 또는 복합성 복강내 감염에서 사용한 경우
Trimethoprim-sulfamethoxazole	1) *P.jirovecii*: 8-10 mg/kg for TMP component divided q6h 2) 그외 standard po: 2 SS PO q12h 3) 예방요법: 1 SS PO q24h * 현재 국내는 SS제형만 가능	Frequent: 발진, 두드러기, 식욕저하, 오심, 구토, 전해질 장애 등 * 적응증별로 용량이 상이함
Tobramycin	4-7 mg/kg IV q24h or 2 mg/kg IV loading, then 1.5-1.7 mg/kg IV q8h+5 DW or NS 100 mL over 60 min	Frequent: 현훈, 발열, 두통, 무기력, 소양감, 두드러기, 전해질 장애, 설사, 오심, 구토 등 * TDM monitoring 권고
Vancomycin	1) 1 g (15-20 mg/kg) IV q12h+5 DW or NS 200 mL over 2 h * Severe MRSA 감염 시 부하용량 권고 2) 125-500 mg PO q6h * 반드시 CDI에서만 사용, 전신흡수되지 않음	Frequent: Red man syndrome, 미각변화, 오심, 구토, 위염, 홍조 등 * TDM monitoring, MRSA 감염에서는 AUC/MIC를 기준으로 권고함

● 표 8-2-2. 항바이러스제

약물	용법	주의사항, 부작용 및 보험기준
Acyclovir	1) Herpes simplex: 5 mg/kg IV+5 DW or NS 50-100 mL over 1 h q8hr 또는 200-400 mg PO * 5/d 2) VZV or severe herpes infection (CNS): 10 mg/kg IV+5DW or NS 50-100 mL over 1h q8hr 또는 800 mg PO * 5/d	Frequent: 전신권태감, 두통, 오심, 구토, 설사, 신부전, 농뇨, 결정뇨, 간효소수치 상승 * IV 약제의 급격한 투입 시 급성신부전 발생가능성 높음, 투여시간 준수, 충분한 hydration
Famciclovir	Herpes zoster: 500 mg PO q8h for 7 d	Frequent: 두통, 설사, 오심, 피로, 편두통, 소양감, 발진, 호중구감소증, 백혈구감소증, 간효소수치 상승, 감각이상 등
Valacyclovir	1) Herpes labialis: 2 g PO q12h for 1 d 2) Herpes genitalis: 1 g PO q12h for 10 d (초회감염) 또는 500 mg q12h for 3 d (재발) 3) Herpes zoster: 1 g PO q8h for 7 d	Frequent: 두통, 구역, 구토, 복통, 간기능이상, 발진, 혈소판감소증, 근육통 등
Ganciclovir	1) Induction dose: 5 mg/kg IV q12h+ 5 DW or NS 100 mL over 1-2 h for 2-3 weeks 2) Maintenance dose: 5 mg/kg IV q24h+5 DW or NS 100 mL over 1-2 h(임상경과별 기간 상이)	Frequent: 발열, 발진, 복통, 설사, 오심, 구토, 빈혈, 백혈구감소증, 혈소판감소증, 망막 박리 등
Valganciclovir	1) Induction dose: 900 mg q12h for 2-3 weeks 2) Maintenance dose: 900 mg q24h (임상경과별 기간 상이)	*** Ganciclovir와 유사한 약물 이상반응 보임**
Foscavir	1) Induction dose: 60 mg/kg IV q12h for 2-3 weeks 2) Maintenance dose: 90 mg/kg IV q24h over 2 h	Frequent: 발진, 구역, 설사, 변비, 부종, 발열, 오한, 기침, 흉통 등
Cidofovir	5 mg/kg/wk* 2 weeks then q2 weeks	Frequent: 국소 통증, 발진, 설사, 발열, 오한, 구역, 구토, 두통, 호중구감소증 등
Oseltamivir	75 mg q12h for 5 d (증상 시작 후 48 h 이내 시작) * 예방목적의 경우: 75 mg q24h for 10 d (노출후 48 h 이내 시작)	Frequent: 오심, 구토, 복통, 설사, 결막염, 비강출혈 등
Peramivir	600 mg q24h for 1 d (증상 시작 후 48 h 이내)	**Frequent: 설사, 변비, 호중구감소증, 간효소수치 이상, 근효소수치 이상, 고혈압, 불면 등**

● 표 8-2-3. 항진균제

약물	용법	주의사항, 주요 부작용 및 보험기준
Amphotericin B deoxycholate	1) Test dose: Amphotericin B 1 mg+5 DW 50 mL IV over 1 h 2) Full dose: Amphotericin B 0.7-1.5 mg/kg+5 DW 500 mL IV over 4 h * test dose 투여 후 full dose 투여함	Frequent: 저혈압, 빈맥, 발열, 두통, 저칼륨혈증, 저마그네슘혈증, 빈혈, 오심, 구토, 설사, 복통, 위경련, 신기능저하, 신세뇨관괴사, 요로결석, 고혈압, 홍조, 섬망, 요추신경통, 요로폐색, 감각이상 등 * 보험기준: (치료) 칸디다감염, 호중구감소성 발열의 경험적 치료, 침습성 아스페르길루스증
Liposomal amphotericin B	3-5 mg/kg+5 DW 200 mL IV 1-2 h * 침습성털곰팡이증의 경우 5 mg/kg 이상 고용량으로 투여함	Frequent: 저혈압, 빈맥, 발열, 두통, 저칼륨혈증, 저마그네슘혈증, 빈혈, 오심, 구토, 설사, 복통, 위경련, 신기능저하, 신세뇨관괴사, 요로결석, 고혈압, 홍조, 섬망, 요추신경통, 요로폐색, 감각이상 등 * 보험기준: (치료) 호중구감소성 발열의 경험적 치료, 타 항진균제에 실패하였거나 투여가 불가능한 경우 투여 시 인정
Caspofungin	70 mg IV loading, after 24h 50 mg IV q24h	Frequent: 저혈압, 말초부종, 빈맥, 발열, 오한, 두통, 발진, 저칼륨혈증, 설사, 구토, 오심, 간효소수치 상승, 신기능 장애, 고혈압, 부종, 복통, 흉수, 빈호습 등 * 보험기준: (치료) 호중구감소성 발열의 경험적 치료, 타 항진균제 (Voriconazole 등)에 실패하였거나 투여가 불가능한 경우 투여 시 인정
Micafungin	1) 침습성 칸디다증: 100 mg IV q24h 2) 칸디다 식도염: 150 mg IV q24h 3) 조혈모세포이식 환자에서의 예방: 50 mg IV q24h	Frequent: 발열, 두통, 어지러움, 저칼륨혈증, 저마그네슘혈증, 설사, 구역, 구토, 부종, 변비, 혈소판감소증, 저혈압, 빈맥, 서맥, 심방세동, 불면, 불안, 발진, 간효소수치 상승, 기침, 호흡곤란 등 * 보험기준: (예방) 조혈모세포이식 환자에서 투여 시 인정
Anidulafungin	1) 침습성 칸디다증: 200 mg IV loading, after 24 h 100 mg IV q24h 2) 칸디다 식도염: 100 mg IV loading, after 24 h 50 mg IV q24h	Frequent: 저혈압, 고혈압, 부종, 발열, 저칼륨혈증, 저마그네슘혈증, 구역, 구토, 설사, 간효소수치 상승, 호흡곤란, 심부정맥혈전증, 당수치 이상, 빈혈, 혈소판감소증, 호흡곤란 등
Fluconazole	1) Severe infection: 800 mg (12 mg/kg) loading then 400 mg q24h+5 DW or NS 100 mL 2) Esophageal candidiasis: 200-400 mg IV/PO	Frequent: 간효소수치상승, 오심, 구토, 두통 * 보험기준: (예방) 세포독성화학요법, 방사선요법, 골수이식 환자에서 Fluconazole 투여 시 인정, (치료) 칸디다감염

● 표 8-2-3. (이어서) 항진균제

약물	용법	주의사항, 주요 부작용 및 보험기준
Itraconazole	200 mg q8-12h PO	Frequent: 오심, 설사, 구토, 부종, 저혈압, 두통, 어지러움, 발진 등 * 보험기준: (예방) 기준있으나 현재 예방요법으로 거의 사용하지 않음, (치료) 칸디다감염, 침습성 아스페르길루스증
Voriconazole	6 mg/kg IV q12h for 1 d loading, then 4 mg/kg IV q12h+ 5 DW or NS 50-100 mL over 1-2 h for maintenance PO: 200 mg q12h (>40 kg 이상) * TDM 보면서 조절 필요, CYP2C19 확인	Frequent: 환각, 시력변화, 신기능장애, 빈맥, 발열, 오한, 두통, 발진, 저칼륨혈증, 오심, 구토, 간효소수치 상승 등 * 보험기준: (예방) 조혈모세포이식 환자에서 침습성 아스페르길루스증 기왕력이 확인되는 경우 Voriconazole 투여 시 인정
Posaconazole	300 mg PO q12h*2 doses then 300 mg PO q24h	Frequent: 혈압변화, 부종, 빈맥, 발열, 두통, 불면, 어지러움, 저칼륨혈증, 저마그네슘혈증, 탈수, 설사, 구역, 구토, 혈소판감소증, 빈펼, 과립구감소증, 간효소수치 이상 등 * 보험기준: (예방) AML 또는 MDS로 관해-유도 화학요법을 받고 있는 환자 또는 이식편-숙주질환(GVHD)으로 고용량 면역억제요법을 받고 있는 조혈모세포 이식 수여자에서 Posaconazole 투여 시 인정
Isavuconazole	1) Loading dose: isavuconazole로써 200 mg PO/IV q8r *6 doses 2) Maintenance dose: 200 mg PO/IV q24h	Frequent: 부종, 흉통, 어지러움, 식욕부진, 근육통, 구역, 구토, 발한, 호흡곤란 등 * 비급여 사용만 가능(2023년 3월 기준)

● 표 8-2-4. 항기생충제

약물	용법	주의사항, 부작용 및 보험기준
Albendazole	요충: 400 mg qd, 7일 뒤 추가 400 mg 회충, 십이지장충, 편충: 400 mg qd for 1 d 조충과 중증감염: 400 mg qd for 3 d	Frequent: 복통, 구토, 두통, 어지러움, 구역 및 구토, 설사, 간기능이상 등
Praziquantel	간흡충: 25 mg/kg PO q8h for 1 d 폐흡충: 25 mg/kg PO q8h for 2 d	**Frequent: 복통, 구토, 두통, 어지러움, 구역 및 구토, 설사, 혈변, 두드러기, 피부발진 등**

03 감염 부위에 따른 경험적 항생제 치료

	1차 치료 Primary treatment	대안 치료 Alternative treatment
I. 감염 부위가 불분명한 전신 발열(Systemic febrile illness)		
1.1 혈관 카테터 관련 감염 (Catheter related infection)	Ceftriaxone 2 g q24h+Vancomycin 15-20 mg/kg q8-12h or Cefepime 2 g q8h (or Cefepime 2 g q8h) (Pseudomonas가 배제되면 2 g q12h)+Vancomycin 15-20 mg/kg q8-12h	
1.2 호중구 감소열 (Neutropenic fever)	Cefepime 2 g q8h (Pseudomonas가 배제되면 2 g q12h) ± Teicoplanin 400 mg q12h 3회 loading 후 400 mg q24h (septic shock이면서 GPC 배제되지 않을 경우)±Amikacin 10-15 mg/kg q24h [septic shock이면서 3개월 이내 ESBL(+) *Enterobactericeae* 배양된 경우, 최대용량 750 mg, Cr 상승 상태에서는 contraindication]	Ceftazidime 2 g q8h (Pseudomonas가 배제되면 2 g q12h) or Piperacillin/tazobactam 4.5 g q8h

	1차 치료 Primary treatment	대안 치료 Alternative treatment
II. 중추신경계 감염(Central nervous system infections)		
2.1 급성 세균성 수막염(Acute bacterial meningitis) (Vancomycin을 투약할 경우 TDM을 통해 AUC/MIC ratio 400-600 mg*hour/L 또는 혈청 최저 농도를 15-20 μg/mL 유지해야 함)		
면역정상자 또는 50세 미만 (Immunocompetent or <50 yr)	Ceftriaxone 2 g q12h (or Cefotaxime 2 g q4h) + Vancomycin 15-20 mg/kg q8-12h	Moxifloxacin 400 mg q24h + Vancomycin 15-20 mg/kg q8-12h
면역저하자 또는 50세 이상 (Immunocompromised or ≥50 yr)	Ceftazidime 2 g q8h (or Cefepime 2 g q8h) + Vancomycin 15-20 mg/kg q8-12h+Ampicillin 2 g q4h	Meropenem 2 g q8h + Vancomycin 15-20 mg/kg q8-12h + Ampicillin 2 g q4h
수술/시술 후 수막염, 두부 손상에 의한 수막염 (Post-neurosurgical, post-traumatic)	Ceftazidime 2 g q8h (or Cefepime 2 g q8h) + Vancomycin 15-20 mg/kg q8-12h	Meropenem 2 g q8h + Vancomycin 15-20 mg/kg q8-12h
2.2 바이러스성 수막염(Viral meningitis)	Acyclovir 10 mg/kg q8h	Valacyclovir 1,000 mg q8h (acyclovir 투약 후 경구 변경 시)
2.3 뇌농양(Brain abscess)	Cefepime 2 g q8h (Pseudomonas가 배제되면 Ceftriaxone 2 g q12h)+Vancomycin 15-20 mg/kg q8-12h + Metronidazole 500 mg q8h	Meropenem 2 g q8h + Vancomycin 15-20 mg/kg q8-12h
III. 두경부 감염(Head and neck infections)		
3.1 급성 비부비동염(Acute rhinosinusitis)	Amoxicillin PO 500 mg q8h or Amoxicillin/clavulanate PO 500/125 mg q8h	Levofloxacin PO/IV 750 mg q24h

	1차 치료 Primary treatment	대안 치료 Alternative treatment
3.2 심부 경부감염 및 구강 내 감염 (Deep neck infections and infections of oral cavity)	Ampicillin/sulbactam 3 g q6h	Ceftriaxone 2 g q24h + Metronidazole 500 mg q8h
IV. 호흡기계 감염(Respiratory tract infections)		
4.1 지역사회 폐렴(Community acquired pneumonia)		
외래 환자(Outpatient)	Levofloxacin PO 750 mg q24h or Amoxicillin/clavulanate PO 500/125 mg q8h	Moxifloxacin PO 400 mg q24h or Cefpodoxime 200 mg q12h
입원 환자(Inpatient)	Ceftriaxone 2 g q24h or Levofloxacin IV 750 mg q24h	Ampicillin/sulbactam 3 g q6h or Moxifloxacin 400 mg q24h
4.2 병원 획득성 폐렴, 인공호흡기 연관 폐렴 (Hospital acquired pneumonia, ventilator associated pneumonia)	Cefepime 2 g q8h (Pseudomonas가 배제되면 2 g q12h) or Piperacillin/tazobactam 4.5 g q8h ± Vancomycin 15–20 mg/kg q8–12h (MRSA가 의심되는 경우)	Levofloxacin 750 mg q24h or Meropenem 1 g q8h ± Vancomycin 15–20 mg/kg q8–12h (MRSA가 의심되는 경우)

	1차 치료 Primary treatment	대안 치료 Alternative treatment
4.3 폐농양(Empyema)	Ceftriaxone 2 g q24h + Metronidazole 500 mg q8h or Ampicillin/sulbactam 3 g q6h ± Vancomycin 15-20 mg/kg q8-12h (MRSA가 의심되는 경우)	Piperacillin/tazobactam 4.5 g q8h ± Vancomycin 15-20 mg/kg q8-12h (MRSA가 의심되는 경우)
V. 심혈관계 감염(Cardiovascular infections)		
5.1 감염성 심내막염(Infective endocarditis) (Vancomycin을 투약할 경우 TDM을 통해 AUC/MIC ratio 400-600 mg*hour/L 또는 혈청 최저 농도를 15-20 μg/mL 유지해야 함)		
자연판막(Native valve)	Ceftriaxone 2 g q24h + Vancomycin 15-20 mg/kg q8-12h	
인공판막(Prosthetic valve)	Vancomycin 15-20 mg/kg q8-12h + gentamicin 1 mg/kg q8h ±Rifampin PO 600 mg q24h	
5.2 종격동염(Mediastinitis)		
두경부, 구강, 식도에서 기인(Extended from head & neck, oral cavity, esophageal infections)	Ampicillin/sulbactam 3 g q6h	Ceftriaxone 2 g q24h + Metronidazole 500 mg q8h
흉부, 심장 수술 후 발생(After cardiothoracic surgery)	Cefepime 2 g q8h (Pseudomonas가 배제되면 2 g q12h)+Vancomycin 15-20 mg/kg q8-12h	Piperacillin/tazobactam 4.5 g q8h (or Meropenem 1 g q8h) + Vancomycin 15-20 mg/kg q8-12h
VI. 복강내 감염(Intraabdominal infections)		
6.1 복막염, 복강내 농양(Peritonitis, intraperitoneal abscess)	Ceftriaxone 2 g q24h + Metronidazole 500 mg q8h or Piperacillin/tazobactam 4.5 g q8h	Cefepime 2 g q8h + Metronidazole 500 mg q8h or Meropenem 1 g q8h(중증 감염일 경우)
6.2 간농양(Liver abscess)	Ceftriaxone 2 g q24h±Metronidazole 500 mg q8h (Ameba가 의심되는 경우)	Piperacillin/tazobactam 4.5 g q8h or Ciprofloxacin 400 mg q12h or Ertapenem 1 g q24h ± Metronidazole 500 mg q8h (Ameba가 의심되는 경우)

	1차 치료 Primary treatment	대안 치료 Alternative treatment
6.3 담도계 감염 (Infections of biliary tract)	Ceftriaxone 2 g q24h + Metronidazole 500 mg q8h or Cefoperazone/sulbactam 2 g q12h	Piperacillin/tazobactam 4.5 g q8h or Meropenem 1 g q8h(중증 감염일 경우)
VII. 위장관 감염(Gastrointestinal infections)		
7.1 감염성 설사 (Infectious diarrhea)	Ciprofloxacin PO 500 mg q12h or Ciprofloxacin IV 400 mg q12h	Ceftriaxone 2 g q24h or Azithromycin PO 500 mg q24h
7.2 항생제 관련 설사 (*C.difficile* associated diarrhea)	Vancomycin PO 125 mg q6h	Metronidazole PO 500 mg q8h
VIII. 요로·생식기 감염(Genitourinary tract infections)		
8.1 단순 방광염 (Uncomplicated cystitis)	Nitrofurantoin PO 50 mg q6h	Ciprofloxacin PO 250 mg q12h
8.2 급성 신우신염 (Acute pyelonephritis)	Ceftriaxone 2 g q24h or Cefotaxime 2 g q8h	Ciprofloxacin IV 400 mg q12h or Ertapenem 1 g q24h
8.3 골반염 (Pelvic inflammatory disease)	Cefoxitin 2 g q6h (or Cefotetan 2 g q12h) + Doxycycline PO 100 mg q12h or Ceftriaxone 1 g q12h + Metronidazole 500 mg q12h + Doxycycline PO 100 mg q12h	Ampicillin/sulbactam 3 g q6h + Doxycycline PO 100 mg q12h

	1차 치료 Primary treatment	대안 치료 Alternative treatment
IX. 피부 연조직 감염(Skin and soft tissue infections)		
9.1 연조직염(Cellulitis)	Ceftriaxone 2 g q24h or Cefazolin 1 g q8h or Amoxicillin 500 mg q8h ± Vancomycin 15–20 mg/kg q8–12h (MRSA가 의심되는 경우)	Ampicillin/sulbactam 3 g q6h or Amoxicillin/clavulanate PO 500/125 mg q8h ± Vancomycin 15–20 mg/kg q8–12h (MRSA가 의심되는 경우)
9.2 괴사성 근막염, 근육염 (Necrotizing fasciitis, myositis)	Ampicillin/sulbactam 3 g q6h (or Piperacillin/tazobactam 4.5 g q8h) + Clindamycin 900 mg q8h or Ceftriaxone 2 g q24h + Clindamycin 900 mg q8h (or Metronidazole 500 mg q8h)	Meropenem 1 g q8h ± Vancomycin 15–20 mg/kg q8–12h (MRSA가 의심되는 경우)
X. 골관절 감염(Bone and joint infections)		
10.1 감염성 척추염 (Infectious spondylitis)	Ceftazidime 2 g q8h (or Cefepime 2 g q8h) (Pseudomonas가 배제되면 2 g q12h) + Vancomycin 15–20 mg/kg q8–12h	Piperacillin/tazobactam 4.5 g q8h or Meropenem 1 g q8h + Vancomycin 15–20 mg/kg q8–12h
10.2 화농성 관절염(Septic arthritis)		
No risk factor; community acquired	Cefazolin 2 g q8h	Ampicillin/sulbactam 3 g q6h
Hi gh risk of MRSA, GNB infection; nosocomial	Ceftriaxone 2 g q24h ± Vancomycin 15–20 mg/kg q8–12h (MRSA가 의심되는 경우)	Ciprofloxacin 400 mg q12h ± Vancomycin 15–20 mg/kg q8–12h (MRSA가 의심되는 경우)
10.3 인공관절감염(Prosthetic joint infection)	Ceftriaxone 2 g q24h (or Ceftazidime 2 g q8h) + Vancomycin 15–20 mg/kg q8–12h ± Rifampin PO 600 mg q24h	Ceftriaxone 2 g q24h (or Ceftazidime 2 g q8h) + Teicoplanin 400 mg q12h 3회 loading 후 400 mg q24h ± Rifampin PO 600 mg q24h

04

원인 미생물에 따른 표적 항생제 요법

1. 감염 부위, 중증도, 항생제 감수성 결과에 따라 적절한 약제 선택 및 용량/용법의 차이가 있을 수 있음
2. 표 내용은 균혈증을 포함한 중증 감염을 기준으로, 현재 국내 사용가능한 약제를 중심으로 기술하였음

● 세균

균명	1차 선택약제	2차 선택약제	비고
Gram Positive Cocci			
Enterococcus spp.			
Ampicillin-susceptible	• Ampicillin 2 g q4h IV or 12 g continuous infusion over 24 h IV 또는 • Ampicillin/sulbactam 3 g q6h IV (extended infusion over 4 h)		* 심내막염, 뇌수막염인 경우: • Ampicillin + Ceftriaxone 2 g q12h IV 또는 • Ampicillin + Gentamicin 1 mg/kg q8h IV
Ampicillin-resistant, vancomycin-susceptible	Vancomycin 15 mg/kg q12h IV	Teicoplanin 6 mg/kg q12h IV for 3 doses (loading) → 6 mg/kg q24h IV (maintenance)	
Ampicillin- & vancomycin-resistant	Linezolid 600 mg q12h IV or PO		Linezolid 급여기준 혈액 및 무균적 체액 배양에서 증명된 VRE
Staphylococcus spp.			
S. aureus or CNS (oxacillin-susceptible)	• Nafcillin 2 g q4h IV or Nafcillin 12 g continuous infusion over 24 h IV 또는 • Ampicillin/sulbactam 3 g q6h IV (extended infusion over 4 h)	Cefazolin 2 g q8h IV	

균명	1차 선택약제	2차 선택약제	비고
S. aureus (oxacillin-resistant)	• Vancomycin 15 mg/kg q12h IV or 15 mg/kg continuous infusion over 12h IV (30 mg/kg/day) 또는 • Teicoplanin 6 mg/kg q12h IV for 3 doses (loading) → 6 mg/kg q24h IV (maintenance)	• Linezolid 600 mg q12h IV or PO 또는 • Daptomycin 4 mg/kg q24h IV	* Linezolid 급여기준 vancomycin이나 teicoplanin에 치료실패 또는 두 약제 모두에 알러지가 있는 경우 * Daptomycin 급여기준 MRSA에 의한 균혈증에서 vancomycin이나 teicoplanin에 치료실패 또는 두 약제 모두 부작용으로 투여할 수 없는 경우
Coagulase-negative staphylococci (CoNS) (oxacillin-resistant)	• Vancomycin 15 mg/kg q12h IV 또는 • Teicoplanin 6 mg/kg q12h IV for 3 doses (loading) → 6 mg/kg q24h IV (maintenance)		
Streptococcus pneumoniae (without meningitis)			
Penicillin G MIC ≤2 μg/mL	• Ampicillin 2 g q6h IV 또는 • Ampicillin/sulbactam 3 g q6h IV (extended infusion over 4 h)	• Ceftriaxone 2 g q24h IV 또는 • Cefotaxime 2 g q8h IV	
Penicillin G MIC >2 μg/mL	• Ceftriaxone 2 g q24h IV 또는 • Cefotaxime 2 g q8h IV	• Levofloxacin 750 mg q24h IV or PO 또는 • Clindamycin 600 mg q6h IV or PO	
Streptococcus pneumoniae (with meningitis)			
Penicillin G MIC ≤0.06 μg/mL	• Ampicillin 2 g q6h IV 또는 • Ampicillin/sulbactam 3 g q6h IV (extended infusion over 4 h)	• Ceftriaxone 2 g q12h IV 또는 • Cefotaxime 2 g q4h IV	
Penicillin G MIC ≥0.12 μg/mL	(Ceftriaxone/cefotaxime MIC≤1 μg/mL) • Ceftriaxone 2 g q12h IV 또는 • Cefotaxime 2 g q4h IV	(Ceftriaxone/cefotaxime MIC>1 μg/mL) • Vancomycin 15 mg/kg q12h IV + • Ceftriaxone 2 g q12h IV 또는 • Cefotaxime 2 g q4h IV	

균명	1차 선택약제	2차 선택약제	비고
Other *Streptococcus* spp.	• Ampicillin 2 g q6h IV 또는 • Ampicillin/sulbactam 3 g q6h IV (extended infusion over 4 h)	• Ceftriaxone 2 g q24h IV	
Gram positive bacilli (GPB)			
Actinomyces spp. (actinomycosis)	• Ampicillin 2 gm IV q6hr 또는 • Amoxicillin 500 mg qid PO	• Erythromycin 500 mg qid PO 또는 • Tetracycline 500 mg qid PO 또는 • Doxycycline 100 mg bid PO 또는 • Minocycline 100 mg bid PO 또는 • Clindamycin 900 mg q8h IV or 300–450 mg qid PO	IV therapy (2–6 weeks) → PO therapy (total duration, 6–12 months)
Listeria monocytogenes	Ampicillin 2 g q4h IV	• TMP-SMX 5 mg/kg (TMP component) q8h IV 또는 • Meropenem 2 g q8h IV (extended infusion over 3 h)	* 심내막염, 뇌수막염인 경우: • Ampicillin + gentamicin 1–1.7 mg/kg q8h IV
Nocardia spp.	(Non-sever infection) • TMP-SMX 5 mg/kg (TMP component) q8–12h IV or PO (Severe infection) • TMP-SMX 5 mg/kg (TMP component) q8h IV + • Amikacin 7.5 mg/kg q12h IV +/- • Imipenem 500 mg q6h IV		중추신경계 감염 동반된 경우, imipenem 병합투여 권장
Gram negative cocci			
Moraxella catarrhalis (upper respiratory tract infections)	Amoxicillin/clavulanate 625 mg tid PO	• TMP-SMX 2 T bid PO 또는 • Azithromycin 500 mg qd PO for 1 day → 250 mg qd PO for 4 days	

균명	1차 선택약제	2차 선택약제	비고
Neisseria gonorrhea			
Uncomplicated infection (sexually transmitted disease)	• Ceftriaxone 1 g IM (single dose) +/− • Doxycycline 100 mg bid PO for 7 days (for chlamydial infection)	• Gentamicin 240 mg IM (single dose) + • Azithromycin 2 g PO (single dose)	
Disseminated gonococcal infection (DGI)	(Initial therapy) • Ceftriaxone 1 g q24h IV 또는 • Cefotaxime 1 g q8h IV	(Continuation therapy) Cefixime 400 mg bid PO	Initial therapy: 임상적 호전을 보인 후 최소 24-48시간 이상 유지 권장
Neisseria meningitidis	• Ceftriaxone 2 g q12h IV 또는 • Cefotaxime 2 g q4-6h IV	• Meropenem 2 g q8h IV 또는 • Moxifloxacin 400 mg q24h IV (if severe allergy to β-lactams)	
Gram negative bacilli			
Acinetobacter baumannii	• Ceftazidime 2 g q8h IV (extended infusion over 3 h) 또는 • Cefepime 2 g q8h IV (extended infusion over 3 h) 또는 • Piperacillin/tazobactam 4.5 g q8h IV (extended infusion over 4 h) 또는 • Ampicillin/sulbactam[1] 9 g q8h IV (extended infusion over 4 h) 또는 • Meropenem 2 g q8h IV (extended infusion over 3 h) 또는 • Imipenem 500 mg q6h IV 또는 • Ciprofloxacin 400 mg q8h IV 또는 • Levofloxacin 750 mg q24h IV	Colistin 5 mg/kg IV (loading) → 2.5 mg/kg q12h IV	[1] Sulbactam이 bactericidal activity를 보이는 성분이나 단일성분의 약제가 존재하지 않아 ampicillin/sulbactam 복합제로만 투여 가능하며, ampicillin/sulbactam 국내 허가용량을 초과함

균명	1차 선택약제	2차 선택약제	비고
Burkholderia cepacia	TMP-SMX 5 mg/kg (TMP component) q12h IV or PO	• Meropenem 1 g q8h IV 또는 • Ceftazidime 2 g q8h IV	
Campylobacter jejuni (acute gastroenteritis)	Azithromycin 500 mg qd PO for 3 days	• Ciprofloxacin 500 mg bid PO for 3 days 또는 • Levofloxacin 750 mg qd PO for 3 days	일반적으로 *C. jejuni* gastroenteritis는 mild, self-limited infection 이므로 항생제 투여가 필요치 않음
Chlamydia trachomatis (uncomplicated genital infection)	• Doxycycline 100 mg bid PO for 7 days 또는 • Azithromycin 1 g PO (single dose)	Levofloxacin 500 mg qd PO for 7 days	Complicated infection (PID, epididymitis) 치료 기간: 14일
Citrobacter freundii, Enterobacter cloacae, Klebsiella aerogenes (formerly Enterobacter aerogenes)	• Cefepime 2 g q12h IV 또는 • Ciprofloxacin 400 mg q12h IV 또는 • TMP-SMX 5 mg/kg (TMP component) q12h IV	• Ertapenem 1 g q24h IV 또는 • Meropenem 1 gm IV q8hr (extended infusion over 4 hr) 또는 • Imipenem 500 mg q6h IV	Inducible, chromosomal AmpC β-lactamase가 3세대 세팔로스포린 노출 시 과발현될 위험이 높은 균주로, 가급적 이들 약제(ceftriaxone, ceftazidime)의 투여를 피해야 함
Escherichia coli, Klebsiella spp.	• Ceftriaxone 2 g q24h IV 또는 • Cefotaxime 2 g q8h IV 또는 • Ciprofloxacin 400 mg q12h IV	• Ertapenem 1 g q24h IV 또는 • Meropenem 1 gm IV q8hr (extended infusion over 4 hr) 또는 • Imipenem 500 mg q6h IV	
Haemophilus influenzae, non-typable strains (respiratory tract infection)	• Ceftriaxone 2 g q24h IV 또는 • Cefotaxime 2 g q8h IV	• Amoxicillin-clavulanate 625 mg tid PO 또는 • Azithromycin 500 mg qd PO for 1 day → 250 mg qd PO for 4 days 또는 • Levofloxacin 750 mg q24h IV or PO	Type b strain은 주로 신생아, 소아에서 meningitis 유발

균명	1차 선택약제	2차 선택약제	비고
Legionella spp.	• Azithromycin 500 mg qd PO for 1 day → 250 mg qd PO for 4 days 또는 • Levofloxacin 750 mg q24h IV or PO for 7–10 days	• Ciprofloxacin 400 mg q12h IV for 10–14 days 또는 • Clarithromycin 500 mg bid PO for 10–14 days 또는 • Doxycycline 100 mg q12h PO for 10–14 days	
Morganella morganii, Proteus spp., *Providencia* spp., *Serratia marcescens*	• Ceftriaxone 2 g q24h IV 또는 • Cefotaxime 2 g q8h IV 또는 • Ciprofloxacin 400 mg q12h IV	• Ertapenem 1 g q24h IV 또는 • Meropenem 1 g q8h IV (extended infusion over 4 h) 또는 • Imipenem 500 mg q6h IV	
Mycoplasma pneumoniae	• Azithromycin 500 mg qd PO for 1 day → 250 mg qd PO for 4 days 또는 • Doxycycline 100 mg bid PO for 7–14 days	Levofloxacin 750 mg q24h IV or PO	
Pseudomonas aeruginosa	• Ceftazidime 2 g q8h IV 또는 • Cefepime 2 g q8h IV • Piperacillin/tazobactam 4.5 g q6h IV (extended infusion over 4 h) 또는 • Meropenem 1 g IV q8hr (extended infusion over 4 hr) 또는 • Imipenem 500 mg q6h IV	• Ciprofloxacin 400 mg q8h IV or 750 mg bid PO (Optional – Add) • Amikacin 7.5 mg/kg q12h IV or 15 mg/kg q24h IV (Carbapenem-resistant) • Colistin 5 mg/kg IV (loading) → 2.5 mg/kg q12h IV 또는 • Ceftazidime/avibactam[1] 2.5 g q8h IV (extended infusion over 2 h) 또는 • Ceftolozane/tazobactam[2] 1.5 g q8h IV (prolonged infusion over 3 h)	[1] Ceftazidime/avibactam: 현재 인정비급여 약제이나 2023년도에 급여 전환될 예정임 [2] Ceftolozane/tazobactam: pneumonia 치료 시 3 g q8h IV

균명	1차 선택약제	2차 선택약제	비고
Salmonella Typhi or *S. Paratyphi* (enteric fever)	• Ciprofloxacin 400 mg q12h IV or 500 mg bid PO for 5–7 days 또는 • Azithromycin 1 g qd PO for 5 days	• Amoxicillin 2 g q6h IV or 1 g tid PO for 14 days 또는 • Ceftriaxone 2 g q24h IV for 10–14 days 또는 • Meropenem 1 g q8h IV for 10–14 days	
Shigella spp.	Ciprofloxacin 500 mg bid PO for 3 days	• Ceftriaxone 1 g q24h IV for 5 days 또는 • Cefixime 200 mg bid PO for 5 days 또는 • Azithromycin 500 mg qd PO for 3 days	치료기간 - *Shigella dysenteriae* type 1 or HIV coinfection: 5–7일 - Bacteremia: 14일
Stenotrophomonas maltophilia	TMP–SMX 5 mg/kg (TMP component) q12h IV or PO	Levofloxacin 750 mg q24h IV or PO	
Vibrio cholerae O1 or O139 (cholera)	• Azithromycin 1 g PO (single dose) 또는 • Ciprofloxacin 500 mg bid PO for 3 days 또는 • Doxycycline 300 mg PO (single dose)		
Vibrio vulnificus	• Ceftriaxone 1 g q24h IV or cefotaxime 2 g q8h IV + • Doxycycline 100 mg bid PO or ciprofloxacin 500 mg bid PO		

균명	1차 선택약제	2차 선택약제	비고
Anaerobes			
Bacteriodes fragilis, *Fusobacterium* spp., *Prevotella* spp.,	Metronidazole 500 mg q8h IV or PO	• β-lactam/β-lactamase inhibitor combinations (ampicillin/sulbactam, amoxicillin/clavulanate, piperacillin/tazobactam 등) 또는 • Carbapenems (meropenem, imipenem, ertapenem 등)	Clindamycin은 최근 *Bacteroides* spp.에 대한 내성 증가 추세
Clostridioides difficile	(Initial episode, non-severe CID) • Metronidazole 500 mg tid PO for 10-14 days (Recurrent episode or severe CDI) • Vancomycin 125 mg qid PO for 10 days	(≥2 recurrent episodes or fulminant CDI) Fecal microbiota transplantation	Fulminant CDI (hypotension, shock, ileus, toxic megacolon): vancomycin 500 mg qid PO or via L-tube + metronidazole 500 mg q8h IV + rectal vancomycin 500 mg in NS 100ml as retention enema q6-8h for>2 weeks
Others			
Leptospira spp.	(Mild) • Doxycycline 100 mg bid PO 또는 • Amoxicillin 500 mg tid PO (Moderate-to-severe) • Ampicillin 1 g q6h IV 또는 • Ceftriaxone 2 g q24h IV 또는 • Cefotaxime 1 g q6h IV	(Pregnancy or children) • Azithromycin 500 mg qd PO for 3 days	치료기간: 7일
Orientia tsutsugamushi	Doxycycline 100 mg bid PO for 7 days	Azithromycin 500mg qd PO for 3 days (pregnancy or children)	

균명	1차 선택약제	2차 선택약제	비고
Syphilis			
Primary, secondary, or early latent (<1 year) syphilis	(No penicillin allergy) • Benzathine penicillin G 2.4 mU IM (single dose) (Penicillin allergy) • Doxycycline 100 mg bid PO for 2 weeks	Ceftriaxone 1–2 g q24h IV or IM for 10–14 days	
Late latent (>1 year), unknown duration, or non-neurologic tertiary syphilis	(No penicillin allergy) • Benzathine penicillin G 2.4 mU IM weekly for 3 weeks (Penicillin allergy) • Doxycycline 100 mg bid PO for 4 weeks	Ceftriaxone 2 g q24h IV or IM for 10–14 days	
Neurosyphilis, otic, or ocular syphilis	Aqueous penicillin G 3–4 mU q4h or 18–24 mU continuous infusion over 24 h for 10–14 days	Ceftriaxone 2 g q24h IV or IM for 14 days	Penicillin allergy 있을 경우, desensitize & treat with penicillin 추천

● 바이러스

균명	1차 선택약제	2차 선택약제	비고
Herpes simplex virus			
Genital herpes in immunocompetent patients, first episode	• Valacyclovir 1 g bid PO 또는 • Famciclovir 250 mg tid PO	Acyclovir 200 mg 5 times/day(또는 400 mg tid) PO	치료기간: 7–14일
Genital herpes in immunocompetent patients, recurrent episode	• Valacyclovir 500 mg bid for 3 days 또는 • Famciclovir 1 g bid for 1 day	Acyclovir 800 mg tid PO for 2 days	
Oral-labial infection in immunocompetent patients, first episode	• Valacyclovir 1 g bid PO 또는 • Famciclovir 250 mg tid PO	Acyclovir 200 mg 5 times/day (또는 400 mg tid) PO	치료기간: 5–10일

균명	1차 선택약제	2차 선택약제	비고
Oral-labial infection in immunocompetent patients, recurrent episode	• Valacyclovir 2 g (single dose) 또는 • Famciclovir 1.5 g (single dose)	Topical acyclovir or penciclovir cream	
Mucocutaneous infection in immunocompromised patients, first or recurrent episode	• Valacyclovir 500 mg bid PO 또는 • Famciclovir 500 mg tid PO	• Acyclovir 5 mg/kg q8h IV 또는 • Acyclovir 400 mg 4 times/day PO	* 치료기간: 7-14일 * 중증인 경우, 초기 IV를 2-7일간 투여 후 호전되면 경구 전환 고려
CNS infection (encephalitis, meningitis)	Acyclovir 10 mg/kg q8h IV		치료기간: - encephalitis: 14-21일 - meningitis: 7-10일
Visceral infection (esophagitis, pneumonitis)	Acyclovir 5 mg/kg q8h IV	• Valacyclovir 1 g bid PO 또는 • Famciclovir 500 mg bid PO 또는 • Acyclovir 400 mg 5 times/day PO	치료기간: 14-21일
Varicella zoster virus			
Chickenpox	• Valacyclovir 1 g tid PO 또는 • Famciclovir 250 mg tid PO	• Acyclovir 800 mg 5 times/day PO 또는 • Acyclovir 10 mg/kg q8h IV	치료기간: 5-7일
Herpes zoster	• Valacyclovir 1 g tid PO 또는 • Famciclovir 500 mg tid PO	• Acyclovir 800 mg 5 times/day PO 또는 • Acyclovir 10 mg/kg q8h IV	치료기간: 7-10일
Cytomegalovirus			
Prophylaxis in allogeneic HSCT	Letermovir 480 mg q24h PO or IV	Ganciclovir 5 mg/kg q12h IV for 5-7 days → 5 mg/kg q24h IV	* Letermovir 주의사항: CMV IgG(+)이면서, 투여 시작 전 5일 이내 혈청 CMV PCR 음성 확인 * 치료기간: D0-28부터 D100까지

균명	1차 선택약제	2차 선택약제	비고
Pre-emptive therapy in immunocompromised patients	• Ganciclovir 5 mg/kg q12h IV for 2 weeks (induction) → 5 mg/kg q24h IV (maintenance) 또는 • Valganciclovir 900 mg bid PO for 2 weeks (induction) → 900 mg qd PO (maintenance)	• Foscarnet 60 mg/kg q8h IV for 2 weeks (induction) → 90 mg/kg q24h IV (maintenance) 또는 • Cidofovir 5 mg/kg weekly for 2 weeks (induction) → 5 mg/kg every other week (maintenance)	치료기간: 최소 2주 이상, 혈청에서 CMV antigen or PCR이 더 이상 검출되지 않을 때까지
Treatment of tissue-invasive disease	• Ganciclovir 5 mg/kg q12h IV 또는 • Valganciclovir 900 mg bid PO	• Foscarnet 60 mg/kg q8h IV 또는 • Cidofovir 5 mg/kg weekly	치료기간: - 감염 부위, 중증도, 면역상태, 임상 반응 등에 따라 다양, 최소 2주 이상, 모든 증상/징후 호전될 때까지 - GI disease: 3-6주 - retinitis: 2-3주 치료 후 3-6개월간 maintenance therapy
Influenza A & B	Oseltamivir 75 mg bid PO for 5 days	Peramivir 600 mg IV (single dose)	
COVID-19			
Mild-to-moderate disease	Nirmatrelvir/ritonavir (Paxlovid) 300 mg/100 mg bid PO for 5 days	• Molnupiravir (Lagevrio) 800 mg bid PO 또는 • Remdesivir (Veklury) 200 mg IV (loading) → 100 mg q24h IV for 2 days (maintenance)	국내 투여대상: 증상 발생 5일(remdesivir는 7일) 이내이면서 산소치료 필요하지 않은 환자 중 1) 60세 이상 또는 2) 기저질환자 또는 면역저하자
Severe disease	• Remdesivir (Veklury) 200 mg IV (loading) → 100 mg q24h IV for 4-9 days (maintenance) + • Dexamethasone 6 mg qd IV or PO for ~10 days	(추가 고려) • Tocilizumab 8 mg/kg IV (single dose) 또는 • Baricitinib 4 mg qd PO for 14 days	국내 투여대상 1) CXR 또는 CT에서 폐렴 또는 2) $SpO_2 \leq 94\%$ in room air 또는 3) 산소치료(단, 인공호흡기, ECMO 치료 중인 환자 제외)

● Fungi

균명	1차 선택약제	2차 선택약제	비고
Aspergillosis			
Invasive aspergillosis	Voriconazole 6 mg/kg q12h IV for 2 doses (loading) → 4 mg/kg q12h IV or PO (maintenance)	• Isavuconazole 200 mg q8h IV for 6 doses (loading) → 200 mg q24h IV or PO 또는 • Posaconazole tablet 300 mg bid for 2 doses (loading) → 300 mg qd PO 또는 • Liposomal amphotericin B (AmB) 3-5 mg/kg q24h IV 또는 • Caspofungin 70 mg IV (loading) → 50 mg q24h IV (maintenance)	* Isavuconazole: 현재 인정비급여로만 투여 가능 * 치료기간: 최소 6-12주
Chronic pulmonary aspergillosis	Itraconazole 200 mg bid PO	Voriconazole 200 mg qd PO	치료기간: 최소 4-6개월
Candidiasis			
Candidemia and invasive candidiasis	• Caspofungin 70 mg IV (loading) → 50 mg q24h IV (maintenance) 또는 • Micafungin 100 mg q24h IV 또는 • Anidulafungin 200 mg IV (loading) → 100 mg q24h IV (maintenance)	• Fluconazole 800 mg (12 mg/kg) IV (loading) → 400 mg (6 mg/kg) q24h IV or PO (maintenance) 또는 • Liposomal AmB 3-5 mg/kg q24h IV 또는 • Voriconazole 6 mg/kg q12h IV for 2 doses (loading) → 4 mg/kg q12h IV or PO (maintenance)	Echinocandin이 추천되지 않는 경우 - CNS: liposomal AmB ± flucytosine, fluconazole, voriconazole - Urinary tract: fluconazole, AmB deoxycholate - Ocular: fluconazole, voriconazole, liposomal AmB
Esophageal candidiasis	Fluconazole 200-400 mg (3-6 mg/kg) qd PO	• Fluconazole 400 mg (6 mg/kg) q24h IV 또는 • Micafungin 150 mg q24h IV 또는 • Caspofungin 70 mg IV (loading) → 50 mg q24h IV	치료기간: 14-21일

균명	1차 선택약제	2차 선택약제	비고
Oropharyngeal candidiasis	• Nystatin suspension 5 ml qid PO (mild) 또는 • Fluconazole 100–200 mg PO qd (moderate to severe)		치료기간: 7–14일
Vulvovaginal candidiasis	• Topical antifungal agent 또는 • Fluconazole 150 mg (single dose) or 150 mg q72h for 2–3 doses		
Mucormycosis	• AmB deoxycholate 1–1.5 mg/kg q24h IV 또는 • Liposomal AmB 5–10mg/kg q24h IV	• Isavuconazole 200 mg q8h IV for 6 doses (loading) → 200 mg q24h IV or PO 또는 • Posaconazole tablet 300 mg bid for 2 doses (loading) → 300 mg qd PO	* 가능한 한 반드시 수술치료 병행 * Isavuconazole: 현재 인정비급여로만 투여 가능 * Posaconazole: mucormycosis는 허가 사항 외 사용
Pneumocystis pneumonia			
Severe	TMP-SMX 5 mg/kg (TMP component) q6–8h IV or PO	• Clindamycin 600–900 mg q6–8h IV or 300–450 mg qid PO + • Primaquine 15–30 mg qd PO 또는 • Pentamidine 4 mg/kg q24h IV	* 치료기간: 21일 * Prednisone 보조치료: 40 mg bid (5-day) → 40 mg qd (5-day) → 20 mg qd (11-day)
Mild-to-moderate	TMP-SMX 5 mg/kg (TMP component) q6–8h IV or PO	Atovaquone 750 mg bid PO	치료기간: 14일 (non-HIV), 21일 (HIV)

● Parasites & protozoa(말라리아는 제5절 '계절적 유행질환의 진단과 치료' 참고)

균명	1차 선택약제	2차 선택약제	비고
Anisakiasis (고래회충유충증)	Physical removal		
Ascariasis(회충증)	Albendazole 400 mg PO (single dose)	Ivermectin 150–200 μg/kg PO (single dose)	임신 시 금기
Clonorchiasis(간흡충증)	Praziquantel 25 mg/kg q8h (75 mg/kg/day) PO for 2 days	Albendazole 10 mg/kg q24h PO for 7 days	담관결석, 담관염 발생 시에는 담관 감압 필요함
Cryptosporidiosis (와홀씨충증)	• Paromomycin 500 mg q8h PO + • Azithromycin 500 mg qd PO		* 면역저하 환자에서 severe, refractory disease인 경우 치료 * Paromomycin: 희귀의약품센터에서 구입 * AIDS 환자의 경우 CD4+ 회복을 위한 ART, 그 외 면역저하 환자의 경우 면역억제제 감량이 필수적임
Cysticercosis(낭미충증), extraneural (muscle, subcutaneous tissue)	• Asymptomatic: observation • Symptomatic: NSAIDs, excision		
Cysticercosis (낭미충증), CNS (neurocysticercosis)	• Albendazole 7.5 mg/kg q12h (15 mg/kg/day, up to 1,200 mg) PO for 10–14 days + • Praziquantel 17 mg/kg q8h (50 mg/kg/day) PO for 10–14 days		* 치료 전, ocular cysticercosis 동반 여부 확인 위해 반드시 안과 진료 필요함 * IICP, seizure 등 급성 증상에 대한 치료가 우선되어야 함
Enterobiasis(요충증)	lbendazole 400 mg qd PO → 400 mg qd PO (repeated dose) after 2 weeks		임신 시 금기
Paragonimiasis (폐흡충증)	Praziquantel 25 mg/kg q8h (75 mg/kg/day) PO for 2 days		
Sparganosis(고충증)	Surgical extraction		

균명	1차 선택약제	2차 선택약제	비고
Toxocariasis (visceral larva migrans, 개회충증): severe or ocular	• Albendazole 400 mg q12h PO for 5–20 days + • Prednisone 0.5–1 mg/kg/day for 5–20 days		
Toxoplasmosis (톡소포자충증)	• Pyrimethamine 200 mg (loading dose) PO → 50 (<60 kg)–75 (≥ 60 kg) mg q24h PO + • Leucovorin 10–20 mg q24h PO + • Sulfadiazine 1000 (<60 kg)–1500 (≥ 60 kg) mg q6h PO	TMP-SMX 5 mg/kg (TMP component) q12h IV or PO	Pyrimethamine, sulfadiazine: 희귀의약품센터에서 구입
Trichinellosis(선모충증): severe	• Albendazole 400 mg q12h PO for 8–14 days + • Prednisone 1 mg/kg/day for 5 days		
Trichuriasis(편충증)	Albendazole 400 mg q24h PO for 3 days		

05

계절적 유행질환의 진단과 치료

증례

30대 여자 의사가 인도네시아의 수마트라 지역으로 의료봉사활동 계획 중 말라리아 예방적 화학요법

1. https://www.cdc.gov/parasites/malaria → Malaria and Travelers → Malaria Information by Country → 여행지역의 말라리아 정보 확인
2. 인도네시아는 Chloroquine (P. falciparum and P. vivax) 내성으로 확인
3. 화학적 예방요법 3가지
   1) Atovaquone/proguanil 1 T qd: 출발 1–2일 전부터 귀국 후 7일까지
   2) Doxycycline 100 mg qd: 출발 1–2일 전부터 귀국 후 4주까지(임산부 금기)
   3) Mefloquine 250 mg once weekly: 출발 1–2주 전부터 귀국 후 4주까지

Summary

- 가을철 발열을 동반하는 경우 쯔쯔가무시병, 렙토스피라병, 신증후군 출혈열, 중증열성혈소판감소증후군에 대한 평가가 필요
- 쯔쯔가무시병에 대한 치료제는 doxycycline 또는 azithromycin이며, 렙토스피라병은 경증의 경우 doxycycline 또는 amoxicillin로 치료하고, 중증의 경우 ceftriaxone 또는 cefotaxime을 투여
- 신증후군 출혈열과 중증열성혈소판감소증후군의 치료는 적절한 보존요법
- 국내 말라리아(P. vivax)는 Chloroquine 또는 Hydroxychloroquine을 투약하고 재발방지를 위하여 Primaquine을 14일간 투약
- 열대열원충(P. falciparum)에 의한 말라리아의 경우, 중증 말라리아로 진행 시 artesunate 또는 quinine dihydrochloride를 투여
- 말라리아의 예방적 화학요법이 필요한 경우 여행지역의 말라리아 정보를 참고하여 적절한 약물을 선택(https://www.cdc.gov/malaria/travelers/country_table/a.html)

I 쯔쯔가무시병(Scrub typhus)

열, 두통, 발진, 가피(eschar) 형성을 특징으로 하는 급성 열성 질환

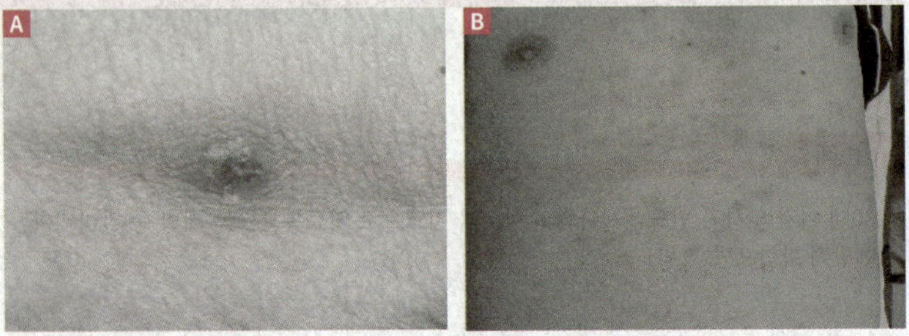

● 그림 8-5-1. 쯔쯔가무시병 환자의 가피(A) 및 발진(B)

II 렙토스피라병(Leptospirosis)

임상상에 따라 아래 2가지 질환으로 구분

1. 자연 치유되는 전신병증(self-limiting illness): 감염자의 90% 이상, 인플루엔자-유사 증후군
2. 중증질환(Weil's syndrome): 감염자의 5–10%, 황달, 신기능장애, 출혈 경향(폐출혈)

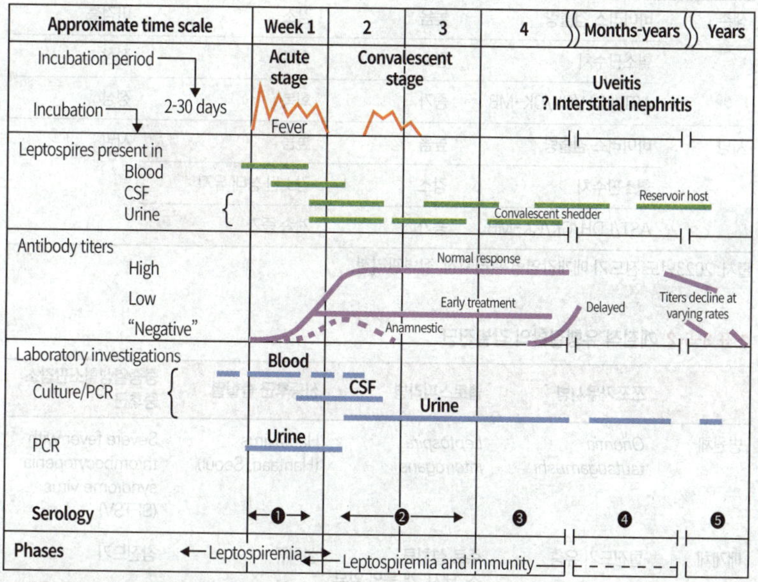

● 그림 8-5-2. 렙토스피라병의 각 단계별 진단에 적절한 검체

출처: Harrison 21st ed. Figure 184-3.

III 신증후군 출혈열(Hemorrhagic fever with renal syndrome, HFRS)

열, 신부전, 혈소판감소증을 특징으로 하는 급성 열성 질환

IV 중증열성혈소판감소증후군(Severe fever with thrombocytopenia syndrome, SFTS)

열, 혈소판감소증을 특징으로 하는 급성 중증 열성 질환

● 표 8-5-1. 중증열성혈소판감소증후군의 생존여부에 따른 이환기간별 주요 검사소견

최종상태	지표	STAGE I 고열기(1주)	STAGE II 다발성장기부전기(2주)	STAGE III 회복기(3주)
생존	바이러스 검출량	높음	감소	미검출
	혈소판수치	감소	회복	정상
	AST/LDH/CK/CK-MB	증가	회복	정상
사망	바이러스 검출량	높음	높음	사망
	혈소판수치	감소	감소된 상태 유지	
	AST/LDH/CK/CK-MB	증가	계속 증가	

출처: 2023년도 진드기 매개감염병 관리지침, 질병관리청.

● 표 8-5-2. 계절적 유행질환의 감별진단

	쯔쯔가무시병	렙토스피라병	신증후군 출혈열	중증열성혈소판감소증후군
병원체	*Orientia tsutsugamushi*	*Leptospira interrogans*	Hantavirus (Hantaan, Seoul)	Severe fever with thrombocytopenia syndrome virus (SFTSV)
매개체	털진드기 유충	주로 설치류 소, 돼지, 개 등의 일부 가축	설치류	참진드기
전파 경로	진드기 물림	감염된 동물의 소변 또는 이에 오염된 물, 토양, 음식물 → 상처, 점막 접촉	감염된 설치류의 배설물, 소변, 타액 등이 에어로졸화 → 호흡기 노출	진드기 물림 환자의 혈액, 체액에 직접 노출로 전파 가능
호발시기	10-12월	9-11월(연중 가능)	10-12월(연중 가능)	4-11월
호발지역	전남, 전북, 경남, 충남	전남, 충남, 전북, 경남, 경기, 충북, 경북, 부산	전남, 경기, 충남, 경남, 전북, 경북	전국적 분포
잠복기	10일 이내	2-28일	1-2주(최대 8주)	5-14일

● **표 8-5-2. (이어서) 계절적 유행질환의 감별진단**

	쯔쯔가무시병	렙토스피라병	신증후군 출혈열	중증열성혈소판감소증후군
임상 증상	• 전신증상 - 열, 가피, 반점상 발진, 림프절종대 • 가피(진드기 유충에 물린 부위): 사타구이/생식기, 겨드랑이, 오금 등 피부가 겹치고 습한 부위에서 잘 발견됨	(그림 8-5-2 참고) • 무증상 • 경증 - 제1기(패혈증기): 열, 오한, 두통, 근육통 - 제2기(면역기): 열, 무균성 수막염, 포도막염, 발진 - 중증(웨일씨병, 5-10%) - 3대 증상: 황달, 신부전, 출혈 - 폐출혈, 심근염, 결막충혈 동반 가능	• 3대 증상: 열, 신부전, 출혈 • 5병기 - 발열기: 발열, 오한, 두통, 근육통 - 저혈압기: 해열, 저혈압, 복통, 출혈 - 핍뇨기: 신부전, 출혈 경향 악화, 고혈압, 뇌부종, 폐부종 - 이뇨기: 신기능 회복, 체액 및 전해질 불균형 - 회복기: 회복	• 주증상: 열, 위장관계 증상 (오심, 구토, 설사, 식욕부진) • 출혈: 피부반상출혈, 점막/결막충혈 • 다발성장기부전 • 신경학적 증상: 근육잔떨림, 경련, 의식저하
검사실 소견	백혈구 정상 경한 혈소판 감소 간수치 상승	백혈구 증가 혈소판 감소 간수치 상승	백혈구 정상 혈소판 감소 혈뇨/단백뇨/크레아티닌 상승 간수치 상승	(표 8-5-1 참고) 백혈구 감소 혈소판 감소 간수치 상승 LDH, CPK 상승
진단	• 혈청학적 진단: 1-2주 간격으로 시행한 항체 역가가 4배 이상 상승 • 배양 또는 PCR: 혈액, 조직, 가피	• 혈청학적 진단: 1-2주 간격으로 시행한 항체 역가가 4배 이상 상승, 또는 단일항체가 1:800 이상 • PCR: 혈액, 뇌척수액, 조직(항생제 투여 전 또는 발병 10일 이내), 소변(7일 이내) • 배양: 혈액, 뇌척수액, 조직(항생제 투여 전 또는 발병 10일 이내), 소변(7일 이후)	• 혈청학적 진단: 1-2주 간격으로 시행한 항체 역가가 4배 이상 상승, 또는 단일항체가 1:512 이상(과거감염, 백신접종 감별) • PCR: 혈액, 뇌척수액 (발병 5일 이내)	• 혈청학적 진단: 1-2주 간격으로 시행한 항체 역가가 4배 이상 상승, 또는 특이 IgM 항체 검출 • PCR: 혈액(발병 14일 이내) • 배양: 혈액(증상 발생 즉시)
치료	• Doxycycline (100 mg PO bid), 7-15일 • 소아, 임산부 (doxycycline 금기): Azithromycin (500 mg PO qd), 3일	• 경증: Doxycycline (100 mg PO bid), 또는 Amoxicillin (500 mg PO tid), 7일 • 중증: Penicillin G (1.5 MU IV qid), 또는 Ceftriaxone (2 g IV qd), 또는 Cefotaxime (1 g IV qid), 7일	• 적절한 보존요법, 투석 • 중증: 발병 4일 이내, Ribavirin IV (loading dose, 33 mg/kg; 16 mg/kg qid, 4일; 8 mg/kg tid, 3일)	적절한 보존요법
치명률	0.1-0.3%	5-15%	1-15%	12-47%

● **표 8-5-2.** (이어서) 계절적 유행질환의 감별진단

	쯔쯔가무시병	렙토스피라병	신증후군 출혈열	중증열성혈소판감소증후군
환자 격리	불필요	불필요	불필요	불필요(단, 의료종사자는 비말주의 및 접촉주의 준수)
법정 감염병	제3급 신고범위: 환자, 의사환자/신고시기: 24시간 이내			

출처: 2023년도 진드기 매개감염병 관리지침, 질병관리청.

V 말라리아

열원충속(genus *Plasmodium*)에 속하는 원충(*P. vivax, P. ovale, P. malariae, P. falciparum, P. Knowles*) 감염에 의한 급성 열성 질환

1. 말라리아 원충 종류에 따른 특징

	P. falciparum (열대열원충)	*P. vivax* (삼일열원충)	*P. ovale* (난형열원충)	*P. malariae* (사일열원충)	*P. knowlesi* (원숭이열원충)
분포 지역	아열대, 열대(주로 아프리카, 뉴기니섬, 아이티)	가장 널리 분포, 온대, 아열대(중앙아메리카, 남아메리카, 동남아시아)	주로 아프리카에 분포, 빈도가 매우 낮음	주로 아프리카에 분포, 빈도가 매우 낮음	주로 동남아시아(말라리아, 필리핀, 싱가포르, 태국, 미얀마 등)
간 내 생활사(일)	5.5	8	9	15	5.5
적혈구 내 생활사(시간)	48	48	50	72	24
간 내 휴면 (재발 가능성)	(−)	(+)	(+)	(−)	(−)
잠복기(일)	12 (8–25)	14 (10–30)	15 (10–20)	18 (15–35)	11 (9–12)
Chloroquine 내성	(+)	(+)	(−)	(−)	(−)
중증 말라리아	가능(가장 흔함)	가능(P. falciparum 보다 드묾)	흔치 않음	드묾	가능
특이 사항		국내 토착형			원숭이열말라리아의 원인, 최근 사람에서 감염이 확인되어 중요성 부각

출처: 2022년 말라리아 관리지침, 질병관리청; Harrison 21st ed., Table 224-1.

2. 국내 말라리아

1) 2022년 위험지역: 인천, 경기(가평, 고양, 김포, 남양주, 양주, 연천군, 의정부, 파주, 포천), 강원

2) 국내 토착형 말라리아: *P. vivax*

3. 말라리아 개요

매개체	얼룩날개모기속(genes *Anopheles*)에 속하는 암컷 모기
전파경로	- 모기 물림 - 수혈이나 주사기 공동사용
임상양상	- 비특이적: 열, 두통, 쇠약감, 복통, 근육통 - 중증 말라리아: Tip 참고
진단	• 확인진단 - 혈액도말검사: 임상적으로 의심되나 결과가 음성이면 12-24시간 간격으로(가능한 열이 있는 동안) 3회까지 반복 시행 - 유전자검출검사 • 추정진단 - 신속항원검사: 양성이더라도 원충의 종 감별과 원충 혈중농도를 확인하기 위해 반드시 확인진단 중 1가지 방법과 동시 시행
법정감염병	제3급 신고 범위: 환자, 의사환자, 병원체보유자 신고 시기: 24시간 이내

출처: 2022년 말라리아 관리지침, 질병관리청; Harrison 21st ed., Chapter 224.

TIP

중증 말라리아: 아래 중 1개 이상 충족

주요 소견	
Coma/cerebral malaria	해로운 자극에 반응하지 못함; 전신경련 후 30분 이상 지속되는 혼수
Acidosis	동맥혈: pH<7.25, base deficit>8 mEq/L, 또는 HCO3<15 mmol/L; 정맥혈: lactate>5 mmol/L; 호흡곤란
Normochromic, normocytic anemia	Hct<15% 또는 Hb<5 g/mL과 함께 parasite density>10,000/μL
Renal failure	Cr>3 mg/mL 또는 24-h urine output<400 mL
Pulmonary edema/ ARDS	비심장성 폐부종
Hypoglycemia	Glucose<40 mg/dL
Hypotension/shock	sBP<80 mmHg, core/skin temperature difference>10°C, 또는 capillary refill>2 s
Bleeding/DIC	잇몸, 코, 위장관출혈, 또는 DIC의 증거
Convulsions	24시간 이내 2회 이상의 전신경련, 또는 발작 활성도의 지속
그 외	
Hemoglobinuria	육안적 혈뇨
Extreme weakness	탈진(도움 없이 앉지 못함)
Hyperparasitemia	parasitemia>5% in nonimmune patients (>10% in any patients)
Jaundice	TB>3 mg/dL와 함께 parasite density>100,000/μL

출처: Harrison 21st ed., Table 224-2.

4. 치료

1) 클로로퀸 감수성에 따른 말라리아 표준치료

임상진단	권장 약제 & 용량
chloroquine 감수성	A. Chloroquine 10 mg of base/kg (0시간) → 5 mg/kg (6시간, 24시간, 48시간) 또는 10 mg/kg (24시간), 5 mg/kg (48시간), 또는 B. Hydroxychloroquine 620 mg base (800 mg salt) (0시간) → 310 mg base (400 mg salt) (6시간, 24시간, 48시간)
chloroquine 내성 (해외유입 말라리아)	A. Atovaquone/proguanil (1 T=250 mg/100 mg; Malarone®) 4 T PO qd, 3일 B. Artesunate/pyronaridine (1 T=60 mg/180 mg; Pyramax®) PO qd, 3일, 음식물과 관계없이 투여 가능 (체중별 용량) 20-24 kg, 1 T/일; 24-45 kg, 2 T/일; 45-65 kg, 3 T/일; ≥65 kg: 4 T/일 C. Mefloquine (Lariam®) 20-25 mg/kg PO qd 또는 #2-3회 나누어 복용, 1일

임상진단	권장 약제 & 용량
P. vivax 또는 *P. ovale* 감염의 재발 방지	동남아시아 및 오세아니아 지역: Primaquine 0.5 mg of base/kg PO qd, 14일 그 외 지역: Primaquine 0.25 mg of base/kg PO qd, 14일
중증 말라리아	A. Artesunate 2.4 mg/kg IV (0시간, 12시간, 24시간) → 경구 투여가 가능할 때까지 24시간마다 투여 B. Quinine dihydrochloride 20 mg of salt/kg IV (4시간 이상 주입) → 10 mg of salt/kg IV tid (2-8시간 이상 주입) ※ 경구 투여가 가능해지면 artesunate/pyronaridine 3일 투여 완료

출처: 2022년도 말라리아 관리지침, 질병관리청; Harrison's Internal Medicine 21st ed., Table 224-6.

2) 말라리아 비축의약품 사용 방법

말라리아 환자를 진단한 의료기관은 권역별 말라리아 치료제 비축기관에 약품요청서를 첨부하여 치료제를 요청하면, 비축기관으로부터 말라리아 치료제를 공급받을 수 있음

(1) 말라리아 치료용 비축의약품

약품명	규격/단위
아르테수네이트 주사제(Artesunate IV inj.)	60 mL/Vial
퀴닌 염화이수화물 주사제(Quinine dihydrochloride IV inj.)	600 mg/2 mL/Amp

(2) 말라리아 치료제 권역별 비축기관

권역	지역	지정기관
서울 · 인천 · 경기	서울	국립중앙의료원
부산 · 경남	부산	중구보건소
광주 · 전남	광주	동구보건소
제주	제주	국립제주검역소
충남 · 충북 · 전북	대전	중구보건소
대구 · 경북	대구	중구보건소
강원	춘천	춘천시보건소
강원	강릉	강릉시보건소
경기	수원	영통구보건소
인천	인천	중구보건소

(3) 예방적 약물 요법

약제	적응증	용량	기간
Atovaquone /proguanil	Chloroquine- 또는 mefloquine-내성 *P. falciparum* 위험 지역	1 T PO qd	출발 1-2일 전부터 귀국 후 7일까지
Chloroquine phosphate	Chloroquine-감수성 *P. falciparum* 위험 지역 또는 *P. vivax* 단독 발생 지역	300 mg of base (500 mg of salt) PO once weekly	출발 1-2주 전부터 귀국 후 4주까지
Hydroxychloroquine sulfate	Chloroquine phosphate와 동일	310 mg of base (400 mg of salt) PO once weekly	출발 1-2주 전부터 귀국 후 4주까지
Doxycycline	Chloroquine- 또는 mefloquine-내성 *P. falciparum* 위험 지역	100 mg PO qd (임신부 금기)	출발 1-2일 전부터 귀국 후 4주까지
Mefloquine	Chloroquine-내성 *P. falciparum* 위험 지역	228 mg of base (250 mg of salt) PO once weekly	출발 1-2주 전부터 귀국 후 4주까지
Primaquine	주로 *P. vivax* 발생 지역	30 mg of base (52.6 mg of salt) PO qd	출발 1-2일 전부터 귀국 후 7일까지
Primaquine	*P. vivax*, *P. ovale*의 재발 방지	30 mg of base (52.6 mg of salt) PO qd	위험지역을 떠난 후 14일

출처: Harrison's Internal Medicine 21st ed., Table 224-8.

06

카테터 관련 감염

증례

카테터 관련 감염 예방을 위한 처치

1. 카테터 삽입, 교체, 드레싱 전후에 손위생 수행
2. 비터널형 CVC 삽입 부위: 쇄골하정맥(subclavian vein) 추천
3. 카테터 삽입 시 피부 소독: 알코올이 함유된 >0.5% 클로르헥시딘 제제
4. 삽입 시 무균적 시술을 위해 최대멸균차단*을 적용하며, 응급 상황에서 이를 준수할 수 없는 경우 최대한 빨리(적어도 48시간 이내) 카테테 교체
   * 최대멸균차단(maximal sterile barrier precautions): 모자+마스크+멸균가운+멸균장갑+환자 전신을 덮을 수 있는 멸균 방포
5. 카테터 드레싱: 멸균 거즈 드레싱은 2일마다, 멸균 투명 필름 드레싱은 7일마다 교체(삽관 부위에서 출혈 또는 진물이 나오는 경우 호전 시까지 거즈 드레싱으로 자주 교환)
6. 필요하지 않은 카테터는 즉시 제거

Summary

- 중심정맥 카테터를 가진 환자에서 발열이 동반되면서 혈압저하나 장기부전이 동반되는 경우, 혈액배양을 중심정맥 카테터와 말초혈관 각 1세트 이상 시행 후, 중심정맥관 제거 및 카테터 배양을 시행하고 경험적 항생제를 투여
- 카테터 제거 및 적절한 항균제 투여하고도 72시간 이상 균혈증 지속되는 경우 합병증(suppurative thrombophlebitis, endocarditis, osteomyelitis, metastatic infection) 발생을 고려
- 카테터 관련 감염을 예방하기 위해 손위생을 수행하고, 비터널형 central venous catheter 삽입은 쇄골하정맥(subclavian vein) 부위를 고려하며, 삽입 시 무균적 시술을 위해 최대멸균차단*을 적용하고, 응급 상황에서 이를 준수할 수 없는 경우 최대한 빨리(적어도 48시간 이내) 카테테를 교체

*최대멸균차단(maximal sterile barrier precautions): 모자+마스크+멸균가운+멸균장갑+환자 전신을 덮을 수 있는 멸균 방포

- 필요하지 않은 카테터는 즉시 제거

I 카테터 관련 감염

1. 카테터 관련 감염의 발생경로

1) 피부에 집락된 균이 카테터 외벽(extraluminal)을 따라 체내로 이동
2) 카테터 연결부위(hub)의 오염을 통해 카테터 내강(intraluminal)으로 균이 이동
3) 다른 감염 부위로부터 혈류를 타고 카테터로 균이 이동
4) 오염된 수액이나 약제의 투여

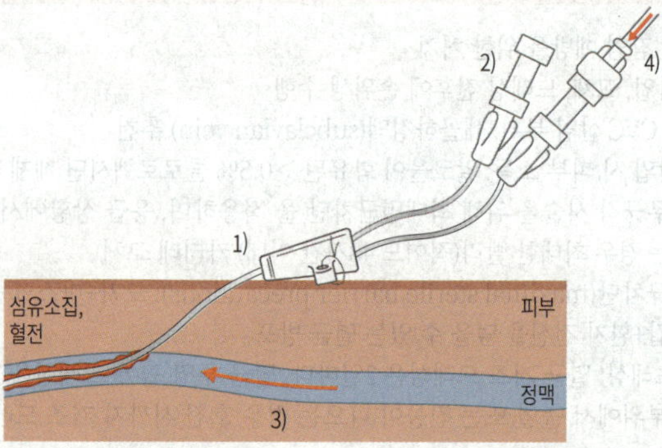

● 그림 8-6-1. 카테터 관련 감염의 발생경로
출처: Clin Infect Dis 2002;34:1232.

2. 카테터 관련 감염의 분류 및 진단

● 표 8-6-1. 카테터 관련 감염의 분류, 임상증상 및 진단

감염분류	임상증상 및 진단
정맥염(phlebitis)	정맥주사 부위 경결, 압통, 발적
삽입부위감염 (exit-site infection)	• 중심정맥 카테터 삽입부위 2 cm 이내에 발적 또는 경결 • 발열 등의 전신증상 및 혈류감염과 동반 가능
터널감염 (tunnel infection)	• Tunneled catheter의 피하경로를 따라서 삽입부위에서 2 cm보다 먼 부위 압통, 발적 및 경결 • 혈류감염과 동반 가능
피하포켓감염 (pocket infection)	• Totally implanted device의 피하층에 감염되어 포켓형성. 포켓위로 압통, 발적, 경결(피부의 괴사 및 배농되는 경우도 있음) • 혈류감염 동반 가능

● 표 8-6-1. (이어서) 카테터 관련 감염의 분류, 임상증상 및 진단

감염분류	임상증상 및 진단
카테터 관련 혈류감염 (catheter related blood stream infection)	• 임상적으로 패혈증의 증상이 있고, 말초혈액과 카테터에서 정량적/반정량적 배양검사에서 균이 자라고, 카테터 이외의 다른 신체부위 감염이 없는 경우 • 미생물학전 진단기준 1) 카테터 제거 시: 카테터 배양에서 반정량적(roll plate 방법으로 15 CFU 이상) 또는 정량적(카테터 배양에서 균수가 10^2 CFU 이상) 배양 양성+말초혈액에서 동일 균주 동정 2) 카테터 제거하지 않는 경우: 카테터에서 채취한 혈액배양 균수가 말초혈액배양 균수보다 3배 이상 많거나(catheter vs. peripheral>3:1), 카테터혈액에서 말초혈액에 비해 2시간이상 먼저 균이 자라는 경우(differential time to positivity, DTP)
화농혈전정맥염 (suppurative thrombophlebitis)	• 중심정맥 카테터의 장기간 유치 시 발생할 수 있는 중증의 혈관내 감염 • 균에 의한 정맥벽의 염증부터 혈전과 균혈증 동반

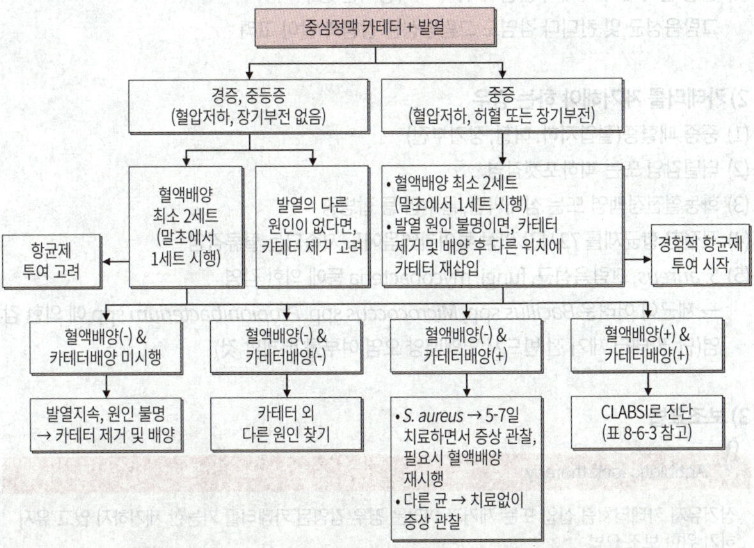

● 그림 8-6-2. 중심정맥 카테터를 가지고 있는 환자에서 급성발열 시 진단적 접근법

CRBSI, catheter-related bloodstream infection.

3. 치료

감염증의 종류(국소적 vs. 전신적), 원인균의 종류, 카테터의 형태, 기저질환 등에 따라 감염된 카테터의 제거, 항균제의 선택, antibiotic lock therapy 여부 등이 달라짐

1) 경험적 치료의 일반적인 원칙

(1) 우선적으로 MRSA or MRCNS 가능성 고려하여 vancomycin 또는 teicoplanin 투여
원내감염, 최근 입원 또는 수술력, 혈액투석 등

(2) 다제내성 그람음성균(예, 다제내성 *Pseudomonas aeruginosa*)을 고려해야 하는 경우
호중구감소증, 패혈증을 동반한 중증 환자, 다제내성 그람음성균 집락된 환자(colonization)

(3) 칸디다혈증을 고려해야 하는 경우
① 중심정맥영양(total parenteral nutrition)
② 장기간 광범위항균제 투여
③ 혈액종양 환자
④ 이식 환자
⑤ 대퇴정맥 카테터 삽입
⑥ 칸디다에 의해 집락된 환자

(4) 중증 환자에서 카테터 삽입 부위가 대퇴정맥인 경우
그람음성균 및 칸디다 감염도 그람양성균 감염과 같이 고려

2) 카테터를 제거해야 하는 경우

(1) 중증 패혈증(혈압저하, 허혈, 장기부전)
(2) 터널감염 또는 피하포켓감염
(3) 화농혈전정맥염 또는 심내막염, 골수염 등 합병증
(4) 적절한 항균제를 72시간 이상 투여하였음에도 지속되는 혈류감염
(5) *S. aureus*, 그람음성균, fungi, mycobacteria 등에 의한 감염
→ 제균이 어려운 *Bacillus* spp, *Micrococcus* spp. *Propionibacterium* spp.에 의한 감염(단, 카테터 제거 전 반드시 혈액배양 오염 여부를 배제할 것)

3) 보조요법

Antibiotic lock therapy

장기유지 카테터처럼 삽입 또는 제거가 어려운 경우 감염된 카테터를 가능한 제거하지 않고 유지하기 위한 보조 요법

(1) 적응증: 합병증이 없고, 중증감염이 아니면서 삽입부위 감염이나 터널감염이 없는 장기유지 카테터 감염에서 전신적 항생제 요법과 함께 보조 요법으로 고려할 수 있음. 단 원인균이 *S. aureus* 또는 *Candida* spp.인 경우 시행하지 말 것

(2) 방법: 헤파린(50–100 U) 또는 생리식염수에 항균제를 희석하여 카테터 도관 내에 2–5

mL을 채워둔 후 적어도 48시간 간격으로 교환을 반복

● 표 8-6-2. Antibiotic lock therapy에 사용되는 항균제 용법

항균제 종류와 용량	헤파린 또는 생리식염수, IU/mL
Methicillin-resistant staphylococci	
Vancomycin, 5.0 mg/mL	0 or 5,000
Methicillin-susceptible staphylococci	
Cefazolin, 5.0 mg/mL	2,500 or 5,000
Ampicillin-susceptible enterococci	
Ampicillin, 10.0 mg/mL	10 or 5,000
Gram-negative bacilli	
Ceftazidime, 0.5 mg/mL	100
Ciprofloxacin, 0.2 mg/mL	5,000
Gentamicin, 1.0 mg/mL	2,500

(3) lock solution 만들기: 예) vancomycin 5 mg/ml lock solution

① Vancomycin 희석액 만들기(10 mg/mL): 50 mg/mL로 희석된 vancomycin에서 2 mL 채취+normal saline 8 mL

② 위의 vancomycin 희석액(10 mg/mL) 1 mL와 5,000 IU/mL heparin 1 mL을 희석하여 총 2 mL의 lock solution을 만듦

4) 카테터 관련 혈류감염의 치료적 접근방법

(1) 대부분의 카테터 관련 감염증은 카테터 제거하고 7-14일 정도 항균제 투여로 치료가 가능

(2) 항균제 투여 후 적어도 72시간 내에는 혈액배양검사가 필요

(3) 카테터 제거 및 적절한 항균제 투여하고도 72시간 이상 균혈증 지속되는 경우 합병증(suppurative thrombophlebitis, endocarditis, osteomyelitis, metastatic infection) 발생을 고려

● 표 8-6-3. 단기유지 카테터 관련 혈류감염의 균주별, 카테터 제거 여부에 따른 항생제 치료 기간

	원인균	카테터 제거 여부에 따른 항생제 치료 기간	
		제거	유지
합병증(-)	CNS	5-7일	10-14일
	S. aureus	≥14일	비추천
	Enterococcus	7-14일	비추천
	GNB	7-14일	비추천

● **표 8-6-3.** (이어서) 단기유지 카테터 관련 혈류감염의 균주별, 카테터 제거 여부에 따른 항생제 치료 기간

	원인균	카테터 제거 여부에 따른 항생제 치료 기간	
		제거	유지
합병증(-)	*Candida* spp.	첫 음전일 이후 14일	비추천
합병증(+)	Septic thrombophlebitis endocarditis, metastatic infection	4-6주	비추천
	Osteomyelitis	6-8주	비추천

● **표 8-6-4.** 장기유지 카테터 또는 포트 관련 혈류감염 발생 시 치료 기간

	원인균	카테터 제거 여부에 따른 항생제 치료 기간	
		제거	유지
합병증(-)	CNS	5-7일	10-14일 (+ antibiotic lock therapy)
	S. aureus	4-6주*	비추천
	Enterococcus	7-14일	7-14일 (+ antibiotic lock therapy)
	GNB	7-14일	7-14일(+ antibiotic lock therapy)
	Candida spp.	첫 음전일 이후 14일	비추천
합병증(+)	터널감염 피하포켓감염	7-10일	비추천
	Septic thrombophlebitis endocarditis metastatic infection	4-6주	비추천
	Osteomyelitis	6-8주	비추천

① 단기치료(최소 14일)가 가능한 예외 조건

- 당뇨병 없고
- 면역저하 환자(면억억제제 복용 또는 호중구감소)가 아니고
- 감염된 카테터를 제거했고
- 인공 혈관내 장치(pacemaker, vascular graft 등)가 없고
- 카테터 관련 감염의 합병증이 없고
- 적절한 항균제 투여 후 72시간 이내 발열 및 균혈증이 소실되고
- 전이성 감염의 증거가 없을 때

4. 예방

1) 카테터 삽입, 교체, 드레싱 전후에 손위생 수행
2) 비터널형 CVC 삽입 부위: 쇄골하정맥(subclavian vein) 추천
3) 카테터 삽입 시 피부 소독: 알코올이 함유된 >0.5% 클로르헥시딘 제제
4) 삽입 시 무균적 시술을 위해 최대멸균차단*을 적용하며, 응급 상황에서 이를 준수할 수 없는 경우 최대한 빨리(적어도 48시간 이내) 카테테 교체

   * 최대멸균차단(maximal sterile barrier precautions): 모자 + 마스크 + 멸균가운 + 멸균장갑 + 환자 전신을 덮을 수 있는 멸균 방포

5) 카테터 드레싱 : 멸균 거즈 드레싱은 2일마다, 멸균 투명 필름 드레싱은 7일마다 교체(삽관 부위에서 출혈 또는 진물이 나오는 경우 호전시까지 거즈 드레싱으로 자주 교환)
6) 필요하지 않은 카테터는 즉시 제거

07 호중구감소성 발열의 진단과 치료

증례

급성백혈병으로 항암치료 중인 환자에서 항생제 투여 중 발열 시 대처

50세 남자, AML로 induction 항암 후 7일째 ANC 0, 예방 목적의 ciprofloxacin, posaconazole 투여 중 발열로 배양검사 시행 후 ciprofloxacin을 경험적으로 cefepime으로 변경함

변경 4일째, 시행한 배양검사에서 확인되는 균주 없이 경험적 항생제 유지 중 발열 지속됨. 문진 시 가래가 생기는 것 같다고 함

→ 자세한 문진과 신체진찰. 혈액/소변 배양검사 포함 lab 재시행 및 폐렴 감별 위한 검사 시행(가래 배양검사 포함 pneumonia study, galactomannan, chest x-ray)

→ 항생제 투여 중에도 발열 지속 및 새로운 증상 발생. 현재 cover되고 있지 않는 균주를 고려하여 더 넓은 항균 범위의 항생제로 변경 또는 추가

- chest X-ray에서 병변이 있어 촬영한 chest CT halo sign 의심 consolidation이 관찰됨

→ 침습성 진균감염증 고려 경험적 항진균제로 변경(ex. liposomal amphotericin B)

→ 시행한 검사 결과 확인, bronchoscopy와 같은 침습적 검사도 진단 위해 필요시 적극적 고려

Glycopeptide 투여의 적응증

- 혈액배양에서 그람 양성균의 동정
- 카테터 관련 감염증 의심
- 이전 MRSA 집락 또는 감염 기왕력
- 패혈성 쇼크 동반
- 피부/연조직 감염 의심

* 초기 경험적 항균요법에 통상적으로 포함하는 것을 권장하지 않음

I 호중구감소증(Neutropenia)의 정의

1. 절대호중구수(Absolute Neutrophil Count, ANC)<500/mm^3 또는
2. ANC<1,000/mm^3 미만이면서 2–3일 이내에 500/mm^3 미만으로 감소할 것으로 예상되는 경우

II 호중구감소증으로 인한 감염의 위험

● 표 8-7-1. MASCC (Multinational Association for Supportive Care in Cancer) 위험지수

예후인자	점수
질환의 중증도	
증상이 없거나 가벼움	5
중등도 이상	3
저혈압 없음	5
COPD 없음	4
고형암이거나 이전 진균감염 없는 혈액암	4
탈수 없음	3
외래 진료 상황	3
60세 미만	2

→ 저위험: 21점 이상
고위험: 21점 미만

● 표 8-7-2. 질환 또는 치료에 따른 감염 위험

저위험	중등도	고위험
호중구감소증 예상기간<7일	호중구감소증 예상기간 7-10일	호중구감소증 예상기간>10일
대부분의 고형장기암 표준 항암치료	자가조혈모세포이식	동종조혈모세포이식
	림프종	급성 백혈병
	다발성골수종	Alemtuzumab 치료
	만성림프구성백혈병	
	퓨린 유사체 치료(예: Fludarabine)	

* 최근 면역치료제, 분자표적 치료제 등 새로 개발된 약제들도 각 약제의 기전에 따라 다양한 위험도를 보임

III 호중구감소성 발열의 진단

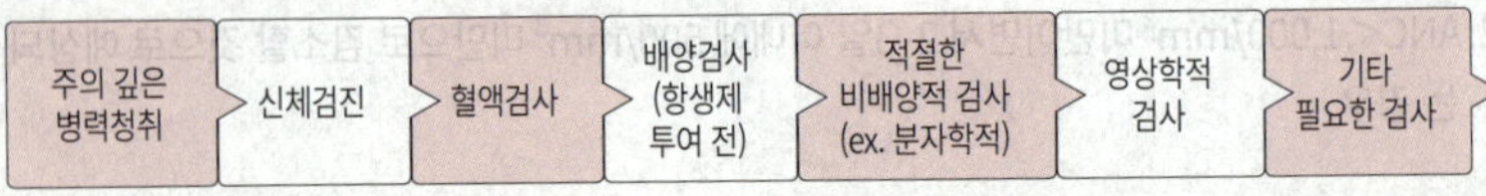

* 호중구감소를 비롯한 혈구 감소로 어려운 경우가 많으나, 득실을 고려하여 필요시 적극적인 침습 검사도 고려할 수 있도록 함

IV 호중구감소성 발열의 치료: 발열 즉시 경험적 항균제 투여를 권장

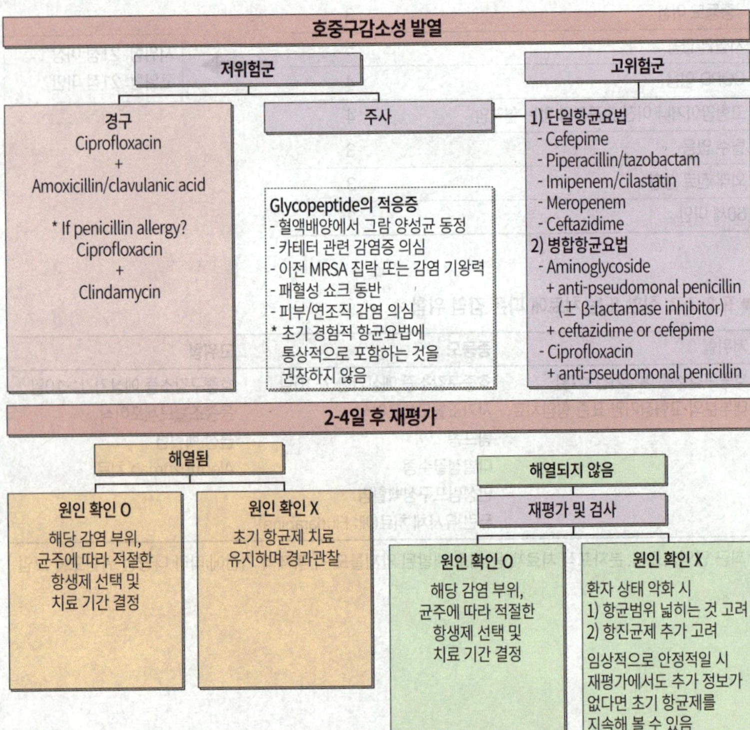

● 그림 8-7-1. 호중구감소성 발열 환자의 초기 항생제 치료와 2-4일 후 재평가 및 조치

1. 경구 항생제 치료를 고려할 수 있는 경우(아래 항목 모두 만족)

1) MASCC 위험지수 21점 이상(저위험군)
2) 급성 동반질환(-)
3) 전신 상태 양호(ECOG 0-1)
4) 간기능/신기능 이상(-)
5) 외래 내원 상태
6) 7일 이내 호중구감소증에서 회복될 것으로 기대되는 환자

* 예방적으로 fluoroquinolone을 사용했던 경우는 ciprofloxacin 포함 regimen을 권장하지 않음

2. 항진균제

1) 경험적 치료

고위험군 환자에게 광범위 항균제 투여 4–7일 이후에도 발열이 지속되거나 재발한 경우(저위험군에서는 진균감염이 확인되기 전에 투여할 필요 없음)
추천 1차 항진균제(국내 급여기준 고려): caspofungin, liposomal amphotericin B

2) 선제적 치료

진균 집락의 형성, 폐렴이 의심되는 증상(흉막 통증, 객혈) 또는 새로운 징후(새로 관찰되는 폐렴, 부비동 또는 안구 주위의 압통과 부종 등)가 있을 경우
추천 1차 항진균제(국내 급여기준 고려): amphotericin B deoxycholate, itraconazole (단, azole계 항진균제를 예방적으로 사용하고 있을 경우에는 경험적 항진균제로 선택하지 않음), fluconazole (*Candida* spp. 등의 효모균 감염 의심될 경우에만 선택)

V 항생제 투여 기간

1. 발열의 원인이 불명확한 경우, 호중구감소증 회복(500/mm^3 이상) 시까지(단, 증상/징후가 모두 소실되고 임상적으로 안정 시 변경 또는 중단을 고려해볼 수도 있음)
2. 원인균 또는 감염병소가 확인된 경우, 해당 감염증의 치료기간 동안 유지

08 침습성 진균감염증의 진단과 치료

증례

침습성 진균감염 환자에게 ambisome (liposomal amphotericin B) 사용 가능한 경우의 예시

1. Amphotericin B 투여가 필요한 환자에서 amphotericin B deoxycholate 치료에 실패 또는 투여 불가능한 경우
   - amphotericin B deoxycholate는 주입 시 발열, 오한, 저혈압 부작용이 가능하여 증상이 심할 시 투여 불가
   - 신독성이 있음. 투여중 serum Cr level>2.5 mg/dL 또는 기저 Cr의 2배 이상 상승된 경우
2. Invasive pulmonary aspergillosis로 voriconazole 계획하였으나 투여 불가한 경우
   - 급성/만성 신부전, 투석환자는 IV voriconazole 투여 불가. 경구로 시도해볼 수 있으나 TDM 유지 어려울 시
   - 약물 상호작용으로 병용이 불가할 때(ex. rifampin, sirolimus/tacrolimus, ritonavir 등)
3. 호중구감소성 발열 환자에서 원인 불명의 발열이 지속되는 경우
4. 기존의 mold active 항진균제 투여에도 증상이 지속되거나 악화되어 치료 실패가 의심되는 경우
5. Solid organ transplantation 환자에서 고위험 군인 경우 예방적 약제로 고려해볼 수 있음

Management of candidemia

1. species 확인 및 항진균제 감수성 검사 시행되는지 미생물부에 확인
2. 신속하게 중심정맥관 제거(투석관 등 추가로 가지고 있다면 마찬가지로 제거)
3. 첫 혈액배양검사 보고일 기준 음성 확인 시까지 1-2일마다 추적 혈액배양검사 계획
4. 환자 컨디션 고려 1주 이내 안과 협진

I 침습성 진균감염증의 진단

1. 침습성 진균감염증 진단은 임상적으로 아직 많은 어려움이 있음
2. EORTC/MSG criteria: 면역저하 환자(암, 조혈모세포이식, 고형장기이식 환자)를 대상으로 한 임상연구를 위한 침습성 진균감염증 진단기준으로, 국내 임상 진료에도 활용하고 있으나 ICU 환자에게 적용하기는 부적절함(2020년 개정)

● **표 8-8-1. 침습성 진균감염증의 분류**

	확진(proven)	거의 확실한(probable)	가능한(possible)
숙주인자(Host factor)	환자의 면역저하 상태 여부와 관계없이 적용 (표 8-8-2)	O	O
임상적 기준(Clinical criteria)		O	O
미생물학적 기준(Mycological criteria)		O	X

● **표 8-8-2. 침습성 진균감염증의 확진 기준(proven invasive fungal disease)**

	사상균(Molds)	효모균(Yeasts)
현미경분석 (무균검체)	바늘천자 표본이나 생검 조직에서 조직병리학적, 세포병리학적 또는 직접현미경 검사상 조직 손상의 증거와 함께 균사(hyphae)나 melanized yeast-like form의 발견	정상적으로 무균상태인(점막제외) 곳에서 얻은 바늘천자 표본이나 생검 조직에서 조직병리학적, 세포병리학적 또는 직접현미경 검사상 효모 세포의 관찰 (예: *Cryptococcus* spp.: encapsulated budding yeasts; or *Candida* spp.: pseudohyphae or true hyphae)
배양		
무균검체	BAL, paranasal or mastoid sinus cavity 및 감염성 질환과 일치하는, 정상적으로 무균 상태이며 임상적으로 또는 방사선학적으로 비정상적인 부위로부터 무균절차에 의해 얻은 검체(소변 제외)에서 hyaline or pigmented mold 배양	정상적으로 무균상태인 부위나 감염질환의 진행과 일치하는 방사선 소견을 보이는 부위(24시간 이내에 삽입한 배출관 포함)에서 무균 절차에 의해 얻은 표본에서 효모균의 배양
혈액	감염질환의 진행이 의심되는 상태에서 혈액배양에서 사상균 배양 (예: *Fusarium* spp.)	혈액배양에서 효모균(예: *Candida* spp.) 또는 효모양진균 배양(예: *Trichosporon* spp.)
혈청학적 분석	(-)	CSF 또는 혈액에서 cryptococcal Ag (+)
조직 핵산 분석	포르말린 고정 조직에서 사상균이 보이는 경우 PCR로 DNA sequencing 포함 fungal DNA를 증폭하여 확인	포르말린 고정 조직에서 효모균이 보이는 경우 PCR로 DNA sequencing 포함 fungal DNA를 증폭하여 확인

● 표 8-8-3. 거의 확실한 침습성 호흡기 진균(사상균)감염증의 진단기준(probable invasive pulmonary mold disease)

숙주인자(Host factors)

- 최근 10일 이상의 호중구감소증(ANC<500/mm^3)
- 혈액암
- 동종조혈모세포 이식
- 고형 장기이식
- 최근 60일 이내 스테로이드 투여: ≥0.3 mg/kg/d의 prednisolone을 ≥3주 투여(ABPA 제외)
- 최근 90일 이내 T세포 면역억제제 치료를 받은 경우
- B세포 면역억제제 치료를 받은 경우
- 선천성 중증 면역 결핍증(만성 육아종성 질환, 중증 복합 면역결핍 등)
- 스테로이드 초기치료에 불응성인 위장, 폐, 간 등을 침범한 급성 GVHD grade 3-4

임상적 기준(Clinical criteria)

1. 폐 아스페르길루스증(pulmonary aspergillosis)
   Chest CT상 다음 4가지 중 1가지 이상: 치밀하고 달무리 징후(halo sign)가 있거나 없는 잘 국한된 병변,초승달 모양의 공기층 징후(air crescent sign, 그림 8-8-1), 강(cavity)
2. 기타 폐 사상균질환(other pulmonary mold diseases)
   폐 아스페르길루스증과 동일하며 역달무리 징후(reverse halo sign, 그림 8-8-1) 포함
3. 기관기관지염(tracheobronchitis)
   기관지경(bronchoscopy) 검사에서 관찰되는 기관기관지 궤양, 결절, 가막, 판 또는 가피
4. 부비동-비강(sino-nasal) 감염
   - 급성 국소부위 통증(눈 쪽으로 번지는 통증 포함)
   - 흑색가피(black eschar)가 있는 비궤양(nasal ulcer)
   - 부비동으로부터 뼈 경계까지 확장(안와까지 확장 포함)
5. 중추신경계 감염
   다음 2가지 중 1가지 이상: 영상검사상 국소 병변, CT 또는 MRI에서 meningeal enhancement

미생물학적 기준(Mycological criteria)

1. 가래, BAL fluid, 기관지 브러시 또는 흡인으로 시행한 배양검사에서 사상균이 배양되거나 현미경에서 관찰
2. 비배양검사: 아스페르길루스증에만 해당
   1) Galatomannan Ag (GM): 다음 중 1가지 이상
      - serum/plasma: ≥1.0
      - serum/plasma: ≥0.7 & BAL fluid: ≥0.8
      - BAL fluid: ≥1.0
      - CSF: ≥1.0
   2) *Aspergillus* PCR: 다음 중 1가지 이상
      - serum/plasma/whole blood에서 2번 이상 연속 양성
      - BAL fluid 2번 이상 중복 양성
      - serum/plasma/whole blood에서 최소 1회 이상 양성 & BAL fluid 1회 양성

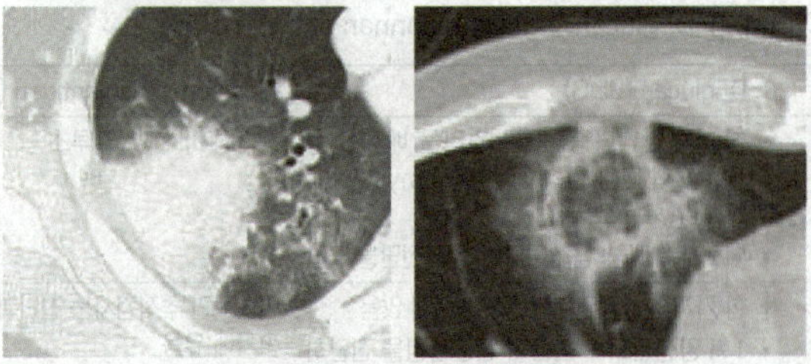

● 그림 8-8-1. 좌: 달무리 징후(halo sign), 우: 역달무리 징후(reverse halo sign)

II 침습성 진균감염 진단을 위한 비배양검사

Aspergillus PCR: 검사법의 표준화 및 추가 연구가 필요, 아직 상용화된 검사가 국내 도입되지 않음

● 표 8-8-4. β-D-glucan과 galactomannan antigen 비교

	β-D-glucan (BDG)	Galactomannan antigen (GM)
성분	대부분의 진균(*P. jirovecii* 포함) 세포벽 성분 (Cryptococcus, Zygomycetes 제외)	*Aspergillus* 세포벽의 구성 성분이나, 다양한 진균 세포벽에 포함(Zygomycetes 제외)
양성기준	≥80 pg/mL (제품마다 양성기준이 다르나, 국내에서 주로 사용하는 Fungitell 기준)	다음 중 1가지 만족 - 혈액: ≥1.0 - 혈액: ≥0.7 & BAL fluid: ≥0.8 - BAL fluid: ≥1.0 - CSF: ≥1.0
민감도/특이도	민감도 38-100%, 특이도 45-99% (진균의 종류, 측정하는 제품에 따라 민감도, 특이도에 차이가 있음)	민감도 40-70%, 특이도 80-95% (환자군의 면역저하의 정도, 표준 진단의기준 등에 따라 차이가 있음)
위양성	• 혈액투석 시 cellulose membrane 사용 • 수술 중 glucan이 함유된 거즈 패킹 • 면역글로불린 주사 • 알부민 투여 • 수혈 • 다른 감염: *P. aeruginosa*, *S. pneumoniae*, *Nocardia*, mycobacteria 등	• 항생제: Piperacillin/tazobactam, amoxicillin/clavulanate 등 • 다른 진균감염: *Fusarium*, *Penicillium*, *Histoplasma capsulatum* 등 • 항암치료로 인한 GI tract mucositis 또는 GVHD • 면역글로불린 주사 • 수혈

● 표 8-8-4. (이어서) β-D-glucan과 galactomannan antigen 비교

	β-D-glucan (BDG)	Galactomannan antigen (GM)
임상적 활용	• 침습성 칸디다증: 다른 원인을 배제한 상태로 2회 이상 연속 양성일 시 mycologic evidence로 고려 • 폐포자충 폐렴: 음성이라면 다른 진단을 고려	침습성 아스페르길루스증
해석 시 주의점	• 한 가지 진균감염에만 특이적이지 않음 • 1회 양성만으로 침습적 진균감염을 진단하기에는 부족 • 증가 또는 감소 추이가 치료 반응과 예후 예측에 도움이 되나, 음전이 치료 종료가능을 의미하지는 않음	연속적인 추적검사는 진단과 치료 후 반응 평가에 유용

III 항진균제

● 표 8-8-5. 항진균제 계열별 작용기전 및 항진균 범위

Class	Drugs	Action mechanism	Route of administration	Antifungal spectrum
Polyene	Amphotericin B deoxycholate Liposomal amphotericin B	Cell membrane - ergosterol synthesis inhibitors/binders	IV	*Candida* *Cryptococcus* *Aspergillus* Zygomycetes
Azole	Fluconazole Itraconazole Voriconazole Posaconazole Isavuconazole		IV/PO (posaconazole IV는 국내 미도입)	*Candida* *Cryptococcus* *Aspergillus* (fluconazole 제외) Zygomycetes (posaconazole, isavuconazole만 해당)
Allylamines	Terbinafine		PO	Dermatophyte
Echinocandin	Micafungin Caspofungin Anidulafungin	Cell wall - β-1,3-D-glucan synthesis inhibitors	IV	*Candida* *Aspergillus*
Other	Flucytosine	Intracellular - DNA/protein synthesis inhibitor	PO	*Candida* *Cryptococcus*

IV 각론

1. 칸디다혈증(Candidemia)

숙주인자	광범위 항생제 노출, 중심정맥관, 완전 비경구 영양(TPN), 복부 및 흉부 수술, 호중구감소, 면역억제제, 화상, 괴사성 췌장염 등
주요 균주	*C. albicans, C. tropicalis, C. parapsilosis, C. glabrata, C. krusei*
임상양상	칸디다혈증 외 침습성 칸디다증: 모든 장기에서 발생 가능(단, 호흡기 검체에서 배양될 경우는 일반적으로 집락화를 의미)
진단(확진)	1개 이상의 혈액배양검사에서 *Candida* spp. 배양 시
치료	1) 항진균제 • 1차 약제: echinocandin(Tip1, Tip2 참조) • 임상적으로 위중하지 않고 azole 내성 가능성이 낮은 경우, fluconazole을 대체 약제로 고려 • 최근 내성 증가 추이로 모든 균주에 대해 항진균제 감수성검사 필요 • 임상적으로 안정되고 fluconazole에 감수성이고 혈액배양에서 연속 음전 확인되면, fluconazole로 전환(대개 5-7일 이내)
	2) Infection source control 중심정맥관은 가능하다면 최대한 빨리 제거[단, 호중구감소증 환자는 중심정맥관 이외(예: GI tract)의 감염병소 가능성이 있다면 중심정맥관 제거를 보류해볼 수 있음]
모니터링	1) 추적 혈액배양검사: 1-2일마다 시행하여 음전일 확인
	2) 안과 협진: 1주일 이내 시행하여 안구내 합병증 평가(단, 호중구감소증 환자는 ANC 회복 후 1주일 이내 시행)
항진균제 치료 기간	합병증이 없다면, 첫 음전일 & 관련 증상 소실일로부터 최소 14일
기타	*C. albicans*의 azole 내성률이 꾸준히 증가 추세이고, azole 내성률이 높은 non-*albicans*가 차지하는 비율도 높아지고 있어, azole 계열 항진균제(특히 fluconazole)를 초치료로 사용 시 치료 실패 가능성이 있음

TIP

• TIP 1

*C. krusei, C. glabrata*는 azole계 약제에 감수성이 낮아 fluconazole이 치료제로 권장되지 않음

*C. lusitaniae*는 amphotericin B에 획득 내성을 가지므로 치료제로 권장되지 않음

*C. parapsilosis*는 echinocandin계 약제에 MIC가 높으나 임상적 중요성은 명확하지 않음

• TIP 2

Echinocandin은 brain, eye, urinary tract에는 잘 도달하지 않으므로, CNS, ocular, urinary tract infection 동반된 경우에는 다른 계열 항진균제로 교체 필요함

● 표 8-8-6. *Candida* 균주별 항생제 감수성

Species	Fluconazole	Voriconazole	Amphotericin B	Echinocandin
C. albicans	++	+	+	++
C. tropicalis	++	+	++	++
C. parapsilosis	++	+	++	+
C. glabrata	±	±	+	++
C. krusei	–	+	+	++
C. lusitaniae	++	+	–	++

2. 침습성 아스페르길루스증(Invasive aspergillosis)

숙주인자*	동종조혈모세포 이식, 급성백혈병 관해 유도/재관해 유도요법
주요 균주	*A. fumigatus, A. flavus, A. niger, A. terrus, A. nidulans*
임상양상	1) 침습성 폐 아스페르길루스증
	2) 침습성 부비동 아스페르길루스증
	3) 기관기관지 아스페르길루스증
	4) 기타: 중추신경계, 심장, 골관절, 안구, 피부, 복막, 파종성 질환 등
진단*	숙주 인자, 임상적 기준(영상 또는 기관지내시경 소견), 미생물학적 기준(현미경소견, 배양, GM)에 따라 '확진/거의 확실한/가능한'으로 진단
치료	1) 항진균제 • 1차 약제: voriconazole • 2차 약제: liposomal amphotericin B, isavuconazole(인정비급여) • 병합요법: voriconazole + echinocandin(단일 약물 치료 실패 시 제한적으로 고려)
	2) 수술치료: 골관절, 심장판막, 부비동, 폐의 근위부 등을 침범, 단일 공동형성 병변에서 지속적인 객혈 등
모니터링	GM, 영상학적 소견
항진균제 치료 기간	최소 6-12주(면역저하의 정도/기간, 감염 부위, 호전 속도 등을 고려하여 연장 고려)

* 표 8-8-2, 3 참고

3. 털곰팡이증(Mucormycosis)

숙주인자	당뇨병, 호중구감소 및 장기이식, 외상
주요 균주	*Rhizopus, Mucor, Cunninhamella, Lichthemia, Rhinomucor*
임상양상	1) 비-안와-뇌 털곰팡이증(rhino-orbito-cerebral mucormycosis): most common
	2) 피부 및 연부조직 털곰팡이증
	3) 부비동-폐 털곰팡이증(sino-pulmonary mucormycosis)
	4) 기타: 위장관, 신장, 골관절, 파종성 털곰팡이증 등

진단*	숙주 인자, 임상적 기준(영상 소견), 미생물학적 기준(현미경소견, 배양)에 따라 '확진/거의 확실한/가능한'으로 진단(진단이 늦어지면 치명적이고 신뢰할 수 있는 혈청학적, 비배양검사가 없음) → 위험인자를 가진 환자에서 증상 발생 및 CT 또는 MRI 영상에서 의심되면, 최대한 빨리 조직검사를 시행하여 병리조직 소견 및 배양검사를 시행하는 것이 진단에 필수적
치료	1) 수술: 조기 괴사조직의 완전한 수술적 제거가 예후에 가장 중요(필요시 반복 수술) • 가능한 한 항진균제 투여와 병행하여 반드시 시행해야 함 • 목적: 치료(감염병소 제거)+진단(조직병리 및 배양검사를 위한 조직 확보)
	2) 항진균제 • 1차 치료: amphotericin B deoxycholate, liposomal amphotericin B (5-10 mg/kg/d, 1차 추천 약제이나 국내에서는 amphotericin B deoxycholate에 치료 실패 또는 투여 불가능한 경우 급여) • 2차 치료: isavuconazole(인정비급여), posaconazole(허가사항 외 사용)
	3) 유발요인 교정: 호중구감소증, 고혈당, 면역억제제 등
항진균제 치료 기간	수주-수개월(평균 3-6개월) • 유발요인이 교정되었다면 임상증상/징후, 영상소견이 모두 소실될 때까지 • 유발요인이 교정될 수 없다면, 치료 종료 시점 알 수 없음 • 주사제(amphotericin B, isavuconazole) 투여 후 임상적으로 안정되면 경구제(isavuconazole, posaconazole)로 전환 고려

* 표 8-8-2, 3 참고

4. 크립토콕쿠스증(Cryptococcosis)

숙주인자	AIDS (CD4<200/mm³), 그 외 면역저하 환자(스테로이드, 장기이식, 면역억제제, 항암치료 등)
주요 균주	*C. neoformans, C. gattii*
임상양상	1) 중추신경계 감염(cryptococcal meningoencephalitis): most common
	2) 폐 크립토콕쿠스증: 정상면역 환자에서도 발생 가능
	3) 기타: 피부, 연부조직, 골관절, 파종성 크립토콕쿠스증 등
진단	1) 확진: 아래 기준 중 하나 만족 • 혈액, CSF를 포함한 무균검체에서 배양 • 혈액, CSF를 포함한 무균검체에서 전형적인 현미경소견(india ink 또는 PAS, GMS, mucicarmine, alcian blue 등의 특수염색) • 혈액, CSF에서 cryptococcal Ag (+)
	2) 거의 가능한: 숙주인자 + 임상양상(수막 염증 또는 영상 소견) + 비무균검체에서 *Cryptococcus* 확인
치료	1) AIDS 환자에서의 중추신경계, 파종성 크립토콕쿠스증 • 유도: amphotericin B deoxycholate* (0.7-1.0 mg/kg/d) + flucytosine (100 mg/kg/d), 최소 2주 • 강화: fluconazole (400 mg/d), 최소 8주 • 유지: fluconazole (200 mg/d), 최소 1년 • 유지치료 종료 조건: 3개월 이상 CD4>100/mm³ + HIV 바이러스 미검출 + serum cryptococcal Ag (-)

치료	2) non-AIDS 환자에서의 중추신경계, 파종성 크립토콕쿠스증 • 유도: amphotericin B deoxycholate* (0.5-1 mg/kg/d) + flucytosine (100 mg/kg/d), 최소 2-6주 • 강화: fluconazole (400-800 mg/d), 8주 • 유지: fluconazole (200-400 mg/d), 6-12개월(면역억제제 유지 시에는 연장 고려)
	3) 폐 크립토코쿠스증 • 경증-중등증: fluconazole (400 mg/d), 6-12개월 • 중증: 중추신경계와 동일, ARDS 동반 시 스테로이드 치료 고려
모니터링	배양(serum, CSF), cryptococcal Ag (serum, CSF), 두개내압, CD4 (AIDS 환자)

* Amphotericin B deoxycholate에 치료 실패 또는 투여 불가능한 경우(예, 신기능 장애), liposomal amphotericin B (3-4 mg/kg/day)로 대체 가능

5. 폐포자충증(Pneumocytosis)

숙주인자	AIDS (CD4<200/mm³), 그 외 면역저하 환자(스테로이드, 장기이식, 면역억제제, 항암치료 등)
원인균	*Pneumocystis jirovecii*
임상양상	1) 전형적 증상: 마른 기침, 호흡곤란, 저산소혈증 • 경증: $PaO_2 \geq 70$ mmHg in room air 또는 $P(A-a)O_2 < 35$ mmHg • 중증: $PaO_2 < 70$ mmHg in room air 또는 $P(A-a)O_2 \geq 35$ mmHg
	2) 전형적 영상 소견 • 흉부 X-선: 폐문부에서 시작하는 양측성 미만성 침윤(most common) • 고해상 흉부CT: 양측성 GGO
진단	1) 확진: 폐조직, BAL fluid, 가래에서 전형적인 현미경소견(GMS, Giemsa 등의 특수염색)
	2) 거의 확실한: 숙주인자+임상양상+아래 미생물학적 기준 2가지 중 하나 만족 • 2회 연속 serum BDG (+) (단, BDG 양성의 다른 원인이 배제되어야 함) • 호흡기 검체에서 *P. jirovecii* PCR (+)
치료	1) 1차 약제 TMP/SMX: TMP (5 mg/kg) + SMX (25 mg/kg), q6-8h IV or PO
	2) 2차 약제 • Clindamycin (600 mg q6-8h IV or 300-450mg q6h PO) + primaquine (15-30 mg qd PO) • Atovaquone (750 mg bid PO) • Pentamidine (3-4 mg/kg q24h IV)
치료	3) Prednisone 보조치료 • 중증인 경우, 최대한 빨리 시작(치료 시작 72시간 이내) • Prednisone: 40 mg bid PO (days 1-5) → 40 mg qd PO (days 6-11) → 20 mg qd (days 11-21) • PO 복용이 어려운 경우에는 methylprednisolone IV로 대체(prednisone 용량의 75%)
항진균제 치료 기간	21일(non-HIV 환자에서 경증인 경우에만 14일)

09

바이러스 감염증의 진단과 치료

증례

AIDS와 함께 PCP로 진단된 60 kg 환자에서 trimethoprim-sulfamethoxazole 용량 계산

- 원칙: 15–20 mg/kg/day #3–4 (TMP 용량기준, 80 mg/T or V)
- Cotrim 1V (trimethoprim 80 mg+sulfamethoxazole 400 mg)
- Septrin 1T (trimethoprim 80 mg+sulfamethoxazole 400 mg)

⇨ Trimethoprim 기준으로 20 mg×60 kg=1,200 mg이 하루 적정 필요량이며 cotrim 1 V 또는 septrin 1 T에 TMP 80 mg이 포함되었으므로 1,200 mg/80 mg=하루 총 15 V 또는 15 T가 필요하다. 이를 3–4회로 나누어 투여한다. 즉, cotrim 5 V q8hr IV 또는 septrin 5 T tid PO로 처방한다.

Summary

HIV 환자에서 CD4 T cell count 계산
WBC count=7360, Lymphocyte%=40.8%, CD4%=12.07%
Absolute CD4 T cell count=7360×0.408×0.1207=362

I 인플루엔자

1. 진단

임상적 진단	
지역사회에 인플루엔자 유행주의보가 내려진 상황에서 37.8℃ 이상의 발열과 기침 등 호흡기(인후통, 비루 등) 또는 전신증상(근육통, 두통, 오한 등)을 보이는 전형적인 인플루엔자 유사질환(influenza-like illness, ILI) 환자의 경우 의심할 수 있음	
실험실적 진단	
① 신속 바이러스 항원 검출 (rapid antigen test)	• 인플루엔자 바이러스 단백을 검출하는 방법으로 검사 결과는 10-30분 이내에 알 수 있어 매우 신속함 • 다른 검사와 비교하여 특이도는 높으나(>90%) 민감도는 RT-PCR에 비해서 낮음(소아 70-90%, 성인 <40%-60%) • A형과 B형을 구분할 수 있음 • 비교적 저렴한 비용과 결과를 빨리 확인할 수 있다는 현장성 때문에 현재 가장 많이 사용
② 중합효소연쇄반응법 (RT-PCR)	• 임상검체로부터 인플루엔자 바이러스 핵산(RNA)을 검출하는 방법으로 현재 가장 민감도와 특이도가 높은 검사로 확진 검사로 이용 • 바이러스 아형을 구별할 수 있음
③ 바이러스 배양	• 바이러스 증식이 용이한 세포 또는 계태아양막 또는 요막강에 접종하여 배양하는 것 • 양성 결과는 2-10일, 음성 결과는 10-21일 소요 • 바이러스 주의 특징을 파악하는데 가장 기본이 되는 검사로 역학 연구나 항바이러스제 내성 연구 등에 사용
④ 혈청검사	급성기와 회복기의 혈청에서 인플루엔자 특이 항체가의 변화를 보는 것으로 백신접종에 따른 반응을 평가하기 위해 보통 사용되며 역학 연구 등에 유용하나 급성기에 인플루엔자를 진단하는 데는 유용하지 않음

2. 치료

1) 대증요법

인플루엔자에 의한 합병증 위험이 높은 고위험군이 아니고 중증 소견을 보이지 않는 경우에는 안정과 수분섭취, 필요에 따라 해열진통제 등 대증요법으로 충분함

2) 항바이러스제 치료

(1) 항바이러스제 투약의 적응증

인플루엔자가 실험실적으로 확진되거나, 유행 기간 중 임상적으로 인플루엔자가 강력히 의심되는 환자로 다음 중 한 가지 이상 해당되는 경우 항바이러스제 투여 대상이 됨

① 인플루엔자로 입원한 환자

② 중증 인플루엔자이거나 합병증을 동반하고 있는 환자

③ 임상경과가 악화되어 가는 환자

④ 중증으로 진행하거나 합병증 발생의 위험이 높은 고위험군 환자

● 표 8-9-1. 인플루엔자에 의한 합병증 발생의 고위험군

65세 이상 노인
만성호흡기질환자(천식 포함), 심혈관질환자(단순 고혈압 제외), 만성신장질환자, 만성간질환자, 대사질환자(당뇨 포함), 이상혈색소증환자, 신경계 질환자(신경근육질환, 간질, 뇌졸중, 뇌성마비 등), 악성종양환자
면역억제제를 복용 중이거나 HIV 감염인과 같은 면역저하자
임신부, 출산 2주 이내인 산모
비만자(body mass index ≥40 kg/m^2)
장기요양시설거주자

* 고위험군이 아닌 외래환자라도 증상 발생 48시간 이내 항바이러스제 투여가 가능한 경우 질병기간 단축과 증상 완화를 목적으로 항바이러스제를 투여할 수 있음

(2) 항바이러스제 투여 시점

① 증상 발생 48시간 이내에 가능한 빨리 항바이러스제 투여를 시작해야 함

② 입원환자, 중증이거나 합병증을 동반한 환자, 임상경과가 계속 악화되는 환자는 증상 발생 48시간 경과 후라도 항바이러스제를 투여할 수 있음

③ 항바이러스제 투여 여부는 실험실적 진단 검사 결과가 보고되기 전이라도 환자의 임상적인 상태를 바탕으로 결정되어야 함

(3) 치료 약제와 기간

2005–2006년 시즌 이후 influenza A/H3N2의 amantadine, rimantadine에 대한 높은 내성률 때문에 감수성 검사 결과가 알려지지 않는 한 이들 제제 사용은 권장되지 않음

● 표 8-9-2. 항인플루엔자 제제의 용량과 용법

	투여경로	성인에서 치료*	부작용
Oseltamivir	경구	75 mg twice for 5 days	구역, 구토, 두통, 불면, 현기증, 소화불량, 피로, 정신병적 이상 등
Zanamivir	흡입	10 mg twice (2 inhalations) for 5 days	코관련 증상, 인두/편도 통증, 오심, 구토, 기침, 기관지수축(<1%)
Peramivir	주사	300–600 mg one dose IV (IDSA 권고 600 mg, 국내 300 mg 허가)	설사, 호중구감소, 단백뇨, 정신병적 이상

* 중환자에게 고용량, 장기간의 항바이러스제 투여를 고려할 수 있다.

II 수두/대상포진

Varicella-zoster virus (VZV)는 수두(varicella, chickenpox)와 대상포진(herpes zoster, singles)의 원인

1. 진단

	수두	대상포진
임상적 진단	• 주로 소아에서 VZV 초감염으로 인해 발생 • 정상 면역 상태의 소아의 경우에는 예후가 양호 • 대부분 임상적으로 진단하게 되며 maculopapular, vesicular, papular rash 즉, 여러 단계의 발진이 함께 보이는 것이 특징적 • 면역력이 없는 성인에서도 발생 가능함	• 특징적인 임상양상을 관찰하여 임상적으로 진단함 • 대부분 면역저하자나 노인(주로 60세 이상)에서 발생하며, 과거 VZV 초감염 이후 잠복해 있던 VZV의 재활성화로 인해 신경절을 따라 분포하는 vesicular rash와 통증을 나타냄
실험실적 진단	• VZV는 검체를 얻기 쉬운 병변(피부, 점막)에서는 세포학적 검사(Tzanck or Papanicolau's stain)를 이용하여 특징적인 봉입체(inclusion body)를 관찰함으로써 진단이 가능하나 민감도가 낮음 • 수포 등의 피부 검체를 긁어서 PCR을 통해 VZV DNA를 확인하거나 viral culture를 시행할 수 있고 PCR 검사가 민감도가 더 높음 • 혈청학적 양전(seroconversion)이나 회복기 혈청에서의 항체 역가 상승으로도 진단은 가능하나 일반적으로 혈청학적 검사는 만성 혹은 재발성 감염을 진단하는 데 도움이 되지 않음	

2. 항바이러스제 치료

수두	정상면역 환자	Acyclovir	Oral	20 mg/kg (max 800 mg) 4-5 times daily for 5 days
	면역저하 환자	Acyclovir	IV	10 mg/kg q8h for 7 days
대상포진	정상면역 환자	Valacyclovir	Oral	1 g tid for 7 days
		Famciclovir	Oral	500 mg tid for 7 days
		Acyclovir	Oral	800 mg 5 times daily for 7-10 days
	면역저하 환자	Acyclovir	IV	10 mg/kg q8h for 7 days
			Oral	800 mg 5 times daily for 7 days
		Valacyclovir	Oral	1g tid for 7 days
		Famciclovir	Oral	500 mg tid for 10 days

* 수두에서 valacyclovir, famciclovir 사용도 권고하고 있으나 valacyclovir는 소아 및 청소년 수두에서만 허가, famciclovir는 수두에서 허가 사항이 없음

III HIV/AIDS

1. 진단

1) HIV 감염은 ELISA로 선별 후 Western blot으로 확진
2) AIDS: HIV에 감염된 환자로서 AIDS defining 기회감염증을 동반하거나 기회감염증의 유무와 관계없이 CD4+ T 림프구 수가 <200/μL인 경우

2. 치료

HIV 감염이 확진되면 CD4 세포수나 증상 여부와 상관없이 치료를 시작
(결핵성 뇌수막염 등의 기회감염증 동반 시에는 항바이러스제 치료 시작 시기를 미룰 수 있음)

1) HAART 종류

(1) NRTI (Nucleoside or nucleotide analogue reverse transcriptase inhibitor)
Zidovudine, Lamivudine, Emtricitabine, Abacavir, Tenofovir
(2) NNRTI (Non-NRTI)
- Nevirapine, Efavirenz, Etavirine, Rilpivirine
(3) PI (Protease inhibitor)
- Ritonavir, Atazanvir, Darunavir Lopinavir
(4) INSTIs (Integrase strand transfer inhibitors)
- Raltegravir, Elvitegravir, Dolutegravir, Bictegravir, Cabotegravir

2) 치료 원칙

대부분의 초치료 환자에서 INSTI가 포함된 항레트로바이러스제 조합을 추천
(2 NRTI+INSTI, 2 NRTI+NNRTI, 2 NRTI+PI 조합)

(1) Genvoya (elvitegravir/cobistat+tenofovir alafenamide+emtricitabine)
(2) Biktarvy (bictegravir+tenofovir alafenamide+emtricitabine)
(3) Triumeq (dolutegravir+abacavir+lamivudine)

3) HIV 치료 반응 모니터링

(1) CD4+T cell count
① 12–24주 간격으로 반복하는 것이 원칙
② 면역기능 회복이 이루어진 후에는 환자 상태에 변화가 없을 시 48주 간격으로 시행 가능
(2) HIV RNA 정량검사

① 12-16주 간격으로 반복
② 2년 이상 지속적인 바이러스 억제를 보이고 임상적으로 안정적이라면 24주 간격으로 시행 가능

3. 기회 감염

1) 예방

CD4+ T-cell count	Related illness
<500	Tuberculosis, Recurrent bacterial infections, HSV, VZV, Oropharyngeal/vaginal candidiasis, Kaposi's sarcoma, lymphoma
<200	*Pneumocystis Jirovecii* pneumonia (PCP), Toxoplasma, Bartonella, Cryptococcus, Histoplasma, Coccidioides
<50-100	Cytomegalovirus infection, Mycobacterium avium complex (MAC), Invasive aspergillosis, disseminated Bartonella, Progressive multifocal leukoencephalopathy (PML), CNS lymphoma

Pathogen	Indication	First choice	Alternatives
Pneumocystis jirovecii	CD4+ T-cell count <200/μL or Oropharyngeal candidiasis or Prior bout of PCP	Trimethoprim-sulfamethoxazole (TMP-SMX), 1 DS tablet qd PO or TMP-SMX, 1 SS tablet qd PO	Dapsone 50 mg bid PO or 100 mg/d PO or Dapsone 50 mg/d PO + Pyrimethamine 50 mg/week PO + Leucovorin 25 mg/week PO or (Dapsone 200 mg PO + Pyrimethamine 75 mg PO + Leucovorin 25 mg weekly PO) or Aerosolized pentamidine, 300 mg via Respirgard II nebulizer every month or Atovaquone 1,500 mg/d PO or TMP-SMX 1 DS tablet 3×/week PO
Histoplasma capsulatum	Prior documented disease or CD4+ T-cell count 〈150 μL and high risk (endemic area or occupational exposure)	Itraconazole 200 mg bid PO	Fluconazole 400 mg/d PO

Pathogen	Indication	First choice	Alternatives
Toxoplasma gondii	TOXO IgG antibody positive and CD4+ T-cell count<100/μL	TMP-SMX 1 DS tablet PO qd	TMP-SMX 1 DS 3× weekly PO or TMP-SMX, 1 SS PO daily or Dapsone 50 mg/d PO + Pyrimethamine 50 mg weekly PO + Leucovorin 25 mg weekly PO or (Dapsone 200 mg PO + Pyrimethamine 75 mg PO + Leucovorin 25 mg PO) weekly or Atovaquone 1,500 mg PO daily ± (Pyrimethamine 25 mg PO + Leucovorin 10 mg PO) daily
	Prior toxoplasmic encephalitis and CD4+ T-cell count <200/μL	Sulfadiazine 2,000-4,000 mg in 2-4 divided doses daily PO + Pyrimethamine 25-50 mg/d PO + Leucovorin 10-25 mg/d PO	Clindamycin 600 mg q8h PO + Pyrimethamine 25-50 mg/d PO + Leucovorin 10-25 mg/d PO or TMP-SMX 1 DS tablet bid or Atovaquone 750-1,500 mg PO bid ± (Pyrimethamine 25 mg/d PO + Leucovorin 10 mg/d PO) or Sulfadiazine 2,000-4,000 mg/d (in 2-4 divided doses) PO
Mycobacterium-avium complex	CD4+ T-cell count <50/μL unless ART immediately initiated	Azithromycin 1,200 mg weekly PO or 600 mg twice weekly PO or Clarithromycin 500 mg bid PO	Rifabutin (dose adjusted based on cART regimen)
	Prior documented disseminated disease	Clarithromycin 500 mg bid PO + Ethambutol 15 (mg/kg)/d PO	Azithromycin 500-600 mg/d PO + Ethambutol 15 (mg/kg)/d PO

Pathogen	Indication	First choice	Alternatives
Mycobacterium tuberculosis	Skin test >5 mm or Positive IFN-γ release assay or Prior positive test without treatment or Close contact with case of active pulmonary TB Same with high probability of exposure to drugresistant TB	(Isoniazid 300 mg PO + Pyridoxine 25 mg PO) qd × 9 months or Isoniazid 900 mg PO twice weekly + Pyridoxine 25 mg PO daily × 9 months	Rifabutin (dose adjusted based on cART regimen) or rifampin 600 mg PO qd × 4 months

2) 각론

(1) 폐포자충 폐렴

진단	• 폐포자충 폐렴을 임상상만으로 진단할 수는 없음 • 호흡기검체로 객담, 유도객담, 기관지세척액(bronchoalveolar larvage), 폐조직 등을 사용 • P. jirovecii의 염색에 사용하는 Giemsa, Diff-Quick, Wright 염색은 폐포자충의 낭형(cyst)과 영양형(trophozoite)을 모두 찾을 수 있음 • Gomori methenamine silver 염색은 낭형의 벽을 염색하는 데 사용됨 • 직접 면역형광염색법을 확정 진단에 사용 • PCR(중합효소연쇄반응)을 이용한 검사는 민감도는 높으나 특이도에 문제가 있어 진단 가치가 높지 않음
치료	1차 약제 trimethoprim-sulfamethoxazole (TMP-SMX) 15-20 mg/kg/day #3-4 (TMP 용량기준, 80 mg/T or V)
	2차 약제 경증/중등증 dapsone+trimethoprim, clindamycin+primaquine, or atovquone 중등증/중증 clindamycin+primaquine or pentamidine IV
	HIV 감염인에서 발생한 폐포자충 폐렴의 추천 치료기간은 21일

(2) 파종성 Mycobacterium avium Complex 감염

진단	혈액, 림프절, 골수, 다른 무균 검체 및 조직에서 MAC이 동정될 경우 파종성 MAC질환을 확진할 수 있음
치료	2개 이상의 항미코박테리아 약제를 사용하여 MAC질환을 치료 일차 약제로 clarithromycin이 추천, 대체 약제로 azithromycin MAC이 동정되었을 경우 약제 감수성 검사 시행

(3) 크립토코쿠스증(Cryptococcosus)

<table>
<tr><td rowspan="1">진단</td><td>• Cryptococcus Ag
HIV 환자에서 크립토코쿠스증 진단에 유용한 최초 스크리닝 검사
수막염 및 수막뇌증 환자의 뇌척수액에서 고역가로 검출
혈청 크립토코쿠스 항원도 중추신경계, 파종성인 경우에는 거의 항상 양성
• 배양검사에서는 약 75%가 양성</td></tr>
<tr><td rowspan="2">치료</td><td>Induction: amphotericin B deoxycholate 0.7 mg/kg+flucytosine 100 mg/kg(하루 4회 분할)을 2주 이상 함께 투여</td></tr>
<tr><td>Maintanance: 최소 2주 이상의 유도요법이 성공적인 경우(임상적 호전, 반복 시행한 뇌척수액 배양 음전), amphotericin B와 flucytosine을 중단하고 fluconazole 하루 400 mg으로 변경하여 8주간 지속</td></tr>
</table>

(4) 톡소포자충 뇌염(Toxoplasam gondii Encephalitis)

<table>
<tr><td rowspan="2">진단</td><td>• 톡소포자충 뇌염이 발생한 대부분의 HIV 감염인에서 톡스플라즈마 IgG 항체가 양성
• 톡소포자충 IgG 항체가 음성일 경우에도 완전하게 배제할 수는 없음</td></tr>
<tr><td>확진:
1) CT 또는 MRI에서 한 개 이상의 조영 증강 병변이 있고
2) 임상 검체에서 톡소포자충이 검출되어야 함
– 정위적(stereotactic) CT guided needle biopsy를 통한 뇌조직 검사가 필요
– T. gondii는 H&E (hematoxyline and eosin) 염색에서 관찰됨
* 뇌척수액으로 시행하는 톡소포자충 중합효소 연쇄 반응(PCR) 검사의 특이도는 96-100%로 높지만 민감도가 50%로 낮을 뿐만 아니라, 톡소포자충에 대한 항생제 치료를 시작하였을 경우 톡소포자충에 의한 감염증이 있어도 음성의 결과가 나오게 되는 단점이 있음</td></tr>
<tr><td rowspan="2">치료</td><td>1차 약제
Pyrimethamine, sulfadiazine, leucovorin 병용 투여</td></tr>
<tr><td>2차 약제
Pyrimethamine, clindamycin, leucovorin 병용 투여</td></tr>
</table>

(5) Progressive Multifocal Leukoencephalopathy/JC Virus Infection

임상양상	• 국소적 신경학적 기능저하가 지속적으로 진행 • MRI 검사상 백질 병변 부위와 거의 대부분 일치함
진단	• 임상양상과 영상의학적 소견에 의해 PML을 진단하는 데 무리가 없음 • 뇌척수액 PCR 검사를 통해 JCV DNA를 확인
치료	• 현재까지 JCV 감염에 대한 특이한 치료법은 없음 • 항레트로바이러스제 복용을 통해 정상적인 면역기능을 회복할 수 있도록 하는 것이 주요 접근법

IV COVID-19 감염치료

1. 항바이러스제

	라게브리오 (Molupinavir)	팍스로비드 (Lopinavir/Ritonavir)	베클루리(Remdesivir)	
투약 방법	Molnupiravir 800 mg을 1일 2회, 5일간 경구 투여	Nirmatrelvir 300 mg과 ritonavir 100 mg을 1일 2회, 5일간 경구 투여	첫날 200 mg을 정맥주사로 투여하고 다음날부터 100 mg씩 하루 1번 정맥주사로 투여	
			경증/중등증 환자 3일 요법	중증 환자 5일 요법 (단, 임상경과에 따라 10일까지 연장 가능)
Indication	1. 만 60세 이상 OR 2. 18세 이상 면역저하자 또는 기저질환을 하나 이상 가진 환자*	1. 만 60세 이상 OR 2. 12세 이상 면역저하자 또는 기저질환을 하나 이상 가진 환자**	1. 연령 만 60세 이상 OR 2. 성인 및 소아(40 kg 이상)의 다음 기저질환을 하나 이상 가진 환자**	CXR 또는 CT상 폐렴 소견 OR Room air SpO_2 ≤ 94% OR 산소치료를 시행하는 사람(low flow, high flow) (*인공호흡기, ECMO 치료를 받는 환자 제외)
조건	증상 발생 5일 이내 AND 산소 치료 필요하지 않은 환자(다른 코로나19 치료제를 사용할 수 없거나 다른 코로나 치료제가 임상적으로 적절하지 않은 환자)	증상 발생 5일 이내 AND 산소 치료 필요하지 않은 환자	증상 발생 7일 내 AND 산소 치료 필요하지 않은 환자	증상 발생 기간 명시 없음
Precautions	임산부 사용하지 않도록	Hepatotoxicity (rare) 임산부에게 위험성 고지후 사용 가능	Indication이 되는 경우 임산부에게 투여해야 함	
Drug interactions	없음	CYP3A dependent 약제와 상호작용에 주의	임상적으로는 없음(in-vitro로는 있음)	
Advantages	경구 No drug interaction 신용량 조절 필요없음 간기능에 상관없이 투여 L-tube 가능	경구 뛰어난 효과(88% 입원/사망 감소)	뛰어난 효과(87% 입원/사망 감소) Minimal drug interactions Dose adjustment likely not necessary	

	라게브리오 (Molupinavir)	팍스로비드 (Lopinavir/Ritonavir)	베클루리(Remdesivir)
Disadvantages	낮은 효과(30%) 18세 미만, 임산부 불가	Major drug interaction eGFR<30 mL/min Child-Pugh class C 사용 불가	eGFR〈30 mL/min 또는 투석환자 안정성 data 없음
외래에서 사용 순위	간/신장애 환자	1순위	경구 불가, 임산부(미국은 2순위)
Oseltamivir 동시투여	가능	가능	가능

* 당뇨, 심혈관질환, 만성 신장질환, 만성 폐질환, BMI≥30 kg/m^2 이상, 신경발달장애 또는 정신질환자

** 만성 폐질환, 고혈압, 심혈관계 또는 뇌혈관계 질환, 당뇨, BMI≥30 kg/m^2 이상, 면역억제상태, 만성 신장애(경증/중등증), 만성 간장애, 활동성 암, 겸상적혈구질환

2. 면역조절제

	Glucocorticoid	Tocilizumab (anti-IL-6 receptor mAb)	Baricitinib (Janus Kinase Inhibitors)
투약 방법	Dexamethasone 6 mg IV 또는 PO for 10 days(또는 퇴원 전까지) * Dexamethasone 투여가 불가하다면 prednisone 40 mg(하루 1-2회로 나누어 투여), methylprednisolone 30 mg (하루 1-2회로 나누어 투여), hydrocortisone 150 mg (하루 2-4회에 나누어 투여)	Tocilizumab 8 mg/kg (최대 800 mg) IV 1회 투여	Baricitinib 4 mg/day, 14일까지 (또는 퇴원 전까지) 투약 가능 * GFR에 따른 용량 조절 필요 eGFR≥60 mL/min/1.73 m^2: 4 mg PO qd eGFR 30 to <60 mL/min/1.73 m^2: 2 mg PO qd eGFR 15 to <30 mL/min/1.73 m^2: 1 mg PO qd eGFR<15 mL/min/1.73 m^2: 투여를 추천하지 않음
Indication	Severe (Room air SpO_2 ≤94%) 및 Critical (ECMO, ARDS, vent) 환자	고유량 산소 또는 침습적/비침습적 기계환기가 필요하며 산소요구도가 빠르게 증가하고 폐렴 악화가 진행 중인 환자에서 dexamethasone과 함께 투여	고유량 산소 또는 비침습적 기계호흡 적용 중인 환자 중 최근 빠르게 산소요구도가 증가하고 악화가 진행 중인 환자에게 remdesivir + dexamethasone과 함께 투여
Disadvantages	고혈당, 2차 감염, 잠복감염 재활성(결핵, HSV, HBV, strongyloidiasis), 정신과 질환 악화, 무혈성 괴사, 부신 피질 기능 저하, 혈압 상승, 말초 부종 근이완제 병용 시 근손상	투여 정맥 통증, 자극 과민성/알레르기 장 천공 간지표 상승 B형간염 재활성화	림프종, 암 혈전증 장천공 투여와 관련된 혈구 수 변화 및 간지표 상승 HSV 재활성화 대상포진

*Baricitinib과 tocilizumab 병용 금기

팍스로비드 병용 금기 약물(2023.02.27 10-1판 기준)

- 팍스로비드와 함께 복용해서는 안 되는 의약품은 아미오다론 등 37개 성분이고, 이 중 국내 허가가 있는 의약품 성분은 26개
- 해당약제 중단 또는 대체 의약품 처방 후 팍스로비드 투여 가능한 의약품 19종, 해당약제 중단하더라도 팍스로비드 투여 불가한 의약품 7종

팍스로비드 병용금기
(니르마트렐비르+리토나비르)

연번	성분명
1	아미오다론
2	에르고타민
3	피모짓
4	실데나필
5	심바스타틴
6	세인트존스워트
7	플레카이니드
8	로바스타틴
9	알푸조신
10	라놀라진
11	드로네다론
12	콜키신
13	트리아졸람
14	카르바마제핀
15	페노바르비탈
16	페니토인
17	리팜피신
18	아팔루타이마드
19	프로파페논
20	메틸에르고노빈(메틸에르고메트린)
21	에플레레논
22	피네레논
23	이바브라딘
24	프리미돈
25	실로도신
26	톨밥탄
27	디히드로에르고타민
28	미다졸람(경구)
29	퀴니딘
30	루라시돈
31	엘레트립탄
32	플리반세린
33	로미타피드
34	루마카프토/이바카프토
35	날록세골
36	우브로게판트
37	보클로스포린
합계	37개 성분

국내 허가품목 현황(복합제 포함) 총 26개 성분

19종: 현재 복용 중일 경우, 해당 약제 복용 중단 후 또는 대체의 약품 처방 가능한 경우 팍스로비드 투여 가능

연번	성분명	효능, 효과
1	아미오다론	부정맥
2	에르고타민	편두통
3	피오자이드	정신분열증
4	실데나필	발기부전, 폐동맥고혈압
5	심바스타틴	고지혈증
6	플레카이니드	빈맥
7	로바스타틴	고지혈증
8	알푸조신	전립선 비대증
9	라놀라진	협심증
10	드로네다론	심방세동
11	콜키신	통풍
12	트리아졸람	불면증
13	프로파페논	부정빈맥
14	메틸에르고노빈(메틸에르고메트린)	자궁수축(출혈방지 및 치료)
15	에플레레논	고혈압, 만성심부전
16	피네레논	당뇨 합병증 예방
17	이바브라딘	협심증, 심부전
18	실로도신	전립선 비대증
19	톨밥탄	저나트륨혈증 상염색체 우성 다낭신장병
합계	19개 성분	

7종: 현재 복용 중일 경우, 해당 약제 복용 중단하더라도 팍스로비드 투여 불가

연번	성분명	효능, 효과
1	세인트존스워트	불안, 우울증상
2	카르바마제핀	간질
3	페노바르비탈	간질
4	페니토인	간질
5	리팜피신	결핵
6	아팔루타마이드	전립선암
7	프리미돈	간질
합계	7개 성분	

10

성인 예방접종
(2019년 대한감염학회 권장 성인 예방접종표)

증례

Pancreas cancer로 2주 전 splenectomy를 받은 55세 환자
(항암치료는 계획되어 있지 않으며 PCV13 또는 PPSV 23 투약력 없음)

1. 내원 당일 PCV13, Hib, Menveo 접종(*menactra는 PCV13과 동시 접종 불가)
2. 8주 후 Menveo 및 PPSV23를 접종
3. 이후 5년마다 Menveo 추가 접종
4. 5년 후 PPSV23 추가 접종하되 추가 접종 나이가 65세 미만으로 최종 접종일로부터 5년 이상이 지난 65세 이후에 1회 추가 접종하여 총 3회로 완료
5. 독감 매년 접종

Summary

국내의 의료기관 종사자에게 추천되는 백신

백신	면역력의 증명	적응증	투여	주요금기
B형간염백신	항체양성, 적절한 스케줄로 3회 백신 접종을 받은 자	혈액 및 체액에 노출될 위험이 있는 모든 의료기관종사자	1.0 mL 근주 0, 1, 6개월(3회 접종); 항체 생성되면 추가 접종 불필요	제빵 효모에 아나필락시스 과거력
인플루엔자백신	매년 예방접종 필요	모든 의료기관종사자	0.5 mL 근주	계란 알레르기 과거력
A형간염백신	항체 양성	20-30대 의료기관종사자	1.0 mL 근주 0, 6-18개월(2회 접종)	백신 성분 과민반응
홍역-볼거리-풍진 혼합백신	의사가 실험실 검사를 통해 홍역으로 진단한 과거력, 항체 양성, 과거 백신접종(생백신으로 MMR 2회 접종)	모든 의료기관종사자	0.5 mL 피하 2차 접종은 적어도 1개월 뒤(2회 접종)	임신, 젤라틴이나 네오마이신에 아나필락시스 과거력, 면역저하자, 최근(11개월 이내) 면역글로불린 투여자

Summary

백신	면역력의 증명	적응증	투여	주요금기
수두백신	과거 감염력 혹은 항체 양성, 13세 이상에서 과거 1개월 이상 간격으로 2회 접종	모든 의료기관종사자	0.5 mL 피하 0, 4-8주(2회 접종)	임신, 젤라틴이나 네오마이신에 아나필락시스 과거력, 면역저하자, 최근 (11개월 이내) 면역글로불린 투여자 접종 후 6주간 살리실레이트 사용 금기
파상풍-디프테리아-백일해 혼합 백신	최근 10년 이내 백신접종력	모든 의료기관종사자	0.5 mL 근주 소아접종을 완료한 경우 매 10년마다 1회 Td (Tdap을 한 번도 접종하지 않은 경우 Tdap을 초회 접종으로 권고)	파상풍, 디프테리아 톡소이드 성분에 대해 중증 알레르기력, 접종 전 7일 이내 원인 모르는 급성 뇌병증

I 연령별 성인 예방접종

● 표 8-10-1. 연령별 성인 예방접종표

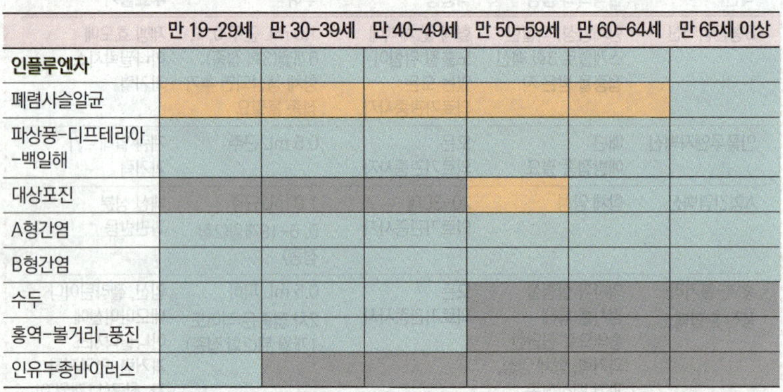

해당 연령군에서 면역의 증거(백신접종력, 과거 감염력, 또는 항체 검사 양성)가 없는 경우

해당 연령군 중 고위험군(해당 기저질환이나 상황)에서 면역의 증거(백신접종력, 과거 감염력, 또는 항체 검사 양성)가 없는 경우

고려할 필요 없음

1. 인플루엔자

모든 성인은 매년 10–11월에 1회 접종

2. 폐렴사슬알균

건강한 65세 이상 고령자는 23가 다당류백신(PPSV23)을 1회 접종하거나, 13가 단백결합백신(PCV13)과 PPSV23을 순차적으로 1회씩 접종. 65세 미만 고위험군은 PCV13과 PPSV23을 순차적으로 접종. PCV13은 1회 접종. 65세 이전에 PPSV23을 접종한 경우에는 피접종자의 상태에 따라 5년 이상의 간격을 두고 1–2회 PPSV23 재접종. PPSV23의 최초 접종 연령이 65세 미만인 만성질환자, 뇌척수액누수, 인공와우 삽입 환자는 65세 이후가 되고 이전 PPSV23 접종 후 5년 이상 경과한 경우에 1회 재접종하여 PPSV23을 총 2회 접종. PPSV23의 최초 접종 연령이 65세 미만인 면역저하자와 무비증 환자는 최초 PPSV23 접종 후 5년이 지나서 1회 재접종. PPSV23을 재접종하는 나이가 65세가 넘으면 2회 접종으로 완료. PPSV23을 재접종 하는 나이가 65세 미만이면, 65세가 넘어 가장 최근 PPSV23 접종 후 5년이 지나 한 번 더 재접종하여 PPSV23을 총 3회 접종. PCV13과 PPSV23을 순차적으로 접종하는 경우에 서로 간의 접종 간격은 최소 1년. 면역저하자와 뇌척수액누수, 인공와우 삽입 환자는 PCV13과 PPSV23의 접종 간격 최소 8주

3. 파상풍–디프테리아–백일해

소아 표준예방접종 지침에 따라 과거 소아용 디프테리아-파상풍-백일해 백신(DTP) 접종을 받은 18세 이상의 성인은 매 10년마다 성인용 파상풍-디프테리아 백신(Td) 1회 접종이 필요하며, 성인용 파상풍-디프테리아-백일해 백신(Tdap)을 한 번도 접종받지 않았다면 이 중 한 번은 Td 대신 Tdap을 접종. 18세 이상의 성인에서 소아기 DTP 접종을 받지 않았거나, 기록이 분명치 않은 경우, 또는 1958년(국내 DTP 도입 시기) 이전 출생자의 경우에는 기초접종 3회를 하되, Tdap을 첫 번째로 접종하고 4–8주 후 Td, 이후 6–12개월 뒤 다시 Td를 접종함(첫 번째에 Td를 접종하였다면 이후 두 번째 혹은 세 번째 일정 중 한 번을 Tdap으로 접종). 이후 매 10년마다 Td를 추가접종

4. 대상포진

1) 생백신 (ZOSTAVAX, 스카이조스터)

① 60세 이상 성인에게 1회 접종

② 50–59세 성인은 개별 피접종자의 상태에 따라 대상포진이나 대상포진 후 신경통에 따른 통증에 민감하게 반영할 것으로 예상되는 경우 1회 접종

2) 불활화백신(SHINGRIX)

① 0, 2–6 month (2회 접종)

② 50세 이상 성인 또는 18세 이상 면역저하자에게 2회 접종

5. A형간염

A형간염의 고위험군은 6–18개월 간격으로 2회 접종. 국내 A형간염 유행과 역학을 고려하여 A형간염의 고위험군이 아니더라도 40세 미만에서는 항체검사결과 없이, 40세 이상에서는 항체검사 후 음성일 경우 백신접종 권고

6. B형간염

B형간염백신 미접종 성인, B형간염 고위험군 중 백신 미접종자는 0, 1, 6개월의 간격으로 3회 접종

7. 수두

1970년 이후 출생자, 학생, 군인, 의료기관종사자, 학교 및 유치원 교사, 해외여행자, 고위험군(면역저하자)과 자주 접촉하는 사람, 가임기 여성 중 면역이 없는 사람은 4–8주 간격으로 2회 접종

8. 홍역–볼거리–풍진

1967년 이후 출생 성인 중 홍역에 대한 면역이 없고 건강한 일반 성인은 적어도 1회 MMR 접종. 홍역 노출 고위험군이거나 중증 합병증 발생위험이 높은 성인이 홍역에 대한 면역 추정 증거가 없다면 최소 28일 간격을 두고 2회 MMR 접종. 볼거리에 대한 면역이 없는 일반 성인은 적어도 1회 MMR 접종. 볼거리 노출 고위험군이 볼거리에 대한 면역이 없는 경우 최소 28일 간격을 두고 2회 MMR 접종. 풍진에 대한 면역이 없는 성인은 MMR 1회 접종

9. 인유두종바이러스

26세 이하 성인 여성과 21세 이하 성인 남성은 3회 접종. HIV 감염인을 포함한 면역저하자, 남성 동성애자의 경우 26세까지 접종

II 상황별 성인 예방접종

● 표 8-10-2. 상황별 성인 예방접종표

	당뇨병	만성 심혈관 질환	만성 폐질환	만성 신질환	만성 간질환	항암 치료 중인 고형암	이식 이외 면역 억제제 사용	장기 이식	조혈 모세포 이식	무비증	HIV 감염 CD4 <200/ mm^3	HIV 감염 CD4 ≥200/ mm^3	임신부	의료 기관 종사자
인플루엔자	녹색	녹색	녹색	녹색	녹색	녹색	녹색	녹색	녹색	녹색	녹색	녹색	녹색	녹색
폐렴사슬알균	녹색	녹색	녹색	녹색	녹색	녹색	녹색	녹색	녹색	녹색	녹색	녹색	흰색	분홍
파상풍-디프테리아-백일해	분홍	분홍	분홍	분홍	분홍	분홍	분홍	분홍	녹색	분홍	분홍	분홍	녹색	녹색
대상포진	분홍	분홍	분홍	분홍	분홍	회색	회색	회색	회색	분홍	회색	분홍	회색	분홍
A형간염	분홍	분홍	분홍	분홍	녹색	분홍	분홍	분홍	녹색	분홍	녹색	녹색	분홍	녹색
B형간염	분홍	분홍	분홍	녹색	녹색	분홍	분홍	분홍	녹색	분홍	녹색	녹색	분홍	녹색
수두	분홍	분홍	분홍	분홍	분홍	회색	회색	회색	회색	분홍	회색	분홍	회색	녹색
홍역-볼거리-풍진	분홍	분홍	분홍	분홍	분홍	회색	회색	회색	회색	분홍	회색	분홍	회색	녹색
인유두종바이러스	분홍	분홍	분홍	분홍	분홍	분홍	분홍	분홍	분홍	분홍	녹색	녹색	흰색	분홍
수막알균	분홍	분홍	분홍	분홍	분홍	분홍	분홍	분홍	녹색	녹색	분홍	분홍	분홍	분홍
일본뇌염	분홍	분홍	분홍	분홍	분홍	분홍	분홍	분홍	분홍	분홍	분홍	분홍	흰색	분홍
B형 헤모필루스 인플루엔자	분홍	분홍	분홍	분홍	분홍	분홍	분홍	녹색	녹색	녹색	분홍	분홍	흰색	분홍

(녹색) 연령 기준에 부합하고 면역의 증거(백신접종력, 과거 감염력, 또는 항체검사 양성)가 없는 경우, 필요성이 강조되는 백신
(분홍) 일반적인 권고기준에 따름
(흰색) 고려할 필요 없음
(회색) 금기

1. 인플루엔자

매년 10–11월에 1회 접종. 단, 항암치료 중인 고형암, 면역억제제 사용, 장기이식, 조혈모세포이식, CD4<200/mm^{3}인 HIV 감염인, 임신부는 생백신 금기. 임신부는 임신 주수에 관계없이 10–11월에 접종

2. 파상풍–디프테리아–백일해

조혈모세포이식 환자는 소아용 백신(DTaP)으로 3회 기초 접종. 임신부는 매 임신 27–36주에 Tdap 접종. 임신 중 Tdap을 접종하지 않은 경우 출산 직후 접종

3. 대상포진

항암치료 중인 고형암, 면역억제제 사용, 장기이식, 조혈모세포이식, CD4<200/mm^{3}인 HIV 감염인, 임신부는 생백신 금기(유전자 재조합 백신인 싱그릭스는 접종 가능)

4. A형간염

고위험군(A형간염 유행지역 여행자나 장기 체류자, A형간염 환자와 접촉하는 자, A형간염바이러스를 다루는 실험실 종사자, 직업적으로 노출될 위험이 있는 자, 혈액응고질환자, 만성간질환자, 약물 남용자, 남성 동성애자)은 6–18개월 간격으로 2회 접종

5. B형간염

B형간염백신 미접종 성인, B형간염 고위험군(HBs항원 양성자의 배우자, 동성애자, 약물남용자, HBs항원 양성자의 가족 접촉자, 발달장애자 시설 근무자, 혈액 또는 혈액이 오염된 체액 노출 고위험 의료종사자, 혈액 또는 복막 투석을 포함한 말기신부전 환자, B형간염 토착지역 여행자, 만성 간질환자, HIV 감염인) 중 백신 미접종자는 0, 1, 6개월의 간격으로 3회 접종

6. 수두

항암치료 중인 고형암, 면역억제제 사용, 장기이식, 조혈모세포이식, CD4<200/mm^{3}인 HIV 감염인, 임신부는 생백신 금기. 조혈모세포이식 환자는 이식 24개월 이후이고 면역억제제를 중지한 경우에는 접종을 고려할 수 있음

7. 홍역–볼거리–풍진

항암치료 중인 고형암, 면역억제제 사용, 장기이식, 조혈모세포이식, CD4<200/mm^{3}인 HIV 감염인, 임신부는 생백신 금기. 조혈모세포이식 환자는 이식 24개월 이후이고 면역억제제를 중지한 경우에는 접종을 고려할 수 있음. 의료기관종사자는 출생연도와 무관하게 면역의 증거가 없다면 2회 MMR 접종

8. 수막알균

고위험군(무비증, 보체결핍 환자, 신입훈련병, 직업적으로 수막알균에 노출되는 실험실 근무자, 수막알균 감염증 유행지역에서 현지인과 밀접한 접촉이 예상되는 여행자 또는 체류자, 기숙사에 거주하는 대학교 신입생)은 단백결합 백신 1회 접종. 단, 무비증, 보체결핍 환자, HIV 감염인에게 접종하는 경우 2개월 간격으로 2회 접종. 수막알균 감염 위험이 지속되는 고위험군은 5년마다 재접종

9. 일본뇌염

고위험군(논, 돼지 축사 인근에 거주하거나 일본뇌염 전파시기에 위험지역에서 활동 예정인 성인, 비토착지역에서 이주하여 국내에 장기 거주할 면역이 없는 성인, 일본뇌염 감염 위험이 높은 해외여행자, 일본뇌염 관련 연구를 하는 실험실 근무자)은 약독화 재조합바이러스 생백신 1회 접종 또는 불활화백신 3회 접종. 단, 항암치료 중인 고형암, 면역억제제 사용, 장기이식, 조혈모세포이식, CD4＜200/mm^3인 HIV 감염인, 임신부는 생백신 금기

10. B형 헤모필루스 인플루엔자

고위험군(무비증, 보체 및 면역 결핍, 조혈모세포이식)은 1회 접종하되, 이 중 조혈모세포이식 환자는 3회 접종

11. COVID-19 백신

백신접종과 관련하여 향후 2가 백신으로 기초 접종이 이루어질 것으로 이에 대해서만 언급하며 변이주 관련하여 새로운 개량 백신이 나올 가능성이 높아 최신 정보는 질병관리청, 코로나19 예방접종 바로알기, https://ncv.kdca.go.kr 참고

구분	백신명	제조사	백신종류	허가연령	접종 횟수(간격)
2가 백신	스파이크 박스2주(엘라소메란, 이멜라소메란)	모더나	mRNA	18세 이상	mRNA 백신의 1·2차 접종 간격은 8주 이후로 권장 동절기 추가 접종은 마지막 기초 접종일로부터 3개월 후
2가 백신	스파이크 박스2주(엘라소메란, 다베소메란)	모더나	mRNA	18세 이상	mRNA 백신의 1·2차 접종 간격은 8주 이후로 권장 동절기 추가 접종은 마지막 기초 접종일로부터 3개월 후
2가 백신	코미나티2주(토지나메란, 릴토지나메란)	화이자	mRNA	12세 이상	mRNA 백신의 1·2차 접종 간격은 8주 이후로 권장 동절기 추가 접종은 마지막 기초 접종일로부터 3개월 후

구분	백신명	제조사	백신종류	허가연령	접종 횟수(간격)
2가 백신	코미나티2주(토지나메란, 팜토지나메란)	화이자	mRNA	12세 이상	mRNA 백신의 1·2차 접종 간격은 8주 이후로 권장 동절기 추가 접종은 마지막 기초 접종일로부터 3개월 후
1가 백신	코비드-19 백신 얀센주	얀센	Viral vector	18세 이상	1회접종으로 1·2차 접종 완료
1가 백신	뉴백소비드 프리필드시린지	노바백스	Protein conjugated	12세 이상	1차접종 3주 이후

* 동절기 추가 접종은 마지막 기초 접종일로부터 90일 이후 접종해야 하나 확진자의 경우에는 자연면역을 고려하여 기초접종일이 아니라 확진일로부터 3개월 이후로 접종 연기 가능함

** 식품의약품안전처에서 허가된 접종간격은 화이자 백신 3주, 모더나 백신 4주이나 접종 간격 연장 시 백신 안정성 및 효과성이 증대된다는 연구결과와 WHO 권고를 기반으로 국내에서도 mRNA 백신의 1–2차 접종 간격은 8주 이후로 권장

CHAPTER 19

류마티스내과

01

근골격계 증상 접근법

I 관절통의 감별진단 5단계

1. '관절내(synovium, cartilage)' 이상과 '관절 주변(ligament, tendon, bursa)' 이상 감별
2. 급성 단관절염(acute monoarthritis)은 응급
3. 만성 관절염 감별
4. 만성 관절염 중 염증성 관절염 감별
5. 염증성 관절염 중 류마티스관절염과 척추관절염 감별

1. '관절내(synovium, cartilage)' 이상과 '관절 주변(ligament, tendon, bursa)' 이상 감별

1) 아픈 곳이 구체적으로 어디인지 가리켜보라고 함(Pain localization)

(1) 환자의 말만 들어서는 아픈 곳을 오인할 수 있음
 예) 어깨가 아프다: shoulder joint가 아니라 승모근(trapezius)인 경우 많음
  고관절이 아프다: hip joint가 아니라 buttock인 경우 많음

(2) 통증 부위를 정확히 알면 주변 surface anatomy와 연관 지어 통증 원인 추정 가능
 예) 팔꿈치 외측(lateral side) 통증: tennis elbow
  손목 요측(radial side) 부기 통증: De Quervain's tenosynovitis

(3) 통증이 특정 부위에 주로 나타나는 관절질환이 있음
 예) 류마티스관절염: 손가락 PIP, MCP joint 통증
  퇴행성관절염: 손가락 DIP, PIP joint 통증
  무릎 골관절염: 무릎 내측 관절선(medial joint line) 통증
  고관절: 서혜부 통증
  * 국소 관절통(p. 825) 참조

2) 통증이 생기는 상황이나 동작을 알면 진단에 도움이 됨

 예) 전화할 때 전화기 든 손이 저리고, 털 때 나아지면: carpal tunnel syndrome

3) 관절의 변형, 부기, 수동적 관절운동범위(Passive range of motion) 감소: 관절내 이상 의미

예) 팔꿈치나 무릎 관절 완전히 펴지거나 굽혀지지 않을 때
손목 관절 dorsiflexion 제한

4) 능동적 운동 시 통증은 tendon 이상: 여러 test들에 쓰임

예) Speed test: biceps tendon
Jobe test: supraspinatus tendon
Wrist resisted dorsiflexion: tennis elbow

5) 관절 초음파검사: 관절 부기의 원인을 그 자리에서 감별할 수 있음(관절질환 진단에 매우 중요)

2. 급성 단관절염(Acute monoarthritis)은 응급

1) 반드시 관절 천자 및 활액 검사: WBC count, Gram stain, culture, 편광현미경 검사
2) 감염, 통풍, 가성 통풍(pseudogout) 감별
3) 감염: blood culture도 필요
4) 통풍: 발병 시 엄지발가락 MTP joint 염증이 특징
5) 가성 통풍: X-ray에서 chondrocalcinosis 보임

3. 만성 관절염 감별

1) 6주 이상 특정관절에 증상이 지속될 때: 만성 관절염
2) 여러 관절에 옮겨 다니며 잠깐씩 생기는 염증(migrating pain): 만성 관절염 아님
예) 재발성 류마티즘(palindromic rheumatism): 부기와 발적이 손, 발 여러 곳에 번갈아 생김

4. 만성 관절염 중 염증성 관절염 감별

1) 관절천자로 관절액 얻어 검사하면 제일 확실; WBC > 2,000/mm^3: 염증 시사[관절액 천자 파트 참조(832p)]

2) 염증성 관절염을 시사하는 소견

1) 문진: 1시간 이상 지속되는 관절의 조조강직, 전신증상(미열, 몸살 등)
2) 신체진찰: 증상이 있는 관절의 염증 소견(발적, 열감, 압통)
3) 혈액검사: ESR, CRP 증가 등 급성기반응(acute phase reaction)

4) X-ray: 관절 주변 골다공증(periarticular osteoporosis), 골미란(erosion)

5. 염증성 관절염 중 류마티스관절염과 척추관절염 감별

1) 류마티스관절염을 시사하는 소견

1) 소관절(hand MCP & PIP, wrist, foot MTP joint) 염증
2) 발등관절(midfoot joint) 염증도 흔함
3) 혈액검사: rheumatoid factor (RF), anti-citrullinated protein antibody (ACPA) 양성

2) 척추관절염을 시사하는 소견

1) 45세 이전에 시작된 염증성 요통
2) 소관절보다 하지 큰 관절(무릎, 발목) 염증성 관절염
   예외) 건선관절염은 손가락, 발가락 PIP, DIP joint 염증 일으킴
3) 손가락/발가락염(dactylitis)
4) 피부 건선 및 손톱, 발톱 이상(onycholysis)
5) 족저근막염, Achilles건염
6) 포도막염
7) 염증성 장질환
8) 척추관절염의 가족력
9) HLA-B27 양성

II 국소 관절통

1. 수부(Hand, wrist)

1) 원위수지관절(DIP): 골관절염(Heberden's node), 건선관절염
2) 근위수지관절(PIP): 류마티스관절염, 골관절염(Bouchard's node), 건선관절염
3) 손허리손가락관절(MCP): 류마티스관절염
4) 1st carpo-metacarpal joint: 골관절염
5) 손바닥 손금 부위(A1 pulley) 압통: trigger finger
6) 손목 요측(radial side): De Quervain's tenosynovitis-Finkelstein's test
7) 손저림
   (1) 엄지부터 약지: carpal tunnel syndrome; median nerve 눌림(Tinel's sign, Phalen's sign)
   * thenar atrophy: 수술 필요

(2) Cervical radiculopathy: spurling sign

2. 팔꿈치(Elbow)

1) Lateral epicondyle: tennis elbow (resisted wrist dorsiflexion)
2) Medial epicondyle: golfer's elbow

3. 어깨(Shoulder)

1) Biceps tendinitis: speed test
2) Impingement syndrome: humerus greater tuberosity와 acrominon 사이에 sub-acromial bursa와 supraspinatus tendon이 끼임. Neer test, Hawkin's test
3) Supraspinatus tendinitis: jobe test (empty can test라고도 부름)
4) Supraspinatus rupture: drop arm test
5) Frozen shoulder (adhesive capsulitis): 심각한 어깨 운동범위 감소, 야간 통증

4. 무릎(Knee)

1) 내측 관절선: 골관절염(심해지면 varus deformity: 안짱다리)
   Medial meniscus tear: McMurray's test
2) Tibia 상부 내측: anserine bursitis
3) Patella 앞쪽: prepatellar bursitis
4) Patella 밑 앞쪽 통증: patellar tendinitis
5) 무릎 뒤 popliteal fossa 부기: Baker's cyst

5. 고관절, 대퇴부, 둔부(Hip, buttock, thigh)

1) 서혜부(inguinal area): true hip joint disease, iliopsoas bursitis
2) 대퇴부 외측(greater trochanter 부위): trochanteric bursitis
3) 대퇴부 외측(lateral thigh) 신경통: meralgia paresthetica
4) Buttock 하부(앉으면 의자에 닿는 부위): ischiogluteal bursitis
5) Buttock 상부: sacroiliitis; Patrick test, sacral thrust test
6) 둔부 및 대퇴부 뒤쪽 통증
   (1) 무릎 위로 제한되면: referred pain from lumbo-sacral spine
   (2) 무릎 밑 종아리, 발 후외측(posterolateral aspect)까지 내려가면:
      ① Sciatica; 허리 굽히면 심해짐 straight leg raising (SLR) test
      ② Spinal stenosis; 허리를 펴고 서거나 걸으면 심해짐(neurogenic claudication)

III 관절 X-ray 촬영

1. 권장
1) 양쪽(both side) 찍음(비교할 수 있음)
2) 여러 자세 찍음(여러 방향에서 볼 수 있음)
3) 하지 관절은 체중이 실린(weight bearing) 자세로 찍음(joint space narrowing 정확히 평가)

2. 상지
1) Hand: AP, oblique
2) Elbow: AP, lateral
3) Shoulder: full series

3. 하지
1) Foot: standing AP, oblique, lateral
2) Ankle: standing AP, lateral
3) Knee: standing AP, 45도 flexion PA (posterior femoral condyle 평가), lateral, tangential (patellofemoral joint 평가)
4) Hip: AP, lateral

4. 척추
1) Cervical spine: AP, lateral, flexion/extension, open mouth
2) Lumbar spine: AP, lateral, both oblique (facet joint 평가), flexion/extension
3) SI joint: pelvis AP, SI joint both oblique

02

류마티스질환 진단검사

Summary

- 염증 지표는 급성반응(acute phase response) 이외의 증가 감소 요인을 고려하여 판단
- 각 자가항체별 양성률과 질환에 따른 민감도, 특이도를 인지하고, 반드시 임상증상과 종합해서 그 의미를 판단
- 관절부종이 있을 때 정확한 판단을 위해 초음파 유도 관절천자 및 관절액 검사를 시행

I 염증 지표

1. 적혈구 침강속도(Erythrocyte sedimentation rate, ESR)

1) 직으로 세워진 튜브 안에서 응집된 적혈구들이 한 시간 동안 낙하하는 속도

2) 급성기 단백질인 fibrinogen을 간접적으로 측정하는 방법

3) 정상범위(mm/hr): 남자 = 연령/2, 여자 = (연령+10)/2

● 표 9-2-1. ESR에 영향을 주는 요인

ESR 증가 요인	ESR 감소 요인
고령	다적혈구혈증
여자	저글로불린혈증
임신	Fibriongen 감소 조건
빈혈	- 파종성 혈관내 응고증(disseminated intravascular coagulation, DIC)
고글로불린혈증	
Fibrinogen 증가 조건	
- 감염질환	
- 염증성 질환	
- 종양질환	

2. C-반응 단백(C-reactive protein, CRP)

1) Streptococcus pneumoniae의 C-polysaccharide와 반응하는 혈청 단백질

2) 염증이 생기면 증가하는데 염증활성도가 변하면 이에 비례하여 급격히 변화하므로 감염

과 염증성 질환 경과관찰에 유용

3) 류마티스관절염(RA) 질병활성도와 비례하며, 루푸스에서는 증가하지 않으나 감염, 활막염(synovitis)이 동반되면 증가

4) 정상범위: 0–0.3 mg/dL (0–3 mg/L)

II 류마티스관절염 관련 자가항체

1. 류마티스인자(Rheumatoid factor, RF)

1) IgG의 Fc portion에 대한 자가항체

IgA, IgG, IgM 세 가지 isotype 중 IgM을 주로 측정

2) 결과 해석 시 고려해야 할 사항

(1) 정상인에서도 나이가 증가함에 따라 양성률이 높아짐

(2) RA 이외의 질환에서도 양성소견을 보임

(3) RF 고역가(정상 상한치의 3배 이상)인 경우 진단적 가치가 있음

(4) RA 환자에서 RF 고역가이면 심한 활막염과 관절외 합병증의 빈도가 높음

(5) RF가 음성일지라도 손, 발의 작은 관절에 염증성 다발성 관절염이 있고, 영상검사에서 골미란이 관찰이 되면 혈청음성 류마티스관절염(seronegative RA)

● 표 9-2-2. 류마티스인자 양성률

류마티스질환		류마티스인자가 양성인 비류마티스질환	
류마티스관절염	80%	감염	폐질환
연소성 만성 관절염	20%	심내막염	Interstitial fibrosis
강직척추염	<15%	간염	만성 기관지염
전신홍반루푸스	40%	급성 바이러스 감염	Silicosis
쇼그렌증후군	90%	기생충 감염	
한랭글로불린혈증	>90%	결핵	

2. ACPA (Anti-citrullinated protein antibody)

1) Anti-CCP항체 (anti-cyclic citrullinated peptide antibody) ACPA 검출률을 증가시키기 위해 변형한 항체. 현재 표준 검사

2) 류마티스관절염 진단에 있어서 RF와 비슷한 민감도(sensitivity)를 보이면서 특이도(specificity)는 RF보다 월등히 우수

3) 초기 미분화성 관절염 환자에서 류마티스관절염으로의 진행을 예측
4) 골미란 발생 등 류마티스관절염 예후 예측

III 항핵항체(Antinuclear antibodies, ANA)

1. 검사

1) 세포 핵 및 세포질의 자가항원에 대한 항체가 환자 혈청 내에 존재하는지 검사
2) 류마티스질환 또는 자가면역질환이 의심되는 경우 선별검사
3) 환자의 혈청을 단계적으로 희석하여(serial dilution) 간접 면역형광법으로 검사
4) 역가(titer)와 양상(homogenous, peripheral, speckled, nucleolar, centromere, etc)을 확인
5) 역가 1:80 이상이면 양성으로 판정하고 1:160 이상이면 의미가 있음(significant)
6) 건강한 사람의 20-30%에서도 양성반응이 나올 수 있으므로, 임상증상과의 연관성을 고려하여 해석

2. ANA 표적 자가항원, 양상과 관련질환

양상	항원	관련질환
Homogenous (diffuse)	dsDNA, histone	SLE, drug-induced SLE
Peripheral (rim)	dsDNA	SLE,
Speckled	Sm, SSA/Ro, SSB/La, RNP, Scl-70, ribosomal-P	SLE, Sjögren's syndrome, MCTD, SSc
Nucleolar	RNA polymerase I, PM-Scl,	SSc, PM
Centromere	CENP A-E	Limited SSc
Cytoplasmic	Jo-1	PM

SLE, systemic lupus erythematosus; MCTD, mixed connective tissue disease; SSc, systemic sclerosis; PM, polymyositis

IV 항중성구세포질항체(Antineutrophilic cytoplasmic antibodies, ANCA)

1. 검사

1) 중성구 세포질에 존재하는 항원에 결합하는 자가항체를 면역형광염색법으로 측정

보이는 양상에 따라 p-ANCA (perinuclear), c-ANCA (cytoplasmic)로 구분

2) ANCA 양성인 경우 다음 항원에 대한 antibody 역가를 ELISA로 측정

p-ANCA – myeloperoxidase (MPO), c-ANCA – proteinase 3 (PR-3)

3) 소혈관에 염증을 일으키는 다음의 전신혈관염과 관련(ANCA-associated vasculitis)

(1) 육아종증다발혈관염: granulomatosis with polyangiitis (GPA, Wegener's granulomatosis)
(2) 호산구육아종증다발혈관염: eosinophilic granulomatosis with polyangiitis (EGPA, Churg-Strauss syndrome)
(3) 현미경다발혈관염: microscopic polyangiitis (MPA, pulmonary-renal syndrome)

2. ANCA 검사가 필요한 경우: 다음의 전신혈관염이 의심되는 소견이 있는 경우

- 안구 및 상기도: long-standing sinusitis or otitis
  chronic destructive disease of the upper airways
  subglottic tracheal stenosis
  retro-orbital mass
- 폐: pulmonary hemorrhage(특히 pulmonary renal syndrome), multiple lung nodules
- 신장: glomerulonephritis, especially rapidly progressive glomerulonephritis
- 피부: cutaneous vasculitis, especially with systemic features
- 신경: mononeuritis multiplex or peripheral neuropathy

V 항인지질항체(Antiphospholipid antibodies)

'제5절 항인지질 증후군' 참조(854p)

VI 관절액 검사(Synovial fluid analysis)

1. 진단적 관절천자 적응증

1) 급성 단관절 부종 환자에서 세균성 관절염 및 통풍성 관절염 감별진단
2) 관절 부종 있을 때 염증성 관절염 및 비염증성 관절염의 감별진단
3) 관절내 스테로이드 주사(triamcinolone acetonide)

2. 관절천자 금기

1) 바늘로 찔러야 할 곳의 연부조직 감염
2) 균혈증

3. 관절액 검사

1) 육안 검사: 탁도, 점도
2) 검사실 검사: 혈구수, 현미경 결정 관찰, 그람 염색, 세균 배양
3) 관절액 검사의 해석

	정상	Group 1 (비염증성)	Group 2 (염증성)	Group 3 (세균성)	Group 4 (출혈성)
육안소견	투명 옅은 노란색	투명 옅은 노란색	탁하고 불투명 노란색	매우 탁함 부유물이 보이거나 약간 푸른빛	탁함 진한 붉은색
점도	높음	높음	낮음	다양함	다양함
Mucin clot	우수	우수	양호	불량	
WBC/mm^3	<200	150-3,000	200-75,000	50,000-300,000	출혈 정도에 따라 다름
PMN(%)	<25	<25	50-100	75-100	출혈 정도에 따라 다름

03 류마티스 약물

Summary

- 류마티스질환에서의 통증과 염증을 조절하기 위해, 소염진통제와 glucocorticoid 등이 사용됨
- 항염증 및 면역조절효과뿐만 아니라, 류마티스질환의 진행 자체를 억제할 수 있는 약제를 disease modifying anti-rheumatic drug (DMARD)라고 함
- DMARD의 종류에는 conventional synthetic DMARD, biological DMARD, targeted synthetic DMARD가 있음
- 전신 류마티스질환의 염증을 조절하기 위해 cyclophosphamide, azathioprine, mycophenolated mofetil, calcineurin inhibitor와 같은 면역억제제가 사용되기도 함

I 소염진통제(Nonsteroidal anti-inflammatory drugs, NSAIDs)

1. 작용기전

1) Cyclooxygenase (COX)를 억제해서 prostaglandin (PG) 합성 막아 통증과 염증 완화
2) COX-1: 위점막, 혈소판에 상시 발현되는 housekeeping gene
3) COX-2: 염증에 의해 유도됨
4) Non-selective NSAIDs: COX-1, COX-2 모두 억제
5) Selective COX-2 inhibitors (Coxibs; celecoxib, etoricoxib): COX-2만 억제, 위장관 부작용이 적음

흔히 쓰는 NSIADs	최대 용량
Aceclofenac	100 mg BID
Celecoxib (Coxib)	100 mg BID/200 mg QD(골관절염), 200 mg BID(류마티스관절염)
Etoricoxib (Coxib)	30 mg QD(골관절염)
Meloxicam	7.5 mg BID, 15 mg QD
Naproxen	500 mg BID
Diclofenac	75 mg IM QD(주사제)

* NSAID의 효과 및 부작용은 사람마다 상이함
* 부작용이 우려될 때는 감량해서 처방

2. 부작용

1) 위-장관 부작용

(1) 위점막 COX-1 억제로 cytoprotective PG 합성 감소가 원인

(2) 위궤양, 위천공 등이 전조증상 없이 발생

(3) 위험요인: 노인, 궤양 병력, glucocorticoid, 항혈소판제제(aspirin, clopidogrel), 항응고(warfarin), serious or multisystem disease

NSAID 사용에 의한 위궤양 예방

① Coxib 사용
② Non-selective NSAIDs는 PPI 병용(GERD 용량의 절반을 하루 한번)
예) Esomeprazole 20 mg QD, omeprazole 10 mg QD, rabeprazole 10 mg QD 등
* Naproxen 500 mg + esomeprazole 20 mg 복합제 있음
* PPI 사용이 low GI tract 부작용은 줄이지 못 함

2) 신장 부작용

(1) 신장 PG 합성을 억제 renal vasoconstriction 유발: renal perfusion 감소, GFR 감소 AKI 유발

(2) NSAID의 renal PG 합성 억제는 Na retention, edema, hypertension 등과도 관련

NSAID 사용에 의한 AKI 발생위험요인(risk factor)

① Volume depletion: vomiting, diarrhea, 이뇨제 사용 등
② Effective volume depletion: heart failure, nephrotic syndrome, liver cirrhosis 등
③ 혈압약 ACE inhibitor (enalapril, ramipril, lisinopril 등)
angiotensin receptor blocker (losartan, valsartan, telmisartan 등) 복용
④ Chronic kidney disease (GFR < 60 mL/min)
* 노인은 Cr이 1.2 mg/dL 이하여도 GFR은 낮을 수 있어 반드시 eGFR 확인 필요

3) 심혈관 부작용(Heart failure, MI)

(1) Coxibs: platelet COX-1에 영향 없어 vasoconstriction, platelet aggregation 일으키는 thromboxane A2 합성은 지속되는 반면, endothelium COX-2 억제로 prostacyclin 합성은 감소하여 cardiovascular complication 유발

(2) Non-selective NSAID도 심혈관질환 위험 있음

(3) Naproxen, 저용량 celecoxib (200 mg/day): 상대적으로 심혈관 부작용 적음

4) 부작용 예방

(1) 통증이 조절되는 한도 안에서 가능한 단기간, 저용량 사용(lowest effective dose, shortest duration)
예) Celecoxib 200 mg QD or PRN

(2) 노인 및 동반질환이 있는 환자는 사용 중 위장관 부작용에 주의, 주기적인 신장기능(Cr) 검사

II Glucocorticoid

1. 작용기전

세포질(cytoplasm)의 glucocorticoid receptor에 결합한 뒤 핵 안으로 이동 transcription factor에 결합 염증물질 유전자 발현 억제

Synthetic glucocorticoid		동등 용량(equivalent dose)
Hydrocortisone	주사제	20 mg
Prednisolone	경구제	5 mg
Methylprednisolone	경구제, 주사제	4 mg
Deflazacort	경구제	6 mg
Triamcinolone Triamcinolone acetonide	경구제 관절내 주사제	4 mg
Dexamethasone	경구제, 근육주사제	0.75 mg

2. 투여

1) 대부분 저용량 경구 투여: 하루 prednisolone 7.5 mg 이하

2) 고용량 투여: 주요 장기 염증이 있는 경우 하루 prednisolone 1 mg/kg 이상 투여

* 주요 장기 염증을 빨리 완화시키기 위해 대용량 투여 필요할 때는 methylprednisolone 주사제(vial당 40 mg / 125 mg / 500 mg) 필요량을 normal saline 100 mL에 섞어 정맥 주사

3. 부작용: 주로 장기 투여하는 경우에 빈번하게 발생

1) 감염 위험 증가: 위험 줄이기 위해 가능한 하루 prednisolone 7.5 mg 이하 투여 권장

2) 골다공증: 예방 위해 calcium, vitamin D 보충, 골밀도 검사, 필요하면 골다공증 약물치료

3) 무혈성괴사: 고용량 스테로이드 치료받은 SLE 환자에게 자주 발생

4) 혈당 상승: 당뇨 환자에게는 혈당 상승 작용이 작은 deflazacort 투여 권장

5) 의인성 부신기능부전(iatrogenic adrenal insufficiency)

6) 고혈압

7) 소화성궤양(특히 NSAID와 병용 시 위험 증가)
8) 피부가 얇아져서 피하 출혈이 잘 생김
9) Cushingoid appearance
10) 상처 치유 지연, 그 외에도 다수

스테로이드 사용 시 주의할 점

1. 장기 복용 환자
   ① Iatrogenic adrenal insufficiency 상태에 있으므로 갑자기 스테로이드 투여를 중단하면 안됨
   ② 응급실에 오거나 수술 등으로 금식해야 하는 경우
   - 평상시 투여량을 hydrocortisone 주사로 보충
   ③ 감염이나 수술 등 acute stress 상태에 있는 경우
   - 평상시 투여량의 1.5배 정도를 hydrocortisone 주사로 보충
   * Hydrocortisone 50 mg IV QD이면 무난
2. 하루 한번 아침 복용이 hypothalamic-pituitary-adrenal axis에 영향이 적어 권장됨
   * 전신 염증 반응을 빨리 완화시켜야 할 경우 BID 투여 가능
3. 임신 중 steroid 사용
   ① Prednisolone: 태반에서 분해되므로 임신 중 태아에 미치는 영향 없이 사용 가능
   ② Dexamethasone: 태반을 통과하여 태아에게도 작용
4. 관절내 투여한 스테로이드도 흡수되어 전신 효과를 나타냄
   예) 당뇨 환자의 혈당 상승

III Disease modifying anti-rheumatic drugs (DMARDs)의 정의와 종류

1. 정의

항염증작용과 면역조절작용을 통하여 각종 류마티스질환에서 병의 진행을 억제할 수 있는 약제

2. 종류

1) Conventional synthetic DMARDs (csDMARDs): methotrexate, leflunomide 등
2) Biological DMARDs (bDMARDs): 항TNF 제제, 항IL-6 제제 등
3) Targeted synthetic DMARDs (tsDMARDs): JAK 억제제 등

IV Conventional synthetic DMARDs (csDMARDs)

1. Methotrexate

1) 작용기전

Folic acid 유사체로 dihydrofolate reductase 억제해서 functional folate deficiency 일으켜 핵산 합성 억제

2) 용법

(1) 7.5–10 mg/week로 시작(4–8주마다 2.5 mg씩 증량, 25 mg/week까지 증량 가능)
(2) 15 mg 넘으면 흡수 감소하므로 두 번 나눠 복용, 20 mg 넘으면 근육주사제 권장
(3) 소변으로 배출되므로 신기능 부전 환자는 감량
노인은 Cr 정상이어도 GFR 낮아서 감량해서 5–7.5 mg/week로 시작
(4) 부작용을 막기 위해 folic 1 mg/day 병용

3) 부작용

(1) 소화기: dyspepsia, nausea, anorexia, diarrhea
(2) 간독성: leflunomide 병용 시 더 잘 생김. 정기적인 간기능 검사 필요
(3) Bone marrow suppression: 정기적인 CBC 검사 필요
(4) Hypersensitivity pneumonitis: acute interstitial pneumonitis로 serious, fatal
MTX 즉시 중단 및 고용량 steroid 투여 필요
(5) 감염
(6) Oral ulcer, alopecia, fatigue

4) 임신, 수유 중 금기이고, 남녀 모두 임신 3개월 전부터 복용 중단해야 함

2. Leflunomide

1) 작용기전

Dihydroorotate dehydrogenase 억제해서 핵산 pyrimidine 합성 억제

2) 용법: 10-20 mg QD

3) 부작용

(1) Diarrhea

(2) 간독성: 특히 MTX와 병용 시 위험 증가 정기적인 간기능 검사 필요
(3) 감염
(4) Alopecia, weight loss

4) 임신, 수유 중 금기

(1) Enterohepatic recirculation을 해서 체내에 오래 남아 있기 때문
(2) 남녀 모두 임신 전 washout (cholestyramine 8 mg TID for 11 days) 필요

3. Sulfasalazine

1) 작용기전

소염제인 5-aminosalicylic acid와 항생제인 sulfapyridine의 복합제로서 작용기전은 명확하지 않음

2) 용법

(1) 500 mg BID로 시작, 증량해서 하루 1,000–1,500 mg BID 투여
(2) Sulfapyridine이 folate 대사에 관여하므로 folic acid 병용
(3) 신장기능 부전 있으면: 감량
(4) Sulfa allergy 병력 있으면: 금기

3) 독성

(1) Nausea, dizziness, headache 등 CNS effect를 동반할 수 있음
(2) Diarrhea
(3) Leukopenia, granulocytopenia
(4) Hemolytic anemia (with G6PD deficiency)
(5) Skin rash

4) 임신 중 사용 가능

남성: oligospermia, 정자 운동 감소 초래. 2, 3개월 중단해야 회복

4. Hydroxychloroquine

1) 작용기전

Cytoplasmic vesicle 내 pH를 올려서 subcellular function에 지장 줌

2) 용법

(1) 200–400 mg/day (5 mg/kg 넘으면 안됨)

(2) 신장기능 부전 있으면: 감량

3) 부작용

(1) Retinal toxicity: 비가역적인 maculopathy 유발(bilateral bull's eye), visual loss 초래

① 감별 검사: Optical Coherence Tomography (OCT)

② 40세 이상은 투여 초기 baseline 검사, 복용한 지 5년 지나면 매년 검사 권장

(2) Rash

4) 임신, 수유 중 투여 가능

특히 루푸스 환자는 임신 중 루푸스의 질병 악화 예방 위해 꼭 복용해야 함

V Biological DMARDs (bDMARDs, Biologics)

1. 사이토카인 표적제제

1) 항종양괴사인자(TNF) 제제

(1) Etanercept

① IgG1의 Fc부위와 TNF수용체의 extracellular domain인 p75 단백질 두 개를 융합한 수용성 수용체

② 25 mg 주 2회 또는 50 mg 주 1회 피하주사

(2) Infliximab

① 사람 IgG1의 constant region과 쥐의 사람 TNF에 대한 항체의 variable region를 결합시킨 키메라 단클론 항체

② 3 mg/kg (류마티스관절염) 혹은 5 mg/kg (강직척추염) 0, 2, 6주, 이후로는 8주마다 정맥주사, 또는 120 mg 2주마다 피하주사

(3) Adalimumab

① 사람유래 항TNF 단클론 항체

② 40 mg 2주마다 피하주사

(4) Golimumab

① 사람유래 항TNF 단클론 항체

② 50 mg 4주마다 피하주사

(5) Certolizumab
① 사람유래 항TNF 단클론 항체 Fab부분과 polyethylene glycol 결합
② 400 mg 0, 2, 4주, 이후로는 200 mg 2주마다 피하주사

2) 항interleukin-1 제제(Anakinra)

(1) IL-1 receptor antagonist
(2) 100 mg 매일 피하주사

3) 항interleukin-6 제제(Tocilizumab)

(1) 사람유래 항IL-6 수용체 단클론 항체
(2) 8 mg/kg 4주마다 정맥주사, 또는 162 mg 2주마다 피하주사

4) 항interleukin-17 제제(Secukinumab, Ixekizumab)

(1) 사람유래 항IL-17 단클론 항체
(2) Secukinumab: 150 mg 0, 1, 2, 3, 4주, 이후로는 4주마다 피하주사
Ixekizumab: 160 mg 0주, 이후로는 80 mg 4주마다 피하주사

5) 항interleukin-12, 23 제제(Ustekinumab)

(1) IL-12, 23의 공통 구성 요소인 p40에 대한 사람유래 단클론 항체
(2) 45 mg 0, 4 주, 이후로는 8주마다 피하주사

2. B세포 표적제제

1) Rituximab

(1) CD20에 대한 쥐/사람 키메라 단클론 항체
(2) 1,000 mg 0, 2주 정맥주사가 한 주기, 6개월마다 반복투여 가능(infusion reaction 예방 위해 premedication- methylprednisolone 100 mg)

2) Belimumab

(1) 항B lymphocyte stimulator protein (BlyS) 사람유래 단클론 항체
(2) 10 mg/kg 0, 2, 4주, 이후로는 4주마다 정맥주사

3. T세포 표적제제

1) Abatacept

(1) CTLA-4의 extracellular domain과 사람 IgG-1의 Fc 부위 결합체

(2) 500 mg (<60 kg) 또는 750 mg (>60 kg) 0, 2, 4주, 이후로는 4주마다 정맥주사 또는 125 mg 매주 피하주사

VI Targeted synthetic DMARDs (tsDMARDs, small molecule inhibitors)

1. 작용기전: 세포내 신호전달물질을 차단

2. 특징

1) 여러 염증 유발 사이토카인을 동시에 억제

2) 경구 투여가 가능

3) 현재 류마티스질환에서 사용되는 tsDMARD는 모두 Janus kinase (JAK) inhibitor

3. 종류

1) Tofacitinib

(1) JAK1/JAK3를 억제하는 small molecule

(2) 5 mg 하루 두 번 또는 11 mg 하루 한 번 경구 투여

2) Baricitinib

(1) JAK1/JAK2를 억제하는 small molecule

(2) 2 mg 또는 4 mg 하루 한 번 경구 투여

3) Upadacitinib

(1) JAK1을 억제하는 small molecule

(2) 15 mg 하루 한 번 경구 투여

VII 면역억제제(Immunosuppressants)

1. 루푸스, 염증근염, 전신경화증, 혈관염과 같은 전신성 류마티스질환의 염증면역반응을 조절하기 위해 사용
2. Cyclophosphamide, azathioprine, mycophenolate mofetil, cyclosporine, tacrolimus 등이 포함
3. 기전과 용법은 제4절 전신홍반루푸스 치료(p. 851) 참조

04 전신홍반루푸스

Summary

- 전신홍반루푸스는 자가항체와 면역복합체에 의해 다양한 증상을 일으키는 자가면역질환임
- 전신홍반루푸스는 염증으로 인해 나타나는 임상 기준과, 항체/보체 검사 결과가 포함되는 면역 기준을 바탕으로 분류함
- 전신홍반루푸스의 치료는 증상에 따라 달라지며, 스테로이드와 면역억제제가 사용되고, 최근에는 B세포나 사이토카인을 억제하는 생물학적 제제가 도입되고 있음

증례

22세 여자가 3주간 지속되는 38도 이상의 발열로 내원하였다.
관절통과 다리 부종이 있었고, 혈액검사에서 WBC 2,200/mm^3, Hb 8.6 g/dL, PLT 76,000/mm^3, ESR 42 mm/hr, CRP 0.1 mg/dL, 소변검사에서 UA protein +++, spot urine protein/creatinine 5.2로 나왔다. 환자의 진단을 위해 반드시 필요한 검사와 고려해야 할 치료는?

⇨ 검사: ANA, anti-dsDNA antibody, anti-Sm antibody, complement, antiphospholipid antibody (lupus anticoagulant, anti-cardiolipin IgG/IgM, anti-β2 glycoprotein IgG/IgM), 신조직검사
⇨ 치료: 고용량 스테로이드, 신조직검사 후 cyclophosphamide 또는 mycophenolate mofetil

I 개요

1. 자가항체와 면역복합체에 의해 피부, 혈액 및 여러 신체 장기에 염증이 생기는 자가면역질환
2. 임상양상은 경미한 경우부터 생명을 위협하는 것까지 다양하고, 급성 또는 만성, 악화와 관해를 반복
3. 검사에서 다양한 면역계의 이상과 자가항체들이 보임
4. 대부분 15세에서 55세 사이에 발병하며, 여성에서 남성보다 10배 정도 흔함

II 원인과 병태생리

1. 유전적 인자, 호르몬 차이, 면역학적 요인, 환경적 요인이 질병의 발병에 복합적으로 작용
2. 자외선이 병을 악화시킬 수 있음(임상적으로 중요함. 모든 루푸스 환자에게 햇빛차단을 권고해야 함)
3. 여성, 특히 가임기 여성에서 많이 발병하는 것으로 보아 여성호르몬이 관여할 것으로 추정
4. B림프구와 T림프구의 과활성과 이와 관련된 조절 기전 이상이 관여
5. 조직의 손상은 다음 3가지 기전에 의함
   1) 자가항체가 직접적으로 세포독성을 유발
   2) 면역복합체가 조직에 침착 되고 보체가 활성화되어 조직 손상을 초래
   3) 항인지질항체에 의해 혈전이 생성되어 조직 손상을 초래

III 진단기준(분류기준)

1. 2019년 EULAR/ACR 분류기준이 새롭게 발표되었으나, 아직까지 추가 검증이 필요하므로, 2012년 분류기준과 2019년 분류기준을 함께 제시함

● **표 9-4-1. 2012년 SLICC (Systemic Lupus International Collaborating Clinics) 분류기준**

최소한 하나 이상의 임상 기준과 최소한 하나 이상의 면역 기준을 포함하여 4개 이상의 기준을 만족하거나, 항핵항체 또는 항dsDNA항체가 양성이면서 조직검사로 루푸스 신염이 입증되었을 경우 진단 가능

기준	정의
임상기준	
1. 급성 피부루푸스 (acute cutaneous lupus)	① 루푸스 뺨발진(뺨에 원반형발진이 있으면 제외), 물집루푸스, 독성표피괴사용해, 반구진발진, 광과민루푸스발진(피부근염이 없어야 함) ② 아급성피부루푸스
2. 만성 피부루푸스 (chronic cutaneous lupus)	전형적인 원반형 발진(국소형-목 위에만 국한, 전신형), 비후(사마귀형)루푸스, 루푸스지방층염, 점막루푸스, 비대루푸스, 동창루푸스, 원반형루푸스/편평태선 중복
3. 구강 또는 비강궤양 (oral or nasal ulcers)	① 구강궤양(입천장, 볼, 혀) ② 비강궤양(혈관염, 베체트병, 감염, 염증성 장질환(IBD), 반응관절염, 산성음식 등의 원인이 없어야 함)
4. 비흉터성 탈모 (nonscarring alopecia)	광범위하게 얇은 머리카락 또는 눈에 띄게 손상된 머리카락(원형탈모, 약물, 철결핍, 안드로겐성탈모 등의 원인이 없어야 함)
5. 관절질환(joint disease)	① 2개 이상의 관절의 활막염(부종이나 삼출 동반) ② 2개 이상의 관절의 압통과 최소 30분 이상의 조조강직

● 표 9-4-1. (이어서) 2012년 SLICC (Systemic Lupus International Collaborating Clinics) 분류 기준

기준	정의
임상기준	
6. 장막염(serositis)	① 전형적인 흉막염(1일 이상), 흉막삼출, 흉막마찰음 ② 전형적인 심장막 통증(1일 이상), 심낭삼출, 심낭마찰음, 심장초음파로 확인된 심장막염(감염, 요독증, Dressler 심장막염 등의 원인이 없어야 함)
7. 신장질환(renal disorder)	① 1회 소변 단백/크레아티닌 비율(또는 24시간 소변단백)>500 mg/일 ② 적혈구원주
8. 신경질환 (neurologic disorder)	① 발작 ② 정신병 ③ 다발성단일신경염(일차성 혈관염 등의 원인이 없어야 함) ④ 척수염 ⑤ 말초신경염 또는 중추신경염(일차성 혈관염, 감염, 당뇨병 등의 원인이 없어야 함) ⑥ 급성혼돈상태(독성, 대사이상, 요독증, 약물 등의 원인이 없어야 함)
9. 용혈빈혈 (hemolytic anemia)	
10. 백혈구감소증 또는 림프구감소증 (leukopenia or lymphopenia)	① 백혈구감소증: 4,000/μL 미만, 최소 한 번 이상(Felty 증후군, 약물, 문맥고혈압 등의 원인이 없어야 함) ② 림프구감소증: 1,000/μL 미만, 최소 한 번 이상(글루코코르티코이드, 약물, 감염 등의 원인이 없어야 함)
11. 혈소판감소증 (thrombocytopenia)	혈소판감소증: 100,000/μL 미만, 최소 한 번 이상(약물, 문맥고혈압, 혈전혈소판감소자반병 등의 원인이 없어야 함)
면역기준	
1. 항핵항체(ANA)	검사실 참고치 이상
2. 항dsDNA항체 (anti-dsDNA)	검사실 참고치 이상(ELISA 검사 시에는 참고치 2배 초과)
3. 항Sm항체(anti-Sm)	Sm 핵 항원에 대한 항체 존재
4. 항인지질항체 (antiphospholipid)	① 루푸스항응고인자 양성 ② 신속혈장즉시과민항체[rapid plasma regain (RPR)]에 대한 위양성 ③ 항카디오리핀항체 양성(IgA, IgG, IgM, medium to high titer) ④ 항β2GPI항체 양성(IgA, IgG, IgM, medium to high titer)
5. 보체감소 (low complement)	① C3 감소 ② C4 감소 ③ CH50 감소
6. 직접 쿰즈검사 (direct Coombs test)	용혈빈혈이 없으면서 직접 쿰즈검사 양성

● 표 9-4-2. 2019년 ACR/EULAR 분류기준

진입 기준

- ANA가 1:80 이상 양성(음성일 경우 루푸스로 분류하지 않고, 양성일 경우 추가적인 기준 적용을 시작함)

추가 기준

- 루푸스보다 더 설명 가능한 원인이 있을 경우 분류기준을 적용하지 않음
- 해당 기준은 최소 한 번 발생으로 충분
- 적어도 하나의 임상 기준을 만족하면서 10점 이상일 경우 루푸스로 분류함
- 모든 기준이 동시에 나타날 필요는 없음
- 하나의 도메인 내에서는 가장 높은 점수를 최종 점수에 반영함

임상기준		점수
전신 증상	발열	2
혈액학적 증상	백혈구감소증	3
	혈소판감소증	4
	자가면역성 용혈	4
임상기준		**점수**
신경정신 증상	섬망	2
	정신병	3
	발작	5
피부 점막 증상	비흉터성 탈모	2
	구강 궤양	2
	아급성 또는 원반형 피부 루푸스	4
	급성 피부 루푸스	6
장막염 증상	흉막삼출 또는 심낭삼출	5
	급성 심장막염	6
근골격계 증상	관절 침범	6
신장 증상	단백뇨>0.5 g/24 시간	4
	신조직검사상 II형 또는 V형 루푸스 신염	8
	신조직검사상 III형 또는 IV형 루푸스 신염	10
면역기준		**점수**
항인지질 항체	항카디오리핀 항체 또는 항β2GPI항체 또는 루푸스항응고인자	2
보체	C3 감소 또는 C4 감소	3
	C3 감소와 C4 감소	4
루푸스 특이 항체	항dsDNA 항체 또는 항Smith 항체	6
총점- 진입 기준을 만족하면서 총점 10점 이상일 경우 루푸스로 분류		

IV 자가면역 혈액검사

1. 항핵항체(Anti-nuclear antibody, ANA)

1) 가장 중요한 선별검사 처방 시 반드시 항핵항체 역가(ANA titer)로 처방할 것
2) 증상을 보이기 시작할 때 95% 이상에서 양성, 임상적으로 항핵항체 음성인 루푸스는 거의 없음

2. 진단에 특이적인 검사

1) Anti-dsDNA IgG antibody, anti-Sm antibody
2) 보체(C3, C4, CH50) 감소
3) 항핵항체가 고역가이고, 보체가 감소하는 질환은 임상적으로 루푸스임

V 임상양상

임상양상은 매우 다양하며, 발병 시 여러 장기침범에 따른 증상이 동시에 나타날 수도 있고, 병의 경과 중에 새로운 증상이 나타날 수도 있음

1. 전신증상

1) 피로
2) 체중감소
3) 림프절병증
4) 발열: 루푸스 질병활성도가 증가하면 발생할 수 있으나 항상 감염에 의한 것인지를 감별하려는 노력이 필요

2. 근골격계 증상

1) 관절통과 관절염

(1) 어느 관절에나 발생할 수 있지만, 주로 대칭적으로 손과 손목, 무릎 관절에 흔히 발생
(2) 관절의 변형이 일어날 수 있으나 골미란(erosion)은 드묾
(3) 루푸스 분류기준에 포함되는 것은 관절통이 아니고 관절부종을 동반한 관절염

2) 무혈성 골괴사

(1) 대퇴골두가 가장 흔히 침범되는 부위이며 고관절에 국한되어 관절통을 호소하는 경우에 의심

(2) X선 검사에서는 정상으로 보일 수 있으며, MRI로 확진
(3) 스테로이드 사용이 대표적인 위험요인

3) 골다공증
스테로이드 사용으로 인해 악화될 수 있음

3. 피부 점막 증상
피부증상은 흔히 나타나는 증상으로 80–90%의 환자에서 발생

1) 광과민성
약 50%에서 나타나며, 자외선에 의해 피부병변뿐 아니라 전신증상이 악화될 수 있음

2) 뺨 발진(Butterfly rash, malar rash)
약 50%에서 나타나며, 코입술 주름(nasolabial fold)에는 나타나지 않는 것이 특징

3) 원반형 발진(Discoid rash)
(1) 만성 피부루푸스의 가장 흔한 형태
(2) 약 15–30%에서 나타나며, 경계가 비교적 분명한 홍반으로 표면에 약간의 인설(scale)이 있음. 염증이 소실되면서 대개의 경우 위축반흔, 색소침착

4) 구강, 질, 비중격의 궤양

5) 탈모
전신홍반루푸스의 특징 중 하나이며, 두피 전체에 나타나기도 하고, 일부분에서만 나타나기도 함

4. 신장 증상
전신홍반루푸스 환자의 절반 정도에서 나타나며 신장침범 여부가 예후에 매우 중요

1) 정의
24시간 단백뇨가 500 mg을 초과하거나(또는 단회뇨 단백/크레아티닌 비 0.5 초과), 요검사에서 3(+) 이상의 단백뇨나 세포성 원주의 존재

2) 신장조직검사의 적응증
(1) 의미 있는 단백뇨가 있는 경우 적극적으로 신조직검사를 시행해야 함

(2) 신염은 신장조직검사 소견에 따라 분류하며, class IV의 경우 예후가 불량

3) 루푸스 신염의 활성도가 증가하는 경우 혈중 보체 농도 감소, 항DNA항체의 역가 증가

5. 위장관 증상

1) 복통

복통을 유발할 수 있는 여러 질환과의 감별이 필요

2) 장간막 혈관염(Mesenteric vasculitis)

(1) 급성복통으로 내원함. 의심되는 경우 지체없이 복부단층촬영(CT)을 시행해야 함

(2) 복부단층촬영영상: 표적사인(target sign), 빗살사인(comb sign)

6. 심폐증상

1) 심장막염

흔히 심낭삼출이 동반되나 대부분 증상이 없고 심장눌림증(cardiac tamponade)도 거의 없음

2) 심근염

3) 심내막염

Libman-Sacks 심내막염, 세균성 심내막염

4) 관상동맥 심장질환

주요 사망 원인 중 하나로, 비교적 젊은 나이에서도 발생

5) 폐동맥고혈압

(1) 선별검사: 심초음파

(2) 확진검사: 심도자술

6) 급성 루푸스 폐렴

7) 간질성 폐질환

8) 폐출혈: 드물지만 매우 심각한 징후

7. 뇌신경계 소견

전신홍반루푸스 환자의 약 2/3가 신경정신 증상을 나타내며 다양한 임상증상을 보임

1) 감별진단: 감염이나 요독증, 고혈압, 약물 부작용 등

2) 진단을 위한 검사

(1) 기본 혈액검사
(2) 뇌척수액 검사: 단백의 증가와 세포수 증가
(3) 영상검사: MRI가 CT보다 우수
(4) 자가항체 검사: 뇌척수액내 항neuron 항체, 혈청내 항neuron 항체와 항ribosomal P 항체: 신경정신 루푸스 시사
(5) 발작이 있는 경우 뇌파 검사: 신경정신 루푸스의 약 70%에서 이상소견

3) 뇌졸중

고혈압, 동맥경화, 항인지질증후군, 혈전, 혈소판감소증, 혈관염 등에 의해 발생

4) 항인지질항체와 동반된 뇌신경 증상: 국소적인 신경학적 이상과 연관됨

5) 횡단 척수염(Transverse myelitis)

(1) 급속히 진행하는 상행마비 또는 하반신 불완전 마비, 괄약근 조절 상실, 무감각 등이 나타나는 류마티스질환의 응급
(2) 신속히 척추 MRI 검사와 뇌척수액 검사를 시행해야 함

8. 혈액학적 증상

1) 빈혈

(1) 만성병 빈혈(anemia of chronic disease)이 자가면역 용혈성빈혈보다 흔하며, 철결핍성 빈혈이나 신질환과 동반된 빈혈 등이 나타날 수 있음
(2) 용혈 없이도 쿰즈 검사(Coombs' test)가 양성으로 나타날 수 있음

2) 백혈구 감소증(백혈구 4,000/mm^3 미만)과 림프구 감소증(림프구 1,000-1,500/mm^3 미만)

3) 혈소판 감소증(혈소판 100,000/mm^3 미만)

(1) 약 10%에서 50,000/mm^3 이하로 감소

(2) 특발성 혈소판감소성 자반병이 루푸스에 선행하기도 하며, 혈전성 혈소판감소 자반증(TTP)이나 약제에 의해서도 발생할 수 있음

VI 치료

1. 일반적 주의사항

1) 자외선에 노출되는 것을 피하며, 자외선차단제를 발라야 함
2) 정기적인 운동을 통해 전신쇠약 및 과체중, 골다공증 예방
3) Influenza, pneumococcus에 대한 예방 접종이 요구됨
4) 금연

2. 각각의 증상에 따른 치료방법

1) 발열, 관절통: 항말라리아제 → 비스테로이드소염제 → 스테로이드
2) 관절염: 비스테로이드소염제 → 항말라리아제 → 스테로이드 또는 메토트렉세이트
3) 피부발진: 자외선차단제 → 스테로이드 연고 → 항말라리아제 → 경구 스테로이드 또는 면역억제제, 타크로리무스(tacrolimus) 연고
4) 레이노현상: 흡연이나 카페인, 충혈제거제(decongestant) 등을 피하고 보온 → 칼슘통로차단제(nifedipine)
5) 장막염(serositis): 비스테로이드소염제 → 스테로이드
6) 장간막 혈관염: 고용량 스테로이드 → 출혈이나 천공이 있는 경우 수술
7) 폐출혈: 고용량 스테로이드 → 혈장분리교환술
8) 심근염: 고용량 스테로이드 → cyclophosphamide
9) 혈소판 감소증/용혈성 빈혈: 고용량 스테로이드 → 감마글로불린 주사 → 면역억제제 → rituximab, 비장제거술
10) 중추신경 침범 증상
   ① 고용량 스테로이드 → cyclophosphamide → 다른 면역억제제(azathioprine, MMF)
   ② 발작이 동반되는 경우 항경련제를 추가하는 것이 일반적

3. 고용량의 스테로이드(prednisolone 기준으로 1 mg/kg/day 이상)가 필요한 경우

1) 루푸스 신염
2) 중추신경계 침범
3) 혈소판 감소, 용혈성 빈혈
4) 장간막 혈관염, 전신혈관염

5) 심근염
6) 폐출혈

4. 루푸스 신염의 치료

1) 의미 있는 단백뇨가 있는 경우 신조직검사를 하는 것이 권장됨
2) 치료의 목표: 6개월–1년 이내에 완전관해(의미 있는 단백뇨가 없는 상태)에 도달
3) 관해 유도치료: 고용량 스테로이드+mycophenolate mofetil (MMF) 혹은 cyclophosphamide 주사치료
4) 유지치료: MMF or azathioprine(관해 유도 후 적어도 3년은 유지해야 함)
5) Tacrolimus는 동양인을 대상으로 한 임상시험결과에서는 의미 있는 결과를 가지고 있음

5. 스테로이드 외에 루푸스에서 사용되는 약제

1) 항말라리아제(Hydroxychloroquine)

(1) 가장 흔하게 사용되는 약제(루푸스의 장기예후를 호전시키는 유일한 약제로 특별한 금기가 없는 한 사용해야 함)
(2) 적응증: 피부발진, 탈모, 광과민성, 관절통, 피로감, 혈전 생성 억제에 효과적
(3) 용량: 하루 200–400 mg를 사용
(4) 부작용: 망막병증 - 매년 안과검진이 권장됨(미국안과학회 권고사항)

2) 싸이클로포스파미드(Cyclophosphamide)

(1) 적응증: 루푸스 신염, 신경계 침범같이 생명을 위협하는 합병증
(2) 용량: 루푸스 신염 시 0.5–1.0 g/체표면적(m^2)를 매월 6번 정주(NIH regimen) 혹은 500 mg을 2주 간격으로 6번 정주(Euro-Lupus regimen)
(3) 부작용
① 골수억제(혈중 백혈구가 정주 후 10–14일 사이에 3,000/mm^3 이상 유지되도록 용량 조절)
② 생식선 기능 저하(성선자극호르몬분비호르몬 유도체: GnRH agonist 고려)
③ 방광독성(mesna 투여)

3) 아자티오프린(Azathioprine)

(1) 적응증: 루푸스 신염(cyclophosphamide보다 효과는 떨어지나 상대적으로 안전함)
(2) 용량: 저용량(25–50 mg/일)부터 시작하여 50–150 mg/일로 증량(2 mg/kg)
(3) 부작용: 소화기계 부작용과 골수억제(주기적인 전혈구 검사 필요)

4) 메토트렉세이트(Methotrexate)

(1) 적응증: 피부 병변, 관절염에 효과적

(2) 용량: 7.5–20 mg을 일주일 간격으로 투여

(3) 부작용: 구강궤양, 소화기계 부작용, 골수억제, 간독성, 신기능 저하(부작용 발생 감소를 위해 folic acid 함께 투여)

5) 미코페놀레이트 모페틸(Mycophenolate mofetil)

(1) Purine 합성 억제제

(2) 적응증: 루푸스 신염의 유도 또는 유지 치료 약제로 효과적

(3) 용량: 1 g/일로 시작하여 3 g/일까지 증량 가능
아시아인에서는 일반적으로 2 g/일(1 g 하루 2번) 사용

6) 칼시뉴린(Calcineurin) 억제제

(1) Cyclosporine A, tacrolimus

(2) 적응증: 루푸스 신염(tacrolimus), 조절되지 않는 혈구감소(cyclosporine A)

(3) 부작용: 고혈압, 고지혈증, 다모증, 신경독성

7) 기타 시도되고 있는 약제

(1) Rituximab
① B 세포 depleting 약제(anti-CD20 monoclonal antibody)
② 기존의 치료에 불응하는 루푸스 환자에서 제한적으로 사용되고 있음

(2) Belimumab
① B 세포 survival signal을 억제하는(anti-BLyS) 약제로 루푸스에서 최초로 승인된 표적치료제
② 루푸스의 관절 및 피부증상에 일부 효과가 있음
③ 루푸스 신염의 관해 유도에 단독으로는 효과가 없으나, 기존치료제에 추가적인 치료로 사용할 경우 효과가 있을 것으로 보임

05 항인지질증후군

Summary

- 항인지질증후군은 혈전증과 반복유산 등의 임상 기준과 항인지질항체 반복 양성 소견을 바탕으로 분류함
- 항인지질증후군은 warfarin으로 치료하고, 임신과 같이 warfarin의 금기 사항이 있을 경우에는 heparin과 aspirin을 병용하여 치료함

증례

42세 여자 환자가 갑작스러운 호흡곤란으로 내원하였다. 특이 병력, 수술력, 약물 복용력 등은 없었고, 과거 임신 12주, 15주에 특별한 이유 없이 자연 유산된 기왕력이 있었다. 다른 신체진찰에서 특이한 점은 관찰되지 않았고, 흉부 CT에서는 폐혈전이 관찰되었다. 이 환자에서 진단을 위해 필요한 검사와 치료는?

⇨ 검사: lupus anticoagulant, anti-cardiolipin IgG/IgM, anti-β2 glycoprotein IgG/IgM
⇨ 치료: Warfarin (APS 환자에서 DOAC은 추천되지 않음)

I 정의

항인지질항체에 의해서 혈전증과 반복유산이 생기는 질환으로 젊은 나이에 원인이 명확하지 않게 혈전증이 발생했거나 반복유산 등의 임신합병증이 있는 경우 의심

II 분류

1. 일차성: 항인지질증후군 단독으로 발생
2. 이차성: 전신홍반루푸스와 같은 자가면역질환이 동반된 경우

III 진단

임상 기준
1. 혈전증: 어떤 조직 또는 기관에 발생한 동맥, 정맥 또는 미세혈관 혈전증으로, 혈전증은 객관적인 기준(영상, 도플러초음파 및 조직검사)에서 증명되어야 함 2. 임신합병증 ① 10주 이상 된 형태적으로 정상인 태아가 원인불명으로 유산: 1번 이상 ② 34주 이내 형태적으로 정상인 태아가 임신중독증(pre-eclampsia), 태반부전(placental insufficiency)으로 조기출산: 1번 이상 ③ 10주 이전에 원인불명의 유산: 3번 이상(산모의 해부학적 구조, 호르몬 불균형, 부모의 염색체 이상으로 인한 것이 아니어야 함)
검사실 기준
12주 간격으로 시행한 검사에서 적어도 한 가지가 2회 이상 반복 양성이어야 함 1. Lupus anticoagulant (LAC): LA ratio (Screen/Confirmatory)>1.2-1.3(일반혈액검사에서 aPTT 연장과 관련 있음) 2. Anti-cardiolipin antibody (αCL): ELISA법으로 측정했을 때 중간 또는 고역가로 존재(IgG 또는 IgM isotype>40 GPL or MPL) 3. Anti-β2 glycoprotein-I anti-body (αβ2GPI): IgG 또는 IgM isotype
적어도 한 가지 이상의 임상 기준과 한 가지 검사실 소견을 동시에 만족시키면 진단

항핵항체 양성 여부와 관련이 없는 검사이므로 별도로 검사를 진행

IV 임상증상

Frequent (20%)	Stroke, pulmonary emboli, pregnancy morbidity, livedo reticularis, thrombocytopenia, deep vein thrombosis
Less frequent (10-20%)	Retinal vein thrombosis, adrenal thrombosis
Unusual (<10%)	Epilepsy, vascular dementia, pulmonary hypertension, portal vein thrombosis, Budd-Chiari syndrome, osteonecrosis, digital gangrene, amaurosis fugax, chorea, leg ulcers
Rare (<1%)	Heart valve disease, coronary artery disease

V 치료

* 항인지질증후군으로 진단되었을 경우 DOAC은 추천하지 않으며, warfarin 치료가 필요함

임상조건	치료
정맥 또는 동맥 혈전증	Warfarin, INR 2.0-3.0
급성 심근경색	Warfarin, INR 3.0-4.0
고위험 환자*에서 발생한 동맥 혈전증	Warfarin, INR 2.0-3.0 + Aspirin 100 mg/day
임신합병증 단독	Low-dose heparin(임신 시 warfarin 금기) + Aspirin 100 mg/day
고위험 임신합병증† 또는 catastrophic APS	High-dose heparin(임신 시 warfarin 금기) + Aspirin 100 mg/day + plasmapheresis/immunoglobulins
증상없이 세 가지 검사실 검사가 모두 양성인 경우	[혈전증 예방] Warfarin, INR 2.0-3.0 [임신합병증 예방] Low-dose heparin + Aspirin 100 mg/day

* 고위험 환자: 세 가지 검사실 검사 항목이 모두 양성이고, 한 가지 이상의 임상증상, 다발성 뇌병변, 또는 심근경색이 있는 경우

† 고위험 임신합병증: 혈전병력이 있거나 세 가지 검사실 검사 항목이 모두 양성인 경우

06

류마티스관절염

Summary

- 진단분류기준을 숙지하고, 감별진단 및 질병평가를 위한 혈액 및 영상검사를 누락없이 시행해야 함
- 치료원칙과 표적 치료 원리(treat-to-target, T2T)에 근거한 치료접근법을 숙지해야 함
- 각 치료약물의 사용법을 이해하여, 치료효과는 높이고 부작용을 최소화할 수 있는 개별맞춤치료를 고려해야 함

증례

환자	45세 여자
주 증상	1년 전부터 점차 악화된 양쪽 손목과 손가락관절의 통증과 뻣뻣함
현병력	• 통증은 아침에 가장 심했고 뻣뻣함은 30분 이상 지속 • 증상은 점차 악화되는 양상 • 일부 손가락과 팔꿈치에는 작은 피부 결절도 발생(rheumatoid nodule) • 체중 감소, 전신 위약감과 피로감
신체검사	• 활력증후: 정상 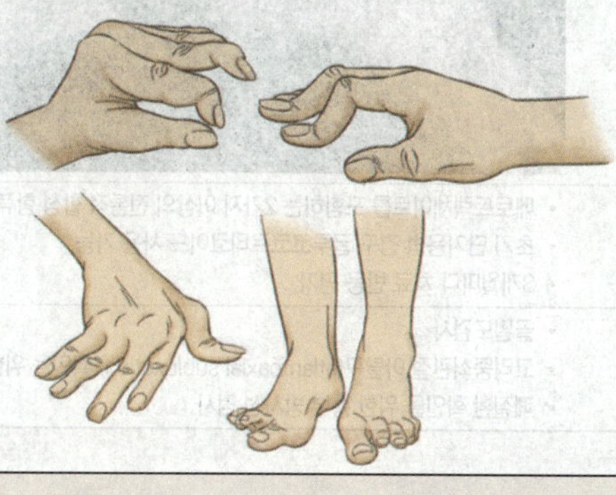

증례

신체검사	• 양쪽 손가락 몸쪽손가락뼈사이관절(proximal interphalangeal, PIP)과 손허리손가락관절(metacarpophalangeal, MCP)의 부종과 관절운동제한 • PIP 관절 신전(extension) (swan-neck deformity) • MCP 관절이 척골(ulna) 방향으로 휘어짐 • 먼쪽손가락뼈사이관절(distal interphalangeal, DIP)은 비교적 보존되어 있음 • DIP 과신전(hyperextension)과 PIP 굴곡(flexion) (Boutonniere deformity) • 양쪽 팔꿈치에 피하 결절 • 양쪽 발목관절의 부종과 압통
혈액검사	• CBC: normocytic normochromic anemia • ESR 45 mm/h(정상: 2–20) • CRP 2.21 mg/dL(정상: 0–0.5) • RF 254 IU/mL(정상: 0–14) • ACPA >200 U/mL(정상: <5)
영상검사	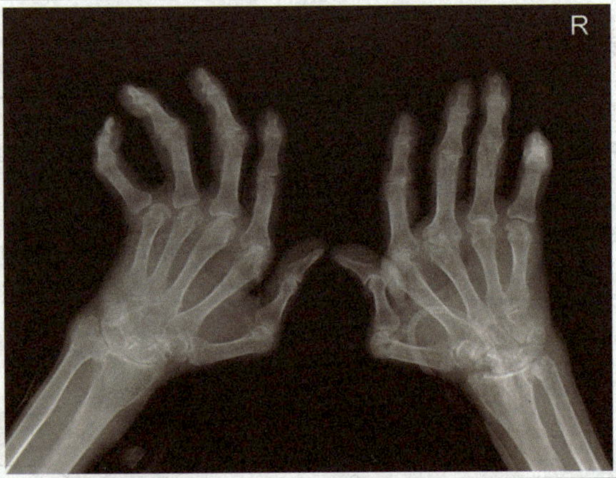
치료	• 메토트렉세이트를 포함하는 2가지 이상의 전통적 합성 항류마티스약제 • 초기 단기용법 경구 글루코코르티코이드 사용 가능 • 3개월마다 치료 반응 평가
추가검사	• 골밀도검사 • 고리중쇠관절 아탈구(atlantoaxial subluxation) 확인을 위한 경추 방사선 검사 • 폐질환 확인을 위한 흉부 방사선 검사

I 정의, 역학 및 발병위험인자

1. 관절내 활막에 염증세포들이 침윤되는 염증(synovitis)이 생기고 활막이 증식하여(synovial proliferation) 연골 및 뼈를 파괴하여 관절의 변형과 기능 소실을 초래하는 만성 염증성 관절염
2. 유병률은 0.3–1.0%
3. 남성보다 여성에 호발(M:F=1:3), 40세 이후에 호발
4. 유전적 소인과 환경적 요인의 상호작용에 의해 발병
5. 한국인에서 HLA-DRB1*04:05와 *09:01이 주요 위험 대립유전자
6. 환경적 위험요인은 흡연이 가장 잘 알려짐

II 임상증상

1. 관절 증상

1) 손가락관절(PIP, MCP), 손목관절(wrist), 발가락관절(MTP)과 같은 소관절의 통증과 뻣뻣함, 부종이 특징이며 다른 관절을 침범할 수도 있음
2) 관절증상은 대개는 수주에서 수개월에 걸쳐 서서히 나타남
3) 척추에서는 경추의 C1-C2(고리중쇠관절, atlantoaxial joint) 부위가 유일한 침범부위로 10% 이하에서 발생하지만 문제(atlanto-axial subluxation)가 있는 경우 전신마취를 필요로 하는 수술 상황에서 심각한 신경학적 문제를 유발할 수 있어 임상적으로 중요

2. 전신증상 및 관절외 증상

1) 전신증상: 전신통증, 뻣뻣함, 미열, 체중감소 피로감

2) 관절외 증상

(1) 위험인자: 흡연, 조기 신체장애(early physical disability), 류마티스인자 양성, 항CCP항체 양성
(2) 안구: 상공막염, 공막염, 건성각결막염
(3) 구강: 구강건조, 치주염
(4) 폐: 흉막삼출, 폐결절, 간질성폐렴(주로 UIP와 NSIP), 기질화폐렴
(5) 심장: 심막염, 관상동맥질환, 심근염(myocarditis), 심근병(cardiomyopathy), 부정맥
(6) 신장: 막콩팥병증, 이차성 아밀로이드증
(7) 피부: 류마티스결절(신전부위, 압력부위에 발생), 혈관염(점출혈, 자색반, 피부궤양, 괴저

등)

(8) 신경: 경추침범 척수병증, 다발홑신경염(mononeuritis multiplex), 국소신경병증(손목터널증후군)

(9) 혈액: 빈혈, 백혈구감소, 비장비대, Felty 증후군, 림프종

(10) 내분비: 저안드로겐증(hypoandrogenism)

(11) 골다공증

III 검사소견과 진단(분류기준)

1. 혈액검사('제2절 류마티스질환 진단검사' 참조)

1) 자가면역질환을 입증할 수 있는 자가항체검사

2) 관절염의 활성도를 측정하는 염증반응검사

3) 약제의 부작용 등을 판단하기 위한 일반 혈액검사가 있음

1) 자가항체검사

(1) 류마티스인자(rheumatoid factor)

① IgG의 Fc 부위에 대한 자가항체

② 환자의 70–80%에서 양성

③ 정상인에서도 5%, 65세 이상인 경우 10–20%까지 양성

(2) Anti-citrullinated protein antibody (ACPA)

① 항CCP항체(anti-cyclic citrullinated peptide antibody)라고도 부름

② 민감도는 류마티스인자와 유사하나, 특이도가 90% 이상으로 높은 장점이 있음

③ 류마티스관절염이 증상 나타나기 전에 수년전부터 양성으로 나오기 때문에 조기진단이 가능

④ 질환의 예후와 관련. 흡연과의 연관성 보고

2) 관절염의 활성도검사: 급성기 반응물질인 ESR, CRP

3) 일반혈액검사

(1) 질병 활성화 시에는 빈혈, 혈소판 증가

(2) 약물치료 중에는 정기적인 간기능 및 신장기능 검사 필요

2. 방사선 검사

1) X선검사: 관절주위 연부조직 부기, 관절주위 골감소증(periarticular osteopenia), 골미

란, 관절강의 협착(joint space narrowing)

2) 초음파검사: 관절내 활막액 증가 및 활막 증식, 신생혈관 증식, 힘줄의 침범, 연골손상, 골미란 관찰

3. 진단

1) 2010년 미국 및 유럽류마티스학회 류마티스관절염 분류기준을 진단에 활용

2) 다음 4개의 항목점수를 합하여 6점 이상이면 진단적 가치가 있음

3) 최소 하나의 관절에, 다른 질환으로 설명되지 않는, 임상적으로 확실한 관절염(부종)이 있는 환자에서 적용

2010년 류마티스관절염 분류기준		점수
침범된 관절[1]	큰 관절[2] 1개	0
	큰 관절 2-10개	1
	작은 관절[3] 1-3개	2
	작은 관절 4-10개	3
	>10개 관절(적어도 1개 작은 관절 포함)	5
혈청검사	류마티스인자 및 항CCP항체 음성	0
	류마티스인자 또는 항CCP항체 약양성(정상 상한의 3배 이내)	2
	류마티스인자 또는 항CCP항체 강양성(정상 상한의 3배 이상)	3
급성기반응물질	CRP와 ESR 정상	0
	CRP 또는 ESR 상승	1
증상지속기간	6주 이내	0
	6주 이상	1

(1) 관절의 침범은 신체검사 때 부어 있거나 압통이 있는 관절, 또는 MRI나 초음파검사에서 활막염의 증거가 있을 때

(2) 큰 관절: 어깨, 팔꿈치, 고관절, 무릎, 및 발목관절

(3) 작은 관절: 손허리손가락(MCP)관절, 근위부 손가락뼈사이(PIP)관절, 엄지손가락의 손가락뼈사이관절, 손목관절, 두 번째부터 다섯 번째 발허리발가락(MTP)관절, 그러나 원위부 손가락뼈사이(DIP)관절, 첫 번째 손목허리(CMC)관절, 첫 번째 발허리발가락(MTP)관절은 제외

IV 치료 반응 평가

1. 치료 반응 평가 도구

	SDAI	CDAI	DAS28
측정 결과	0-86 사이의 점수	0-76 사이의 점수	0-9.4 사이의 점수
인자	• 압통관절 개수: 0-28 • 부종관절 개수: 0-28 • 환자평가 전신 상태: 0-10 • 의료진평가 전신 상태: 0-10 • CRP (mg/dL): 0-10	• 압통관절 개수: 0-28 • 부종관절 개수: 0-28 • 환자평가 전신 상태: 0-10 • 의료진평가 전신 상태: 0-10	• 압통관절 개수: 0-28 • 부종관절 개수: 0-28 • 환자평가 전신 상태: 0-10 • ESR (mm/h): 0-100 또는 CRP (mg/L): 0-100
공식	SJC + TJC + PrGA + PtGA + CRP	SJC + TJC + PrGA + PtGA	• DAS28-ESR = $0.56\times\sqrt{(TJC)}+0.28\times\sqrt{(SJC)}+0.014\times PtGA+0.70\times \ln(ESR)$ • DAS28-CRP = $0.56\times\sqrt{(TJC)}+0.28\times\sqrt{(SJC)}+0.014\times PtGA+0.36\times \ln(CRP+1)+0.96$
특징	• 간단한 수식 결과 • 임상시험에서 관해를 결정하는 데 유용 • 급성반응물질, 환자 및 의료진 평가 결과 반영	• 간단한 수식 결과 • 환자 및 의료진 평가 결과 반영 • 쉽게 확인할 수 있는 평가 변수들 • 혈액검사결과 없이 계산 가능	• 임상시험에서 널리 사용 • 급성반응물질, 환자 및 의료진 평가 결과 반영 • 높은 ESR 가중치 • SJC보다 TJC에 보다 가중치

* CRP, C-reactive protein; CDAI, clinical disease activity index; DAS, disease activity score; ESR, erythrocyte sedimentation rate; PrGA, provider global assessment of disease activity; PtGA, patient global assessment of disease activity; SDAI, simple disease activity index; SJC, swollen joint count; TJC, tender joint count; VAS, visual analog scale

2. 치료 반응 평가 결과 해석

	관해	낮은 활성도	중간 활성도	높은 활성도
SDAI	≤3.3	<3.3-≤11	<11-≤26	>26
CDAI	≤2.8	<2.-≤10	<10-≤22	>22
DAS28	<2.6	≤2.6-<3.2	≤3.2-≤5.1	>5.1

V 치료

1. 치료 목표: 통증 조절, 최대한의 관절 기능 유지, 관절의 변형 및 파괴 예방

2. 치료원칙(그림 9-6-1 참조)

1) 조기에 DMARDs를 시작할수록 결과가 좋음
2) 치료는 관해 또는 낮은 질병활성도를 목표로 해야 하며 목표에 도달하지 못하는 경우는 1-3개월 간격으로 평가하여 치료를 조정
3) 최초의 DMARDs로 목표에 도달하지 못하는 경우, 생물학적제제 혹은 JAK억제제를 고려
4) 동반질환의 유무를 고려하여 치료제 선택

3. 약물치료('제3절 류마티스 약물' 참조)

1) 비스테로이드소염제(Nonsteroidal anti-inflammatory drugs, NSAIDs)

증상 개선을 위한 보조제로 사용

(1) 소염제는 한 가지만을 사용하며 2가지 이상 소염제의 병용 투여는 피함
(2) 2-3주간 사용하여도 효과가 없을 경우 다른 NSAID로 교체 가능
(3) 소화기, 심혈관, 신장 부작용 있을 수 있음: 위험인자를 보유한 환자 및 고령에서 사용에 주의

2) 글루코코르티코이드(Glucocorticoid, GC)

(1) 관절염의 증상을 호전시키고 골손상을 감소시킬 수도 있음
(2) 장기간 사용 시 부작용 초래, 최소 필요한 용량으로 감량하고 가능하면 중단하려는 노력 필요
(3) 심각한 관절외 임상증상(혈관염, 공막염 등)이 있을 때 고용량의 글루코코르티코이드 사용

3) 질환조절 항류마티스약제(Disease-modifying anti-rheumatic drugs, DMARDs)

(1) 활막 내의 염증의 진행을 막거나 질병을 개선시켜서 관절손상을 억제시킬 수 있는 약제
(2) 메토트렉세이트는 효과가 입증된 대표적인 핵심치료(anchor drug) 약제
(3) DMARD 치료로 질병이 개선되지 않을 경우, 생물학적제제, 세포내 신호전달억제제 사용 가능

(1) 전통적 합성 항류마티스약제(conventional synthetic DMARDs, csDMARDs)
① 메토트렉세이트(methotrexate, MTX), 하이드록시클로로퀸(hydroxychloroquine, HCQ)
② 설파살라진(sulfasalazine, SSZ), 레플루노마이드(leflunomide, LEF)

(2) 생물학적 항류마티스약제(biological DMARDs, bDMARDs)
① 투여 시작 전 흉부 X선 검사 및 잠복결핵 검사(Interferon gamma releasing assay, IGRA; PPD 피부반응 검사)
② 항TNF제제: Infliximab, Etanercept, Adalimumab, Golimumab, Certolizumab
③ 항IL-6제제: Tocilizumab
④ T세포 표적제: Abatacept
⑤ B세포 표적제: Rituximab

(3) 표적합성 항류마티스약제(targeted synthetic DMARDs, tsDMARDs)
① 투여 시작 전 흉부 X선 검사 및 잠복결핵 검사(IGRA, PPD 피부반응 검사)
② JAK 억제제: Tofacitinib, Baricitinib, Upadacitinib
③ 심혈관질환 및 암 관련 위험요인들(65세 이상, 흡연력, 당뇨, 비만, 고혈압, 암치료 병력, 혈전증 위험요인, 대수술 또는 부동성)에 대한 평가 후 항TNF제제 등 다른 치료약제로 대신할 수 없거나 위험 대비 치료효과 우위가 기대될 때 사용

VI 류마티스관절염 관련 위험 및 위험인자

1. 감염 위험인자

고령, 관절외 증상, 백혈구감소증, 동반질환(폐질환, 알콜중독, 당뇨), 글루코코르티코이드, 생물학적제제

2. 간질성폐렴 위험인자

고령, 남성, 흡연, 높은 류마티스인자 역가, 관절외 증상, 항류마티스약제

3. 사망률 증가인자

진행된 신체장애, 높은 질병활성도, 침범 혹은 손상된 관절 수, 동반질환(심장혈관질환, 감염), 급성반응물질 증가, 항CCP항체 혹은 류마티스인자 증가, NSAIDs, 글루코코르티코이드

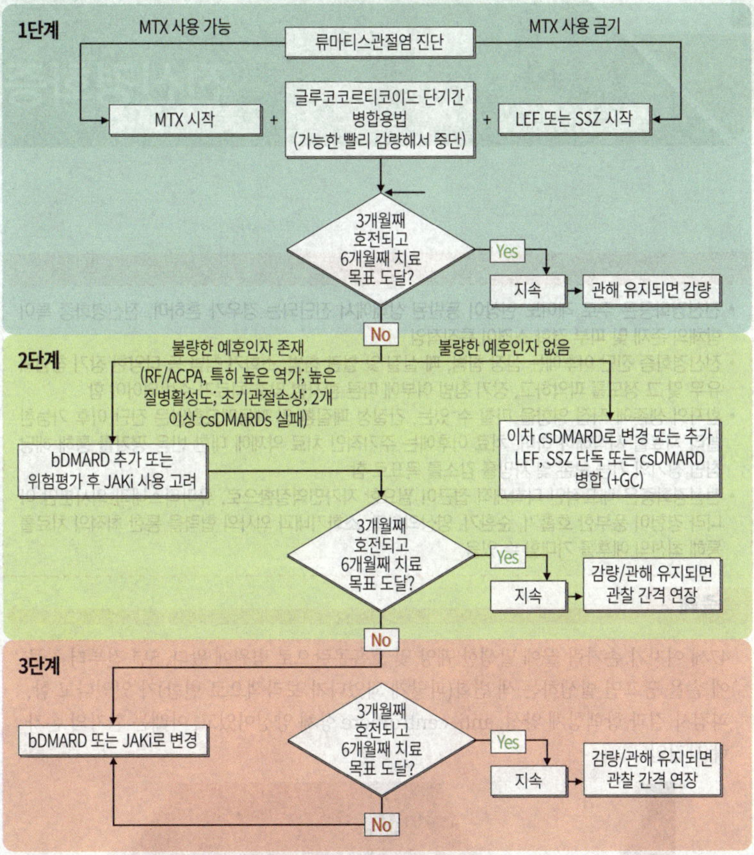

● **그림 9-6-1. 류마티스관절염 치료 단계**

07

전신경화증

Summary

- 전신경화증은 주로 레이노 현상이 동반된 상태에서 진단되는 경우가 흔하며, 전신경화증 특이 항체의 존재 및 피부 경화 소견이 특징적임
- 전신경화증 진단 이후에는 심장 침범, 폐 실질 및 혈관 침범, 소화기 침범 등 다양한 장기 침범의 유무 및 그 정도를 파악하고, 장기 침범 여부에 따른 환자별 맞춤 치료가 수반되어야 함
- 환자의 생존에 직접 영향을 미칠 수 있는, 간질성 폐질환 및 폐동맥고혈압은 진단 이후 가능한 빨리 치료를 시작해야 하며, 치료 이후에는 주기적인 치료 약제에 대한 반응 평가를 통해 해당 침범 장기의 기능 보존 및 사망률 감소를 목표로 함
- 전신경화증은 대표적인 다학제적 접근이 필요한 자가면역질환으로, 류마티스내과 의사뿐만 아니라 경험이 풍부한 호흡기, 순환기, 영상의학과, 소화기내과 의사의 협력을 통한 최적의 치료를 통해 최선의 예후를 기대할 수 있음

증례

47세 여자가 손가락 끝에 발생한 궤양 및 호흡곤란으로 병원에 왔다. 5년 전부터 찬물에 손을 담그면 발생하는 색 변화(파랗게 되었다가 보라색으로 변함)가 있었다고 함. 피검사 결과 항핵항체 양성, anti- centromere 항체 양성이었고, 아래는 환자의 손가락 사진임

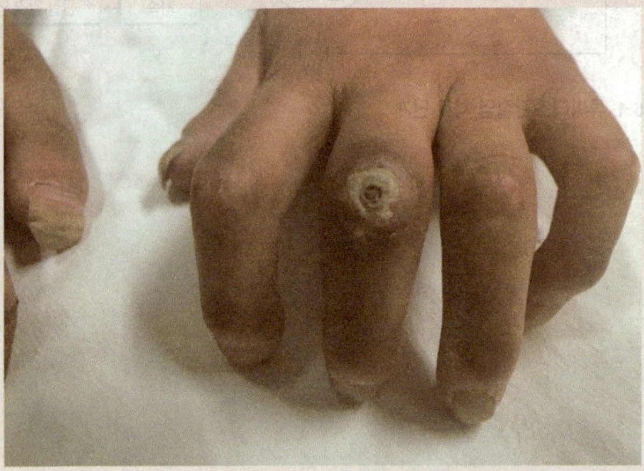

증례

다음은 환자의 손톱주름 모세혈관 현미경 결과임

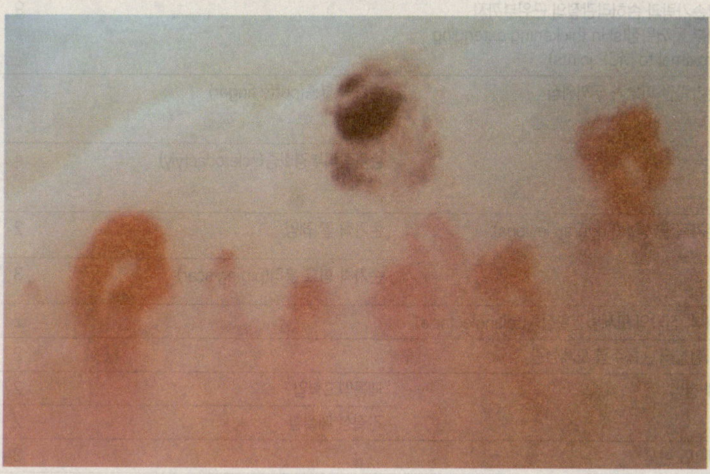

환자의 호흡곤란의 원인을 알기 위해 다음으로 시행해야 할 검사는?

⇨ Chest CT 및 echocardiography

I 진단과 유병률

1. 정의

1) 환자마다 질병의 경과나 피부 침범 패턴, 기관침범 양상, 질병 진행 속도, 치료에 대한 반응, 중증도, 사망률이 다양한, 자가면역 항진으로 발생하는 진행성, 염증 매개 섬유화질환
2) 많은 환자의 혈액에서 자가항체가 발견되며, 손허리손가락(MCP) 관절 근위부와 얼굴, 몸으로 진행하는 피부 섬유화를 특징으로 하며, 폐, 소화기 계통을 포함한 내부 장기의 섬유화도 발생
3) 초기 증상은 말단의 레이노현상(Raynaud's phenomenon)인 경우가 많음
4) 질환 초기에는 염증성 특성이 우월(inflammatory feature)하다가 후기로 진행할수록 섬유화와 이로 인한 장기 기능 부전(fibrosis and atrophy in affected organs)이 특징

2. 진단(2013 ACR/EULAR 전신경화증 분류기준)

항목	세부항목	점수
양손가락과 손허리관절의 근위부까지 피부 두꺼워짐(skin thickening extending proximal to MCP joints)		9
손가락만 피부가 두꺼워짐	손가락 부종(puffy finger)	2
	손가락피부경화증(sclerodactyly)	4
손가락 끝 병소(fingertip lesions)	손가락 끝 궤양	2
	손가락 함요 흉터(pitting scar)	3
피부, 점막의 모세혈관확장증(telangiectasia)		2
비정상적 손톱주름 모세혈관		2
폐 침범	폐동맥고혈압	2
	간질성 폐질환	2
레이노현상		3
전신경화증 관련 자가항체(최대 3점)	Anti-centromere 항체	3
	Anti-topoisomerase I (anti-Scl-70) 항체	
	Anti-RNA polymerase III 항체	

같은 항목(item)에 해당하는 세부항목(subitem) 중에서는 점수가 가장 높은 한 항목의 점수만을 합산하여 총 9점 이상이면 전신경화증으로 분류 가능함

3. 유병률

1) 백만 명당 10-50명 정도, F>M (4-5:1)

2) 가장 흔한 발병 연령은 30-50세로 가임기에 많이 발생하고 폐경 이후에 발생은 감소

* 피부경화가 신체 일부에 국한된 경우는 전신경화증이라고 하지 않고 국소피부경화증(localized scleroderma)으로 구분

I	국소피부경화증(localized scleroderma) A. 반상피부경화증(morphea) B. 선피부경화증(linear scleroderma), coup de sabre, hemifacial atrophy
II	전신경화증(systemic sclerosis, scleroderma) A. 제한 전신경화증[limited cutaneous systemic sclerosis (lcSSc)] B. 광범위 전신경화증[diffuse cutaneous systemic sclerosis (dcSSc)]

II 전신경화증(Systemic sclerosis, scleroderma) 분류

1. 제한 전신경화증(Limited)

피부의 변화가 얼굴, 목, 팔꿈치, 무릎 밑의 사지 말단부에 국한

* CREST 증후군; 제한 전신경화증에 속하며 subcutaneous Calcinosis, Raynaud's phenomenon, Esophageal dysfunction, Sclerodactyly, Telangiectasia의 증상을 보임

2. 광범위 전신경화증(Diffuse)

1) 침범되는 피부의 범위가 넓어서 몸통과 팔꿈치 및 무릎 위의 피부까지 침범

2) 피부 변화가 빠르고 예후가 제한 전신경화증에 비해 불량

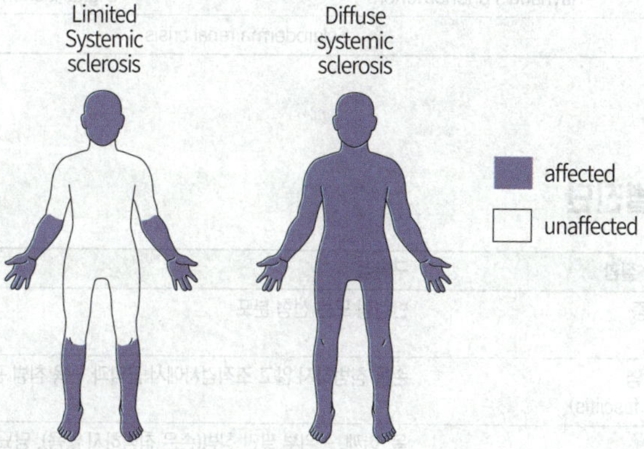

● 표 9-7-1. 전신경화증 타입별 장기침범 양상 특징

	Limited	Diffuse	Both
Lung		Interstitial lung disease	Pulmonary artery hypertension
Cardiac	Pericarditis	Diastolic dysfunction Cardiomyopathy Arrhythmia	
Oral	Xerosis Reduced aperture		Mucocutaneous telangiectasis
Upper GI	Gastric antral vascular ectasia (GAVE) Gastroparesis		Gastroesophageal reflux disease (GERD) Barrett's esophagitis

● 표 9-7-1. (이어서) 전신경화증 타입 별 장기침범 양상 특징

	Limited	Diffuse	Both
Lower GI	Hypomotility Bacterial overgrowth Pseudo-obstruction		
Musculoskeletal		Joint contractures Tendon friction rubs Myositis	
Skin	Induration Telangiectasia Hyperpigmentation Xerosis cutis		Calcinosis cutis
Vascular	Raynaud's phenomenon		Digital ischemic ulcers
Renal		Scleroderma renal crisis	

III 감별진단

감별이 필요한 질환	구별점
반상피부경화증 (morphea)	반점형 또는 선형 분포
호산구성 근막염 (eosinophilic fasciitis)	손을 침범하지 않고 조직검사에서 근막과 근육 침범 관찰
Scleredema	목, 어깨, 근위부 팔만 침범(손은 침범하지 않음), 당뇨와 연관
Scleromyxedema	Gammopathy와 관련
이식편대 숙주반응(GVHD)	피부경화증과 비슷한 피부 변화
Nephrogenic-fibrosing dermatopathy	만성 신부전 환자에서 발생하며 피부 경화증과 비슷한 피부 변화

IV 임상증상 및 치료

1. 전신경화증(제한, 광범위) 타입에 따른 임상 특징 비교

임상특징	제한 전신경화증	광범위 전신경화증
피부 침범 범위	완만한 속도로 발생하고 진행 Limited to fingers, distal to elbows, face; slow progression	급속히 발병하고 첫 2년 동안 급속히 진행. Diffuse: fingers, extremities, face, trunk
레이노현상	피부 침범에 선행하여 발생, 심한 허혈(critical ischemia)이 상대적으로 흔함	피부 침범과 동시에 발생 가능, 심한 허혈은 드묾
근골격	경미한 관절통	관절통, 손목터널 증후군, 힘줄 마찰음이 심함
간질폐질환	천천히 진행하며 경한 중증도	흔하고, 질병 초기에 발생 진행형, 중증으로 진행하는 경우 있음
폐동맥고혈압	흔하고, 질병 후기에 발생, 폐동맥고혈압만 단독 발생 가능	간질폐질환과 연관되어 발생하기도 함
경화증 콩팥 위기 (scleroderma renal crisis)	매우 드묾	15% 가량에서 발생, 비교적 질병 초기(4년 이내)에 주로 발생
피부석회증(calcinosis cutis)	흔하고 현저함	드물고 경미함
특징적 자가항체	Anti-centromere 항체	Anti-topoisomerase I (Scl-70) 항체, anti-RNA polymerase III 항체

2. 제한 전신경화증과 광범위 전신경화증의 장기 침범의 빈도 비교(단위: %)

	제한 전신경화증	광범위 전신경화증
피부 침범	90*	100
레이노현상	99	98
허혈성 말단 궤양	50	25
식도 침범	90	80
간질폐질환	35	65
폐동맥고혈압	15	15
근육병증	11	23
심장침범	9	12
경화증 콩팥 위기	2	15
피부석회증	40	35

* 레이노현상이 나타나고, 손톱주름 모세혈관에 이상이 있고, 전신경화증 특이 자가항체가 검출되면 피부병변이 없어도 전신경화증을 의심할 수 있음(SSc *sine* scleroderma)

3. 장기침범

1) 레이노현상

(1) 추위에 노출되었을 때 혈관이 과도하게 수축하여 손가락 색깔이 하얗고 파랗게 변하는

현상

(2) Pallor (vasoconstriction) → cyanosis (ischemia) → erythema (reperfusion)

(3) 일차성(primary): 원인질환이 없는 경우

(4) 이차성(secondary): 전신경화증, 루푸스 및 다른 결체조직질환이 동반된 경우

(5) 일차성과 달리 이차성의 경우 손가락 끝의 digital pitting scar나 궤양, 손톱주름 모세혈관이상, ANA 양성 등의 소견 동반 가능

(6) 치료: calcium channel blocker, phosphodiesterase 5 inhibitor (sildenafil), IV prostaglandin infusion, ARB, α1-adrenergic receptor blocker, topical nitroglycerine, SSRI, 항혈소판제

(7) 예방: bosentan (endothelin receptor antagonist) - 궤양의 발생 예방 효과 있음, 이미 발생한 궤양의 치유를 촉진하지는 못함

2) 피부 증상

(1) 발병 초기 염증에 의한 피부 부종 → 섬유화가 진행되면서 피부가 딱딱하고 두꺼워짐 → 더 진행되면 피부가 위축되고(atrophy), 손가락, 손목, 팔꿈치의 굴곡 강직(flexion contracture)

(2) 피부 소양감이 심하며 모세혈관 확장 소견이 관찰되고, 궤양

(3) 피부색이 옅어지거나(hypopigmentation) 색소 침착(hyperpigmentation)이 동반됨 (salt and pepper appearance)

(4) 얼굴에서는 표정이 없어지며(masked face), 입이 작아지고, 입 주위에 주름이 발생 (vertical furrowing)

(5) acro-osteolysis: 손가락끝의 뼈(distal phalanges)가 녹는(resorption) 현상

(6) 손톱주름 모세혈관을 조사해보면 혈관확장과 소실이 관찰

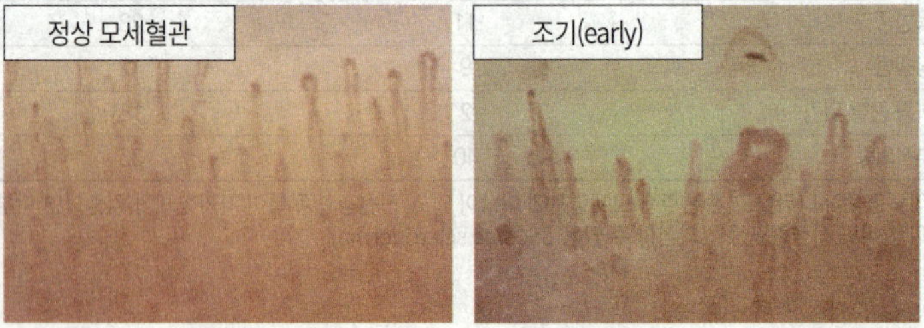

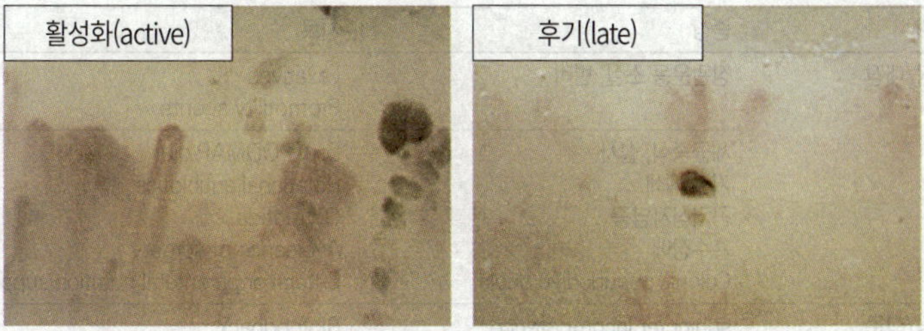

(7) 치료약물

① Digital ulcer: 항생제, 레이노현상 치료

② Swollen puffy hands: 단기간 저용량 corticosteroid (prednisolone < 5 mg/day)

③ Mycophenolate mofetil, tocilizumab, cyclophosphamide, methotrexate: 피부 경화 진행 억제 효과 있음

④ HSCT: autologous hematopoietic stem cell reconstitution therapy; 치료 과정 자체로 인한 morbidity, mortality 있어 매우 제한적으로 선택된 환자에서 시도 가능

3) 소화기 증상

(1) 소화관 장애: 소화관의 평활관 위축 및 섬유화에 의해 증상이 발생하는 것으로 추측

(2) 소화기 침범에 의한 증상 및 치료

부위	증상	치료
입인두 (oropharynx)	입주위 피부 경화 및 구강 건조 치주질환	치과 치료 Artificial saliva
	삼킴 장애, 기침, 흡인	연하 치료(swallowing therapy)
식도	역류 연하 장애	Lifestyle modification Prokinetic agents Proton pump inhibitors Antacid
	협착 바렛 식도	Endoscopic treatments and procedures
위	위 마비(gastroparesis), 소화불량	Prokinetic agents
	Gastric antral vascular ectasia (GAVE, watermelon stomach)	Proton pump inhibitors 철분 Endoscopic laser or cryotherapy 수혈 수술

부위	증상	치료
소장/대장	장관운동 소실, 변비	Laxatives Promotility agents
	세균증식, 설사 거짓 폐쇄 공기창자낭종 흡수장애 Colonic pseudodiverticula	Low FODMAP diet Rotational antibiotics Octreotide Avoidance of surgery Enteral or parenteral nutrition support
직장/항문	sphincter incompetence	Biofeedback sacral nerve stimulation, surgery

4) 폐 증상

경피증 환자의 가장 주요한 사망요인은 폐침범으로 인한 간질폐질환과 폐동맥고혈압

(1) 간질폐질환(interstitial lung disease, ILD)

① Fibrosing alveolitis에 의한 것

② HRCT에서 전신경화증 환자의 65%가량에서 간질폐질환의 근거가 보이나, 임상적으로 의미 있는 간질폐질환은 16–43%

③ 위험인자: 남성, 광범위한 피부 침범, 심한 GERD, anti-topisomerase I Ab

④ 조직학적으로 NSIP (nonspecific interstitial pneumonia: 비특이간질폐렴)와 UIP (usual interstitial pneumonia: 통상간질폐렴)이 가장 흔한 형태

⑤ 초기에는 무증상이나, 진행하면 exertional dyspnea, 피로, 운동능 감소, 만성 마른 기침

⑥ PFT: 제한성 폐질환 소견(FVC<70%, FEV1/FVC>0.8, reduced TLC and DLCo)

⑦ 치료: cyclophosphamide, mycophenolate mofetil, tocilizumab, nintedanib± mycophenolate mofetil

(2) 폐동맥고혈압(pulmonary arterial hypertension, PAH)

① 정의: 평균 폐동맥압≥25 mmHg이고 PCWP (pulmonary capillary wedge pressure)≤15 mmHg)

② 치료받지 않는 경우 3년 생존율<50%

③ 위험인자: 제한 전신경화증, 모세혈관확장증, 고령에서 발병한 경우, anti-centromere Ab, U1-RNP, U3-RNP 양성인 경우

④ 증상: exertional dyspnea, 운동능 감소, 진행하면 흉통 및 실신 발생

⑤ 진단: 선별 검사를 위해서는 심장초음파가 도움이 되며, 심도자(Rt. heart catheterization)를 통하여 확진 가능

PFT에서 FVC%/DLco% ratio가 큰 경우도 폐동맥고혈압 의심

⑥ BNP가 PAH severity와 일치하므로, 전신경화증 환자에서 폐동맥고혈압의 선별 및 치료 모니터링에 유용함

⑦ 치료

- Prostacyclin analog (epoprostenol, treprostinil)
- Endothelin receptor antagonist (bosetan, ambrisentan, macitentan)
- Phosphodiesterase 5 inhibitor (sildenafil)
- Prostacyclin receptor agonist (selexipag)
- Soluble guanylate cyclase (sGC) stimulator (riociguat)

  * Monotherapy에 반응하지 않는 경우 다른 기전의 약제들 병용 가능(PDE5i + ERA ± prostacyclin)
- 약물치료에 효과 없는 경우에는 폐 이식

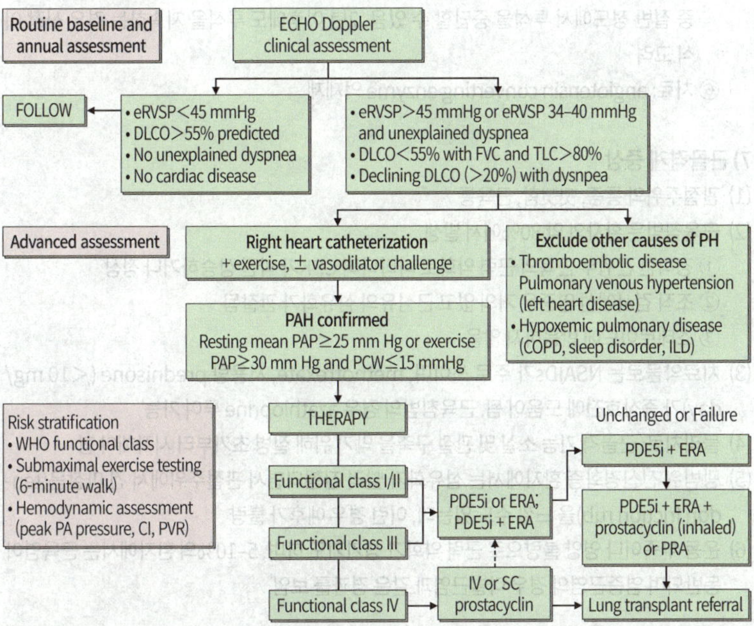

● 그림 9-7-1. 전신경화증 연관 폐동맥고혈압 접근법

5) 심장 증상

(1) 전체 환자의 10–50%에서 심장을 침범함

(2) 심장막 삼출, 심방과 심실부정맥, 전도질환, 판막역류, 심근허혈, 심부전 등이 나타날 수 있음

무증상의 심낭삼출은 흔하지만 눌림증(tamponade)까지 진행하는 경우는 드묾

(3) 그 밖에 관상동맥 경련, 심근 섬유화로 인한 심근병증, 전도장애, 부정맥 발생 가능

(4) 치료: 심부전 치료, 이뇨제, 칼슘채널길항제, 면역억제제, IVIG

6) 신장 증상

(1) Scleroderma renal crisis (SRC: 전신경화증 콩팥 위기)

① 고혈압, 신 기능 악화 시 콩팥 위기의 가능성을 고려

② 고혈압 없이 단백뇨, microangiopathy 등을 동반한 콩팥 위기가 발생하기도 함

③ 병리소견: 내막증식과 내강 협착

④ 질병 발생 초기 4년 이내에 잘 발생함. Anti-RNA polymerase III 항체 양성, 고용량의 글루코코르티코이드를 사용한 경우에 발생 빈도 증가

⑤ 예후: 3년 이내 사망률 30%로 나쁜 예후를 보이며 환자의 2/3에서 투석이 필요하며 이 중 절반 정도에서 투석을 중단할 수 있음. 2년 이후에도 투석을 지속하는 경우 신장 이식 고려

⑥ 치료: angiotensin converting enzyme 억제제

7) 근골격계 증상

(1) 관절주위의 통증, 뻣뻣함, 근육통

(2) 근육침범은 환자의 약 80%에서 발생

① 경미한 근위부 근육의 근력 약화로 나타나며 CPK가 약간 상승하거나 정상

② 조직 검사에선 염증은 거의 없고 근섬유의 섬유화가 관찰됨

③ 스테로이드에 반응하지 않음

(3) 치료약물로는 NSAIDs가 주로 쓰이며, methotrexate, 저용량 prednisone (＜10 mg/day)가 증상호전에 도움이 됨. 근육침범의 경우 azathioprine 투여 가능

(4) 물리치료: 근골격 기능 소실 및 관절 구축을 막기 위해 질병 초기부터 시작해야 함

(5) 광범위 전신경화증 환자에서는 섬유화가 빨리 진행되면서 관절주위에서 건 마찰음(tendon friction rub)을 느낄 수도 있는데, 이런 경우 예후가 불량

(6) 운동 부족이나 영양 불량으로 근력 약화가 생기기도 하며, 5–10%의 환자에서는 근육염이 동반되며 염증근염의 경우 다발근염과 같은 경과를 보임

8) 기타 증상

안구 및 구강 건조증이 환자의 25% 정도에서 생기며, 광범위 전신경화증에서는 수근관증후군, 제한 전신경화증에서는 자가면역성 간염, 담즙성 간경화, 갑상선 기능 이상 등이 생길 수 있음

08

쇼그렌증후군

Summary

- 쇼그렌증후군은 눈물샘 및 침샘과 같은 외분비샘의 림프구 침윤성 염증에 의한 안구 및 구강의 건조를 주 증상으로 하는 만성 자가면역질환임
- 쇼그렌증후군의 진단을 위해서는 혈청 내 항Ro/SSA 항체의 유무, 눈물 및 침 분비능, 작은침샘 생검과 같은 검사가 필요함
- 쇼그렌증후군의 치료는 샘 증상(건조)에 대한 치료와, 전신적인 장기 침범과 연관된 샘외 증상에 대한 치료로 구분할 수 있음

증례

기저질환이 없는 48세 여자환자가 1년 이상 지속되며, 서서히 악화되는 구강 및 안구 건조감으로 내원함. 시행한 검사에서 혈청 내 항핵항체 및 항Ro/SSA 항체 양성을 보였으며, 비자극 침 분비량은 0.1 mL/5분, Schirmer 검사에서는 양안 모두 3 mm/5분으로 확인되었음. 이 환자의 진단과 구강 건조에 대해 사용할 수 있는 약제의 이름은?

⇨ 쇼그렌증후군, pilocarpine

I 개요

1. 정의: 눈물샘, 침샘 등의 외분비샘에 림프구가 침윤, 안구 건조 및 구강 건조 증상이 발생하는 만성 경과의 자가면역질환

2. 분류

1) 일차성: 동반된 결합조직질환(connective tissue disease)이 없는 경우
2) 이차성: 류마티스관절염, 전신경화증, 루푸스, 염증근염 등과 같은 결합조직질환이 동반된 경우

3. 역학: 주로 중년 여성에서 호발, 남녀 비율은 약 1:10, 유병률은 약 0.5–1%

II 임상증상

1. 샘 증상(Glandular symptoms)

1) 구강 건조: 입 안 작열감, 치아 우식, 침샘 부종
2) 안구 건조: 건성각막결막염(keratoconjunctivitis sicca), 이물감, 충혈, 광과민성
3) 피부 건조증, 질 건조로 인한 성교통 등

2. 샘외 증상(Extraglandular symptoms)

1) 전신증상: 피로, 근육통, 관절통, 레이노증후군
2) 호흡기: 쉰 목소리, 기도 건조, 재발성 기관지염, 간질성 폐렴
3) 소화기: 삼킴 곤란, 위축성 위염, 췌장염
4) 간: 원발쓸개관간경화증(primary biliary cirrhosis)
5) 신장: 사구체신염, 간질성신염, 원위신세관산증(distal renal tubular acidosis)
6) 혈관염: 피부 소혈관 침범, 자색반, 두드러기, 궤양
7) 신경계: 다발성 홑신경염(mononeuritis multiplex), 시신경척수염(항aquaporin 4 항체)
8) 갑상선: 갑상선 기능 이상이 절반 이상에서 확인, 자가면역성 갑상선염

3. 림프종

1) 일반인보다 발생위험 5배 이상, 예후에 가장 중요
2) 주로 침샘에서 발생, 점막연관림프조직(MALT) 림프종이 가장 흔함
3) 위험인자: 지속적 침샘 부종, 자색반, 백혈구감소증, 비장 비대, 림프절병증, C4 감소, 한랭글로불린혈증, 침샘조직검사에서 ectopic germinal center

III 검사 소견

1. 혈액검사

1) 백혈구감소증, 혈소판감소증, ESR 증가, 고감마글로불린혈증
2) 항핵항체, 항Ro/SSA 항체, 항La/SSB 항체 및 류마티스인자 등 양성

2. 눈 검사

1) Schirmer 검사: 눈물샘 분비 능 평가
2) 안구염색점수(ocular staining score): fluorescein 및 lissamine green 염색, 3부위에서 합산
3) 눈물막파괴시간 측정: 시간이 짧을수록 눈물막 이상

3. 침샘 검사

1) 침샘분비측정법(sialometry): 비자극, 자극으로 침샘 분비 속도 측정
2) 침샘관조영(sialography): sialectasis 확인, 최근에는 잘 시행하지 않음
3) 침샘스캔(scintigraphy): tracer의 흡수와 분비가 저하
4) 작은침샘(minor salivary gland) 생검: 아랫입술에서 시행, 침샘 내 림프구 침윤 확인, 드물게 신경 손상
5) 침샘초음파(salivary gland ultrasonography)

IV 진단(분류기준)

1. 2002년 American-European Consensus Group (AECG) 분류기준

1. 안구 증상	다음 중 최소 하나 이상에서 양성 1) 매일 지속되는 안구 건조가 3개월 이상 지속 2) 반복되는 눈에 모래나 자갈이 들어간 느낌 3) 인공누액을 하루 3회 이상 사용
2. 구강 증상	다음 중 최소 하나 이상에서 양성 1) 매일 지속되는 구강 건조가 3개월 이상 지속 2) 지속 혹은 반복되는 침샘 부종 3) 마른 음식을 먹을 때 자주 음료수가 필요
3. 안구 검사	Schirmer 검사 5 mm/5분 이하, 혹은 rose bengal 점수 4점 이상
4. 조직 병리	작은침샘 생검에서 국소 림프구침샘염증 소견과 1점 이상의 focus score
5. 침샘 침범	다음 중 최소 하나 이상에서 양성 1) 비자극 침 분비량 1.5 mL/15분 이하 2) Parotid sialography에서 diffuse sialectasia 3) Salivary scintigraphy에서 지연된 섭취 및 배출과 감소된 농도
6. 자가항체	항Ro/SSA 항체, 혹은 항La/SSB 항체, 혹은 둘 다 양성

* 6가지 항목 중 4가지를 만족하는 경우(반드시 4 또는 6이 포함되어야 함) 또는 3, 4, 5, 6 중에 세 가지를 만족하는 경우에 진단이 가능

* 현재 국내 산정특례 등록기준은 본 분류기준을 따름

2. 2016년 ACR/EULAR 분류기준

항목	점수
입술침샘 생검에서 국소 림프구침샘염증 소견과 1 foci/4 mm^2 이상의 focus score	3
항Ro/SSA 항체 양성	3
적어도 한쪽 눈에서 안구염색점수 5점 이상(또는 van Bijsterveld 점수 4점 이상)	1
적어도 한쪽 눈에서 Schirmer 검사 5 mm/5분 이하	1

항목	점수
비자극 침 분비량 0.1 mL/분 이하	1

* 건조 증상, 징후가 있으면서 점수 합계가 4점 이상이 될 때 쇼그렌증후군의 분류기준에 합당
* 분류기준 적용 조건: 이 기준을 적용하기 위해서는 안구 혹은 구강 증상[증상의 유무는 다음 질문에 대해 긍정 답변을 할 경우로 간주함. 1) 3개월 이상 매일 지속되는 안구건조감이 있었는가? 2) 안구에 모래가 들어간 것 같은 불편감이 반복되는가? 3) 하루에 3번 이상 인공눈물을 사용하는가? 4) 3개월 이상 구강건조감이 있었는가? 5) 건조한 음식을 먹을 때 물을 자주 마셔야 음식 넘길 때 편한가?] 중 하나 이상 또는 EULAR Sjogren's Syndrome Disease Activity Index (ESSDAI) 중 적어도 하나의 domain에서 양성으로, 쇼그렌증후군이 의심될 때 적용 가능

3. 감별진단

1) 구강 건조증

(1) 항콜린작용 약물(m/c): 항우울제, 항고혈압제 등

(2) 바이러스 감염(HCV, HIV)

(3) 두경부 종양으로 인한 방사선 치료력

(4) 당뇨

2) 안구 건조증

(1) 외상, 라식수술 등의 안과 수술력

(2) 신경질환에 의한 눈 깜박거림 장애

(3) 항콜린작용 약물

3) 양측 이하선 종대

(1) 바이러스 감염(EBV, CMV, HCV, HIV)

(2) 유육종증(sarcoidosis), 결핵

(3) IgG4 연관질환(IgG4-related disease)

4) 편측 이하선 종대

(1) 세균 감염, 침샘염, 타석(salivary stone)

(2) 종양

V 치료

1. 샘 증상

1) 안구 증상

(1) 인공눈물, 안연고, 국소 glucocorticoid 제제, 국소 cyclosporine 제제, 자가혈청안약
(2) 효과가 불충분할 경우 눈물점 폐쇄(punctal occlusion) 시술 고려

2) 구강 증상

(1) 수분 보충 및 비약물적 자극(무가당 사탕, 껌)
(2) 약물적 자극: pilocarpine (5 mg/회, 1일 최대 4회 복용, 발한/홍조/복통/설사 등의 부작용, 녹내장/천식 환자는 금기), cevimeline(국내 사용불가), 아세틸시스테인(N-acetyl-cysteine)
(3) 침대체품(saliva substitute): 침샘 잔존 기능이 없고, 자극 치료에도 반응이 없을 경우
(4) 정기적인 치과 검진을 통한 구강 위생 감시 및 치주질환 예방, 금연

3) 건조 증상을 악화시킬 수 있는 이뇨제, 항고혈압제, 항우울제 등 복용 제한

2. 샘외 증상

1) 관절통, 관절염: 아세트아미노펜, NSAIDs, hydroxychloroquine, methotrexate, 반응이 없을 경우 단기간 glucocorticoid 고려
2) 피부: 국소 glucocorticoid, hydroxychloroquine, methotrexate, colchicine, 호전이 없으면 systemic glucocorticoid
3) 폐: 중등도 이상의 간질폐질환에서 glucocorticoid, azathioprine, mycophenolate mofetil, 불응성이거나 진행이 빠를 경우 cyclophosphamide나 rituximab 고려
4) 신장: 원위신세관산증(경구 sodium bicarbonate, 0.5–2.0 mmoL/kg, 4회 분복), 간질성신염 및 사구체신염(glucocorticoid, azathioprine, mycophenolate mofetil, cyclosporine)
5) 중증(한랭글로불린혈증 혈관염, 중추신경계 혈관염): 고용량 glucocorticoid, cyclophosphamide, 정맥면역글로불린(IVIG), 혈장교환술, rituximab

09

척추관절염

Summary

- 척추관절염은 대표적으로 강직성척추염을 포함하는 질환군으로, HLA-B27과 관련이 있음
- 치료는 질환의 세부분류에 따라 조금씩 다르나, 초치료로 비스테로이드성 소염진통제(NSAIDs)를 사용

증례

22세 남자, 1년 전부터 주로 아침에 좌측 엉치 통증, 최근 2주 전부터 오른쪽 아킬레스건 주변의 통증으로 내원하였다. 좌측 엉치 통증은 기상 후 움직이면 덜해진다고 하며 Patrick's test에서 양성 소견을 보였다. 내원하여 시행한 검사는 아래와 같다. 진단은?

- 혈액검사 소견: HLA-27 (+), ESR 12 mm/hr, CRP 1.7 mg/dL, Rheumatoid factor (–)
- 영상의학검사:

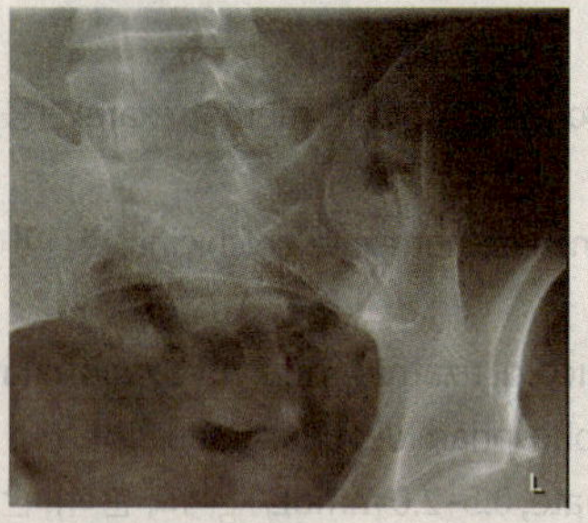

⇨ 강직성 척추염

45세 미만의 환자에서 잠행적으로 발생한 3개월 이상의 염증성 요통의 양상이며, X-ray 검사에서 좌측 천장관절염을 시사하는 소견, 아킬레스건 부착부위의 염증 소견이 동반된 환자로, 강직성 척추염을 진단할 수 있다.

I 정의와 종류

1. 정의

천장관절(sacroiliac joint)과 척추 및 무릎, 발목 등 하지 관절의 만성 관절염과 신생골 형성, 인대나 힘줄 부착 부위의 부착부염(enthesitis)이 흔하게 발생하는 임상적 특징을 공유하며 HLA-B27과 관련성을 갖는 질환군

2. 종류

주로 침범하는 관절에 따라 크게 축성 척추관절염과 말초 척추관절염으로 분류

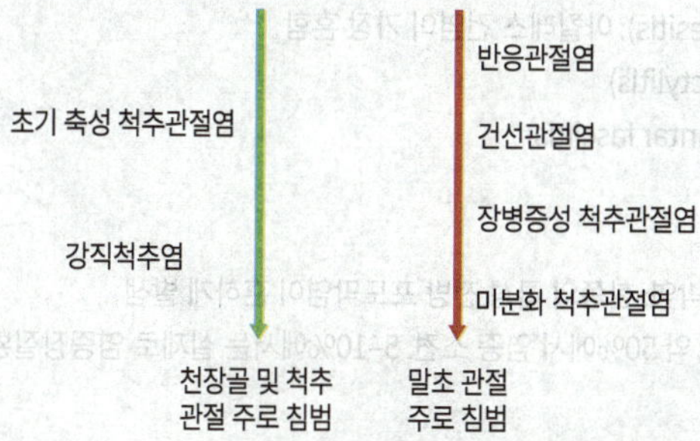

II 강직척추염 및 축성 척추관절염

1. 천장관절을 비롯한 척추 및 부착부의 염증을 특징으로 하는 만성 염증질환
2. 방사선학적 진행 정도에 따라 강직척추염과 비방사선학적 축성 척추관절염으로 분류

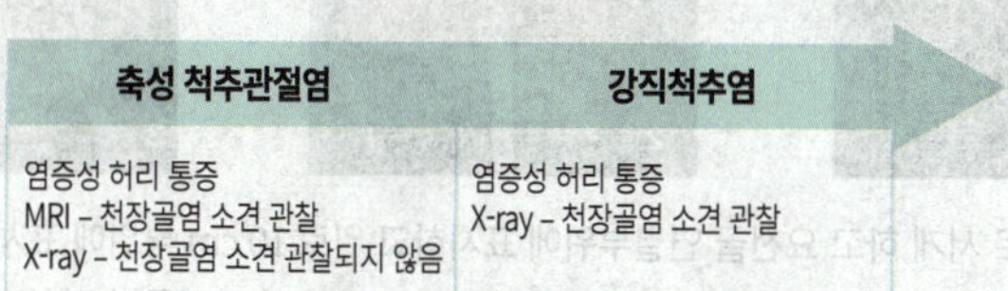

1. 임상양상

10대와 20대에 증상이 시작되는 경우가 흔함

1) 염증성 허리통증과 척추 운동성 감소

염증성 허리통증	기계적 허리통증
40대 이전	40대 이후
아침에 심하고 저녁에 호전	조조강직 30분이내
서서히 발생	갑자기 발생
운동 시 호전	운동 시 악화
3개월 이상 지속	휴식 시 호전
NSAID 투여 시 70-80% 호전	NSAID 호전 15%

2) 관절 증상

(1) 말초 관절염: 주로 무릎, 발목을 침범, 비대칭적, 소수 관절 침범(oligoarthritis)

(2) 부착부염(enthesitis): 아킬레스 건염이 가장 흔함

(3) 손발가락염(dactylitis)

(4) 족저근막염(plantar fasciitis)

3) 관절외 증상

(1) 급성 전방 포도막염: 한쪽의 급성 전방 포도막염이 흔하게 발생

(2) 하부 장관 염증: 약 50%에서 염증 소견. 5-10%에서는 실제로 염증장질환이 발생

(3) 건선: 약 10%

4) 신체검사소견: modified Schober's test

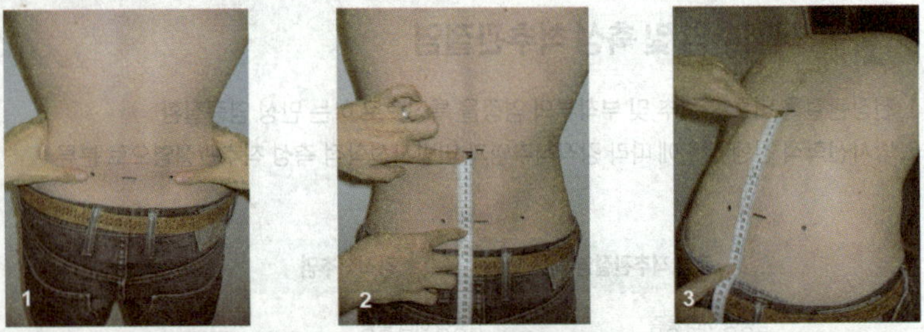

환자를 똑바로 서게 하고 요천골 연결부위에 표시하고 위로 10 cm 부위에 표시한 후 무릎은 구부리지 않은 상태에서 최대한 앞으로 굽히게 한 후 2개의 점 사이를 측정하여 거리 변화가 5 cm 이상이면 정상이고, 4 cm 미만이면 움직임이 제한된 것으로 판정

2. 검사실 소견

강직척추염을 확진할 수 있는 특이검사는 없음

1) HLA-B27: 환자의 90%에서 존재
2) ESR, CRP 증가: 질병활성도와 연관

3. 방사선 소견

1) 단순 X-ray

(1) 천장관절염: pelvis AP 또는 sacroiliac joint view에서 골미란, 경화 또는 강직 소견 관찰
(2) 척추염: 경추, 흉추, 요추의 lateral view에서 관찰
  ① Shiny corners: 척추체의 모서리 부분에 경화증
  ② Squaring: 척추체 앞부분에 신생골이 형성되어 척추체 전면의 오목함이 줄어듦
  ③ Syndesmophyte: 척추체 사이 섬유륜의 점진적 석회화
  ④ 대나무척추(bamboo spine): 척추체의 완전한 융합

2) 천장관절 MRI

(1) 초기 천장관절염의 진단에 매우 민감하고 특이도가 높음
(2) T2 fat suppression sequence 또는 STIR에서 천장관절의 활동성 관절염 소견인 bone marrow edema 여부 관찰

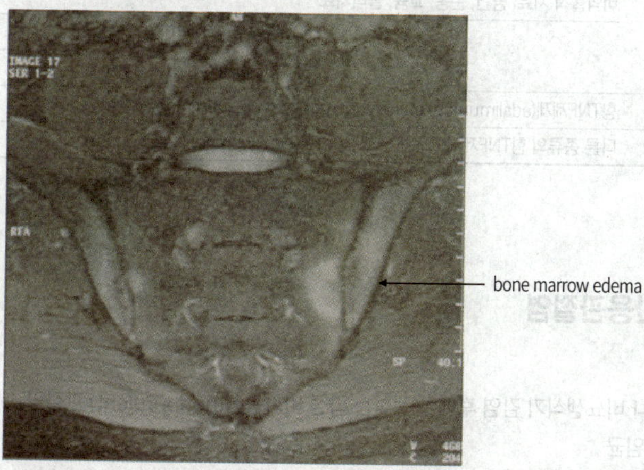

4. 진단- ASAS 축성 척추관절염 분류기준

45세 미만, 3개월 이상 허리 통증 있는 경우에 적용

방사선에서 천장골염 소견+임상 특징 ≥ 1	HLA-B27 (+)+다른 임상 특징 ≥ 2
방사선에서 천장골염 소견	**척추관절염 임상 특징**
MRI에서 활동성 천장관절염 ± X-ray에서 명확한 천장관절염 소견	염증성 허리 통증 관절염 부착부염(발꿈치) 전방 포도막염 손발가락염 건선 크론병 또는 궤양성대장염 NSAID에 좋은 반응(+) 척추관절염의 가족력 HLA-B27 양성 CRP 상승

5. 치료

	척추 증상	말초 증상
1차 치료	Non-steroidal anti-inflammatory drugs (NSAIDs)	
	비약물적 치료: 금연, 운동, 교육, 물리치료	
		국소적 스테로이드 주사
		Sulfasalazine, 2-3 g/day
2차 치료	항TNF제제(adalimumab, etanercept, golimumab, infliximab)	
3차 치료	다른 종류의 항TNF제제 또는 IL-17 억제제(secukinumab, Ixekizumab)	

III 반응관절염

1. 정의

1) 소화기나 비뇨생식기 감염 후에 발생하는 급성 비화농성(nonpurulent) 관절염

2) 유발 감염균

(1) 소화기: Shigella, salmonella, yersinia, campylobacter

(2) 비뇨생식기: Chlamydia trachomatis, ureaplasma urealyticum, mycoplasma genitalium

(3) 호흡기: Chlamydia pneumonia

2. 임상양상

1) 관절 증상

(1) 증상 발생 1–4주 전 감염 후 비대칭으로 하지의 소수관절에 급성 관절염 유발
(2) 흔한 부위: 무릎, 발목, 발등, 중족지관절(MTP), 발가락사이관절(IP)
(3) 손발가락염(dactylitis) 또는 소시지 손가락: 소수의 손가락과 발가락에 비대칭으로 발생
(4) 척추 증상: 약 30%는 고관절 부위로 방사되는 허리통증이 있고 밤에 악화
(5) 부착부염: 아킬레스건염, 족저근막염, 척추 뼈를 따라 인대가 부착하는 모든 부위에 통증

2) 관절외 증상

(1) 비뇨생식기: 요도염, 전립선염, 자궁경부염, 난관염
(2) 눈: 결막염, 전방 포도막염
(3) 피부: 구강궤양, 농루성 각피증, 윤상 귀두염, 손발톱박리증, 손발톱 황색 변색

3. 검사실 소견

반응관절염을 확진할 수 있는 특이 검사는 없음

1) ESR, CRP 증가

2) 경한 빈혈

3) HLA-B27

30–50%에서 양성, 만성 또는 재발성 관절염, 천장관절염 등의 중증 증상과 관련
그러나 양성예측률은 제한이 있어 진단적으로 사용하지 않음

4) 세균감염의 증거

(1) Yersinia, Salmonella, Chlamydia에 대한 항체 증가
(2) PCR of first voided urine specimens for chlamydial DNA

4. 방사선 소견

류마티스관절염 등 다른 질환을 배제하는 데 도움이 됨

1) 초기 또는 경증 소견: 정상 또는 관절주위 골감소
2) 만성화 시: 천장관절염, syndesmophytes, periosteal bone formation, erosion 발생

5. 진단

1) 특징적 임상적 소견으로 진단: 급성 염증성 관절염이나 건염이 비대칭적으로, 증상이 수일에서 1-2주일 내에 새로운 관절에 추가적으로 생길 때 진단
2) 이런 환자에서 설사나 배뇨통 등의 유발요인이 있었는지에 관한 문진이 꼭 필요

6. 치료

대체로 self-limited, 수개월 뒤 저절로 호전됨. 그러나 재발하거나 만성 반응관절염은 심각한 관절 손상이나 장애를 남길 수 있음

1) NSAIDs: 최대 용량으로 사용
2) 소수의 관절을 침범한 경우, 관절강내 스테로이드 주사
3) 중증, 재발하는 경우 DMARDs의 병용이 필요
   Sulfasalazine 3 g/day까지 사용 가능, Methotrexate 7.5-20 mg/week
4) 항생제 치료는 특정 균이 동정되는 경우 감염 지침에 따르며, 만성 반응관절염에서 정기적인 항생제 처방은 일반적으로 추천하지 않음

IV 건선관절염

1. 정의

1) 건선과 동반하여 발생하는 만성 염증성 관절염
2) 남자와 여자 동일하게 발생, 건선 환자의 5-42%에서 발생
3) HLA-B27과의 연관성은 척추염이 있는 경우 약 50-70%에서 양성

2. 임상양상

전형적인 특징: 손발톱 변화(nail pitting, onycholysis), 손발가락염, 부착부염

1) 관절염

(1) 60-70%: 건선이 관절염보다 선행
(2) 15-20%: 건선과 관절염이 1년 이내에 같이 발생
(3) 15-20%: 관절염이 건선보다 선행

건선 관절염의 분류(Wright and Moll)

① Arthritis of DIP joints with nail change: 15%
② Asymmetric oligoarthritis: 30%

③ Symmetric polyarthritis similar to RA: 40%
④ Axial involvement (spine & sacroiliac joint): 5%
⑤ Arthritis mutilans (highly destructive form): 5%

2) 손발가락염

활막염과 힘줄윤활막염이 동시에 발생한 현상, 30% 이상에서 관찰됨

3) 부착부염

족저근막, 아킬레스건, 어깨, 무릎, 골반뼈의 부착부

4) 관절외 증상

(1) 조갑 변화: 건선관절염 환자의 약 90%에서 관찰
오목증, horizontal ridging, 손발톱박리증, 손발톱 황색 변화, 손발톱밑각화과다증
(2) 안과: 결막염, 포도막염

3. 검사실 소견

1) ESR, CRP 증가
2) 류마티스인자 및 항핵항체: 드물게 양성
3) HLA-B27: 척추 침범 환자의 50–70%에서 양성

4. 방사선 소견

1) 말초 관절

'Pencil-in-cup' deformity, 주위뼈 증식(whiskering)을 동반하는 골미란, 작은관절 강직(ankylosis), 말단뼈융해(acro-osteolysis), 골막염(periostitis)과 골부착부위 신생골 형성

2) 척추

비대칭성 천장관절염, 척추주변 석회화, non-marginal syndesmophytes, 척추 전방에 hyperperiostosis, 심한 경추 침범

5. 진단: CASPAR 건선관절염 분류기준

염증성 관절 증상 + 각 카테고리 점수 합≥3점	점수
1. 건선	현재 건선 2점 or 건선 과거력 1점 or 건선 가족력 1점

염증성 관절 증상 + 각 카테고리 점수 합≥3점	점수
2. 특징적 조갑 변화 - 오목증, 조각박리증, 각화과다증	1점
3. 류마티스인자 음성	1점
4. 손발가락염	현재 증상 1점 or 손발가락염 과거력 1점
5. 방사선 소견 - 관절 주위 신생골 형성	1점

6. 치료

1) NSAIDs
2) Sulfasalazine 2–3 g/day, methotrexate 15–25 mg/week, leflunomide, cyclosporine 2–5 mg/kg/day
3) 항TNF제제
4) IL-17 억제제
5) IL-12/IL-23 억제제: Ustekinumab
6) Phosphodiesterase 4 (PDE4) inhibitor: Apremilast

V 염증장질환 관련 관절염(Enteropathic arthritis)

1. 정의 및 역학

1) 크론병 또는 궤양성대장염과 관련된 관절염
2) 염증장질환 환자의 1–10%에서 강직척추염 진단, 10–50%는 말초관절염
3) 강직척추염 환자의 5–10%에서 염증장질환 발생

2. 임상증상

1) 관절 증상

강직척추염과 비슷함

2) 관절외 증상

포도막염, 괴저성 농피증(pyoderma gangrenosum), 홍반성 결절, 곤봉형 손가락

3. 진단

전형적인 하지 관절염, 척추염 및 관절외 증상을 보이는 염증장질환 환자에서 임상적으로 진단

4. 치료

1) NSAIDs: 일반적으로 도움이 되나 염증장질환을 악화시킬 수 있음
2) Sulfasalazine, systemic glucocorticoids, immunosuppressants
3) 항TNF제제: infliximab, adalimumab 크론병의 임상적 관해에 효과적

VI 미분화척추관절염 & 유년기 발병 척추관절염

1. 미분화척추관절염

1) 척추관절염의 임상증상을 보이지만 진단기준을 만족하지 못하면 이에 해당
2) 환자의 일부는 후에 염증장질환이나 건선이 발생하고, 일부는 시간이 지나면서 강직척추염 기준을 만족
3) 약 반수가 HLA-B27 양성이고, 가족력이 있는 경우 더 흔히 HLA-B27 양성이면서 종종 강직척추염으로 진행

2. 유년기 발병 척추관절염

1) 7–16세 시작(60–80%, 남자)
2) 비대칭성으로 주로 하지관절 침범과 부착부염이 특징이며 관절외 증상은 없는 것이 전형적
3) 대부분 강직척추염으로 진행
4) HLA-B27: 80% 양성

● 표 9-9-1. 척추관절염의 감별진단

	강직척추염	건선관절염	반응관절염	염증장질환 관련 관절염
성비(남:여)	2-3:1	1:1	8:1 비뇨생식기 1:1 소화기	1:1
발병나이	<40세	33-55세	20-40세	젊은 성인
천장관절염 혹은 척추염	100%	~20%	~40%	<20%
천장관절염	대칭	비대칭	비대칭	대칭
말초관절염	~25%	95%	90%	15-20%
HLA-B27 양성	85-95%	25%(척추염 60%)	30-80%	7%(척추염 70%)
포도막염	25-40%	25%	25%	10-36%

10

혈관염과 베체트병

Summary

- 타카야수동맥염은 대형 혈관에 염증을 유발하며, 혈관의 협착 및 폐색으로 주요 장기에 허혈 증세가 나타날 수 있음
- 항호중구세포질항체관련 혈관염은 모세혈관 및 인접한 작은 동맥과 정맥을 주로 침범하고, 종류로는 현미경다발혈관염, 육아종증다발혈관염, 호산구다발혈관염이 있음
- 생명 및 장기 위협이 예상되는 경우 유도치료는 글루코코티코이드와 사이클로포르파마이드 또는 리툭시맵으로 할 수 있고, 유지치료는 경구용 면역억제제로 2년 이상 유지해야 함
- 결절다발동맥염은 작은 동맥과 중간크기 동맥을 침범하며, 바이러스(HBV, HCV), 약물, 악성종양과 관련성이 있고, 신사구체를 침범하지 않음
- 베체트병의 임상증상은 구강 및 성기궤양이며, 이외에도 심장, 폐, 혈관, 장, 신경계 및 눈, 피부, 관절 등 다양한 임상양상을 보일 수 있음

증례

45세 여성, 10일 전 시작된 무릎 통증으로 왔다. 7년 전부터 과로하면 입 안이 헐어서 이비인후과에서 종종 치료를 받았다고 하고, 최근 3개월 사이에 빈도가 잦아지고 개수도 증가하였다. 1년 전에 생식기 주변 통증으로 산부인과 방문하여 외음부 궤양으로 치료받은 적이 있다. 신체진찰에서 입천장과 잇몸, 혀에서 구강 궤양 및 무릎 부기가 관찰되었다. 혈액검사에서 혈색소 12.5 g/dL, 백혈구 11,080/mL, AST/ALT 20/25 IU/mL, Cr 0.6 mg/dL, CRP 1.2 mg/dL, VDRL 음성, 항핵항체 음성이었다. 외음부 구강궤양 치료를 위해 써 볼 수 있는 약제는 무엇인가?

⇨ 경구용 콜히친을 시도해 보고, 콜히친에 반응이 없으면 저용량의 경구용 글루코코티코이드 치료를 고려할 수 있다.

I 혈관염

1. 혈관염은 혈관벽의 염증으로 혈관의 손상 및 폐쇄가 발생하여 허혈(ischemia)과 관련된 장기 손상이 나타나는 질환군
2. 전신 염증을 시사하는 일반적인 증상들(원인이 명확하지 않은 발열, 체중 감소, 관절통, 근

육통, 염증 지표 상승)에 동반되어 장기의 허혈 또는 이상 소견을 보이는 환자에서 혈관염을 의심할 수 있음

3. 원인 유무에 따라 원발성(primary)과 이차성(secondary)로 나뉨

II 원발성 혈관염의 분류

1. 큰혈관염: 거대세포동맥염, 타카야수동맥염

2. 중간혈관염: 결절다발동맥염, 가와사키병

3. 소혈관염

1) 면역 복합체 침착

(1) 한랭글로불린(cryoglubulinemia) 혈관염
(2) IgA 혈관염(IgA vasculitis, Henoch-Schonlein purpura)

2) 항중성구세포질항체(Antineutrophilic cytoplasmic antibody, ANCA) 관련: 면역 복합체 침착 없음

(1) 육아종증다발혈관염(granulomatosis with polyangiitis, GPA)
(2) 호산구육아종증다발혈관염(eosinophilic granulomatosis with polyangiitis, EGPA)
(3) 현미경다발혈관염(microscopic polyangiitis polyangiitis, MPA)- pulmonary renal syndrome

* Cytoplasmic ANCA (cANCA)

: proteinase-3 (PR3)가 항원, 육아종증다발혈관염에서 발견

Perinuclear ANCA (pANCA)

: MPO (myeloperoxidase)가 항원, 현미경다발혈관염, 호산구육아종증다발혈관염에서 발견

● 표 9-10-1. 침범된 혈관 크기에 따른 임상양상

큰혈관염	중간혈관염	소혈관염
맥박 소실	피부 결절	촉지자색반(palpable purpura)
혈류잡음(bruit)	그물울혈반(livedo reticularis)	표재성 궤양(superficial ulceration)
	구진괴사성 병변(papulonecrotic lesion)	다발홑신경염(mononeuritis multiplex)
	수지 경색(digital infarction)	뇨의 적혈구 원주(RBC cast)

III 이차성 혈관염

1. 원인이 있는 경우: 약제, hepatitis C virus (cryoglobulinemic vasculitis), hepatitis B virus, cancer
2. 전신질환 관련: SLE, RA, Sarcoidosis

● 표 9-10-2. 전신혈관염이 의심되어 ANCA 검사를 고려해야 하는 소견들

안구 및 상기도	Long standing sinusitis or otitis
	Chronic destructive disease of upper airways
	Subglottic tracheal stenosis
	Retroorbital mass
폐	Pulmonary hemorrhage(특히 pulmonary renal syndrome)
	Multiple lung nodule
신장	Glomerulonephritis, especially rapidly progressive glomerulonephritis
피부	Cutaneous vasculitis, especially with systemic features
신경	Mononeuritis multiplex or peripheral neuropathy

IV 혈관염 각론

1. 육아종증다발혈관염(Granulomatosis with polyangiitis, GPA, Wegener's granulomatosis)

1) 임상양상

(1) 상기도(90%)

① 코: 점막부종, 코막힘, 코 이물감, 코 궤양, 화농성/혈성 코 분비물, 격막천공

② 귀: 삼출중이염, 청력저하, 현훈

③ 후두기관: 성문하협착, 기도 폐쇄

(2) 하기도(70–90%)

① 70–90% 환자에서 발생

② 무증상 폐침윤에서 객혈, 호흡곤란까지

③ 폐결절(nodular cavitary lesion이 특징적), 폐침윤, 폐포출혈

(3) 신장[20(초기)–85%(후기)]

무증상에서 급성신부전까지 다양한 형태

(4) 안증상(52%)

눈의 모든 부분 침범가능: 각막염, 결막염, 공막염, 포도막염, 망막혈관폐쇄, 시신경염

(5) 신경(22–50%)

① 말초신경증이 가장 흔한 신경침범 현상, 다발홑신경염

② 두개신경병증, 경수막염, 경막하출혈 등도 발생 가능

2) 진단

(1) 합당한 임상증상+영상검사+조직검사에서 괴사육아종증(necrotizing granulomatosis) 혈관염 소견이 있으면 진단

(2) 항중성구세포질항체(c-ANCA 또는 PR3-ANCA): 90% 양성

3) 치료

(1) 경증(mild): prednisolone + methotrexate 병합치료

(2) 중증(severe) 관해 유도 요법

① Cyclophosphamide 관해 유도

- Cyclophosphamide 경구 1.5–2 mg/kg/day + prednisolone 1 mg/kg/day (2–4주 유지 후 6–9개월에 걸쳐 감량)
- Cyclophosphamide 정맥주사 500–1,000 mg/m^2/month + prednisolone 1 mg/kg/day(주사는 보통 6개월 유지)

② Rituximab 관해 유도

375 mg/m^2/week 총 4회 투여(증상 조절 위해 6개월 간격으로 재투여 가능)

* 면역억제치료 시 Pneumocystitis jirovecii 감염 위험이 증가하므로 면역억제제와 스테로이드 병용치료를 받는 혈관염 환자에서는 예방 위해 trimethoprim-sulfamethoxazole 투여 필요

(3) 유지 요법

① Methotrexate: 0.3 mg/kg/week (최대 15 mg을 넘지 않게) 시작하여 20–25 mg/week까지 증량

② Azathioprine: 2 mg/kg/day

2. 호산구육아종증다발혈관염(Eosinophilic granulomatosis with polyangiitis, EGPA, Churg-Strauss syndrome)

천식 및 호산구 증가와 관련

1) 임상양상

● 표 9-10-3. 시간에 따른 양상

전구기	호산구 증가기	혈관염기
알러지 비염, 부비동염, 코용종, 천식	말초혈액에 호산구 증가 폐, 위장관 등에 호산구 침윤	심장, 폐, 말초신경, 피부 등에 괴사혈관염이 발생 피로, 근육통, 관절통, 체중 감소

(1) 상기도(40–50%)
 ① 코: 알레르기비염, 부비동염, 비용종 등의 알레르기 병변들이 주로 나타남
 ② 귀: 장액중이염
(2) 천식(90%)
 ① 전신혈관염보다 8–10년 선행
 ② 흡입 스테로이드에 잘 반응하지 않음
(3) 피부(50%): 촉지 자색반(palpable purpura), 피하결절, 그물 울혈반(livedo reticularis), 경색
(4) 신경(70%): 다발홑신경염, 양측성 말초신경병증
(5) 심장(14%): 심낭삼출, 호산구성 심근염, 관상동맥염, 심한 심부전 초래
(6) 위장관: 호산구 침윤, 장간막혈관염(mesenteric vasculitis)에 의한 장허혈, 천공
(7) 신장(20%): 혈뇨, 단백뇨 경미한 경우가 많음

2) 진단

(1) 1990년 ACR 분류기준: 다음 6가지 기준 중 4개 이상 존재할 때 진단
 ① 천식
 ② 호산구증가증(말초호산구>10%)
 ③ 단발신경병증 또는 다발신경병증
 ④ 폐침윤(이동성)
 ⑤ 부비동 이상
 ⑥ 조직검사에서 혈관외 호산구 침윤
(2) 항중성구세포질항체(p-ANCA 또는 MPO-ANCA): 40–60% 양성
(3) 감별진단: 뢰플러 증후군(Loffler's syndrome), 과다호산구증후군(hypereosinophilic syndrome), 호산구 위장염, 만성 호산구 폐렴, 호산구 백혈병 등

3) 치료

(1) Prednisolone (1 mg/kg/day) 단독 요법

① 대부분의 환자에서 한 달 이내에 증상이 호전되고 호산구와 적혈구 침강속도가 개선
② 적혈구침강속도가 정상화되면 prednisolone 감량

(2) 신경, 심장, 신장 및 위장관 침범이 있을 때 관해 유도 요법
Cyclophosphamide 정맥주사 500–1,000 mg/m^2/month+prednisolon 1 mg/kg/day

(3) 유지 요법
① Methotrexate: 0.3 mg/kg/week(최대 15 mg을 넘지 않게) 시작하여 20–25 mg/week까지 증량
② Azathioprine: 2 mg/kg/day

3. 현미경다발혈관염(Microscopic polyangiitis, MPA)

폐와 신장을 잘 침범해서 pulmonary-renal syndrome이라고도 부름

1) 임상양상

(1) 흔한 증상
① 사구체신염(79%)
② 체중감소(73%)
③ 다발홑신경염(58%)
④ 발열(55%)

(2) 폐 침범: 객혈과 미만폐침윤이 있으며 폐 침범이 발생하면 생명이 위태로울 수 있음

(3) 신장 침범
① 혈뇨나 신부전이 초기 증상일 수 있음
② 급성진행 사구체신염(rapidly progressive glomerulonephritis) 특징적

(4) 항호중구세포질항체(p-ANCA 또는 MPO-ANCA): 70–75% 양성

2) 치료: 육아종증다발혈관염과 동일

4. IgA혈관염(IgA vasculitis, Henoch–Schonlein purpura, HSP)

면역글로불린 A가 주로 침착되는 작은 혈관의 혈관염으로 혈소판결핍이 없는 촉지자색반(palpable purpura), 관절염, 복통, 사구체신염이 특징

1) 임상양상

(1) 10세 이하의 소아에서 흔하지만 모든 연령에서 발생. 성인에서 신장염 발생 시 예후 불량

(2) 전형적인 증상
① 급성으로 시작되는 발열, 하지의 촉지자색반(palpable purpura), 복통, 관절염, 혈뇨
② 복통이나 관절염은 피부의 자색반보다 선행하여 나타나는 경우가 있으나 사구체신염

은 피부병변이 발생한 이후에 발생

2) 진단

(1) 임상증상에 의존하여 진단

(2) 조직검사

① 피부: 백혈구파괴혈관염(leukocytoclastic vasculitis) 소견과 혈관 주위에 IgA 침착

② 신장: 확진을 위해 필수적이지는 않으나 예후 판정에 도움을 줄 수는 있음

3) 치료

(1) 대부분의 환자, 특히 소아에서 증상이 4주 정도 지속되다가 자연히 소멸

(2) 재발: 1/3에서 발생, 증상 지속기간이 길어짐

(3) 대증적 치료

① 관절염: NSAIDs

② 피부: 특별한 치료 필요 없음

③ 복통: glucocorticoid가 증상 개선에 도움이 될 수도 있음

(4) Prednisolone 1 mg/kg/day, 임상양상에 따라 감량

* 관절통, 조직부종, 복통에는 효과적이나, 피부병변, 신장침범에 효과는 입증되지 않음

5. 결절다발동맥염(Polyarteritis nodosa, PAN)

- 주로 신장 및 장의 중간크기 동맥을 침범하며 조직검사에서 혈관벽의 염증세포 침윤 및 섬유소모양괴사(fibrinoid necrosis), 혈관조영술에서 동맥류가 보이는 급성 괴사혈관염
- B형간염 환자에서 polyarteritis nodosa-like vasculitis 생길 수 있음

1) 임상양상

(1) 비특이적 전신 증상(90%): 권태, 피로, 발열, 근육통, 관절통

(2) 신장 침범(60%): 혈관성 신장병증이 흔하여 신장 경색, 고혈압이 동반

(3) 근골격계(64%): 관절염, 관절통, 근육통

(4) 말초신경병증(51%): 다발홑신경염(mononeuritis multiplex)이 가장 흔함

(5) 위장관 침범(44%): 복통, 출혈, 천공

(6) 피부 병변(50%): 그물울혈반(livedo reticularis), 피하 결절, 궤양, 수지 괴저

(7) 심장(36%): 울혈성 심부전, 심근경색, 심막염

(8) 고환염, 부고환염(25%)

(9) 중추신경: cerebral vascular accident, altered mental status, seizure

2) 진단

(1) 확진을 위해서는 조직검사가 필요

혈관: 중간크기와 작은 근육형 동맥에 분절성으로 혈관 전층의 염증과 섬유소모양괴사(fibrinoid necrosis), 림프구, 중성구, 호산구와 대식세포들이 침윤되어 있으나 육아종성 염증은 없어야 함

(2) 조직을 얻기가 어려운 경우 침범된 혈관의 혈관조영술로 진단 가능

① 동맥이 주머니 혹은 방추상 모양으로 확장되거나(aneurysm), 협착, 폐쇄 소견

② 신장동맥, 장간동맥에서 자주 관찰됨

3) 치료

(1) B형간염바이러스 음성 환자

① 경증: prednisolone 1 mg/kg/day 경구

② 주요 장기 침범 시 관해 유도 요법

- Cyclophosphamide 경구 1.5–2 mg/kg/day+prednisolone 1 mg/kg/day (2–4주 유지 후 6–9개월에 걸쳐 감량)
- Cyclophosphamide 정맥주사 500–1,000 mg/m^2/month+prednisolone 1 mg/kg/day(주사는 보통 6개월 유지)

③ 유지 요법: 육아종증다발혈관염과 동일

(2) B형간염바이러스 양성 환자

항바이러스 치료와 prednisolone (1 mg/kg/day), 혈장교환술 병용

(3) 적절한 고혈압 치료가 신장, 심장, 중추신경 합병증 예방에 중요

6. 거대세포동맥염(Giant cell arteritis, GCA)

50세 이상에서 발열, 빈혈, 적혈구침강속도 상승, 두통이 있고 류마티스다발근육통(polymyalgia rheumatica) 증상이 있을 때 의심

1) 임상양상

(1) 50세 이상의 연령에서 발생(국내에는 매우 드묾)

(2) 두통, 피로, 측두부 또는 뒤통수의 두피에 압통

(3) 측두동맥: 결절처럼 만져지며 압통이 있고 맥박이 감소

동맥조직검사: 단핵구가 주로 침윤, 다핵성 거대세포가 존재하는 육아종성 염증소견

(4) 2/3에서 음식을 씹을 때 발생하는 턱의 통증(jaw claudication) 호소

(5) 허혈성 시신경염에 의한 시력 소실 가능: 두통이나 안구 증상이 있은 후 나타남

(6) 혈액검사: 빈혈, 적혈구침강속도 증가(ESR ≥50 mm/hr)

(7) 류마티스다발근육통이 동반될 수 있음: 양측성으로 어깨와 고관절에 통증과 조조강직을

호소

(8) Glucocorticoid 치료에 급격한 호전을 보이는 것이 진단에 도움

(9) Subclavian artery 협착(arm claudication 유발), thoracic aortic aneurysm 생길 수 있음

2) 치료

(1) 동맥 폐쇄에 의해 갑자기 합병증(시력손실)이 발생할 위험이 높고, 확진을 위해 조직 생검이 반드시 필요한 것은 아니기 때문에 거대세포동맥염이 강력히 의심될 때는 생검으로 인해 치료가 지연되어서는 안 됨

(2) Prednisolone 40–60 mg을 1개월 투여한 뒤 감량

(3) 안과 증상이 생길 경우 methylprednisolone 1,000 mg 정맥주사 3일간 투여 고려

(4) 류마티스다발근육통이 단독으로 발생한 경우: prednisolone 10–20 mg 경구

(5) 치료 경과 판정에 ESR이 도움됨

7. 타카야수동맥염(Takayasu's arteritis)

대동맥과 주요 분지를 침범하여 협착을 일으켜 손목에서 맥이 안 만져지고 양팔의 혈압 차이가 큰 질환

1) 임상양상

(1) 주로 50세 이하에서 발생: 동양에서 더 흔함

(2) 여성에서 주로 발생하며(여:남=9:1), 특히 15–25세의 여성에서 호발

(3) 침범 혈관: subclavian (93%), common carotid (58%), abdominal aorta (47%), renal (38%), aortic arch or root (35%), vertebral (35%)

표 9-10-4. 타카야수동맥염 진행과정

1기(pre-pulseless inflammatory period)	2기 (inflammation period)	3기 (fibrotic period)
권태, 발열, 야간 발한, 체중 감소, 근육통, 관절통	혈관에 통증, 촉지 시 압통	혈관 잡음이나 허혈, 혈관 폐쇄에 의해 파행(claudication), 두통, 실신, 시력 장애가 발생

2) 진단

(1) 영상검사를 통해 특징적인 대혈관 협착 및 폐쇄 소견이 관찰되면 진단

(2) 1990년 ACR 분류기준: 다음 6가지 기준 중 3개 이상 존재할 때 진단

① 40세 이하에서 발생

② 상지의 파행(claudication)

③ 위팔동맥(brachial artery) 맥박 감소

④ 양팔 수축기혈압 차이>10 mmHg

⑤ 쇄골하동맥이나 대동맥 잡음

⑥ 동맥조영술 이상

3) 치료

(1) 관해 유도

① 초기 투여량은 prednisolone 1 mg/kg을 매일 경구로 3개월간 유지한 후에 증상이 개선되면 감량

② 또는 초기 용량으로 prednisolone을 하루에 30 mg씩 투여하여 증상이 조절되고 급성기반응물질이 정상화된 상태에서 2주간 더 유지한 후에 4개월에 걸쳐서 감량

(2) 수술이나 풍선 혈관성형술

응급상황이 아니라면 수술은 약물치료로 염증이 조절된 상태에서 시행

8. 베체트병

구강 궤양, 외음부 궤양이 재발하고, 피부에 농포, 결절 홍반이 생기면서, 눈에 포도막염이 오는 질환

1) 임상양상

(1) 구강궤양(93–99%): aphthous ulcer

① 크기가 2–10 mm이고 경계가 명확하고 붉으며 중심부에 괴사된 조직이 하얗게 존재

② 통증이 심하며 약 10일 정도 지속되고 재발이 많지만 흉터를 남기지 않음

(2) 성기궤양(53–85%): 구강궤양보다 진단에 더 특이적임(specific)

① 남자: 음낭, 음경, 항문 주위

② 여자: 외음부, 질

③ Glans penis, 요도를 침범하지 않는 것이 특징

④ 구강궤양에 비해 재발은 적으나 통증이 더 심하고, 흉터를 남기는 경우가 많음

(3) 피부 병변(50–85%)

① 결절 홍반(erythema nodosum), 가성모낭염(pseudofolliculitis), 여드름양 병변(acne-like skin lesion) 등이 발생

② 피부 손상을 받거나 식염수를 intradermal injection하면(pathergy test) 농포(pustule) 생김

(4) 눈 병변(50%)

① 포도막염, 망막 혈관염, 망막 출혈

② 반복된 재발, 시력저하, 눈침범이 발생한 환자의 약 25%에서 실명

(5) 신경 병변(신경베체트병, neuro-Behcet's disease) (5–10%)
   ① 주로 뇌실질 침범
   ② 뇌간(brain stem)과 뇌실 주위 백질(periventricular white matter)의 혈관을 흔히 침범
   ③ 두통, 뇌경색, 추체로 징후(pyramidal sign), 소뇌징후, 연수징후(bulbar sign), 유두부종, 뇌신경 마비 등을 초래
   ④ 무균성 수막염, 뇌수막염
   ⑤ 경질막정맥굴 혈전증(dural venous sinus thrombosis)

(6) 위장관 침범(entero-Behcet's disease) (30%)
   말단 회장과 공장이 호발 부위(크론병, 장결핵 감별 필요)

(7) 관절염(45%)
   변형을 초래하지 않는 반복적인 한 개 또는 소수 관절염

(8) 혈관병변(30%)
   ① 모든 사이즈의 동맥, 정맥 혈관에서 발생
   ② 정맥 혈전증, 대동맥혈관염, 폐동맥 혈관염, 대동맥류, 폐동맥류 형태 등으로 발생 가능
   ③ 대동맥류 파열은 주요 사망원인이며 폐동맥류는 각혈의 증상으로 나타남

(9) 부고환염(5%)

2) 진단

1990년 ISG 분류기준

반복적 구강궤양(1년에 최소 3회 이상)이 있으면서 다음 중 두 가지가 있으면 진단
① 반복적 성기궤양
② 눈 병변
③ 피부 병변
④ Pathergy 검사 양성
* 초과민검사(pathergy test)는 팔에 소독된 20-게이지 바늘로 찔러서 시행하며, 48시간 후에 2 mm 이상의 홍반성 구진이 발생하면 양성으로 판독

3) 치료

(1) 점막 병변: 국소 스테로이드 연고나 가글, 심하면 thalidomide 100 mg/day
(2) Colchicine: 점막피부병변, 관절염에 효과
(3) 포도막염, neuro-Behcet's disease: prednisone 1 mg/kg/day, azathioprine 2–3 mg/kg/day, cyclosporine 2–5 mg/kg
(4) 항TNF제제(Infliximab or adalimumab): 면역억제제에 반응이 없는 panuveitis, entero-Behcet's disease
(5) 정맥염(thrombophlebitis): 면역억제제

(6) Cyclophosphamide: pulmonary or peripheral arterial aneurysm

후방 포도막염, 혈관, 장, 신경 침범과 같은 중대한 합병증이 발생한 경우
→ systemic glucocorticoid와 면역억제제를 포함한 치료가 필요

11 염증근염

Summary

- 피부근염과 다발근염이 대표적인 염증성 근육질환은 CPK와 같은 혈청 근육 효소의 상승과 통증이 없는 대칭적 근위부 근육의 위약감이 특징적임. 특징적인 피부 증상 유무(heliotrope rash, Gottron papules)로 피부근염과 다른 염증성 근육질환을 감별할 수 있음
- 특징적인 근전도 소견(insertion activity 증가, 휴식상태의 비정상 자발전위, 비정상 수축상태 근전도 소견 등) 및 근생검을 통해 염증성 근육질환을 진단할 수 있음
- 폐, 관절, 피부, 소화기 등 다양한 장기 침범이 가능함
- 피부근염은 악성종양과 동반되어 발생할 수 있으므로, 피부근염이 진단된 이후 종양에 대한 검사를 진행해야 함

증례

53세 여자가 최근 계단 오르기가 힘들어 시행한 피검사에서 CPK 14,200 U/L (ref<190 U/L)로 상승하여 류마티스내과 외래로 방문함. 직업은 사무직이며 복용 중인 약은 없음. 갑상선 기능 검사 정상이었고 다음은 환자의 손 사진임

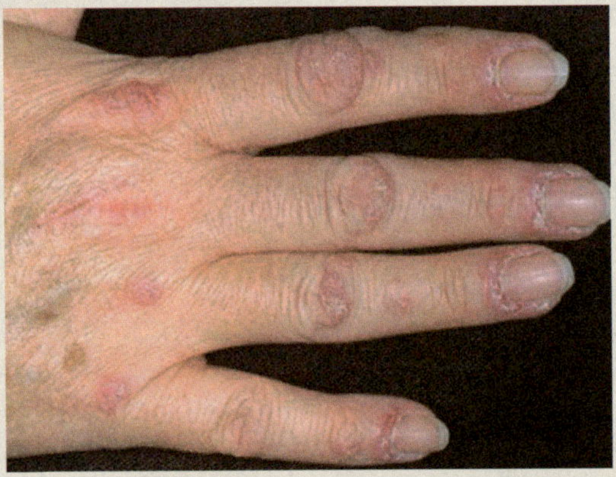

진단을 위해 이 환자에서 다음으로 시행해야 할 검사는?

⇨ Muscle biopsy와 근전도검사

I 정의와 분류

1. 정의

염증성 근병증은 골격근의 비화농성 염증과 근위부 근력약화를 특징으로 하는 여러 질환의 총칭

2. 분류

1) 피부근염(dermatomyositis, DM)
2) 다발근염(polymyositis, PM)
3) 괴사근염(necrotizing myositis, NM)
4) 항synthetase 증후군(antisynthetase syndrome, ASS)
5) 봉입체근염(inclusion-body myositis, IBM)

질환	호발성	호발 연령	위약감 패턴	근조직 검사	동반질환	치료에 대한 반응
피부근염	여>남	소아, 성인	근위부	Perimysial, perivascular 염증세포침윤	심근염, 간질성폐질환 악성종양	Yes
다발근염	여>남	성인	근위부	Endomysial, perivascular 염증세포 침윤	심근염 간질성폐질환	Yes
괴사근염	여=남	소아, 성인	근위부	근섬유 괴사, 염증세포침윤 적음	다른 자가면역질환(전신경화증 혹은 MCTD) 악성종양	Yes
항synthetase 증후군(항 Jo-1항체)	여	소아, 성인	근위부	Perimysial, perivascular 염증세포침윤	관절염 간질성폐질환 레이노증상 Mechanic hands	Yes
봉입체근염	남	고령 (>50)	근위부와 말단 모두 침범하고 서서히 진행 호발: 손가락, 손목 굴곡근, 무릎 신전근	Endomysial, perivascular 염증세포 침윤 Rimmed vacuole	유육종증 쇼그렌증후군	None or minimal

II 임상양상

1. 근육 증상

1) 대칭적인 근위부 근력의 약화: 빗질 힘듦. 쪼그렸다 일어나기 안됨(IBM은 원위부, 비대칭 근력 약화)
2) 건반사는 근위축이 심해지기 전에는 정상
3) 안면부위, 안구 침범 드묾

2. 근육 외 증상

심장 침범	• 40%의 환자에서 발생 • 증상이 없는 전도장애로부터 심근병증, 심부전까지 다양하게 발생
폐 침범	• 50%의 환자에서 발생 • 간질폐질환: 근육 침범보다 선행 가능 • 호흡근의 약화: 호흡부전까지 초래되는 경우는 드묾 • 흡인성 폐렴 • 폐 혈관염
위장관 침범	• 식도 운동 이상(dysmotility) • 위, 소장, 대장 운동 이상

3. 피부 증상: 피부근염에 존재하는 특징적인 증상. 근력 약화에 선행되는 경우가 있음

1) Heliotrope rash
2) V-sign, Shawl sign
3) Gottron's papule
4) Gottron's sign

* Amyopathic dermatomyositis (dermatomyositis sine myositis): 피부근염의 전형적인 피부 병변을 보이면서 근육 침범이 전혀 없는 경우

4. 검사실 소견

1) 골격근 효소 증가

(1) Creatinine phosphokinase (CK)
 ① 질병의 위중도를 나타내는 표지자로 이용
 ② 질병의 초기에 정상인 경우가 있음
 ③ 근위축이 심하게 진행된 경우에도 정상일 수 있음

(2) Aldolase

(3) Aspartate aminotransferase (AST), alanine aminotransferase (ALT), lactate dehydrogenase (LDH)

2) 괴사근염의 경우 anti-HMGCR 혹은 anti SRP antibody가 발견(anti-SRP myopathy의 경우 공격적이고, 치료에 반응하지 않는 것이 특징)

III 진단

- 병력(임상양상), 이학적 검사, 검사실 소견, 근전도, 근육 생검에 근거

  * 근전도 검사 중에 시행하는 침의 삽입으로 인해 근섬유에 손상이 초래되어 판독에 오류를 초래할 수 있으므로 → 근전도는 좌측 또는 우측의 한쪽에서만 시행하고, 반대 측에서 근육 생검을 시행

1. 근전도

1) 신경병증과 근육병증을 감별
2) 민감도는 높지만 비특이적 검사라는 단점이 있음
3) 특징적인 근전도 소견
   (1) Insertional activity 증가
   (2) 휴식 상태에 비정상 자발전위: bizarre, high-frequency discharges, fibrillations, sharp positive waves
   (3) 수축 상태: short duration, low amplitude, polyphasic motor unit potentials

2. 근육 생검

1) 확진 검사
2) 근섬유의 괴사와 재생 정도에 따라 다양한 상태가 관찰되며 염증세포의 침윤이 특징적

피부근염	• 염증세포가 perimyseal area와 혈관주위에 주로 침윤 • 주로 B세포와 CD4+T세포가 침윤 • Perifascicular atrophy: 피부근염의 특징적인 소견 • Perifascicular myofiber가 MxA 단백에 강하게 염색
다발근염	• 염증세포가 주로 endomysial area 국소적으로 침윤 • 염증세포가 주로 T세포이며 특히 CD8+세포가 대부분
괴사근염	• 염증세포 침윤이 거의 없고, 근섬유 괴사 • Myophagocytosis 관찰됨 • 염증세포는 괴사된 근섬유에만 국한적으로 관찰됨

항synthetase 증후군	• 피부근염과 비슷 • Perimysial 결체 조직은 부종과 fragmentation 되어 있으며, alkaline phosphatase에 강하게 염색 • Perifascicular muscle fiber(괴사되지 않은)에 MAC (membrane attack complex) 면역 염색 양성
봉입체 근염	• 다발근염과 비슷하나 inclusion body 관찰됨 • 핵 또는 세포질에 inclusion이 관찰됨(p62 면역 염색으로 확인) • COX negative 근섬유가 관찰 • 전자현미경: tubulofilamentous inclusion이 myonucleus 안에 관찰됨

3. 피부 생검

1) 피부근염의 다양한 피부소견에 대해 생검이 가능함
2) 광학현미경에서 관찰되는 소견
   (1) Epidermis: epidermis의 위축, vacuolar 변화
   (2) Dermis: 혈관주위의 림프구침윤
3) 면역형광현미경소견
   면역복합체가 dermal-epidermal junction에 따라 침착. 이런 소견은 진피의 혈관벽에서도 관찰됨

4. MRI 검사

1) T2 fat suppression 혹은 STIR 영상에서 근육염증, 부종이 관찰됨
2) 조직검사 시 targeting에도 이용

IV 감별진단

많은 감별진단이 있지만, 가역적인 흔한 요인에 대해서는 반드시 감별해야 함

1. 독성 근육병증

1) 근육병증을 유발할 수 있는 약물은 매우 다양, 약물을 중단하면 증상이 개선
2) Alcohol, statin, colchicine, hydroxychloroquine, amiodarone은 반드시 체크

2. 내분비 관련 근육병증

Hypothyroidism, hyperparathyroidism, steroid excess (adrenal gland 관련) 여부는 반드시 체크

3. 일차성 대사성 근육병증

1) 일차성 대사성 근육병증은 매우 드문 질환
2) 근육병증의 가족력이 있거나 치료에 반응하지 않는 젊은 환자에서 대사성 근육병증을 의심

V 실제 진단을 위한 Order의 예

50세 여자가 건강검진에서 간수치가 높다고 듣고, 본원 소화기내과 내원하였음
CPK, LDH 상승이 동반되면서, 허벅지에 힘이 빠지는 증상을 호소하여 류마티스내과로 의뢰됨
Inflammatory myopathy의 감별을 위해 입원함

1. 약제 체크: statin, alcohol, colchine 등
2. Metabolic cause 감별: cushingoid appearance 여부, thyroid function test, electrolyte level
3. 피부 증상 체크: 특징적 dermatomyositis 피부 증상, 필요시 생검
4. Thigh MRI, EMG, myopathy specific autoantibody check (anti Jo1, anti-HMGCR, anti-SRP)
5. 영상의학과 근골격 파트 muscle biopsy 의뢰
6. 폐, 심장 침범 여부: 흉부 X선, 흉부 CT, 폐기능검사, 심장초음파
7. Overlap syndrome 감별 위해 ANA, nailfold capillary microscope 등 자가면역 검사 임상양상에 따라 시행
8. 특히 피부근염의 경우 malignancy 여부 검사
   위장관내시경, 흉부 CT, 복부 CT, 갑상선 초음파, 부인과 암 검사 진행

VI 치료: Glucocorticoid+면역억제제

상황	약제
1. 치료 시작	
새로 발병	Prednisone (0.75-1 mg/kg/day-100 mg/day까지 증량 가능)을 4-6주 투여한 뒤 격일 투여로 감량

상황	약제
발병 시 근력약화가 너무 심하거나 빠르게 악화될 때	Glucocorticoid (1,000 mg/day)를 3–5일간 주사한 뒤 경구 제제로 교체
2. 2nd line therapy	Azathioprine, methotrexate, mycophenolate mofetil, cyclosporine, tacrolimus
3. Glucocorticoid에 반응이 좋지 않으면	Immunoglobulin 정맥 주사(2 g/kg를 2–5일간 나눠서 투여) Rituximab

1. Glucocorticoid

1) 일차선택약제

2) 관해 유도

(1) Oral prednisolone 0.75–1.5 mg/kg/day (60 mg/day가 일반적인 시작 용량)

(2) 증상이 심하고 호흡곤란이 동반된 경우
IV methylprednisolone 1 g/day×3 days 이후 (1)과 같이 경구약제로 변경

3) 유지요법

(1) 근력과 다른 임상양상이 호전될 때까지(보통 4–6주 정도) 초기용량 유지

(2) 5 mg/2–4 weeks로 감량 시작, 20 mg/day 이하가 되면 2.5 mg/2–4 weeks로 감량
→ 목표: 10 mg/day 이하로 감량

2. 면역억제제: glucocorticoid를 줄이고, 면역억제제를 유지

1) Methotrexate

(1) 7.5–15 mg/week를 경구로 주 1회 투여

(2) 가장 많이 쓰는 면역억제제이고, steroid tapering 이 어려운 경우 steroid sparing 목적으로 투여

2) Azathioprine

(1) 경구 25–50 mg/day로 시작해서, 2주마다 50 mg씩 증량하여, 2–3 mg/kg/day로 증량

(2) 약제 효과가 늦음. Methotrexate 와 같이 steroid sparing 목적으로 투여 가능

3) 기타치료제

(1) 면역글로불린: 1차 치료에도 악화 시에 투여. IV 2 g/kg을 2–5일에 나누어서 투여

> TIP
> 급여 투여 위해서는 반드시 초기에 조직검사 필요
> Glucocorticoid+면역억제제 치료 4개월 이후에도 호전 없으면 급여

(2) Glucocorticoid+methotrexate+IVIG triple therapy에 실패하면 rituximab 시도
(3) Cyclophosphamide: 0.5–1.0 g/체표면적(m^2) IV 매달, 6개월간 투여
(4) 이외 cyclosporin A, tacrolimus, mycophenolate mofetil 시도 가능

VII 예후

1. 다발근염, 피부근염: 5년 생존율 95%, 10년 생존율 84%
2. 괴사근염이 다발근염 및 피부근염에 비해 치료가 어려운 편
3. 피부근염의 치료효과가 다발근염보다 양호
4. 예후에 나쁜 영향을 미치는 인자
   1) 발병 당시 심한 손상
   2) 늦은 진단과 고령
   3) 심한 연하 곤란, 폐, 심장질환 동반
   4) 동반된 암

12 골관절염

Summary

- 골관절염은 관절연골의 점진적인 마모와 손상, 골극 형성이 일어나는 관절질환으로, 관절질환 중 가장 높은 빈도를 보임
- 진단을 위한 검사에는 단순 방사선 사진이 가장 유용함
- 골관절염에 의한 통증을 완화하고 관절기능을 유지하기 위해 운동치료와 같은 비약물적 치료, 약물치료, 또는 수술적 치료를 고려해 볼 수 있음

진단과 치료를 위한 핵심사항

1. 문진
   - 관절통증의 양상, 악화 및 호전 요인 확인
   - 발열 등의 전신 증상이 동반되지 않음
2. 신체검사
   관절의 부종, 운동범위, 압통 발적 등의 확인
3. 검사
   - 단순 X선 사진: 비대칭적 관절강 협착, 골변연부 골극, 연골하골 경화 정도에 따라 단계 구분
   - 혈액검사에서 염증소견은 관찰되지 않음
4. 치료
   - 비약물적 치료: 운동치료, 근력강화, 물리치료
   - 약물치료: 진통제, 비스테로이드성 항염제, 관절강내 주사 등
   - 수술치료

증례

60세 여자 환자가 2년 전부터 발생한 양측 무릎의 통증을 주소로 내원했다. 앉은 자세에서 일어날 때 무릎이 뻣뻣한 강직현상이 있으며, 오래 걷거나 서 있으면 통증이 악화되었다. 무릎관절에 종창은 있었으나 압통이나 발적은 없었다. 혈액검사에서 ESR/CRP는 정상이었으며 류마티스인자는 음성이었다. 이 환자에서 가능한 진단명과 진단을 위해 시행할 수 있는 검사에는 무엇이 있을까.

I 정의

관절연골의 마모와 손상, 관절 변연의 골극 형성이나 연골하 골경화가 발생하는 관절질환으로 퇴행성관절염이라 불리기도 함

II 원인

발생 기전은 아직 확실히 밝혀지지 않았으나 관절 손상, 반복적으로 관절에 가해지는 과도한 부하, 연골 이형성 등에 의한 관절면의 이상, 노인에서 나타나는 근력 약화 등 관절에 생체 역학적 인자가 발병에 중요함

III 유병률 및 위험인자

1. 노인에서 가장 흔한 관절질환이지만, 어느 연령에서나 나타날 수 있음(특히 관절 손상, 만성 염증성 관절염, 선천성 기형이 있는 경우)
2. 위험인자: 나이(고령), 유전, 여성, 비만, 관절 외상, 직업력 등(반면, 골다공증이 있는 여성에서는 발병률이 낮음)

IV 임상양상

1. 증상

1) 관절통 및 운동초기 관절강직: 쉬면 호전되고 운동이나 활동에 의해 악화됨, 나중에는 지속적인 통증, 야간 통증도 흔함. 발열, 체중감소, 빈혈과 같은 전신 증상은 없음
   (1) 가장 흔한 호소는 관절을 움직이기 시작할 때의 강직(stiffness)과 관절을 쓰고 난 후 통증[강직은 30분 이내에 호전되어 류마티스관절염에서 보이는 조조강직과는 구별되어, 겔링 현상(gelling phenomenon)이라 명함]
   (2) 골관절염에서 발생하는 통증의 원인: 관절낭의 염증 및 팽창, 연골하골의 미세골절 및 수질고혈압(medullary hypertension), 골극(osteophyte)에 의한 골막신경말단 팽창, 인대의 과도한 신전, 근력 약화 및 근육 경련, 사회정신적 요인 등
2) 관절액 증가로 인한 관절 부종, 관절 운동 범위 감소, 관절 마찰음(bony crepitus), 관절 불안정(instability)도 생김

2. 주요 침범 부위

- 무릎관절, 고관절, 발의 제1중족지(MTP)관절(hallux valgus)
- 손의 원위지간(DIP)관절, 근위지간(PIP)관절, 엄지손가락 수근중수(carpometacarpal)관절
  - 손의 원위지간관절 침범은 류마티스관절염과 구분되는 특징
- 척추의 경추, 요-천추 후관절(facet joint)

  * 손목, 팔꿈치, 발목 관절은 잘 침범하지 않음

> TIP 원위지절 관절 침범이 있을 때 생각해야 하는 대표적 질환 두 가지는?
> → 골관절염, 건선성 관절염

1) 침범 부위에서 보이는 특징

(1) 손

① 헤베르덴 결절(Heberden's node): 원위지간관절의 골비대에 의한 결절

② 부샤르결절(Bouchard's node): 근위지절관절의 골비대에 의한 결절

(2) 무릎

① 베이커 낭종(Baker's cyst): 삼출(joint effusion) 증가에 의한 오금의 슬와근와낭(popliteal bursa)의 팽창

② 내반슬(genu varus, bow-legged), 외반슬(genu valgus, knock-kneed): 연골 소실 진행에 따른 무릎의 정렬 이상

③ 거위다리점액낭염: 무릎 밑 내측의 거위다리점액낭(anserine bursa) 염증

(3) 척추

① 척추 후관절 침범으로 골극이 생겨서 척추관협착증을 유발할 수 있음

② 미만특발골격과골화증(diffuse idiopathic skeletal hyperostosis, DISH)

- 척추 전방 인대의 부착부를 따라 부적절하게 뼈가 형성
- 석회화가 지나치게 진행되어 밀랍이 흘러내린 모양을 보임

> TIP 강직성 척추염의 대나무 척추와 비슷해 보이나, 나이 많은 환자에서 보이는 척추 척추 인대의 석회화, 골화를 보이는 병변은 → 퇴행성 변화 또는 미만특발골격과골화증

V 진단 및 검사 소견

1. 진단: 임상증상이 중요, 영상 및 검사실 검사 소견을 종합하여 진단

2. 영상 및 검사실 소견

1) 영상 소견

(1) 단순 X선에서 골관절염을 시사하는 소견
골변연부 골극(osteophyte), 연골하골 경화(subchondral sclerosis), 연골하 골낭종, 비대칭적관절강 협착

(2) 무릎의 켈그렌-로렌스 분류(Kellgren-Laurence; KL grading): 2단계 이상이면 진단
① 1단계: 골극의 가능성
② 2단계: 분명한 골극과 관절강협착 가능성
③ 3단계: 중등도의 다수의 골극, 분명한 관절강협착
④ 4단계: 큰 골극, 현저한 관절강협착, 심한 연골하골경화, 분명한 골 변연의 변형
* 단순 방사선 사진의 진행 정도와 관절 통증 정도가 일치하지는 않음

2) 검사실 소견

(1) 혈액검사에서 염증소견은 관찰되지 않음
(2) 적혈구 침강속도, 급성 반응 단백: 정상
(3) 류마티스 인자: 음성, 노인에서는 저역가로 검출 가능
(4) 관절천자액 소견: 투명하고 정상 점도(점도 높음), WBC < 2,000/mm^3

VI 치료

1. 목표: 통증 완화, 관절 기능 유지, 장애 예방

2. 비약물적 치료

1) 관절 부하 줄이기

(1) 자세 교정, 휴식(관절의 무리한 사용을 피함)
(2) 피해야 할 자세: 오래 서 있거나 무릎 꿇기, 쪼그리고 앉는 자세
(3) 보조기구 사용: 지팡이(병변의 반대편 손으로 사용), 보행기, 부목, 특수하게 고안된 깔창, 보조기(brace), 슬개골 테이핑(patellar taping)
(4) 체중 감량

2) 물리치료

(1) 통증, 운동장애, 근육 경직 및 위축 등을 개선

(2) 열, 냉치료 및 경피적 신경자극, 침

3) 운동치료

(1) 효과: 근육 강화 → 관절과 연골에 가해지는 부하 감소 → 통증 감소
① 관절 경직의 완화 → 관절 운동 범위 유지
② 관절 운동 기능의 유지 및 회복
③ 심폐기능의 개선으로 전신적인 건강 증진

(2) 종류
① 수영, 물속에서 걷기, 실내 자전거, 걷기 등으로 대퇴사두근의 근육 강화 운동: 무릎 관절염 환자의 통증 감소, 관절 기능 개선(험한 산 등산, 계단 오르내리는 운동은 피하는 것이 좋음)
② 스트레칭: 관절 운동 범위 유지 및 향상

3. 약물치료

1) 진통제

(1) Acetaminophen: 초기, 경한통증에 사용
(2) Tramadol: 중등도 이상 통증에 사용
(3) 아편유사제(opioid): 심한 통증이나 급성 통증 악화 시 사용(codeine 등)

2) 비스테로이드성 항염제(NSAIDs): 가장 많이 쓰임

(1) 중등도 이상 통증에 사용
(2) 저용량으로 시작하여 최대 용량까지 투여
(3) 종류는 다양하나 약효는 유사
(4) 대부분의 환자가 신장질환, 심폐질환이 동반되어 있으므로 사용 시 주의
(5) 위장관 출혈 발생의 위험이 있는 경우에는
① 선택적 cyclooxygenase(COX)-2 억제제(celecoxib, etoricoxib) 또는
② 비선택적 NSAID + misoprostol 이나 PPI 병용투여

* 선택적 COX-2 억제제: 상부위장관 부작용은 감소하나, 심혈관질환의 위험성이 약간 증가될 수 있으므로 주의

● 표 9-12-1. 비스테로이드성 항염제 복용 시 상부 위장관 부작용 발생의 위험인자

65세 이상 고령	소화성궤양이나 상부 위장관 출혈의 기왕력
경구 스테로이드나 항응고제 병용	두 가지 이상의 NSAIDs 병용
흡연	음주
전신 건강 상태 악화	

3) Glucosamine sulfate, chondroitin sulfate

일부 연구에서 골관절염의 통증을 줄이고 관절손상지연 효과가 보고됨

4) 기타 천연물 약제: 조인스, 신바로, 레일라 등(진통 효과)

5) Gabapentin: 통증이 심한 환자의 신경성 통증 조절에 효과적

6) Duloxetine: 진통 효과

7) 관절강내 주사

(1) 스테로이드: 무릎관절에 부종이 동반된 경우 통증 악화에 효과적임
빈번한 사용은 연골 손상 위험 있으므로 3–4개월 정도 간격을 둠

(2) Hyaluronic acid

① 연골의 구성성분으로 정상적으로 관절 활액에 존재

② 골관절염이 발생하면 생성이 줄어들어 관절액의 점성과 탄성기능이 떨어짐

③ NSAID 사용에 금기 또는 부작용이 있는 환자에서 투여 고려

④ 통증을 감소시키고 기능 개선시키는 효과에 대한 논란이 있음

⑤ 1–2주 간격으로 3–5회 주사: 6개월 간격으로 1회 주사 제제도 있음

8) 국소도포제: 국소 비스테로이드소염제, capsaicin

증상 완화, 독성이 적음

4. 수술치료: 비약물적치료와 약물치료에 충분한 효과가 없을 때 수술치료 시행

1) 무릎: high tibial osteotomy(절골술), unicompartmental replacement(부분관절치환술)

2) 무릎, 고관절: total knee/hip replacement(전관절치환술)

13

결정관절병증

증례

63세 남성이 오른쪽 무릎의 통증과 부종으로 내원했다. 전날 밤부터 오른쪽 무릎의 통증이 있었고, 아침에는 붓고 아파서 걸을 수 없을 정도로 악화되었다. 3개월 전에는 오른쪽 첫 번째 발허리발가락관절에 걷기 힘들 정도로 심한 통증과 발적을 동반한 부종이 발생하였으나 일주일 이내에 가라앉은 적이 있었다. 이학적 검사에서는 오른쪽 무릎 관절의 압통과 부종이 관찰되었다. 현재 당뇨로 약물치료 중이며 혈액 및 관절액 검사 결과는 다음과 같다. 치료는?

혈액: 크레아티닌 2.2 mg/dL, 요산 9.2 mg/dL
관절액: 육안소견 혼탁(turbid), 백혈구 36,000/mm^3, 바늘 모양의 음성복굴절 결정

① 비스테로이드 항염증제
② 콜히친
③ 알로퓨리놀
④ 경구 글루코코르티코이드
⑤ 관절강 내 글루코코르티코이드

⇨ ⑤
해설. 신기능 저하로 비스테로이드 항염증제, 콜히친은 투약을 피하고, 알로퓨리놀 등의 요산저하요법은 급성기 증상 조절 후 고려한다. 기저질환 당뇨로 경구 글루코코르티코이드보다는 당 상승이 상대적으로 적은 관절강 내 글루코코르티코이드를 고려한다.

통풍의 진단과 치료를 위한 핵심사항

1. 중년 남성에서 하지의 급성 단관절 염증성 관절염이 발생할 경우 꼭 의심해야 함
2. 급성 통풍 발작 기간에는 요산 수치가 정상범위일 수도 있음
3. 관절 활액에서 요산결정을 편광현미경으로 확인하는 것이 가장 중요함
4. 급성 통풍발작의 치료(염증 억제)와 유지치료(요산저하요법)가 병행되어야 함

5. 비만, 고혈압, 이상지질혈증, 당뇨, 심뇌혈관질환 등을 동반하는 만성 전신대사질환으로 꾸준한 관리가 필요함

I 통풍(Gout)

1. 정의

1) 퓨린 대사의 이상으로 요산(uric acid)이 증가하여 생긴 요산나트륨(monosodium urate, MSU)이 결정화되어 관절 또는 관절 주위에 침착하여 발생하는 만성 대사성 염증성 관절염
처음에는 발가락, 발목, 무릎의 간헐적인 급성 통풍 발작으로 시작하나 치료하지 않고 진행하면 몸 전체의 관절로 진행 가능함

2) 퓨린 대사: 음식, 세포 파괴 → purine → hypoxanthine → xanthine → xanthine oxidase에 의해 요산이 되는데 수용성이 떨어져서 과포화될 경우 결정화됨
사람 등 영장류 이외의 포유류는 요산산화효소(uric acid oxidase) 또는 요산분해효소(uricase)가 있어서 수용성인 allantoin으로 분해되어 쉽게 배설되므로 혈중 요산 농도가 낮게 유지됨

2. 고요산혈증의 원인

- 요산 생산과 배설의 불균형
- 통풍 환자의 90%는 신장에서 요산 배설 장애가 원인, 나머지 10%가 요산 과다 생산이 원인

1) 요산 배설 장애 원인

(1) 임상적 상태: 신장기능 저하, 탈수, 고혈압, 비만 등

(2) 약물: 이뇨제, 저용량 aspirin, pyrazinamide, cyclosporine, alcohol 등(요산은 신장에서 요산염 수송체에 의해 배설 조절이 이뤄지는데 이 수송체에 영향을 주는 약물들이 영향을 줌)

2) 요산 과다 생산 원인

(1) 임상적 상태: 골수증식질환, 림프구증식질환, 용혈질환, 고형종양, 종양용해증후군 등

(2) 음식과 약물: alcohol(특히 맥주), 붉은색 고기, 내장육, 조개류, 액상과당, 세포독성 약물 등

3. 임상양상: 통풍의 4단계

1) 무증상 고요산혈증 (Asymptomatic hyperuricemia)	① 혈중 요산 농도가 6.8 mg/dL보다 높지만 증상이 없는 상태 ② 10% 미만에서 급성 통풍 관절염으로 진행 ③ 대부분 치료 적응증 아님
2) 급성 통풍 관절염 (Acute gouty arthritis)	① 주로 하지의 단관절, 특히 1st MTP joint가 가장 흔함 ② 주로 밤-새벽에 갑자기 발생, 수 시간 이내에 발적, 압통, 부종을 동반한 극심한 통증으로 진행하여 제대로 걷기 힘듦 ③ 중년 남성에서 흔히 발병하고, 여자는 대부분 폐경 후 발병 ④ 유발요인: 과식, 과음, 외상, 입원 및 수술, 출혈, 감염 등
3) 무증상의 간헐기 통풍 (Intercritical gout)	① 급성 발작 사이의 기간 ② 치료를 하지 않으면 약 80%에서 2년 이내에 급성 발작 재발 ③ 발작 사이에도 지속적인 통증과 방사선학적 변화 가능 ④ 만성으로의 진행을 막기 위해서는 요산저하요법으로 혈중 요산 농도를 6 mg/dL 이하로 유지하는 것이 중요
4) 만성 결절성 통풍 (Chronic tophaceous gout)	① 만성으로 통풍결절이 형성되고 골파괴가 일어나는 시기 ② 하지뿐만 아니라 상지 관절에도 급성 발작이 발생할 수 있고, 피하에도 통풍 결절이 생기며, 무증상기가 없어서 류마티스관절염과 혼동 가능 ③ 요산저하요법으로 혈중 요산 농도를 5 mg/dL 이하로 유지하는 것이 중요

4. 진단

1) 편광현미경으로 관절 활액에서 음성복굴절(편광 평행: 노란색, 수직: 파란색)을 보이는 바늘 모양의 요산나트륨(MSU) 결정을 확인하면 바로 확진
   Septic arthritis도 동반 가능하여 MSU 양성이라고 해서 무조건 septic arthritis 배제 불가
2) 위의 검사가 임상적으로 불가능한 경우에는 임상 소견을 종합하여 진단
   2015년 미국 류마티스학회와 유럽 류마티스학회에서 공동으로 발표한 통풍 진단분류 기준

기준		범주	점수
임상적 기준	관절침범의 양상	발목 또는 발등	1
		1st MTP joint	2
	통풍의 전형적인 임상적 특징 1) 관절위 피부발적 2) 침범 관절의 심한 압통 3) 보행장애	1가지 충족 2가지 충족 3가지 충족	1 2 3
	통풍 발작의 시간에 따른 경과 급성 발작, 14일 이내 완벽한 회복	한 번의 전형적인 발작 재발성의 전형적인 발작	1 2
	통풍결절의 임상적 증거	존재	4

기준		범주	점수
검사실 기준	혈청 요산 농도(mg/dL)	<4	−4
		4−<6	0
		6−<8	2
		8−<10	3
		≥10	4
	관절액 검사에서 요산결정	음성	−2
영상적 기준	요산 축적의 영상적 근거	음성	0
	통풍과 관련된 관절손상의 영상학적 증거	있음(관절초음파 또는 DECT)	4
		있음(골미란 또는 통풍결절)	4
합계			23

3) 총 23점으로 8점 이상이면 통풍으로 진단
4) 임상적 기준에서 고요산혈증의 경우 급성 통풍 발작 시기에는 혈중 요산 농도가 낮을 수 있으므로 염증이 가라앉은 후 측정
5) 영상적 기준에서 관절초음파에서 요산결정이 연골 위에 침착되어 하얀 선으로 보이는 double-contour sign이 보이거나, dual energy CT (DECT)에서 초록색으로 보이는 요산결정이 존재하면 양성, X-ray에서 돌출된 모서리(over-hanging edge)를 가지는 골미란 또는 통풍결절이 보이면 양성

5. 치료

1) 급성 염증 치료: 증상 발생 후 최대한 신속히 투약(5-7일 정도 유지)

종류	용법	주의사항
① NSAID	Naproxen 500 mg BID Celecoxib 200 mg BID	신기능 이상, 활동성 위 또는 십이지장 궤양이 있을 경우 금기
② Colchicine	0.6 mg BID	신기능 이상, 간기능 이상 시 금기 설사 가능 → 용량 줄이기
③ Glucocorticoid	Prednisolone 30−50 mg/day	혈당 상승, 감염 악화 위험 ①, ②가 가능하지 않은 환자에서 사용 가능
④ 관절강내 주사	Triamcinolone 관절내 주사	Septic arthritis 가능성 있으면 금기

(1) ①−④ combination 가능
(2) 조절이 되지 않을 때 사용 가능한 IL-1β 저해제(anakinra)는 우리나라에서 사용 불가

2) 요산저하요법

(1) 1년에 2회 이상 발작이 있거나, 결절 혹은, 신장결석 등 통풍 합병증이 있거나, 만성신장

질환, 고혈압 혹은 심장질환이 있는 경우 시작
(2) 첫 번째 발작이거나 1년에 한 번 정도로 발작이 잦지 않은 경우는 보류 가능
(3) 급성 발작 중 혈중 요산 농도가 변하지 않도록 하는 것이 원칙
(4) 요산 저해제를 쓰고 있던 사람은 급성 발작 시에도 그대로 유지, 쓰지 않고 있던 사람은 급성 발작이 가라앉은 후 시작하는 것이 일반적임
(5) 목표 혈중 요산 농도는 6 mg/dL 이하이고, 결절이 있는 경우 5 mg/dL 이하
(6) 혈중 요산 농도를 3 mg/dL 이하로 낮추는 것은 권장하지 않음
(7) Xanthine oxidase inhibitor가 1st choice

종류	용법	주의사항
① Xanthine oxidase inhibitor	• Allopurinol 100 mg QD로 시작 : 신기능 저하 시 50mg QD로 시작 • Febuxostat 40 mg QD로 시작 • 이후 목표 수치까지 증량	HLA-B5801 검사 시행: 양성이면 allopurinol hypersensitivity 위험 높아 사용하지 않음 : Stevens-Jones syndrome 또는 toxic epidermal necrolysis; TEN 도 가능
② Uricosuric agent	• ①로 목표 수치 달성 못하거나 부작용으로 사용하지 못할 때 • Benzbromarone 25 mg으로 시작	간독성 주의, 결석 과거력 환자에서는 쓰지 않음

Pegloticase (recombinant uricase)는 일상적인 진료에서 거의 쓰이지 않음

3) 통풍 발작의 예방

(1) 요산저하요법을 시작할 때 급작스러운 혈중 요산 농도 감소로 통풍 발작 가능
(2) 요산저하요법을 시작할 때 6개월 정도 발작 예방약(colchicine 0.6 mg QD 혹은 NSAID 혹은 저용량 prednisolone)을 함께 사용

II 가성통풍(Pseudogout)

1. 정의

1) Calcium pyrophosphate dihydrate (CPPD) 결정이 관절액과 관절조직에서 발견되고 방사선 검사에서 연골석회화(chondrocalcinosis)를 확인하여 진단하는 급성 염증성 관절염
2) 급성 통풍과 비슷한 증상이 발생하여 가성 통풍(pseudogout)이라 불리며 골관절염과 동반되는 경우가 많음

2. 임상증상과 진단

1) 통풍과 유사한 급성 염증성 관절염 양상이나 노인에서 주로 발생
2) 무릎관절에 가장 잘 발생. 이외에도 손목, 어깨, 발목, 팔꿈치, 손 관절 발생 가능
3) 유발 원인: 외상, 관절내시경, 히알루론산(hyaluronate)의 관절강내 주사, 갑상선절제술 후 혈중 칼슘 농도가 떨어지는 경우에 발생 가능
4) 통풍이나 세균성 관절염 등과 감별이 어려워 편광현미경으로 관절 활액에서 양성복굴절을 가지는 마름모형 결정을 발견하면 진단
5) 방사선 검사에서 연골에 점이나 선 모양의 연골석회화(chondrocalcinosis)가 나타남

3. 치료

1) 통풍의 급성 관절염 치료(급성 염증 치료)와 거의 동일
2) 추후 예방적인 목적으로 colchicine 0.6 mg QD 유지가 재발 방지에 도움

14

섬유근통

Summary

- 섬유근육통이란 통증을 설명할 수 있는 다른 질환이 없는 상태에서 신체 여러 부위의 통증과 압통이 3개월 이상 지속되는 질환을 말하며, 피로, 두통, 수면 및 인지 장애 등도 동반될 수 있음
- 중추신경계의 통증조절 이상이라는 가설이 발생 기전으로 가장 많은 인정을 받고 있음
- 2016 섬유근통 진단기준에 따라 진단할 수 있음
- 근이완제, 항우울제, 항경련제, tramadol 등의 약물과 운동과 같은 비약물요법으로 치료함

증례

기저질환 없는 56세 여성이 4–5년 전 시작되어 최근 1–2년간 악화된 전신통으로 방문하였다. 통증의 위치는 몸의 여러 군데를 돌아다니는 양상으로 양팔, 양다리, 가슴, 복부, 양측 어깨, 양측 둔부 등 전신을 포함하였으며 통증 때문에 수면장애와 우울감도 동반된다고 하였다. 전혈구검사(complete blood count), 간기능검사, 갑상선검사, 염증수치를 포함한 혈액검사는 모두 정상이었고 FANA, rheumatoid factor, anti-CCP는 전부 음성이었다. 가능한 진단명과 다음으로 시행할 검사는 무엇이며 어떤 치료가 필요한가?

⇨ 가능한 진단명: 섬유근육통
⇨ 다음으로 시행할 검사: 섬유근육통 진단설문지
⇨ 치료: 근이완제, 항우울제, 항경련제, tramadol 등의 약물과 운동과 같은 비약물요법

I 섬유근통의 개요

1. 정의

1) 전신(신체 좌, 우측, 허리 위, 아래 모두)의 통증과 압통이 3개월 이상 지속되는 만성 통증 질환
2) 통증뿐 아니라 피로, 수면장애, 인지장애, 걱정, 우울증 등 정신신경 증상도 흔히 동반

2. 역학

임상적으로 전체 인구의 1–2%에서 발생할 정도로 흔한 질환으로, 여자에게 훨씬 호발(여성: 남성 = 9:1)

II 병인

1. 유전적 소인

가족력도 있고 통증조절 및 스트레스에 대한 반응과 관련된 세로토닌, 도파민, 카테콜라민 신호를 담당하는 유전자 다형성과 섬유근통의 발생이 연관됨

2. 중추신경계 통증조절이상

1) 들어오는 통증감각 처리기전 이상(altered sensory afferent pain processing)과 하향 통증억제 조절기전 장애(impaired descending noxious inhibitory control)로 → hyperalgesia, allodynia 유발
2) 섬유근통 환자의 자기공명기능뇌영상(functional MRI)
   정상인은 통증을 느끼지 않는 자극에 대해 통증경험 관련 부위가 활성화됨

3. 유발인자

1) 외상: 근육과 힘줄의 반복적인 미세외상이나 손상
2) 감염: parvovirus, C형간염
3) 정서적 스트레스(급성, 만성)
4) 내분비질환(갑상선 기능 저하증)
5) 자가면역질환(류마티스관절염, 루푸스, 전신경화증 등)
6) 수면장애

III 임상증상

FIBRO (F, fatigue; I, insomnia; B, blues; R, rigidity; O, Ow!)

1. 통증과 압통: '온몸이 쑤시고 아프다, 두들겨 맞은 것 같다'고 표현
   압통이 심해서 어디 닿기만 해도 아프다고 호소하는 환자가 많음
2. 한 시간 미만의 조조강직감(morning stiffness)
3. 무릎과 발목이 시리고 저리는 증상
4. 주관적 증상이기는 하나 손가락과 발가락의 관절이 부어서 반지를 빼거나 신을 신는 것이

어렵다고 호소

5. 여름철 보다는 겨울철에 증상 악화 혹은 그 반대로 호소
6. 피로, 수면장애 증상 흔히 동반
   1) 80% 이상이 중등도 이상의 피로 호소: 조금만 무리해도 다음날 일어나지 못 할 정도로 심한 피로와 통증을 호소하는 일이 흔함
   2) 65%에서 수면장애: 통증 ↔ 우울증과 불안 ↔ 수면장애 연관성
7. 편두통(50%), 긴장성 두통, 과민성대장증후군(50%), 월경곤란, 여성요도증후군 동반
8. 레이노현상, 안구건조, 구강건조, 두근거림, 음식이나 약제에 대한 민감성

IV 검사소견

1. 신체검사, 혈액검사, 방사선촬영에서 특이소견 없음
2. 섬유근육통이 의심되는 경우 다른 질환 감별을 위해 시행해야 할 검사

Routine	Guided by History and Physical examination
적혈구 침강 속도 or C-반응 단백	Complete metabolic panel
CBC	항핵항체
갑상선 자극 호르몬(TSH)	항Ro/La 항체
	류마티스인자, 항CCP 항체
	CPK
	C형간염, HIV 검사
	척추 및 관절 영상검사

V 진단

1. 진단기준

2016년 개정된 미국류마티스학회의 섬유근통 진단기준: 전신통증지수와 증상중증도척도를 반영

1) Widespread pain index(전신통증지수)

(1) 양쪽 턱관절(2), 가슴(1), 양쪽 어깨(2), 양쪽 상완부(어깨에서 팔꿈치까지) (2), 양쪽 전완부(팔꿈치에서 손목까지) (2), 배(1), 양쪽 엉덩이(2), 양쪽 허벅지(2), 양쪽 종아리(2), 목(1), 등(1), 허리(1)

(2) 모두 19곳 중 통증 있는 곳 숫자가 점수(점수 0-19)

2) Symptom severity scale(증상중증도척도)

피로, 수면장애, 인지장애, 신체증상 각각 점수를 매김(각 항목별 0–3점)

● 표 9-14-1. 2016년 섬유근통 진단기준

1. Widespread pain index (WPI) (점수 범위 0–19점)	2. Symptom severity (SS) scale (점수 범위 0–12점) 가. 피곤한 또는 피로 정도 나. 아침에 잠에서 깨어날 때의 기분 다. 인지장애 정도 라. 신체증상(두통, 하복부 통증 또는 경련, 우울)
섬유근통의 진단은 다음 3가지 조건을 충족하여야 함 1. WPI≥7+SS scale score≥5 또는 WPI 4–6+SS scale score≥9 2. 5부위 중 적어도 4부위에서 전신통증이 반드시 있어야 함(단, 턱, 가슴 및 복부 통증은 포함되지 않음) 3. 증상이 비슷한 수준에서 최소 3개월 정도는 있어야 함 4. 섬유근통의 진단은 다른 진단에 관계없이 유효하며 임상적으로 중요한 다른 질환의 존재를 배제하지 않음	

VI 감별진단

● 표 9-14-2. 섬유근육통과 유사한 증상을 보일 수 있어 감별이 필요한 질환들

염증성 질환 • 류마티스다발근통 • 류마티스관절염, 척추관절병증 • 결체조직질환(루푸스, 쇼그렌)	비염증성질환 • 퇴행성 관절/척추질환 • 근막통증 증후군 • 활액낭염, 인대염
감염 • C형간염, HIV, 라임병 • Parvo B19, EBV	내분비질환 • 갑상선 기능항진/저하증 • 부갑상선기능항진증
약제 • Statin • Aromatase inhibitor	신경질환 • 다발성 경화증 • 신경병증성통증(neuropathic pain)
	정신과적 질환 우울증

VII 치료

1. 비약물요법

1) 저강도의 유산소 운동과 기공, 요가, 태극권

2) 침, 수치료(hydrotherapy)
3) 인지행동치료: 수면의 질 호전

2. 약물치료

Glucocorticoid, NSAIDs는 섬유근통에 효과가 없고 afferent and descending pain pathway에 영향을 미치는 약들이 효과가 있음

1) 근이완제: cyclobenzaprine

2) 항우울제

(1) Tricyclic antidepressant (TCA): amitriptyline, nortriptyline, desipramine
① 부작용: 항콜린효과(구강건조, 변비, 배뇨장애, 기립성저혈압)
② 실제 처방: 부작용이 많은 amitriptyline보다는 nortriptyline 25mg HS로 시작
Cardiotoxicity 때문에 100 mg/day까지만 증량 가능
(2) Serotonin-norepinephrine reuptake inhibitors (SNRI): duloxetine, milnacipran, venlafaxine
실제 처방: duloxetine 30 mg QD로 시작, 필요하면 60 mg QD로 증량 - 최대 60 mg BID 까지 증량 가능

3) 항경련제: pregabalin, gabapentin

(1) 기전: 신경접합부의 voltage gated calcium channel의 alpha-2-delta subunit에 결합하여 신경말단에서 칼슘의 유입을 차단하여 neurotransmitter 분비를 억제
(2) 부작용: dizziness, somnolence, peripheral edema
(3) 실제 처방
① Gabapentin: 100–300 mg HS 또는 100 mg TID로 시작 - 최대 3,600 mg/day까지 증량 가능
② Pregabalin: 75 mg QD로 시작, 300 mg/day까지 증량 - 최대 600 mg/day까지 증량 가능

4) Tramadol

(1) 약리작용: opioid agonist, 세로토닌과 노르에피네프린의 재흡수 억제하여 진통효과
(2) 복용: TCA, SNRI에 조절되지 않는 통증이 있는 경우 추가 사용
(3) 실제 처방: 50 mg QD로 시작 - 최대 400 mg/day까지 증량 가능
하지만 저용량에서도 심한 nausea 유발하는 경우가 많아 주의 필요

5) 환자의 주 증상(Dominant symptom)에 따라 약제 적용을 결정해야 함

(1) 예를 들어, 통증과 수면장애가 주 증상인 경우에는 cyclobenzaprine, amitriptyline, gabapentin, pregabalin이 더 효과적

(2) 피곤감, 우울감, 걱정이 더 우세한 경우에는 통증과 우울감을 동시에 조절할 수 있는 duloxetine, milnacipran이 더 효과적

6) 강한 마약성진통제는 섬유근통에 효과없고 부작용 우려로 금기

15 성인형스틸병

Summary

- 성인형스틸병은 발열, 관절염, 연어살색의 소실성 피부발진을 특징으로 하는 질환으로 다른 발열성 질환을 배제한 후 진단함
- 치료는 글루코코르티코이드, 항류마티스제, 생물학적제제를 사용할 수 있음

증례

35세 남자가 5일 전 시작된 고열, 열이 날 때 팔과 허벅지에 연어살색의 발진, 관절통이 있어 응급실로 내원하였다. 과거력, 여행이나 감염환자와의 접촉은 없었고, 피부발진 부위는 가렵지 않다고 하며, 열은 주로 새벽에 나고, 해열되면 피부발진도 호전된다고 한다.

내원 당시 활력 징후는 체온 39℃, 혈압 110/70 mmHg, 맥박 90회/분, 호흡수 20회/분이었다.

혈액검사: WBC 14,700/mL (Neutrophil 80.2%), 혈색소 13.7 g/dL, 486,000/mL, ESR 30 mm/hr, CRP 8.7 mg/dL, AST/ALT 174/96 IU/mL, LDH 1,453 IU/mL, ferritin 1,101 ng/mL

HBsAg/Ab –/+, HCV –, HAV IgM/IgG –/–, CMV/EBV –/–

항핵항체(–), 류마티스인자(–), 항CCP 항체(–)

혈액배양 및 소변 배양: 음성

혈액도말표본 검사: 정상

영상검사: 흉부 x-ray, CT: 이상 없음

복부 CT: 비장비대, 비장 주위의 림프절 종대

이 환자의 진단은?

⇨ 성인형스틸병

고열 및 피부발진, 관절통을 주 증상으로 응급실 방문하여, 다른 자가면역질환, 감염, 악성 종양을 감별하고 야마구치 분류기준에 따라 성인형스틸병으로 진단된 증례이다. 비스테로이드성 진통소염제와 고용량의 글루코코르티코이드를 사용하고 난 후 해열되었다.

I 정의

고열, 소실성 발진, 다발성 관절통 혹은 관절염, 림프절병증, 인후통, 백혈구 증가증을 동반하는 전신성 자가염증질환

II 임상양상

- 수주, 수개월에 걸쳐 여러 장기에 염증을 유발하여 고열, 관절통, 피부발진, 인후통, 림프절병증, 간비대, 비장비대, 근육통, 흉막염, 심막염 등 다양한 임상양상이 나타남
- 15–25세, 36–46세의 연령을 흔히 침범하며, 65세 이상의 고령에서도 상당 부분 발생

1. 발열(High spiking fever)

39°C 이상의 고열이 주로 밤에 발생한 뒤(치료 없이) 정상 체온으로 내려가는 것이 특징임
때때로 하루 두 번씩 열이 나기도 하며, 환자의 20%에서는 정상체온으로 돌아가지 않음

2. 피부발진(Evanescent maculopapular rash)

1) 연어살색의 소실성 반구진(maculopapular) 발진으로 대개 열이 나면 나타났다가 열이 내리면 사라지는 경향을 보임. 체간과 상하지 근위부에 잘 생기며, 간혹 소양증이 동반되어 약물로 인한 발진과 감별 필요함
2) Koebner phenomenon (+)
3) Skin biopsy는 vasculitis나 Sweet's syndrome 등을 감별하는 데 유용

3. 다발성 관절통 혹은 관절염

1) 관절통은 비교적 흔하며, 열이 날 때 심해지는데, 질병이 진행하면 다발성 관절염의 양상을 띰
2) 주로 무릎 관절의 침범이 가장 흔하고, 손목, 발목, 근위지, 주 관절 등을 침범함

4. 인후통

인후통이 환자의 70%에서 나타나며 원인은 뚜렷하지 않음. URI와 감별 필요함

5. 그 외

근육통(45%), 림프절병증(50%), 비장비대(40%), 간비대(30%), 흉막염(21%), 심근염(16%), 체중감소(27%), 복통(18%)이 동반될 수 있음

Special consideration: 대식세포활성화증후군(Macrophage activation syndrome)

1) Reactive hemophagocytic lymphohistiocytosis (RHL) 혹은 macrophage activation syndrome (MAS)은 12-19%의 AOSD 환자에서 보고, 사망률이 10-22%에 달함
2) 조절되지 않는 염증 반응의 활성화로 인하여 조혈세포가 대식세포에 의하여 탐식되는 것이 특징이며, 사이토카인 폭풍(cytokine storm)이 나타남
3) MAS의 동반 여부를 판단하는 데 도움이 되는 소견: hypofibrogenemia, leukopenia, thrombocytopenia, hypertriglyceridemia, (CRP와 ferritin은 상승하지만) ESR 정상
4) 진단: 골수검사(gold standard)
5) 치료: 고농도의 스테로이드 충격요법, 면역글로불린 주사, 생물학적제제(IL-1, IL-6 억제제)

III 진단(분류기준)

성인발병성 스틸병은 병력청취, 신체검진, 검사실 검사를 종합하여 특징적인 임상양상에 부합하고, 다른 발열성 질환을 배제한 후에 진단함(Diagnosis of Exclusion). Yamaguchi 분류기준이 가장 흔히 사용됨

● 표 9-15-1. Yamaguchi's criteria

2개 이상의 주 기준을 만족하면서 총 5개 이상 만족 시 진단	
주 기준 - 1주 이상 지속되는 39도 이상의 발열 - 2주 이상 지속되는 관절통 또는 관절염 - 전형적인 발진 - WBC>10,000/mm³ with>80% polymorphonuclear cells	부기준 - 인후통 - 최근 발생한 림프절 병증 - 간비대 또는 비장 비대 - 간수치 이상 - Antinuclear antibody와 rheumatoid factor 음성
배제진단 - 감염 - 악성종양 - 결체조직질환, 혈관염 등 다른 류마티스질환	

1. 임상증상 및 병력

1) 특징적인 증상(daily spiking fever, 연어색 피부발진, 관절통)이 있는지 확인
2) 비슷한 임상증상을 일으킬 수 있는 감염(예: EBV, 감염성 심내막염, 결핵), 종양(백혈병, lymphoma, primary hemophagocytic lymphohistiocytosis) 및 다른 류마티스질환(SLE, vasculitis) 등을 배제해야 함

2. 신체검진

전신상태, 맥박수, 체온, 혈압, 피부(특히 발열 시), 관절 침범, 림프절 종대, 복부검진(간비대, 비장비대) 등을 조사

3. 검사실 검사

1) 현재 AOSD에 특이적인 검사는 없음
2) 기본: CBC, ESR, CRP, ferritin, LFT, BUN/Cr, coagulation panel, D-dimer, urinalysis, 혈액 배양 검사, 요 배양 검사
   (1) 혈청 CRP, ESR 및 Ferritin (＞1,000 ng/mL)이 매우 높음
   (2) 백혈구 증가증(특히 호중구), 빈혈, AST, ALT 상승 소견이 흔히 발견됨

4. 추가

1) Rheumatoid factor, anti-CCP antibody, antinuclear antibody이 대부분 음성임
   일부 자가항체가 양성으로 나타나도 대개 그 역가가 낮아 임상적인 의미가 없음
2) 발열을 일으키는 다른 질환을 배제하기 위한 검사: 심초음파, 간염 항체 등

IV 치료

1. 비스테로이드소염진통제(NSAID)

1) 경증의 환자는 full-dose의 NSAID 단독으로도 치료가 가능함
2) 환자의 약 20% 이하에서 효과가 있으며, 급성기에서 단독 치료제로 한계가 있음

2. Systemic glucocorticoid

1) Prednisolone 0.5–1.0 mg/kg/day로 시작하며 환자 상태가 안정화되면 서서히 감량함
2) 중증이거나 합병증(대식세포활성화증후군, 심근염, 심장눌림증, 혈관내 파종응고 등)이 동반될 경우, methylprednisolone 충격요법(500–1,000 mg/day×3 days) 투여 후 고용량의 glucocorticoid (prednisolone＞1 mg/kg/day)로 유지함

3. 항류마티스제(Disease–modifying anti–rheumatic drugs)

1) Methotrexate (7.5–17.5 mg/week): steroid-sparing effect를 위하여 가장 흔히 사용되는 약제, 특히 관절 증상에서 효과적임
2) Azathioprine, cyclosporine, tacrolimus, cyclophosphamide, leflunomide 등을 사용해볼 수 있음

4. 생물학적제제

1) IL-1 blockade (anakinra, canakinumab): 전신 증상 완화에 효과적
2) Anti-IL-6 agent (tocilizumab), TNFα inhibitors (etanercept, infliximab): methotrexate 병용 혹은 단독 요법에서 효과가 보고됨

V 예후

1. 약 1/3의 환자에서는 발병 1년 이내 완전히 호전되고(자연치유형), 1/3은 재발형, 나머지 1/3의 환자들은 만성형으로 질환이 지속되며 만성 관절염으로 관절의 손상을 초래함
2. 불량한 예후인자: glucocorticoid에 불응성, 다발 관절염, 질환의 초기에 견관절 및 엉덩관절 침범, 지속적으로 상승된 ferritin level

CHAPTER

10 종양내과

1 암 환자 치료의 원칙
2 항암치료의 원칙 및 부작용
3 암성 통증의 조절
4 암 환자의 보존적 치료
5 종양학적 응급
6 말기암 환자의 관리
7 종양내과에서의 영상의학 중재시술
8 폐암
9 유방암
10 위암
11 직결장암
12 기타 암

01 암 환자 치료의 원칙

I 종양환자 치료의 일반원칙

암은 육안적, 영상학적, 병리학적, 기타 임상적인 판단을 종합하여 진단함. 암의 중요한 치료방법은 ① 수술, ② 국소시술이나 요법, ③ 항암약물치료, ④ 방사선치료 등이며, 환자개개인의 상태에 맞추어 치료함. 특히 항암약물치료를 시행하는 경우 암의 종류와 약물에 따른 특성을 이해하여야 하며, 또한 환자의 수행능력, 항암약물의 반응평가, 독성평가 등에 대해서도 이해하여야 함

II 항암치료의 구분

1. 선행 항암요법(Neoadjuvant treatment)

수술과 같은 근치적 치료 이전 종양의 크기를 줄이기 위한 유도요법의 한 종류. 질병의 범위를 축소하여 근치적 치료를 용이하게 하여 장기를 보전하고, 동시에 미세 전이암에 대한 치료를 빠르게 시작할 수 있으며, 항암치료 반응에 대한 정보를 얻을 수 있음

2. 보조 항암요법(Adjuvant treatment)

수술이나 방사선 등 근치적 국소 치료 이후 나머지 잔존 가능한 암세포를 제거하기 위한 치료로, 암의 재발 가능성을 줄이기 위해 시행됨

3. 고식적 항암요법(Palliative treatment)

암으로 인한 증상을 조절하여 삶의 질을 향상시키며, 생존기간의 개선을 위한 목적으로 시행되는 항암요법

4. 근치적 항암요법(Curative treatment)

암세포를 파괴하여 다시 재발하지 못하게 하는 완치목적의 항암치료(혈액암 및 생식세포종양)

5. 동시항암방사선요법(Concurrent chemoradiation treatment)

국소 종양에 대해 방사선치료와 항암요법을 동시에 시행하는 것을 말하며, 방사선치료에 대한 효과를 증강시키기 위한 목적으로 시행됨

III 전신수행능력(Performance status)의 평가

● 표 10-1-1. 전신수행능력의 평가방법

ECOG (or WHO)		Karnofsky performance status	
0	제한없이 정상 활동 가능(증상이 없는 경우)	100	정상, 증상호소 없음
1	신체적으로 격렬한 활동은 제한 보행가능 가벼운 일 가능	90	정상활동수행, 미미한 질병 징후/증상
		80	정상활동 하는데 힘이 들며, 약간의 질병 징후 및 증상 있음
2	보행가능 자신을 돌보는 모든 일은 가능 낮 시간 동안의 50% 이상은 일을 할 수 없음	70	스스로 돌볼 수 있으나 정상 활동/일은 할 수 없음
		60	때때로 도움필요, 대개 스스로 돌볼 수 있음
3	제한적으로만 자신을 돌볼 수 있음 낮 시간 동안의 50% 이상을 누워 있거나 앉아 있어야 함	50	상당한 도움 필요, 자주 의료적 처치 필요
		40	신체장애, 특수한 치료 및 도움이 필요
		30	심각한 신체장애 생명을 위협하지는 않더라도 입원이 필요
4	완전히 무력 자신을 전혀 돌볼 수 없음 전적으로 침대나 의자에 누워 있어야 함	20	매우 악화, 입원과 적극적 보조 치료가 필요
		10	빈사상태
5	사망	0	사망

* 일반적으로 ECOG 0, 1, 2 혹은 Karnofsky performance status scale 60점 이상에서 항암치료를 고려하는 것이 원칙임

IV 종양반응평가(Tumor response evaluation)

항암치료 시에는 치료 도중 일정한 기간 간격으로(예, 4-8주) 종양의 반응을 평가하면서 안정 병변 이상을 유지 시에 치료를 지속함. 반응평가방법은 WHO criteria와 RECIST criteria가 대표적이고, 2023년 현재는 주로 Response evaluation criteria in solid tumors (RECIST) guideline (version 1.1)을 사용

	WHO criteria	RECIST criteria v 1.1
평가방법	측정가능한 모든 병변(숫자제한 없음)의 장경과 단경을 곱한 합의 변화	장기당 최대 2개, 총 최대 5개의 표적병변에 대한 장경의 합의 변화

	WHO criteria	RECIST criteria v 1.1
완전반응(CR)	암이 모두 없어진 것으로 4주 이상 지속	암이 모두 없어진 것으로 4주 이상 지속
부분반응(PR)	50% 이상 감소가 4주 이상 지속	Baseline에 비해 표적병변 장경의 합이 30% 이상 감소되고 4주 이상 지속
안정병변(SD)	부분반응이나 진행병변에 해당되지 않을 경우	부분반응이나 진행병변에 해당되지 않을 경우
진행병변(PD)	치료전이나 가장 좋은 반응을 보였을 때보다 25% 이상 증가 또는 새로운 병변이 나타남	가장 좋은 반응을 보였을 때보다(nadir) 표적병변 장경의 합이 20% 이상 증가 또는 새로운 병변이 나타남

증례

종양반응평가 실제 적용

항암치료 전 종양표적병변의 합이 100 cm였다. 2주기 항암치료를 시행 후 첫 번째 반응평가를 시행하였으며, 종양표적병변의 합이 50 cm였다. 이에 추가적으로 동일한 약제로 2주기 항암치료를 시행, 두 번째 반응평가에서 종양표적병변의 합이 55 cm였다. 이에 동일한 약제로 2주기 항암치료를 시행 후 세 번째 반응평가에서 종양표적병변의 합은 65 cm이었다. 첫 번째, 두 번째, 세 번째 반응평가의 결과는?

	항암치료 전	2주기 치료 후	4주기 치료 후	6주기 치료 후
표적병변의 합 (단위 cm)	100	50	55	65

1. 첫 번째 반응평가: Baseline(항암치료 전)보다 30% 이상 감소하였고, 100 cm → 50 cm (50% 감소), 4주 이상 유지되었으므로 PR
2. 두 번째 반응평가: Baseline(항암치료 전)보다 30% 이상 감소한 상태이며 가장 좋은 반응을 보였을 때보다 20% 이상 증가하지는 않았기 때문에 PR 유지
3. 세 번째 반응평가: Baseline(항암치료 전)보다 30% 이상 감소한 상태이나, 가장 좋은 반응을 보였을 때(nadir, 50 cm)보다 20% 이상 증가하였으므로 PD (50 cm → 65 cm, 30% 증가)

V 독성평가(Toxicity evaluation)

독성평가 기준으로 흔하게 사용되고 있는 것은 common terminology criteria for adverse events (CTCAE)이고, 2023년 현재 version 5.0까지 update되어 있으며, Grade 1–5까지 증상이나 증후의 경중을 분류함. 대개 Grade 1-2는 독성관리를 하면서 항암치료를 지속하고, Grade 3-4는 항암치료의 감량 또는 중단을 고려함

증례

항암치료에 대한 독성평가
치료 전 CBC: 혈색소 14.0 g/dL, 백혈구 5,800/mm^3, 호중구 3,800/mm^3, 혈소판 210,000/mm^3
1주기 항암치료 후 CBC: 혈색소 10.8 g/dL, 백혈구 2,800/mm^3, 호중구 600/mm^3, 혈소판 180,000/mm^3 이 환자에서 발생한 독성의 명칭과 등급은?

⇨ NCI CTCAE Criteria에 따르면, Hb 10.8 g/dL로 Grade 1 anemia, ANC 600으로 Grade 3 neutropenia
⇨ 항암치료 후 발생한 독성평가에 근거하여 다음 항암치료 시 용량 감량을 고려함

VI 종양표지자(Tumor markers)

모든 종양표지자가 항상 아래의 경우처럼 상승하는 것은 아니나 진단 및 치료 반응을 평가할 때 참고할 수 있음

Tumor markers	관련 암의 종류
Oncofetal antigen	
AFP	간세포암, 생식세포암
CEA	대장암, 직장암
Hormones	
β-hCG	생식세포암
Glycoprotein	
CA15-3	유방암
CA19-9	췌장암, 담도암
CA125	난소암
Isoenzyme	
PSA	전립선암

VII 임상시험(Clinical trials)

1. 임상시험의 단계

단계	목적	대상자수	내용
제1상	시험약을 최초로 사람에 적용하는 단계로 효능 효과를 보기보다는 약물의 내약성, 부작용 및 안전성을 확인	20-100명 정상 건강인 또는 환자	연구약물의 안전용량범위확인 체내 약물 동태 검토 약효의 가능성 검토
제2상	시험약의 유효성과 안전성 평가를 통해 치료약으로서 가능성과 최적 용량, 용법을 결정하고 그 효과를 탐색	50-500명	전기 2상: 약효확인, 작용시간 및 유효용량 검토 후기 2상: 약효 입증, 유효용량확인, 유효성 및 안전성의 균형 검토
제3상	다수의 환자를 대상으로 하여 약물의 유용성을 검증하는 가장 큰 규모의 치료적 확증의 목적, 표준 치료군이 대조군이 되어 무작위 배정되는 연구 설계로 이루어짐	수백-수천 다기관 연구	충분한 환자에서 유효성 및 안전성 확립 장기 투여 시 안전성 검토 약물 상호작용 및 특수 환자군 용량 정립
제4상	시판이 된 약물에 대해 일상 진료 현장에서 상용화되었을 때 효과와 안전성을 검증		장기 투여 시 희귀부작용 검토 안전성 재확립 새로운 적응증 탐색

보통 1상 → 2상 → 3상의 형태로 임상시험이 진행되지만, 최근에는 1상 성공 후 2상, 3상을 개별로 시행하기에는 많은 시간이 소요되므로, 1상/2상을 결합하여, 임상시험약의 독성과 유효성을 동시에 평가하는 방법의 임상시험들이 설계되어 진행되고 있음. 임상시험 대상자가 입원한 경우에는 임상시험이 시작되기 전부터뿐만 아니라 시험약 투약 중 모든 과정에서 병용 금기 약물이 있을 수 있으므로, 약제 처방을 할 때 확인이 필요함

2. 임상시험의 최신 전략

정밀의학(precision medicine)의 발전으로 암에서 다양한 돌연변이 유전자를 확인할 수 있게 되었고, 특정 암에서는 유전자 돌연변이에 맞는 선택적인 표적치료제를 통한 치료를 할 수 있게 됨. 하지만, 돌연변이 유전자가 있어 표적치료제가 효과적일 것이라고 예측되지만, 해당 암에서 돌연변이 유전자의 발생율이 높지 않은 경우에는 기존의 임상시험 설계를 통한 약제 효과를 평가하는 데 제한이 많음. 이에 따라 최근에는 아래와 같은 연구 설계의 임상시험들이 진행되고 있음

1) Basket trial

암종에 관계없이 동일하거나 비슷한 분자 생물학적 기전의 유전자 변이를 가진 질환을 대상으로 이에 대해 작용하는 약물의 치료효과를 확인하기 위한 시험 설계. 예를 들어, HER2 expression이 확인된 암에서(유방암, 위암, 대장암 등) anti-HER2 치료제의 효과를 보기 위한 경우 이와 같은 설계로 진행이 됨

2) Umbrella trial

한 가지 질환, 즉 한 종류의 암에서 각각의 분자생물학적 기전에 따라 여러 가지 하위군으로 나뉘게 되고, 그 기전에 맞는 각각의 치료를 적용하는 시험 설계. 예를 들어, 담도암 환자를 대상으로 FGFR 융합이 있는 경우는 FGFR 억제제, IDH1 돌연변이가 있는 경우 IDH1 억제제, BRAF 돌연변이가 있는 경우 RAF와 MEK 억제제로 치료하는 방법으로 진행이 됨

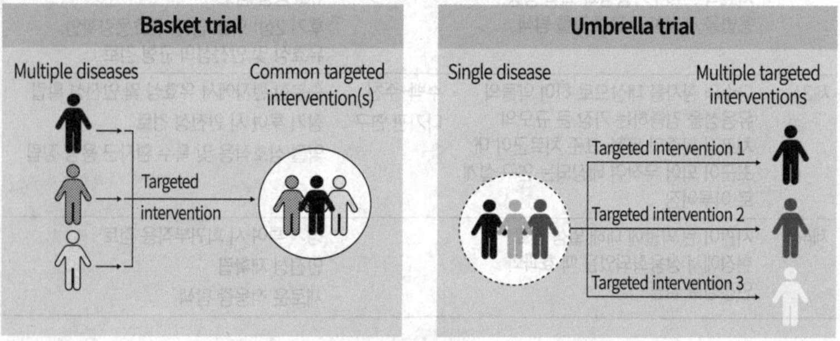

3) Platform trial

각각의 다양하고 독립된 기준으로 설계된 여러 가지 하위 연구들을 동시에 진행하면서, 새로운 설계를 가진 하위 연구가 추가되기도 하고, 효과가 없는 것으로 생각되는 연구는 빠지기도 하면서 다양한 환자를 대상으로 다양한 치료제의 가능성을 유연성 있게 확인해볼 수 있는 시험 설계. 예를 들어, 유전자 A, B, C에 대한 돌연변이를 가진 환자를 대상으로 치료제 a, b, c를 이용한 연구를 진행하다가, a치료제의 효과가 없는 것으로 판단되면 해당 연구는 중단하고, 새로이 유전자 D에 대한 치료제 d를 이용한 연구를 추가하는 방법

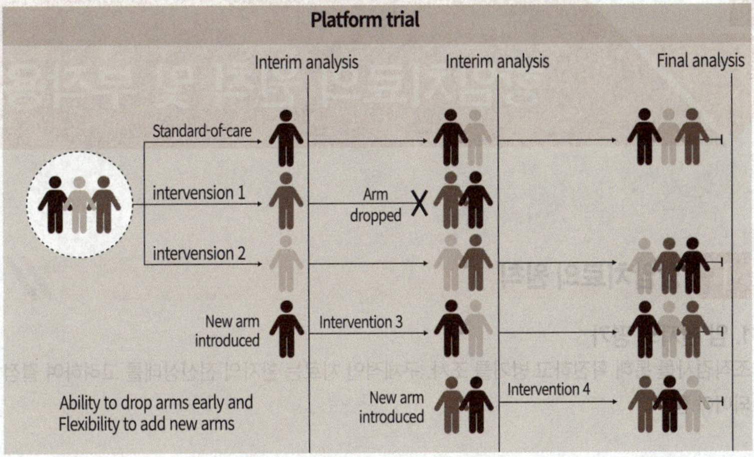

VIII 정밀의료 및 NGS (Precision medicine & NGS)

차세대 염기서열 분석법(Next generation sequencing, NGS)

1. 암의 진단, 치료반응 예측 등을 알아보기 위한 유전자 검사를 각각 따로 시행할 수 있으나 한꺼번에 많은 수의 유전자를 high throughput 방법으로 sequencing 하는 NGS검사(massive parallel sequencing)가 도입되었고, 여기서 얻어진 유전자 정보를 이용하여 환자 개개인의 치료방법을 선택하는 정밀의료가 이미 시행되고 있음
2. 한번의 NGS 검사로 모든 변이를 진단하고, 동시에 면역치료제 선택을 위한 암의 변이부담까지도 검사할 수 있게 되었음. 국내에서는 2023년 12월 현재 NGS 암패널 검사는 일부 보험 급여가 가능함. 진행성, 전이성, 재발성(3기와 4기) 폐암(비소세포폐암 선암종, 선암종을 포함하는 혼합암종)의 경우에는 50%의 본인부담, 폐암 이외의 진행성, 전이성, 재발성(3기와 4기) 고형암의 경우에는 80%의 본인부담, 이외의 1기와 2기 고형암의 경우에는 의학적 타당성에 대한 의사 소견서를 첨부하여 90%의 본인부담으로 검사를 시행할 수 있음

02

항암치료의 원칙 및 부작용

I 항암치료의 원칙

1. 암 환자의 평가

조직검사를 통해 확진하고 병기를 조사. 구체적인 치료는 환자의 전신상태를 고려하여 결정되어야 함

1) 조직검사

병리검사를 통해서 확진됨. 면역조직 병리검사를 통해 더 세밀하게 분류되고, 동일 조직형 내에서도 분화도 등급(histologic grade)이 치료 결정 및 예후에 영향을 줌

2) 병기

종양마다 다른 기준이 적용되나, 병기결정의 원칙은 다음과 같음

T (tumor): 종양의 크기, 조직 침윤 정도에 따라 결정
N (regional node): 원발 종양 주변의 림프절 침범정도
M (distant metastasis): 원격전이 여부

TNM범주에 따라 I, II, III, IV 병기로 구분되며, 일반적으로 I, II, III기는 원격전이가 없는 절제 가능한 국소암으로 분류되며, IV기는 원격전이가 있는 암으로 분류됨

3) 환자 전신상태

계량화하기 쉽지 않으나, 치료방침 결정에 중요함. 다음과 같은 지표가 고려됨

(1) 전신수행능력(ECOG performance status)
- ① ECOG 0: 증상 없고 정상 활동력을 가진 정도
- ② ECOG 1: 증상 있으나 활동 가능한 정도
- ③ ECOG 2: 증상 있고 하루 50%미만의 침상생활과 약간의 보조가 요구되는 정도
- ④ ECOG 3: 증상 있고 하루 50%이상의 침상생활과 상당한 보조가 요구되는 정도

⑤ ECOG 4: 100% 침상생활과 심한 불능상태

(2) 기타: 영양상태, 다른 질환의 동반 여부, 연령 등임. 예로, 고령 환자의 경우, 합병증이 발생이 위험이 높음

2. 항암치료의 목표 설정

조직형, 병기, 환자의 전신상태를 평가하여 치료 목표를 설정하고 그 목표에 부합되게 치료해야 함

1) 초기: 원발 부위에 국한된 종양의 경우, 수술 후 보조항암치료, 수술 전 선행항암치료를 시행할 수 있고, 완치를 목표로 함

2) 진행기: 원격전이가 없지만 수술적으로 절제 불가능하거나, 원격전이가 있거나, 수술 후 재발한 환자에서는 항암치료만으로는 완치의 가능성은 적으며 기대수명연장이 주된 목표임

3) 말기: 항암치료에 더 이상 반응하지 않고, 추가적인 항암치료를 시행하기에는 어려운 상태로 환자가 편안하게 임종할 수 있도록 돕는 것이 추천됨. 호스피스-완화의료가 중요한 역할을 하게 됨('종양내과 6절 말기암 환자의 관리' 참조)

초기에 발견된 환자에게 증세 완화나 생명 연장 목적의 치료만 하고 있다면 이는 비윤리적이라고 판단될 수 있음. 이와 반대로, 진행기나 말기환자에게 완치를 목표로 무리한 항암치료를 시도한다면 부적절한 치료를 하고 있는 셈. 따라서 암의 진행 정도를 정확히 평가하여 적절한 치료목표를 설정하는 것이 필요함

3. 암 치료방침의 결정

1) 질환의 진행 정도에 따라 결정

국소질환 → 국소치료(수술, 방사선치료)

전신질환 → 전신치료(항암화학요법, 표적치료, 호르몬요법, 면역관문억제제)

2) 득실의 평가

항암치료는 어느 정도의 부작용을 피할 수 없음. 따라서 어떤 환자에서 항암치료를 실시할지 여부를 결정할 때는 치료로 기대되는 효과와 부작용으로 우려되는 환자 삶의질 저하 등을 함께 고려하여야 함. 예로, 다소간의 부작용이 있을지라도 항암효과가 현저한 경우 환자에게 주어지는 혜택이 더 많기 때문에 항암치료가 추천됨. 반대로, 항암치료로 인한 효과보다 부작용으로 인한 고통이 가중될 위험이 더 크면 항암치료는 중단되어야 함

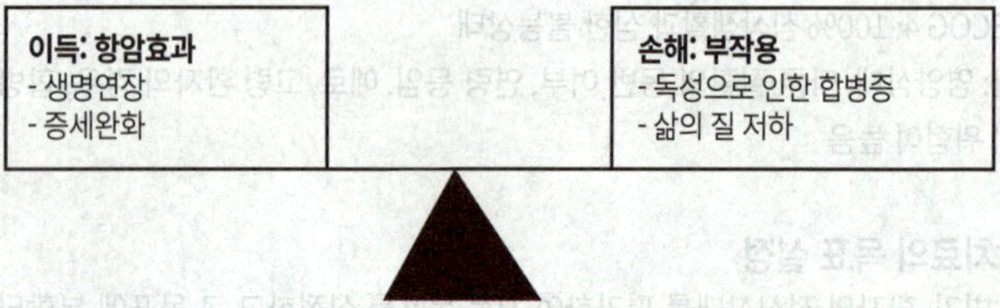

● 그림 10-2-1. 항암치료 결정의 판단 기준

4. 주 치료와 보조치료

● 표 10-2-1. 종양에 따른 항암치료법의 중요도

암종	병기	주 치료	보조치료
위암	I–IIIB IV	수술 항암제	항암제
비소세포폐암	I–IIIA IIIB, IV	수술 방사선치료, 항암제	방사선치료
직결장암	I–III IV	수술 항암제	항암제, 방사선치료 방사선치료
유방암	I–III IV	수술 항암제	항암제 방사선치료
간암	절제가능 절제불가능	수술, 색전술 항암제	방사선치료 방사선치료, 색전술

5. 고형암 환자에서 항암치료의 중단

항암치료를 시작하는 것보다 더 어려운 결정은 언제 중단할 것인가의 문제임. 항암치료를 결정하는 기준이 치료에 따른 이득과 손실을 비교한 결과에 근거하듯이, 치료의 중단도 항암치료에 따르는 득실을 평가하여 결정되어야 함. 대부분의 암 환자에서, 항암제 투약을 계속함에 따라 효과는 약제 내성 암세포의 출현으로 점점 감소하고, 부작용은 누적되어서 일정 횟수의 항암제를 투약하게 되면 손익평가에 항암제를 지속적으로 투여함이 환자에게 더 이상 도움을 줄 수 없는 시기가 옴. 이때(손익분기점)를 말기로 진단할 수 있음

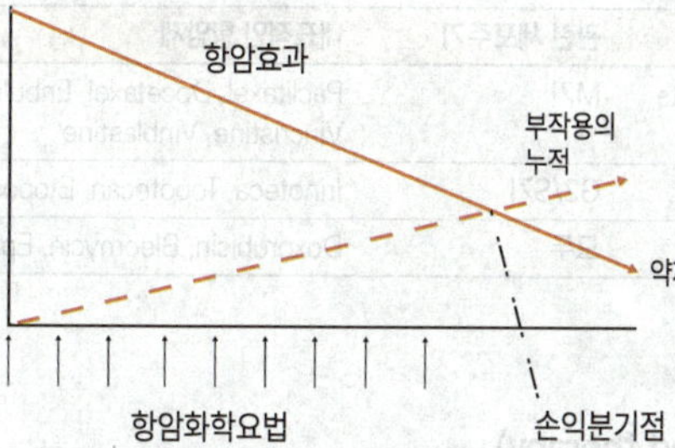

● 그림 10-2-2. 항암치료 중단의 기준

II 항암요법의 종류

- 세포독성 항암화학요법(cytotoxic chemotherapy): (암)세포의 DNA의 손상과 DNA 복제 억제 및 세포분열 과정의 방해를 통해 항암 작용
- 표적치료제(targeted therapy) : 암세포에 특이적으로 작용하며, 암세포의 성장, 분열, 전이를 조절하는 단백질을 대상으로 그 기능을 차단하여 항암 작용
- 면역관문억제제(immune checkpoint inhibitor): T 림프구를 통한 면역체계의 종양 인지와 파괴 능력을 회복 및 강화시켜 항암 작용
- 내분비요법(endocrine therapy): 암세포의 성장에 관여하는 호르몬 합성을 억제하거나 암세포 성장과 증식을 유도하는 호르몬의 작용을 방해하여 항암 작용

항암제	작용 대상
세포독성 항암제	(세포분열 주기가 빠른) 모든 세포
표적치료제	단백표적을 발현하는 세포 (주로 암세포)
면역관문억제제	T 림프구를 중심으로 한 면역세포

1. 세포독성 항암화학요법(Cytotoxic chemotherapy)

항암제의 투여량이 증가할수록 반응이 증가하나 부작용도 증가하므로, 적정치료 용량 및 적절한 투약 일정이 중요하며 항암제 간 조합을 이용

분류	관련 세포주기	대표적인 항암제
Alkylating agents	모두	Cisplatin, Carboplatin, Oxaliplatin, Ifosfamide, Cyclophosphamide
Antimetabolites	S기	Fluorouracil (5-Fu), Capecitabine, Pemetrexed, Gemcitabine

분류	관련 세포주기	대표적인 항암제
Microtubule targeting agents	M기	Paclitaxel, Docetaxel, Eribulin, Vinorelbine, Vincristine, Vinblastine
Topoisomerase inhibitors	G2/S기	Irinoteca, Topotecan, Etoposide
Antitumor antibiotics	모두	Doxorubicin, Bleomycin, Epirubicin

* 주요 세포독성 항암제

2. 표적치료제(Targeted therapy)

1) Small molecule inhibitors(저분자량억제제): 암세포 성장 및 증식과 관련된 신호전달 과정 중 Tyrosine kinase와 같은 세포막 또는 세포안의 특정 표적에 작용하여 해당 세포내 신호전달 과정을 방해하여 작용
2) Monoclonal antibodies(단일클론항체): 세포 표면에 발현되어 있는 수용체나 그 수용체에 결합하는 리간드(성장인자)를 표적으로 수용체와 리간드의 결합을 막아 이후 암세포 성장 및 증식과 관련된 신호전달 과정을 방해하여 작용

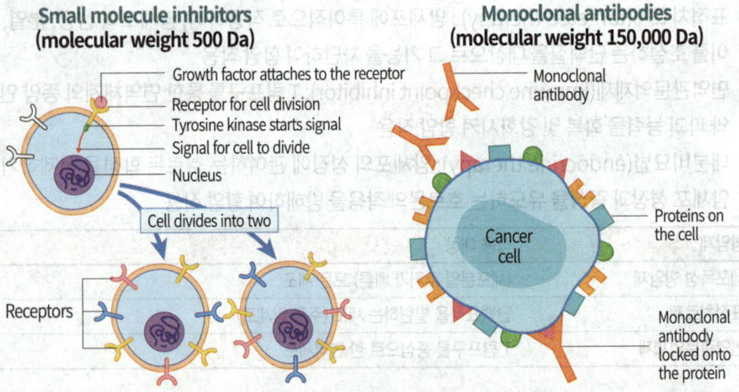

● 표 10-2-2. Small molecule inhibitors (-ib)

표적치료제	주요 표적	주요 적용 암종
abemaciclib	CDK4/6	유방암
afatinib	EGFR	EGFR 돌연변이 비소세포폐암
alectinib	ALK, ROS1	ALK 양성 비소세포폐암
axitinib	VEGFR	clear cell RCC
brigatinib	ALK	ALK 양성 비소세포폐암
cabozantinib	VEGFR, c-Met, AXL	clear cell RCC

● 표 10-2-2. (이어서) Small molecule inhibitors (-ib)

표적치료제	주요 표적	주요 적용 암종
ceritinib	ALK, ROS1	ALK 양성 비소세포폐암
crizotinib	ALK, ROS1	ALK 양성 비소세포폐암, ROS1 양성 비소세포폐암
dabrafenib	BRAF	BRAF 돌연변이 비소세포폐암/악성흑색종
dacominitib	EGFR	EGFR 돌연변이 비소세포폐암
entrectinib	NTRK	NTRK gene fusion 확인된 고형암
erlotinib	EGFR	EGFR 돌연변이 비소세포폐암
gefitinib	EGFR	EGFR 돌연변이 비소세포폐암
imatinib	c-kit, bcr/abl, PDGFR	GIST, DFSP
lapatinib	HER2, HER3, EGFR	HER2 양성 유방암
larotrectinib	NTRK	NTRK gene fusion 확인된 고형암
lazertinib	EGFR	EGFR (T790M) 돌연변이 비소세포폐암
lenvatinib	VEGFR, PDGFR, FGFR	HCC, 미분화 갑상선암
lorlatinib	ALK, ROS1	ALK 양성 비소세포폐암
niraparib	PARP (BRCA 돌연변이)	난소암
olaparib	PARP (BRCA 돌연변이)	난소암, 유방암, 전립선암
osimertinib	EGFR	EGFR (T790M) 돌연변이 비소세포폐암
palbociclib	CDK4/6	유방암
pazopanib	VEGFR, PDGFR, c-kit	RCC, 연조직육종
regorafenib	VEGFR	직결장암, GIST
ribociclib	CDK4/6	유방암
sorafenib	VEGFR, PDGFR	RCC, HCC
sotorasib	KRAS G12C	KRAS G12C 돌연변이 비소세포폐암
sunitinib	VEGFR, PDGFR, c-kit	RCC, GIST
trametinib	MEK	BRAF 돌연변이 비소세포폐암/악성흑색종
vandetanib	VEGFR	갑상선수질암

● 표 10-2-3. Monoclonal antibody (-mab)

Monoclonal antibody (-mAb)	주요 표적	주요 적용 암종
Bevacizumab	VEGF	직결장암, 간암, 자궁경부암, 난소암
Cetuximab	EGFR	직결장암, 두경부암
Pertuzumab	HER2	HER2 양성 유방암
Trastuzumab	HER2	HER2 양성 유방암

3. 면역관문억제제(Immune checkpoint inhibitors)

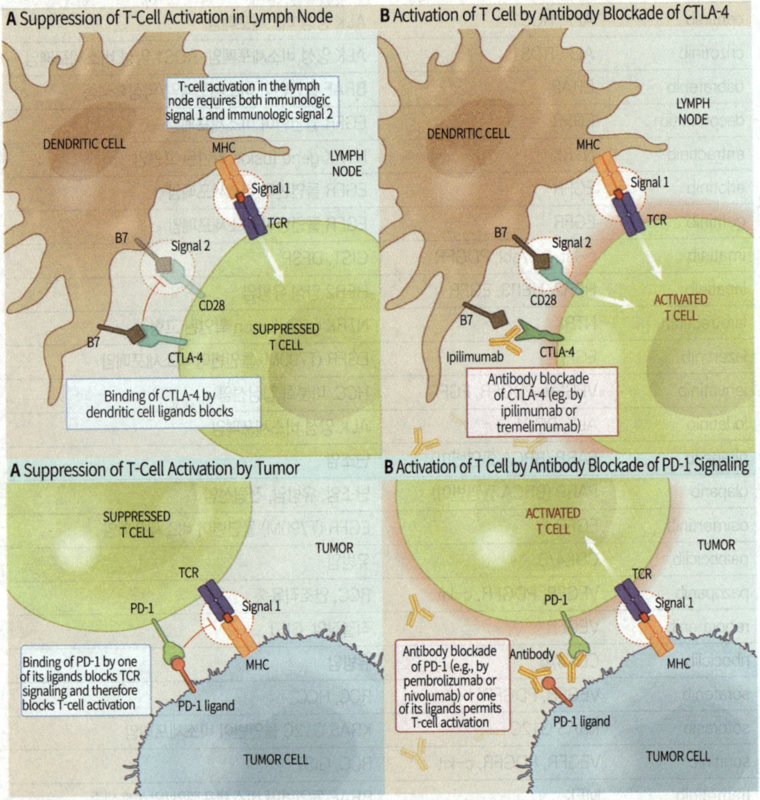

● **그림 10-2-3. 면역관문억제제의 작용기전**

* (상단 A, B) 종양의 신생항원은 수지상 세포에 의해서 림프절의 T-세포로 전달되어 종양 특이적인 T-세포를 활성화시킬 수 있다. 이를 위해서는 수지상 세포와 T-세포 사이의 1) MHC와 T-세포 수용체의 결합(immunologic signal 1) 및 2) B7과 CD28의 결합(immunologic signal 2)이 모두 필요하다. 반면, 수지상 세포의 ligand인 B7이 T-세포의 CTLA-4 receptor와 결합하면 T-세포는 억제된다. CTLA-4에 특이적으로 결합하는 ipilimumab은 이러한 B7과 CTLA-4의 결합을 차단하여, T-세포를 활성화시킨다.

* (하단 A, B) 암세포의 PD-1 ligand (PD-L1)와 종양 특이적인 T-세포의 PD-1 수용체가 결합 시 signal 1이 차단되어 T-세포가 억제되어 암세포에 대해 세포독성작용을 하지 못하게 된다. PD-1에 특이적으로 결합하는 PD-1 inhibitor는 PD-1과 PD-L1의 결합을 차단하여 T-세포가 활성화되어 항암효과를 나타내도록 한다.

면역관문억제제	작용 (Checkpoint)	주요 적용 암종
Atezolizumab	anti PD-L1	비소세포폐암, 소세포폐암, 간암
Avelumab	anti PD-L1	방광암
Durvalumab	anti PD-L1	비소세포폐암, 담도암
Ipilimumab	anti CTLA-4	신장암, 악성흑색종, 악성중피종
Tremelimumab	anti CTLA-4	비소세포폐암, 간암
Nivolumab	anti PD-1	위암, 비소세포폐암, 신장암, 악성흑색종, 두경부암
Pembrolizumab	anti PD-1	비소세포폐암, 방광암, 악성흑색종, 식도암, 두경부암

III 항암치료의 부작용

항암치료에 의해 발생하는 독성은 항암요법의 적정 용량 투여에 중요한 장애요인 중 하나임. 항암치료 중 또는 이후 심장, 신장, 간, 폐에 영향을 주는 여러 종류의 독성을 드물지 않게 경험할 수 있음

1. 심장 독성(Cardiotoxicity)

항암제는 심장에 직접적인 손상을 일으켜 심근조직의 손상이나 부정맥과 같은 급성독성 또는 만성 심부전 형태의 지연형(만성) 독성을 일으킬 수 있음

● **표 10-2-4.** 항암제의 심장 독성

항암약물	독성용량 범위	독성
Busulfan	매일 경구 복용	심내막 섬유화
Cisplatin	상용량	급성심근허혈
Cyclophosphamide	>100-120 mg/kg over 2d	만성심부전 출혈성심부전 심외막염/괴사
Daunorubicin	>550 mg/m^2(총투여량)	doxorubicin과 동일한 독성
Doxorubicin	>550 mg/m^2(총투여량) <550 mg/m^2(total dose)	심부전(축적형 독성) 부정맥 추가 위험인자가 있을 경우 심독성
Fluorouracil	상용량	협심증/심근경색
Interleukin-2	상용량	급성심근손상, 심실부정맥, 고혈압
Mitoxantrone	>100-140 mg/m^2(총투여량)	심부전, 좌심실 박출분율 감소
Paclitaxel	상용량	서맥
Vinblastine	상용량	심근경색
Vincristine	상용량	심근경색

1) Anthracyclines

심독성을 유발하는 항암화학요법 중 가장 중요한 약물. 심독성이 용량 제한 독성

(1) 급성독성

급속 정맥 주사 후 수시간 내에 급성심부전 특히, 상심실성 빈맥(supraventricular tachyarrhythmia)을 일으킴. 부정맥은 ST-T 분절변화, 저전압, T-파 감소, 심방 및 심실의 기외수축 (ectopy) 등의 심전도 변화로 나타남. 급성독성은 doxorubicin을 급속 주사하는 경우 환자의 약 40% 이상에서 발생하지만 대부분 일과성

(2) 만성독성

약물 투여 수주-개월 후에 발생

① 기전: Free-radical의 형성과 미토콘드리아의 기능 저하, 용량 및 스케줄 의존성을 보임. 약물의 최대 혈장농도(peak plasma level)가 중요한 원인(예, doxorubicin은 약물의 축적량이 450 mg/m^2 이하인 경우 심부전의 위험도는 10% 미만인 반면, 550 mg/m^2 이상인 경우 심부전의 위험도가 급속히 증가)

② 예방: 약물의 축적량 파악 및 심장 기능 모니터를 통해 심근손상 전 예방 초음파, 동위원소심실 조영술(radionuclide ventriculogram, MUGA scan), 경피적 심내막 생검(percutaneous endomyocardial biopsy) 등을 이용하여 심장 기능을 모니터함. 약물의 최대 농도가 영향을 미치므로, 투여 시간을 연장함. 종격동 방사선 조사 시 심독성의 위험도가 증가하므로 파악이 필요함

(3) 지연독성

Anthracyclines을 투여받는 환자들을 장기간 추적한 결과 doxorubicin에 노출된 후 5년이 지난 후에도 발생하는 지연형 심근독성이 보고되고 있음. 심기능 부전은 울혈성심부전 또는 부정맥으로 나타나며 과거 증상이 없었던 사람에서도 발생할 수 있음. doxorubicin 투여 10년 후 생존자의 5%가 지연독성을 경험할 것으로 추정됨

(4) 독성 조절약물

Anthracycline에 의해 유발되는 심독성을 완화하기 위해 두 가지 방법이 이용되고 있음

① Liposomal anthracycline 제형: 암 조직 내로 항암제를 전달하기 위한 운반체로 liposomes을 이용. doxorubicin liposomal 제형과 daunorubicin은 항암 효능을 줄이지 않으면서 심독성을 완화시킬 수 있음. Liposome을 이용한 약물 전달로써 항암제의 용량강도 증가, 암 세포의 선별적인 약물 흡수, 다약제 내성을 극복할 수 있는 혈중 농도의 도달 등이 가능함

② Dexrazoxane: EDTA 유도체로서 강력한 세포내 항산화물질로 킬레이트(chelating) 약물. Anthracycline에 의해 발생하는 심독성의 원인인 철 매개 free radical의 생성을 방해함. Dexrazoxane은 anthracycline 축적량이 300 mg/m^2 이상이며, 지속적인 doxorubicin 치료로 임상효과가 기대되는 전이성 유방암 환자에서 사용됨. Dexrazoxane은 doxorubicin과 10:1 용량 비율로 doxorubicin 주사 30분 전에 투여

2. 신장독성(Nephrotoxicity)

일반적으로 신독성을 일으키는 대부분의 약물들이 신세뇨관의 손상 유발(표 10-2-6)

1) Cisplatin

신세뇨관 독성을 일으키는 약물 중 가장 중요한 약물, 근위세뇨관과 원위세뇨관에 손상을 일으킴

(1) 예방: 치료 일에 mannitol과 함께 2-3 L 생리 식염수를 8-12시간에 걸쳐 적극적으로 투여함. 고장성 생리 식염수가 사용되기도 하지만 신장 방어 효과가 없으며 적절하게 투여되지 않을 경우 증상을 악화시킬 수 있음

Cisplatin은 저마그네슘혈증과 신장 나트륨 소실을 포함하는 전해질 이상을 초래하므로, 마그네슘 경구 복용 또는 주사, 나트륨, 수분의 보충 또한 고려함

(2) 독성 조절약물

Amifostine (Ethyol)은 세포보호기능을 가진 thiol ester임. 활성상태의 free thiol 대사체는 조직에서 생성되는 free radicals과 결합함으로써 cisplatin의 신독성을 경감시킬 수 있음. Cisplatin의 세포 독성을 저해하지 않으며, cisplatin 반복 투여로 인해 발생하는 축적형 신독성을 줄이기 위해 사용. 항암치료나 방사선치료 동안 amifostine 200-910 mg을 급속 정맥 주사로 투여하며, 투여 후 신속하게 대사되기 때문에 일과성 저혈압이나 구토를 유발할 수 있음

● 표 10-2-5. 항암제의 신장독성

항암약물	독성용량 범위	독성
Carboplatin	상용량	cisplatin보다 흔치 않은 신독성
Carmustine	>1,200 mg/m²	신기능부전/축적용량효과, 사구체경화/신세뇨관위축, 간질섬유화
Cisplatin	50-200 mg/m²	용량-관련 신 독성(용량제한) 신 세뇨관에 대한 축적효과 저마그네슘혈증, 저칼슘혈증
Cyclophosphamide	>50 mg/kg	출혈성방광염(매일 저용량 투여 시 발생)
Ifosfamide	1.2 g/m²/d 5일 투여	cyclophosphamide 참조
Methotrexate	Variable	약물자체 및 대사체와 관련
Mitomycin	>30 mg/m²(총용량)	신기능부전, 용혈성-요독증후군

출처: Cancer Medicine. 4th ed; 1997. p 898.

● 표 10-2-6. 신사구체 여과율(GFR)에 근거한 항암제의 용량 변경

GFR	30-60 mL/min		
%Dose	100% Cisplatin Cyclophosphamide Methotrexate	Topotecan Mitomycin Bleomycin	
%Dose	75% Bleomycin Mitomycin	50% Cisplatin Methotrexate Topotecan	투여불가 Nitrosoureas
GFR	**10-30 mL/min**		
%Dose	75% Bleomycin Mitomycin	50% Topotecan	투여불가 Cisplatin Methotrexate Nitrosoureas
GFR	**<10 mL/min**		
%Dose	50% Bleomycin Cyclophosphamide Mitomycin	투여불가 Cisplatin Methotrexate Nitrosoureas Topotecan	

출처: Semin Oncol. 1992;19(5):521-8.

2) Cyclophosphamide, Ifosfamide

Cyclophosphamide와 ifosfamide의 표준용량을 투여 받는 환자의 약 10%에서 출혈성 방광염이 발생. 고용량 항암치료와 조혈모세포 이식을 받는 환자에서는 발생 빈도가 40%까지 높아짐. Ifosfamide는 근위 신 세뇨관 기능 손상을 초래하여 요산, 인, 포도당, 칼슘, 유리형태의 단백질 소실과 혈청 bicarbonate 저하를 나타냄. 또한, 두 약물은 저나트륨혈증과 SIADH를 유발할 수 있음

(1) 독성 조절약물

① 예방: Mesna - cyclophosphamide, ifosfamide를 투여할 때 체내에서 생성되는 독성 대사체인 acrolein으로부터 방광 점막을 보호하기 위해 예방적으로 투여. Cyclophosphamide 용량의 60-160%가 추천되며, 알킬화 항암제를 주사하기 전 또는 주사 동안에 투여

② 치료: 출혈성 방광염이 발생하면 생리 식염수나 hydrocortisone으로 지속적인 방광 세척을 하거나, aminocaproic acid를 투여. 보다 적극적인 치료로는 방광경 검사와 fulguration, 방광 내 포르말린, prostaglandin 주입, 에스트로겐 경구 복용 또는 주사, silver nitrate, phenol, aluminum hydroxide의 방광 내 주입 등이 포함. 치료에

반응하지 않고, 출혈이 계속되면 요로 전환(diversion), internal iliac artery 결찰 또는 색전, 방광 제거술을 고려해야 함

3. 간독성(Hepatotoxicity)

간독성은 급성 또는 만성형태로 대부분의 경우 간 효소치가 증가함. 정맥-폐쇄질환(venoocclusive disease, VOD)은 고용량 항암화학요법 및 조혈모세포이식 또는 간에 대한 방사선 조사 후 관찰됨(표 10-2-7). 병리학적으로는 결합조직에 의해 작은 간내 정맥의 비혈전성 폐쇄가 특징적이며, 임상적으로는 급성 상복부 동통, 간 종대, 복수, 체중증가, 황달이 발생. 표 10-2-7에는 간 기능부전의 경우 흔히 사용되는 항암화학요법들의 용량 조절지침이 요약되어 있음

● **표 10-2-7. 항암제의 간독성**

항암제	독성용량 범위	독성
Asparaginase	상용량	간효소치/alkaline phosphatase 상승, 미만성 지방간, 혈액응고인자 감소
Busulfan	조혈모세포이식용량	**정맥-폐쇄질환**
Carboplatin	상용량	**정맥-폐쇄질환**
Cyclophosphamide	조혈모세포이식용량	**정맥-폐쇄질환**
Cytarabine	상용량	간효소치 상승, 정맥-폐쇄질환
Dacarbazine	상용량	간효소치 상승, 간세포 괴사, 간 정맥혈전
Hydroxyurea	상용량	간효소치/alkaline phosphatase 상승
Methotrexate	상용량	간효소치 상승, 문맥주위 섬유화/총용량 1.5 g 투여 후 간경화
Mitomycin	조혈모세포이식용량	**정맥-폐쇄질환**
Nitrosoureas	상용량	간효소치/alkaline phosphatase 상승, 정맥-폐쇄질환
Pembrolizumab/Nivolumab	상용량	간기능 장애, 간염, 경화성 담관염

출처: Semin Oncol. 1992;19:559, Toxicology by organ system. 4th ed. p 899.

● **표 10-2-8. 간 기능부전에 따른 항암제의 용량 조절**

항암치료 중 확인된 간기능 검사치		약물의 투여율			
Bilirubin	SGOT	Doxorubicin Vinorelbine	Daunorubicin	Etoposide Vinblastine Vincristine	Pembrolizumab Nivolumab

● **표 10-2-8.** (이어서) 간 기능부전에 따른 항암제의 용량 조절

항암치료 중 확인된 간기능 검사치		약물의 투여율			
<1.5	<60	100%	100%	100%	100%
1.5-3.0	60-180	50%	70%	50%	100%
3.1-5.0	>180	25%	50%	투여중지	투여중지
>5.0		투여중지	투여중지	투여중지	투여중지
Bilirubin	SGOT	Cyclophosphamide Methotrexate	Fluorouracil	Docetaxel	
<1.5	<60	100%	100%	100%	
1.5-3.0	60-180	50%	100%	투여중지	
3.1-5.0	>180	75%	100%	투여중지	
>5.0		투여중지	투여중지	투여중지	

출처: Semin Oncol. 1992;19(5):551-65, Cancer Medicine. 4th ed; 1997. p899.

4. 폐독성(Pulmonary toxicity)

1) Bleomycin

(1) 기전: 폐와 피부에는 bleomycin을 불활성시키는 가수분해효소가 거의 없기 때문에 약물의 농도가 증가하여 폐 모세혈관의 내피세포와 제1형 폐 세포에 대해 직접적인 손상을 일으킴. Bleomycin은 제1철과 제2철 이온들 사이의 산화 션트(oxidative shunt)를 통해 free radicals를 생성하고, free radical의 산화과정은 폐 모세혈관 내피세포에 대한 손상에 중요한 역할을 함. 폐독성은 약물 투여량과 밀접한 관계가 있고, 총투여량이 400단위 이상일 때 발생 빈도가 크게 증가

(2) 독성의 위험인자: 총투여량, 환자의 나이(고령), 폐 기능의 이상, 약물 투여 전 또는 동시 방사선치료, 고용량 산소에 대한 노출, doxorubicin, cyclophosphamide, vincristine, dexamethasone, methotrexate 등의 항암화학요법을 동시에 하는 경우

(3) 예방 및 치료: 폐 기능검사는 bleomycin 치료 기간 동안 정기적으로 이루어져야 하며 10–15% 이상의 변화가 있을 경우 중단함. 보조적인 산소투여는 심각한 폐 손상을 일으킬 수 있음. 수술을 받는 환자의 경우 FiO_2(산소 분압; fraction of inspired oxygen)가 30%를 초과하지 않아야 함

● **표 10-2-9.** 항암제의 폐독성

항암제	독성용량 범위	독성
Bleomycin	>400 U(총투여량)	간질성 폐렴/폐 섬유화 초기증상은 호흡곤란, 기침 맑은 수포음(초기징후), 폐용적과 VC 감소 용량-의존성, 연력-의존성 독성

● 표 10-2-9. (이어서) 항암제의 폐독성

항암제	독성용량 범위	독성
Busulfan	상용량	기관지-폐 이형성/폐 섬유화 투여 수개월-수년 후 지연형으로 발생
Chlorambucil	상용량	간질성 폐렴/폐 섬유화
Cyclophosphamide	상용량	간질성 폐렴/폐 섬유화
Cytarabine	상용량	폐 부종
Fludarabine	상용량	간질성 폐렴/폐 섬유화
Melphalan	상용량	간질성 폐렴/폐 섬유화
Methotrexate	상용량	간질성 폐렴/폐 섬유화
Mitomycin	상용량	간질성 폐렴/폐 섬유화
Elrotinib/Gefitinib	상용량	간질성 폐렴/폐 섬유화
Pembrolizumab/Nivolumab	상용량	간질성 폐렴/폐 섬유화

출처: Cancer Medicine. 4th ed; 1997. p901.

2) 상피세포성장인자수용체(EGFR) 타이로신키나제 저해제

정확한 기전은 알려져 있지 않으며, 기존 폐질환 외에는 위험인자도 알려져 있지 않으나, 약물 복용 후 대개 2주에서 1달 사이에 발생하며 X-ray에서 간질성 폐렴 형태로 나타남. 초기 증상은 호흡 곤란, 마른기침 등이 있음

3) 면역관문억제제에 의한 간질성 폐렴

PD-1, PD-L1 저해제는 면역관용의 정상 반응을 교란하고 정상 조직의 면역력을 활성화시켜 T 세포의 과도한 활성화로 인한 면역관련 이상사례를 발현시키는데, 간질성 폐렴은 중요한 자가면역 독성으로 유병률과 사망률 증가의 요인이며 PD-1, PD-L1 저해제에 대한 치료 중단의 중요한 원인이 됨

5. 피부독성(Skin toxicity)

항암제와 관련이 있는 피부변화는 발진(rash), 피부염(dermatitis), 색소침착(hyperpigmentation), 담마진(urticaria), 광감수성(photosensitivity), 손톱변화(nail change), 탈모(alopecia), radiation recall 등이 포함됨

● 표 10-2-10. 항암제의 피부독성

항암제	독성
Bleomycin	발진, 담마진
Busulfan	색소침착

● 표 10-2-10. (이어서) 항암제의 피부독성

항암제	독성
Dacarbazine	일과성 발진, 광감수성
Dactinomycin	Radiation recall
Doxorubicin	Radiation recall, 피부염
Fluorouracil, TKI	수족증후군(hand-foot syndrome)
Hydroxyurea	발진, 색소침착
Mitomycin	발진, 광감수성
Paclitaxel	일과성 발진, 탈모
Procarbazine	항남용반응(antiabuse reaction), 광감수성
Vinblastine	광감수성
Pembrolizumab/Nivolumab	다형홍반, 건선, 유천포창, 홍반성구진, 혈관염

1) 수족증후군(Hand-foot syndrome or palmar-plantar erythrodysesthesia)

5-FU를 지속적 주입, liposomal doxorubicin, hydroxyurea, 고용량 methotrexate 투여 때 흔히 나타나는 건조, 통증, 발적, 색소침착을 특징으로 하는 피부변화, 5-FU의 경구 형태인 capecitabine, S-1 복용 시 흔하게 나타남

2) 수족 피부반응(Hand-foot skin reaction)

Multikinase inhibitor인 sorafenib, regorafenib, sunitinib, cabozantinib과 같은 약제의 치료와 연관되어 발생하는 손, 발의 피부증상. Hand-foot syndrome이 손바닥, 발바닥 전체에 퍼진 통증을 동반한 부종과 발적을 보이는 반면에, hand-foot skin reaction은 용량 의존적으로 발생하며, 압력이 가해지거나 (발 뒤꿈치) 신발 등에 의해 마찰이 생기는 피부부위에 국한적으로 발생함

3) 발진(Skin rash)

Carmustine (BCNU), cytrabine (Ara-C), gemcitabine, asparaginase, procarbazine, erlotinib/gefitinib 등에서 나타날 수 있고, 대부분의 경우 항히스타민제 또는 스테로이드 치료에 반응함

4) 손톱변화(Nail changes)

대개 손톱이 자라면서 아래 부분에서 시작하는 구부러짐과 streaks를 동반하는 색소변화가 관찰됨. cyclophosphamide, doxorubicin, 5-FU는 손톱의 색소변화를 일으킴. bleomycin과 매주 taxanes을 투여하는 경우 손톱이 쉽게 부러지며 소실될 수 있음. Anti-EGFR monoclonal antibody인 cetuximab을 투여하는 경우에도 nail change가 부작용으로 흔하게 나타남

5) 색소침착(Hyperpigmentation)

Busulfan, bleomycin, thiotepa, 5-FU, methotrexate

6) Radiation recall

과거 방사선조사를 받았던 부위에서 항암제투여 후 관찰되는 피부반응. 이런 반응은 DTIC, doxorubicin 투여 후 흔히 관찰되며, methotrexate, 5-FU 투여 후에도 나타날 수 있음

6. 위장관 독성(Gastrointestinal toxicity)

1) 항암치료에 의한 구내염(Chemotherapy-induced stomatitis)

(1) 기전 및 유발 약제: 구강점막은 세포주기 전환이 빠른 조직이므로 항암화학요법에 대해 매우 예민함. Bleomycin, doxorubicin, 5-FU, methotrexate은 구내염을 잘 일으키며, 약물의 용량과 투여 스케줄이 독성의 정도에 영향을 미침. 구내염(점막염)은 항암제 투여 후 수일 안에 시작되며 증상은 대개 혈액학적 독성과 일치

(2) 증상: 통증을 동반한 궤양이 입술부터 항문까지 위장관 전반에 걸쳐 발생

(3) 예방 및 치료: 5-FU 지속주입, doxorubicin은 심한 구내염을 일으킬 수 있기 때문에 초기 증상인 구강내 통증을 호소할 경우 약물 투여를 중단. 또한, 적절한 구강간호, 구강세척 등 예방적 조치가 구내염을 경감시킬 수 있음. 5-FU의 지속주입이 구내염을 악화시킬 수 있으므로 5-FU의 주입속도를 조절하면 부작용 발생을 줄일 수 있음. Palifermin 같은 keratinocyte growth factor가 도움이 되기도 함

증례

항암치료 부작용의 조절

58세 남자 환자가 전이성 대장암으로 5-FU/Leucovorin/Oxaliplatin (FOLFOX) 요법을 시행받고 퇴원하였다. 2주기 치료를 위해 입원하였을 때 혈액검사에서 이상 소견은 확인되지 않았지만, 지난 항암 이후 지속적인 설사 및 구내염으로 인해 식사량이 현저히 감소하였다고 한다. 부작용을 예방하기 위한 조치는?

⇨ 구강 내 청결 유지 교육, 가글 사용. 딱딱하고 건조한 음식보다 부드럽고 수분이 많이 포함된 음식 섭취를 격려한다. 또한 FOLFOX 요법에서는 5-FU가 22시간 주입되기 때문에, 5-FU의 주입시간을 줄여서 구내염 발생을 예방할 수 있다(예, 22시간→18시간으로 주입시간 단축).

2) 항암치료에 의한 설사(Chemotherapy-induced diarrhea)

(1) 기전 및 유발 약제: 세포주기 특이적 항암화학요법인 5-FU, methotrexate, Ara-C, irinotecan (CPT-11) 등이 설사를 일으킬 수 있음. 면역관문억제제에 의한 장염도 발생 가능

(2) 증상: 항암화학요법에 의해 유발된 설사의 대부분은 그 기간이 제한적으로 약물 투여가 중단되면 수일 내에 사라짐. Irinotecan은 심각한 분비성 설사를 급성 또는 만성 형태로 일으킬 수 있음

(3) 예방 및 치료: 만약 적극적인 예방(급성기: 묽은 변이 시작되는 초기단계, diphenoxylate hydrochloride/atropine sulfate)이 이루어진다면 탈수와 전해질 불균형과 같은 합병증을 최소화할 수 있음. 대부분의 설사는 식사(다량의 비탄산 음료), diphenoxylate hydrochloride/atropine sulfate, loperamide, camborated tincture of opium 등으로 조절될 수 있음. 이러한 치료에 반응하지 않는 경우 octreotide (sandostatin)가 사용될 수 있음. 면역관문억제제에 의한 경우 고용량의 스테로이드 치료가 필요한 경우가 있음

3) 항암치료에 의한 구역, 구토(Chemotherapy-induced nausea, vomiting)

(1) 기전 및 유발 약제: 항암제의 구역, 구토유발 능력은 각 약제별로 다양함
Cisplatin, DTIC, actinomycin, nitrosourea, streptozotocin, mechlorethamine 등은 거의 모든 환자에게 구역, 구토유발. Doxorubicin, daunorubicin, 표준용량의 cyclophosphamide, carboplatin, oxaliplatin, irinotecan 등은 중등도의 구토유발 능력이 있음

(2) 구역은 연수의 구토 중추(vomiting center)의 자극에 의해 발생하며, 화학수용체 발동대(chemoreceptor trigger zone)와 말초 소화기관, 대뇌, 심장 등에서의 구심성 신경이 구토 중추를 자극. 따라서, 관계된 신경전달 경로를 차단함으로써 항암제에 의한 구역, 구토와 관련된 증상을 조절할 수 있음

(3) 예방 및 치료: haloperidol, prochlorperazine(도파민 수용체 차단제), diphenylhydramine (항히스타민제), lorazepam(벤조디아제핀 약제), dexamethasone, metoclopramide (말초 도파민 수용체 차단제)가 사용될 수 있음(구토유발 항암제에 대한 예방 및 치료에 관한 자세한 내용은 종양내과 4절 암 환자의 보존적 치료 참조)

7. 항암치료에 의한 내분비기능이상(Chemotherapy-induced endocrinopathy)

1) 기전 및 유발 약제

Anti-PD-1 또는 Anti-PD-L1 등의 면역관문억제제를 사용한 후 나타나는 면역관련 이상사례는 자가면역이나 염증성 기전에 의해 발생하는 것으로 이해되고 있음. 기존의 면역치료제인 사이토카인(cytokine)의 대표적 예인 인터루킨-2와 1형 인터페론 치료 시 갑상선 기능이상이 유의한 이상반응으로 나타남. 면역관문억제제(anti-PD-1, anti-PD-L1 monoclonal antibody, CTLA4 inhibitor)를 사용한 환자의 4-17%에서 갑상선기능항진증/기능 저하증의 이상사례가 보고되어 임상의의 주의가 요구됨. 시기는 면역관문억제제의 치료 시작 후 6-7주 후에 나타나는 것으로 보고되고 있으며, 호르몬 대체요법 등으로 치료 가능하고, 면역관문억제제의 용량조절이나 투약중단은 필요치 않은 경우가 많음. 부신기능장애도 발생할 수 있으며, 이는 면역관문억제제에 의한 갑상선 기능장애가 가역적인 것과는 달리, 대부분 비가역적이었고, 이외에도 1형당뇨병 및 뇌하수체 기능부전 등도 발생 가능함

2) 증상

어지러움, 보행 불안정, 피로, 거식증, 혼란과 경각심 감소 등의 갑상선기능이상 소견이 있음

3) 예방 및 치료

주기적 갑상선 기능검사로 모니터링하고, 호르몬 보충을 시행함. 부신 기능장애의 경우 코르티코스테로이드를 투약함

8. 면역관련 이상사례 등급에 따른 대처법

1) 1등급

일부 신경학적, 혈액학적, 심장 독성을 제외하고는 면밀한 모니터링하면서 면역관문억제제 치료를 유지할 것을 권고

2) 2등급

스테로이드의 사용(초기치료용량 prednisolone 0.5–1 mg/kg/d)이 권고되며 대부분 면역관문억제제를 중단하는 것을 권고. 부작용 증상이 1등급 이하로 회복될 때 치료를 재개하는 것이 고려됨

3) 3등급

일반적으로 면역관문억제제의 사용을 즉각 중단하고 고용량 스테로이드 사용 prednisolone 1–2 mg/kg/d 또는 methylprednisolone 1–2 mg/kg/d이 권고. 또한 스테로이드 사용은 최소 4주에서 6주 기간 동안 증상을 면밀히 모니터링하며 충분한 시간을 두고 서서히 감량하는 것이 권고. 만약 스테로이드를 사용함에도 증상이 48–72시간 내 호전을 보이지 않으면 이를 스테로이드 치료에도 호전되지 않는 난치성으로 정의하고 장기에 따라 차이는 있지만 infliximab 또는 다른 면역억제제가 요구됨

9. 혈액학적 독성(Hematological toxicity)

1) 골수억제

거의 대부분의 세포독성 항암화학요법들이 다양한 정도로 골수기능을 억제. Anthracyclines, antifolates, antimetabolites의 경우 호중구 감소가 가장 심한 시기는 투여 후 6–14일째이며, nitrosureas, DTIC, procarbazine은 지연형 골수억제를 유발하여 투여 6주 후에 최저치를 나타냄. 열성 호중구감소(febrile neutropenia)는 항암제를 투여한 후 호중구가 감소한 상태에서 발생한 발열(1회 측정 ＞38.5 °C 또는 3회 측정 ＞38 °C)을 의미. 조절되지 않는 감염에 의한 사망률은 호중구 수와 역비례하며, 호중구가 500/uL 이하일 경우 감염에 의한 사망 위험도가 크게 높아짐(열성 호중구 감소증의 병태생리, 진단 및 치료는 감염내과 7절 '호중구감소성 발열의 진단과 치료' 참조, 골수 억제에 따른 적혈구 수혈과 혈소판 수혈은 종양 내과 4절 '암 환자의 보존적 치료' 참조)

2) G-CSF 혹은 GM-CSF의 임상적 사용

(1) 용량 및 투여방법

G-CSF: 5 ug/kg/day S.C (Grasin 300 mcg), GM-CSF: 250 ug/m^2/day S.C

(2) 적응증(보험인정기준)

고형암에서 항암치료 후 ANC＜500/mm^3에서 시작해서 ANC＞1,000/mm^3에 이르기까지 투여

발열을 동반한 호중구 감소증 환자에서 ANC＜1,000/mm^3에서 시작해서 ANC＞3,000/mm^3에 이르기까지 투여

(3) 투여 시점: 최소 마지막 항암치료 투여 24–72시간 이후 시작. 항암/방사선치료와 동시에 투여하지 않음

3) peglayted G-CSF

호중구감소성 발열의 발생위험도에 따라 예방적 filgrastim 혹은 pegfilgrastim의 G-CSF (neulasta, dulastin)를 투여할 수 있음(자세한 내용은 종양 내과 4절 '암 환자의 보존적 치료' 참조)

03 암성 통증의 조절

통증은 제5의 활력징후: 정기적 평가, 의무기록 필요

심한 통증은 응급상황에 준해 신속하고 절절한 통증관리 필요

I 암성 통증 종류

1. 기저통증(baseline pain): 하루 12시간 이상 지속되는 만성적 통증. 서방형 진통제로 일정 혈중농도 유지 필요
2. 돌발통증(breakthrough pain): 통증이 조절된 상태에서 간헐적으로 악화되는 통증으로, 움직일 때 악화되는 통증이나, 일시적으로 통증이 악화되는 경우 등이 해당됨. 속효성 진통제를 필요할 때 사용. 이에 대한 교육 필요

II 통증 평가

매번 구체적 질문 필요. 환자의 주관적인 평가에 대한 신뢰 필요

1. 부위, 연관통, 방사통 여부
2. 성격: 양상, 시간, 기간

   신경병증성 통증(neuropathic pain) 감별 필요

   1) 칼로 베는 듯한 통증, 톡 쏘는 양상, 저림, 시림, 타는 듯한 느낌, 무딘 느낌
   2) 마약성 진통제에 효과가 적어 보조진통제, 신경차단술 등을 고려
3. 악화요인, 완화요인
4. 강도: 숫자통증등급(numerical rating scale, 0–10) 사용, 통증없음(0), 경도(1–3), 중등도(4–6), 심함(7–10)

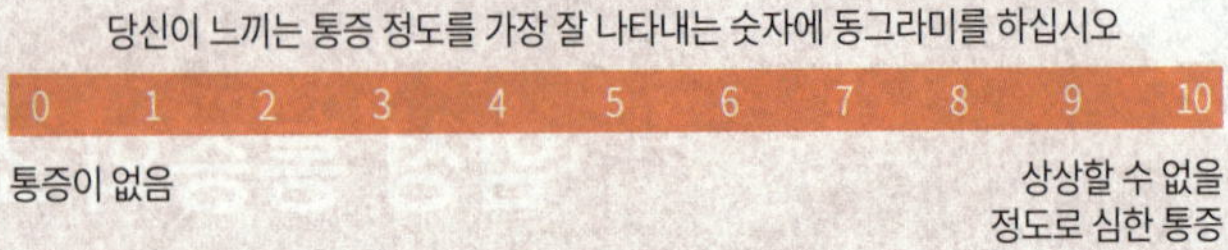

III 약물요법 원칙

1. 경구용 진통제 우선 선택

2. 일정간격 투여

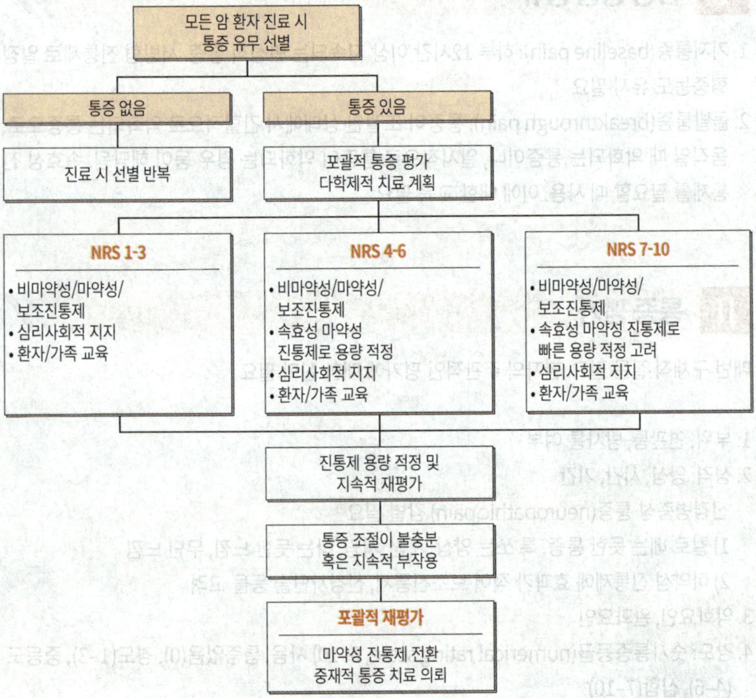

3. 비마약성 진통제

1) 천장효과(ceiling effect)가 있어서 최대용량까지만 사용
2) NSAIDs는 혈소판 억제, 위궤양, 신독성 고려하여 선택
3) 골전이로 인한 통증, 관절통에는 NSAIDs가 효과적

성분명	투여간격	용량 (mg/day)	최대용량 (mg/day)	참고사항
acetaminophen	4-6 hr	2,600	4,000	소염작용 및 혈소판 저하 없음
ibuprofen	4-8 hr	1,600	3,200	비교적 적은 부작용
naproxen	12 hr	500	1,500	
ketoprofen	6-12 hr	100	300	
diclofenac	8-12 hr	75	200	소화기 부작용
ketorolac	4-6 hr	40	40	*ketorolac 최대 5일 단기간 사용
celecoxib	12-24 hr	200	400	소화기 부작용 및 혈소판 감소 적음 심혈관계 부작용 유의

4. 마약성 진통제

1) 천장효과(ceiling effect) 없음
2) 고용량의 진통제 필요시 복합 성분 마약성 진통제보다 단일 성분 마약성 진통제를 투여
3) Meperidine (Demerol®, Pethidine®) 반복사용은 독성대사물질로 인한 중추신경계 부작용 우려로 암성 통증조절에 사용 안함
4) 심한 통증의 경우 속효성 마약성 진통제로 빠른 용량 적정을 함
5) 펜타닐 경피패치로 전환할 때는 가급적 안정적인 통증 조절 용량이 정해진 후 전환함

5. 진통제 변경

1) 최근 24시간 사용한 진통제 용량으로 필요용량 결정
2) 동등진통용량표 사용
3) 경피용 패치로 변경 시 6시간 이상 onset time 고려해 충분한 PRN opioid 사용 필요

● **표 10-3-1. 동등진통용량표**

Transdermal Fentanyl (μg/h)	Morphine (mg)		Oxycodone (mg)		Hydromophone (mg)		Codeine (mg)	
	IV/SC	Oral	IV/SC	Oral	IV/SC	Oral	IV/SC	Oral
25	20	60	15	30	1.5	7.5	130	200

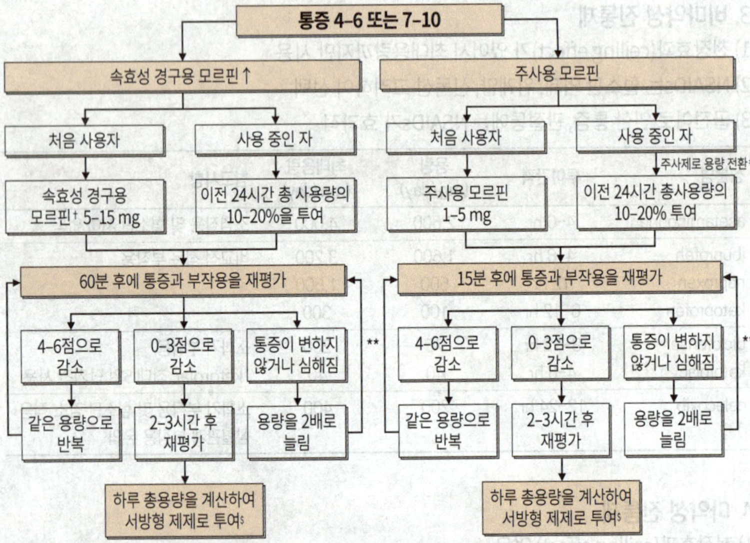

*NRS (numerical rating scale) †동등 용량의 속효성 oxycodone ‡동등 진통용량표 참조
$ 돌발통증에 대비하며 속효성 제제(이전 24시간 총용량의 10-20%)를 함께 처방

* 점수는 NRS (numeric rating scale)로 산정 / 환자의 상태에 따라서 마약성 진통제는 어느 단계에서나 가능하다.
** 2-3회 반복 후에도 반응이 없다면 통증 재평가. 특수한 통증 증후군(예: 신경병증통증). 중재적 시술고려, 보조진통제를 투여, 통증 지속 시 통증의 재평가를 고려한다.

6. 부작용

1) 변비: 장운동 감소로 인해 호발. 예방적 완화제(Mg, lactulose). 위장관 촉진제(prucalopride) 고려
2) 구역, 구토: 흔하며 보통 1-2주 지나면 호전. 심하면 항구토제 사용 또는 약제변경
3) 진정, 졸림: 초기 또는 증량 시 3-5일 발생. 심하면 감량/교체 또는 각성제 고려(caffeine, methylphenidate)
4) 배뇨장애: 진통제 교체 또는 α-adrenergic antagonist 고려(alfuzocin, tamsulosin 등)
5) 환각, 섬망: 다른 원인평가 필요. 감량/변경 고려. 심한 경우 일반적 섬망에 준해 치료
6) 호흡억제: 드물지만 심각함. 분당 8회 이하 호흡, 저산소증 발생 시 투여중단, 기도확보 및 산소투여. Naloxone 고려[0.4 mg을 NS 9ml에 희석. 호전될 때까지 1 mL씩(0.04mg) 30-60초 간격 반복투여, naloxone 투여 시 심한 금단증상에 유의]
7) 그 외 소양감, 입마름, 발한, 어지러움, 간대성 근경련(myoclonus) 발생 가능

증례

암성 통증의 조절

췌장암의 다발성 간전이로 치료를 받던 환자가 지속되는 명치 통증을 주소로 입원하였다. 환자는 fentanyl transdermal patch 25 mcg에 PRN으로 oxycodone 5 mg으로 복용하였으나, 진통효과가 1시간 이내로 짧아서 하루 6–7회 복용하였다고 한다. 이 환자에 대한 적절한 통증 조절은?

⇨ 암성 통증의 조절에 있어서 가장 먼저 구분할 것은 마약성 진통제 사용 유무이다. 환자는 마약성 진통제를 사용하던 중 통증 조절이 잘 안 되는 상태로, 이전 24시간 동안 투여되었던 진통제 총량의 10–20%를 속효성 IV 제제로 사용한다(Fentanyl 25 mcg → morphine 20 mg → PRN IV morphine 3-5 mg).

⇨ 속효성 진통제 사용 후 통증이 감소하였으면, 동일 용량을 반복하여 사용하고, 24시간 동안 투여된 속효성 진통제 총량의 약 50%를 추가하여 사용한다. IV 20 mg continuous에 PRN morphine 3 mg을 6회 투약했다고 하면 20+(3×6/2)=30 mg, PRN 용량은 지속성 진통제 용량의 약 15–20%로 투여한다. 즉 지속성 30 mg+PRN 5–6 mg으로 조절한다.

⇨ 이후 환자의 통증이 안정적으로 조절되어 하루 PRN 요구량이 2–3회 정도로 감소한다면 해당 용량에 맞는 경구용 혹은 경피용 제제로 변경한다.

7. 보조진통제

1) 항우울제(Antidepressant)

신경병성 통증 조절목적, TCA (amitryptiline 10–25 mg/d, nortriptyline 10–25 mg/d), SNRI (duloxetine 30-60 mg/d)

2) 항경련제(Anticonvulsant)

신경병성 통증 조절 목적. Gabapentin (100 mg q8hrs 시작, max 3,600 mg/d), Pregabalin (75–150 mg q12hrs, max 600 mg/d)

3) Corticosteroid

뇌압상승, 신경압박, 간비대로 인한 capsule stretch 시 효과적. Dexamethasone (4–10 mg/d), Prednisolone (40–100 mg/d)

4) Benzodiazepine

불안, 통증관련 근육경련에 사용. Lorazepam (1–4 mg/d), Diazepam (4–40 mg/d)

5) Bisphsophonate

골전이 통증, 골절예방, 고칼슘혈증 조절. Pamidronate (60–90 mg IV), Zolendronate (4 mg q3–4 weeks), 신기능에 따른 용량조절이 필요함

6) RANKL inhibitor

골전이 합병증 예방 및 통증 조절. Denosumab 120 mg SC q4weeks(암의 종류에 따라 급여 적용 여부가 다르므로 확인하고 투여), 투여 시 저칼슘혈증이 발생할 수 있으므로, 투여 전 충분한 칼슘 및 Vitamin D를 함께 복용해야 함

8. 기타

1) 방사선치료

약물로 조절이 안되는 경우. 압박, 폐쇄, 출혈 완화 또는 골절 예방 목적

2) 중재적 시술

신경차단술(neurolytic nerve block), 척수 진통법(spinal analgesia, 척수강 또는 경막외강으로 진통제 주입)

04 암 환자의 보존적 치료

I 항구토제

1. 오심과 구토

1) 원인: 항암치료 이외 구토를 유발할 만한 원인을 먼저 감별

(1) 종양관련 요인: 뇌전이, 전해질 불균형, 장폐색증
(2) 동반질환: 감염성 위장염, 심장질환, 소화관 출혈, 약물 부작용
(3) 항암치료 관련: chemotherapy, radiotherapy

2) 세포독성 항암화학요법에 의한 구역/구토의 예방과 치료 원칙

"Prevention of nausea/vomiting is the goal."

(1) 투약하는 세포독성 항암화학요법의 구토유발 위험도에 따른 적절한 예방과 치료제 투약
(2) 병합요법인 경우에는 위험도가 높은 항암제를 기준으로 예방과 치료제 투약

3) 항구토제 투약의 원칙(표 10-4-2 참고)

(1) 고위험군: Neurokinin 1 receptor antagonist (NK1 RA)+serotonin (5-HT3) RA+corticosteroid
(2) 중등도 위험군: 5-HT3 RA+corticosteroid (Grade 3 이상의 오심/구토가 있던 경우 다음 주기에 NK1 RA 추가 가능)
(3) 저위험군: corticosteroid 또는 metoclopramide (Grade 3 이상의 오심/구토가 있던 경우 5-HT3 RA 추가 가능)
(4) 최소 위험군: 예방 요법이 요구되지 않음
(5) 방사선치료에서도 위험도에 따라 항구토제 예방 요법이 가능함
① 고위험군/중등도 위험군: 5-HT3 RA
② 저위험군: 5-HT3 RA 예방 또는 증상 발생 후 구조요법
③ 최소 위험군: 예방 요법이 요구되지 않음

● 표 10-4-1. 항암제의 emetic risk

LEVEL	Agent		
High emetic risk (>90% frequency of emesis)	• AC combination defined as any chemotherapy regimen that contains an anthracycline and cyclophosphamide • Carboplatin AUC ≥4 • Carmustine >250 mg/m^2	• Cisplatin • Cyclophosphamide >1,500 mg/m^2 • Dacarbazine • Doxorubicin ≥60 mg/m^2 • Epirubicin >90 mg/m^2 • Fam-trastuzumab deruxtecan-nxki	• Ifosfamide ≥2 g/m^2 per dose • Mechlorethamine • Melphalan≥140 mg/m^2 • Sacituzumab govitecan-hziy • Streptozocin
Moderate emetic risk (>30-90% frequency of emesis)	• Aldesleukin >12-15 million IU/m^2 • Amifostine >300 mg/m^2 • Bendamustine • Busulfan • Carboplatinb AUC 200 mg/m^2 • Dactinomycinb • Daunorubicinb • Dinutuximab • Doxorubicinb<60 mg/m^2	• Dual-drug liposomal encapsulation of cytarabine and daunorubicin • Epirubicinb ≤90 mg/m^2 • Idarubicinb • Ifosfamideb<2 g/m^2 per dose • Irinotecanb • Irinotecan (liposomal) • Lurbinectedin • Melphalan<140 mg/m^2	• Methotrexateb≥250 mg/m^2 • Naxitamab-gqgk • Oxaliplatinb • Romidepsin • Temozolomide • Trabectedinb
Low emetic risk (>10-30% frequency of emesis)	• Ado-trastuzumab emtansine • Aldesleukin ≤12 million IU/m^2 • Amifostine ≤300 mg/m2^2 • Amivantamab-vmjw • Arsenic trioxide • Axicabtagene ciloleuceld • Azacitidine • Belinostat • Brexucabtagene autoleuceld	• Eribulin • Etoposide • 5-Fluorouracil (5-FU) • Floxuridine • Gemcitabine • Gemtuzumab ozogamicin • Idecabtagene vicleuceld • Inotuzumab ozogamicin • Isatuximab-irfc • Ixabepilone	• Necitumumab • Omacetaxine • Paclitaxel • Paclitaxel-albumin • Pemetrexed • Pentostatin • Polatuzumab vedotin-piig • Pralatrexate

● 표 10-4-1. (이어서) 항암제의 emetic risk

LEVEL	Agent		
	• Brentuximab vedotin • Cabazitaxel • Carfilzomib • Ciltacabtagene autoleuceld • Copanlisib • Cytarabine (low dose) 100–200 mg/m^2 • Docetaxel • Doxorubicin (liposomal) • Enfortumab vedotin–ejfv	• Lisocabtagene maraleuceld • Loncastuximab tesirine–lpyl • Methotrexate >50–<250 mg/m^2 • Mitomycin • Mitomycin pyelocalyceal solution • Mitoxantrone • Mogamulizumab–kpkc • Moxetumomab pasudotoxtdfk	• Tafasitamab–cxix • Tagraxofusp–erzs • Talimogene laherparepvec • Tebentafusp–tebn • Thiotepa • Tisagenlecleuceld • Tisotumab vedotin–tftv • Topotecan • Ziv–aflibercept
minimal emetic risk (<10% frequency of emesis)	• Alemtuzumab • Asparaginasee • Atezolizumab • Avelumab • Belantamab mafodotin–blmf • Bevacizumab • Bleomycin • Blinatumomab • Bortezomib • Cemiplimab–rwlc • Cetuximab • Cladribine • Cytarabine<100 mg/m^2 • Daratumumab • Daratumumab and hyaluronidase–fihj • Decitabine • Dexrazoxane • Dostarlimab–gxly • Durvalumab	• Elotuzumab • Fludarabine • Ipilimumab • Luspatercept–aamt • Margetuximab–cmkb • Methotrexate≤50 mg/m^2 • Nelarabine • Nivolumab • Nivolumab/relatlimabrmbw • Obinutuzumab • Ofatumumab • Panitumumab • Pembrolizumab • Pertuzumab • Pertuzumab/trastuzumab and hyaluronidase–zzxf	• Ramucirumab • Rituximab • Rituximab and hyaluronidase • Siltuximab • Sirolimus–albumin • Teclistamab–cqyv • Temsirolimus • Trastuzumab • Trastuzumab and hyaluronidaseoysk • Tremelimumab–actl • Valrubicin • Vinblastine • Vincristine • Vincristine (liposomal) • Vinorelbine

● 표 10-4-2. 항구토제

Emetogenic risk	Anti-emetics			
High	D1	D2	D3	D4
	aprepitant 125 mg + serotonin (5-HT3) RA + corticosteroid	aprepitant 80 mg + corticosteroid	aprepitant 80 mg + corticosteroid	corticosteroid
	fosaprepitant 150 mg + serotonin (5-HT3) RA + corticosteroid	corticosteroid	corticosteroid	corticosteroid
	netupitant 300 mg/ palonosetron 0.5 mg + corticosteroid	corticosteroid	corticosteroid	corticosteroid
Moderate	항암요법 투여 당일	항암요법 종료 후		
	serotonin (5-HT3) RA	serotonin (5-HT3) RA 경구제		
	serotonin (5-HT3) RA	metoclopramide		
	Moderate risk에서 Grade3 이상의 CINV 시, 2nd cycle부터 high risk에 준하여 antiemetics 급여 사용 가능(의무기록 작성)			
Low	Corticosteroid/No routine prophylaxis			
	Corticosteroid를 사용하였음에도 Grade3 이상의 CINV 시, 2nd cycle부터 Moderate risk에 준하여 antiemetics 급여 사용 가능(의무기록 작성)			

CINV, chemotherapy induced nausea and vomiting.
고위험군에서 olanzapine 10 mg po daily D1-D4 처방 가능(비급여)
보험 기준은 변경될 수 있으므로, 처방 시 확인

● 표 10-4-3. 방사선치료의 구토유발 위험도

Risk	방사선치료
High	Total body irradiation, total nodal irradiation
Moderate	Upper abdomen, hemi-body, upper body irradiation
Low	Cranium, craniospinal, head and neck, lower thorax, pelvis
Minimal	Extremities, breast irradiation

중등도 또는 고위험군 방사선치료 외에도 craniospinal, whole pelvis, whole brain, whole spine irradiation과 cranial or body radiosurgery는 serotonin receptor antagonist 예방 요법 인정

4) 돌발성 구토의 치료

(1) 구토를 유발할 수 있는 다른 원인을 배제

(2) 기존 치료와 다른 종류의 약제를 추가

Olanzapine (NCCN category 1 preferred), lorazepam, haloperidol, scopolamine transdermal patch, metoclopramide, promethazine, serotonin receptor antagonist, steroid 등

증례

항구토제의 적절한 사용
대장암으로 mFOLFOX 치료를 받는 환자가 3주기 치료를 위해 입원하였다. 항암 투여 첫날 예방적 항구토제로 aprepitant, palonosetron, dexamethasone을 투여 받았으나, nausea를 지속적으로 호소할 때 이에 대한 조치는?

⇨ IV metoclopramide 10 mg, or IV lorazepam 1 or 2 mg을 rescue medication으로 사용한다.

⇨ 이에도 지속적으로 chemotherapy-induced nausea, vomiting을 호소할 경우 olanzapine PO 5–10 mg qd 사용을 고려해볼 수 있다(다만 비보험 사용이니, 상의 후 사용).

II 암 환자의 수혈

1. 적혈구 수혈

1) 암 환자 빈혈의 원인

(1) 출혈
(2) 영양상태 불량으로 인한 철 결핍 혹은 비타민 결핍
(3) 세포독성 항암화학요법 부작용
(4) 골수 부위(척수 혹은 골반)에 대한 방사선치료
(5) 조혈모세포 손상
(6) 적혈구 용해(hemolysis)
(7) 암 골수침범
(8) 비장 기능항진
(9) 동반된 기타 만성질환 연관 빈혈
① 빈혈 발생 시 피로감과 무력감으로 인해 치료 지연, 삶의 질 저하가 유발되고, 통증이나 오심, 구토도 발생할 수 있어, 헤모글로빈 수치를 일정 수준으로 유지하는 것이 좋음. 헤모글로빈 수치 기준보다 환자 증상 및 정도에 따라 수혈을 결정

② 예로 만성 빈혈 시 7 g/dL 미만에서도 증상이 없는 경우가 있으며, 고령이거나 심혈관계, 호흡기질환 여부에 따라 10 g/dL 미만인 경우 수혈을 고려. 1단위(unit)를 수혈했을 때 헤모글로빈 1 g/dL 상승을 기대할 수 있고, 환자에 따라 단위당 2–4시간 속도로 투여할 수 있음

2. 혈소판 수혈

항암치료 후 발생한 혈소판 감소는 20,000/mm^3 이상에서는 자연 출혈이 드물지만, 출혈의 위험유무에 따라 대증적 수혈을 할 수 있음

● 표 10-4-4. 혈소판 감소의 임상적 고려 상황

혈소판 수(/μL)	임상적 고려 상황
>50,000	혈액 응고에 이상이 없는 수술
20,000–50,000	진단적 혹은 치료를 위한 침습적 술기(조직검사, 발치, 중심정맥관 삽입 등) 임상적으로 급격히 악화된 상태에서 혈소판 감소증 동반
15,000–20,000	출혈을 동반한 상태 항암화학요법 혹은 다른 원인에 의해 혈소판 수치가 급격하게 감소한 상태
<15,000	고형암, 백혈병 만성 혹은 안정된 상태의 ITP

3. 특수 수혈 방법

1) 자외선 조사수혈

수혈과 관련된 이식편대숙주반응(GVHD)을 예방하기 위해 자외선 조사 방법을 사용하며 고형암 환자에서 사용은 드묾

(1) 적응증

① 골수 혹은 말초 조혈모세포 이식을 받은 환자
② 선천성 면역 결핍 환자
③ 신생아, 미숙아, 자궁내 수혈을 하는 경우
④ 후천성 면역 결핍증환자

2) 백혈구 여과수혈

혈액 성분에 포함된 백혈구가 발열성 비용해성 수혈반응(febrile nonhemolytic reaction)을 일으킬 수 있으며 HLA 동종면역반응(alloimmunization)을 유발하고 거대세포바이러스를 전파시킬 수 있어 이에 대한 예방 목적으로 필터를 이용함

(1) 적응증

① 조혈모세포이식을 받았거나 받을 예정인 모든 환자

② 악성림프종, 백혈병, 재생불량성빈혈 환자

③ 고형암 환자에서 thalassemia나 sickle cell anemia 등 수혈이 지속적으로 필요한 경우

III 세포독성 항암화학요법 시 과립세포군 촉진인자(G-CSF)의 투여

1. 세포독성 항암화학요법 후 발생하는 호중구 감소증에 대해 치료적 투여

1) 호중구 감소증의 정도 및 기간을 줄임으로써 입원기간 및 감염증의 감소를 가져옴

2) 항암치료 후 nadir 시기에 호중구 감소증이 온 환자에서는 daily CBC count를 확인하며 ANC 회복을 확인하고 회복 시까지 G-CSF를 투여함

2. 세포독성 항암화학요법 후 발생할 수 있는 호중구감소성 발열에 대한 예방적 투여

1) 호중구감소성 발열의 발생위험도에 따라 예방적 filgrastim 혹은 pegfilgrastim의 G-CSF를 투여할 수 있음

* 호중구감소성 발열의 정의: 구강 체온 38.3도 이상 혹은 두시간 이상 간격으로 38.0도 이상으로 측정되는 경우이면서 호중구 0.5×10^9/L이거나 내려갈 것으로 예측되는 경우를 말함(감염내과 7절 '호중구감소성 발열의 진단과 치료' 부분 참조)

2) 치료 목적(curative vs palliative)과 항암요법의 종류를 바탕으로, overall febrile neutropenia risk>20%인 경우 투여 권고됨

3) 이전 치료에서 호중구감소성 발열이 있었거나 다음 항암치료의 용량을 제한하는 (dose-limiting neutropenic event) 부작용이 있었을 시에 G-CSF 투여 고려함

4) 따라서 항암치료하는 환자를 진료하는 경우, 투여 받는 항암제의 종류 및 이전 치료 시의 부작용 경과와 시행된 예방적 조치에 대해서 확인해야 함

Examples of disease settings and chemotherapy regimens with a high risk for febrile neutropenia (>20%)	
Bladder Cancer	Dose-dense MVAC (methotrexate, vinblastine, doxorubicin, cisplatin)
Breast Cancer	Dose-dense AC followed by dose-dense paclitaxel (doxorubicin, cyclophosphamide, paclitaxel) TAC (docetaxel, doxorubicin, cyclophosphamide) TC (docetaxel, cyclophosphamide) TCH(docetaxel, carboplatin, trastuzumab)

Examples of disease settings and chemotherapy regimens with a high risk for febrile neutropenia (>20%)	
Head and Neck SqCC Ovarian Cancer	TPF (docetaxel, cisplatin, 5-fluorouracil) Topotecan Docetaxel
Small Cell Lung Cancer Testicular Cancer	Topotecan VIP (etoposide, ifosfamide, cisplatin) TIP (paclitaxel, ifosfamide, cisplatin) MAID (mesna, doxorubicin, ifosfamide, dacarbazine)
Soft Tissue Sarcoma	Doxorubicin Ifosfamide/doxorubicin

3. G-CSF의 종류

1) Filgrastim(Grasin, Leucostim): daily dose 5 mcg/kg SC(주로 300 mcg 용량 투여)
2) Pegfilgrastim(Neulasta, Dulastin), 주로 one dose 6 mg SC 투여
   예방적 pegfilgrastim을 투여한 경우에 발생한 호중구 감소증이나 호중구감소성 발열에 대해서 치료적 filgrastim을 추가적으로 투여하는 것의 이득을 증명하는 연구결과는 없음. 이러한 상황에서의 추가적인 G-CSF의 투여는 일반적으로 권장되지 않음

4. G-CSF 투여의 부작용: 경미한 혹은 중등도의 뼈 통증

Acetaminophen, acetaminophen/tramadol, NSAIDs 투여로 조절 가능

IV 암 환자의 영양관리

1. 암 환자의 영양상태

영양결핍은 암 환자에서 매우 흔하며, 원인은 명확하지 않지만 몇몇 cytokine과 연관된 암 악액질로 인해 암 환자에서는 비타민, 무기질 등을 포함한 단백질-열량 상태 결핍으로 체내 근육량이 감소. 중증 단백질 결핍은 면역 기능 저하를 유발하고 치료에 대한 반응도 저하되어 환자 생존에도 영향을 미치게 됨. 따라서 암 환자에 대한 영양 공급은 ① 신체 조직손상 방지 및 회복 ② 치료 기회 확대 ③ 임상증상호전 ④ 궁극적으로 생존기간의 연장을 목적으로 함

2. 암 환자 악액질 증상: 입맛 변화, 식욕감퇴, 체중감소

3. 악액질 임상경과

암 환자 악액질은 단순한 기아상태와 달리 대사 변화에 현저한 차이가 있으며 전체 체표의 1-2%를 차지하는 작은 종양이라도 악액질 대사변화가 심하게 나타날 수 있음. 암과 관련

된 사망 원인 중 영양상태 결핍을 유도하는 악액질이 중요하며, 글루타민 대사, TNF-α, IL-1, IL-6 등이 관여한다고 알려짐

4. 영양상태 평가

1) 병력청취 및 신체적 진찰

(1) 근육 위축, 피하지방 감소
(2) 체중 변화 확인: 최근 6개월 사이 10% 이상 체중감소가 발생한 경우

2) 신체 계측 방법

단백질과 에너지 균형은 삼두박근의 피부 두께(피하지방 손실)와 팔 둘레(근육 손실)를 측정하여 볼 수 있음

3) 영양선별 및 평가

(1) SGA (subjective global assessment)가 정상의 70% 미만인 경우 significant malnutrition임
(2) 평가항목: 체중감소, 음식섭취, 위장관 증상(병력)/Triceps skin fold (TSF) 두께, mid-arm muscle circumference (MAMC) (신체검사)

4) 단백질 저장 상태 평가

전통적으로 albumin, transferrin, pre-albumin 지표가 사용되었으나 민감도, 특이도가 부족하여 최근에는 사용을 권장하지 않음. 대신 염증 유무를 확인하기 위한 지표들을 사용하고 있음

5) 전신성 염증 증후군

CRP 증가, albumin 저하가 전신 염증을 반영함. 그 외에 neutrophil count 증가, lymphocyte 감소, neutrophil-to-lymphocyte ratio 증가 등으로 평가할 수 있음

5. 영양 공급

1) 영양 공급과 암세포의 성장

항암치료 기간 동안에는 적극적인 영양 공급이 필요함. 과거 고단백 식이가 종양세포 성장 촉진과 관련 있다는 동물실험 보고가 있었지만, 실제 암 환자에서의 고단백 식이 부작용에 대한 근거가 없고, 적절한 영양 공급은 오히려 정상세포의 손상을 막고 항암치료 기간 동안 체력 유지에 도움이 되어 권장하고 있음

2) 요구량 계산

암 환자의 에너지 요구량은 정상인과 유사한 것으로 가정하여 계획함(휴식 에너지 소비는 높지만 신체활동은 감소하므로). 필요한 칼로리와 에너지, 단백 대사량 등을 간략하게 평가하면 다음과 같음

(1) 스트레스 없는 경우: 칼로리 요구량: 25 kcal/kg/day(단백질 요구량: 0.8 g/kg/day)
(2) 경미한 스트레스: 칼로리 요구량: 35 kcal/kg/day(단백질 요구량: 1.0 g/kg/day)
(3) 심한 스트레스: 칼로리 요구량: 45 kcal/kg/day(단백질 요구량: 1.5 g/kg/day)

3) 영양 공급 방법

경구가 가장 좋은 방법이며 경구 섭취가 힘들거나 불가능한 환자에서도 대체 방법을 이용하여 위장관으로 영양 섭취가 되도록 하는 것이 좋음

(1) 장관 영양 공급

① 비강 튜브 삽입

장관내 경로를 확보하기 위해 가장 많이 이용하는 방법으로 8 Fr 튜브를 이용

- 장점: 튜브를 통해 쉽게 소화관으로 영양 공급이 가능하며, 소장과 담도, 췌장 분비를 자극할 수 있음. 또한 위산의 분비로 음식물 농도가 희석되어 설사 발생도 적음
- 단점: 위내 음식물이 역류할 수 있어 의식 저하 환자나 마비가 있는 경우 흡인성 폐렴 발생을 주의해야 함. 이를 예방하기 위해 tube를 십이지장의 4번째 부위까지 위치하는 것이 좋음. 10–20%의 환자에서 설사가 발생하는 경우 투여량을 50% 감량하거나 장내 순응도 고려한 특수 경관영양식 고려

② Gastrostomy tube feeding

장기간 장관 영양 공급이 필요한 경우, 특히 두경부암, 식도암 환자에서 시행할 수 있음. 수술 방법과 내시경으로 접근하는 방법이 있음. 내시경 scope이 통과되지 않거나, 복수, 혈액응고장애, 복부 감염이 있는 경우 시행하지 않는 것이 좋음

③ Feeding catheter jejunostomy placement

복부 수술 후 장기간 장관 영양 공급이 필요한 경우 수술 시 같이 시행함

* 장관 영양 공급의 장점

- 장관 점막 기능 유지
- 장관 brush border의 효소 기능 유지
- 장관 면역 기능 지지
- 장관 점막 보호기능 유지
- 장관 정상균총과 환경 균형 유지

(2) 정맥 주사 공급

말초 혈관을 이용한 정맥 주사방법은 당, 지방, 아미노산 등을 공급하기에는 적당치 않으며 혈관벽과 혈관 경화증이 유발되어 칼로리 공급이 제한적임. 따라서, 일부 영양 공급이 부족한 경우, 검사를 위해 단기간 금식하는 경우, TPN (Total Parenteral Nutrition)을 위한 중심정맥 삽관술 전 일시적으로 이용. TPN은 경구 투여를 할 수 없거나 심한 영양결핍 상태인 경우 고려할 수 있음. 부득이 장기간 사용하는 경우 원내 영양지원을 고려함

(3) 암 환자 TPN 적응증

① 장관-피부누공(enterocutaneous fistula)

② 간, 신장애 환자

③ 급성 항암제 혹은 방사선 유도성 장염

④ Short bowel syndrome

4) 영양 공급 보조방법

(1) 보행

암 환자는 주로 누워만 있는데, 가능한 많이 움직이도록 격려해야 함. 보행과 운동을 권장함으로써 기능적으로 활동력 향상과 근육의 아미노산 섭취를 자극할 수 있음

(2) 약물요법

스테로이드나 메게스테롤아세테이트(프로게스틴)와 같은 보조 약물로 식욕 촉진을 도모할 수 있음. 스테로이드의 식욕촉진 효과는 일시적임. 메게스트롤 아세테이트는 식욕과 체중을 증가시키지만 제지방체중(체중에서 지방을 제외한 분량)을 증가시키지는 못하고 부작용으로 혈전색전증을 일으킬 수 있음

5) 영양 공급 시 특수 고려 상황

수주 이내의 생존기간이 예상되는 환자라면 영양상태에 대한 중재보다는 comfort-directed care에 집중해야 함

V 암 치료 중 발생하는 점막염 관리

1. 구강 및 위장관의 점막세포는 7–14일 주기로 교체됨

2. 평가방법

1) 구강 점막염: WHO scale, NCI-CTCAE scale

2. 위장관 점막염, 표적 항암제 관련 구내염: NCI-CTCAE scale

3. 발생위험인자

1) 항암치료의 강도

2) 항암요법의 종류

(1) 위장관 점막염: 5-FU(flurouracil), capecitabine, irinotecan or tegafur

(2) 표적치료제 관련 구내염 및 위장관 점막염: EGFR-TKIs, sorafenib, sunitinib 등

3) 골수 억제가 심한 항암치료를 반복적으로 투여, 이전 항암치료 주기 때 점막염이 발생한 경우, 방사선치료가 항암치료와 동시에 시행되는 경우 발생위험도가 증가함

4) 위장관 점막염은 5-FU, irinotecan 등 항암제와 방사선 동시 치료를 많이 받는 소화기암과 부인암 환자가 grade 3-4 점막염의 발생위험이 높고, 구강 점막염은 두경부암, 식도암, 상부위장관암 환자군에서 grade 3-4 점막염의 발생위험이 높음

4. 구강점막염의 예방과 치료

1) 구강관리지침

(1) 구강 청결 유지: 양치 및 치아 플로싱

(2) 구강건조증 관리: 매 4–6시간마다 구강내 린스(물, 생리식염수), 입술 건조 예방을 위한 젤리 사용

(3) 구강건조 초래하는 약제 기피(예, 항콜린제)

(4) 매일 구강 점막 관찰

2) 예방

(1) Bolus 5-FU 투여 시: Oral cryotherapy 고려 가능

(2) 두경부암에서 방사선 혹은 항암방사선 동시요법 치료하는 경우: Benzydamine (Tan-

tum) mouthwash 구강내 린스

3) 이미 점막염이 발생하였다고 하면 이에 대한 확실한 효과가 있는 치료는 아직 알려지지 않았음

(1) 고형식보다 연하가 쉬운 유동식 섭취, 소량의 음식을 자주 섭취함. 거칠거나 건조한 식품 제한하고 부드러운 질감으로 섭취, 주스 또는 알코올 등 자극적인 음식 제한, 차가운 유동식이 섭취 시 더 편할 수 있음

(2) 통증 조절: 필요시 진통제를 국소 도포하거나 전신적 투여(예, morphine IV, transdermal fentanyl patch, lidocaine gargle)

05 종양학적 응급

I 공간점유 병변에 의한 압박이나 폐색

1. 상대 정맥 폐색 증후군(Superior vena cava syndrome)

1) 원인

(1) 악성 종양(85–95%): 폐암(80%)＞악성 림프종(15%)＞전이 암

(2) 종양 외 원인(＜15%): 카테터 연관 혈전, 종격동 섬유화 등

2) 증상

호흡곤란, 두경부(특히 안와부) 부종, 기침, 쉰 목소리, 기좌호흡(orthopnea)

3) 신체적 진찰

경정맥 확장, 두경부 부종, 과호흡, 청색증, 상흉부 곁순환(collateral circulation)

4) 진단

흉부 X-ray 상부 종격동 확대(흔히 우측), 흉부 CT(가장 신뢰도 높음)

5) 치료: 원인 암에 대한 치료 필요

(1) 원발 불명 종양의 경우 치료 전 조직진단 필요

(2) 대증요법: 산소공급, 두부거상, 저염식, 이뇨제, 하지로 혈관접근(vascular access)

(3) Endovascular therapy: 심한 경우 고려(thrombolysis, angioplasty, stent insertion)

(4) 항암요법: 항암요법에 반응이 좋은 종양(소세포폐암, 림프종, 생식세포종)

(5) 방사선치료: 즉각적인 효과 미미, 재발방지

(6) 수술: 다른 치료에 반응 없고, 급속히 진행 또는 aneurysm 동반 시

2. 악성 심낭액(Pericardial effusion/tamponade)

1) 원인

심낭 전이, 비악성 원인이 50%(방사선치료 등)

2) 증상

호흡곤란, 기침, 흉통, 허약감

3) 신체적 진찰

경정맥 확대, 간종대, 부종, 청색증, 빈맥, 기이맥, 교대맥, 심음감소

4) 진단

심초음파(가장 유용), 흉부 X-ray선 검사(심비대, 물주머니 모양), 심전도(low voltage, T파 이상, ST분절 상승)

5) 치료

(1) 심낭 압전(tamponade): 심낭액 천자술 및 배액(천자 후 재발률 20%)
(2) 창냄술(pericardial window operation), 경화제

3. 척추압박증후군(Spinal cord compression)

1) 원인

뇌전이 다음으로 많은 신경계 합병증, 암 환자 5–10%에서 발생
폐암>유방암>전립선암, 다발성 골수종. 약 70%는 흉추에서 발생

2) 증상

진행 순서: 통증(신경학적 증상 수일–수개월 전 발생. 양성질환과 달리 바로 누운 자세에서 악화) → 감각 장애(압박 척추 2개 아래 level에서 발생) → 운동 장애(근력저하, 마비, 경련) → 자율신경 장애(배뇨/괄약근 조절장애)

* 마미증후군(Cauda equina syndrome): 척수 아래 cauda equina level의 신경근 압박. 저명한 사지 근력저하 없이 감각, 자율신경계 이상 증상을 보임

3) 확진 방법

MRI(치료계획 정립에 유용)

4) 치료

(1) 완전마비되면 회복이 불가능하므로 임상적으로 의심될 경우 빠른 진단과 치료가 중요

(2) 척수신경병증(myelopathy) 의심 시 high dose steroid 우선 시작
Dexamethasone 10 mg 정맥투여 후, 매 6시간 간격 6 mg, 이후 증상 보며 tapering

(3) 전이가 확인되는 경우 아래의 치료를 고려
① 표준치료: 방사선치료+steroid
② 수술: laminectomy, anterior body resection with spinal stabilization, vertebroplasty 등
③ 항암요법: 항암제에 잘 듣는 암의 경우, 이전 방사선치료 부위에 재발한 경우 고려

수술의 적응증

(1) 원인질환이 불분명할 때
(2) 방사선치료에 실패했을 때
(3) 방사선치료에 저항성을 보이는 종양: 신장암, 악성흑색종 등
(4) 병적 골절 또는 전위가 동반되었을 경우
(5) 급격하게 신경학적 증상이 악화될 때

4. 뇌압 상승(Increased intracranial pressure, IICP)

1) 원인

뇌전이(빈도: 폐암 > 유방암 > 악성 흑색종)

2) 증상

두통, 오심/구토, 행동장애, 경련, 운동장애, 의식변화

3) 진단

CT, MRI, 뇌척수액 검사(뇌 헤르니아 주의)

4) 치료

(1) 의식장애 등 응급 상황 시, 삽관 후 과호흡(PCO_2 25–30 mmHg 유지)
(2) Mannitol (1–1.5 g/kg 정맥 주사 q 6hrs)
(3) Dexamethasone 10 mg 정맥 주사 후, 매 6시간마다 4 mg 투여
(4) 방사선 조사, 수술: 뇌전이의 크기, 개수, 질병상태, 증상에 따라 결정
(5) 필요한 경우, 뇌실복강 우회술(shunt) 고려

5. 종양성 뇌수막염(Neoplastic meningitis)

1) 원인

종양의 뇌수막침범으로 발생, 악성흑색종>유방암>폐암>림프종>급성백혈병

2) 증상 및 징후

두통, 보행이상, 의식변화, 구역구토, 경련, 뇌신경마비, 감각이상, 심부건반사감소

3) 진단

(1) 뇌척수액 검사: 단백농도 상승, 위양성 40%(의심 시 최소 3회 반복시행)
(2) 뇌 MRI(증상에 따라 spinal cord MRI 고려)

4) 치료

(1) 척수강내 항암치료(Intrathecal chemotherapy): Methotrexate 척수강 내 주입 요추천자 또는 intraventricular reservoir (Ommaya)로 투여
(2) 방사선치료: 크기가 크거나 폐색을 일으키는 경우 고려
(3) 뇌수종: 뇌실복강 우회술(shunt) 고려

6. 장폐색(Intestinal obstruction)

1) 원인

폐쇄성/유착성 장폐색과 마비성 또는 가성 장폐색 감별 필요

2) 증상

심한 통증: 산통이 가장 흔함, 복부팽만, 구토, 변비

3) 진단

복부 X선 검사(다발성 air-fluid level), CT(원인 감별)

4) 치료

(1) 수액 공급, 전해질 교정: 가장 중요
(2) 금식, 경비위 배액(nasogastric drainage, L-tube insertion & drainage)
(3) 스텐트 혹은 수술: 부위에 따라
(4) 항구토제, 항경련제, 진통제, octreotide(분비물 감소)

7. 급성 배뇨 장애(Urinary obstruction): 신장내과 폐쇄성 요로병증 항목 참조

1) 원인

종양 혹은 방사선치료로 인한 섬유화

2) 증상 및 소견

요통, 반복 감염, 단백뇨, 혈뇨, 요량 감소

3) 진단

초음파, CT

4) 치료

폐쇄부위에 따라 신루술(percutaneous nephrostomy), Double J Catheter, 요관(foley catheter) 삽입, 방광루(cystostomy)

8. 담도 폐쇄(Biliary obstruction)

1) 증상 및 소견

황달, 회색변, 진한소변, 소양증, 체중감소

2) 진단

초음파, CT, 역행성담도조영술(ERCP), 경피적담도조영술(PTC)

3) 치료

스텐트(ERBD)나 도관(PTBD) 삽입을 통한 답즙 배액이 중요, 원인, 상태, 부위에 따라 수술, 방사선치료, 항암치료 고려

9. 기도폐쇄(Airway obstruction)

1) 증상

호흡곤란, 객혈, 천명(stridor, wheezing), 기침, 폐쇄성 폐렴, 쉰 목소리

2) 진단: 흉부 CT

3) 치료

보조요법: 산소공급, 스테로이드, 찬 가습기

증상조절을 위해 폐쇄 부위가 후두 부위인 경우 기관 절개술을, 폐쇄 부위가 보다 원위부인 경우 기관지 내시경 및 laser 치료, 광역학치료, 스텐트를 고려할 수 있음. 국소 폐쇄인 경우 방사선치료를 통해 폐쇄 부위의 개통을 가져올 수 있음. 편평세포암, 칼시노이드, 샘낭성암(adenocystic carcinoma), 폐암 등의 원발성암일 경우 수술이 가능한 경우 수술을 고려

10. 종양에 의한 대량 출혈(Massive tumor bleeding)

1) 원인

진행성 암 환자의 경우에는 암조직 자체에서 출혈을 하거나 암이 주요 혈관을 침범, 응고인자 부족, 항응고제 복용 등 출혈의 위험성을 높이는 다양한 인자가 있음

2) 증상

객혈(hemoptysis), 토혈(hematemesis), 검은 변(melena), 갑작스러운 대량 출혈의 경우에는 앞선 증상 없이 갑작스럽게 혈압저하와 의식저하가 발생하기도 함

3) 진단

출혈 부위에 따른 검사를 시행. 폐 병변으로 인한 객혈이 발생하는 경우 흉부 CT, 기관지 내시경을 시행하고, 혈변, 검은변 등의 소화기 출혈을 시사할 때는 위, 대장내시경, 위장관 출혈 CT를 촬영하여 출혈 부위를 확인함. 대량 출혈로 인하여 환자 상태가 불안정할 때는 CT 촬영을 우선으로 함

4) 치료

출혈 부위에 따라 치료가 달라짐. 폐 병변으로 인하여 대량 객혈이 발생한 경우에는 기관지동맥 색전술(bronchial artery embolization)을 고려함. 객혈로 인하여 기도 폐쇄가 발생할 수 있으므로, 객혈의 양이 많거나, 환자의 의식저하가 동반된 경우에는 기관삽관을 고려함. 소화기계통의 갑작스러운 대량 출혈이 발생한 경우에는 출혈 부위 확인을 위한 위장관 출혈 CT를 시행하고, 출혈을 막기 위한 색전술을 시행함

증례

종양학적 응급에 대한 대처
진행성 췌장암으로 항암치료 받던 환자, 최근 지속되는 구토로 내시경 시행한 결과 췌장암의 십이지장 침범으로 내강이 좁아져 있어 스텐트 삽입술 시행하였다. 2일 뒤 환자가 다량의 검은 변을 보고 Hb이 11.0에서 7.0으로 감소하였다.
이에 대한 조치는?

⇨ Pancreatic head ca.의 duodenal invasion이 동반되어 있는 환자이고, 다량의 검은 변과 Hb의 급격한 감소는 다량의 GI bleeding이 있음을 시사한다.
⇨ Duodenum invasion으로 인해 스텐트 삽입까지 진행했던 환자로, 내시경적으로 지혈을 시행하기에는 무리가 있다.
⇨ GI bleeding CT를 촬영 후 active bleeding focus 확인 → angiography를 통해 tumor bleeding embolization 고려.

II 대사 관련 응급

1. 고칼슘혈증(Hypercalcemia)

1) 원인

암 환자 20%에서 발생. 폐, 두경부, 피부, 식도, 유방, 비뇨기암, 다발성골수종, 림프종에서 흔함. 대부분 종양의 parathyroidhoromone-related protein (PTHrP) 과다분비로 인함

2) 증상

(1) 혈중 칼슘 수치의 정도와 변화 속도에 따라 다양한 증상이 나타날 수 있음
(2) 식욕부진, 변비, 구역, 구토, 탈수, 신손상, 피로, 근육 및 관절 통증, 의식변화

3) 진단

(1) 고칼슘혈증의 가장 흔한 원인은 악성종양이며, 치료받지 않거나 병이 진행할 경우 나타나는 경우가 많음. 대부분 이러한 임상적 상황과 증상, 혈중 칼슘 증가로 진단이 됨
(2) PTH 감소와 PTHrP 증가, 대사성 알카리혈증과 같은 소견이 동반되는 경우가 많음

4) 치료

(1) 충분한 수액 투여(생리식염수 100-500 mL/hour) 및 furosemide (20-80 mg IV)

(2) Bisphosphonate: Pamidronate (60–90 mg IV), Zolendronate (4–8 mg IV), 혈중 칼슘 수치는 투여 후 1-2일 후 저하되기 시작하여 4-7일 후 최대로 저하됨. 이 시기에도 정상화되지 않으면 추가적인 투여를 고려함

(3) Calcitonin: bisphosphate나 denosumab과 병용할 수 있음. 투여 후 48-72시간 내에 내성을 보이기 때문에(tachyphylaxis) 단독 투여나 장기간 투여는 적합하지 않음

(4) 혈액투석: 기저 심부전 혹은 신부전 등으로 충분한 수액 투여가 어려운 환자나 다른 치료에 반응하지 않는 경우에 한해서 고려해볼 수 있음

(5) Steroid: 림프종, 골수종, 백혈병(경구 prednisone 40–100 mg 하루 4회 분할투여)

2. 항이뇨호르몬 분비 이상 증후군(SIADH) 내분비내과 참조

3. 저혈당증 내분비내과 저혈당증 참조

III 치료 과정에서 나타나는 부작용

1. 종양 융해 증후군(Tumor lysis syndrome, TLS)

1) 원인 및 양상

종양 융해 증후군(TLS)은 혈류 속에 융해된 암 세포의 핵산, 단백질 및 세포 내 대사물의 방출에 의해 발생하는 급성 대사 증후군으로 신장의 배설 능력을 초과하면 고요산혈증, 고칼륨혈증, 고인산혈증이 발생하고, 고요산혈증으로 인한 대사성 산증 및 급성 신기능 장애가 동반됨. TLS는 주로 빠르게 증식하는 leukemia나 lymphoma를 치료할 때 발생하며, 비교적 느리게 증식하는 고형암에서의 발생 빈도는 높지 않음. 적절한 risk stratification을 통해서 TLS의 발생을 예측할 수 있으며, rapid cell-turnover를 보이는 high grade tumor, high tumor burden, 치료에 대한 반응이 매우 좋은 경우, 고령, LDH>1,000 U/L, fypovolemia, baseline elevation of serum uric acid, phosphate, potassium과 같은 predisposing factor들이 있음. 이러한 인자를 가진 환자에서 세포독성 치료제 투여 후 보통 12-72시간 이내에 나타나기 때문에 항암제의 첫 번째 주기 수일 이내에 나타남. 이와는 다르게 항암치료를 여러 번 반복하고 있거나, 질병이 반응하지 않고 진행하는 상태, tumor burden이 높지 않은 환자에서 TLS와 유사한 형태의 고요산혈증, 고칼륨혈증, 고인산혈증이 나타난다고 하여 TLS로 오인하지 말고 구분할 수 있어야 함. 고형암에서는 소세포폐암과 같은 암종이 중등도 위험군으로 분류

2) 치료

(1) 예방(가장 중요): 수액 투여와 allopurinol

① Urine alkalization은 더이상 권장되지 않음

② Allopurinol allergy나 renal failure 있는 경우에는 febuxostat 투여

(2) 치료

Uric acid>8.0 mg/dL 혹은 Cr>1.6 mg/dL: rasburicase (recombinant urate oxidase) 0.2 mg/kg IV, 호전 없으면 투석

2. 약물유발 혈전미세혈관병증(Drug-induced thrombotic microangiopathy), 용혈성 요독 증후군(Hemolytic uremic syndrome)

1) 원인

항암요법 4-8주 후, 용혈성 빈혈을 동반한 신부전. mitomycin, cisplatin, bleomycin, gemcitabine, anti-VEGF (bevacizumab, aflibercept), VEGFR-targeted TKI 등에 의해 유발될 수 있음

2) 증상 및 소견

Microangiopathic hemolytic anemia (MAHA), 혈소판감소, 신부전, 폐부종 동반한 고혈압, Hemolysis 소견이 있으면서 Coomb's test 음성이고, 혈액 응고 검사 소견 대부분 정상

3) 치료

정립된 치료 없음. 혈장반출(plasmapheresis), 혈장교환(plasma exchange), 면역억제제 등을 시행하나 예후불량. Rituximab의 효과가 보고됨

3. 호중구감소성 발열: 감염내과 호중구감소성 면역 저하 환자의 발열 참조

4. 호중구감소성 장염(Neutropenic enterocolitis, typhlitis)

1) 백혈병 치료 과정 중 맹장이나 주변의 염증 및 괴사로 발생

2) 증상

우하복부 통증, 압통, 반동압통, 수양성 설사 및 출혈, 균혈증

3) 진단

CT[장벽 두께 증가, 장관기종(pneumatosis intestinalis)]

4) 치료

광범위 항생제의 조기투여(C. difficile을 커버하는 항생제), 금식 및 코 위관 삽입을 통한 감압. 호전 없는 경우 수술에 대한 평가 필요

5. 출혈성 방광염(Hemorrhagic cystitis)

1) 원인

항암제(Cyclophosphamide, Ifosfamide), 방사선치료, 골수이식, 감염

2) 치료

(1) 예방이 중요
(2) 충분한 요량 유지(약물에 대한 노출 시간 최소화), mesna 예방적 투여
(3) 발생 시, 충분한 요량유지 및 방광 세척(N-acetylcystein, prostaglandins 세척 도움됨)
(4) 수술 고려

6. 항암제에 대한 과민반응(Hypersensitivity reaction)

1) 원인

Taxane, 백금계 항암, etoposide, 생물학적 제제(rituximab, bevacizumab, trastuzumab, cetuximab, alemtuzumab)

2) 증상

(1) 예측 불가능. 생명에 위협을 주는 경우도 있음. 대개 정맥 투여 수시간 내 발생
(2) 대개 처음, 두 번째 투여 시 발생하나 백금계 항암제는 수차례 투여 후 발생
(3) 안면홍조, 흉부불편감, 빈맥, 발진, 저혈압, 소양감, 안면부종 등

3) 예방 및 치료

(1) 전처치: H1, H2 receptor antagonist와 glucocorticoid
(2) 전처치 후에도 발생가능
(3) 이후 타약제 변경 또는 탈감작 요법 시도

06 말기암 환자의 관리

I 말기암 환자의 관리

암 환자의 생존률은 향상되고 있으나, 일부 환자는 종양이 진행하면서 결과적으로 말기, 임종기 상황을 맞이하게 됨. '말기'의 시점을 산술적으로 정의하기는 어려우나, 환자의 전신 수행능력 및 종양의 상태, 또한 사용 가능한 전신 요법 등을 전체적으로 종합하여 환자가 말기 상태로 진입하고 있는지 결정하고 향후 치료와 돌봄에 관련한 계획을 세워야 함

II 완화의료와 사전돌봄계획

1. 완화의료란?

향후 임종이 예상되는 질환의 상태에서 질환과 관련된 증상과 영적 문제, 정신적인 문제를 조절하여 환자의 삶의 질을 증대시키는 것에 그 목적이 있음. 이는 다학제 팀 접근이 필요하며 환자뿐만 아니라 돌봄을 담당하는 가족에게도 도움을 주는 것이 필요. 완화의료의 시작은 환자 임종 수개월 전부터 시작이 되어야 함

2. 사전돌봄계획이란?

환자 스스로가 의료 행위에 관련된 결정을 내리지 못하는 시점을 대비하여 미래에 진행 가능한 의료행위에 대한 계획을 세우는 것을 말함. 사전돌봄계획을 결정할 때는, 환자에게 현 상태에 대해 알림과 동시에 향후 의학적으로 발생 가능한 시나리오에 대해 토의를 진행한 이후 환자 본인이 의학적 행위에 대한 목표(goal)와 선호도(preference)를 고려하여 의료진과 상의한 이후 문서화. 현재 우리나라에서 2018년 2월부터 시행하고 있는 연명의료계획서 작성이 사전돌봄계획에 해당

III 말기(End of life, end stage of disease)의 정의

1. 연명의료결정법에 근거하여, 말기의 정의는 '적극적인 치료에도 불구하고 근원적인 회복의 가능성이 없고 지속적으로 증상이 악화되어 수개월 이내에 사망할 것으로 예상되는 상태'
2. 대한의학회에서 정의한 말기암은, 적극적인 암 치료에도 불구하고 암으로 인하여 수개월 이내에 사망할 것으로 예상되는 상태 또는 암의 진행으로 인하여 일상 생활의 수행이 어렵고 신체 장기 기능이 악화되어 회복을 기대하기 어려운 상태로 정의

IV 임종기(The last days of life, final days of life)의 정의

1. 연명의료결정법에 근거하여 임종기는 회생의 가능성이 없고, 치료에도 불구하고 회복되지 아니하며, 급속도로 증상이 악화되어 사망이 임박한 상태를 의미
2. 대한의학회에서 정의한 임종기는 담당 의사의 판단으로 수일 내지 수주 내에 환자의 상태가 악화되고 사망이 예상되어 환자 및 환자 가족과 임종 돌봄에 대한 구체적인 논의가 시작되는 시점, 또는 담당 의사의 판단으로 더 이상 환자가 생존이 어려워 환자 및 환자 가족과 연명의료중단 등의 결정에 대해 구체적인 논의를 진행하는 시점으로 정의

V 말기 환자의 돌봄

1. 말기 환자의 돌봄에서는 통증 조절이 가장 큰 역할을 차지. 이 시점부터는 전문적인 호스피스완화치료를 이용하는 것을 권고
2. 영상학적 검사 및 시술은 완화적 목적으로 환자의 증상을 조절하기 위한 목적으로 필요한 경우에 시행할 수 있으며 완화 목적의 방사선치료, 스텐트 삽입 및 영상학적 중재적 시술을 필요에 따라 시술할 수 있음
3. 통증 조절 이외에 오심 및 구토, 설사 또는 변비, 호흡 곤란, 불면증, 기침, 부종, 복수로 인한 복부 팽만, 불안 및 우울감, 섬망 등의 증상을 말기 환자는 경험할 수 있으며 이에 대하여 조절할 필요가 있음
4. 말기 환자의 경우 완화 목적의 증상 조절이 가장 중요하며 침습적 검사, 과도한 수혈 및 수액 공급, 영양 공급은 환자의 부종을 증가시키거나 복수를 악화시키면서 복부 팽만을 유발할 수 있어 환자의 신체 검진에 근거하여 치료를 결정해야 함
5. 환자 및 가족을 대상으로 심리적인 지지가 필요하며 환자 돌봄이 연속적으로 유지될 수 있도록 호스피스 전문 기관 또는 가정 간호, 가정 호스피스 등으로 연계되도록 함

VI 임종기 환자 돌봄

1. 환자가 임종기에 진입하였다고 판단될 경우, 담당 의사는 다음과 같은 항목을 확인

1) 소생술시행 등과 관련된 환자의 계획 재확인 및 확정
2) 증상 완화를 위한 약물 투여 조절
3) 만성질환 및 종양 자체에 대한 조절을 목적으로 하는 약물 중단

2. 다음과 같은 항목을 중점적으로 조절

환자 상태	발생 가능한 합병증	가족의 반응 및 우려 사항	의료진의 조치
피로감의 증가	침상 안정 상태가 유지되면서 욕창 발생, 감염, 통증 등 발생 가능	환자가 포기하는 것 같아요	질환의 진행 과정 중 나타나는 현상임을 설명하고, 욕창 진행을 발생하기 위하여 에어매트리스를 사용할 수 있음
식욕저하		환자가 포기하는 것 같아요. 식사를 못 하니 환자가 더 문제가 될 것 같아요	임종기로 진입하면서 나타나는 현상임에 대해 설명하고, 강제로 경구 식이를 진행할 경우 기도 흡인 등으로 인한 악화 가능성 있음을 설명
탈수	구강 점막 등이 마르는 현상	환자가 탈수 증상이 있어서 목이 마르고 결과적으로 임종하실 것 같아요	보호자에게 탈수 증상은 임종기에 나타나는 현상이며 환자가 의식 저하가 같이 동반되어 고통을 느끼거나 하지는 않는 상태임에 대해 설명. 또한 수액의 정맥내 투여를 지속할 경우 폐 부종, 전신 부종 등으로 인해 호흡 곤란이 악화됨에 대해 설명함
연하 장애	경구 약제 복용이 어려움		불필요한 경구 약제를 정리하고, 필수적인 약제는 설하정/시럽 제형 등으로 변경하여 투여
Death rattle		환자가 숨이 막히고 이로 인하여 고통스러워 할 것 같아요	구강/인두에서 분비물의 증가로 인하여 호흡음이 거칠어짐을 설명하고 환자가 이로 인하여 숨이 막히는 상태는 아님에 대해 설명. 분비물 감소를 위하여 scopolamine (0.2–0.4 mg SC) 투여 가능함을 설명. 과도한 suction 은 불필요함에 대해서도 설명함
무호흡, 호흡곤란(Cheyne-Stokes respiration)		환자가 숨이 막혀요	임종 전에 나타나는 증상임에 대해서 설명, 호흡 곤란의 증상 조절을 위해 마약성 진통제 및 항불안제 사용이 가능함에 대해 설명. 산소를 꼭 필수로 적용할 필요는 없음
섬망	낮 밤이 바뀜	환자가 극심한 통증에 시달리며 이로 인한 임종이 진행될 것으로 생각	섬망 등의 발생한 신체적인 증상은 환자의 신체적인 통증 강도와 비례하지 않음에 대해 설명함

환자 상태	발생 가능한 합병증	가족의 반응 및 우려 사항	의료진의 조치
구강 점막의 마름	환자 본인이 자해하거나, 간병인에게 신체적인 폭력을 가할 수 있음		생리식염수 등을 이용한 주기적인 가글
	입술이 갈라지거나 점막염 발생, oral candidiasis 발생 가능함		

07 종양내과에서의 영상의학 중재시술

I 진단 목적의 영상의학 중재시술

1. 암의 초기 진단, 이전 완치 목적의 치료 후 재발이 의심되는 환자, 항암치료 중 추가적인 검사, 혹은 임상시험 등록을 위한 조직 확보 목적으로 조직검사를 시행
2. FNA (fine needle aspiration): tumor에 needle을 삽입한 후 aspiration을 통해 얻은 세포학적(cytology) 검체를 통해 진단을 함. 검사 자체가 간단하지만 cytology 검체를 통해 진단을 해야 하기 때문에 진단의 정확도가 떨어짐
3. CNB (core needle biopsy): FNA와는 다르게 좀 더 굵은 바늘을 사용하여 tumor로부터 punch biopsy 검체를 얻는 것으로 tumor tissue를 얻기 때문에 좀 더 정확한 진단을 할 수 있음
4. 종양내과에서는 다양한 상황에서 조직검사를 시행하며, 목적에 따라 검사 방법에 대해 미리 확인
5. PCNB (percutaneous core needle biopsy): 폐암 혹은 전이성 폐병변에 대해 조직검사를 시행할 때 CT-guided PCNB를 시행. CT 촬영을 하며 피부를 통해 폐병변에 직접 needle을 찔러서 조직 검체를 확보하는 검사임. 시술 후 iatrogenic pneumothorax, hemoptysis 등이 빈번하게 발생할 수 있으므로 시술 후 chest PA 확인이 필요

II 치료 목적의 영상의학 중재시술

1. TAE (Transarterial embolisation)

동맥색전술, 종양으로 가는 feeding artery를 angiography를 이용하여 selection한 후 coil과 같은 물질을 사용하여 혈관을 막는 시술. 종양으로 가는 혈관을 막음으로 종양의 성장을 억제할 수도 있으며, 종양이 파열되거나 (주로 간) 혹은 종양에서 대량 출혈이 발생한 경우 지혈 목적으로 사용

2. TACE (Transarterial chemoembolization), TARE (Transarterial radioembolization)

주로 HCC에서 많이 사용되고, 간혹 대장암의 간전이 환자에서도 TARE가 시행되기도 함. TACE의 경우는 TAE를 하면서 chemotherapeutic agent를 같이 투여하는 것이고(주로 adriamycin), TARE는 방사선동위원소를 함유하는 microsphere를 종양에 주입하는 방법

3. RFA (Radiofrequency ablation)

고주파열 치료술이라고도 부르며, 주로 간에 있는 병변에 대해 국소적인 치료를 할 때 사용. RFA는 초음파를 이용하여 ablation needle을 삽입하고 electromagnetic energy를 통해 바늘 주위를 heat coagulation하여 치료효과를 보임. RFA를 시행하기 위해서는 RFA 가능 여부를 확인하기 위해 RFA Planning을 먼저 시행

4. MWA (Microwave ablation)

RFA와 비슷한 방법으로 시행되는 시술로 큰 혈관 주변에 있는 종양에도 적용할 수 있다는 장점이 있음

5. IT chemotherapy (Intrathecal chemotherapy)

뇌척수강내 항암치료. 연수막 전이(leptomeningeal metastases)가 동반된 환자에서 치료를 위해 CSF space로 항암제를 직접 주입하는 치료법. 요추천자 바늘을 삽입하여 뇌척수액이 나오는 것을 확인하면, 뇌척수압을 확인하고, 충분한 샘플을 채취한 뒤 항암제를 주입

6. 오마야 장치(Ommaya reservoir)

장기적으로 뇌척수액을 채취하고 뇌척수강내 항암치료를 하는 환자를 대상으로 두피 아래 설치하는 플라스틱 장치. 이 장치는 지붕(dome)과 카테터 부분으로 이루어져 있으며 카테터 부분을 뇌실(ventricle)에 넣어 두어 두피 내 ommaya dome을 통해 뇌수막 공간에 접근이 가능. 나비바늘을 이용하여 오마야 장치의 주변을 잡고 지붕에 비스듬하게 삽입

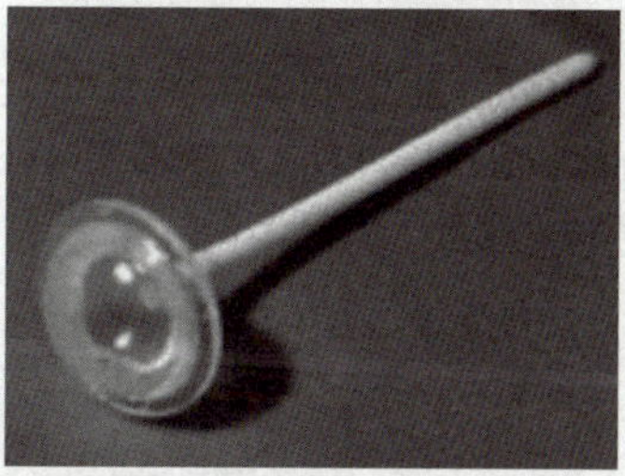

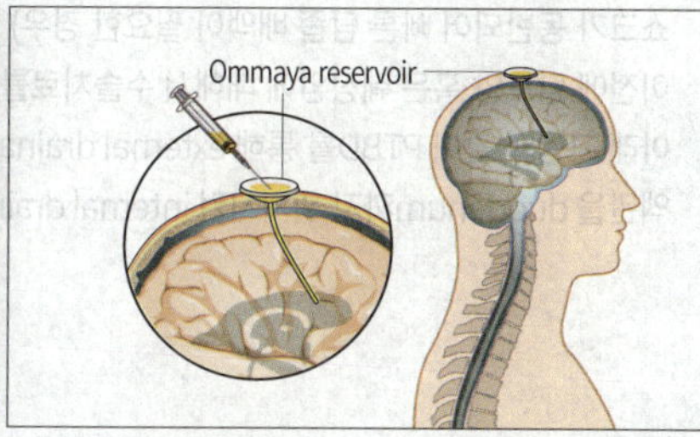

III 합병증 치료를 위한 영상의학 중재시술

1. 담도 폐쇄(Biliary obstruction)

암으로 인한 담도 폐쇄로 황달이 발생했을 경우 담즙을 배액하기 위한 시술을 진행해야 함. 보통 담도, 췌장암 환자에서 흔하고, 간 전이가 있는 환자에서도 발생 가능

1) ERCP & ERBD (endoscopic retrograde biliary drainage): 내시경을 통하여 담즙 배액을 위한 plastic stent 혹은 metal stent를 삽입할 수 있음. ERBD를 삽입한 환자의 경우 ERBD 기능이 저하되어 담도염이나 황달이 다시 발생할 경우 ERBD 교체를 고려해야 함
2) ERPD (endoscopic retrograde pancreatic drainage): ERBD와 마찬가지로, pancreatic duct가 막혀 이로 인한 pancreatitis가 생길 경우 ERPD를 삽입

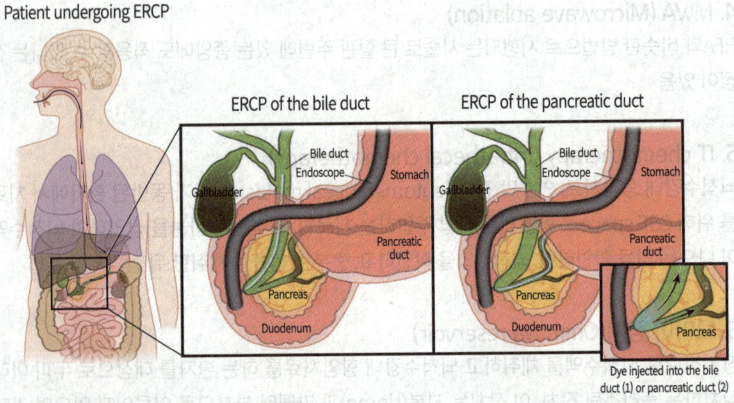

3) PTBD (percutaneous transhepatic biliary drainage): 담도 폐쇄가 있을 경우 환자 상태가 안정적이면 ERCP를 통한 ERBD 삽입을 고려하나 PTBD를 먼저 고려하는 경우들이 있음
담도 폐쇄로 인한 담관염이 동반되어 있고, 그로 인해 환자 상태가 불안정한 경우(패혈성 쇼크가 동반되어 빠른 담즙 배액이 필요한 경우)
이전에 담도암 혹은 췌장암에 대해서 수술치료를 받아 ERCP로 접근이 어려운 경우
아래 그림과 같이 PTBD를 통해 external drainage만 하는 경우가 있고, PTBD를 통해 배액관을 duodenum까지 위치시켜 internal drainage까지 하는 경우가 있음

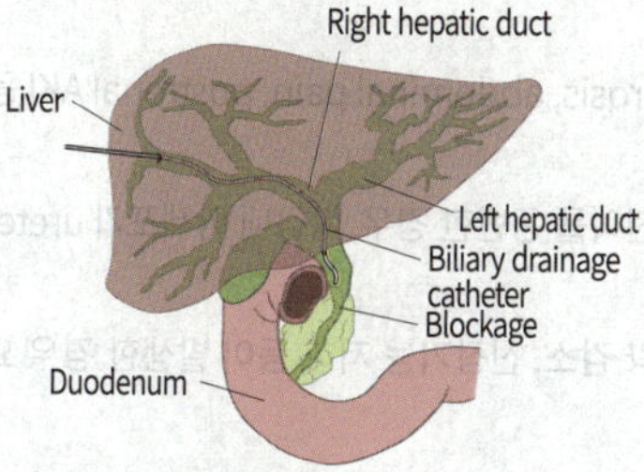

External biliary drainage catheter

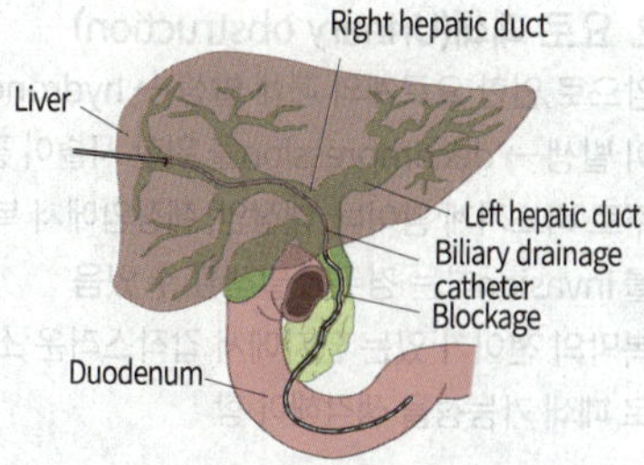

Internal-external biliary drainage catheter

4) PTBD를 삽입 후 internal biliary drainage을 위하여 endo-biliary plastic or metal stent를 삽입하기도 함(이후 internal drainage이 양호하면 PTBD를 제거하기 위함)
Endo-biliary stent를 넣은 이후 internal drainage 잘 된다고 하더라도 PTBD를 제거하기 위해서는 2주 정도의 시간이 필요
Internal drainage catheter 혹은 stent 삽입 후 PTBD를 잠근 후에 혈중 bilirubin 수치가 정상적으로 유지되면 internal drainage이 정상적으로 기능하는 것이므로 PTBD를 제거할 수 있음
5) PTGBD (percutaneous transhepatic gallbladder drainage): cholecystitis가 발생하였으나 수술적인 치료를 하기 어려운 경우, cholecystitis, GB distention으로 인해 통증이 심하거나 abscess formation을 하는 경우에도 배액 목적의 PTGBD를 시행함

증례

영상의학 중재시술의 적용

췌장암으로 PPPD를 시행 받고 국소재발 소견 확인되어 항암방사선치료를 받던 환자가 발열, 오한 및 황달을 주소로 응급실에 내원하였다. 내원 후 시행한 검사에서 total bilirubin 5.8, AST/ALT 185/242, alkaline phosphatase 833, γ-GTP 1520이었다. 이 환자에 대해 취해야 할 조치는?

⇨ 발열, 오한, total bilirubin 상승 등을 고려하였을 때 biliary obstruction으로 인한 cholangitis가 의심되는 상황이다. Biliary obstruction을 확인하기 위해서 영상학적 검사(biliary phase CT) 촬영 후 duct dilatation 여부를 확인한다. 환자의 경우 췌장암으로 PPPD를 시행받았기 때문에, 내시경적인 접근을 통한 담도배액술은 어려운 상황이므로, PTBD를 통한 담도배액을 고려한다.

2. 요로 폐쇄(Urinary obstruction)

암으로 인한 요로계의 폐쇄 발생 → hydronephrosis, abdominal pain, postrenal AKI 등이 발생 → decompression을 위한 시술이 필요

주로 비뇨기계 암이나, 대장암, 췌장암에서 복막전이를 동반한 경우, 복강내 암세포가 ureter를 invasion하는 경우에 발생할 수 있음

복막의 전이가 있는 환자에서 갑작스러운 소변량 감소, 신장기능 저하 등이 발생한 경우 요로 폐쇄 가능성을 생각해야 함

1) PCN (percutaneous nephrostomy): 피부를 통해 외부에서 catheter를 삽입 → 외부로 소변을 배액 하는 방법. 요로 폐쇄로 인한 요로감염이 있거나, 신기능 저하가 악화될 때 빠른 해결을 위해 사용함

2) DJ catheter (Double J catheter): 다음 그림과 같이 renal pelvis로부터 bladder까지 catheter를 위치시켜 ureter obstruction으로 인한 문제를 해결하기 위한 방법

DJ catheter는 삽입 방법에 따라 두 가지로 나뉘어짐

(1) Retrograde DJ catheter insertion의 경우 urethra, bladder를 통해 DJ catheter를 아래서부터 위로 삽입하는 방법 (비뇨기과에서 시행)

(2) Anterograde DJ catheter의 경우 PCN을 통해 renal pelvis로부터 bladder로 DJ catheter를 위치시키는 방법

① PCN을 통해 urinary obstruction으로 인한 급성 증상 호전 → DJ catheter를 삽입 → catheter의 기능이 원활하면 추후 PCN을 제거

② DJ catheter의 경우 보통 3개월마다 주기적으로 교체, 그 전이라도 기능이 좋지 못해 신기능저하가 발생하거나, urinary infection이 발생하는 경우에는 DJ catheter를 교체함

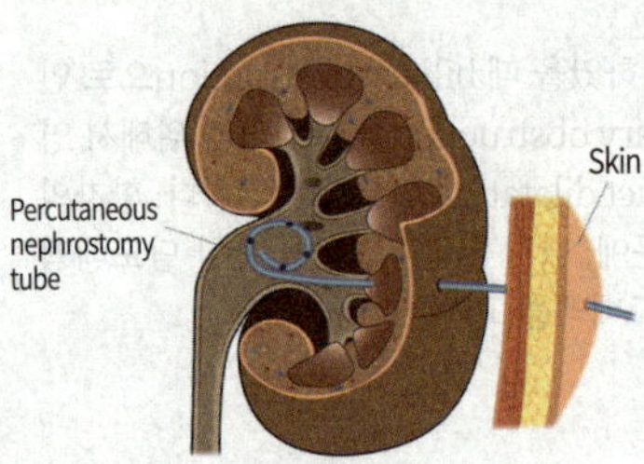

Percutaneous Nephrostomy

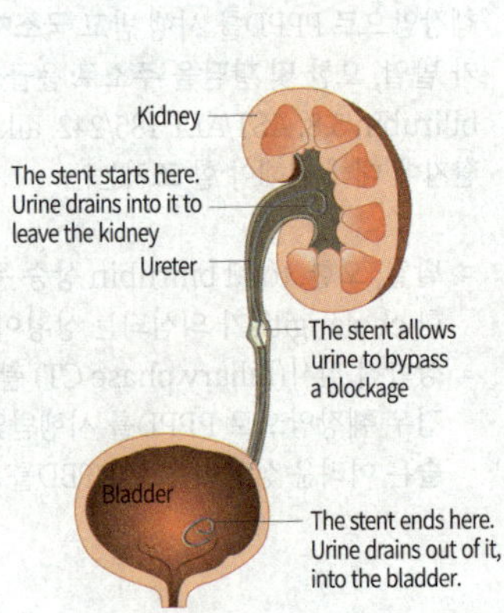

DJ catheter

3. 상부위장관 폐쇄(Upper gastrointestinal obstruction)

두경부암이나 식도암 환자의 경우에는 암으로 인한 luminal narrowing이 되어 있거나, 암 자체 혹은 암에 대한 수술적, 방사선치료 등으로 인해 삼킴 장애가 빈번하게 발생하므로 이러한 환자에게는 장관 영양 공급을 위한 조치가 필요

1) PG (percutaneous gastrostomy, percutaneous gastrojejunostomy): 입을 통한 영양 섭취가 어려운 환자의 경우 장기적인 공급을 위해서는 gastrostomy 혹은 gastrojejunostomy가 필요
2) 내시경을 통해 percutaneous endoscopic gastrojejunostomy (PEG)를 시행하기도 하지만 내시경적으로 접근이 어렵거나, 내시경을 시행하기에는 전신상태가 좋지 못한 환자에서는 PG를 통해서 catheter를 삽입
3) 복막전이가 동반되어 malignant small bowel obstruction이 발생한 환자의 경우 decompression 목적으로 L-tube를 삽입 후 배액하게 됨. 이것을 장기간 동안 유지할 경우에 감압 목적으로 PG를 삽입하기도 함

4. 정맥 혈전색전증(Venous thromboembolism)

암 환자에서는 심부정맥 혈전색전증(deep vein thrombosis)이 동반되는 경우가 많고, DVT가 동반된 환자의 약 50%에서 폐색전증(pulmonary embolism)이 발생하게 됨. DVT가 있는 환자의 경우 폐색전을 예방하기 위해 특별한 경우 IVC filter를 삽입하기도 함

1) IVC filter insertion: DVT가 동반된 환자에서 PE를 예방하기 위해 IVC filter를 삽입
   최근에는 DOAC (direct anticoagulant)의 발달로 DVT가 있다고 하더라도, PE 예방을 위해 IVC filter를 삽입하는 것은 권고되지 않음
   다만 bleeding risk로 인해 항응고제를 사용하기 어려운 경우, 항응고제 투여를 지속함에도 불구하고 VTE가 지속되는 경우에는 조심스럽게 고려해볼 수 있음
2) Percutaneous mechanical thrombectomy: lower leg의 DVT로 인해 edema가 심해지고, 급성으로 diffuse한 thrombus가 발생한 경우 mechanical thrombectomy device를 이용하여 thrombus 제거를 시도함
   이외에도 large vessel (IVC)에 혈전이 발생한 경우, 항응고제를 사용함에도 불구하고 혈전이 지속될 경우에 mechanical thrombectomy를 고려해 볼 수 있음

08

폐암

I 폐암의 분류

폐암은 조직학적으로 비소세포폐암(non-small cell lung cancer, NSCLC, 80–85%)과 소세포폐암(small-cell lung cancer, SCLC, 15–20%)으로 분류하며 비소세포폐암은 다시 선암(adenocarcinoma, 40%), 편평상피세포암(squamous cell carcinoma, 30%), 대세포암(large cell carcinoma, 15%), 기타로 구분

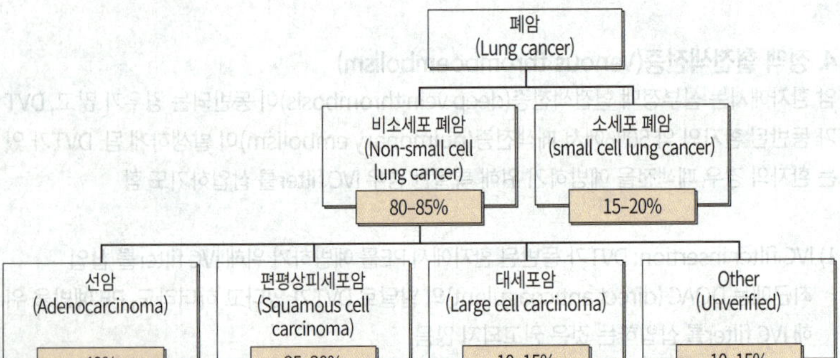

● 그림 10-8-1. 폐암의 분류

출처: 국가 암정보센터.

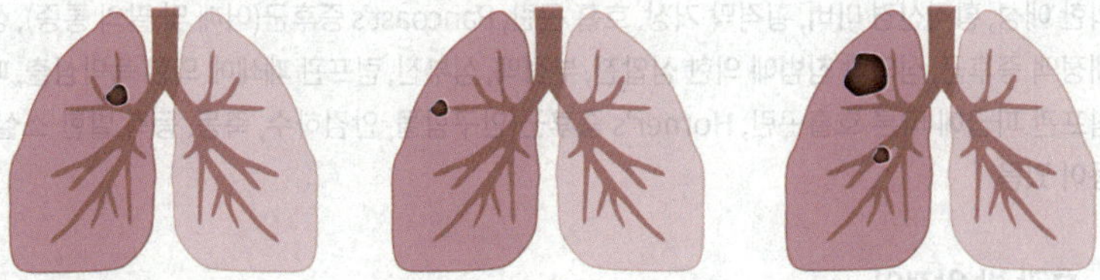

● **그림 10-8-2. 비소세포폐암 종류**

a) 편평상피세포암: 폐 중심부에서 발생, 객담 세포진검사로 조기 진단이 용이, 흡연과 관련이 깊음

b) 선암: 폐의 가장자리에서 주로 발견되며 증상이 거의 없음. 젊은 연령층에서 발생하는 폐암의 가장 흔한 형태로, 비흡연자에게서 잘 나타나고 남성보다 여성이 많이 발생함

c) 대세포암: 가장 드문 종류의 폐암으로 임상적 성상이 선암과 비슷함

출처: 대한폐암학회.

면역조직화학염색을 통해 진단에 도움을 받음

IHC Marker	Adenocarcinoma	Squamous cell carcinoma	Small cell carcinoma
TTF-1 (lung origin)	70-90%	Almost never	~100%
P40 (squamous)	Almost never	~100%	Almost never
P63 (squamous)	10-20%	~100%	Almost never
CK7	~90%	~20-30%	Almost never
CK5/6	10-20%	~100%	~20-30%
CD56/Chromogranin/ Synaptophysin (neuroendocrine differentiation)	Almost never	Almost never	~100%

II 폐암의 임상증상

1. 원발 병소가 기관이나 기관지 중심부에 위치하는 경우

기침, 혈담, 천명음, 호흡곤란, 폐렴 등이 있음

2. 원발 병소가 폐 말초부에 위치하는 경우

통증, 기침, 호흡곤란, 폐 농양에 의한 공동

3. 흉곽 내 종양의 진행

기관 폐색(발열, 짙은 객담을 동반한 기침), 식도 압박에 의한 연하곤란, 반회후두신경 마비에

의한 애성, 횡격신경 마비, 횡격막 거상, 호흡 곤란, Pancoast's 증후군(어깨 및 팔의 통증), 상대정맥 증후군, 심외막 침범에 의한 심압진, 부정맥, 심부전, 림프관 폐쇄에 의한 늑막삼출, 폐림프관 파급에 따른 호흡곤란, Horner's 증후군(안구함몰, 안검하수, 축동, 동측 발한 소실) 등이 있음

4. 흉곽 밖 암전이

1) 뇌, 뼈, 골수, 간, 림프절, 척수 등으로 전이가 있을 수 있음
2) 소세포폐암(≥95%), 샘암, 대세포암(≥80%), 상피암(≥50%)

5. 부종양증후군(Paraneoplastic syndrome)

1) 전신증상: 식욕부진, 악액질, 체중감소(30%), 발열, 면역저하 등
2) 내분비증상: 외인성 PTH, PTH-유사 펩타이드에 의한 고칼슘혈증 및 저인산혈증(편평세포암). SIADH에 의한 저나트륨혈증(소세포폐암), 외인성 ACTH 분비 등
3) 골격-결합조직 증후군: 손발가락 선단의 곤봉상(clubbing), hypertrophic pulmonary osteoarthropathy(샘 암에서 발생, 병변 골 부위의 통증, 압통, 부종, 골 스캔 양성) 등
4) 신경-근육병 증후군: Eaton-Lambert 증후군(소세포폐암, 근무력증상), 망막 실명, 말초신경병, 아급성 소뇌 퇴화, 뇌 피질 퇴화, 다발성 근염 등
5) 혈액응고 장애와 혈전, 비정상적 혈액학적 소견: 유주성 혈관혈전염(Trousseau's 증후군), 비세균성 혈전성 심내막염 및 동맥색전증, 범발성 혈관내응고 및 출혈, 빈혈, 백혈구증가, 백아구증(leukoerythroblastosis) 등
6) 피부소견: 피부근염, 흑색극세포증(acanthosis nigricans) 등
7) 신장 소견: 신증후군 또는 사구체신염 등

III 비소세포폐암의 병기(AJCC 8th edition)

병기								
0	TisN0M0							
IA1	T1miN0M0	T1aN0M0						
IA2	T1bN0M0							
IA3	T1cN0M0							
IB	T2aN0M0							
IIA	T2bN0M0							
IIB	T1aN1M0	T1bN1M0	T1cN1M0	T2aN1M0	T2bN1M0	T3N0M0		
IIIA	T1aN2M0	T1bN2M0	T1cN2M0	T2aN2M0	T2bN2M0	T3N1M0	T4N0M0	T4N1M0

병기							
IIIB	T1aN3M0	T1bN3M0	T1cN3M0	T2aN3M0	T2bN3M0	T3N2M0	T4N2M0
IIIC	T3N3M0	T4N3M0					
IVA	TxNxM1a	TxNxM1a					
IVB	TxNxM1c						

원발종양(T)	
x	폐 원발병소를 찾을 수 없거나 객담, 기관세척에서 악성세포가 있으나 기관지내시경에서 발견할 수 없음
0	폐 원발병소가 없음
is	제자리암종(상피내암)
1a	종양의 장경이 2 cm 미만 시(기관지표면 전파는 1a)
1b	종양의 장경이 2 cm 이상, 3 cm 미만 시
2a	종양의 장경이 3 cm 이상, 4 cm 미만 시
2b	종양의 장경이 4 cm 이상, 5 cm 미만 시
	기관분지부에서 2 cm 이상 떨어져서 주기관지 침범이 있거나, 장측흉막침범(PL1,PL2)이 있거나, 무기폐 또는 폐쇄성 폐병변이 폐문부, 폐엽을 침범하면 T2로 설정
3	종양의 장경이 7 cm 이상 시 벽측흉막(PL3), 흉벽, 횡격막, 횡격막신경, 종격동흉막, 벽측심막 침범이 있는 경우 기관분지부에서 2 cm 이내의 주기관지침범이 있는 경우 무기폐 또는 폐쇄성폐병변이 단측폐전체를 침범한 경우 같은 폐엽에 또 다른 종양이 있는 경우
4	종양의 크기에 상관없이, 주위 장기의 침범이 있는 경우(종격동, 심장, 대혈관, 기관지, 되돌이후두신경, 식도, 척추뼈몸통, 기관분지부) 같은 쪽의 다른 폐엽에 또 다른 종양이 있는 경우

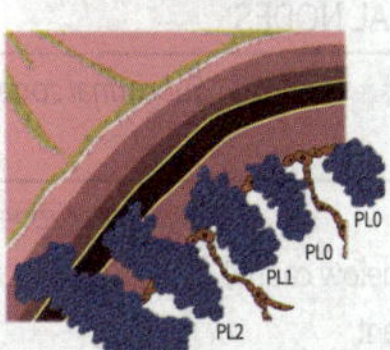

흉막침범은 4개의 범주로 정의되어 병기가 설정됨. HE stain상 감별이 힘들면 Elastin IHC을 추가로 시행하여 확인

1) PL0: 폐 실질에 의해 둘러싸여 있거나 탄력층 아래에 있는 흉막 연결조직 내 표면적으로 침습되었지만 흉막의 탄력층을 완전히 가로지르지 못함 (staging 목적을 위한 흉막전이로서 분류되지 않음)
2) PL1: 탄력층을 너머 침습된 종양 - T2로 분류되어짐
3) PL2: 장측흉막의 표면까지 침범하는 종양 - T2로 분류되어짐
4) PL3: 벽측흉막의 침범 - T3로 분류되어짐

국소림프절(N)	
x	림프절전이를 찾을 수 없음
0	림프절전이가 없음
1	종양과 동측 기관주위림프절전이가 있음 and/or 동측 폐문부림프절 및 폐내림프절전이가 있음
2	종양과 동측 종격동림프절전이가 있음 and/or 기관분지부하림프절전이가 있음
3	종양의 편측 종격동, 폐문부 림프절전이가 있음 동측 또는 측목갈비근림프절이나 쇄골상림프절전이가 있음

원격전이(M)	
0	원격전이가 없음
1a	반대편 폐에 또 다른 종양이 있는 경우, 흉막, 심막결절이나 악성 흉수나 악성심장막액이 조직학적으로 확진 시
1b	단일장기 단일 원격전이병변이 있을 때
1c	단일 또는 복합장기에 다수의 원격전이병변이 있을 때

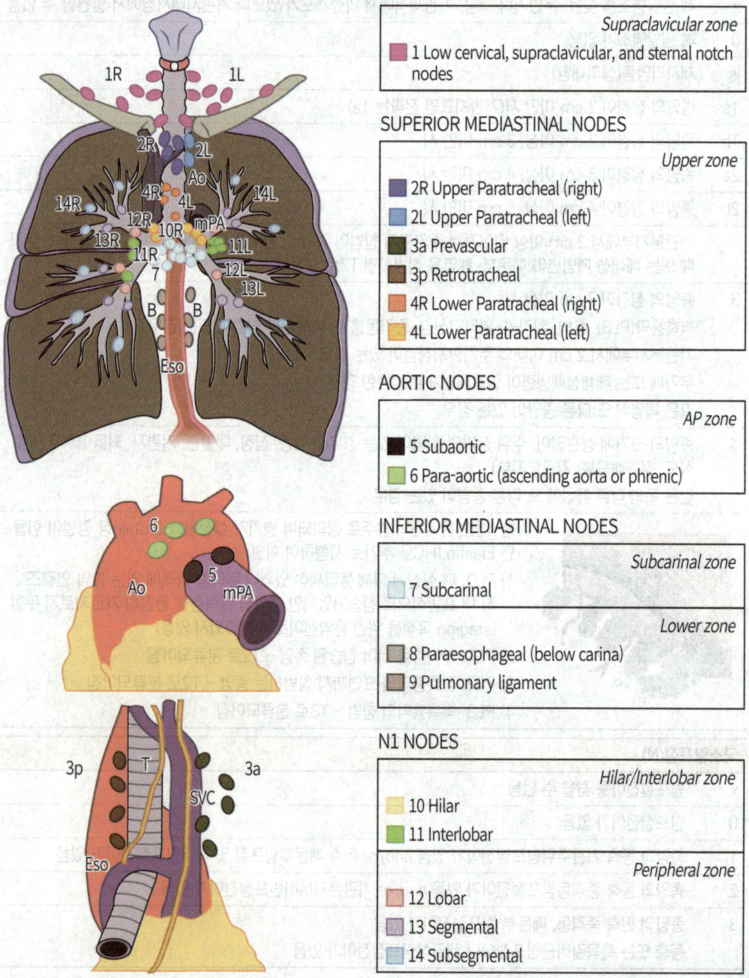

IV 소세포폐암의 병기

TNM staging system을 쓰기도 하지만, veterans' administration lung study group (VALSG)의 병기를 더 흔하게 사용함(limited disease/extensive disease)

1. 제한형 질환(Limited-stage disease, LD): 1/3 of SCLC, Stage I-III (TanyNanyM0)

한쪽 흉곽 내에 국한되어 있고 국소 림프절 침범(종격동, 반대측 폐문, 동측 쇄골상부 림프절 포함, 경부 및 액와 림프절 제외)만 있는 상태를 말함

Exclude T3-4 due to multiple lung nodules or large tumor/nodal volume (intolerable radiotherapy)

2. 진행형 질환(Extensive-stage disease, ED): 2/3 of SCLC, TanyNanyM1a/b

심낭압전(cardiac tamponade), 악성흉막삼출액, 양측 폐 실질 침범이 있거나 종양이 흉곽 밖으로 진행한 상태를 말함

V 비소세포폐암의 병기에 따른 치료

1. Clinical stage IA/IB/IIA/IIB

1) 수술적 절제가 우선

2) 폐기능이 좋지 않거나 고령의 환자는 definitive radiotherapy including stereotactic ablative radiotherapy

3) 보조항암요법

(1) 적응증: 수술로 절제된 stage II, III 환자(stage IB의 경우, 고위험군에서만 시행)

* 고위험군: >4 cm, poorly differentiated, vascular invasion, wedge resection, visceral pleural involvement, unknown lymph node status (Nx)

(2) 요법: 백금화학물을 포함하는 2제 요법(예: vinorelbine/cisplatin 등)

(3) 일정: 3주 간격으로 4주기 투여

* EGFR 돌연변이 양성(exon 19 deletion, exon 21 L858R) 환자의 경우

(4) Osimertinib 80 mg daily: EGFR exon 19 deletion 또는 exon 21 (L858R) 치환 변이된 비소세포폐암 환자에서 완전 종양 절제술 후 보조항암요법

07 신장내과 08 감염내과 09 류마티스내과 10 종양내과 11 호흡기내과 12 알레르기내과

* Atezolizumab: PD-L1 발현 비율이 종양세포(TC)의 50% 이상인 병기 II-IIIA 비소세포폐암 환자에 대해 절제 및 백금 기반 세포독성 항암화학요법 후에 수술 후 보조항암요법

2. Clinical stage IIIA

수술적 절제 또는 절제 불가능시는 동시항암방사선요법(concurrent chemoradiation)이 추천됨. N2 환자에서 병기를 낮출 목적으로 수술 전 유도항암화학요법을 실시한 후 폐절제를 실시하는 경우가 있음

3. Clinical stage IIIB, IIIC, IV

1) 암 진행속도를 늦추고 증상을 조절하기 위해 방사선치료 또는 항암요법을 선택
2) 국소 증상의 완화를 목적으로 방사선치료를 실시하며 악성 삼출액이 고인 경우 흉강 내에 관을 꽂아 배액
3) 세포독성 항암화학요법은 환자의 전신상태가 양호할 경우 신중히 고려하여 결정
4) 절제 불가능한 국소진행성 폐암 환자(IIIB)에서 동시항암방사선요법이 권고되고 있고, 범위가 넓어 방사선치료가 불가능하다면 고식적 항암치료를 시행

동시항암방사선요법(Concurrent chemoradiotherapy)

1. 적응증: stage III 환자에서 방사선치료 시 치료효과를 높일 목적
2. 요법 및 일정
   (1) 방사선치료 기간 중 동시에 항암제 투여
   (2) 매주 투여 혹은 3주 간격 투여 등 다양(예: weekly paclitaxel/carboplatin 등)
   (3) 동시항암방사선요법 후 진행하지 않은 PD-L1 ≥ 1% 환자는 durvalumab 유지요법 시행 (PACIFIC trial)
3. 주의점: 방사선치료 독성도 증가하므로, 전신상태, 폐기능이 양호한 환자에서 시행

VI 비소세포폐암 고식적 항암요법

1. 1차요법

1) 백금화학물과 면역항암제를 포함하는 3제 요법(예, pembrolizumab/pemetrexed/platinum or pembrolizumab/paclitaxel/platinum), high PD-L1 (≥50%)의 경우 면역관문억제제 단독 요법 가능
2) EGFR-돌연변이 양성이면 EGFR TKIs(예: gefitinib, erlotinib, afatinib, dacomitinib, osimertinib, lazertinib)

3) EML4-ALK translocation (ALK FISH/D5F3: positive)이 있는 경우 ALK TKIs(예: alectinib, brigatinib)

2. 2차 요법 이상

1) 단일 약제 요법이 선호되며, 종양 특성에 따른 치료 약제의 선택이 필요함
2) 1차요법에서 EGFR TKIs 사용한 경우(osimertinib, lazertinib의 경우 제외) tissue or blood EGFR 재검사를 통해 EGFR T790M 돌연변이 양성 시 2차 요법으로 osimertinib, lazertinib 치료

● 표 10-8-1. 폐암 유전자 변이 혹은 단백질 발현에 따른 치료약제

유전자	변화	분석법	치료약제
EGFR	Activating mutation	PCR	Gefitinib, Erlotinib, Afatinib, Dacomitinib
	T790M mutation		Osimertinib, Lazertinib
ALK	Rearrangement	IHC, FISH	Crizotinib, Ceritinib, Brigatinib, Alectinib, Lorlatinib
ROS1	Rearrangement	IHC, FISH, PCR	Crizotinib, Ceritinib, Lorlatinib, Entrectinib
BRAF	V600E mutation	PCR	Dabrafenib+Trametinib
PD-L1	Expression	IHC (22C3, SP263, SP142)	Pembrolizumab, Nivolumab, Atezolizumab, Durvalumab
MET	Exon 14 skipping mutation, MET amplification	NGS, FISH	Capmatinib, Tepotinib, Crizotinib
RET	Rearrangement	FISH, NGS	Selpercatinib, Pralsetinib
ERBB2	Mutations	PCR, NGS	T-DM1
KRAS	G12C mutation	PCR, NGS	Sotorasib

VII 비소세포폐암에서 방사선치료의 역할

1. 방사선치료는 수술 전에 종양의 크기를 줄이기 위해 혹은 수술 후 수술 부위 주변에 남아 있는 모든 암세포를 파괴하기 위해 사용됨(수술 전/후 방사선치료)
2. 수술 대신 1차 치료로써 항암화학요법과 함께 방사선치료를 사용할 경우도 있음(근치적 동시항암방사선요법)
3. 호흡 곤란, 심한 통증, 객혈, 신경 마비와 같은 증상을 완화하기 위해 사용됨(고식적 방사선

치료)

4. 응급으로 방사선치료가 필요한 경우는 뇌전이, 척추신경압박, 무게를 지탱하는 뼈의 용해성 전이병변, 증상을 동반하는 국소병변(신경마비, 기도폐쇄, 객혈) 등이 해당됨
5. 소수의 뇌 전이 병변(1–5개의 병변)에 대해 시행하는 정위방사선치료(stereotactic radio-surgery, SRS)는 환자의 생존기간을 향상시킴

증례

전이성 폐암의 치료

50세 여자 환자, 흡연력 (-), 다발성 뇌전이를 동반한 전이성 폐암으로 진단받았다. 조직검사 및 유전자 변이 검사 결과가 아래와 같을 때 1차 치료로 가능한 약제는?

폐 조직검사: Adenocarcinoma, TTF-1 (+), EGFR mutation (-), ALK (DF53) (+), ROS1 translocation (-), KRAS mutation (-), BRFA V600E (-), PD-L1 (22C3) 20%

⇨ 절제 불가능한/전이성 비소세포폐암(특히 선암)의 경우 진단 시 분자 마커의 확인이 필수적이다. 증례의 환자의 경우 ALK translocation이 driver mutation인 폐암으로 판단된다. 1차 치료제로는 ALK 억제제가 우선시되며, 2세대 약제인 alectinib, brigatinib과 3세대 약제인 lorlatinib이 1차치료 약제로 권고되어 환자의 상황에 따라 선택하여 투여한다.

VIII 소세포폐암의 치료

1. 소세포폐암은 급속히 전신적으로 퍼져 나가기 때문에 진단을 받았을 때는 이미 전이된 경우가 흔함. 몸 전체에 존재하는 암세포를 치료하기 위해 항암요법을 사용
   1) 제한형질환(limited disease): 항암요법과 방사선치료를 병용
   2) 확장형질환(extensive disease): 전신적인 항암요법을 실시
      (1) 1차요법: etoposide/platinum/atezolizumab 병합요법
      (2) 2차요법 이상: irinotecan 요법, paclitaxel 요법 등
   3) 최근에는 TNM staging을 통해 초기 소세포폐암(1–2A기)은 종격내시경을 통해 종격동 임파선전이가 없다면 수술치료 후 보조항암 또는 보조 동시항암방사선치료를 고려하기도 함
2. 항암치료 후 완전반응 혹은 부분반응을 보일 때는 뇌에서 암이 발견되지 않더라도 뇌 방사선치료를 받게 되는데 이 치료를 예방적 전뇌 조사(prophylactic cranial irradiation,

PCI)라고 하며 뇌에 종양이 전이되는 것을 예방하기 위해 시행됨

3. 전신상태가 불량한 환자에서는 폐종양과 뇌와 같이 다른 부위에 있는 종양을 목표로 한 고식적 방사선치료를 실시하기도 함

09 유방암

I 역학

1. 한국
여성에게 발생하는 암 중 가장 흔한 암. 40대 및 50대 발생이 가장 흔함

2. 서구
여성에게 가장 흔하게 발생하는 암이며 가장 높은 사망률을 보임

3. 한국과 서구의 유방암 발생 차이
한국에서 유방암 발생은 지속적으로 증가 추세이나 유럽이나 미국의 30–50% 정도의 발생 빈도를 보임. 서구는 나이가 증가할수록 유방암 발생이 증가하나, 한국은 50대 초반까지 유방암 발생이 증가하다가 그 이후로 점차 감소하는 추세를 보임. 한국은 서구와 비교하여 폐경 전 유방암 발생 비율이 높음. 한국의 경우, 40대 이하 유방암 환자는 10.5%를 차지하는데 이는 서구의 2배 이상임

II 유방암의 발생위험인자

1. 여성 호르몬(에스트로겐, 프로게스테론)
1) 이른 초경, 늦은 연령의 첫 만삭 임신, 늦은 폐경
2) 호르몬 대체 요법
3) 모유 수유는 유방암의 발생위험을 감소시킴

2. 생활습관: 비만, 음주

3. 유전학적 인자: 배아 유전자 변이(Germline genetic mutation)
1) BRCA1/BRCA2가 가장 흔함(homologous recombination deficiency)
2) ATM, BARD1, CHEK2, PALB2, RAD51C, RAD51D (homologous recombination defi-

ciency)

3) CDH1, NF1, PTEN, STK11, TP53 및 MSH2/MLH1/MSH6 등이 존재

III 증상

1. 덩어리가 촉지되거나, 유방의 크기 및 모양이 변화
2. 유방 피부의 변화가 보이거나, 발적이 나타나고 피부가 두꺼워짐
3. 유두 함몰, 출혈성 유즙 분비가 나타남

IV 유방암의 진단

유방 덩어리가 발견되거나, 유방촬영술에서 이상 소견이 발견되면 미세침검사 또는 조직검사 시행

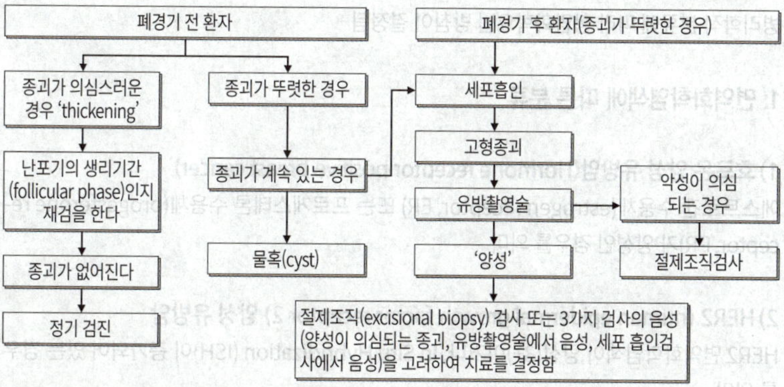

● 그림 10-9-1. 유방 덩어리에 대한 접근법

1. 조기검진 및 선별검사

1) 30세 이상: 매월 유방 자가검진을 시행

2) 35세 이상: 2년마다 의사에 의한 임상검진 시행

3) 40세 이상: 2년마다 유방촬영술(mammography) 및 의사에 의한 임상 검진 시행

4) 필요할 경우 유방초음파를 추가로 시행할 수 있음

2. 진단적 검사

1) 병력청취, 신체검사, 말초혈액검사, 일반 화학검사, 흉부 단순촬영, 유방촬영술, 유방초음파
2) 뼈스캔, 흉부/복부 CT: 임상적인 증상에 따라 시행하며, 전이 여부 판별을 위하여 시행할 수 있음
3) 국소진행성 유방암: 뼈스캔, 흉부/복부 CT, MRI, 18FDG PET/CT 등을 선택적으로 시행
   (1) 유방초음파
      ① 치밀유방에서 크기가 작은 병변이나 경계가 불분명한 종괴를 찾는 데 유용함
      ② 액와림프절전이 여부 판단, 필요할 경우 초음파 유도하 조직검사 시행 가능
   (2) 유방 MRI
      ① 종양의 범위를 확인하고, 다발성 또는 다중심성 병변을 진단할 수 있음
      ② 유방보존술이 고려되는 환자에서 유방촬영술 및 초음파 검사 소견이 불확실한 경우, 유방암의 흉벽 침범 여부 확인, 선행항암화학요법의 반응을 평가하는 경우에 시행

V 유방암의 병리학적 분류

병리학적 분류에 따라 항암화학요법 방침이 결정됨

1. 면역화학염색에 따른 분류

1) 호르몬 양성 유방암(Hormone receptor positive breast cancer)

에스트로겐 수용체(estrogen receptor, ER) 또는 프로게스테론 수용체(progesterone receptor, PR)가 양성인 경우를 의미

2) HER2 (human epidermal growth factor receptor 2) 양성 유방암

HER2 면역화학염색이 양성(3+)이거나, In Situ Hybridization (ISH)이 증가되어 있는 경우를 의미

Category		Result
IHC	0 or 1+ staining	Negative
	2+ staining	Equivocal
	3+ staining	Positive
ISH	HER2/CEP17 ratio<2.0 and HER2 copy number<4	Negative
	HER2/CEP17 ratio<2.0 and HER2 copy number≥4 but<6	Equivocal
	HER2/CEP17 ratio≥2.0 by ISH	Positive
	HER2 copy number≥6 regardless of ratio by ISH	

3) 삼중음성유방암(Triple negative breast cancer, TNBC)

ER, PR, HER2가 모두 음성인 경우

2. Intrinsic subtype

유전학적인 분류로, luminal A, luminal B, HER2 overexpressed, Basal-like로 분류할 수 있음

Intrinsic subtype	Clinicopathologic definition			
	ER	PR	HER2	Ki-67
Luminal A	+	+	−	Low
Luminal-B Like (HER2-negative)	+	+ or −	−	High
Luminal-B like (HER2-positive)	+	+ or −	+	Any
HER2 overexpression	−	−	+	Any
Basal like	−	−	−	Any

VI 유방암의 병기

1. 종양 크기(tumor size, T), 림프절전이(nodal status, N), 원격전이 여부(metastasis, M)에 따라 구분
2. 해부학적 병기(anatomical stage): 기존의 TNM 병기, 해부 구조에 근거
   예후 병기(prognostic stage): TNM 병기와 종양 분화도 및 biomarker를 같이 고려한 병기
   ** biomarker: ER, PR, HER2, tumor grade, Ki67, mitotic count

종양(Tumor, T)	
Tis (DCIS)	Ductal carcinoma in situ
T1	종양 크기≤2 cm
T2	2 cm<종양≤5 cm
T3	종양>5 cm
T4	크기에 관계없이 흉벽을 침범 피부에 침윤하였거나 부종이 있는 경우, 또는 염증성 유방암
림프절(Nodal status, N)	
N0	림프절 침윤 없는 경우
N1	동측 level I, II 액와림프절을 침범하였으며 림프절이 움직이는 경우

N2	동측 level I, II 액와림프절을 침범하였으며 림프절이 움직이지 않는 경우 액와림프절 침범 없이 동측 내측 유방 림프절(internal mammary node) 전이
N3	동측 쇄골하림프절(infraclavicular LN) 동측 액와림프절 + 내측유방림프절 동측 쇄골상부림프절(supraclavicular LN)
전이 여부(Metastasis, M)	
M0	원격전이 없음
M1	원격전이 있음

When T is…	*And N is…*	*And M is…*	*Then the stage group is…*
Tis	N0	M0	0
T1	N0	M0	IA
T0	N1mi	M0	IB
T1	N1mi	M0	IB
T0	N1	M0	IIA
T1	N1	M0	IIA
T2	N0	M0	IIA
T2	N1	M0	IIB
T3	N0	M0	IIB
T0	N2	M0	IIIA
T1	N2	M0	IIIA
T2	N2	M0	IIIA
T3	N1	M0	IIIA
T3	N2	M0	IIIA
T4	N0	M0	IIIB
T4	N1	M0	IIIB
T4	N2	M0	IIIB
Any T	N3	M0	IIIC
Any T	Any N	M1	IV

VII 치료

1. 조기 유방암(Stage I, II)

수술, 선행/보조 항암 화학요법, 방사선치료의 다각적 집약치료(multidisciplinary approach)가 필요

1) 국소적 치료: 수술 및 방사선치료를 시행

(1) 유방보존술: 부분유방절제술+액와림프절절제술+방사선치료

(2) 변형근치적 유방절제술: 유방전절제술+액와림프절절제술

→ 유방보존술 및 변형근치적 유방절제술은 장기생존율에서 동등한 효과가 있음

2) 방사선요법

(1) 유방보존술을 시행 받은 모든 환자를 대상으로 시행

(2) 유방전절제술을 시행한 환자의 경우, 종양크기 5 cm 이상이거나 절제연 양성 또는 근접한 경우에 시행

3) 전신치료: 항암화학요법 및 내분비요법을 시행

(1) 수술 전 항암화학요법

① stage II 환자 중 종양 크기를 제외한 모든 것이 유방보존술에 적합한 경우 선행항암화학요법 후 종양 크기가 줄어든 경우 유방보존술을 시행

② 2기 유방암의 경우, 선행항암화학요법과 수술 후 보조항암화학요법 시행 사이에 무병생존율은 동일하나, 선행항암화학요법군에서 유방 보존율이 더 높았음

③ Anthracycline 또는 anthracycline 후 taxane 요법을 이용

(2) 수술 후 보조 전신요법: 보조항암화학요법+보조 내분비요법(호르몬양성유방암의 경우)

① 보조항암화학요법: anthracycline 또는 anthracycline 후 taxane 요법 시행

- 호르몬 수용체 양성, HER2 음성: 림프절 침범이 있을 경우 보조항암화학요법, 보조내분비요법 시행, 림프절 침범이 없는 0.5 cm 이상의 종양은 oncotype DX 시행 후 항암치료 결정
- 호르몬 수용체 양성, HER2 양성: trastuzumab 병합 고려
- 호르몬 수용체 음성, HER2 음성: 종양크기 1 cm 이상이거나 림프절 침범이 있으면 보조항암화학요법 고려
- 호르몬 수용체 음성, HER2 양성: trastuzumab 병합 고려

② 보조 내분비요법

- 보조항암화학요법 종료 후 투여
- 폐경 전 여성은 tamoxifen 20 mg을 5–10년 투여하며, 폐경 후 여성은 aromatase inhibitor를 5년 투여

③ Oncotype DX

Gene panel test로, 호르몬양성, HER2 음성, 림프절전이가 없는 환자를 대상으로 추후 재발 및 원격전이의 확률을 예측하여 보조항암화학요법이 필요한 환자군을 선정하는 데 도움을 줌

2. 국소진행성 유방암(Stage III)

근치적 수술이 가능한 유방암(T3N1M0)과 근치적 수술이 어려운 유방암(N2-3 또는 T4)이

있으며, 근치적 수술이 어려운 유방암의 경우 수술 전 선행항암화학요법이 필수적. 선행항암화학요법의 반응 평가에 따라 국소 치료(수술, 방사선치료)를 시행하고, 호르몬 양성 유방암의 경우 수술 후 보조 내분비요법을 시행

1) 수술 전 선행항암화학요법

(1) 종양의 반응을 유도하여 수술이나 방사선치료와 같은 국소 치료가 가능하도록 함
(2) 종양의 항암화학요법에 대한 감수성을 확인할 수 있음
(3) 미세 전이에 대한 조기 치료를 시행할 수 있음
(4) 병리학적 완전 관해(pathologic complete response, pCR)는 생존율을 향상시키는 예후인자
(5) Anthracycline, taxane을 사용할 수 있으며, HER2 양성 국소 진행성 유방암의 경우 trastuzumab 및 pertuzumab을 추가하는 것이 추천됨

2) 수술 후 보조항암화학요법

Pathologic response가 불충분하여 잔존암이 남아 있을 경우, capecitabine을 투여할 수 있으며 삼중음성유방암에서 특히 효과가 있음

3. 전이성 또는 재발성 유방암의 치료

1) 치료 목표

(1) 암의 진행을 억제, 생존기간의 연장, 암 관련 증상의 완화, 생활활동능력 증진, 삶의 질 향상에 목표를 둠
(2) 국소구역재발의 경우 근치적 치료 역시 고려할 수 있음

2) 전신전이의 진단

(1) 병력청취, 신체검사 시행
(2) Complete blood count, blood chemistry, 흉부엑스선검사, 뼈스캔, 증상이 있는 뼈 부위의 엑스선검사 시행
(3) 필요한 경우 흉부 및 복부 CT, Brain MRI, Spine MRI, FDG PET-CT 등 고려
(4) 가능하다면 재발 부위에 대한 조직검사 시행

3) 전신전이의 치료

뼈 전이 여부, 호르몬 수용체 양성 여부, HER2 양성 여부에 따라 치료지침을 나눔

(1) 호르몬 양성 유방암

뼈, 연부조직에만 국한된 전이, 내부 장기에 전이가 있지만 비교적 국소적이고 증상이 없

어 visceral crisis가 없다고 판단되는 경우이거나, 재발까지의 기간이 2년 이상으로 긴 경우에는 독성이 적은 내분비요법부터 시행

〈Treatment options in hormone receptor positive breast cancer〉

① Combination with CDK 4/6 inhibitor
- AI (aromatase inhibitor) + palbociclib / ribociclib / abemaciclib
- Fulvestrant + palbociclib / ribocclib / abemaciclib

② Non-steroidal aromatase inhibitor
Letrozole, anastrozole

③ Steroidal aromatase inhibitor
Exemestane

④ selective estrogen receptor modulator / down regulator
tamoxifen, fulvestrant

⑤ Combination with mTOR inhibitor
exemestane + everolimus

⑥ PIK3CA mutation
fulvestrant + alpelisib

(2) HER2 양성 유방암

HER2 target agent를 항암치료와 병합하여 사용

〈Treatment options in HER2 positive breast cancer〉

Pertuzumab+Trastuzumab+Docetaxel
Trastuzumab emtansine (T-DM1)
Trastuzumab deruxtecan (T-Dxd)
Tucatinib+capecitabine+trastuzumab
Lapatinib+capecitabine
이외에 기타 세포독성 항암화학요법과 trastuzumab을 병합하여 사용 가능

(3) 세포독성 항암화학요법

① 생존기간의 연장 및 삶의 질 향상, 암의 진행을 억제하면서 증상의 완화가 목적이므로, 항암화학요법으로 인한 독성을 최소화하는 것이 중요

② 호르몬수용체 음성이면서 전이가 뼈나 연부조직에만 국한되지 않은 경우, 호르몬 수용체 양성이지만 광범위한 전이가 있거나 이로 인한 증상이 동반된 경우, 이전의 여러 호르몬 치료에 연속적으로 내성을 보이는 경우가 대상

③ 단일 제제를 이용한 단일 요법이 추천되며, anthracycline 및 taxane을 우선적으로 사용하며, 이후의 항암화학치료로는 capecitabine, vinorelbine, eribulin, gemcitabine 등을 사용할 수 있음

(4) 뼈전이를 동반한 유방암의 치료

Osteolytic bone metastasis가 있는 경우 항암치료, 호르몬치료, 방사선치료와 함께 bone-targeted agent 투여하여 골절 등의 skeletal-related event의 발생을 억제

① Denosumab

- 발열, 전신통 등의 급성독성이 적고 신기능에 영향을 주지 않으나 저칼슘혈증이 발생할 확률이 있어 칼슘 및 비타민 D와 같이 투여해야 함
- Osteonecrosis of jaw가 발생할 수 있어 치과 검진 필요

② Zoledronic acid

- 신기능 평가가 필요하며, 발열 및 전신통 등의 급성독성이 발생하는지 유의해야 함
- Denosumab과 마찬가지로 osteonecrosis of jaw가 발생할 확률이 있어 치과 검진 필요

4. BRCA 연관 유방암

1) 서구에서 BRCA1/2 유전자 변이의 빈도는 1/300–1/800으로 추산되고 있으며, 유전성 유방암의 90% 이상이 BRCA1/2 유전자와 관련되어 있음. 국내 여성에서 BRCA1/2 변이의 70세까지의 유방암 누적위험도는 각각 49%, 35%. 또한 난소암의 누적위험도는 각각 39–44%, 11–17%. 그 외 전립선암, 췌장암, 악성 흑색종 등의 발생도 증가
2) BRCA1/2보인자에서 발생한 유방암의 수술치료의 경우 유방보존수술이 전절제에 비해 생존에 이득이 있다는 근거는 없음. 따라서 유방보존수술이 시행될 수 있음. BRCA1/2 보인 자에서 반대측 유방에 대한 위험 감소 절제수술이 고려될 수 있음. 또한 동측 유방 재발률 및 반대측 유방암 발생률을 낮추기 위해 위험 감소-난관절제수술을 시행할 수 있음
3) 또한 BRCA1/2 보인자의 수술 후 환자의 보조요법 및 전이성 유방암 환자에서 PARP 억제제의 사용이 고려될 수 있음

증례

유방암의 치료

40세 기저질환 없는 폐경 전의 환자가, 좌측 유방의 종괴와 허리 통증을 주소로 내원하였다. 내원 후 시행한 검사에서 요추를 포함한 다발성 골전이가 동반된 전이성 유방암으로 진단되었다. 골전이 조직검사에서는 호르몬 양성, HER2 음성 소견이 확인되었다. 1차 요법으로 적절한 치료는?

⇨ Visceral crisis의 임상양상이 아닌 폐경 전, 호르몬 양성, HER2 음성의 전이성 유방암 환자에서 1차 요법으로는 표적요법인 CDK4/6 inhibitor와 내분비 요법인 aromatase inhibitor 및 GnRH agonist의 병합 투여를 고려한다. 폐경 전 환자에서의 CDK4/6 inhibitor로는 ribociclib이 우선적으로 고려될 수 있다.

골전이에 대해서 추가적으로 필요한 처치는?

⇨ 심한 통증을 일으키거나 골절 위험이 높은 부위는 방사선요법이 필요할 수 있다. 또한 골전이를 동반한 유방암에서는 4주 간격의 denosumab 120 mg SC 투여를 통하여 병적 골절, 국소 치료(수술 혹은 방사선) 시행 또는 척수압박과 같은 skeletal-related event를 예방 혹은 지연할 수 있다. 암 환자에서 denosumab을 투여할 경우 약 2% 이내의 osteonecrosis of the jaw에 대한 위험성이 있어 투여를 시작하기 전과 치료하는 동안 정기적인 구강 검사 및 적절한 예방적 치과 검진이 필요하다.

10 위암

I 역학

1. 2022년 기준, 한국 전체 암 발생률 5위(남자 3위, 여자 5위)
2. 전체 5년 생존율 77.5% (2015–2019년 기준)

II 증상

1. 비특이적 증세가 대부분
2. 체중감소, 식욕부진, 피로, 상복부 통증, 삼킴곤란, 구토, 위장관 출혈(흑색변 등)

III 전이성 질환의 신체적 진찰

1. 전이성 암의 비특이적인 신체적 진찰: 악액질(cachexia), 악성 복수
2. Virchow's node: 좌측 쇄골상림프절전이
3. Sister Mary Joseph node: 배꼽주위결절 전이
4. Krukenberg's tumors: 난소 전이
5. Blumer's shelf: 직장주위 맹낭(cul-de-sec) 전이

IV 진단

1. 위 내시경 검사 및 조직검사

스크리닝 및 확진을 위한 가장 중요한 검사(gold standard)

2. 병기 결정을 위한 검사

1) 신체적 진찰, 일반 혈액 검사, 흉부 방사선 검사, 상부 위장관 조영술

2) 내시경적 초음파술(EUS)

위벽과 국소 림프절 침범 확인 시 CT보다 정확함. 간좌엽의 작은 전이 병변 및 소량의 복수를 확인할 수 있음

3) 복부/흉부 전산화 단층촬영(CT scan)

주위기관, 림프절 침범의 정도 및 간, 부신, 난소, 폐 등과 같은 전신 전이를 평가하는데 유용

4) MRI

일반적으로 위암의 진단 및 병기 설정에 흔히 이용되지 않음. 위암의 간전이와 같은 전이병소가 의심되는 경우 도움이 될 수 있음

5) PET-CT

CT에서 확실치 않은 원격전이 확인을 위해 시행될 수 있으나, false negative 가 높아서 결과 해석에 주의하여야 함. 특히 작은 크기(small tumor size), 미만성 또는 점액성 종양의 경우, FDG uptake 가 낮은 경우가 많아 진단에 도움이 되지 않는 경우가 많음

6) 복강경하 병기 결정

수술을 고려하는 환자에서 복막전이 여부를 확인하기 위해 고려할 수 있는 중요한 검사 중 하나임

7) 종양표지자

(1) 위암의 특이적 종양표지자는 없지만, CEA/CA19-9/AFP 등이 도움이 될 수 있음. 특히 치료 전에 상승되어 있는 환자라면, 치료의 효과 모니터링에 도움이 될 수 있음

(2) CEA, CA19-9: 수술 전 혈청 level이 높은 경우가 좋지 않은 예후와 상관성을 보이며, 재발의 지표 및 치료효과 판정에 이용

(3) AFP 간세포양 위샘암 또는 AFP 생성 위샘암에서 상승, 해당 조직유형은 위암종의 1.3–15%

8) 진단을 위한 실제적 조언

(1) 위내시경 내시경적 위암 의심 조직검사 병기확인을 위한 영상학적 검사(복부/흉부 CT) 및 CEA/CA19-9/AFP 확인 병기가 확실하지 않다면 추가 검사(PET CT, MRI 등) 병기

에 따른 치료 진행(국소병기 1–3기면 기본적으로 수술, 조기위암의 경우 내시경 절제도 고려, 4기면 전신 항암치료 우선)

(2) 위암은 복막전이가 흔한 암종으로, 복막전이는 영상검사에서 확인이 어려운 경우가 많음. 복막전이 여부가 치료의 목적과 방법에 영향을 주기 때문에, 복강경하 병기 결정 역시 추가로 고려할 수 있음

(3) CEA, CA19-9, AFP 등은 위암 특이적 종양표지자는 아니어서, 환자에 따라서 상승해 있는 경우도 있고 그렇지 않은 경우도 있음. 상승해 있는 경우에는 치료의 반응을 모니터링하는 데 참고를 할 수 있기 때문에 첫 진단 시 체크해볼 수 있음

V 위의 악성종양의 조직학적 분류

1. 위의 악성종양의 병리학적 종류

Adenocarcinoma (85%), 림프종, GIST(위장관기질종양), 평활근육종(leiomyosarcoma) 등 → 이중 일반적으로 위암이라고 부르는 것은 adenocarcinoma를 말함(WHO 분류상)

2. 위암(위샘암, Gastric adenocarcinoma)의 조직학적 분류

1) WHO 분류(WHO 5th edition)

(1) Tubular adenocarcinoma, papillary adenocarcinoma, poorly cohesive carcinoma, signet ring cell carcinoma, Mucinous adenocarcinoma, mixed adenocarcinoma, other histological subtypes

(2) 일반적으로 진료현장에서 위암이라고 정의하는 것들로, 이외의 병리소견일 경우 일반적 위암에 준해서 치료하는지는 전문 교수님과 상의하여야 함

예시 1) 병리결과: poorly cohesive carcinoma이면 일반적 위암에 준해서 치료

예시 2) 병리결과: gastrointestinal stromal tumor, gastric lymphoma 등의 경우이면 일반적 위암이 아닌 병리 소견에 따른 진단에 따른 다른 치료가 필요함

2) Grading

Tubular adenocarcinoma와 papillary adenocarcinoma에서 적용될 수 있음

일반적으로 well/moderate/poorly differentiated의 3가지로 국내에서는 가장 많이 구분함. 분화가 안 좋을수록 나쁜 예후, 높은 병기와 연관성이 있다고 알려짐

예시) 병리결과: tubular adenocarcinoma well differentiated와 같이 기술되어 있음

3) Lauren 분류(Lauren 1965)

(1) 주로 수술 검체 혹은 ESD를 시행한 검체에서 적용됨(단순 조직검사 조직에서는 잘 적용하지 않음)

(2) Intestinal type: 대개 분화도가 좋고, 관상 또는 샘구조를 형성

(3) diffuse type: 미분화 또는 분화도가 나쁜 암으로 샘구조를 형성하지 않음. 개개의 세포가 독립되어 침윤하는 양상

(4) mixed: 각각 50%씩 보이는 경우

(5) intermediate: 분화가 나빠서 분류하기 곤란한 경우

4) WHO, grading, Lauren 분류의 관계

절대적인 것은 아니나 일반적으로 다음의 관계로 대략 생각할 수 있음

(1) Well or moderately differentiated papillary and tubular adenocarcinomas: intestinal type

(2) Poorly cohesive carcinoma, signet ring cell carcinoma: diffuse type

(3) Poorly differentiated adenocarcinomas: indeterminate type

3. 병리학적 Biomarker

1) HER2 (C-erb2)

(1) 위암의 약 10–15%에서 양성으로 보고됨

(2) HER2 positive: HER2 면역화학염색(IHC) 3+이거나 2+이면서 in situ hybridization (ISH)이 양성

(3) 임상적 Tip: HER2 양성의 경우 HER2 targeted treatment를 고려하기 때문에, HER2 결과를 최대한 빠르게 확인하는 것이 치료 시작에 도움이 됨. 이에 HER2가 IHC로 2+로 보고되었을 때, ISH 검사를 추가처방한다면 치료약제 결정에 도움이 됨

2) PD-L1 expression

(1) 암조직에서의 PD-L1의 발현정도는 항암치료 약제 결정에 도움이 되며 면역화학염색(IHC)으로 검사

(2) PD-L1 CPS라는 것이 이용됨. 이는 숫자로 된 점수로서, 보통 1점, 5점, 10점과 같은 식으로 병리과 리포트에 보고되어 있음

(3) 임상적 Tip: PD-L1 검사는 여러 가지가 존재하는데, 위암에서는 현재 1Â÷ 치료로서 승인받은 nivolumab+XELOX 요법에 대해서는 28-8 pharmDx assay로 검사를 처방하여야 급여적용여부를 결정할 수 있음. PD-L1 CPS 5점 이상인 경우에 nivolumab+XELOX가 효과가 확연함

4. MSI-high or MMR deficiency(미세부수체 불안정성/복제실수교정결핍상태)

1) MSI (microsatellite)-high 혹은 MMR (mismatch repair) deficiency는 위암의 약 5–20% 정도로 보고됨
2) 면역관문억제제에 좋은 반응을 보일 수 있기 때문에 꼭 확인하여야 함
3) 임상적 팁: MSI는 MSI-PCR 검사로 처방하여야 하며, MMR 검사는 MLH1, MSH2, MSH6, PMS2, 이렇게 4가지의 IHC 검사를 처방함

5. Epstein-Barr virus (EBV)

1) 위암의 약 10%에서 보고됨
2) 면역관문억제제에 좋은 반응을 보일 수 있기 때문에 꼭 확인하여야 함
3) 임상적 팁: EBV-in situ hybridization (ISH)로 처방함

6. Next-generation sequencing (NGS)

1) 암조직의 유전자 변이 등을 확인하는 검사
2) 여러 가지 정보를 한꺼번에 얻을 수 있다는 장점이 있고, 그에 따라서 치료를 시도해 볼 수 있다는 장점이 있으나, 현재까지는 환자 본인 부담(진행성병기의 경우) 비용이 크다는 단점이 있고, 결과 보고까지 4주 정도 소요된다는 점이 단점
3) 임상적 팁: 담당 교수님과 상의해서 검사를 진행. 환자 본인부담비용이 있다는 점을 환자에게 설명해야 함

VI 위암의 병기

조기위암 및 진행성위암

1. 조기위암: 림프절전이 유무와 관계없이 암의 침윤이 점막층 또는 점막하층에 국한된 위암
2. 진행성 위암: 근육층이나 장막층에 침범하거나, 다른 장기로 전이된 경우

VII 위암의 치료

1. 위암의 치료는 조기 위암 vs. 국소진행성 절제불가능/전이성/재발성 위암으로 구분
2. 조기 위암의 경우 수술 및 내시경 절제술이 주된 치료이며, 완치를 목적으로 함
3. 국소진행성 절제불가능/전이성/재발성 위암의 경우 전신항암치료가 주된 치료이며, 완치가 어려운 경우가 많음

VIII 조기/진행성 위암의 치료

1. 내시경적 절제술

다음의 내시경적 소견을 충족하는 고분화 또는 중분화 관모양 또는 유두모양 조기 위암(well or moderately differentiated tubular or papillary early gastric cancer)에서 다음의 조건을 만족할 때, 시행할 수 있음(소화기내과 참조)

1) 내시경 소견에서 종양크기≤2 cm
2) 내시경 소견에서 점막암(mucosal cancer)
3) 내시경 소견에서 궤양 없음(no ulcer in the tumor)

2. 수술: Gold standard of treatment

1) 위절제범위

(1) 표준술식
- ① 원위부 위암: 원위부위절제술(distal gastrectomy)
- ② 근위부 위암: 전위절제술(total gastrectomy)

(2) 축소술식: 조기위암의 경우 위치에 따라 근위부위절제술(proximal gastrectomy) 혹은 유문보존위절제술(pylorus preserving gastrectomy)을 시행할 수 있음

2) 림프절 절제 범위

(1) 최소 16개 이상의 림프절을 절제하는 것을 권고함
(2) 각 림프절 절제 범위는 위절제 범위에 따라 다름
(3) 표준술식: D2 림프절 절제술
(4) 축소절제: 조기위암의 경우 D1+ 림프절 절제로 축소해서 시행 가능
(5) 확대절제: 필요시 D2 림프절 절제술에 추가로 림프절 절제를 시행할 수 있음

3. 수술 후 보조항암화학요법

1) 목적: 수술 후 재발의 위험도를 낮추고, 생존기간의 연장을 위해 시행함
2) 누구에게 시행하는가? 위암 수술 후 병리학적으로 2기 혹은 3기 환자
3) 언제 시행하는가? 수술 후 약 8주 이내 시작(보통 환자 컨디션마다 다르지만 수술 후 회복기를 거쳐 약 4–8주 사이에 항암치료를 시작하게 됨)
4) 어떠한 항암치료를 시행하는가?
   (1) TS-1 단독 1년요법
   ACTS-GC trial: 3년 무재발생존율: 72.2%(수술 후 TS-1년 복용군) vs. 59.6%(수술 단

독군)

(2) XELOX 6개월 요법(Capecitabine+oxaliplatin)

① CLASSIC trial: 3년 무재발생존율: 74%(수술 후 XELOX 복용군) vs. 59%(수술 단독군)

② 요법이름이 XELOX인 이유는 capecitabine의 상품명이 Xeloda이고, 앞 글자 XEL과 oxaliplatin의 OX를 따서 XELOX라 부름

(3) 병기가 3기로 높거나 2기라 하더라도 위주변 림프절전이(N1 이상)가 있는 경우 XELOX 요법을 TS-1 요법보다 더 선호함

4. 수술 후 방사선 병용치료

1) 일반적으로 권고하지 않음

2) 위암 수술 후 보조항암화학요법 단독에 비해 보조항암화학요법에 방사선치료를 추가하였을 때 생존기간의 개선이 없어서, 현재 국내에서는 일반적으로 시행하지 않음. 다만 선별된 환자에게 추가로 시행해 볼 수도 있음

5. 절제 가능한 위암 환자에서 수술 전 선행항암화학요법(Neoadjuvant chemotherapy)

1) 수술 전 선행항암화학요법의 역할에 대해서 최근 많은 임상연구가 진행되었음

2) 특히 국내 의료진을 중심으로 진행한 PRODIGY 연구에서 neoadjuvant DOS (docetaxel/oxaliplatin/S-1) 요법이 선행항암화학요법으로써 긍정적인 결과를 보고하였음

3) Neoadjuvant chemotherapy와 upfront surgery는 장단점이 있기 때문에, neoadjuvant chemotherapy의 결정은 (종양내과, 외과, 소화기내과, 영상의학과 등) 다학제적 접근을 통하여 결정하는 것을 권고함

IX 절제 불가능, 재발성 또는 전이성 위암에 대한 치료

1. 전신항암치료: Treatment of choice

2. 전이성 위암에서 원발 위암 수술의 역할

1) 일반적으로 도움이 되지 않음. 오히려 위암 수술로 인하여 발생하는 위의 용적 감소 혹은 위의 제거로 인해 식이가 어렵고, 이로 인해 전신 수행능력이 감소하고, 또한 항암치료의 시기만 늦추게 되어 일반적으로 시행하지 않음

2) 다만 gastric outlet obstruction이나 심각한 출혈 등이 있을 경우 고식적인(palliative) 목적으로 수술을 해 볼 수 있음. 다만 이러한 수술 역시 조기/진행성 위암에서의 수술과 같은 완치의 목적이 아니라, 증상개선을 위한 고식적 목적임을 분명히 하여야 함

3. 방사선치료: 증상의 조절 목적으로 진행할 수 있음(예, 뼈전이로 인한 통증이 있는 경우 뼈방사선)

X 위암의 고식적 항암치료

1. 절제 불가능, 재발성 또는 전이성 위암의 치료에 가장 중요한 역할을 함

2. 목적: 생존기간의 연장, 삶의 질의 향상

3. 항암치료 시작 전 준비 및 확인해야 할 사항
병원마다 약간씩 상이할 수 있지만, 일반적으로 다음을 확인하고 준비

1) 환자의 나이, 기저질환, 과거력, 전신수행능력 및 기타 내과적으로 항암치료에 적합한 상태인지 확인
2) 환자의 영양상태(경구 식이가 현재 가능한지 등 확인): 경구 식이가 매우 어려운 상황이라면 이에 대한 대책 강구 필요(bypass surgery, stent 등)
3) CBC, BC 와 같은 일반혈액검사, CEA, CA19-9, AFP와 같은 혈액 종양표지자, chest PA, Urine analysis, 심초음파(optional)
4) Chest/abdomen/pelvis CT (enhance)
5) 뼈전이의 의심소견이 있다면 bone scan도 시행
6) PET CT는 일반적으로 시행하지 않음
7) 조직검사: 조직검사 확인 후에 서두에 언급한 병리 바이오마커 검사를 시행
   (1) HER2 IHC, HER2 FISH or SISH
   (2) PD-L1 IHC
   (3) MSI-PCR or MMR IHC (MLH1, MSH2, MSH6, PMS2)
   (4) EBV in situ hybridization
   (5) NGS: 필요하다면 시행. 환자에게 금액부담이 있는 검사이고, 시간이 소요되는 검사이므로, 담당 교수님과 상의해서 시행

4. 위암의 항암치료 모식도
1) 일반적으로 그림 10-10-1과 같은 흐름으로 진행
2) 그림 10-10-1의 모식도는 현재 국내에서 가장 잘 받아들여지고 있는 위암 항암치료의 흐름일 뿐 모든 환자에게 이렇게 해야 한다는 강제는 아니며, 환자의 개개인의 상태에 따라 임상의사선생님이 결정

3) 그림 10-10-1의 약제들이 모두 보험급여가 되는 상황이 아님을 인지하여야 함

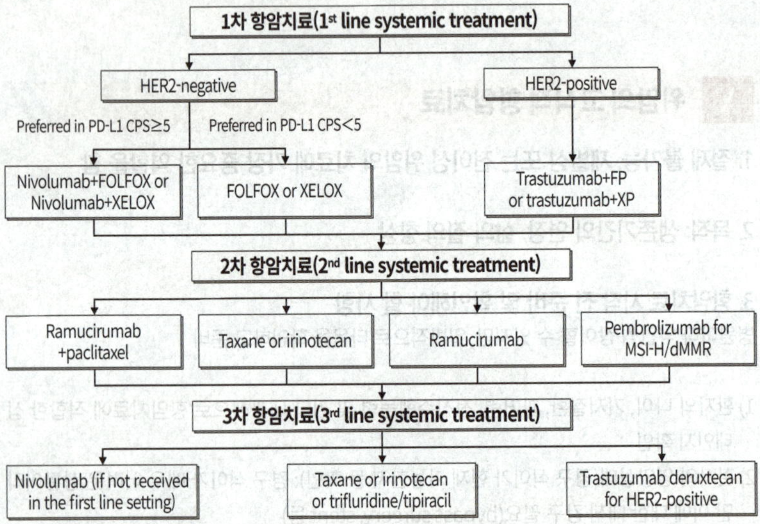

● 그림 10-10-1. 위암의 항암치료 모식도

5. 위암의 주요 항암치료의 주기(전공의 처방 참고용)

1) XELOX or nivolumab+XELOX: capecitabine 2주 복용 1주 휴약, 3주마다 투여
2) FOLFOX or nivolumab+FOLFOX: 2주마다 투여
3) Trastuzumab+FP or XP: 3주마다 투여
4) Ramucirumab+Paclitaxel: Day 1, 8, 15 투여, 1주 휴약, 4주마다 투여
5) Pembrolizumab for MSI-H/dMMR: 3주마다 투여
6) Trastuzumab deruxtecan: 3주마다 투여

XI 위암의 항암치료 시 전공의가 숙지하면 진료에 도움이 되는 팁들

1. 환자가 복수가 차는 경우가 있으니, 환자가 배가 부른다거나 몸무게가 갑자기 증가한다 거나, 다리가 양쪽이 모두 부었다고 호소한다면 복수를 염두에 둬야 함
2. 복막전이가 매우 흔하기 때문에 복막전이로 인한 증상을 항상 염두에 둬야 함. 환자가 역류증상이 심해진다고 호소하거나, 침이 자꾸 올라와서 뱉는다거나, 항암제로 인한 오심 구

토가 생길 만한 시기가 아닌데 자꾸 오심 구토를 호소하거나, 변비가 최근 들어 심하게 악화된다거나 하는 증상들을 호소하면 복막전이로 인한 증상을 의심하여야 하고 필요하다면 L-tube 삽입 등을 고려하여야 함

3. 위 스텐트 등을 넣은 환자는 꼭 엑스레이에서 위치의 변경이 없는지 등을 잘 파악해야 함
4. XELOX의 경우 주사약은 하루만 투여되고 나머지는 경구약이기 때문에 외래에서 당일 주사항암제 투여 후 집으로 귀가함. 하지만 FOLFOX의 경우에는 주사약이 약 2일 정도 투여되는데, 환자가 infusion pump를 차고 집으로 가서 항암제가 투여되는데 이러한 경우는 케모포트가 꼭 필요
5. 복막전이가 있거나 gastric outlet obstruction 등이 있는 경우는 알약을 삼키기가 어렵기 때문에 그를 고려하여 약제를 선택함. 예를 들어 진통제를 처방할 때에도 경구 진통제 보다, 설하정이나 패치제형이 더 도움이 될 수 있음
6. 식이가 불량한 경우가 많기 때문에 집에서 적절한 영양 공급이 필요함을 설명해주고, 필요시 엔커버나 뉴케어 같은 경구 영양 수액을 적절히 처방에 이용해도 좋음
7. 병리검사를 처방할 때 HER2의 경우 IHC를 처방할 때 FISH 혹은 SISH를 동시에 처방하면 빠른 치료시작에 도움이 될 수 있음. 예를 들어, IHC 결과가 2+인 경우 그때 FISH 혹은 SISH를 처방하면 결과확인에 며칠이 더 소요되기 때문

증례

진행성 위암의 치료

60세 남자 환자, 상복부 불편감 및 체중감소를 주소로 내원하여 복막전이를 동반한 전이성 위암으로 진단되었다. 위내시경 시행 후 얻은 조직검사에서 poorly cohesive carcinoma 및 HER2 음성, PD-L1 Combined Positive Score 20으로 확인되었다. ECOG PS 1이었다. 1차 요법으로 적절한 치료는?

⇨ 현재 HER2 음성, PD-L1 양성인 전이성 혹은 절제 불가능한 진행성 위암의 1차 요법은 세포독성 항암제인 FOLFOX 혹은 XELOX와 PD-1 inhibitor인 nivolumab의 병합요법이다. 현재 국내에서는 PD-L1 28-8 CPS 5점 이상의 경우 보험으로 투여할 수 있다.

11 직결장암

I 직결장암의 역학

해부학적 발생 위치에 따라 항문연에서 약 12–15 cm 이내의 직장에서 발생하는 직장암과 그보다 근위부에 발생하는 결장암으로 분류. 전 세계적으로 4번째로 많이 발생하는 암으로, 미국에서는 암으로 인한 사망 원인 중 2위를 차지. 검진 및 조기 발견의 발전으로 인하여 65세 이상에서의 직결장암의 발생률과 예후는 과거에 비해 모두 개선되었으나, 50세 이하의 젊은 층에서의 발생률이 최근 들어서 증가하는 추세에 있어 젊은 환자에서 새로운 문제로 대두되고 있음

II 임상증상

1. 직장암, 좌측 결장암의 경우에는 변이 가늘게 나오고, 변비 등의 증상이 동반되는 경우가 많음. 이외에도 혈변이 보이거나 대변습관의 변화가 관찰됨
2. 우측 결장암의 경우에는 특별히 증상이 없고, 출혈로 인한 혈변, 혹은 빈혈 증상에 대한 검사 후 진단되는 경우가 많음. 비교적 좌측 결장암보다 초기에 증상이 나타나지 않기 때문에 진단 시 진행된 상태로 진단되는 경우가 많음

III 진단

1. 대장내시경을 통해 원발 병변에 대한 조직검사를 통해 확진
2. 병기 평가를 위해 흉부, 복부 전산화단층촬영(CT)을 시행하고, 증상이 있을 경우 뼈 스캔 검사를 추가로 시행하기도 함
3. CEA, CA 19-9 등의 암표지자 검사를 같이 시행
4. 조직검사로 직결장암이 진단되면, 돌연변이 유무 확인을 위한 EGFR 면역염색, KRAS/NRAS/BRAF PCR과 MSI PCR 혹은 MMR protein 면역염색 검사를 시행

IV 직결장암의 치료원칙

1. 결장암

1) 수술치료

완전 절제를 위해서는 종양 주위에서 5 cm까지 안전 경계를 두고 절제하는 것을 권장

(1) 고식적 절제술: 수술이 불가능한 병기인 경우라도 장 폐색, 천공 등의 암으로 인한 합병증이 발생했을 경우 병변을 절제하고 colostomy를 시행할 수 있음

(2) 전이절제술(Metastasectomy): 간 혹은 폐에 전이된 병변이 절제 가능할 경우는 장절제술과 함께 전이 병변을 같이 수술할 수 있음

(3) 림프절 절제: 12개 이상의 림프절을 절제하여 정확한 N stage를 확인. 12개 미만의 림프절 절제는 수술 후 재발의 위험인자 중의 하나

2) 항암요법

(1) 수술 후 보조항암화학요법(Adjuvant chemotherapy)

수술 후 국소 재발을 예방하고 원격전이의 발생률을 낮추기 위하여 수술 후 5-FU 혹은 capecitabine과 leucovorin±oxaliplatin의 보조항암화학요법을 실시

① FOLFOX, 2주마다 투여, 총 12회, 6개월 치료

② XELOX, 3주마다 투여, capecitabine 2주 복용 1주 휴약, 재발의 위험도에 따라 총 4회(3개월) 혹은 8회(6개월) 치료

③ FL, 2주마다 투여, 총 12회, 6개월 치료, oxaliplatin을 사용하기 어려운 고령의 환자의 경우

(2) 수술 후 보조항암화학요법의 대상자

① III기 대장암(림프절전이가 있는 경우)

② II기 대장암인 경우면서 아래와 같은 재발의 고위험 군에 해당하는 경우

- 조직학적 분화도가 나쁜 경우[단, microsatellite instability (MSI)-high인 경우는 제외]
- 종양주변의 혈관 혹은 림프관 침범(lymphovascular invasion)
- 신경절 주변 침범(perineural invasion)
- T4 병변인 경우(stage IIB, IIC)
- 수술 시 장 폐색이 있었던 경우
- 수술 시 절제된 림프절의 수가 12개 미만인 경우
- 국소천공
- 절단면에 현미경학적으로 암세포가 존재하거나 가까운 경우(R1 resection)

(3) 고식적 항암요법(Palliative chemotherapy)

수술이 불가능하거나 재발한 환자를 대상으로 항암요법을 시행. 5-FU 또는 capecitabine, leucovorin, irinotecan, oxaliplatin 등이 주로 사용되는 세포독성 항암화학요법. 복합항암화학요법에 표적치료제인 bevacizumab 혹은 cetuximab를 병합하여 치료하는 경우 반응률과 중앙 생존값이 향상됨

① 1차 항암요법

- mFOLFOX+bevacizumab 혹은 mFOLFOX+cetuximab, 3일간 투여, 2주 간격 치료
- mFOLFIRI+bevacizumab 혹은 mFOLFIRI+cetuximab, 3일간 투여, 2주 간격 치료
- Cetuximab은 EGFR monoclonal antibody로 RAS 유전자 돌연변이가 있는 경우, 효과가 없으므로 조직에서 KRAS/NRAS 야생형(wild type)인 경우 cetuximab을 추가하고, 돌연변이가 있는 경우 VEGF monoclonal antibody인 bevacizumab을 추가함. 우측대장암의 경우에는 RAS wild type이라고 하더라도, cetuximab에 대한 효과가 좋지 못해 1차로 bevacizumab을 추가해서 사용하기도 함
- Pembrolizumab (for MSI-High, MMR deficiency)
- Mismatch repair (MMR) 유전자(MLH1, MSH2, MSH6, PMS2)의 돌연변이로 인하여 조직에서 MMR 단백질의 결핍이 있는 MMR-deficient (dMMR), microsatellite unstable 혹은 MSI-high군이 4기 직결장암 환자의 3.5–5% 빈도로 보고되고 있음. 이러한 그룹에서 면역관문억제제(immune checkpoint inhibitor)의 효과가 microsatellite stable (MSS) 혹은 MMR-proficient (pMMR)군과 비교하여 우월하게 좋은 것으로 보고되고 있고, 1차 치료로 pembrolizumab과 세포독성 항암화학요법을 받은 환자와 비교한 연구에서 pembrolizumab이 더 우월한 생존율의 개선을 보여 MSI-High, dMMR을 가진 전이성 직결장암 환자에서 본인부담으로 pembrolizumab 투여가 가능함

② 2차 항암요법

- 1차로 mFOLFOX를 사용한 경우: mFOLFIRI+bevacizumab 혹은mFOLFIRI+aflibercept
- 1차로 mFOLFIRI를 사용한 경우: mFOLFOX+bevacizumab

③ 3차 이후 항암요법

Regorafenib, TAS-102(론서프) 등의 약제를 사용할 수 있으나, 기대할 수 있는 효과는 크지 않음. 직결장암에서도 NGS를 통한 driver mutation이 있는 경우 표적치료제를 사용할 수 있음. BRAF V600E mutation이 동반되어 있는 경우 2차 이상으로 encorafenib+cetuximab 병용요법을 사용할 수 있음. HER2 amplification이 있는 경우 trastuzumab+pertuzumab, trastuzumab+lapatinib을 사용할 수 있음

④ 직결장암의 경우 4기로 고식적요법의 항암치료를 받고 있다고 하더라도, 간 혹은 폐 전이 병변이 절제 가능한 경우 전이 병변을 포함한 절제술(colectomy with metastasectomy)을 시행할 수 있음. 처음에는 절제가 어렵다고 할지라도 항암화학요법이 후 반응이 좋아서 절제 가능한 경우에는 절제술을 시행함으로써 생존율을 향상시킬 수 있음. 따라서 직결장암의 경우에는 4기라 하더라도 환자의 전신수행능력이 좋고 추후 전이 병변이 절제 가능할 것이라고 예상된다면 적극적인 항암치료를 권고함. 고식적요법의 항암치료를 받는 환자 중 추후에 절제술을 고려한다면 수술 전 6–8주 이내에 bevacizumab 투여는 중단하는 것이 권고됨

증례

진행성 대장암의 치료

55세 남자 환자, 전이성 우측결장암을 진단받고 1차 항암치료를 계획 중이다. 조직검사결과가 다음과 같을 때 세포독성항암제와 병용해서 투약 가능한 약제는?

조직검사: adenocarcinoma, moderately differentiated, EGFR IHC 2+, KRAS codon 12 mutant, NRAS/BRAF wild type, MSS

⇨ 전이성 직결장암의 항암치료는 세포독성항암치료제와 생물학적제제인 bevacizumab 혹은 cetuximab을 병용해서 사용하게 된다. 환자의 경우 조직검사에서 KRAS codon 12의 mutation이 확인되었으므로, anti-EGFR monoclonal antibody인 cetuximab 투여는 contraindication이다. 따라서 세포독성항암요법에 anti-VEGF antibody인 bevacizumab을 병용해서 사용할 수 있다.

2. 직장암

1) 수술치료

직장은 해부학적으로 대장의 원위부 12–15 cm에서부터 시작되며 골반 내 위치함. 항문 괄약근을 침범했거나 보다 원위부에 위치한 종양의 경우는 대개 복회음 절제술을 시행. 직장암의 경우는 해부학적인 특성상 골반 내 충분한 안전경계를 두지 못하고 절제하기 때문에 골반 내 국소 재발이 빈번함

2) 항암화학요법/동시항암방사선요법

(1) 수술 전/후 보조요법

① 직장암은 대장암과 비교하여 원격전이로 재발하는 경우보다 국소 재발률이 더 높음. 따라서 II, III기 직장암의 경우 수술 후 보조요법으로 5-FU와 방사선요법을 동시 병행할 경우 재발율과 원격전이의 가능성이 모두 감소하여 암과 관련된 사망률도 현저히 낮출 수 있음

② II, III기 중 절제 가능한 T3N0 혹은 TxN1-2의 경우에는 수술 전 유도 동시항암방사선요법(50–60 Gy, 방사선 감작제로 capecitabine or FL 병용)을 통해 수술의 범위를 줄이고 항문 괄약근의 보존을 유도할 수도 있음. 항암방사선치료 종료 후 질병상태를 재평가하여 수술치료를 하거나 완전반응을 보인 경우는 경과관찰하기도 함. 절제 불가능한 T4 병변의 경우 선행 동시항암방사선요법으로 치료하고, 이후 반응에 따라 수술치료 여부를 결정함

(2) 고식적 항암요법

수술이 불가능한 직장암의 경우 치료원칙은 결장암과 동일하나 증상이 있는 경우 방사선치료 혹은 고식적 수술을 시행할 수 있음

V 추적검사

직결장암은 완전 절제 후에도 수술 후 5년까지는 재발할 수 있으며 특히 첫 3년 이내에 재발이 빈번함. 특히 II기와 III기 대장, 직장암인 경우 재발의 위험도가 높기 때문에 정기적인 관찰이 필요. 수술 전 CEA 수치가 높았던 경우 완전 절제 후 6주가 지나야 정상으로 돌아옴. 일단 재발이 진단되면 재수술은 불가능한 경우가 많으며 항암제와 방사선요법 등을 이용한 고식적인 치료를 시행하게 됨

1. 임상적인 평가

II기와 III기 직결장암 환자들은 수술 후 첫 3년까지는 3–6개월마다 임상증상에 대한 문진과 함께 진찰을 실시. 그 이후에는 매년 정기적인 검진을 권함. 주로 수술 부위에 다시 재발하거나 간, 폐 등에 원격전이가 있으므로 이를 중점적으로 평가함

2. 흉부 방사선학적 검사

재발을 진단하는 데 있어서는 흉부 컴퓨터 단층 촬영을 반드시 시행(routine monitoring)할 필요는 없으나 폐 전이에 대한 검사를 위해 6–12개월에 한 번씩 검사하는 것을 권장

3. 복부컴퓨터단층촬영

간 전이나 복강 내 국소 재발의 진단을 위해 시행하며 흉부 방사선학적 검사와 마찬가지로 반드시 시행할 필요는 없으나, 절제 가능한 조기 재발을 진단하는 데 도움이 될 수 있기 때문에 정기적 검사 권장

4. 대장내시경

수술 전 대장 폐색이 있었던 경우에는 수술 후 3–6주에 남은 장 부위에 다른 병변이 없는지

검사하기 위해 대장내시경 시행. 폐색이 없었던 경우에는 수술 후 첫 1년 이내 추적검사하고 이후 3–5년마다 한 번씩 시행하는 것이 좋음

5. 혈액 CEA 검사

최소한 첫 2년까지는 2–3개월마다 CEA를 검사함. 추적 검사 당시 CEA가 올라가면 재발이나 간 전이를 의심하여 이에 대한 정밀 검사를 시행해야 함

12 기타 암

I 두경부암

1. 위험인자

1) 조직학적으로는 대부분이 편평 상피 세포암
2) 전암병변: erythroplakia, leukoplakia (hyperplasia, dysplasia)
3) 술(2–6배 증가), 담배(25배 증가)
4) 인간 유두종 바이러스(Human papillomavirus, HPV) 고위험군 16, 18번: 구인두, 편도암의 원인 인자로 최근 대두. HPV 양성여부가 치료 반응 및 예후 와도 연관됨
5) Epstein-Barr Virus (EBV): 비인두암은 다른 두경부암과는 달리 북아프리카, 남아시아, 중국에서 흔하게 발생하며 EBV와 관련성이 높음
6) Field cancerization: 두경부암으로 일단 진단된 환자는 상기도 점막이 같은 발암 인자에 노출되어 상기도(두경부, 폐, 식도)에 이차성 원발암 발생 확률이 상승됨

2. 해부학적 구조

해부학적 구조와 림프절의 분포는 아래 그림과 같음

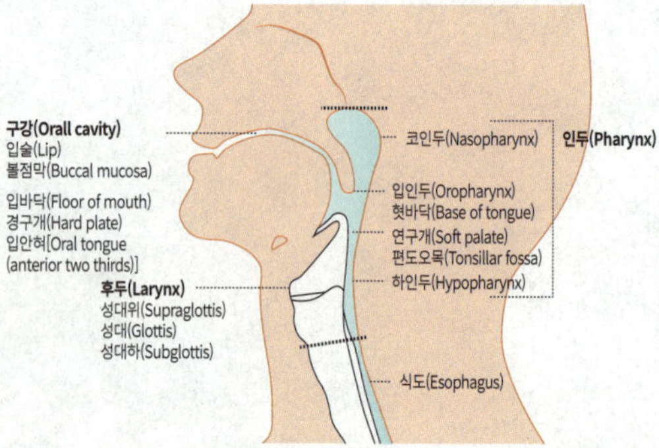

3. 임상증상 및 치료

1) 임상증상

두경부 종양은 발생 부위의 해부학적 위치에 따른 증상이 나타남(후두암 → 애성, 비인두암 → 이통 등). 증상이 2–4주 이상 계속되는 경우에는 검사를 시행하여야 함

2) 진단

(1) 위험인자와 증상에 관한 상세한 문진 및 자세한 신체적 진찰

(2) 의심스러운 병변은 반드시 조직검사

(3) 방사선학적 진단으로 전산화단층촬영(CT scan) 혹은 자기 공명 영상(MRI)

3) 예후

5년 생존율은 1기에서는 80% 이상이지만 3, 4기에서는 40% 정도임. 대부분의 두경부암 환자는 진행된 병기에서 진단됨. 치료 후 주요 재발은 국소적으로 발생하며 병의 말기에 원격전이가 발생하며, 완치된 환자에서도 다른 두경부암이 발생할 확률은 20–40%임

4) 치료

두경부는 여러 중요 기능이 집중되어 있는 부위로 근치적 치료와 함께 기능적 보전이 반드시 고려되어야 함

(1) 국소 병변(1 혹은 2기): 약 30%의 환자가 이러한 병기에 해당됨. 해부학적 부위, 기관의 선호도에 따라 수술 또는 방사선 단독으로 치료

(2) 국소 진행성 병변: 50% 이상의 환자가 이러한 병기에 해당됨. 다학제적 접근을 통한 combined modality therapy가 표준 치료

① 동시항암방사선요법(concomitant chemoradiotherapy, CCRT): 수술이 불가능한 경우 CCRT가 표준 치료임

- 이때 방사선 감작제(radiosensitizer) 역할로 cisplatin을 100 mg/m^2 3주마다 또는 매주 30–40 mg/m^2 투여하며 이는 방사선치료 단독에 비해 생존율을 8% 증가시킴
- 상피세포 성장인자 수용체 단클론 항체(cetuximab: EGFR monoclonal Antibody: 400 mg/m^2 loading 후 250 mg/m^2 매주)도 방사선 감작제로써 방사선치료와 함께 사용할 수 있으며 고전적인 항암화학요법에 비해 부작용을 낮춤

② 유도 세포독성 항암화학요법(induction chemotherapy): 국소 진행성 두경부암의 경우 장기 보존의 목적 혹은 원격전이의 위험성 조절 목적을 고려하여 docetaxel/cisplatin/5-FU의(DCF) 복합 항암화학요법을 2–3주기 시행한 후에 CCRT를 결정할 수 있음

③ 수술 & 수술 후 보조 방사선치료: 수술 후 치료는 보조 방사선치료가 원칙이나, 재발 고위험군에서는 항암방사선치료 시행. 주요 고위험인자는 다음과 같음[다발성 림프절전이, 림프절의 결절 외 확장(extranodular extension, ENE), 수술 절제면의 잔존 병소]. 수술 후 6주 안에 시작하도록 해야 함

(3) 재발/전이성 병변: 약 10–20% 환자가 이에 해당됨

항암치료가 주 치료이며 cisplatin, 5-FU, paclitaxel, docetaxel의 복합화학요법이 이용됨. 반응률은 30–50%, 반응 기간은 약 3개월, 평균 생존기간은 6–8개월. EGFR을 표적으로 한 치료제(cetuximab)가 비교적 적은 부작용을 보이면서 단독으로는 약 10%의 반응률을 보임. 최근 면역관문억제제(PD-1 억제제) 단독 또는 기존 항암화학요법과의 복합요법이 기존 항암화학요법보다 더 좋은 치료 성적을 보여 활발해지고 있음

① 1차 고식적 요법: Pembrolizumab+platinum/5-FU or pembrolizumab monotherapy (KN-048), cetuximab+platinum/5-FU (EXTREME): 3주마다 시행

② 항암화학요법 약제의 선택은 PD-L1 expression (CPS), tumor burden, symptom을 바탕으로 임상적 판단함

5) 치료 부작용: 대개 수술과 방사선 범위에 따라 결정됨

(1) 방사선의 급성 부작용: 점막염으로 인한 영양 부족과 탈수, 연하곤란

(2) 방사선의 장기 부작용: 구갈(xerostomia), 미각 변화, 이차 악성 종양, 경부의 섬유화, 갑상선 기능 저하, 치아의 부식

4. 비인두암의 치료

비인두의 경우는 수술적 접근이 어렵고 방사선치료의 효과가 좋은 편으로 수술치료보다는 방사선치료로 치료한다는 점에서 다른 부위의 두경부암과 치료가 다름

1) 국소병변: 주로 방사선치료를 시행

2) 국소 진행성 병변: 주로 동시항암방사선치료를 함

① 방사선 감작제로 cisplatin을 투여

② T3-4이거나 N2-3의 진행성인 경우 유도 항암화학요법 후 동시항암방사선치료를 하거나 동시항암방사선치료 후 보조항암화학요법을 시행할 수 있음

3) 전이성 병변: 항암치료가 주 치료

Gemcitabine과 cisplatin의 복합항암화학요법이 이용됨

II 췌장암

1. 췌장암의 분류

췌장암의 90%는 췌장액을 분비하는 췌관(duct)에서 발생하는 외분비 췌장암(exocrine carcinoma)이며 드물게 인슐린과 같은 호르몬을 분비하는 세포(islets of Langerhans)에서 종양이 발생하는 경우가 있음. 췌장암의 경우 췌관에서 유래하는 adenocarcinoma가 대부분(95% 이상)을 차지함. 췌장 머리(50%)에서 가장 흔하게 발생하고, 몸통, 꼬리는 30–40% 가량 발생

2. 위험인자

흡연, 만성췌장염, 당뇨 등이 위험인자로 알려져 있으며, 가족력이 동반된 췌장암도 드물게 나타날 수 있기 때문에 췌장암을 진단받은 환자가 있으면 췌장암, 유방암, 난소암 등의 가족력을 확인해봐야 함

3. 임상증상

1) 췌장암의 발생 부위에 따라서 증상이 다르게 나타남
2) 대부분 초기에는 증상이 없으며, 상복부 통증, 허리 통증, 식욕감퇴, 소화불량, 체중감소, 갑작스러운 당뇨의 진단 혹은 당뇨의 악화 등이 나타나기도 함
3) 췌장 두부쪽에 발생한 경우에는 황달의 발생으로 좀 더 초기에 발견되는 경우가 많으나, 췌장 몸통, 꼬리쪽에서의 췌장암은 병의 진행에 따라 황달 등의 증상이 생기지 않고 통증, 체중감소 등의 비특이적인 증상만이 나타나 진단이 늦어지는 경우가 많음

4. 진단

초기증세가 비특이적이기도 하고, CT와 MRI와 같은 정밀한 영상검사를 통해 진단이 되므로, 진단 시 이미 병이 진행된 상태로 진단되는 경우가 많음. 처음 진단되는 췌장암의 환자의 약 50%는 이미 전이가 동반된 상태이고, 약 30%는 국소진행성, 약 20%의 환자만이 절제가능한 췌장암으로 진단됨

1) 영상검사

전산화단층촬영(CT scan), 자기공명영상(MRI), 내시경적 초음파(EUS)

2) 종양표지자

CA 19-9, CEA, CA 19-9는 감수성 81–85%, 특이도 81–90%로 췌장암의 특이한 검사는 아님. CA 19-9 수치가 상승된 췌장암 환자의 경우 수술 후 감소 유무가 질병의 재발 및 생존율과 관계 있음

3) 조직검사

췌장암이 의심되는 경우 병변의 위치에 따라 조직검사 방법을 결정할 수 있음. 전이가 동반되지 않은 경우 원발 췌장병변에 대한 조직검사는 주로 EUS guided needle biopsy를 통해 진행함. 전이가 동반된 환자의 경우(주로 간) 전이 병변에서의 조직검사를 통해 진단하기도 함

5. 췌장암 병기와 예후

췌장암은 보통 수술 가능여부에 따라 질병의 상태를 분류

1) 절제 가능한 췌장암

원격전이가 동반되지 않고, 주요혈관 침범이 없어 수술치료가 가능한 상태로, I-II기 환자에 해당되며, 수술 후 보조항암치료를 받게 됨. 그럼에도 불구하고 5년 생존율은 35–45%에 불과함

2) 국소진행성 췌장암

원격전이는 동반되지 않았지만, 주요 혈관의 침범이 있어 수술적으로 제거하기는 어려운 상태로 III기에 해당됨. 5년 생존율은 10–15%

3) 전이성, 재발성 췌장암

원격전이가 동반되었거나, 수술 후 재발된 환자로 고식적요법의 항암치료를 하게 되며, 5년 생존율은 5% 이하

6. 치료

1) 절제 가능한 췌장암

완치목적의 수술치료 이후 보조항암화학요법을 6개월 시행. 췌장암의 경우에는 초기라도 재발가능성이 높은 질환이므로, I기의 환자에서도 보조항암화학요법을 시행

(1) 보조항암화학요법(adjuvant chemotherapy)

① 수술 후 환자가 충분히 회복된 상태에서 시작하게 되며 보통 수술 후 6–8주에 시작하게 됨. 수술 후 회복이 지연되어 12주 이상 경과한 경우에는 보조항암치료의 효과가 크지 않아 경과관찰하기도 함

② Modified FOLFIRINOX: 3일간 투여, 2주 간격, 총 12회, 6개월 치료

③ Gemcitabine+capecitabine: Day 1, 8, 15 gemcitabine을 투여, capecitabine 3주 복용 1주 휴약, 4주 간격, 총 6회, 6개월 치료

(2) 동시항암방사선치료(concurrent chemoradiation)

수술 후 적절한 margin 확보가 되지 않은 환자의 경우(R1 resection) 국소 재발 가능성이 높아 보조항암화학요법과 함께 동시항암방사선치료를 추가로 하는 경우도 있음

2) 국소 진행성 췌장암

전이 병소는 없지만 주요 혈관의 침범으로 절제가 불가능한 환자에서 고식적 요법의 항암치료를 진행하게 됨. 항암치료에 대한 반응에 따라 약 20%의 환자에서는 수술적인 치료를 진행하기도 하고, 반응은 좋지만 여전히 혈관침범으로 인해 수술적인 치료가 어려운 경우라면 동시항암방사선치료를 시행하기도 함(capecitabine chemoradiation)

3) 전이성 췌장암

(1) 1차 항암요법

① FOLFIRINOX/modified FOLFIRINOX: 3일간 투여, 2주 간격 치료

② Gemcitabine/nab-Paclitaxel: Day 1, 8, 15 투여, 1주 휴약, 4주 간격 치료

③ 수행능력이 좋지 않은 환자, 고령의 환자에서는 gemcitabine 단독 치료도 시행

(2) 2차 항암요법

① 1차로 5-FU based 항암치료받은 환자: Gemcitabine/nab-paclitaxel

② 1차로 gemcitabine based 항암치료받은 환자: mFOLFIRINOX, 5-FU/LV+Liposomal irinotecan (NAPOLI 요법), 3일간 투여, 2주 간격 치료

(3) 표적치료제

Germline BRCA 돌연변이가 동반된 췌장암 환자에서 platinum 계열의 항암치료 후 질병이 진행되지 않은 환자에서 PARP inhibitor (olaparib)의 유지요법이 사용 가능함. 해당 요법은 질병의 진행을 늦추긴 하였지만 위약 대비 생존율의 개선을 보이지는 못했음

증례

췌장암의 치료

48세 남자 환자, 췌장 두부암으로 진단받고 수술치료를 시행받았다. 최종 조직검사 결과는 adenocarcinoma, well differentiated, pT2N0M0, R0 resection, lymphovascular invasion (-), perineural invasion (-)이고 다른 재발을 시사하는 위험인자는 확인되지 않았다. 현재 특별한 증상은 없고, 전신수행능력이 양호하다면 추후 환자에게 필요한 치료는?

⇨ 절제 가능한 췌장암의 경우 수술치료를 진행하고, 최종 병기에 관계없이 환자의 상태가 항암치료를 진행하기에 적절한 상태라면 보조항암치료를 시행해야 한다. 보조항암치료로는 modified FOLFIRINOX나 gemcitabine+capecitabine을 고려할 수 있으며, 환자의 경우 젊은 나이, 양호한 전신수행능력을 보이고 있으므로 modified FOLFIRINOX 6개월(12주기) 보조항암치료를 고려한다.

III 담도암

1. 담도암의 분류 및 역학

담도암은 간내담도암(intrahepatic cholangiocarcinoma), 간문부담도암(perihilar cholangiocarcinoma), 간외담도암(extrahepatic cholangiocarcinoma), 담낭암(GB cancer)을 모두 포함하여 치료하고 있으며, 국제적으로는 발생율이 높지 않은 희귀암에 속하나, 국내에서는 연간 8/100,000명 발생하는 드물지 않은 암

2. 임상증상

복통, 체중감소, 황달 등의 증상이 발생할 수 있으며, 간내담도암의 경우에는 특별한 증상 없이 진행된 상황에서 발견되는 경우도 있음. 담낭암의 경우에도 특별한 증상을 보이지 않아 진행된 상황에서 진단되는 경우가 많고, 혹은 다른 원인으로 담낭절제를 한 뒤에 우발적으로 진단되는 경우가 있음

3. 진단

1) 영상검사

복부 초음파, 전산화 단층촬영(CT scan), 자기공명 췌담관조영술(MRCP)

2) 조직검사

영상에서 담도암이 의심되는 경우에는 조직검사를 통해 확진함. 간내담도암의 경우에는 경피적간생검을 통해 진단하기도 하며, 간문부, 간외담도암의 경우에는 황달이 동반된 경우가 많기 때문에 치료목적의 내시경적 역행적 담도술(ERCP) 시행하면서 조직검사를 같이 진행하기도 함. ERCP로 접근이 어려운 경우에는 경피경간적 담도내시경검사(PTHC)를 통해 조직검사를 시행하기도 함

4. 치료

1) 절제가 가능한 담도암

근치적 수술 절제만이 유일한 완치 방법임. 수술 후 보조항암치료를 시행하며, capecitabine 6개월 복용함. 다만 보조항암치료에도 불구하고 재발율이 높고 국소 재발하는 경우도 많아 수술 후 보조 방사선치료를 시행하기도 함

2) 국소 진행성 담도암

전신 항암치료를 시행하기도 하나, 환자가 고령이거나, 담도의 협착으로 반복적인 감염이 동반되는 경우에는 동시항암방사선치료를 시행하기도 함. 5-FU based chemoradiation을 시행함

3) 전이성 담도암

(1) 1차 항암요법

① Gemcitabine/cisplatin: Day 1, 8 투여, 3주 간격 치료

② Gemcitabine/cisplatin+durvalumab: 위 요법과 동일한 방법으로 진행되고, durvalumab은 3주마다 투약함. Gemcitabine+cisplatin에 면역관문억제제인 durvalumab을 추가하였을 때 생존율의 유의미한 개선을 보여 1차 치료로 사용될 수 있음

③ Gemcitabine/cisplatin/nab-Paclitaxel: 2상 연구에서 3제 요법의 유의한 반응율을 확인하여 1차 요법으로 사용할 수 있으나, 최근 gemcitabine/cisplatin과 1차 치료요법에서의 비교를 한 3상 연구에서는 추가적인 이득을 보이지 않아 표준요법으로 사용되지는 않음

(2) 2차 항암요법

5-FU 기반의 항암제가 사용되며, FOLFOX, 5-FU/LV+liposomal irinotecan, FOLFIRINOX 등의 요법을 사용할 수 있으며, 환자의 전신상태에 따라 적절한 요법을 선택해야 함

(3) 표적치료제

NGS 검사의 발달로 담도암에서도 치료에 적용될 수 있는 많은 돌연변이가 확인되었고,

그에 따른 표적치료제들의 사용이 가능해짐

① HER2 amplification: trastuzumab+pertuzumab

② FGFR2 fusion: pemigatinib, infigratinib, futibatinib

③ BRAF V600E mutation: drbrafenib+trametinib

④ IDH1 mutation: ivosidenib

CHAPTER

11 호흡기내과

01

호흡기 증상별 접근과 기능검사

증례

54세 남자가 호흡곤란, 기침 주소로 내원하였다. 호흡음은 감소되어 있었으며 진동촉감(vocal fremitus)은 증가되어 있었고, 타진에서 둔탁음(dullness)이 동반되었다. 가능한 진단은?

① 흉수저류 ② 폐렴 ③ 기흉 ④ 폐기종 ⑤ 무기폐

⇨ ② 폐렴

I 호흡기질환의 증상 및 징후

1. 기침(Cough)

1) 임상적 의의

기도 내로 흡입된 이물질이나 과도한 기도 분비물(객담)을 제거하기 위한 중요한 생리적 방어기전 비흡연자에서 하루 10회 이상의 빈도로 지속될 경우 비정상적인 것으로 간주

2) 원인별 성상

● **표 11-1-1. 기침의 성상에 따른 감별진단**

기침의 성상	감별진단
기침의 성상에 따른 감별진단	바이러스 감염, 간질성폐질환, 종양, 알레르기, 불안기
잦은 마른기침(dry, hacking)	관지확장증, 만성기관지염, 농양, 세균성 폐렴, 결핵
객담을 동반한 만성기침(chronic, productive)	기관지연축, 천식, 알레르기, 울혈성 심부전
천명(wheezing)을 동반한 기침	성문질환(예: 크룹)
개가 짖는 듯한(barking) 기침	기관폐쇄
협착음(stridor)을 동반한 기침	흡연

● 표 11-1-1. (이어서) 기침의 성상에 따른 감별진단

기침의 성상	감별진단
아침(morning) 기침	후비루, 울혈성 심부전
야간(nocturnal) 기침	상부식도의 신경근육질환
음식물 섭취 혹은 물 마실 때 나는 기침	무기력, 허약
불충분한 기침	

3) 지속기간에 따른 감별

● 표 11-1-2. 기침 지속기간에 따른 분류 및 감별진단

기침 지속기간에 따른 분류	감별진단
급성기침(3주 미만)	감기, 알레르기 비염, 급성 세균성 부비동염, COPD의 급성악화, Bordetella pertussis 감염, 폐렴, 폐색전증, 울혈성 심부전
아급성기침 (3주 이상, 8주 미만)	감염 후 기침, B. pertussis 감염, 아급성 세균성 부비동염, 천식, Mycoplasma 혹은 Chlamydia 감염
만성기침(8주 이상)	후비루증후군, 천식, 위식도역류, 만성기관지염, 안지오텐신전환효소 억제제, 호산구성 기관지염, COPD, 폐암

4) 만성기침의 진단적 접근

세밀한 문진(약제 복용력, 흡연력, 알레르기 병력 등), 흉부X선 혹은 CT 사진, 부비동 X선 혹은 CT 사진, 기타 이비인후과 검사, 폐기능 검사, 알레르기 검사, 유도객담(induced sputum), 호산구 검사, 위식도 역류 검사(위내시경, 식도압 측정, 24시간 하부식도pH 감시) (VIII. 만성기침 참조)

2. 객담(Sputum)

1) 임상적 의의

(1) 정상적인 기도 분비물

(2) 하루 75–100 mL 정도 생성

(3) 점액 섬모운동과 기침을 통해 배출

(4) 배출 횟수나 배출량이 증가하거나 특징적인 성상을 보일 경우 의미를 지님

2) 타액과의 감별

대체적으로 거품이 거의 없고 현미경 검사상 저배율 시야에서 편평상피세포가 10개 이하이고 호중구가 25개 이상 관찰되면 객담으로 간주

3) 객담검사

미생물학적 검사(결핵균, 세균, 진균 등에 대한 도말 및 배양검사)와 세포검사(악성세포 세포진 검사, 호산구 검사) 등이 시행되며, 기관지천식 환자의 객담에서는 현미경 시야에서 호산구 증가, bronchial cast, Curschman's spiral, Charcot-Leyden crystal 등이 관찰됨

● 표 11-1-3. 객담의 성상에 따른 감별진단

객담의 특징	감별진단
점액성(mucoid)	천식, 종양, 결핵, 폐기종, 폐렴
점액화농성(mucopurulent)	천식, 종양, 결핵, 폐기종, 폐렴
황록색 화농성(yellow-green, purulent)	기관지확장증, 만성기관지염
녹빛깔 화농성(rust-colored, purulent)	폐렴구균(pneumococcus) 폐렴
붉은 건포도 젤리(red currant jelly)	폐렴간균(klebsiella) 폐렴
악취(foul odor)	폐농양
분홍색, 혈액-색조(pink, blood-tinged)	연쇄구균 혹은 포도알균 폐렴
자갈 혹은 모래 같은(gravel)	기관지결석(broncholithiasis)
분홍색, 거품(pink, frothy)	폐부종
양이 많고 무색(profuse, colorless, 일명 bronchorrhea)	기관지폐포세포암(bronchoalveolar cell carcinoma)
혈액성(bloody)	폐색전증, 기관지확장증, 폐농양, 결핵, 종양, 심장질환, 출혈질환

3. 객혈(Hemoptysis): '제7절 기타 호흡기질환 Ⅳ. 객혈' 참조

4. 호흡곤란(Dyspnea)

1) 임상 의의

(1) 환자가 숨쉬기 불편하다는 주관적인 느낌

(2) 숨을 가쁘게 쉬는 빈호흡(tachypnea)이나 깊고 빠르게 쉬는 과호흡(hyperpnea)과 구별

2) 호흡곤란의 정도(Scale) 및 질환별 차이

● 표 11-1-4. 호흡곤란 스케일(American thoracic society)

0	정상	힘든 운동 외에는 호흡곤란을 느끼지 않음
1	경도	경사진 길을 걸어 올라가거나 평지에서 빨리 걸을 때만 숨이 찬 경우
2	중등도	숨이 차서 동년배보다 늦게 걷거나 혼자서 걷더라도 중간에 멈추고 숨을 쉬어야 할 경우
3	중증	100 m 정도를 걸거나 평지에서 수분 정도만 걸어도 숨이 찬 경우
4	최중증	옷을 입거나 벗을 때 숨이 찬 경우

● 표 11-1-5. 질환에 따른 호흡곤란 기술의 차이점

	혈관질환	신경근육질환, 흉벽질환	울혈성 심부전	폐실질질환	천식	폐쇄성 질환
빠른 호흡	●		●			
호기장애					●	
얕은 호흡		●				
호흡이 힘듦		●		●	●	●
질식의 느낌			●			
공기부족			●			
가슴이 답답함					●	●

● 표 11-1-6. 호흡곤란과 관련된 흔한 원인 및 동반 임상소견

원인	호흡곤란의 성상	동반 임상소견
천식	간헐적인 호흡곤란 발작 사이에는 무증상	천명, 흉통, 가래기침
폐렴	서서히 시작되는 호흡곤란 운동 시 호흡곤란	기침 가래기침, 흉막성 흉통
폐부종	갑작스러운 호흡곤란	빠른 호흡, 기침, 좌위호흡, 만성적인 발작성 야간 호흡곤란
폐섬유증	점차 심해지는 호흡곤란	빠른 호흡, 마른기침
기흉	갑작스러운 호흡곤란, 중등도 내지 중증	갑작스러운 흉막성 흉통
폐기종	서서히 시작되는 호흡곤란, 심함	병이 진행하면서 기침 동반
만성기관지염	병이 진행하거나 감염 시에 호흡곤란	만성적인 가래기침
비만	운동성 호흡곤란	

3) 급성호흡곤란

과거에 정상이었던 환자에서 수시간 이내에 갑자기 발생되는 호흡곤란

● 표 11-1-7. 급성호흡곤란의 원인

원인		동반 임상소견
기도폐쇄	후두경련	협착음, 쇼크, 알레르기반응력
	이물흡입	질식의 병력
	기도경축	기도질환의 병력, 천명음, 천식
과호흡증후군		최근의 정서적 긴장, 신경증적 성격

● 표 11-1-7. (이어서) 급성호흡곤란의 원인

원인		동반 임상소견
흉부외상	늑골골절	흉부 촉진상 동통
	기흉	일측성 과공명, 호흡음 감소
폐렴		발열, 농성 객담
폐부종	심인성	거품성 객담, 청색증, 수포음
	비심인성	거품성 객담, 청색증, 수포음
	폐색전증	흉막성 흉통, 발병소인
	폐출혈	객혈
	자발성 기흉	일측성 과공명, 호흡음 감소

4) 만성호흡곤란

서서히 진행하여 3주 이상 지속되는 호흡곤란

● 표 11-1-8. 만성호흡곤란의 원인

호흡기질환	
기도질환	기관지천식, COPD, 낭종섬유증, 상기도폐쇄
폐실질질환	간질성 폐질환, 악성종양(원발성 또는 전이성), 폐렴
폐혈관질환	동정맥이상, 폐정맥고혈압, 색전증, 혈관염, 혈관폐쇄성 질환
흉막질환	흉막삼출, 섬유종, 악성종양
흉벽질환	기형, 비만증, 복수, 임신
호흡근질환 또는 기능장애	신경근육질환, 영양실조, 갑상선질환
심혈관질환	폐정맥압 상승, 심박출감소, 우-좌 단락
빈혈	
탈조건부(deconditioning)	

5) 체위 호흡곤란

체위에 따라 심해지는 호흡곤란

● 표 11-1-9. 체위 호흡곤란

호흡곤란 종류	호흡곤란이 심해지는 자세	원인질환
좌위호흡(orthopnea)	누운 자세	울혈심부전증, 승모판막질환, 드물게 중증 천식, COPD, 신경질환에서도 발생
편평호흡(platypnea)	앉은 자세	폐절제술 후, COPD, 신경질환, 간경화(폐내단락), 혈량저하증(hypovolemia)
측위호흡(trepopnea)	옆으로 누운 자세	울혈심부전증, 한쪽 폐의 심한 이상

6) 단계별 진단법

● 표 11-1-10. 호흡곤란의 단계적 진단법

1단계: 기본검사	병력문진과 신체검사, 흉부X선 검사, 심전도, 기본 폐기능 검사(spirometry), 임상병리검사[일반혈액 검사(CBC), 갑상선기능 검사, BUN & creatinine]
2단계: 추가검사	폐기능 검사(폐용적, 기류용적곡선/폐확산능, 최대환기능 검사, 최대 흡기압과 호기압), 기관지유발 검사, 심폐운동부하 검사, 동맥혈가스 검사, 심초음파 검사
3단계: 특수검사	24시간 생활심전도(Holter monitoring), 운동심근관류영상(exercise myocardial perfusion imaging), 운동부하동위원소심실조영(exercise radionucleotide ventriculography), 스트레스심초음파(stress echocardiography), 관상동맥조영술(coronary angiography), 좌우심장도관술(right and/or left heart catheterization), 심내막생검(endomyocardial biopsy), 환기-관류 폐주사(ventilation-perfusion lung scan), 폐동맥조영술(pulmonary angiography), 하지정맥검사(venous studies of the leg), 흉부고해상전산화단층촬영(chest HRCT), 폐생검(lung biopsy), 위식도역류검사(gastroesophageal reflux workup)

5. 흉통(Chest pain)

1) 임상 의의

(1) 폐실질에는 통증감각신경이 분포하지 않아 대개 벽측 흉막에서 기인

(2) 심장, 기도, 종격동, 폐혈관, 흉막 혹은 흉곽의 이상을 의미

2) 원인

장기	원인
심장계	관상동맥질환, 대동맥판막질환, 폐고혈압, 승모판막탈출증, 심낭염, 특발성 비대성 대동맥하부협착증(IHSS)
혈관계	대동맥박리
호흡기계	폐색전증, 폐렴, 흉막염, 기흉
근골격계	늑연골염(Tietze's syndrome), 관절염, 근육연축, 골종양
신경계	대상포진
위장관계	궤양질환, 장질환, 횡격막탈장, 췌장염, 담낭염
정신계	불안증, 우울증

3) 흉막성 흉통

(1) 흉곽의 외측이나 뒤쪽을 날카롭게 찌르는 듯한 통증

(2) 숨을 깊게 들이마시거나 기침 혹은 하품 시 악화

(3) 숨을 참거나 흉통 부위를 가볍게 누르고 숨을 쉬면 경감

(4) 방사통은 드물지만 병변이 횡격막을 침범 시 통증이 어깨 부위로 방사 가능
(5) 흉막강 내에 흉수가 고이기 시작하면 흉통은 감소하나 호흡곤란이 발생함

4) 비흉막성 통증

(1) 흉골하 통증이 점진적
(2) 기침 시 악화
(3) 객담 배출 후 호전(예: 급성기관지염)

6. 천명(Wheezing)

1) 발생기전

(1) 기도가 부분적으로 폐쇄되거나 수축될 때 발생되는 고음조의 호흡음
(2) 주로 숨을 내쉴 때 발생

2) 원인

기도내 이물이나 종양(localized wheezing), 천식, COPD, 울혈성심부전

3) 주의사항

(1) 폐쇄되었던 기도가 다시 개방하면 사라지거나 감소
(2) 기도폐쇄가 더욱 진행하여 공기 전도가 완전히 차단되어도 사라지거나 감소하므로 주의해야 함
(3) 천식발작 시 천명이 들리지 않으면서 청진상 호흡음이 현저히 감소하면 기도폐쇄가 악화되고 있음을 의미

7. 수면무호흡(Sleep apnea)

1) 발생기전

수면 중에 인두근육이 이완되어 기도를 폐쇄함으로써 나타나는 현상으로 흔히 코골이와 동반

2) 원인

폐쇄성 수면무호흡증(obstructive sleep apnea), 중추성 수면무호흡(central sleep apnea)

3) 악화요인

비만, 남자, 고령자, 수면제, 음주, 뇌병변

8. 청색증(Cyanosis)

1) 발생기전

혈중환원형 헤모글로빈의 농도가 5 gm%를 초과할 때 발생

2) 분류 및 원인

(1) 중심성 청색증: 혀, 입술, 구강점막 등의 중심 부위에 발생, 동맥혈의 산소포화도가 80% 미만에서 발생하기 시작하며 동맥혈 산소분압이 45 mmHg 미만이 되면 더욱 뚜렷해짐, 정상적으로는 해발 4,000 m 이상의 고도에서 발생 가능, 병적으로는 심한 폐기능 저하나 단락(shunt) 시 발생

(2) 말초성 청색증: 손가락 등 말초부위에만 발생, 심부전 등에 의해 혈류의 순환시간이 길어지면 말초조직에서의 산소 섭취가 증가되고 모세혈관의 산소분압이 낮아져 발생, 동맥혈 산소포화도는 대개의 경우 80% 이상

(3) 혼합형 청색증: 심근경색으로 인한 심부전에 따른 폐부종 시 발생, 메트헤모글로빈(methemoglobin) 등의 비정상 헤모글로빈 농도가 증가한 경우 발생 가능, 이 경우 동맥혈 산소분압이 정상이며 산소를 투여해도 호전되지 않는 것이 특징

9. 곤봉지(Clubbing finger)

1) 발생기전

(1) 말단부가 비정상적으로 비후되어 마치 곤봉 모양이 되는 경우

(2) 비후성 폐골관절증(hypertrophic pulmonary osteoarthropathy)의 한 형태로 추정

2) 원인

흉곽 종양, 우-좌 단락, 기관지 확장증, 간질성 폐질환, 만성폐쇄성 폐질환, 만성간질환, 아급성 심내막염

II 호흡기진찰

1. 문진(History taking)

호흡기질환을 올바르게 진단하기 위해서는 주증상, 현병력, 과거병력, 가족력, 흡연력, 직업력, 알러지력, 약제 복용력 등에 대한 자세한 병력청취가 무엇보다도 중요

2. 시진(Inspection)

1) 흉곽의 형태 및 변형

(1) 술통형 흉곽(Barrel chest): 흉곽의 전후경이 길어진 것으로 만성폐쇄성 폐질환에서 주로 관찰

(2) 편평흉(Flat chest): 흉곽의 전후경이 짧아진 것으로 양측 흉막의 심한 비후가 있을 때 관찰

(3) 누두흉(Funnel chest, pectus excavatum): 흉곽 전면부의 흉골이 함몰된 상태로서, 대개 선천적 기형

(4) 비둘기형 흉곽(Pigeon chest, pectus carinatum): 흉곽 전면부의 흉골이 돌출된 상태로서 일종의 발달장애

(5) Harrison's sulcus: 흉곽의 측면을 따라 나타나는 넓고 평평한 함몰로서 기도폐쇄가 장기간 지속된 경우에 관찰

2) 비정상 호흡

비정상 호흡	특징	원인
노작성호흡(pursed-lip breathing)	숨을 들이마실 때에는 비공이 확장되면서 부호흡근을 두드러지게 사용하고, 숨을 내쉴 때에는 입을 오므리고 가능한 길게 내쉬려는 경향	CDPD, 중증 천식발작
기이호흡운동(paradoxical respiration)	흡기 시에 늑간과 쇄골상와가 함몰되고, 흉골연이 정상인과는 달리 오히려 내측으로 이동	아주 심한 기도폐쇄, 늑골 골절에 의한 연기양 흉곽 Class I
Kussmaul 호흡	환기량 요구 증가에 의한 빠르고 깊은 호흡	대사성 산증
Cheyne-Stokes 호흡	호흡정지가 약 15초간 지속되다가 1분 정도 과호흡이 있고 다시 호흡정지가 반복되는 불규칙한 호흡	심한 심부전, 말기 심부전, 심한 폐렴, 대뇌 부위의 뇌손상
Biot 호흡	Cheyne-Stokes 호흡과는 달리 주기가 전혀 없으며 호흡의 횟수, 깊이가 모두 불규칙	뇌압상승(뇌막염), 약제유도 호흡부전, 연수 부위의 뇌손상
비대칭성 호흡운동	병측 흉곽의 호흡운동이 감소하고 반대측 흉곽의 호흡운동은 증가	무기폐, 대량흉수 등의 일측성 폐질환

3. 촉진(Palpation)

1) 압통(Tenderness)

늑골골절, 악성종양의 전이, 급성 흉막염, 농흉, 흉벽의 염증성 질환

2) 성음진탕 혹은 진동촉감(Vocal fremitus or tactile fremitus)

환자에게 발성을 시켰을 때 발성음이 기관지와 폐를 통해 흉벽으로 전도되어 검사자의 손에

느껴지는 것

● 표 11-1-11. 흉부 진동촉감

	폐 상태	원인
증가	기도는 열려 있고 폐 실질 내의 공기는 적은 상태	폐렴, 결핵, 종양
감소	폐 실질 내의 공기량이 증가된 상태	폐기종, 거대기포
	기도폐쇄로 소리의 전도가 차단된 상태	흉수저류, 기흉

4. 타진(Percussion)

● 표 11-1-12. 흉부 타진

타진음	성상	장기 예	원인
공명음(resonance)	higher amplitude, lower-pitched	정상 폐	정상 폐
과공명음(hyperresonance)	low-pitched, hollow-quality sustained resonant	과팽창 폐	폐기종, 기흉
고음, 가스팽만음 (tympany)	high-pitched, hollow-quality	위	거대기포, 기흉
둔탁음(dullness)	low-amplitude short duration without resonance	간	무기폐, 폐렴, 흉수저류
탁음(flatness)	flat, high-pitched	큰 근육(대퇴부)	무기폐, 폐렴, 흉수저류

5. 청진(Auscultation)

● 표 11-1-13. 비정상 호흡음(부가음, added sounds)

추천 용어	과거 용어	기전	원인
crackles (수포음)	rale crepitation	과도한 기도분비물	기관지염, 호흡기감염, 폐부종, 무기폐, 폐섬유증, 울혈성 심부전
wheeze (천명음, 쌕쌕거림)	sibilant rale musical rale sonorous rale low-pitched wheeze	폐쇄 기도를 통한 빠른 기류	천식, 폐부종, 기관지염, COPD, 울혈심부전증
rhonchus (건성수포음)		일시적인 기도 막힘	기관지염
pleural rub (흉막마찰음)		흉막의 염증	흉막염, 폐렴, 폐 경색

6. 호흡기 진찰소견 요약

● 표 11-1-14. 호흡기질환의 진찰소견

질환	활력징후	시진	촉진	타진	청진
천식	빈맥, 빈호흡	호흡곤란 부호흡근 사용 심한 경우 청색증 흉곽 과팽창	흔히 정상 진동촉감 감소 횡격막 하강	흔히 정상 과공명음 호흡음 감소	호기 연장 천명음
폐기종	안정	흉곽 전후경 증가 부호흡근 사용 마른 체격	진동촉감 감소	공명음 증가 횡격막 굴곡 감소	호흡음 감소 진동촉감 감소
만성 기관지염	빈맥	심한 경우 청색증 땅딸막한 체격	대개 정상	흔히 정상	조기 흡기 수포음 건성수포음
폐렴	빈맥, 고열, 빈호흡	심한 경우 청색증 간혹 병측 폐의 흉통	진동촉감 증가	둔탁음 기관지음	후기 흡기 수포음
폐색전증	빈맥, 빈호흡	흔히 정상	대개 정상	대개 정상	대개 정상
폐부종	빈맥, 빈호흡	우심압 증가 소견 (경정맥 확장, 천명음 간비대, 사지부종)	흔히 정상	흔히 정상	조기 흡기 수포음
기흉	빈맥, 빈호흡	흔히 정상 간혹 병측 폐의 lag	진동촉감 소실 기관전위 (병변 반대쪽)	과공명음	호흡음 소실
흉수저류	빈맥, 빈호흡	흔히 정상 간혹 병측 폐의 lag	진동촉감 감소 기관전위 (병변 반대쪽)	둔탁음	호흡음 소실
무기폐	빈호흡	흔히 정상 간혹 병측 폐의 lag	진동촉감 감소 기관전위 (병변 쪽)	둔탁음	호흡음 소실
급성 호흡부전	빈맥, 빈호흡	부호흡근 사용 청색증	대개 정상	흔히 정상	초기에는 정상 후기에는 수포음 및 호흡음 감소

III 폐기능 검사

1. 임상적 이용

1) 호흡곤란 환자의 평가

2) 호흡기질환이 진단된 환자에서의 기능적 평가

3) 이미 호흡기질환이 진단된 환자의 경과 판단

4) 호흡기 병발증 위험이 높은 환자의 수술 전 폐기능 평가
5) 무증상 환자의 선별 진단

2. 해석

정상- 연령, 키 및 성별을 고려하여 동일 조건 정상인의 추정 정상치에 대하여 ±20% 이내

3. 세부항목

1) 폐활량(Spirometry)
2) 유량기량곡선(Flow–volume curve)
3) 폐용적(Lung volume)
4) 기도저항(Airway resistance)
5) 폐탄성(Lung compliance)
6) 폐확산능(Diffusion capacity)

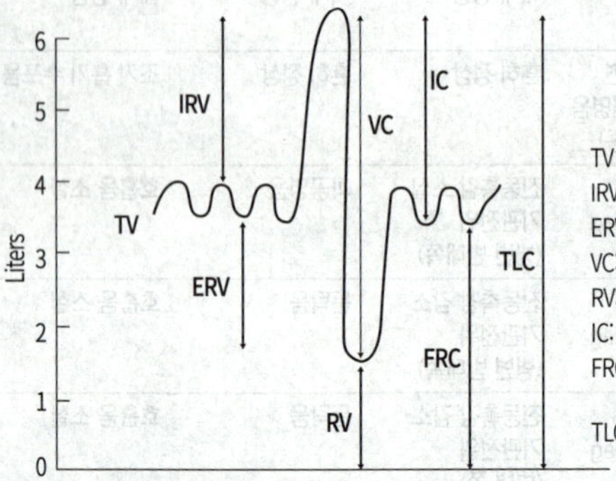

TV : 평상호흡기량(tidal volume)
IRV: 흡기예비기량(inspiratory reserve volume)
ERV: 호기예비기량(expiratory reserve volume)
VC: 폐활량(vital capacity)
RV: 잔기량(residual volume)
IC: 흡기용량(inspiratory capacity)
FRC: 기능성잔기용량(functional residual capacity)
TLC: 총폐용량(total lung capacity)

● 그림 11-1-1. 폐용적의 각 구분

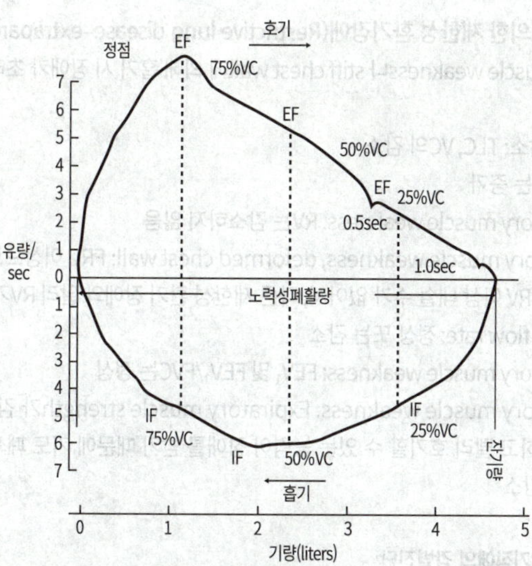

● 그림 11-1-2. 정상인의 노력성 호기 및 흡기 시 유량기량곡선

IV 폐쇄성 및 제한성 폐질환의 감별진단

1. 폐쇄성 환기장애

1) Expiratory flow rate의 감소: FEV_1 감소, FEV_1/FVC비의 감소, FEF 25–75% 감소
2) TLC, RV, FRC는 정상 또는 증가
3) Flow–volume loop: 호기 시의 flow rate가 감소하여, 위로 오목한 모양을 보임
4) 소기도질환, 조기폐쇄성 폐질환: FEV_1/FVC는 정상, FEF 25–75%만 감소

2. 제한성 환기장애

1) 병변의 위치에 따라 폐실질환과 폐외질환으로 구분
2) TLC & VC 등의 폐용적 감소가 특징적

1) 폐실질질환에 의한 제한성 환기장애(Restrictive lung disease–parenchymal)

(1) 폐용적의 감소: TLC, VC의 감소, RV 감소
(2) FEV_1은 정상, FEV_1/FVC는 정상 또는 증가
(3) Flow volume curve: 곡선의 호기 부분(expiratory flow rate)은 비교적 유지, 폐용적 감소로 곡선이 길고 좁은 모양

2) 폐외질환에 의한 제한성 환기장애(Restrictive lung disease-extraparenchymal)

Inspiratory muscle weakness나 stiff chest wall에 의해 흡기 시 장애가 초래됨

(1) 폐용적의 감소: TLC, VC의 감소

(2) RV: 정상 또는 증가

① Inspiratory muscle weakness: RV는 감소하지 않음

② Expiratory muscle weakness, deformed chest wall: FRC 이상으로는 내쉴 수 없고, 정상 RV 이상 내쉴 수가 없어서, 다른 제한성 환기 장애와 달리 RV가 증가함

(3) Expiratory flow rate: 정상 또는 감소

① Inspiratory muscle weakness: FEV_1 및 FEV_1/FVC는 정상

② Expiratory muscle weakness: Expiratory muscle strength가 감소한다면 MEP가 감소하고 빨리 호기할 수 있는 능력이 장애를 받기 때문에 기도 폐쇄 없이도 FEV_1/FVC가 감소

● 표 11-1-15. 환기장애의 감별진단

	TLC	RV	VC	FEV_1/FVC
폐쇄성	N to ↑	↑	↓ or N	↓
제한성				
폐실질내	↓	↓	↓	N to ↑
폐실질외-흉벽질환	↓	N to ↑	↓	N
폐실질외-신경근육성 질환	↓	↑	↓	Variable

● 표 11-1-16. 진단 분류에 따른 흔한 호흡기질환

폐쇄성 질환
천식, 만성폐쇄성 폐질환, 기관지확장증, 낭포섬유증, 세기관지염
제한성 질환-폐실질내
사르코이드증, 특발폐섬유증, 진폐증, 약물 또는 방사선에 의한 간질성 폐질환
제한성 질환-폐실질외
신경-근육성 질환 횡격막 무력증/마비, 중증근무력증*, Guillain-Barre 증후군*, 근육퇴행위축증*, 경추손상*
흉벽질환 척추후측만증, 비만, 강직성 척추염*

* 흡기 시와 호기 시 제한을 보일 수 있음

V 기관지 유발 검사 및 기도폐쇄의 가역성 검사

1. 기관지 유발 검사(Bronchial provocation test)

1) 목적

기도 과민성을 측정하기 위한 검사

2) 방법

(1) 먼저 spirometry를 하여 FEV_1이 70% 이상인 경우 시행

(2) Methacholine이나 histamine, 혹은 mannitol의 농도를 0.1 mg/mL부터 시작하고 두 배씩 농도를 증량하여 FEV_1이 20% 감소할 때까지 유발 검사를 시행

(3) 보통 methacholine의 경우에는 25 mg/mL의 농도까지 시행함

(4) 위음성률이 낮고 예민도가 높은 방법임

(5) 최근 1년간 3회 이상 천명의 병력이 있는 환자의 85%에서 양성반응을 보인다고 보고됨

(6) 검사를 하기 전에는 기관지 과민성에 영향을 미치는 약제는 중단해야 하며 그 시간은 표 11-1-17을 참고

● 표 11-1-17. 기관지과민성 검사에 영향을 미치는 약제의 시간

흡입용 기관지확장제	
Terbutaline: 12시간 Salbutamol: 12시간	Metaproterenol: 8시간 Atropine(Atrovent): 10시간
주사용 기관지확장제	
Epinephrine: 4시간	Terbutaline: 12시간
경구용 기관지확장제	
Liquid theophylline preparations: 12시간 Intermediate-acting theophylline preparation: 24시간 Aminophylline preparation: 18시간 Cromolyn sodium: 48시간 Hydroxyzine: 96시간	Short-acting theophylline preparations: 18시간 Long-acting theophylline preparation: 48시간 Terbutaline: 24시간 Long-acting antihistamine: 48시간 Terfenamide: 72시간

3) PC20 FEV_1

기저 FEV_1 (baseline)에서 20%가 저하되는 methacholine의 농도. 정상은 25 mg/mL 이상, 기관지 천식에서는 8 mg/mL 이하임

4) 기관지 과민성의 정도(PC20)

(1) Mild 2–8 mg/mL

(2) Moderate 0.25–2 mg/mL

(3) Severe＜0.25 mg/mL

2. 기도폐쇄의 가역성 검사(Bronchodilator response)

1) 목적

기도폐쇄의 가역성 여부 및 치료효과 판정에 유용

2) 방법

(1) 검사 12–24시간 전에 기관지 확장제 투여를 중단하고 b2-agonist를 흡입

(2) 15–20분 후 FEV_1, FVC 등의 지표 등을 평가

3) Bronchodilator response 양성

(1) FEV_1 지표가 12% 이상 증가하고 FEV_1의 절대치가 200 mL 이상 증가하면 유의한 가역성이 있다고 평가

(2) FEF 50% 또는 FEF 25–75% 등은 정상적으로 변이성이 크므로 25–30% 이상 증가하여야 유의한 가역성이 있다고 평가

(3) 기도폐쇄의 가역성은 보통 상기와 같은 기관지 확장제 투여에 의해 급성으로 그 효과가 나타나나 간혹 장기간 치료에 의해서만 나타나는 수도 있으므로 가역적 검사 진단기준에 맞지 않는다고 임상적으로 가역성이 없다고 할 수는 없음

VI 각종 호흡기질환에서의 폐기능 검사의 특징

1. 천식

1) 폐쇄성 폐기능 장애: FEV_1 및 FEV_1/FVC이 감소

2) 기관지 유발검사(Bronchial provocation test)

천식이 의심되나 진찰 시 정상 폐기능을 보이는 환자에서 시행. PC20가 8 mg/mL 이하이면 진단

3) Bronchodilator response

양성 반응을 보임. 하지만, 기관지 확장제 흡입에 대한 반응이 12% 미만인 경우에도 천식을 완전히 배제할 수 없는 경우가 있고, 이때 부신 피질 호르몬제를 2-4주간 경구 투여(30-40 mg/day)하면서 FEV_1이 15% 이상 증가하면 천식일 가능성이 높음을 의미

4) 최대 호기류 측정기(PEF meter)

(1) 천식의 진단: PEF 일중 변동치가 20% 이상이면 천식 진단이 가능하며 이 변동치는 천식의 중증도와 정비례

(2) 이미 진단받은 천식환자에서는 최대 호기류를 계속 추적관찰하여 경과 및 약제에 대한 반응을 관찰 시 이용

2. 만성폐쇄성 폐질환

1) 폐쇄성 폐기능 장애: FEV_1 및 FEV_1/FVC이 감소

(1) FEV_1/FVC＜70%이면 기도 폐쇄가 있는 것으로 진단

(2) 기도 폐쇄가 있으면서 주기적으로 측정한 PEF의 변화가 거의 없으면 COPD를 강력히 시사함

(3) PEF의 변화가 20% 이상이면 천식의 가능성을 고려

2) TLC, RV 등이 증가

3) 폐기종: 폐확산능(DLCO)이 감소

3. Upper airway fixed obstruction

1) FEV_1 및 FEV_1/FVC: 감소

2) TLC, RV: 증가

3) Flow volume curve

(1) 고정된 폐쇄(fixed obstruction) 소견

(2) 기관내강의 직경이 관벽을 통한 압력 차이에 영향을 받지 않고 고정되어 호기 및 흡기 유량이 감소

(3) 호흡기 및 흡기 시에 곡선이 편평화 되는 고평부(plateau)가 나타남

4) Thyroid cancer에서 이런 소견을 나타낼 수 있음

4. Idiopathic pulmonary fibrosis

폐 조직의 강직화로 FVC 및 TLC가 감소하는 제한성 환기장애가 나타나는 것이 특징. 폐유순도(compliance)도 저하

1) FVC, TLC의 감소

2) FEV_1 및 FEV_1/FVC

(1) 정상 또는 증가되며 질환의 말기가 되지 않는 한 정상 범위를 유지하는 경우가 대부분

(2) 폐활량이 감소된 상태에서 FEV_1의 상대적인 감소치에 대해서는 정확한 해석이 요구됨

3) 폐확산능(DLCO): 감소

VII 동맥혈가스분석

진단과 치료를 위한 핵심 사항

1. 동맥혈가스분석의 해석
   1) 산소섭취 상태: $PaCO_2$를 보고 저산소혈증 유무 판정
   2) 환기 상태: $PaCO_2$를 보고 판독
   3) 가스교환 상태: 폐포-동맥혈산소분압차를 계산
      - 차이가 큰 경우: 폐질환 고려
      - 차이가 없거나 적은 경우: 폐 이외의 질환 고려
   4) 산-염기 평형상태: pH, $PaCO_2$, HCO_3^-로 판독
2. 동맥혈가스분석 판독 시 유의사항
   1) 환자의 임상 상태와 연결해서 해석: 호흡수, hemoglobin 수치, 이뇨제, HCO_3^- 투여 여부 등
   2) 채혈 당시의 주변 상황을 기록
      - Type of O_2 delivery (nasal cannula, mask) and FiO_2
      - 기계호흡 시 ventilator mode 등

1. 서론

1) 보통 산소화 결과는 10분 안에 평형 상태에 이르므로 동맥혈가스검사는 인공호흡기나 산소요법의 설정 변경 후 20-30분 내에 시행

2) 대기 중에는 CO_2는 거의 없으며 O_2는 약 150 mmHg이므로 동맥혈 채혈 후 주사기에 공기가 남아 있으면 $PaCO_2$는 낮아지고 pH는 상승, PaO_2는 150 mmHg에 가깝게 됨
3) 혈액은 살아있는 조직으로 산소를 소모하고 이산화탄소를 배출하므로 동맥혈을 상온에 두면 가스 분석 시 실제보다 산소분압은 감소되고 이산화탄소분압은 증가 → 동맥혈 채혈 뒤에는 10분 내에 분석하여야 되며, 부득이한 경우 얼음에 채워서 보관하면 1시간까지 가능

● **표 11-1-18. 동맥혈가스분석의 일반적 접근 순서**

1. 산소섭취 상태를 결정하기 위하여 PaO_2를 확인
2. 환기 상태를 결정하기 위하여 $PaCO_2$를 확인
3. 가스교환 상태를 확인하기 위하여 (A–a)DO_2를 계산
4. 산–염기 평형 상태를 판독
   (1) 전체적인 산–염기 평형 상태를 알기 위하여 pH를 확인
   (2) 주된 산–염기 장애가 무엇인지를 확인
   (3) 보상 반응 상태를 확인
   (4) 산–염기 불균등 상태의 양상 즉 급성인지 만성인지, 단순한 장애인지 복합적인 장애인지를 판정

2. 저산소혈증의 원인 및 감별진단

1) 환기 상태 및 산–염기상태를 평가한 후에 저산소혈증의 유무를 판정
2) 이미 산소요법을 하고 있는 경우에는 동맥혈가스분석검사로 그 치료가 적절한지를 검토 가능
3) 나이가 들수록 PaO_2는 감소하여 40세 때 85 mmHg, 60세 때 80 mmHg, 75세 때 70 mmHg가 정상치에 해당

● **표 11-1-19. 동맥의 저산소혈증의 원인**

원인	예	$PaCO_2$	(A–a) DO_2	의견
낮은 FiO_2	고산지대	↓ or nl	nl	원인이 대체로 명백함
폐포 환기저하	호흡중추 억제	↑	nl	동반된 폐질환이 있을 시 P (A–a) O_2가 증가할 수 있음
환기–관류 불균형	제한성과 폐쇄성 폐질환	↓, nl or ↑	↑	환기저하가 있더라도 심한 폐쇄장애가 없다면 이산화탄소저류는 흔하지 않음
확산 장애	간질성 섬유화증	↓ or nl	↑	환기–관류 불균형은 PaO_2 감소의 가장 중요한 원인임
우–좌 단락	폐 동–정맥 기형	↓ or nl	↑	100% O_2를 흡입하더라도 PaO_2는 60 mmHg를 넘지 않음

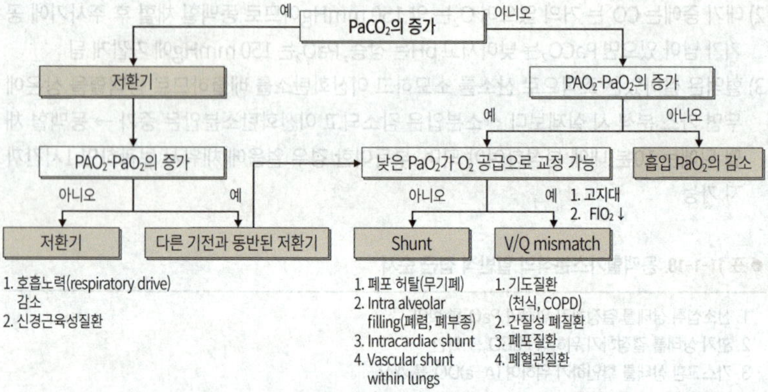

● 그림 11-1-3. 저산소혈증의 진단순서

3. 폐포-동맥혈산소 분압차 및 단락의 계산

1) 폐포-동맥혈산소 분압차:(A-a) DO_2

$PAO_2 = FiO_2 \times (PB - PH_2O) - PaCO_2/R$

* PB = 760 mmHg(대기압), PH_2O = 47 mmHg

R(호흡상수): 산소를 사용하지 않는 경우 0.8, 100%의 산소를 흡입할 때는

1 (A-a) $DO_2 = (150 - 1.25 \times PaCO_2) - PaO_2$

(1) 정상인의 폐포-동맥혈 산소 분압 차는 5 내지 15 mmHg 정도

(2) 나이에 따라 수치는 증가하지만, 25 mmHg를 넘지 않음

2) 단락(Shunt, %)

(1) (A-a) $DO_2 \div 10$(100% 산소로 호흡할 때)

(2) 정상치 2-5%, >15%이면 pathologic problem이 있음을 의미

(3) Shunt는 나이가 들수록 증가함

Ⅷ 만성기침

진단과 치료를 위한 핵심사항

1. 문진
   1) 급성인지 만성인지(급성: <3주, 아급성: 3-8주, 만성: >8주)
   2) 호흡기 감염 징후가 있는지
   3) 천명음을 동반한 증상의 계절적 변화가 있는지
   4) 후비루 증상이 있는지
   5) 식도역류 증상이 있는지
   6) ACE inhibitor 약물을 복용하는지
   7) 흡연력, 직업력
2. 검사
   1) 구인두 검사
   2) 청진
   3) 흉부 X-선
   4) 폐기능 검사
   5) 객담검사
   6) 기관지 내시경: 기관지 내 종양여부 확인이 필요할 때
   7) 고해상도 단층촬영(HRCT): 기관지 확장증, 간질성 폐질환 확인이 필요할 때
3. 치료
   1) 원인 치료가 우선
   2) 대증적 치료를 고려해야 하는 경우
      (1) 기침의 원인을 몰라서 원인치료가 어려운 경우
      (2) 기침 때문에 일상생활 및 수면에 장애가 있는 경우

1. 정의

만성기침이란, 기침이 계속 또는 반복해서 8주 이상 지속되는 경우로 감기 등에 의한 수주일 내에 자연적으로 좋아지는 기침과 구별하여 정의

2. 원인에 따른 치료 분류 및 치료

1) 원인질환

(1) 후비루증후군(Postnasal drip syndrome)

① 부비동염, 비염에 의해 후비루증후군이 나타나는데, 만성기침의 원인 중 약 40%로 가장 흔한 만성기침의 원인

② 기전: 분비물이 인후두의 기침 수용체를 자극하여 유발

③ 임상양상: 기침의 양상은 2-4회 연속적으로 나타남. 특히 누워있을 때 잘 나타나 수면 중이나 이른 아침에 심해지는 경우가 많음. 문진상 목뒤로 무엇인가가 넘어가는 것 같

은 느낌, 콧물 등의 증상이 있음. 이학적 검사상 비인두와 구인두에 분비물(postnasal drip)이 관찰되거나 인두 점막이 조약돌(cobblestone) 모양으로 보임

(2) 기침이형 천식(Cough variant asthma)

① 천명이나 발작적인 호흡곤란과 같이 전형적인 천식의 증상 없이 기침만 호소하는 경우를 기침이형 천식(cough variant asthma)이라고 하고 만성기침의 20–30%를 차지

② 임상양상: 천식으로 인한 기침은 대부분 객담이 없으며, 발작적으로 발생. 기관지천식과 비슷하게 야간에 악화되는 경향이 있으며 운동, 찬 공기, 담배 연기 등에 의해 악화. 장기적으로 추적하면 일부에서 천명, 호흡곤란 등의 전형적인 천식 증상을 보임

(3) 위식도 역류

① 만성기침의 10–20%가 위식도역류에 의하여 초래됨

② 기전: 위식도 역류에 의한 기침은 역류된 위 내용물이 하부식도의 기침 수용체를 자극함에 따라 발생함. 드물게 위 내용물이 기도로 미세흡입(microaspiration)되어 발생

③ 임상양상: 식사 후(특히 하부식도 괄약근 압력을 감소시키는 음식: 초콜릿, 카페인, 술, 고지방 음식) 또는 취침 시 악화. 입에서 신맛이 나거나 속이 타는 듯한 감각이 흉골하에서 위로 밀쳐 오르는 증상(heartburn) 등의 동반된 위식도 역류 증상이 있는 경우 진단, 하지만 상당수의 환자들은 이와 같은 증상이 없이 기침만 호소하기 때문에 문진만으로 위식도 역류가 만성기침의 원인인지 밝혀내기는 힘듦

(4) 기타질환

① 만성기관지염

- 정의: 1년에 3개월 이상, 객담을 동반하는 기침을 연달아 2년 이상할 때
- 만성기침 원인의 약 5% 정도이지만 흡연자에서만 본다면 가장 흔한 원인

② 기관지 확장증

- 감염에 대한 예방과 항생제의 발달로 빈도가 과거에 비해 많이 감소
- 임상양상: 다량의 점액농성 객담이 있거나 객혈, 열감 등의 증상이 있으며 흉부 엑스선 사진상 90%에서 이상 소견
- 흉부 고해상 전산화 단층촬영(HRCT)이 진단에 도움

③ Angiotensin converting enzyme (ACE) 억제제에 의한 기침

- 1977년 이후 고혈압과 심부전 등의 치료제로 널리 사용됨. 이후 이로 인한 만성기침이 6–14%로 보고
- 기전: ACE 억제로 bradykinin 등이 축적되고 histamine, substance P, neuropeptide Y, prostaglandin 등이 증가되어 기침, 비염, 혈관부종을 유발
- 임상양상: 대개 약물을 복용한지 3주 후 길게는 1년 후까지 기침이 나타나고 여성 및 비흡연자에 많음. 밤에 악화되고 누워있을 때 심해지는 등 위식도 역류에 의한 기침과 유사. 약제를 중단하면 대부분 4일 이내에 소실

④ 기타질환

간질성 폐질환, 세기관지염, 폐암, 폐결핵 등에 의해서도 기침이 나타날 수 있음. 특히 폐암과 기관지 결핵인 경우 흉부X선상 이상 소견이 없는 경우도 있기 때문에 주의를 요함. 심인성 혹은 습관성 기침의 빈도는 보고자에 따라 다양하나 흔하지는 않음

2) 진단

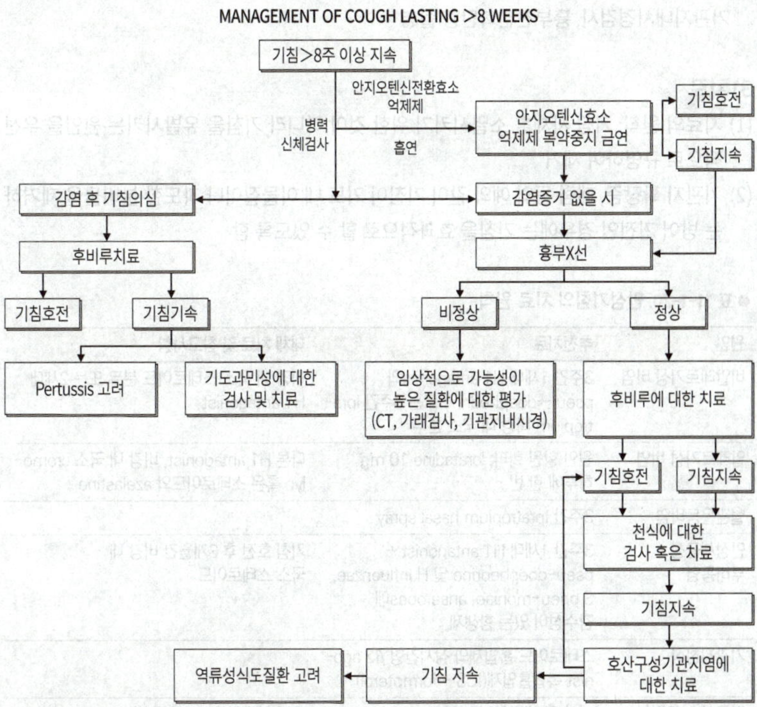

● 그림 11-1-4. 만성기침의 진단

(1) 병력청취

기침의 일중 변화, 악화 원인, 흡연, 직업, 약제복용병력과 같은 위험인자의 유무, 기침의 기간, 기침의 특성, 객담 유무, 호흡곤란이나 천명음 유무, 후비루 유무, 위식도 역류 증상 유무 등을 조사

(2) 흉부X선 검사

(3) 후비루, 기관지 천식, 위식도 역류에 대한 검사

① 후비루: 문진과 이학적 검사소견으로 일차적 진단. 부비동 엑스선 검사나 알레르기성

비염 의심 시에는 피부 반응검사, 총 IgE 및 특이 IgE 측정

② 기관지천식: 메타콜린, 만니톨이나 히스타민유발시험으로 기관지 과민 반응 확인

③ 위식도 역류증상이 뚜렷한 환자들은 진단 과정이 비교적 수월
위식도 역류증상이 뚜렷하지 않은 환자: 24시간 식도 산도검사– 민감도와 특이도 90%

(4) 기타검사
기관지내시경검사, 흉부전산화단층 촬영

3) 치료

(1) 치료의 원칙: 기침 자체를 소멸시키기 위한 것이 아니라 기침을 유발시키는 원인을 우선적으로 규명하여 제거

(2) 기관지 확장증, 폐렴 등의 예와 같이 기침이 기도 내 이물질이나 과도한 분비물을 제거하는 방어 기전인 경우에는 기침을 효과적으로 할 수 있도록 함

● 표 11-1-20. 만성기침의 치료 원칙

원인	추천치료	대체 치료 및 참고사항
비알레르기성 비염	3주간 1세대 H1 antagonist와 pseu-+doephedrine 또는 3주간 ipra-tropium 비강 내 국소 분무	비강 내 국소 스테로이드 분무 또는 2세대 H1 antagonist
알레르기성 비염	원인 항원 회피, loratadine 10 mg 하루에 한 번	다른 H1 antagonist, 비강 내 국소 cromo-lyn 혹은 스테로이드와 azelastine
혈관운동비염	3주간 Ipratropium nasal spray	
만성세균성 부비동염	3주간 1세대 H1 antagonist + pseu-doephedrine 및 H.influenzae, S.pneu-moniae, anaerobes에 감수성이 있는 항생제	기침 호전 후 3개월간 비강 내 국소 스테로이드
기관지천식	스테로이드 흡입제와 장시간형 $\beta 2$ ago-nist 복합흡입제(ICS – formoterol)	
역류성 식도질환	식사 및 생활환경 개선 위산 억제	초기 약물치료는 식이요법 Proton pump inhibitor와 prokinetic 제제 3개월 내 호전이 없으면 24 hr pH monitor
안지오텐신억제제	원인 약물치료 중단	
호산구성 기관지염	원인 인자 회피, 스테로이드 흡입제	증세 지속 시 경구 스테로이드

02

기관지 천식

진단과 치료를 위한 핵심사항

1. 문진
   알레르기질환 유무, 직업력, 가족력
2. 증상 및 이학적검사
   천명음을 동반한 호흡곤란, 발작적 기침, 일중변동
3. 폐기능 검사
   1) 폐쇄성 환기장애
   2) 기도가역성: 기관지확장제 흡입 후 FEV_1 ≥12%, 그리고 ≥200 mL 증가 시 양성
   3) 최대호기유량(PEF, peak expiratory flow): 일중변동 20% 이상
   4) 기관지유발 검사
      (1) 메타콜린 유발검사 PC20 - FEV_1이 기저치의 20%만큼 감소되는 시점의 흡입약 농도 : <8 mg/mL 천식진단, 8-16 mg/mL 경계성(천식의심), >16 mg/mL 천식 아닐 가능성 높음
      (2) 만니톨: FEV_1이 15% 이상 떨어질 경우 양성
3. 알레르기검사: 혈청 IgE 검사 및 알레르기 항원 피부단자검사
4. 영상검사: 흉부X선, 부비동엑스선
5. 치료
   1) 급성악화 치료
      (1) 산소공급
      (2) 속효성 베타2 항진제 흡입
      (3) 전신적 부신피질호르몬제 정맥주사
      (4) 상기 치료로 반응이 없는 경우 기관삽입 및 기계호흡
   2) 안정 시 치료
      (1) 증상조절 상태에 따른 단계적 치료
      (2) 질병 조절제와 증상 완화제 병용

증례

27세 여환. 천식으로 중간용량 ICS+LABA 사용하며 조절 중에 있던 자로, 호흡곤란 반복되고, 폐기능 저하 소견 보이며, 혈중 호산구 수치 1,230 cells/uL 로 확인되어, 경구스테로이드 투여하였으나, 증상 조절이 되지 않고 있다. 다음 단계의 치료는?

⇨ 4단계 치료 유지 중 경구 스테로이드 처방하였으나 여전히 증상조절이 되고 있지 않습니다. 우선 환자가 흡입기를 제대로 사용하는지 확인을 합니다. 흡입기 정확히 사용 중이나 조절이 되지 않고 있다면, step-up 하여, 고용량 ICS/LABA 사용하거나, LAMA를 추가해볼 수 있습니다. 또한, 환자 맞춤치료로 생물학적제제 사용해볼 수 있습니다.

I 정의

1. 만성기도염증을 특징으로 다양한 임상특징을 나타내는 질환임. 가변적인 호기 기류제한과 함께 시간에 따라 중증도가 변하는 천명, 호흡곤란, 가슴답답함, 기침과 같은 호흡기 증상의 병력이 있는 것으로 정의됨
2. 이러한 천식의 정의는 합의에 의해 도출된 것으로, 천식 치료를 시작하기 전에 나타나는 전형적인 천식의 특징 및 다른 호흡기질환과 구별되는 특징에 기초함. 그러나, 천식이 진행되면 병의 후기에는 기류 제한이 가역적이지 않고 지속적일 수 있음

II 원인

천식의 원인으로는 유전적 요인 등의 숙주 인자가 가장 대표적이며 증상 악화에는 주로 환경인자가 관여함. 천식의 발생 원인과 증상 악화 인자는 표 11-2-1과 같으며, 이 중 일부는 천식의 발생과 증상 악화에 모두 관여함

● **표 11-2-1. 천식의 위험인자**

숙주인자	환경적 요인
1) 유전인자: 아토피 관련 유전자, 기도과민성 관련 유전자 등 2) 비만: BMI>30 kg/m²에서 천식이 더 흔히 관찰되며, 천식 조절이 더 어려움 3) 성별: 14세 이전에는 남자의 유병률이 더 높으며 성인의 유병률은 여자에서 더 높음	1) 알레르기 항원 : 집먼지 진드기, 동물(개, 고양이 등), 곰팡이, 바퀴벌레, 꽃가루 등 2) 감염: 성인(rhinovirus, influenza virus), 소아(respiratory syncytial virus, parainfluenza) 3) 직업: 아이소시아네이트, 기도과민성을 유발할 수 있는 자극제, IgE 생산을 자극하는 동식물성 부산물 4) 흡연 5) 실외/실내 공기오염: 냉난방가스, 생체연료(biomass fuel)에서 나오는 연기나 증기, 곰팡이 등

III 진단 및 평가

전형적인 임상증상과 폐기능 검사 등을 통해 가변적 호기 기류제한을 확인함으로써 진단할 수 있음

1. 임상적 진단

1) 병력과 증상

다양한 양상의 천명, 호흡곤란, 가슴 답답함, 그리고 기침 등이 천식의 전형적인 증상임

(1) 발작적 기침 및 천명음을 동반한 심한 호흡곤란
(2) 발작과 발작 사이에는 무증상
(3) 일중변동(diurnal variation)
(4) 가족력, 직업력, 다른 알레르기질환의 합병 여부 등에 대한 문진 중요

2) 신체검진

천식 증상은 변동이 심하여 호흡기 신체검진 당시에는 정상일 수 있음

(1) 호흡곤란, 천명, 과팽창
(2) 청진상 천명음(아주 심한 천식 발작 시에는 천명음은 오히려 감소)
(3) 중증발작 환자에서는 청색증, 빈맥, 과팽창된 흉곽, 보조호흡근 사용, 늑간 함몰, 의식혼미 등

● **표 11-2-2. 천식의 임상 특징**

천식을 시사하는 특징
1. 다음 증상들 중 하나 이상: 천명, 호흡곤란, 가슴 답답함과 기침, 특히 다음의 경우: • 증상이 밤과 이른 아침에 심해지는 경우 • 시간 및 정도에 있어서 가변적인 양상 • 운동, 알레르기항원 노출, 그리고 찬 공기에 의해 증상이 생기는 경우 • 아스피린이나 베타차단제를 복용한 이후에 증상이 생기는 경우
2. 아토피질환 병력
3. 천식 및 아토피질환의 가족력
4. 흉부 청진에서 들리는 광범위한 천명
5. 기타 설명되지 않는 낮은 FEV_1 혹은 최대호기유량(peak expiratory flow, PEF)
6. 기타 설명되지 않는 말초 혈액 호산구증가증

● 표 11-2-2. (이어서) 천식의 임상 특징

천식의 가능성이 낮은 특징들
1. 심한 어지럼증, 가벼운 두통, 말단부의 따끔거림
2. 천명이나 호흡곤란이 없는 만성적인 습성 기침
3. 증상이 있으나 반복적인 정상 청진 소견
4. 음성 장애
5. 감기 증상만 있는 경우 또는 다른 호흡기 증상없이 기침만 있는 경우
6. 상당한 흡연 경력(수년간 20갑년 이상)
7. 심장질환병력, 흉통
8. 운동 시 시끄러운 흡기를 동반하는 호흡곤란
9. 증상이 있을 때, 정상 최대호기유량, 혹은 정상 폐기능 검사*

* 증상이 없을 때의 정상 폐기능 검사로 천식 진단을 완전히 배제할 수 없다. 폐기능의 반복적인 측정은 단일 평가보다 더 유용하다.

2. 천식의 진단 검사

1) 폐기능 검사

(1) 폐기능 검사를 통해 가변적인 기류제한 증명

(2) 폐기능 검사를 할 수 없거나 가변적인 호기 기류제한이 확인되지 않았어도 임상적으로 시급한 경우 진단검사 이전에 조절제 치료 시작

① 폐쇄성 환기장애

② 기도가역성: 기관지확장제 흡입 후 FEV_1≥12%, 그리고 ≥200 mL 증가 시 양성

③ 최대호기유량(peak expiratory flow, PEF): 일중변동 20% 이상

2) 기관지유발 검사

(1) 진단 당시 기류제한이 없는 경우 기도과민성을 확인하기 위함

(2) 천식이 의심되지만 정상 호흡음이 들리거나 또는 정상 폐기능을 보이는 환자에서 유용한 검사임

(3) 메타콜린, 히스타민, 만니톨, 찬 공기, 자발적 과호흡, 운동부하 등으로 검사

① 메타콜린 유발검사

- PC20 - FEV_1이 기저치의 20%만큼 감소되는 시점의 흡입약 농도(mg/mL)
- <8 mg/mL 천식진단, 8–16 mg/mL 경계성(천식의심), >16 mg/mL 천식 아닐 가능성 높음

① 만니톨: FEV_1이 15% 이상 떨어질 경우 양성

3) 호기산화질소(Fractional exhaled nitric oxide, FeNO)

(1) 기도 내 호산구 염증과 관련. 천식 환자의 유도객담과 기도점막 생검, BAL에서 측정한 호

산구 수와 유의한 상관관계를 보임

(2) 상승의 절대적 수치는 아직까지는 불확실하나 흡입성 스테로이드 치료 시 감소함

(3) 호기산화질소가 양성이면 천식의 가능성이 높지만 음성이라고 해서 천식을 배제하지는 못함

4) 동맥혈가스검사

저산소증과 과호흡에 의한 저이산화탄소증. 따라서 이산화탄소 분압이 정상이거나 증가되면 중증의 기도 폐쇄 의미

5) 방사선학적 검사

흉부X선 사진은 보통 정상, 다른 질환을 배제하기 위해 시행

6) 알레르기 유무

혈청 IgE 검사 및 알레르기 항원 피부단자검사

● **표 11-2-3. 감별진단**

40세 미만	40세 이상
만성상기도기침증후군 성대기능부전 과호흡증 기관지확장증 기관지결핵 선천성 심질환 이물질흡인	성대기능부전 과호흡증 COPD TB destroyed lung 기관지확장증 심부전 약제관련기침 폐실질질환 폐색전증 중심기도폐쇄

● **표 11-2-4. 천식조절검사(asthma control test, ACT)**

1. 지난 4주 동안, 당신은 천식으로 인해 얼마나 많은 시간을 직장이나 학교나 집에서 평소에 했던 만큼 일하고 공부하고 활동하는 데 지장을 받았습니까?				
1	2	3	4	5
항상 그랬다	대부분의 시간 동안 그랬다	다소의 시간 동안 그랬다	아주 약간의 시간 동안 그랬다	전혀 그렇지 않았다
2. 지난 4주 동안, 당신은 얼마나 자주 숨을 헐떡였거나/숨을 쉬기가 어려웠습니까?				
1	2	3	4	5
하루에 두번 이상 그랬다	하루에 한번 그랬다	일주일에 3-6번 그랬다	일주일에 1-2번 그랬다	전혀 그렇지 않았다

● 표 11-2-4. (이어서) 천식조절검사(asthma control test, ACT)

3. 지난 4주 동안, 당신은 천식증상(쌕쌕거리는 소리, 기침, 숨가쁨, 가슴답답함이나 통증)으로 인해 얼마나 자주 밤에 잠을 깨거나 아침에 평소보다 일찍 일어났습니까 ?				
1	2	3	4	5
일주일에 4일 밤 이상을 그랬다	일주일에 2-3일 밤을 그랬다	일주일에 한번 그랬다	한두번 그랬다	전혀 그렇지 않았다
4. 지난 4주 동안, 당신은 응급약물(예를 들면 살부타몰, 페노테롤, 벤토린®, 베로텍® 등)을 얼마나 자주 사용했습니까?				
1	2	3	4	5
하루에 3번 이상 사용했다	하루에 1-2번 사용했다	일주일에 2-3번 사용했다	일주일에 한 번 이하로 사용했다	전혀 사용하지 않았다
5. 당신은 지난 4주 동안 천식을 얼마나 잘 조절했다고 평가하겠습니까?				
1	2	3	4	5
전혀 조절하지 못했다	잘 조절하지 못했다	다소 조절했다	잘 조절했다	완벽하게 조절했다

* 천식조절 검사는 5개의 문항으로 이루어져 있으며, 20점 이하는 조절이 안 되는 상태로, 21-24점은 조절 근접 상태로, 25점은 조절 달성 상태로 평가함. 이는 환자의 자가 평가에도 사용할 수 있으며, 의료진과의 상담 전 혹은 상담 중 작성 가능함

IV 치료

1. 치료의 목표

적절한 증상조절과 정상적인 활동수준의 유지와 천식에 의한 사망, 급성악화, 지속적인 기류 제한, 치료 부작용 발생위험성의 최소화임

1) 증상의 해소
2) 운동을 포함한 정상 활동 유지
3) 급성 발작을 예방하여 응급실이나 입원치료를 최소
4) 정상 폐기능 유지
5) 영구적 기도 폐쇄 예방

2. 치료 약제

1) 천식 치료 약제는 조절제와 증상완화제가 있음. 조절제는 항염증 효과를 통해 천식 증상이 조절되도록 장기간 매일 꾸준히 사용하는 약제이고, 증상완화제는 신속히 기도를 확장하여 증상을 개선시키는 약제로서 필요할 때만 사용함

2) 천식 치료 약제는 여러 가지 방법(흡입, 경구, 주사)으로 사용할 수 있음. 흡입제의 주요 장

점은 약제를 직접 기도에 전달하여 고농도의 약제가 기도점막으로 투여되며, 전신 부작용은 최소화할 수 있다는 점

3) 조절제 중 흡입스테로이드는 현재 사용하는 조절제 중에서 가장 효과적인 항염증 약제임

1) 약제의 분류

(1) 작용기전에 따른 분류

① 질병 조절제: 흡입스테로이드, 흡입스테로이드와 흡입지속성베타작용제 복합제, 항류코트리엔제, 전신스테로이드, macrolide계 항생제

② 증상완화제: 흡속효성베타작용제, 속효성항콜린제

③ 생물학적 치료제: 항 IgE 항체, 항 interleukin (IL)-5 항체, 항 IL-4/IL-13 항체

④ 기타약제 : 지속성항콜린제,경구지속성베타작용제

- 서방형테오필린과 크로몰린제와 같은 조절제도 있으나 일반적으로 사용하지 않음
- 서방형테오린은 천식에서 약한 효과를 나타내고, 고용량은 부작용이 흔하고 치명적일 수 있음
- 크로몰린제(nedocromil sodium과 sodium cromoglycate)는 부작용이 적어 안전하지만 효능이 낮음

(2) 투여방법에 따른 분류

① 흡입제

- 분말흡입기(dry powder inhaler, DPI)
- 정량식흡입기(metered dose inhaler, MDI)
- 연무기(nebulizer)

② 경구용, 주사용

2) 부신피질호르몬

(1) 흡입용부신피질호르몬

● **표 11-2-5. 흡입용스테로이드**

Budesonide (Pulmicort®)	Ciclesonide (Alvesco®)
Fluticasone furoate (Arnuity®)	Fluticasone propionate (Flixotide®)

(2) 임상에서 흔히 쓰는 복합 흡입제

● **표 11-2-6. 스테로이드/지속성 베타2 항진제 흡입 복합제**

성분명	상품명
Budesonide *combined with Formoteral*	Symbicort Turbuhaler Symbicort Rapihaler Duorespi Spiromax
Beclometasone dipropionate *combined with Formoteral*	Foster HFA Foster Nexthaler
Fluticasone furoate *combined with Vilanterol*	Relvar Ellipta
Fluticasone propionate *combined with Salmeterol*	Seretide Diskus Fluterol *Compona Compactair*
Fluticasone propionate *combined with Formoterol*	Flutiform inhaler

부작용: 구강캔디다증, 후두이물감, 쉰목소리, 기침

3) 지속성베타2 항진제

(1) 경구용: albuterol, bambuterol, formoterol

(2) 흡입용: salmeterol, formoterol

(3) 부작용: 빈맥, 손떨림 등의 증상. 장기간 사용할 때는 반응급감현상(tachyphylaxis)이 나타나 약리 작용이 약화

4) 항류코드리엔제

5) 속효성 베타2항진제와 항콜린제

● **표 11-2-7. 속효성 베타2항진제와 항콜린제의 종류**

salbutamol (β2 agonist)	ventolin	100 μg/puff
ipratropium bromide (anticholinergics)	atrovent	20 μg/puff

6) 생물학적 치료제

(1) 항IgE 항체 : Omalizumab

(2) 항interleukin (IL)-5: Mepolizumab, reslizumab, benralizumab

(3) 항 IL-4Rα: Dupilumab

	Anti-IgE	Anti-IL5/Anti-IL5R	Anti-IL4R
약제 접합성	• 알레르기 피부반응검사 혹은 특이IgE 양성 • 총 혈청 IgE와 체중이 사용 가능 용량 범위 • 지난해 악화 병력	• 지난해 악화 병력 • 혈중 호산구 ≥150/μL 또는 ≥300/μL	• 지난해 악화 병력 • 혈중 호산구 ≥150/μL 또는 FeNO ≥25 ppb 또는 • 전신스테로이드 유지가 필요한 경우
좋은 반응이 예측되는 경우	• 혈중 호산구 ≥260/μL++ • FeNO 20 ppb + • 알레르기 관련 증상 + • 소아-발병 천식 +	• 혈중 호산구 수가 높을수록 +++ • 지난 해에 악화가 많을수록 +++ • 성인-발병 천식 ++ • 비용종 ++	• 혈중 호산구 수가 높을수록 +++ • FeNO가 높을수록 +++

3. 조절에 근거한 천식 치료의 일반원칙

1) 조절제: 규칙적인 유지 치료를 위하여 사용됨. 기도 염증을 감소시키고, 증상을 조절하며, 천식의 급성악화나 폐기능 저하 등의 위험성을 감소시킴. 경증 천식환자에서 증상 발생 시와 운동 직전, 필요에 따른 저용량 흡입 스테로이드-formoterol를 고려할 수 있음
2) 증상완화제: 급성악화와 같은 돌발적 증상 악화 시 증상 완화를 위해 사용됨. 또한, 운동유발 기관지수축의 단기간 예방에도 권장됨. 증상완화제 사용을 줄이고, 증상완화제를 사용하지 않는 것이 천식 관리의 중요한 목표이며 천식 치료 성공의 척도가 됨
3) 중증 천식 환자에서 부가적 치료 : 고용량 흡입스테로이드-지속성흡입베타작용제의 적절한 사용과 교정 가능한 위험인자의 치료에도 불구하고 천식 증상의 지속 혹은 급성악화가 동반될 때 고려됨

● 표 11-2-8. 증상 조절과 위험요인 최소화를 위한 단계별 접근(GINA, 2023)

가. 천식 증상 조절					
지난 4주간의 증상			천식 증상 조절 정도		
			조절 천식	일부 조절 천식	조절되지 않는 천식
- 일주일간 3회 이상의 주간천식 증상	있음 □	없음 □	4항목 모두 없음	1-2 항목 있음	3-4 항목 있음
- 천식으로 인한 야간수면방해	있음 □	없음 □			
- 일주일간 천식 증상조절 관련 3회 이상 완화제 사용	있음 □	없음 □			
- 천식으로 인한 활동 제한	있음 □	없음 □			
나. 천식 악화 위험인자					
• 진단 시 및 주기적으로 위험인자를 평가한다. 특히 악화 경험이 있는 환자에게 평가를 시행 • 치료를 시작할 때 FEV_1을 측정하고, 조절제 치료 3-6개월 후에 폐기능을 측정. 이후 지속적인 위험 평가를 위해 주기적으로 측정					

● 표 11-2-8. (이어서) 증상 조절과 위험요인 최소화를 위한 단계별 접근(GINA, 2023)

(1) 조절되지 않는 천식 증상이 있는 것은 악화의 중요한 위험요소	
조정 가능한 천식 급성악화의 위험인자 • 약제: 많은 흡입속효성베타작용제 사용(한 달에 한 통 이상 사용, 200회/통), 부적절한 흡입스테로이드 사용: 처방이 안되거나, 순응도가 낮거나, 잘못된 방법의 흡입제 사용 • 동반질환: 비만, 만성 부비동염, 위식도 역류질환, 확인된 음식물알레르기, 임신 • 노출력: 흡연, 감작된 알레르기 항원 노출, 대기오염 • 상황: 정신적, 사회경제적 문제 • 폐기능: 낮은 FEV1, 특히 FEV1 < 60%, 높은 기관지확장제 가역성 • 부정확한 흡입스테로이드 사용: 처방이 안 되거나, 순응도가 낮거나 잘못된 방법의 흡입제 사용 • Type 2 염증 환자, 호기산화질소 증가	증상이 잘 조절되어도, 위험인자가 하나라도 존재하는 경우 악화 위험이 증가
기타 중요한 급성악화의 위험인자 • 천식으로 인한 기관삽관이나 중환자실 치료 기왕력 • 지난 12개월 이내에 1회 이상 중증 악화	
(2) 지속적인 기류제한 발생과 관련된 위험요소	
• 과거력: 조산, 저출산 체중 및 큰 영아 체중 증가, 만성 점액 과다분비 • 약제: 흡입스테로이드를 사용하지 않는 경우 • 노출력: 흡연, 유해 화학물질에 노출, 직업적인 노출 • 검사: 초기의 낮은 FEV_1, 가래 혹은 혈액 호산구증가증	
(3) 약물 부작용 유발 위험요인	
• 전신 부작용: 잦은 경구용 스테로이드 사용, 잦은 고농도 흡입스테로이드 사용, P450 억제제 복용 • 국소적 부작용: 고농도 흡입스테로이드 사용, 올바르지 않은 흡입제 사용	

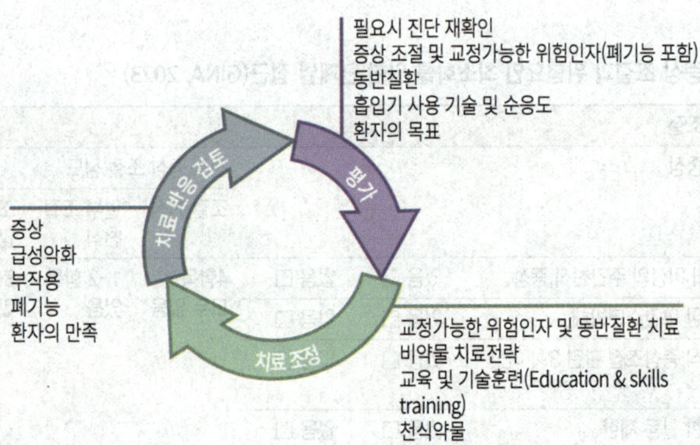

● 그림 11-2-1. 천식 조절 주기

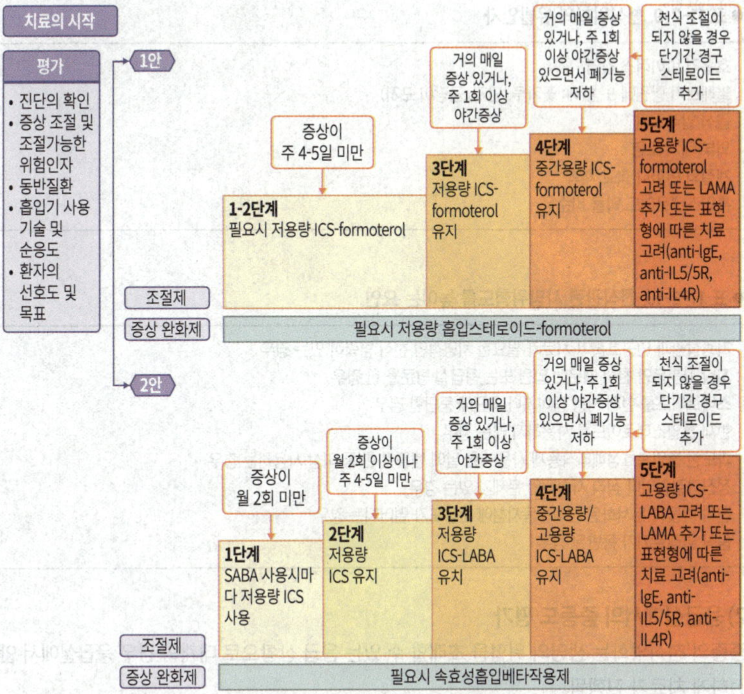

● **그림 11-2-2. 증상 조절과 위험요인 최소화를 위한 단계별 접근**

4. 천식악화의 치료

1) 천식악화는 호흡곤란, 기침, 천명, 또는 가슴답답함과 같은 증상이 지속적으로 나빠지고, 폐기능이 지속적으로 감소되는 상황, 즉, 환자의 상태가 일상적인 수준에서 변화하여 치료의 변화가 필요하게 되는 상황임

2) 천식악화는 기존에 천식을 진단받았던 환자에서 나타나거나, 때로는 천식의 첫 발현으로 나타나기도 함

1) 천식악화의 유발요인

악화는 보통 외부 인자(예: 바이러스 상기도감염, 꽃가루, 대기오염) 노출에 대한 반응 또는 조절약제에 대한 순응도가 떨어져서 발생

● 표 11-2-9. 천식악화의 유발인자

호흡기 바이러스 감염
알레르기 항원에 노출(예: 꽃가루, 먼지, 곰팡이 포자)
음식 알레르기
외부 대기 오염
계절의 변화나 학교 개학
흡입스테로이드 약물 비순응

● 표 11-2-10. 천식관련 사망위험도를 높이는 요인

기관삽관과 인공호흡기 치료가 필요한 치명적인 천식 병력이 있는 경우
지난 1년 동안 천식 때문에 입원 또는 응급실 방문을 한 경우
스테로이드를 현재 사용 중이거나 최근에 중단한 경우
현재 흡입스테로이드를 사용하지 않는 경우
과도한 흡입속효성베타작용제 사용 - 한 달에 벤톨린 한 통 이상 사용하는 경우
정신과질환이나 심리 사회적인 문제가 있는 경우
천식 약물과 문서화된 천식행동지침에 순응도가 떨어지는 경우
음식 알레르기가 동반된 경우

2) 응급실에서의 중등도 평가

중증의 천식악화는 생명의 위협을 초래할 수 있는 응급 상황으로 대개의 경우 응급실에서 안전하게 치료가 진행됨

3) 급성악화의 치료(그림 11-2-3)

(1) 천식의 급성악화는 생명에 위험을 줄 수 있으므로 정확히 평가하고 신속 치료 필요함

(2) 산소

동맥혈 산소포화도가 93-95% 이상으로 유지되도록 비관이나 마스크로 산소를 투여

(3) 전신스테로이드

① 전신스테로이드는 천식악화를 신속히 치료할 수 있는 약제이므로 다음의 상황에서는 조기에 사용할 것을 권장

② 초기에 흡입속효성베타작용제를 흡입해도 효과가 불충분한 환자

③ 평소 경구스테로이드를 복용하던 환자에서 천식 악화가 발생하였을 때

④ 전신스테로이드 투여가 필요했던 천식악화 병력이 있는 환자

(4) 흡입스테로이드

① 천식악화에서 치료의 중요한 부분을 담당

② 흡입속효성베타작용제 단독 투여보다 흡입스테로이드제와의 병용투여가 더 큰 기관지확장 효과를 나타냄

(5) 흡입속효성베타작용제

일정한 시간 간격으로 반복적으로 흡입. Ipratropium bromide를 함께 분무치료하는 경우 기관지확장 효과가 더 크며, 회복이 빠르고 입원기간이 단축되어 병용치료를 권고

5. 특수한 상황의 치료

1) 임신

조절되지 않는 천식이 태아에게 미치는 위험이 천식 약물이 태아에게 미치는 영향보다 크고, 현재 사용되고 있는 천식치료제는 임신 중 대부분 안전하므로 임신 기간 중 천식이 조절 상태로 유지할 수 있도록 적극적으로 치료해야 함

(1) 임산부의 1/3은 천식 증상이 악화되고, 1/3은 완화되며, 나머지 1/3은 변함이 없음

(2) 산모의 폐기능과 혈액 내 산소를 정상적으로 유지하는 것이 태아의 충분한 산소 공급을 위해 중요

(3) 천식 치료가 부적절하면 주산기 사망률 증가, 저체중아와 조산아 출생을 초래

(4) 흡입 스테로이드제, 속효성 흡입 베타2 항진제, 류코트리엔 수용체 길항제(특히 montelukast), 테오필린 등은 일상적인 용량에서는 태아에 영향이 적다고 알려져 있음. 흡입 스테로이드는 임신 중 급성악화의 발생위험을 낮춤. 임신 중 흡입스테로이드를 중지하는 것은 급성악화의 명백한 위험인자임. 임신과 상관없이 기존에 사용하던 흡입 스테로이드제는 유지해야 함

(5) 임신 중 면역치료 유지 요법은 가능하나 새로운 면역치료를 시작하지는 않음

(6) 분만 진통과 출산 시, 기존에 사용하던 천식의 질병조절제는 반드시 사용되어야 하며, 필요하다면 증상완화제도 사용

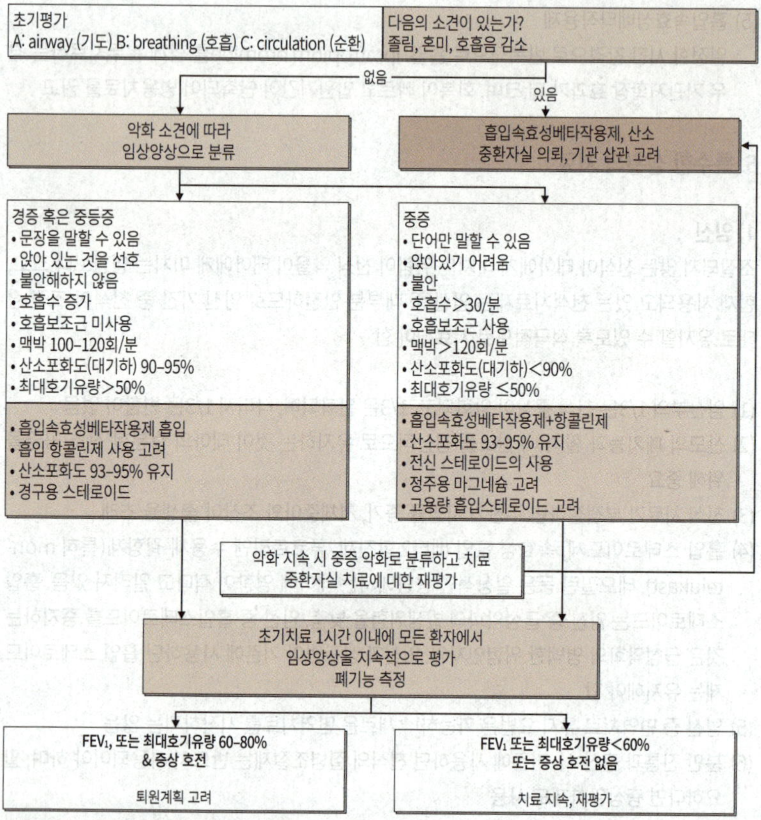

● **그림 11-2-3. 천식악화에 대한 치료**

2) 수술 전후 천식 조절

천식과 관련된 수술 합병증의 발생을 예방하기 위해서는 수술 전 천식 조절상태를 정확히 평가해야 함

(1) 천식 환자는 기관지 과민성으로 인한 수술 중 기관지 경련, 후두 경련이 있으며 기도 폐쇄와 점액 과다 분비 등으로 인한 무기폐, 폐렴과 같은 수술 후 폐 합병증이 있음

(2) 천식 환자는 적어도 수술하기 일주일 전 수술과 마취 종류, 현재의 천식 조절상태, 폐기능 등을 평가받아야 하며 천식 조절 상태가 가장 중요하기 때문에 수술 전 자세한 병력청취와 신체진찰 등을 통하여 조절상태를 정확히 평가해야 함

(3) 장기간 고용량 흡입스테로이드를 사용한 환자나 6개월 내 2주 이상 전신스테로이드를 사

용한 환자는 수술 전후 기간 동안 hydrocortisone을 투여할 것을 권고하고 있으며 천식 조절제를 수술 기간 중 계속 사용해야 함

3) 기침형 천식(Cough variant asthma)

(1) 천명이나 호흡곤란의 전형적인 증상 동반 없이 만성적인 기침을 주증상으로 하는 기관지 천식의 아형

(2) 주된 치료제는 천식과 동일하게 흡입스테로이드 및 흡입기관지확장제

03 만성폐쇄성 폐질환

진단과 치료를 위한 핵심사항

1. 진단
   1) 병력 및 증상
      (1) 흡연력, 직업력 등의 위험인자에 노출 여부 확인
      (2) 호흡기 감염 등의 과거병력 확인
      (3) 호흡곤란이 가장 중요한 증상
      (4) 기침, 가래 등의 증상이 만성적으로 동반될 수 있음
   2) 폐기능 검사
      (1) 기관지 확장제 사용 후(post-bronchodilator) $FEV_1/FVC<0.7$
2. 치료
   1) 안정 시 치료
      (1) 기관지 확장제 및 흡입 스테로이드제
      (2) 급성악화 고위험군에서 PDE4 inhibitor (roflumilast) 혹은 장기간 macrolide 치료 고려
      (3) 비약물적 치료: 금연, 호흡재활, 산소요법, 비침습적 양압환기, 폐용적축소술
   2) 급성악화 시 치료
      (1) 속효성 기관지 확장제, 스테로이드, 항생제
      (2) 호흡 보조요법: 산소요법, 비침습적/침습적 환기법

I 정의

COPD는 기도 혹은 폐포의 이상으로 인한 지속적인 기류장애를 특징으로 하는 폐질환으로서 만성 호흡기 증상(호흡곤란, 기침, 가래)이 동반됨. 전 세계적으로 유병률과 사망률이 높은 질환으로 국내 40세 이상의 성인 중 13.4%가 COPD에 이환되어 있음

II 진단

COPD를 의심해야 하는 경우는 40세 이상의 성인에서 흡연 등 위험인자에 노출된 적이 있으면서 호흡곤란, 기침, 가래를 만성적으로 동반하는 경우임

● 표 11-3-1. COPD 진단 시 감별진단(GOLD 2023 guideline)

진단	특징적 소견
COPD	증상이 천천히 진행 흡연 등의 위험인자가 있음
Asthma	기도폐쇄의 가변성 증상의 일중/계절성 변동이 있음 타 알레르기질환/증상 동반 주로 저연령에서 발생 천식의 가족력
Congestive heart failure	X-ray상 심비대 및 폐부종 소견 폐기능 검사상 제한성 폐기능 장애
Bronchiectasis	다량의 화농성 가래 박테리아 감염과 관련되어 있는 경우가 많음 X-ray, chest CT상 기관지 확장
Tuberculosis	X-ray상 tree-in-bud 등의 소견 미생물학적 확진
Obliterative bronchiolitis	소아에서 발생 가능 장기 이식 환자에서 발생 호기시 HRCT상 hypodense area
Diffuse panbronchiolitis	다수에서 남성, non-smoker 대부분 모든 환자에서 chronic sinusitis Chest x-ray 및 HRCT상 diffuse small centrilobular nodular opacities와 hyperinflation

1. 병력

흡연력, 직업력, 호흡기 감염 등 과거병력 등을 확인해야 하며 COPD 환자는 타 질환을 동반하는 경우 예후가 나쁘기 때문에 심혈관질환, 골다공증, 우울증, 대사성 질환, 폐암 등이 있는지 평가함

2. 증상 및 진찰소견

1) 증상

호흡곤란이 가장 중요한 증상이며 기침, 가래 등의 증상이 동반될 수 있음. 또한 일부 환자에서는천명음과 흉부압박감을 호소하는 경우도 있음

2) 이학적 검사

이학적 검사가 중요하나 진단에 크게 도움 되지는 않음. 기류제한을 나타내는 신체적 징후는 폐기능 감소가 심하게 나타날 때까지 확인되지 않아 민감도 및 특이도가 낮음

3. 방사선학적 소견

흉부X선 검사는 COPD를 진단하는 데 유용하지는 않지만 비슷한 증상을 유발하는 타 질환을 감별하거나 동반질환을 확인하는 데 의미가 있음. COPD에서 볼 수 있는 영상학적 소견으로는 폐의 과다팽창(횡경막의 편평화, 흉골 뒤 공간의 확장), 폐혈관 음영의 감소, 폐의 과투과성 등이 있음

4. 폐기능 검사

COPD를 진단하기 위해서는 폐기능 검사가 필수적이며 기관지 확장제 사용 후(post-bronchodilator) FEV_1/FVC가 0.7 미만인 경우 진단됨

III 질환의 평가

1. 호흡곤란 및 삶의 질 평가

호흡곤란의 정도는 mMRC 호흡곤란 점수를 이용하여 평가하며 삶의 질은 CAT 점수로 평가함. CAT점수는 0점부터 5점까지의 8개의 항목을 모두 합한 값으로 계산함

● 표 11-3-2. mMRC 호흡곤란 점수

mMRC 호흡곤란 점수	호흡곤란 내용
0	힘든 운동을 할 때만 숨이 참
1	평지를 빨리 걷거나, 약간 오르막 길을 걸을 때 숨이 참
2	평지를 걸을 때 숨이 차서 동년배보다 천천히 걷거나, 자신의 속도로 걸어도 숨이 차서 멈추어 쉬어야 함
3	평지를 약 100 m 정도 걷거나, 몇 분 동안 걸으면 숨이 차서 멈추어 쉬어야 함
4	숨이 너무 차서 집을 나설 수 없거나, 옷을 입거나 벗을 때도 숨이 참

● **표 11-3-3. CAT 평가 검사(COPD Assessment Test)**

귀하의 만성폐쇄성 폐질환(COPD)은 어떠십니까? 만성폐쇄성 폐질환(COPD) 평가 검사(CAT)를 해주십시오.

다음 질문들은 귀하와 담당 의료진이 만성폐쇄성 폐질환(COPD)이 귀하의 육체적, 정신적 건강과 일상생활에 미치는 영향을 평가하기 위한 것입니다. 답안과 검사 점수는 만성폐쇄성 폐질환(COPD) 관리를 향상시키고 치료효과를 최대화하는 데 사용될 수 있습니다.

아래 각 항목마다 현재 귀하의 건강상태를 가장 잘 표현한 칸에 체크 표시(V)를 해 주십시오.
질문에는 반드시 한 개의 답만 선택하셔야 합니다.

			점수
예: 나는 매우 행복하다	0 ✓1 2 3 4 5	나는 매우 슬프다	
나는 전혀 기침을 하지 않는다	0 1 2 3 4 5	나는 항상 기침을 한다	
나는 가슴에 전혀 가래가 없다	0 1 2 3 4 5	나는 가슴에 가래가 가득 차 있다	
나는 전혀 가슴이 답답함을 느끼지 않는다	0 1 2 3 4 5	나는 가슴이 아주 답답함을 느낀다	
나는 언덕이나 계단을 오를 때 전혀 숨이 차지 않는다	0 1 2 3 4 5	나는 언덕이나 계단을 오를 때 아주 숨이 차다	
나는 집에서 활동하는 데 전혀 제약을 받지 않는다	0 1 2 3 4 5	나는 집에서 활동하는 데 많은 제약을 받는다	
폐질환에도 불구하고 나는 외출하는 데 자신이 있다	0 1 2 3 4 5	폐질환으로 인하여 나는 외출하는 데 전혀 자신이 없다	
나는 잠을 깊이 잔다	0 1 2 3 4 5	폐질환으로 인하여 나는 잠을 깊이 자지 못한다	
나는 기운이 왕성하다	0 1 2 3 4 5	나는 전혀 기운이 없다	
		총점	

본 평가지는 환자분의 진료에 도움이 되고자 글락소스미스클라인에서 제작되었습니다.
진료 및 질환과 관련된 부분은 의사선생님과 상담해주십시오.
만성폐쇄성 폐질환(COPD) 평가 검사와 CAT 로고는 GlaxoSmithKline 그룹사의 등록상표입니다.

2. COPD 중증도 평가

COPD의 중증도는 FEV_1에 따라 구분함

● 표 11-3-4. 기관지 확장제 사용 후 FEV_1에 따른 COPD 분류

단계	특징
I. 경증	$FEV_1/FVC < 70\%$ $FEV_1 \geq 80\%$ predicted
II. 중등증	$FEV1_1/FVC < 70\%$ $50\% \leq FEV_1 < 80\%$ predicted
III. 중증	$FEV_1/FVC < 70\%$ $30\% \leq FEV_1 < 50\%$ predicted
IV. 고도 중증	$FEV_1/FVC < 70\%$ $FEV_1 < 30\%$ predicted or $FEV_1 < 50\%$ predicted plus choronic respiratory failure

FEV_1, forced expiratory volume in one second; FVC, forced vital capacity
Respiratory failure; arterial partial pressure of oxygen (PaO_2) less than 8.0 kPa (60 mmHg) with or without arterial pressure of CO_2 ($PaCO_2$) greater than 6.7 kPa (50 mmHg) while breathing air at sea level.

3. 악화 위험 평가

1) COPD의 급성악화는 호흡곤란 등의 호흡기 증상이 매일-매일의 변동 범위를 넘어 예기치 않게 나빠져 추가적인 약물치료가 필요한 상태를 말함
2) 경한 급성악화: 기존의 치료에 추가로 속효성기관지확장제(예: 벤토린) 치료가 필요한 경우
3) 중등도 악화: 외래를 통해 항생제 혹은 경구 스테로이드제 치료가 필요한 경우
4) 중증 악화: 입원이나 응급실 내원이 필요한 경우로 정의
5) 급성악화의 빈도는 환자마다 다양하며, 급성악화가 자주 일어나는 것을 예측하는 가장 좋은 지표는 이전 급성악화 병력임. 또한, 기류제한이 심해짐에 따라 급성악화의 빈도가 증가하고 입원률 및 사망률도 증가함

4. COPD 종합 평가

COPD 환자는 증상, 폐기능 및 악화력에 따라 다음과 같이 구분함

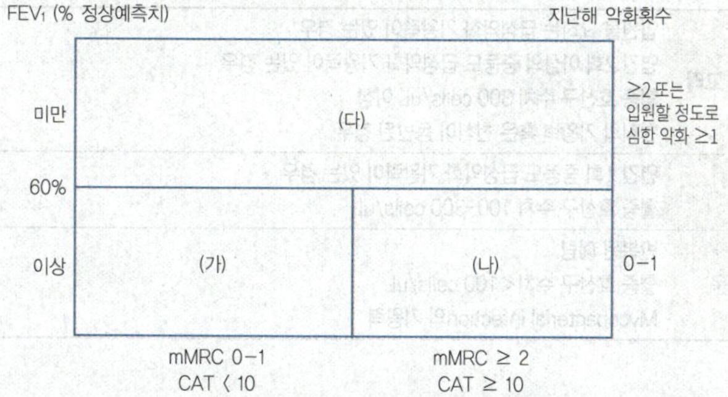

● 그림 11-3-1. 만성폐쇄성 폐질환 환자의 구분(대한 결핵 및 호흡기학회 진료지침, 2018)
COPD 종합평가(증상, FEV_1, 악화). 가군: 위험 낮음, 증상 경함. FEV_1 60% 이상이고 지난해 악화가 없었거나 한 번이며, mMRC 0-1(또는 CAT 점수가 10 미만)인 경우이다. 나군: 위험 낮음, 증상 심함. FEV_1 60% 이상이고 지난해 악화가 없었거나 한 번이며, mMRC 2 이상(또는 CAT 점수가 10 이상)인 경우이다. 다군: 위험 높음. mMRC 혹은 CAT 점수와 상관없이 FEV_1 60% 미만에 해당하거나 또는 지난해에 2회 이상 급성악화가 있었거나 입원할 정도로 심한 악화가 1회 이상 있었던 경우이다.

IV 안정 시 치료

1. 약물치료

1) 흡입성 기관지확장제

(1) 흡입성 기관지확장제(inhaled bronchodilator)는 COPD 치료의 중심이며 베타-2작용제 및 항콜린제가 이에 속함

(2) 작용시간에 따라 속효성과 지속성으로 구분하며 지속적인 증상이 있는 경우 지속성 기관지확장제 사용을 권장함

2) 흡입스테로이드제

(1) 흡입스테로이드제는 천식이 중복되거나 혈중 호산구가 높은 환자 중 급성악화의 위험이 높은 환자에서 고려함

(2) 혈중 호산구 수치가 100/mm 이하이거나 반복적인 폐렴이 발생하는 환자, 또는 mycobacterial infection 이 동반된 경우에는 권장되지 않음

(3) 흡입스테로이드는 구인두 진균증, 목소리 변성, 피부 멍, 부신 억제, 골밀도 감소, 폐렴 등

의 부작용이 있어 주의를 요함

● 표 11-3-5. 흡입스테로이드 추가 시 고려할 요인(ref. GOLD 2023 guideline)

강력히 추가 고려	입원을 요하는 급성악화 기왕력이 있는 경우 연간 2회 이상의 중등도 급성악화 기왕력이 있는 경우 혈중 호산구 수치 300 cells/uL 이상 천식의 기왕력 혹은 천식이 동반된 경우
추가 고려	연간 1회 중등도 급성악화 기왕력이 있는 경우 혈중 호산구 수치 100-300 cells/uL
권장되지 않음	반복된 폐렴 혈중 호산구 수치 < 100 cells/uL Mycobacterial infection의 기왕력

3) 경구스테로이드제

장기간의 경구스테로이드는 COPD 환자에서의 이점은 뚜렷하지 않고 부작용의 위험이 있어 권장되지 않음

4) Phophodiesterase-4 (PDE4) 억제제

PDE4 억제제는 급성악화의 병력이 있고 만성기관지염(최근 2년간 연속으로 3개월 이상 기침/가래가 지속된 경우)을 동반한 COPD 환자에서 FEV_1 값이 정상 예측치의 50% 미만인 경우 급성악화를 예방하는 효과가 있음

5) 메틸잔틴(Theophylline)

테오필린은 경구기관지확장제로서 심혈관계 부작용 및 다른 약제와의 상화작용이 있으며, 기관지 확장 효과가 크지 않아 흡입기관지확장제 약물을 사용할 수 없는 상황에서만 제한적으로 사용함

6) 마크로라이드 항생제

(1) 장기간(6개월 이상) 마크로라이드의 사용은 충분한 흡입약물 치료에도 불구하고 악화가 빈발하는 환자에 있어서 현재 흡연력이 없을 때 사용 시 악화의 위험도를 낮출 수 있음

(2) 하지만 항생제 내성, 청력 이상, QT prolongation 등의 부작용에 주의해야 함

7) 안정 시 COPD의 약물 단계 치료는 아래와 같이 가, 나, 다 군에 따라 환자를 분류한 후 환자의 증상 및 악화에 따라 치료방법을 결정함

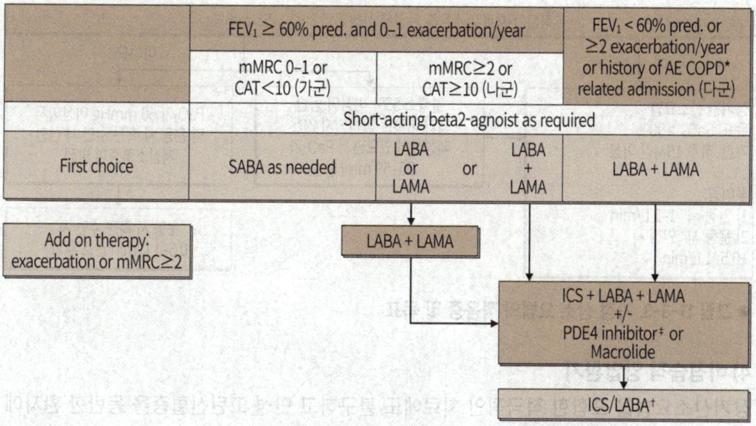

● **그림 11-3-2. 안정 시 COPD 약물 단계 치료(ref. 대한 결핵 및 호흡기학회 진료지침, 2018)**

*AE COPD : acute exacerbation of COPD

† Asthma overlap or high blood eosinophil

‡ 급성악화 병력이 있고 만성기관지염을 수반한 COPD: 1) FEV_1<50% 정상 예측치 또는 흡입지속성 베타-2 작용제나 흡입지속성항콜린제 등의 투여에도 연 2회 이상 급성악화가 발생한 경우

SABA, Short-Acting Beta2-Agonists; LABA, Long-Acting Beta2-Agonists; LAMA, Long-Acting Muscarinic Antagonist.

2. 비약물적 치료

1) 금연

금연은 COPD 환자의 경과를 변화시키고 FEV_1 감소율을 완화시키며 COPD 발생위험도, COPD 관련 입원율, 사망률을 감소시킴

2) 호흡재활

호흡재활은 환자의 삶의 질 및 운동능력을 향상시키고, 급성악화 이후 호흡재활을 실시할 경우 악화의 재발률을 감소시키고 사망률을 감소시킴

3) 산소요법

안정 시 중증 저산소혈증을 동반한 만성호흡부전 환자에 있어 장기간 산소투여(하루 15시간 이상) 시 생존율 향상을 보임

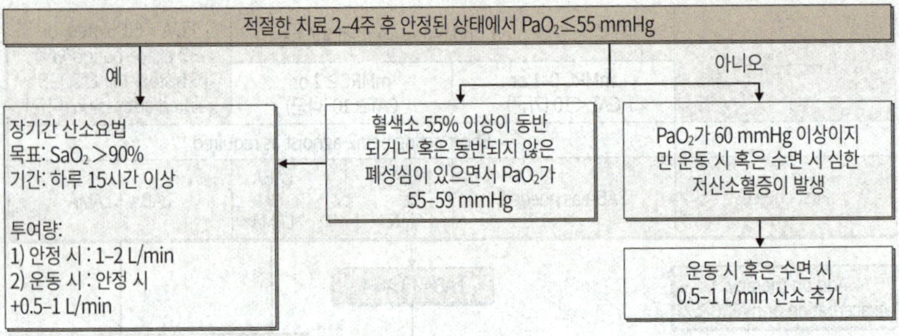

● **그림 11-3-3. 가정 산소 요법의 적응증 및 목표**

4) 비침습적 양압환기

장기산소요법을 포함한 적극적인 치료에도 불구하고 만성 고탄산혈증을 동반한 환자에서 생존율을 향상시키는 등 도움이 될 수 있으며, 국내 기준으로는 $PaCO_2$가 2차례 이상 45 mmHg 이상 측정될 시 보험적용을 받아 사용할 수 있음

5) 폐용적축소술

충분한 내과치료에도 지속적인 증상을 호소하며 심한 폐기종 및 과팽창(hyperinflation)을 보이는 경우 일부 환자에 있어 폐용적축소술(lung volume reduction surgery, LVRS) 혹은 기관지내시경 폐용적축소술(bronchoscopic lung volume reduction, BLVR)을 고려해 볼 수 있음

증례

67세 남환, 만성 폐쇄성 폐질환으로 LABA+LAMA 유지요법으로 치료하던 자로, 올해 2차례 급성악화로 입원하였다.
혈중 호산구 수치는 50 cells/uL 로 확인되었으며 작년에 폐렴의 기왕력도 확인되었다.
Post-bronchidilator FEV_1은 45% 로 확인되었으며 만성적인 기침/가래 증상 또한 호소하고 있었다.
안정 시 추가해 볼 수 있는 약제는?

⇨ PDE4 inhibitor, long term macrolide

V 급성악화 시 치료

가장 흔한 원인은 기도 감염이며 심부전, 기흉, 폐색전증 등과의 감별이 중요

1. 중등도 평가 및 입원 적응증

● 표 11-3-6. COPD 급성악화의 입원 적응증

- 증상이 매우 심한 경우(급격이 악화되는 안정 시 호흡곤란, 의식 변화)
- 급성호흡부전
- 새로 발생한 진찰소견(청색증, 부종)
- 초기치료에 반응하지 않는 급성악화
- 심각한 동반질환(특히 심혈관질환)
- 가족이나 주위 사람의 도움을 기대하기 어려운 경우

2. 약물치료

1) 급성악화의 약물치료로는 속효성 기관지 확장제, 스테로이드, 항생제가 있음

2) 언제나 체액균형 및 영양상태 모니터, 관계된 질환(예: 심부전, 부정맥)을 확인하고 치료

1) 기관지 확장제

속효성베타작용제 and/or 속효성항콜린제가 많이 쓰임. 급성악화 시 호흡곤란으로 인하여 흡입제를 효과적으로 사용할 수 없는 경우가 많아 nebulizer 사용이 선호됨

2) 스테로이드제

(1) 급성악화 시 전신스테로이드는 회복기간과 재원기간을 줄이고, 폐기능과 동맥혈 산소분압을 개선시킬 뿐 아니라 이후의 악화를 줄이는 효과가 있음

(2) 치료 용량은 프레드니솔론 기준으로 하루 40 mg을 5일 사용. 스테로이드제의 경구투여는 주사 투여에 비해 치료효과가 떨어지지 않음

3) 항생제

화농성 가래를 동반한 급성악화환자나 기계 환기가 필요한 환자는 항생제 치료를 시행

증상의 중증도, 혈액가스, 흉부방사선 사진 평가

↓

산소요법을 시행하고 30분 후 동맥혈 가스 측정
: 일차적인 목표는 저산소증 교정임. 하지만 산소 포화도가 너무 높게 교정이 되면 CO^2 retention을 유발할 수 있으므로 주의를 요함

↓

기관지확장제: 용량 혹은 빈도를 증가, 속효성베타작용제 and/or 항콜린제 흡입

↓

부신피질호르몬제: 경구 혹은 정맥주사

↓

항균제 투여(화농성 가래 동반 또는 기계 환기 필요한 환자)

↓

비침습적 혹은 침습적 기계환기 고려(적응증에 해당되는 경우)

3. 호흡보조요법

1) 산소요법

급성악화의 핵심 요소로서, 산소요법의 목표는 환자의 산소포화도를 88-92% 정도로 유지하는 것임. 고농도의 산소를 투여하면 이산화탄소 축적이 발생할 수 있어 주의를 요함

2) 환기 보조

일부의 급성악화의 환자는 즉각적인 중환자실 입원이 필요하며 이러한 환자에 있어 비침습적 혹은 침습적 환기법을 필요로 하는 경우가 있음

● 표 11-3-7. COPD 급성악화 시 중환자실 입원 적응증

- 초기 응급처치에 반응이 나쁜 심한 호흡곤란
- 의식상태 변화(혼란, 기면, 혼수상태)
- 적절한 산소공급과 비침습적 기계환기법의 사용에도 불구하고 저산소혈증(PaO_2<40 mmHg)이나 호흡산증(pH<7.25)이 지속되거나 악화될 때
- 침습적 기계환기법이 필요한 경우
- 혈류역학장애가 있어 승압제 치료가 필요한 경우

(1) 비침습적기계환기법의 적응증

● 표 11-3-8. COPD 급성악화 시 중환자실 입원 적응증

다음 중 한 가지에 해당될 때
- 호흡산증(pH≤7.35 또는 $PaCO_2$≥45 mmHg)
- 호흡보조근의 사용, 역설적 복근운동, 또는 늑간수축(함몰)이 관찰될 정도의 심한 호흡곤란
- 산소치료에도 불구하고 저산소혈증 지속

(2)침습적기계환기법의 적응증

● 표 11-3-9. COPD 급성악화 시 중환자실 입원 적응증

- 비침습적 기계환기법을 환자가 견디지 못하거나 치료에 실패한 경우
- 호흡정지 또는 심정지
- 의식상태의 저하 또는 진정제로 조절되지 않는 정신운동초조(psychomotor agitation)
- 다량의 흡인, 지속적 구토
- 가래를 배출할 능력이 없는 경우
- 수액치료나 승압제에도 불구하고 심한 혈류역학장애가 호전되지 않는 경우
- 중증 심실성 부정맥
- 비침습적 기계환기법을 견디지 못하는 환자 중 치명적인 저산소증이 있는 경우

4. 퇴원기준

● 표 11-3-10. COPD 급성악화 시 중환자실 입원 적응증

- 흡입용 β2-항진제 요법이 필요한 빈도가 매 4시간보다 잦지 않을 때
- 그전에 보행이 가능했다면 방을 가로질러 걸을 수 있게 된 환자
- 식사가 가능하고 호흡곤란으로 자주 깨어나지 않고 잠을 잘 수 있는 환자
- 12-24시간 동안 임상적으로 안정되었던 경우
- 동맥혈 가스가 12-24시간 동안 안정되었던 경우
- 투약법을 충분히 정확히 이해하는 환자(또는 가정 보호자)
- 추적조사와 가정관리가 완전히 마련된 경우(즉 방문 간호사, 산소공급, 식사공급)
- 성공적으로 환자가 치료될 수 있음을 환자, 가족, 의사가 확신하는 경우

5. 급성악화의 예방

호흡 재활치료, 금연, 예방접종과 규칙적인 약제투약으로 발생을 줄일 수 있음

04 폐렴

진단과 치료를 위한 핵심사항

1. 문진
   흡연력, 직업력, 과거병력, 최근 여행 병력 확인, 면역기능 저하 확인
2. 주 증상 및 이학적 검사
   발열, 기침, 호흡곤란, 객담 양상, 청색증 확인
3. 세균학적 검사
   1) 객담 그람염색 및 배양검사
   2) 객담 항산균 도말 및 결핵균 배양검사
   3) 혈액 배양검사
   4) 기관지세척액 배양검사
   5) 소변 streptococcus Ag, Legionella Ag
4. 비정형균 감별을 위한 검사
   1) 혈청 cold agglutinin, anti-mycoplasma Ab 혹은 객담 mycoplasma PCR
   2) 혈청 chlamydia pneumoniae Ab 혹은 객담 chlamydia PCR
   3) 소변 legionella Ag 혹은 객담 legionella PCR
5. 영상검사
   1) Chest X-ray
   2) Chest CT
6. 치료
   1) 초기 경험적 항생제 치료: β-lactam ± macrolide
   2) 감수성 검사 결과에 따라 추후 변경

I 정의

임상증상(고열, 기침, 흉막성 흉통, 객담, 고체온 혹은 저체온, 호흡수의 증가, 타진상 둔탁음, 비정상 호흡음 등) 그리고 방사선학적 침윤의 조합

II 분류

1. CAP (community acquired pneumonia): 지역사회에서의 감염으로 인한 폐렴
2. HAP (hospital acquired pneumonia): 입원 48시간 이후에 발생한 폐렴(기계환기를 사용하지 않는 경우)
3. VAP (ventilator associated pneumonia): endotracheal intubation 48시간 이후에 발생한 폐렴

III 역학

1. 지역사회 획득 폐렴(Community-acquired pneumonia)

● 표 11-4-1. 중증도에 따른 원인균의 추정

입원 여부	원인균*
외래	S. pneumoniae, M. pneumoniae, H. influenzae, C. pneumoniae, Respiratory viruses
일반병실 입원	S. pneumoniae, M. pneumoniae, C. pneumoniae, H. influenzae, Legionella spp., Respiratory viruses
중환자실 입원	S. pneumoniae, S. aureus, Legionella spp., Gram-negative bacilli, H. influenzae, Respiratory viruses

* Respiratory viruses: Influenza A and B viruses, human metapneumovirus, adenoviruses, respiratory syncytial viruses, parainfluenza viruses, coronaviruses (e.g., SARS-CoV-2)

2. 원내감염폐렴(Hospital-acquired pneumonia)

원인균: 호기성 장내 그람음성 간균, 녹농균, 포도상구균, 구강혐기성균 등

3. 특정 원인균과 관련된 숙주인자

● 표 11-4-2. 특정 원인균과 관련된 숙주인자

위험인자	흔한 원인균
음주	S. pneumoniae, oral anaerobes, K. pneumoniae, Acinetobacter spp, M. tuberculosis
COPD±흡연	H. influenzae, P. aeruginosa, Legionella spp. S. pneumoniae, M. catarrhalis, C. pneumoniae
기관지확장증 등 폐 구조적 문제	P. aeruginosa, Burkhoderia cepacia, S. aureus
흡인(Dementia, stroke, decreased level of consciousness)	Oral anaerobes, gram-negative enteric bacteria

● 표 11-4-2. (이어서) 특정 원인균과 관련된 숙주인자

위험인자	흔한 원인균
Lung abscess	CA-MRSA, oral anaerobes, endemic fungi, M. tuberculosis, atypical mycobacteria
기관지 폐색	Anaerobes, S. pneumoniae, H. influenzae, S. aureus
인플루엔자 유행 시기	Influenza virus, S. aureus, S. pneumoniae, H. influenzae
감염 환자와 접촉	SARS-CoV-2
가을철 발생 및 발진, 가피	Orientia tsutsugamushi
정맥주사약물 남용	S. aureus, anaerobes, M. tuberculosis, S. pneumoniae
지난 2주간 호텔 등 냉방 노출	Legionella spp.
새와 접촉/가축과 접촉	C. pneumoniae /C.burnetii

출처: 대한감염학회, 대한결핵 및 호흡기학회. 성인 지역사회획득 폐렴 항생제 사용지침 2017.
* Influneza 폐렴이 유행한 후에는 S. aureus 폐렴이 증가함
* 그람음성간균 또는 P. aeruginosa: 폐질환, 만성알코올 중독, 항생제의 지속적 사용 환자에서 흔하게 발견
* 항생제에 반응하지 않는 폐렴, 당뇨, 만성폐쇄성 폐질환, 만성신부전, 장기 스테로이드 치료를 받는 환자: 반드시 결핵으로 인한 폐렴 감별 필요
* 가장 흔한 비전형성 폐렴: M. pneumoniae (6.4-9.2%), C. pneumoniae (7.1-13.2%), L, pneumoniae (0.5-3%)
* 가장 흔한 중환자실 비정형성 폐렴(moderate or severe pneumonia): L. pneumoniae

IV 진단

1. 방사선소견

1) 흉부X선이 정상일 수 있는 경우

(1) 폐렴 발생 시 심한 탈수 상태

(2) 백혈구감소증으로 염증 반응을 잘 나타내지 못 하는 경우(환자가 항암치료 중이거나 혈액질환 환자에서 주의를 요함)

(3) Infiltrative process의 초기 상태: 혈행성 S. aureus pneumonia, Pneumocystis jirovecii pneumonia in AIDS

1) Cavity의 동반 유무

(1) Cavity를 일으키지 않는 균

H. influenzae, M. pneumoniae, virus, most other serotypes of S. pneumoniae

(2) Pulmonary cavity를 일으킬 수 있는 균

● **표 11-4-3.** Pulmonary cavity의 원인균

염증성질환
Bacteria: Oral anaerobes (Bacteroides spp., Fusobacteria, Actinomyces spp., anaerobic and microaerophilic cocci), enteric aerobic G (-) bacilli, P. aeruginosa, Legionella spp., S. aureus, S. pneumonae serotype III, M. tuberculosis, Nocardia spp. Fungi: Histoplasma capsulatum, Coccidioides immitis, Blastomyces spp.
비염증성질환
Neoplasms, Granulomatosis with polyangitis, infarction, infected bullae and cysts

2. 원인균 진단을 위한 적절한 진단 방법

대한감염학회, 대한결핵 및 호흡기학회. 성인 지역사회획득 폐렴 항생제 사용지침 2017

1) 외래 환자에서 원인균 진단을 위한 적절한 방법

(1) 객담 그람 염색과 배양검사가 필수적인 것은 아님

(2) 결핵이 의심되는 경우 객담 항산성 염색과 결핵균 배양 검사, Xpert MTB/RIF를 시행

(3) 임상적 또는 역학적으로 의심될 경우 Leginella, influenza, SARS-CoV2 검사 시행

2) 입원 환자에서 원인균 진단을 위한 적절한 방법

(1) 항생제 투여 전에 혈액 배양검사와 객담 그람 염색 및 배양검사를 입원이 필요한 모든 폐렴환자에서 시행하는 것이 좋음

(2) 중등도 혹은 중증의 지역 사회 획득 폐렴 환자: 혈액 배양 검사와 legionella, streptococcus pneumoniae에 대한 소변 항원 검사, 객담 그람 염색 및 배양 검사를 시행

(3) 기도 삽관 환자: 경기관 흡입 검체를 이용한 검사를 시행

(4) 면역결핍, 기존치료에 실패한 환자: 기관지 내시경 검사 또는 경피적 폐 흡입을 시행 고려

3) 혈액 배양 검사

(1) 입원이 필요한 모든 중등도 혹은 중증의 지역사회획득 폐렴 환자에서 항생제 투여 전에 시행되어야 함

(2) 혈액배양의 균 검출률: 5-14%(검출률은 낮지만, 균이 자라면 다른 배양검사에 비해 진단적 가치가 높고, 항생제 내성과 관련된 중요한 정보를 제공)

(3) 혈액배양에서 가장 많이 발견되는 원인균: Streptococcus pneumoniae

(4) 중증 지역 사회 획득 폐렴, 무비증이나 보체결핍증과 같은 면역저하질환, 만성간질환, 백혈구 감소증, 면역 저하자: 혈액배양 검사가 중요함, 반드시 시행(균혈증 발생이 쉽기 때문)

4) 호흡기 검체의 도말 및 배양 검사

입원하는 모든 지역 사회 획득 폐렴 환자: 객담 도말 및 배양 검사를 시행

5) 배양 검사의 해석

경험적 항생제 투여 전에 시행된 적절한 기도 흡인 검체나 기관지 내시경 흡인 검체의 배양에서 황색 포도알균이나 그람 음성막대균이 분리되지 않으면 이 세균이 폐렴의 원인균이 아니라는 좋은 증거가 되며, 이러한 세균을 표적으로 하는 경험적 항생제의 투여를 중단하게 되는 근거가 될 수 있음

6) 기타배양 검사

(1) 흉수 검사: 흉부 측와위 사진에서 10 mm 이상 두께의 흉수가 관찰되거나 흉수가 소방형성을 하였을 때에는 농흉이나 합병 부폐렴성 흉수의 가능성을 배제하기 위하여 흉수를 채취하여 검사를 시행

(2) 관절액, 뇌척수액등 다른 부위의 감염이 의심: 해당 부위의 그람 염색과 배양을 시행

7) 소변항원 검사

(1) Urinary S. pneumoniae antigen
 ① 입원이 필요한 모든 지역 사회 획득 폐렴 환자에서 시행
 ② 민감도: 70%, 특이도: 90% 이상
 ③ 위양성: S. pneumoniae가 집락화된 만성폐질환자, 지역사회획득폐렴으로 치료받은지 4개월이 되지 않은 환자(COPD 환자의 normal flora와는 상관없음)

(2) Urinary Legionella antigen
 ① 입원이 필요한 중등도 혹은 중증 지역사회획득 폐렴 환자에게서 시행
 ② L. pneumoophila 중 serogroup1만 검출 가능(민감도: 70%, 특이도: 99% 이상)
 ③ 발생 하루 안에 양성결과 획득 가능, 수주 동안 양성으로 지속
 ④ 양성일 경우: β-lactam계 항생제 치료에 반응이 없음

8) 혈청검사

(1) 급성기 및 회복기의 미세면역형광법 혈청검사를 통해서 가능
(2) 회복기의 specific IgG 역가가 급성기에 비해 4배 이상 상승하는 경우 진단
(3) Mycoplasma: 40세 이상 성인에게서는 IgM 항체 반응이 나타나지 않음
(4) 시간이 소요되고 interpretation이 어려워 최근에는 많이 사용되지 않음

9) 호흡기 바이러스 중합효소연쇄반응(PCR)

(1) 다른 배양검사나 효소면역측정법보다 더 민감

(2) 영유아보다 인후두에 바이러스가 적은 성인에게서 더 이득
(3) Nasal swab: 가장 흔하게 사용, 성인에게서 throat swab보다 더 민감
(4) 지역 사회 획득 폐렴환자의 20-40%에게서 바이러스 검출(m/c: rhinovirus)
(5) PCR 양성: 바이러스에 의한 폐렴을 의미하지는 않음(상기도 검체에서의 양성이 하기도에 바이러스 감염이 있음을 반드시 의미하지 않으므로)

10) 호흡기 세균 중합효소연쇄반응(PCR)

(1) Legionella: serogroup 1 이외에도 모든 legionella의 혈청그룹 진단 가능, 민감도 97.4%, 특이도 98.6%, nasopharyngeal samples or nasal swabs보다 객담검체가 진단률이 더 높음
(2) Mycolpasma, chlamydophilia: 다른 혈청검사보다 민감도가 높으며 객담검체가 더 진단률이 높음

3. 가래검사

1) 가래검사는 급성 세균성 폐렴 환자를 진단하기 위한 주요 검사임에도 불구하고, 배출된 가래는 흔히 상기도 병원성 세균에 의해 오염 됨

2) 일반적인 방법으로 가래 배양이 불가능한 균: 혐기성균, mycoplasma, chlamydia, Pneumocystis jirovecii, legionella

3) 혐기성균 배양을 위한 가래 채취 방법

(1) Transtracheal aspiration
(2) Transthoracic puncture
(3) Protected brush via bronchoscopy

4) Gram stain & culture

(1) 적절한 검체의 조건: 저배율(10×10)에서 PMNL 25개 이상, epithelial cell 10개 이하
(2) Gram stain에서 mixed flora가 보이면 anaerobic infection을 시사함

5) AFB stain & culture, TB-PCR or Xpert MTB/RIF: 우리나라에서는 폐결핵이 많으므로 항상 결핵 가능성 고려하여 시행

4. 침습적 검사

1) 경기관 흡인(Endotracheal aspiration, ETA): infecton>10^5 CFU/mL

2) 기관지 내시경(Bronchoscopy)

(1) Protected double-sheathed brush (PSB): infection > 10^3 CFU/mL

(2) Bronchoalveolar lavage (BAL): infection > 10^4 CFU/mL

3) Tissue biopsy & culture

(1) Transbronchial lung biopsy (TBLB)

(2) 경피적 경흉폐천자(Percutaneous transthoracic lung puncture)

(3) 개흉폐 생검(Open-lung biopsy)

V 지역사회 획득 폐렴 치료

1. 치료 장소의 결정(Site-of-care decisions)

1) 입원 기준(Hospital admission decision)

(1) 지역 사회 획득 폐렴 환자의 입원 치료 여부 결정은 객관적 기준을 참고로 하여 의료진이 임상적으로 판단해야 함

(2) 객관적 기준으로는 PSI 혹은 CURB-65/CRB-65를 선택하여 사용
PSI와 CURB-65/CRB-65는 예측력은 동등하나 적용성 면에서 CURB-65/CRB-65가 월등하며, 특히 혈액검사가 없는 외래 진료환경에서 CRB-65의 사용이 적절함

● 표 11-4-4. CURB-65 criteria/CRB-65

Clinical factor	points
1. Confusion	1
2. Uremia: BUN>7 mmol/L (19 mg/dL)	1
3. Respiratory rate≥30 breaths/min	1
4. Low blood pressure (systolic<90 mmHg or diastolic≤60 mmHg)	1
5. Age 65 years or greater	1

* CRB-65: 혈액검사를 시행할 수 없는 외래 환자에게 가장 적합

● **표 11-4-5. CURB-65/CRB-65에 따른 예측 사망률, 위험도 및 치료 장소 권고**

위험도	CURB-65 점수	사망률 (%)	치료	CRB-65 점수	사망률 (%)	치료
저위험군	0-1	1.5	재택치료	0	1.2	재택치료
중등도 위험군	2	9.2	입원치료	1-2	8.15	입원 가능한 병원으로 전원
고위험군	3-5	22	중증 폐렴에 준하여 치료	3-4	31	가능한 빨리 입원치료

* 어떤 scoring system도 의료진의 임상적 판단을 대신할 수 없음

● **표 11-4-6. Pneumonia severity index (PSI)**

Patient characteristic	Points assigned
Demographic factors	
Men	Age (yr)
Women	Age (yr)-10
Nursing home residents	Age (yr)+10
Comorbid illnesses	
Neoplastic disease	+30
Liver disease	+20
Congestive heart failure	+10
Cerebrovascular disease	+10
Renal disease	+10
Physical examination findings	
Altered mental status	+20
Respiratory rate≥30 breaths/min	+20
Systolic blood pressure<90 mmHg	+15
Temperature <35℃ or ≥40℃	+15
Pulse≥125 beats/min	+10
Laboratory findings	
pH<7.35	+30
BUN≥30 mg/dL (≥10.7 mmol/L)	+20
Sodium<130 mEq/L	+20
Glucose≥250 mg/dL (≥13.9 mmol/L)	+10
Hematocrit<30%	+10
PaO_2<60 mmHg or O_2 saturation<90%	+10
Pleural effusion	+10

● **표 11-4-7. PSI에 따른 예측 사망률, 위험도 및 입원 결정 권고안**

위험도	Points	예측 사망률 (%)	위험도 (%)	치료
Class I	50세 이하, 기저질환 및 중증 임상징후가 없는경우	0.1	Low	외래 치료

● 표 11-4-7. (이어서) PSI에 따른 예측 사망률, 위험도 및 입원 결정 권고안

위험도	Points	예측 사망률 (%)	위험도 (%)	치료
Class II	1-70	0.6		외래 치료
Class III	71-90	0.9	Low	외래 또는 입원 치료
Class IV	91-130	9.3	Moderate	입원 치료
Class V	>130	27.0	High	중환자실 치료

(3) 기계환기 보조가 필요하거나 패혈성 쇼크가 동반된 경우에는 중환자실 입원치료가 필요함
CURB-65≥3이거나 ATS/IDSA 중증 폐렴기준(표 11-4-8)의 minor criteria를 충족하는 경우, 임상적으로 폐렴이 진행하는 경우, 기저질환의 악화가 있는 경우 중환자실 입실 필요성에 대하여 검토가 필요

(4) 객관적 기준에서 저위험군이라도 입원치료가 필요할 수 있는 상황
폐렴의 합병증이 발생한 경우, 폐렴으로 기저질환이 악화된 경우, 경구로 약을 복용할 수 없는 경우, 점수체계상으로 여러 항목이 고위험군의 기준에 약간씩 못 미쳐서 저위험군으로 판정된 경우

● 표 11-4-8. Criteria for defining severe community-acquired pneumonia (ATS/IDSA)

Validated definition requires one major or at least three minor criteria
MAJOR CRITERIA
Septic shock requiring administration of vasopressors
Respiratory failure requiring mechanical ventilation
MINOR CRITERIA
Respiratory rate≥30 breaths/min
Pao_2/Fio_2 ratio≤250 or arterial saturation≤90% on room air
Multilobar or bilateral radiographic involvement or pleural effusion
Confusion or disorientation
Uremia (BUN level>20 mg/dL)
Leukopenia (WBC count<4,000 cells/μL) or extreme leukocytosis (>20,000 cells/μL)
Thrombocytopenia (platelet count<100,000 cells/μL)
Hypothermia (core temperature<36℃)
Hypotension requiring aggressive fluid resuscitation
Acidosis (pH<7.30)
Hypoalbuminemia (albumin<3.5 g/μL)
Hyponatremia (sodium<130 mEq/L)
Tachycardia (>125/min)

2. 항생제 치료(Antibiotics treatment)

1) 대한감염학회, 대한결핵 및 호흡기학회. 성인 지역사회획득 폐렴 항생제 사용지침 2017

2) ATS/IDSA diagnosis and treatment of aduts with community-acquired pneumonia 2019

1) 외래에서의 경험적 항생제

(1) 입원을 요하지 않는 환자에서의 경험적 항생제는 β-lactam 단독 또는 respiratory fluoroquinolone 사용이 권장됨

(2) β-lactam + macrolide는 비정형 폐렴이 의심되는 경우에 한해 권고함

(3) 결핵을 배제할 수 없는 경우에는 respiratory fluoroquinolone의 경험적 사용을 피함

① 결핵 진단의 지연 및 결핵균의 내성 야기 문제

> **β-lactam**: amoxicillin 1 g three times daily, amoxicillin-clavulanate 875 mg/125 mg twice daily or 2,000 mg/125 mg twice daily, cefditoren, cefpodoxime 200 mg twice daily
> **Macrolide**: azithromycin 500 mg on first day then 250 mg daily, clarithromycin 500 mg twice daily or extended release 1,000 mg once daily, roxithromycin
> **Respiratory fluoroquinolone**: Gemifloxacin 320 mg daily, levofloxacin 750 mg daily, moxifloxacin 400 mg daily
> (항생제 약물 나열은 알파벳순임)

② 우리나라에서는 Macrolide나 tetracycline 단독요법은 S. pneumoniae의 높은 내성률 때문에 권장되지 않음

③ Fluoroquinolone: 5일 치료가 7일 치료에 비해 열등하지 않음

④ Levofloxacin 750 mg이 500 mg보다 약동학적으로 더 이상적임

2) 일반병동으로 입원하는 경우의 경험적 항생제

(1) 경증(CURB-65: 0–1점), 중등증(CURB-65: 2점), 중증(CURB-65: 3점)폐렴으로 분류

(2) 경증 또는 중등도 폐렴: β-lactam 또는 respiratory fluoroquinolone 단독의 경험적 치료 가능

(3) 중증 폐렴 또는 비정형세균 감염이 의심될 때: β-lactam+macrolide

> **β-lactam + macrolide**
> Ampicillin/sulbactam 1.5–3 g q6h, cefotaxime 1–2 g q8h, ceftriaxone 1–2 g daily
> +
> Azithromycin 500 mg daily, clarithromycin 500 mg twice daily
> 또는
> **Respiratory fluoroquinolone**
> Levofloxacin 750 mg daily, moxifloxacin 400 mg daily
> *Macrolide나 fluoroquinolone에 금기인 경우: β-lactam + Doxycycline 100 mg twice daily
> (항생제 약물 나열은 알파벳순임)

(4) 2019 ATS/IDSA의 CAP 가이드라인에서 입원 환자 중 비중증의 폐렴에서도 이전에 MRSA나 P. aeruginosa가 동정되었던 과거력이 있는 경우 우선적으로 MRSA, P. aeruginosa를 cover하여 치료하고 이후 균 동정여부 확인 후 de-escalation을 고려하도록 함

(5) 중증의 폐렴에서는 이전에 MRSA나 P. aeruginosa가 동정되었던 경우와 3개월 이내 입원하여 주사용 항생제를 사용하였던 경우에도 cover하여 치료하고 균 동정여부 확인 후 조절하도록 권고

3) 중환자실로 입원하는 경우의 경험적 항생제

(1) P. aeruginosa 감염이 의심되지 않는 경우

β-lactam + azithromycin
ampicillin/sulbactam, cefotaxime, ceftriaxone
+
azithromycin
또는
β-lactam + fluoroquinolone
ampicillin/sulbactam, cefotaxime, ceftriaxone
+
gemifloxacin(경구), levofloxacin, moxifloxacin
* 페니실린 과민반응이 있는 경우에는 respiratory fluoroquinolone + aztreonam의 사용이 권장됨
(항생제 약물 나열은 알파벳순임)

(2) Pseudomonas 감염이 의심되는 경우의 경험적 항생제

① Antipneumococcal, antipseudomonal β-lactam (cefepime, piperacillin/tazobactam, imipenem, meropenem)

Antipneumococcal, antipseudomonal β-lactam + ciprofloxacin 혹은 levofloxacin
또는
Antipneumococcal, antipseudomonal β-lactam + aminoglycoside + azithromycin
또는
Antipneumococcal, antipseudomonal β-lactam + aminoglycoside
+ antipneumococcal fluoroquinolone (gemifloxacin, levofloxacin, moxifloxacin)

* Pseudomonas 감염의 위험요인: 음주, 기관지확장증과 같은 폐의 구조적 질환, 반복되는 COPD의 급성악화로 인해 스테로이드를 자주 투여해 온 병력, 최근 3개월 이내의 항생제 사용력

- Pseudomonas는 항생제 내성이 다양할 수 있기 때문에 초기 경험적 치료에서 2개 이상의 병용요법이 필요하고 균이 동정되고 감수성 결과가 보고되면 이를 토대로 재조정하는 것이 권장됨

(3) MRSA에 의한 감염이 의심되는 경우

① Vancomycin, teicoplanin, linezolid가 권장되고 독소 생성을 줄일 수 있는 clindamycin이나 S. aureus에 살균작용을 가지고 있는 rifampin을 추가해 볼 수 있음

② Daptomycin은 연조직 감염이나 균혈증에는 효과적이지만 폐의 표면활성제에 의해서 효과가 감소될 수 있어 폐렴에서는 권장되지 않음

3. 치료의 조정 및 치료기간 결정

1) 첫 항생제 사용시간

응급실에서 바로 시작해야 함(보통 6–8시간 이내)

2) 경구 항생제로 변경

(1) 발열 호전>24시간, 심박수<100회/분, 과호흡, 저혈압, 저산소증이 없는 경우
(2) 혈액검사에서 백혈구수의 정상화
(3) 균혈증이 없는 경우
(4) Legionella spp., Staphylococcus, gram-negative enteric bacteria가 원인이 아닌 폐렴
(5) 정상적인 위장 흡수

3) 항생제 치료기간

(1) 통상적으로 항생제는 7–10일 투여하지만 적어도 5일 이상 투여
(2) 짧은 치료로 불충분한 폐렴: Legionella, 균혈증을 동반한 S. aureus 폐렴, 장내 그람 음성 간균에 의한 폐렴, 폐외 장기의 감염이 동반된 폐렴, 초기 치료에 효과적이지 않았을 경우, 동공이나 조직 괴사가 동반된 폐렴

4) 퇴원 시점

경구 치료가 가능하고 기저질환에 대한 치료와 진단적 검사가 필요 없고, 환자를 돌볼 수 있는 사회적 환경이 된다면 퇴원을 고려

4. 초기 치료에 반응하지 않는 폐렴의 원인

잘못된 진단		울혈성 심부전, 폐색전증, 심근경색, 악성종양, 사르코이드증, 혈관염, 신부전, 폐출혈, cryotogenic organizing pneumonia, 약제유발성 폐질환, 호산구성 폐렴, 과민성 폐렴
옳은 진단 (폐렴)	환자에 문제	국소 부위: 폐쇄, 이물질 환자의 면역기능저하 폐렴 합병증: 농흉, 부폐렴성 흉수
	약제에 문제	약제선택, 용량, 용법, 투여경로의 잘못 Drug fever 등의 약제이상반응이나 약물상호작용

옳은 진단 (폐렴)	원인균에 문제	내성균, 병원내 중복감염, 흔치 않은 원인균(mycobacterium, norcardia, 진균, 바이러스, 혐기균 등)
	전이성 감염	심내막염, 수막염, 관절염, 심낭염, 복막염 등

5. 추적

1. 완치 판정을 위한 적절한 검사 방법
   완치 판정을 위한 적절한 검사 방법은 임상증상과 진찰소견이 폐렴 이전 범위로의 호전이 있으며 흉부 X-선의 음영이 소실되거나 호전되었을 때를 완치라고 정의할 수 있음

2. 재방문 시점
   대부분 지역사회획득 폐렴 환자의 경우는 7일에서 10일 정도의 치료기간임을 고려할 때 외래환자의 경우는 임상적인 소견에 따라 재방문시점을 정하고 입원 후 퇴원 환자의 경우는 퇴원 후 7일 이내에 재방문을 권유하는 것이 바람직함(level II-3등급). 만성기도질환이나 고령의 환자에서는 장기간 재방문 및 추적관찰이 필요할 것으로 판단됨

입원하는 지역 사회 획득 폐렴환자의 1.1%에서 폐암이 발견됨

1) 퇴원 후 흉부X선 추적 시기

(1) 50세 이상, 남자, 흡연자: 치료 종료 7-12주 후 꼭 흉부 X선 추적(폐암과 같은 기저 폐질환의 감별을 위해 병변의 소실여부를 확인하는 것이 필요)
(2) 50세 이상, 다발엽 침범 폐렴, 기저 폐질환 있는 환자: 치료 12주 이후까지도 방사선학적으로 병변의 소실이 더디게 나타날 수 있음
(3) 50세 이전, 기저질환 없는 환자: 대부분 4주 전 흉부 X선 호전

2) 폐렴의 치료 반응을 판단하기 위해 marker의 이용

(1) 치료 3일 또는 4일째 반복하여 CRP를 측정하는 것은 치료 실패 위험이나 합병증의 위험이 증가된 환자들에서 도움이 됨
(2) 치료 4일째 CRP가 50% 이상 감소하지 않은 환자: 30일째 사망률, 인공호흡기 적용이나 승압제 사용 위험, 농흉과 같은 합병증의 위험이 더 높음
(3) Procalcitonin 반복측정은 예후를 예측하는 데 보조적으로 사용 가능
(4) Procalcitonin에 근거한 항생제 사용 및 중단은 항생제 사용량 및 기간을 줄이는데 도움

6. 예방

1) 금연

2) 흡연자는 폐구균과 인플루엔자 예방접종을 모두 시행해야 함

고령 및 위험인자가 있는 그룹에서는 S. pneumoniae 백신을 단백 결합 백신과 다당질 백신을 병용 접종하도록 권고

VI 병원획득폐렴과 인공호흡기관련폐렴의 치료

HAP, VAP의 치료 시 다제내성균에 대한 위험인자와 mortality risk와 지역의 역학를 고려하여 항생제 사용을 결정함

Risk factors for multidrug-resistant pathogens	
Risk factors for MDR VAP	Prior intravenous antibiotic use within 90 d Septic shock at time of VAP ARDS preceding VAP Five or more days of hospitalization prior to the occurrence of VAP Acute renal replacement therapy prior to VAP onset
Risk factors for MDR HAP	Prior intravenous antibiotic use within 90 d
Risk factors for MRSA VAP/HAP	Prior intravenous antibiotic use within 90 d
Risk factors for MDR Pseudomonas VAP/HAP	Prior intravenous antibiotic use within 90 d

● 표 11-4-9. Agents for high-risk patients

Anti-pseudomonal β-lactams	Anti-pseudomonal Non-β-lactams	Anti-ESBL producers	Anti-MRSA antibiotics
Piperacillin-tazobactam Cefepime Ceftazidime Imipenem Meropenem Aztreonam Ceftolozane-Tazobactam	Ciprofloxacin Levofloxacin Amikacin Gentamicin Tobramycin Colistin Polymyxin B	Carbapenem (first line) Cefepime Piperacillin-tazobactam Ceftazidime-Avibactam	Vancomycin Linezolid

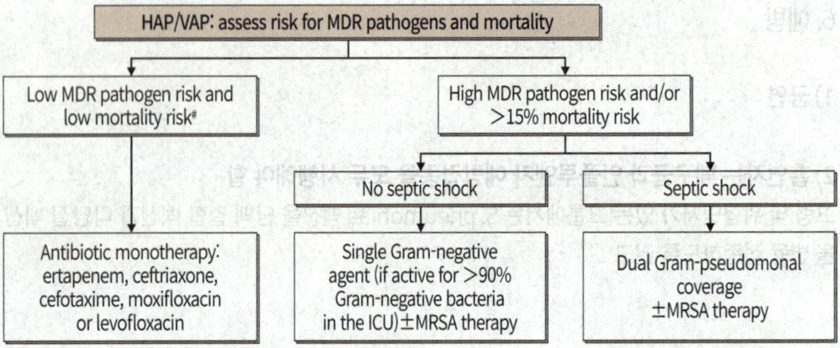

● 그림 11-4-1. HAP/VAP에 대한 경험적 항생제 치료 알고리듬

#: low mortality risk: <15%의 사망 확률

출처: Eur Respir J. 2017;50(3).

● 표 11-4-10. HAP (Non-VAP)의 초기 경험적 항생제 권고

Not At High Risk of Mortality* and No Factors Increasing the Likelihood of MRSA†‡	Not At High Risk of Mortality* but with Factors Increasing the Likelihood of MRSA†‡	High Risk of Mortality or Receipt of Intravenous Antibiotics During the Prior 90 Days*‡
One of the following:	One of the following:	Two of the following (avoid 2 β-lactams):
Piperacillin-tazobactam 4.5 g IV q6h or Cefepime 2 g IV q8h or Ceftazidime/avibactam 2.5 g IV q8h or Ceftolozane/tazobactam 3 g IV q8h	Piperacillin-tazobactam 4.5 g IV q6h or Cefepime or ceftazidime 2 g IV q8h or Ceftazidime/avibactam 2.5 g IV q8h or Ceftolozane/tazobactam 3 g IV q8h	Piperacillin-tazobactam 4.5 g q6h or Cefepime or ceftazidime 2 g q8h or Ceftazidime/avibactam 2.5 g q8h or Ceftolozane/tazobactam 3 g q8h
Levofloxacin 750 mg IV daily	Levofloxacin 750 mg IV daily or Ciprofloxacin 400 mg IV q8h	Levofloxacin 750 mg IV daily or Ciprofloxacin 400 mg IV q8h
Imipenem 500 mg IV q6h or Meropenem 1 g IV q8h	Imipenem 500 mg IV q6h or Meropenem 1 g IV q8h	Imipenem 500 mg IV q6h or Meropenem 1 g IV q8h
	Aztreonam 2g IV q8h	Aztreonam# 2g IV q8h
		Amikacin 15-20 mg/kg IV daily or Gentamicin 5-7 mg/kg IV daily or Tobramycin 5-7 mg/kg IV daily
	Plus: Vancomycin 15 mg/kg IV q8-12h with goal to target 15-20 mg/mL (trough level) (consider a loading dose of 25-30 mg/kg × 1 for severe illness), or Linezolid 600 mg IV q12h	Plus: Vancomycin 15 mg/kg IV q8-12h with goal to target 15-20 mg/mL (trough level) (consider a loading dose of 25-30 mg/kg × 1 for severe illness), or Linezolid 600 mg IV q12h

1) Piperacillin-tazobactam, cefepime, ceftazidime, imipenem, meropenem에서는 extended infusion이 적절할 수 있음
2) Aztreonam은 다른 옵션이 없는 경우 다른 β-lactam 기반 제제와 함께 보조제로 사용 가능함

VII 기관지확장증

1. 정의

기관지 혹은 소기관지 내경이 어떤 이유로든 비가역적으로 넓어진 것

2. 병태생리

1) 염증과 기관지벽 구성부의 파괴를 동반하는 것으로 주요 원인은 감염과 더불어 toxin이나 면역반응 체계에 의한 기도손상
2) 주로 녹농균이나 H. influenzae 등에 의한 pigment, protease, toxin들은 기도점막의 손상과 섬모청정 기능 저하를 유발

3. 원인

우리나라에서는 어릴 때의 호흡기 감염(홍역, 백일해, 결핵 등)이 주요 원인을 차지함

Conditions associated with bronchiectasis	
Postinfectious conditions	Childhood lower respiratory tract infections Granulomatous infections Necrotizing pneumonias in adults Other respiratory infections
Primary immune disorders	Humoral defects Cellular and/or mixed disorders Neutrophil dysfunction
Cystic fibrosis (CF)	Classic CF Variants of CF Young syndrome
Alpha1-antitrypsin abnormalities	Deficiencies Anomalies
Heritable structural abnormalities	Primary ciliary dyskinesia Williams-Campbell syndrome Mounier-Kuhn syndrome Marfan syndrome Sequestration, agenesis, hypoplasia

Conditions associated with bronchiectasis	
Idiopathic inflammatory disorders	Sarcoidosis Rheumatoid arthritis Ankylosing spondylitis Systemic lupus erythematosus Sjögren syndrome Inflammatory bowel disease Relapsing polychondritis
Inhalation and obstruction	Gastroesophageal reflux/aspiration Pneumonia Toxic inhalation/thermal injury Postobstruction accident Foreign body Tumors, benign and malignant Extrinsic airway compression Allergic bronchopulmonary aspergillosis/mycosis
Miscellaneous	Human immunodeficiency virus infection Yellow nail syndrome Radiation injury

4. 임상증상

1) 주요 증상: 지속적이고 반복적인 만성기침, 화농성가래, 객혈

2) 대량객혈의 원인: 만성 염증으로 인하여 기관지 동맥이나 혈류의 발달

● 표 11-4-11. 기관지확장증과 만성폐쇄성 폐질환의 비교

구분	COPD	Bronchiectasis
원인	흡연	감염, 유전, 면역결핍
감염	속발성	원발성
객담 내 주 원인균	S. pneumoniae, H. influenzae	H. influenzae, P. aeruginosa
기류폐쇄와 과민성	Present	Present
방사선소견	Hyperlucency, hyperinflation, airway dilatation	Airway dilatation and thickening, mucous plugs
객담의 특징	Mucoid, clear	Purulent, three-layered

5. 검사소견

1) Chest X-ray: 주변부 폐야의 parallel lines 'Tram tracks'

2) HRCT: 진단에 가장 좋은 방법

(1) 기관지 내경이 동반된 폐동맥보다 1.5배 이상일 때
(2) Airway tapering이 없을 때(tram track appearance)
(3) Costal pleural surface에서 1 cm 이하의 주변부폐야에서 기관지가 보일 때 or touching the mediastinal pleura
(4) Bronchial wall thickening, cystic dilatation of bronchi, mucopurulent plugs

3) Bronchoscopy

(1) 이물질, 종양, 해부학적 이상, 림프절로 인한 기도 압박으로 인해 기도 폐색이 발생한 국소 기관지 확장증 검사에 유용
(2) 객혈을 호소하는 환자에서 출혈 부위를 찾는 데 도움이 됨

4) 폐 기능 검사: 폐쇄성 환기 장애 소견 대부분. FVC 정상 또는 감소, FEV_1 감소, FEV_1/FVC 감소

5) ABPA가 의심되는 경우: Specific aspergillus IgE and IgG antibodies, total serum IgE level

6) Sputum smear and culture (bacteria, mycobacteria, fungi)

6. 치료

1) 급성악화 시

(1) 기관지 확장증의 급성악화 시 증상
- ① 가래 증가
- ② 호흡곤란 증가
- ③ 기침 증가
- ④ 발열(>38.0°C)
- ⑤ 천명음 증가
- ⑥ 피로, 무기력, 운동능력 감소
- ⑦ 폐기능 감소
- ⑧ 새로운 폐병변을 포함한 방사선 소견 악화
- ⑨ 흉부 청진음 변화

(2) 감염이 급성악화의 주된 원인으로 최근 12–24개월 이내의 sputum culture 결과에 따라 초기 항생제 선택

① 최근 sputum data가 없을 때: fluoroquinolone (levofloxacin, moxifloxacin)
② 이전 sputum culture가 β-lactamase 양성인 H. influenzae나 pseudomonas가 아닌 경우: amoxicillin 500 mg three times daily or macrolide
③ 이전 sputum culture가 nonpseudomonal β-lactamase 양성인 경우(moraxella catarrhalis or beta-lactamase producing H. influenzae): amoxicillin-clavulanate, third generation cephalosporin, macrolide, doxycycline, or fluoroquinolone
④ 이전 sputum culture가 pseudomonas인 경우: 항생제 감수성에 관계없이 pseudomonas aeruginosa 감염은 매우 독성이 강하고 예후가 좋지 않음
Quinolone에 내성이 없을 때: ciprofloxacin 500 to 750 mg twice daily(그러나 환자가 이전에 ciprofloxacin을 복용한 적이 있는 경우 quinolone 내성으로 인해 종종 정맥 항생제 투여가 필요)
⑤ 최적의 치료기간은 정해지지 않았으나 전문가 그룹은 10–14일의 치료 기간을 권장함

2) Bronchial hygiene 유지

3) 수분공급, Nebulization

4) Physiotherapy

(1) Chest percussion
(2) Assistant or mechanical vibrator
(3) 채위배액: 하루에 3–4회 일정한 간격으로 시행(한 번 시행 시 최소 15–30분)

5) 기관지 확장제: Obstruction을 호전, 기도분비물 배출에 도움

VIII 폐농양

진단과 치료를 위한 핵심사항

1. 세균학적 검사
   1) 객담 배양검사: 세균, 결핵, 곰팡이
   2) 기관지내시경
   3) 흉막침생검(Transthoracic needle biopsy)

2. 치료
  1) 체위성 배농
  2) 초기 경험적 항생제 치료: 최소 6주 이상 사용
    Triple Tx
    : 1세대 또는 3세대 cephalosporin+aminoglycoside+metronidazole or clindamycin 정주
  3) Sono guided or CT guided aspiration 및 배농
  4) 만약 약물에 반응하지 않으면 절제술 고려

1. 정의

미생물 감염으로 인하여 폐 실질에 pus와 necrotic debris를 포함하고 있는 cavity

2. 원인

● **표 11-4-12. 폐농양의 원인**

감염성 요인
Bacterial Aspiration/Pneumonia Anaerobes: pigmented and nonpigmented Prevotella, Fusobacterium, Peptostreptococcus (now divided into five additional genera- Anaerococcus, Finegoldia, Gallicola, Micromonas, and Peptoniphus), Bacteroides fragilis, and Clostridium perfringens Aerobes: Streptococci, S. aureus, Enterobacteriaceae, P. aeruginosa, K. pneumoniae, Legionella spp., Nocardia asteroides, H. influenzae, Eikenella corrodens, Salmonella spp., Burkholderia pseudomallei, B. mallei, Rhodococcus equi
Bacterial Embolic S. aureus, P. aeruginosa, F. necrophorum
Mycobacteria (often multifocal) M. tuberculosis, M. avium complex, M. kansasii, other mycobacteria
Fungi Aspergillus spp., Mucoraceae, Histoplasma capsulatum, Pneumocystis jirovecii, Coccidioides immitis, Blastomyces dermatitidis, Cryptococcus neoformans
Parasites Entamoeba histolytica, Paragonimus westermani, Strongyloides stercoralis (postobstructive) Empyema (with air-fluid level) Septic embolism (endocarditis)

● 표 11-4-12. (이어서) 폐농양의 원인

선행요인
Fluid-filled cysts or bullae Infarction without infection Pulmonary embolism Vasculitis Goodpasture's syndrome, Wegener's granulomatosis, Polyarteritis nodosa Bronchiectasis Postobstructive pneumonia (neoplasm, foreign body) Pulmonary sequestration Pulmonary contusion Neoplasm

1) 흡인과 관련된 다양한 폐렴의 형태

(1) Pneumonitis: 초기 단계

(2) 괴사성 폐렴: 크기가 2 cm 미만

(3) 폐농양: 크기가 2 cm 이상

2) 호발부위

Lower lobe의 sup. segment와 upper lobe의 post. Segment

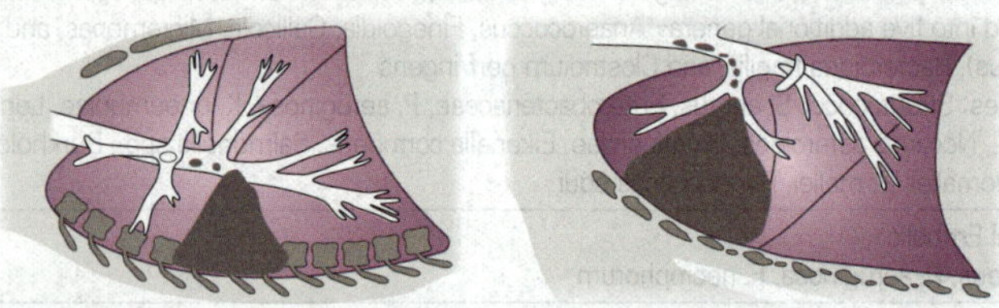

● 그림 11-4-2. 체위에 따른 흡인 호발 폐부위

3. 임상증상

1) 흡인 1–2주 후 세포괴사, 농양발생

2) 화농성가래, 객혈, 기침, 미열, 체중감소, 빈혈, 흉막성 통증이 수주에서 수개월에 걸쳐서 indolent한 양상을 보임

4. 진단

1) 흉부X선 및 컴퓨터단층촬영

중앙부에 수평의 공기액체층(air-fluid level)을 갖는 공동, 변연부로는 폐렴과 같은 consolidation

2) 미생물검사

(1) 객담: 혐기성 배양으로 사용할 수 없음(혐기균은 구강 내에 정상적으로 존재)
Gram stain and culture와 mycobacteria, fungus에 대한 검사 같이 진행
(2) 혈액배양: 흡인성 폐렴에서 균혈증은 드묾
(3) 농흉액: 혐기균과 호기균 배양에 적합
(4) 경기관지 흡인
(5) 기관지 내시경(다른 진단들을 배제하고 미생물학적 검사 위해 시행 고려)
감별진단: Bronchial carcinoma, tuberculosis, mycosis, foreign body, granulomatosis with polyangitis

5. 치료

1) 주 치료: 항생제 + 배농

(1) 재발을 방지하기 위해 최소 1–3개월 치료
(2) 초기에는 경험적 항생제 치료 후 Gram stain과 균 배양 결과에 따라 결정
(3) 폐암에 동반된 폐농양도 있으므로, 반드시 추적관찰하면서 방사선상 호전여부를 확인하고 좋아지지 않으면 조직 검사를 고려해야 함
(4) 체위 배액을 포함한 배농요법은 중요
경피적 배액술 등의 치료는 주변 폐실질로 감염의 전파 우려가 있으므로 신중히 결정

2) 항생제

(1) 초기 경험적 항생제 결정
① 대부분의 환자에서 β-lactam/β-lactamase inhibitor 또는 carbapenem이 추천됨 (e.g., Ampicillin-sulbactam 3 g q6h, imipenem, meropenem)
② β-lactam에 대한 severe allergy가 있는 경우 다음의 약물 중 하나를 선택
- Clindamycin 600 mg q8h
- Moxifloxacin 400 mg daily
- Levofloxacin 750 mg + metronidazole 500 mg q8h

③ Drug-resistant gram negative organism
- Imipenem 500 mg or 1g q6h
- Meropenem 1 g q8h
- Metronidazole은 단일 약제로는 효과적이지 않음. Anaerobic organism은 cover하지만 microaerophilic streptococci는 cover하지 못함

(2) 원인균이 확인되면 감수성 결과를 토대로 변경 고려

- MSSA: cefazoline 2 g q8h, nafcillin 2 g q4h, oxacillin 2 g q4h
- MRSA: linezolid 600 mg q12h, vancomycin (Daptomycin은 lung에서 불충분한 효과를 나타내므로 사용하지 않도록 권장됨)

(3) 항생제 치료 초기에는 IV therapy로 시작하여 임상적 호전시 경구약제로 변경 고려

- Mixed anaerobic and streptococcal infection에 대하여서는 amoxicillin/clavulanate가 적절함
- 원인균과 감수성 결과에 따라 결정

● 표 11-4-13. Lung abscess의 원인에 따른 주요 원인균

Clinical Conditions	Pathogens
Primary lung abscess (usually with risk factors for aspiration)	Anaerobes (e.g., Peptostreptococcus spp., Prevotella spp., Bacteroides spp., Streptococcus milleri), microaerophilic streptococci
Secondary lung abscess (often with underlying immunocompromise)	Staphylococcus aureus, gram-negative rods (e.g., Pseudomonas aeruginosa, Enterobacteriaceae), Nocardia spp., Aspergillus spp., Mucorales, Cryptococcus spp., Legionella spp., Rhodococcus equi, Pneumocystis jirovecii
Embolic lesions	Staphylococcus aureus (often from endocarditis), Fusobacterium necrophorum (Lemierre's syndrome)
Endemic infections (with or without underlying immunocompromise)	Mycobacterium tuberculosis (as well as Mycobacterium avium and Mycobacterium kansasii), Coccidioides spp., Histoplasma capsulatum, Blastomyces spp., parasites (e.g., Entamoeba histolytica, Paragonimus westermani, Strongyloides stercoralis)
Miscellaneous conditions	Bacterial pathogen (often S. aureus) after influenza or another viral infection, Actinomyces spp.

3) Surgical resection

(1) 항생제 치료에 반응이 없을 때

(2) 기도 폐쇄가 발생한 경우

72시간 이상의 발열이나 bacteremia 지속 시, 7-10일 동안 방사선학적 소견의 변화가 없거나 가래 배출의 호전을 보이지 않을 때 생각할 수 있는 임상 상황

① 진단되지 않은 기도 폐쇄

② 농흉

③ 내성균주

4) 체위배농(Postural drainage)

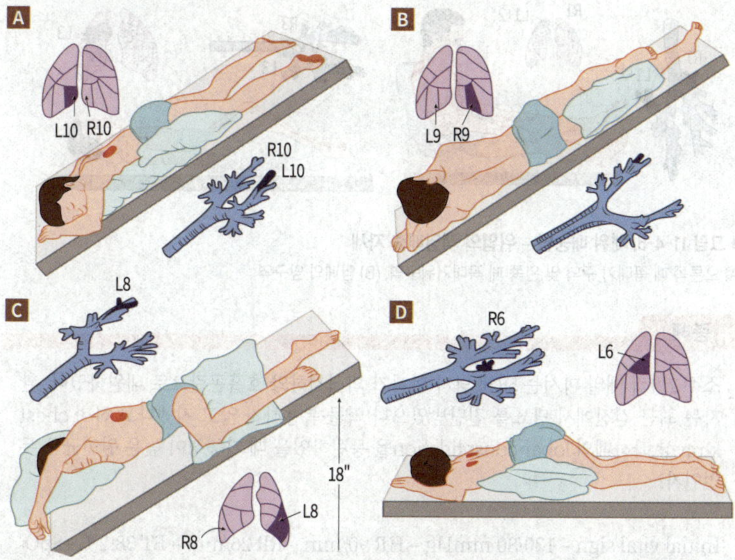

● **그림 11-4-3. 체위 배농법 – 아래엽 각 구역의 객담 배출 자세**

(A) 아래엽의 뒤바닥구역(R10, L10), (B) 오른쪽 아래엽의 가쪽 바닥구역(R9), (C) 왼쪽 아래엽의 앞바닥구역(L8), (D) 아래엽의 위구역(R6, L6)

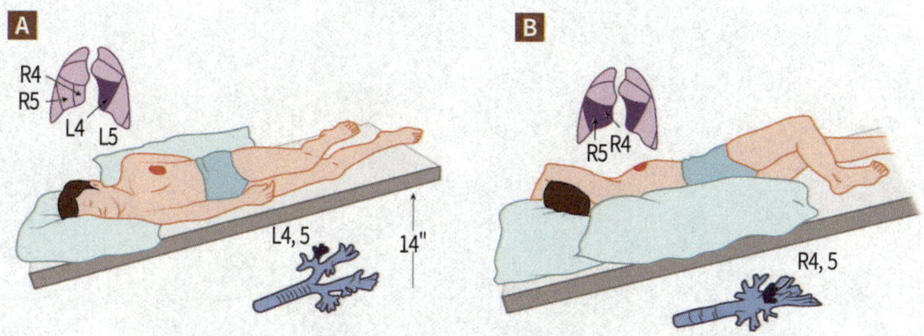

● **그림 11-4-4. 체위 배농법 – 중간엽과 혀구역의 객담배출 자세**

(A) 왼쪽 혀구역(L4,5), (B) 오른쪽 중간엽(R4,5)

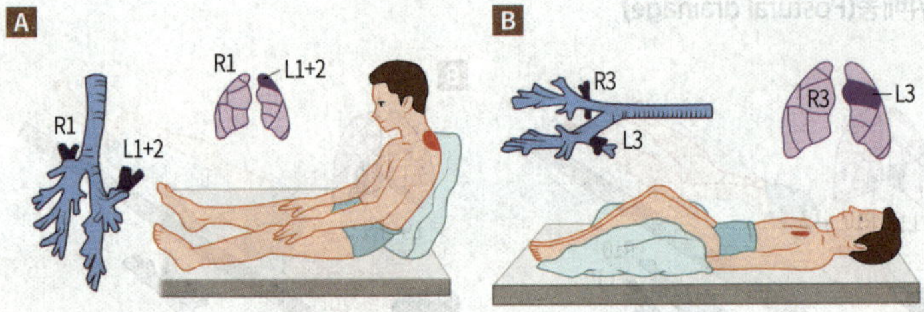

● **그림 11-4-5. 체위 배농법 - 위엽의 객담배출 자세**
(A) 오른쪽 폐 꼭대기 구역 및 왼쪽 폐 꼭대기뒤구역, (B) 양폐의 앞구역

증례

소주 2병씩 매일 마시는 58세 남자 환자가 의식저하와 호흡곤란으로 내원하였다. 환자는 최근 검진에서 당뇨를 진단받았으나 약물 복용하지 않고 지냈다고 하며 chest x-ray상 좌하폐의 lobar consolidation을 동반하였을 때 가능성이 높은 원인균은 무엇인가?

Initial vital sign – 130/80 mmHg – HR 90/min – RR 26/min – BT 38.2℃ - SpO_2 83% (room air)

⇨ S. pneumoniae, oral anaerobes, K. pneumoniae, Acinetobacter spp, M. tuberculosis

05 결핵

진단과 치료를 위한 핵심사항

1. 주 증상 및 이학적 검사
   발열의 양상, 기침, 호흡곤란, 객혈의 유무
2. 세균학적 검사
   1) 객담 항산균 도말 및 배양검사
   2) 결핵균 핵산증폭검사(Tbc-PCR)
3. 치료
   1) 투약기간
      - HERZ (isoniazide, rifampin, ethambutol, pyrazinamide) 6개월(표준치료)
      - Pyrazinamide는 초기 2개월만 치료
      - 약제감수성 결과 아이소니아지드 및 리팜핀 감수성시 에탐부톨도 2개월 치료 후 중단 가능
   2) 용량
      (1) 50 kg 이상의 환자라면
      INH 300 mg, Rifampin 600 mg, Ethambutol 1,200 mg → 800 mg (2달 후), Pyrazinamide 1.5 g
      (2) 50 kg 미만의 환자라면
      INH 300 mg, Rifampin 450 mg, Ethambutol 800 mg, Pyrazinamide 1.0 g

증례

6개월 전부터 지속되는 화농성 객담 및 호흡곤란, 간헐적 객혈, 4 kg의 체중 감소로 외래 내원하였다. 흉부X선 사진에서 양측 폐야에 다발성 공동이 보이고 있으며 흉부 CT에서는 양측 상엽에 기관지 확장증 및 섬유흉, 양 폐야에 1-3 cm 크기의 다발성 공동이 보였다. 시행한 객담검사에서 AFB stain 양성(3+) 및 TB-PCR 검사 음성 소견을 보이고 있었다. 이 환자에서 의심되는 진단명은 무엇이며 진단을 위하여 더 얻어야 할 정보는 무엇인가?

⇨ 비결핵성 항산균 폐질환(NTM-LD), 객담 배양 검사를 확인해야 함

I 진단

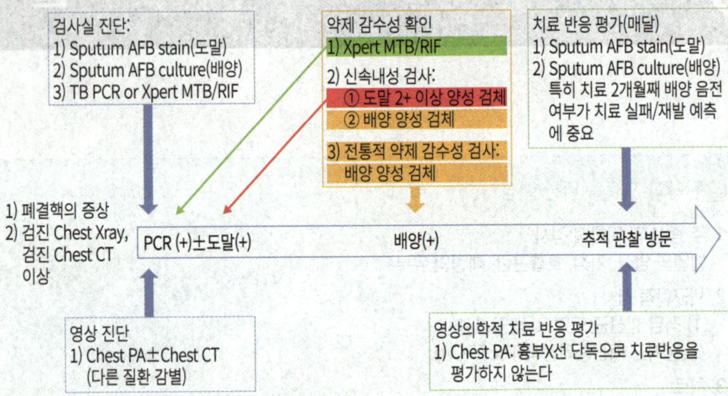

● 그림 11-5-1. 폐결핵 진단 및 추적관찰의 개요

● 표 11-5-1. 결핵 진단 검사

검사	특징
도말	- 처음 진단 시 최소한 2회, 가능한 3회 시행 - 민감도가 낮다는 것이 단점 - 양성 시 NTM과 감별이 필요 - 전염성이 높은 환자를 조기에 발견할 수 있는 장점 - 생균과 사균의 구별이 어려워 치료 반응을 보는 지표로는 부적절
배양	- 결핵 진단의 gold standard - 결핵 관련 검사실 진단 방법 중 민감도가 가장 우수 - 치료 2개월째 배양 결과는 치료 실패/재발의 중요한 예측인자 - 약제 감수성 검사를 시행하기 위한 근간 - 시간이 오래 걸린다는 단점(액체 배지: 2주, 고체 배지: 3-8주)
TB PCR	- 특이도가 우수, 민감도가 도말보다 우수 - 검사 결과를 빠르게 확인 가능 - 도말 양성 시 결핵과 NTM을 구별하는 역할 - 도말 음성인 경우 민감도가 떨어짐
Xpert MTB/RIF	- 결핵균의 존재와 가장 중요한 약제인 리팜핀 내성 여부를 동시에 확인 - 빠른 검사 결과 확인 가능(2시간 이내) - 리팜핀 단독 내성이 드물기 때문에 리팜핀 내성은 다제내성으로 간주 - 폐외 검체에 대해서도 우수한 진단율
통상감수성검사	- 첫 배양 양성 검체에 대하여 반드시 시행 - 치료실패(4개월째 배양 양성) 의심되는 경우 다시 시행

● 표 11-5-1. (이어서) 결핵 진단 검사

검사	특징
신속감수성검사	- 도말 양성 검체, 배양 양성 검체로 시행 - 리팜핀과 이소니아지드 내성을 검출(이소니아지드는 민감도가 떨어짐) - 도말 양성 검체로 치료 시작 초기에 내성 확인 가능
흉부X선	- 활동성 여부 확인을 위해 이전 X선 검사와 비교하는 것이 유용 - 단독으로 결핵을 진단할 수는 없음 - 단독으로 치료 반응을 평가할 수는 없음(섬유화, 다른 폐질환)
흉부 CT	- 활동성 여부 판단에 도움 - 폐문 림프절 비대, 속립성 결핵, 결핵 반흔 속의 활동성 병변 진단 - 다른 폐질환(폐암, Sarcoidosis 등) 감별에 유용
조직검사	- 보통 폐외결핵 진단에 많이 쓰임 - 건락괴사를 동반한 육아종, 거대세포, 상피모양세포 (NTM, 진균감염, 브루셀라, 매독 등에서도 나타날 수 있음) - 조직검체로 PCR 및 배양 시행(검체를 포르말린 처리하지 말아야 함)
IGRA/TST	- 단독으로 활동성 결핵을 진단할 수 없음 - 폐외결핵처럼 균검사가 음성이고 진단이 어려운 경우 참고하는 수준

● 표 11-5-2. 결핵의 진단 검사의 해석

도말	PCR	해석 및 대처
양성	양성	결핵 진단, 치료 시작
양성	음성	NTM 추정, 배양결과 확인
음성	양성	결핵 진단, 치료 시작
음성	음성	임상적으로 판단: 가능한 선택 옵션 1) 치료 보류하고 배양 결과 기다림 2) 기관지내시경, 조직검사 등 추가 검사 시행 3) 임상적 결핵 진단: 치료 시작 후 임상증상 및 영상의학적 호전 여부 확인

II 격리

1. 진단이 되면 가장 먼저 할 일은 격리
2. 폐결핵이 의심되면 진단 전이라도 선격리
3. 결핵 환자는 가급적 자가격리 및 외래에서 통원치료하는 것이 원칙
4. 입원이 필요한 경우 가급적 음압 시설을 갖춘 격리 병실로
5. 격리 해제 기준

도말 양성 환자	1) 2주 이상 결핵치료 2) 임상증상(특히 기침) 호전 3) 도말 검사에서 3회 연속 음성
도말 음성 환자	1) 2주 이상 결핵 치료 2) 임상증상(특히 기침) 호전

III 치료원칙

1. 1차 약제 선택의 원칙

1) 표준치료는 2HREZ/4HR (E)
2) 약제 내성 검사에서 이소니아지드와 리팜핀 감수성이 확인되면 2개월 후부터 에탐부톨 중단
3) 결핵 치료제 중 효과가 좋고 부작용이 적은 약제는 1차 치료약제
4) 2차 약제는 1차 약제에 비하여 효과가 떨어지고 부작용이 많음
5) 약제 내성, 중증 부작용을 제외하고는 가급적 1차 약제를 유지
6) 리팜핀을 포기하는 순간 치료 기간은 12–18개월로 연장되며 치료 성적도 떨어짐

2. 치료 기간: 9개월로 연장을 고려하는 경우

1) 공동이 있고 2개월째 배양검사에서 양성이 나온 경우
2) 초치료 2년 이내에 재발한 경우

3. 추구 검사

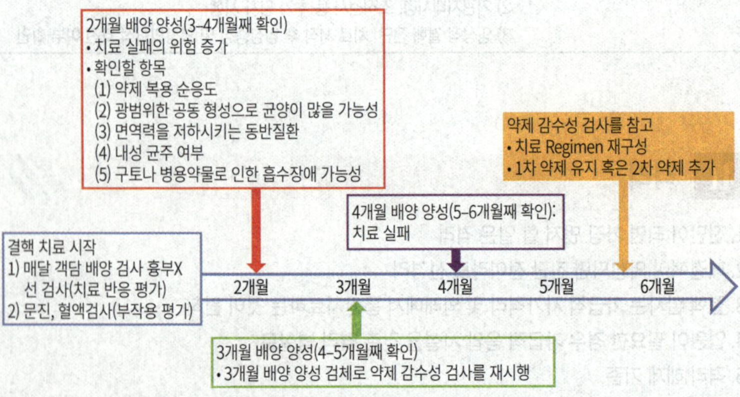

● 그림 11-5-2. 폐결핵 추구 검사의 개요

4. 내성 결핵의 치료

1) 내성 결핵의 분류

Hr-TB	이소니아지드 단독 내성	INH 내성 & RIF 감수성
RR-TB	리팜핀 내성	MDR과 거의 유사하게 사용
RMR-TB	리팜핀 단독 내성	드묾
MDR-TB	다제 내성	리팜핀, 이소니아지드 내성
PreXDR-TB	전단계 광범위 약제 내성	MDR + 퀴놀론에 내성
XDR-TB	광범위 약제 내성	MDR + 퀴놀론 + 다른 A군 약제(베다퀼린, 리네졸리드) 중 1개 이상에 내성

2) 이소니아지드 단독 내성의 약제 선택

이소니아지드 내성을 진단한 시점으로부터 리팜핀, 에탐부톨, 피라진아미드, 퀴놀론으로 6개월간 치료

3) 리팜핀 단독 내성의 약제 선택

다제 내성 결핵에 준하여 치료

4) 다제내성 결핵 약제의 분류

Group	약제의 특성	해당 약제
A	매우 효과적인 약제들로 금기가 없다면 치료 처방에 반드시 포함해야 하는 핵심 약제	Levofloxacin or Moxifloxacin Bedaquiline Linezolid
B	치료 처방을 구성할 때 A군 다음으로 선택하는 약제	Cycloserine Clofazimine
C1	A군과 B군만으로 처방이 구성되지 않을 때 다음 단계로 선택할 수 있는 약제	Amikacin (or streptomycin) Ethambutol Imipenem or meropenem p-aminosalicylic acid Prothionamide Pyrazinamide
C2	약제의 효과를 입증하는 추가적인 연구가 필요하지만 베다퀼린을 대체하여 사용할 수 있는 약제	Delamanid

5) 다제내성 결핵 치료의 원칙

우선 퀴놀론 내성 여부에 대한 확인이 필요

퀴놀론 내성 여부	처방 원칙	사용 약제 수	치료 기간
퀴놀론 감수성	권고 처방	집중 치료기: 4 유지 치료기: 3	집중 치료기 6개월, 총 치료 기간 18-20개월
퀴놀론 내성	개별화된 처방	집중 치료기: 5 유지 치료기: 4	집중 치료기 6개월, 총 치료 기간 18-20개월 치료 반응에 따라 개별화

IV 결핵치료 약제

● 표 11-5-3. 결핵치료 약제

항결핵제	총용량(최대용량)	투여방법	주요부작용
Isoniazid (H)	5 mg/kg (300 mg)	하루 한 번, 공복 시	간독성, 말초신경병증, 피부 과민반응
Rifampin (R)	10 mg/kg (600 mg) 450 mg (<50 kg) 600 mg (≥50 kg)	하루 한 번, 공복 시	간독성, flu-like syndrome, 피부 과민반응, 혈소판감소, 위장장애, 체액색조변화
Rifabutin (Rfb)	5 mg/kg (300 mg)	하루 한 번, 공복 시 또는 식후	간독성, 호중구 감소증
Ethambutol (E)	15-20 mg/kg (1,600 mg)	하루 한 번, 공복 시 또는 식후	시신경병증(시력저하 및 색각의 변화)
Pyrazinamide (Z)	20-30 mg/kg (2,000 mg) 1,000 mg (<50 kg) 1,500 mg (50-70 kg) 2,000 mg (≥70 kg)	하루 한 번, 공복 시 또는 식후	간독성, 관절통, 위장장애, 광과민성
Kanamycin (Km) Amikacin (Am) Streptomycin (S)	50세 미만: 15 mg/kg (1,000 mg) 50세 이상: 10 mg/kg (750 mg)	하루 한 번, 근육주사 또는 정맥주사	이독성, 신독성, 입주위 저린 증상
Levofloxacin (Lfx) Moxifloxacin (Mfx)	750-1,000 mg 400 mg	하루 한 번, 공복 시 또는 식후	위장장애, 두통, 어지러움, 관절통
Cycloserine (Cs)	15 mg/kg (1,000 mg) 500 mg (<50 kg) #2 750 mg (50-70 kg) #2 750-1,000 mg (≥70 kg) #2	하루 2회, 공복 시	우울증, 정신장애
Prothionamide (Pto)	15 mg/kg (1,000 mg) 500 mg (<50 kg)#2 750 mg (50-70 kg) #2 750-1,000 mg (≥70 kg) #2	하루 2회, 공복 시 또는 식후	간독성, 위장장애

● 표 11-5-3. (이어서) 결핵치료 약제

항결핵제	총용량(최대용량)	투여방법	주요부작용
PAS	150 mg/kg (12 g) =3.3 g (pack)을 3회	하루 3회, 식후	오심, 구토, 복부불쾌감, 식욕부진, 간독성
Linezolid (Lzd)	600 mg	하루 1회, 경구	골수억제, 말초신경염, 시신경염, 위장장애
Clofazimine (Cfz)	100 mg	하루 1회, 음식과 함께 복용	피부 색조 변화, 체액 색조 변화, 피부 광과민증, 위장장애
Imipenem-cilastatin (Ipm)	2,000 mg =1,000 mg을 2회	정맥주사, 2회	설사, 울렁거림, 경련발작
Meropenem (Mfm)	3,000 mg =1,000 mg을 3회	정맥주사, 3회 하루 3회 125 mg clavulanate를 병용	설사, 울렁거림, 구토
Amoxicilin / clavulanate (Amx-Clv)	Clavulanate 기준 375 mg =500/125을 3회	하루 3회 식후	설사, 울렁거림, 구토, 복통
Bedaquiline (Bdq)	첫 2주 하루 400 mg 이후 22주 200 mg 주 3회	하루 1회, 음식과 함께 복용	심전도 이상(QT간격 연장), 간독성, 위장장애, 두통, 관절통
Delamanid (Dlm)	200 mg =100 mg을 2회	하루 2회, 음식과 함께 복용	위장장애, 심전도 이상 (QT간격 연장), 어지러움

V 결핵치료 부작용

● 표 11-5-4. 결핵치료 부작용의 원인 약제

부작용	흔한 약제	덜 흔한 약제
오심, 구토	Pto, PAS, Bdq	H, E, Z, Amx/Clv, Cfz, Dlm, Lzd, Cs
위염	PAS, Pto, Cfz	Lfx, Mfx, H, E, Z
설사	PAS, Pto	Lfx, Mfx, Lzd, Amx/Clv
간독성	H, Z, R, Rfb, Pto, Bdq, PAS	(rare) E, Mfx
근육통, 관절통	Z, Lfx, Mfx, Pto, Bdq	Rfb
시신경염	E, Lzd	(rare) Pto, Rfb, Cfz, H
이독성(청력저하, 어지러움)	Am, Km, S	
말초신경염	Lzd, H, Cs	S, Am, Km, Lfx, Mfx, (rare) Pto, E
우울증	Cs	Lfx, Mfx, H, Pto
Psychosis	Cs	Lfx, Mfx, H, Pto
두통	Cs, Bdq	H
Seizure	Cs, H, Mfx, Lfx	

● **표 11-5-4. (이어서) 결핵치료 부작용의 원인 약제**

부작용	흔한 약제	덜 흔한 약제
빈혈	Lzd, R	Rfb, H
혈소판 감소	R, Rfb, Lzd	Pto (rare)
신독성	Am, Km, S	
전해질 불균형	Am, Km, S	
갑상선기능저하증	Pto, PAS	
QT 간격 연장	Bdq, Dlm, Mfx	Lfx, Cfz
과민반응, 피부발진	H, R, E, Z, Pto, PAS, Lfx, Mfx	나머지 모든 약제

● **표 11-5-5. 결핵치료 약제 부작용의 관리**

부작용	대처
오심, 구토	1. 결핵약 복용 초기에 발생하며 서서히 호전될 수 있음을 설명 2. 수분 충분히 섭취, 식사를 소량으로 자주 드시도록 3. 결핵약 복용 30분 전 항구토제 복용 고려 4. 원인약제의 용량을 서서히 증량(Pto, PAS) 5. 취침 전 복용, 식후 30분 복용 등으로 변경 6. 예기불안이 있는 경우 항불안제 처방 7. 지속 시 hepatitis, AKI, CNS 문제 등도 고려
위염	1. 술, 카페인, 고지방식, 매운 음식 복용하는지 확인 2. H2 blocker 혹은 PPI 처방 3. 제산제는 결핵약 복용 2시간 전 혹은 결핵약 복용 후 복용
설사	1. 결핵약 복용 초기에 발생하며 서서히 호전될 수 있음을 설명 2. 충분한 수분 복용, 고섬유식, 고지방식을 피하시도록 3. Probiotics 및 지사제 4. 원인약제(PAS)의 용량을 감량하거나 감량 후 서서히 증량
간독성	1. 보통 투약 초기에 발생하지만 수개월 후에도 발생 2. ALT 기준, 정상 상한치의 5배 이상 증가(200 이상) 혹은 증상이 있으면서 정상 상한치의 3배 이상 상승한 경우 간독성 약제 모두 중단 3 Viral marker, 음주력, 다른 약제 복용력 확인 4. ALT 기준, 정상 상한치의 2배 이하로 감소하면 3-7일마다 한 가지씩 저용량부터 재투여(보통 R-H-Z 순서로) 5. 약제 중단 기간이 길면 간독성이 비교적 적은 E, Cs, 퀴놀론, 주사제로 대체 투여
근육통, 관절통	1. 결핵약 복용 초기에 발생하며 서서히 호전될 수 있음을 설명 2. 적절한 운동량을 유지하는 것이 통증 경감에 도움이 됨 3. Gout 환자의 경우 예방을 위해 저퓨린식이(육류 제한) 4. 증상 조절 위한 NSAID 처방 5. 주사제를 병용하는 경우 전해질 불균형 여부를 확인 6. 통풍이 발생하면 Z 중단

● 표 11-5-5. (이어서) 결핵치료 약제 부작용의 관리

부작용	대처
시신경염	1. 안과의뢰 2. 원인으로 의심되는 약제 즉각 중단 3. 예방을 위해 매일 E 혹은 Lzd 복용 환자는 매달 시력 측정
이독성 (청력저하, 어지러움)	1. 고주파수 영역(4,000–8,000 Hz) 난청부터 발생(audiogram에서만 진단 가능) 2. 어느 정도 진행해야 환자의 자각 증상이 발생 3. 비가역적이며 원인약제를 중단하여도 진행하는 경우가 많음 4. 주사제를 쓰는 환자는 청력과 전정기능 검사를 매달 시행
말초신경염	1. 당뇨 환자의 경우 혈당조절, 금주 및 금연 2. 예방을 위하여 H, Lzd, Cs 복용 환자는 Vit B6 복용 3. 일시적인 원인약제의 중단 혹은 감량 4. Gabapentine 혹은 tri-cyclic antidepressant 같은 약제 처방
우울증	1. Cs 장기 복용 환자에 대하여 항상 suicidal ideation을 평가 2. 매달 depression screening 검사 시행 3. 갑상선기능저하증에 대한 검사 4. 원인 약제의 중단, 감량 5. 항우울제 처방
Psychosis	1. 불면증, 망상, 환각 등의 증상에 대해 주의 깊게 관찰 2. 원인 약제의 중단 3. Anti-psychotic therapy
두통	1. 결핵약 복용 초기에 발생하며 서서히 호전될 수 있음을 설명 2. 충분한 수분 섭취. 적당한 활동량 유지 3. 진통제 처방, Cs 복용 환자의 경우 피리독신 추가
Seizure	1. 가능성 있는 모든 약제(Cs, H, Mfx, Lfx) 중단 2. Seizure의 원인에 대한 evaluation(감염, 저혈당, 전해질 불균형, 저산소증, alcohol withdrawal, 다른 약제, 신기능저하, 간부전) 3. 전해질, 신기능 측정(신기능 저하 시 Cs 과량 투여 가능성) 4. 항경련제 시작
빈혈	1. 빈혈의 다른 원인에 대한 감별 2. Lzd를 중단하거나 600 mg → 300 mg로 감량하는 것을 고려
혈소판 감소	1. R에 의한 가능성이 제일 많아 우선 중단 2. 혈소판 회복될 때까지 CBC FU, R 재투여 금지 3. Lzd에 의해서도 발생할 수 있으며 중단, 혹은 감량 고려
신독성	1. 매달 신기능, 전해질에 대한 혈액검사 시행 2. 원인 약제의 중단 혹은 감량 고려 3. 신기능에 맞춰 다른 결핵약제의 용량 조절
전해질 불균형	1. 신경학적 증상이나 EKG 변화가 있을 시 전해질에 대한 평가 2. QT 간격 연장이 있는 경우 가능성 있는 약제를 일시 중단 3. Hypocalcemia, hypokalemia의 기저 원인으로 ypomagnesemia 동반여부 확인 4. 설사, 구토 혹은 이뇨제 사용 여부 확인 5. 경구 혹은 IV로 보충

표 11-5-5. (이어서) 결핵치료 약제 부작용의 관리

부작용	대처
갑상선기능저하증	1. Pto, PAS를 복용하는 경우 baseline 및 3-6개월마다 TFT 시행 2. 피곤함, 체중 증가, 변비, 근육통, 우울증, 냉한감 등의 증상이 있을 때 갑상선 기능 저하를 의심 3. 일시적으로 levothyroxine 투여를 고려
QT 간격 연장	1. 고위험 약제를 사용하는 경우 baseline 및 매달 EKG 시행 2. QT prolongation이 발생한 경우 전해질 및 신기능에 대한 평가 3. QTc>500 ms일 경우 가능성 있는 약제 중단을 고려
과민반응, 피부발진	1. Angioedema 같은 심각한 알러지 반응, CBC 혹은 LFT의 이상이 동반, 열이 나는 경우 가능성 있는 약제를 모두 중단 2. 피부 병변만 있는 경우: 보습 크림, 항히스타민제, 스테로이드 연고, 10-20 mg의 저용량 prednisolone을 수주 유지하는 것이 도움됨 3. Stevens-Johnson 증후군이 의심되면 모든 약제를 중단하고 호전되며 원인 약제를 찾기 위해 약제를 2-3일 간격으로 한 가지씩 재투여(보통 R - H - Z 순서로)
약제열	1. 결핵으로 인한 발열, 역설적 반응, 중복감염 등을 배제해야 함 2. 모든 약제 중단 후 24시간 이내에 발열 소실 여부 확인 3. 열이 호전되면 약제를 한 가지씩 재투여(보통 R - H - Z 순서로)

VI 폐외 결핵

- 폐외 결핵은 미생물학적으로 결핵균이 증명이 되는 경우가 흔하지 않음
- 영상의학적, 조직학적 소견에 의거하여 치료를 시작하는 경우가 많음
- 조직을 얻은 경우 결핵균 확인 및 약제 감수성 검사 시행을 위하여 조직 배양을 시행
- 조직 배양을 위해서는 조직을 얻은 후 포르말린이 아닌 멸균 식염수에 담아야 함

표 11-5-6. 폐외 결핵의 치료 기간 및 스테로이드 사용 여부

결핵 침범 장기	치료 기간	스테로이드 사용
흉막결핵	6개월	미사용
기관지결핵	폐결핵과 동일	선별적 사용(Ex 주기관지 침범)
림프절결핵	6개월	미사용
결핵성 수막염	9-12개월	모든 경우 사용 하루 dexamethasone 12 mg or 0.4 mg/kg 첫 3주간 투여 → 3-5주 동안 tapering
결핵성 복막염, 장결핵	6개월	미사용

● 표 11-5-6. (이어서) 폐외 결핵의 치료 기간 및 스테로이드 사용 여부

결핵 침범 장기	치료 기간	스테로이드 사용
좁쌀결핵	6개월	미사용
골, 관절 결핵	6-9개월 필요시 연장	미사용
비뇨생식기	6개월	미사용
심낭결핵	6개월	선별적 사용: 다량의 심낭액 혹은 협착성 심낭염의 조기 징후 있는 경우

VII 특수한 경우 결핵치료

1. 임신 및 모유 수유

1) 6개월 표준 치료가 원칙[2HREZ/4HR (E)]

2) 미국에서는 Z를 빼고 9HRE로 치료하기도

3) 모유 수유를 중단할 필요는 없음

4) 임신 및 모유 수유 중인 결핵 환자에게 피리독신 50 mg 처방

2. 간질환 환자

1) 간질환의 정도에 따라 간독성이 있는 1차 약제 H, R, Z 중 선택하여 처방

2) 간독성이 비교적 덜한 2차 약제(주세제, 퀴놀론, Cs) 등을 추가할 수도

3. 신장질환 환자

1) 투석 중인 환자는 투석 직후에 투여

2) 말초신경염 예방을 위한 피리독신 동시 투여

● 표 11-5-7. 신기능 저하 환자의 투여 용량 및 간격: 60 kg 기준

약물명	투여 간격의 변화	Cr 청소율 30 mL/분 이하, 혹은 투석 중인 환자
Isoniazid	필요 없음	하루 한번 300 mg
Rifampin	필요 없음	하루 한번 600 mg
Pyrazinamide	필요함	25-35 mg/kg 주 3회 투여
Ethambutol	필요함	15-35 mg/kg 주 3회 투여
Levofloxacin	필요함	750-1,000 mg 주 3회 투여
Moxifloxacin	필요 없음	하루 한번 400 mg
Cycloserine	필요함	하루 한번 250 mg으로 감량 혹은 주 3회 500 mg

● 표 11-5-7. (이어서) 신기능 저하 환자의 투여 용량 및 간격: 60 kg 기준

약물명	투여 간격의 변화	Cr 청소율 30 mL/분 이하, 혹은 투석 중인 환자
Prothionamide	필요 없음	하루 한번 250-500 mg으로 감량
PAS	필요 없음	3.3 g씩 하루 두 번
Streptomycin	필요함	12-15 mg/kg 주 2회 혹은 3회 투여
Capreomycin	필요함	12-15 mg/kg 주 2회 혹은 3회 투여
Kanamycin	필요함	12-15 mg/kg 주 2회 혹은 3회 투여
Amikacin	필요함	12-15 mg/kg 주 2회 혹은 3회 투여

VIII 잠복결핵 감염

1. 잠복결핵 감염의 진단

1) 잠복결핵 감염 검사는 접촉자, 결핵 발병의 고위험군, 의료인 등 결핵 발생위험도가 높은 집단에 대해서 시행
2) 양성이 나와도 치료 필요성이 떨어지는 저위험군에 대해서는 검사를 시행하지 않음
3) 활동성 결핵 및 치료된 과거 결핵에서도 양성으로 나옴 → 잠복결핵 양성일 경우 반드시 과거 활동성 결핵 치료력 및 잠복결핵 치료 여부 확인
4) 흉부X선 및 필요시 객담 검사를 통해 활동성 결핵을 배제해야 잠복결핵 감염 진단 가능
5) 정상면역인에서는 ① TST 단독 ② IGRA 단독 ③ TST/IGRA 2단계 검사 세 가지 모두 가능
6) 면역저하자에서는 ① IGRA 단독 ② TST/IGRA 2단계 검사 방법 두가지를 추천
7) TST의 양성 기준은 경결의 크기 10 mm 이상

2. 잠복결핵 감염의 치료 대상

● 표 11-5-8. 잠복결핵 감염의 치료 대상(2020 대한 결핵 및 호흡기학회 결핵 진료지침)

치료 시행 대상	치료 권고 대상
접촉자	규폐증
HIV 감염인	장기 스테로이드 사용자
장기이식으로 면역억제제 복용자	투석중인 만성 신부전
TNF 길항제 사용자	당뇨병
흉부X선에서 자연 치유된 결핵 병변	두경부암 및 혈액암
최근 2년 내 감염(IGRA 혹은 TST 양전)	위절제술 및 공회장 우회술 시행자

3. 잠복결핵 치료

1) 9H/3HR/4R 중에서 선택
2) 치료 전 기저 혈액검사 시행, 간독성 고위험군에서는 매달 간기능 검사 시행

IX 비결핵 항산균

- 비결핵 항산균의 유병률이 최근 국내에서 빠르게 증가하고 있음
- 아직까지 발병 기전, 진단기준, 치료 약제의 효과 등에 대하여 명확히 입증된 부분이 결핵에 비하여 상대적으로 적고 치료 성공률이 떨어짐
- 국내에서 널리 쓰이는 진단 및 치료 방침은 2020년 개정된 미국 흉부학회/미국 감염학회/유럽 미생물 및 감염학회/유럽 호흡기학회의 공동 가이드라인에 기반을 두고 있음
- 현재 여러 새로운 약제의 효과가 보고되고 있어 2017년 발표된 영국 흉부학회 가이드라인에서 이를 수용하였고 근 시일 내에 개정된 미국 및 유럽 가이드라인이 발표될 예정이나 보험 적용 문제 등으로 국내에 그대로 수용하기에 어려움이 있음

1. 비결핵 항산균 폐질환의 진단

임상적 기준 및 미생물학적 기준을 모두 만족

● 표 11-5-9. 비결핵 항상균 폐질환의 진단

임상적 기준	(1) 합당한 호흡기 증상과 징후, 방사선 소견 - 흉부 엑스선: 침윤(2개월 이상 지속되거나 진행), 공동, 결절(다발성) - CT: 다발성 소결절, 다병소의 기관지확장증이 존재 (2) 다른 질환이 배제
미생물학적 기준: (1) (2) (3) 중 최소 하나	(1) 최소 2회의 객담 배양에서 양성 (2) 기관지경 검사 시행: 기관지 세척액 배양 1회 양성 (3) 조직검사에서 육아종등 마이코박테리아 감염의 병리학적 증거+(조직 배양 양성 or 1회 이상 객담 또는 기관지 세척액에서 배양 양성)

2. 비결핵 항산균의 치료 시 고려할 점

1) 비결핵 항산균 폐질환의 진단기준을 만족하더라도 곧바로 치료를 시작해야 하는 것은 아님
2) 사람과 사람 사이의 병원균 전파는 일어나지 않는 것이 정설이나 최근에 cystic fibrosis 환자들 사이에서 M. abscessus의 전파가 보고된 바 있음
3) 대부분 노인환자가 많아 치료는 득과 실(약제 부작용)을 고려하여 신중히 결정해야 하며 객담 검사, 영상 검사 및 증상 변화 여부에 대하여 수년 간 추적관찰을 요하는 경우도 있음

4) 적절한 치료 시작 시점에 대한 근거가 부족하나 다음의 경우 비결핵 항산균 폐질환의 진행 가능성이 높아 치료 시작이 권장됨
   (1) 환자 관련 요인: 심한 호흡기 증상 호소, cavity 동반, 낮은 BMI, 동반질환
   (2) 균 관련 요인: 도말 양성, 2회 이상 같은 균이 반복적으로 동정, 특정 균주

3. 비결핵 항산균 환자의 예후 예측

1) 최근 국내 환자를 기반으로 사망률을 예측하는 BACES score가 개발됨
2) 5개 항목으로 각 항목 당 점수를 합산

● 표 11-5-10. BACES score

B	BMI < 18.5 kg/m^2	1점
A	Age ≥ 65	1점
C	Cavity 있음	1점
E	ESR 상승(남성: 15mm/hr 이상, 여성: 20 mm/h 이상)	1점
S	Sex: 남성	1점

● 표 11-5-11. BACES score에 따른 5년 추정 사망률

Score	5-year mortality
0	1.2%
1	3.2%
2	8.4%
3	21.3%
4	47.8%
5	82.9%

4. 비결핵 항산균 폐질환의 치료

NTM 치료 약제의 종류 및 용량 (2020 미국 및 유럽 가이드라인)

● 표 11-5-12. NTM 치료 경구약제

Drug	Daily dosing	Thrice weekly dosing	Hepatic impairment	Renal impairment
Azithromycin	250-500 mg qd	500 mg qd	n/a	n/a
Ciprofloxacin	500-750 mg bid	n/a	n/a	250-500 mg의 용량으로 CrCl에 따라 투약 interval을 조정

● 표 11-5-12. (이어서) NTM 치료 경구약제

Drug	Daily dosing	Thrice weekly dosing	Hepatic impairment	Renal impairment
Clarithromycin	500 mg bid	500 mg bid	n/a	CrCl<30 mL/min 이하에서 50%로 dose 감량
Clofazimine	100-200 mg qd	n/a	사용 주의	n/a
Doxycycline	100 mg qd or bid	n/a	n/a	n/a
Ethambutol	15 mg/kg qd	25 mg/kg qd	n/a	투약 간격 조정(15-25 mg/kg 주 3회)
Isoniazid	5 mg/kg (최대 300 mg) qd	n/a	사용 주의	n/a
Linezolid	600 mg qd or bid	n/a	n/a	n/a
Moxifloxacin	400 mg qd	n/a	n/a	n/a
Rifabutin	150-300 mg qd	300 mg qd	사용 주의	CrCl<30 mL/min 이하에서 50%로 dose 감량
Rifampicin	450 mg or 600 mg qd	600 mg qd	사용 주의	n/a
Trimethoprim/ sulfamethoxazole	800/160 mg tab bid	n/a	사용 주의	CrCl<30 mL/min 이하에서 50%로 dose 감량

● 표 11-5-13. NTM 치료 주사제

Drug	Daily dosing	Thrice weekly dosing	Hepatic impairment	Renal impairment
Amikacin	10-15 mg/kg qd	15-25 mg/kg qd	n/a	Dosing interval 증가 (15 mg/kg 주 2-3회)
Cefoxitin	2-4 g bid or tid (최대 12 g/day)	n/a	n/a	Dose 감량 혹은 interval 증가
Imipenem	500-1,000 mg bid or tid	n/a	n/a	Dose 감량 혹은 interval 증가
Streptomycin (IM 가능)	10-15 mg/kg qd	15-25 mg/kg qd	n/a	Dosing interval 증가 (15 mg/kg 주 2-3회)
Tigecycline	25-50 mg qd or bid	n/a	25 mg qd or bid	n/a

● 표 11-5-14. NTM 치료 흡입제

Drug	Daily dosing	Thrice weekly dosing	Hepatic impairment	Renal impairment
Amikacin liposomal inhalation	590 mg qd	n/a	n/a	n/a

● 표 11-5-14. (이어서) NTM 치료 흡입제

Drug	Daily dosing	Thrice weekly dosing	Hepatic impairment	Renal impairment
Amikacin parenteral formulation	250 - 500 mg qd	n/a	n/a	n/a

● 표 11-5-15. NTM 치료 약제 부작용 및 모니터링

Drug	Adverse reactions	Monitoring
Azithromycin Clarithromycin	위장관 부작용 이명/청력저하	증상 모니터링 청력 검사
	간독성	간기능 검사
	QTc 간격 연장	ECG
Clofazimine	피부 색조 변화, 피부 건조 간독성 QTc 간격 연장	증상 모니터링 간기능 검사 ECG
Doxycycline	위장관 부작용 광과민성 이명/어지러움	증상 모니터링
Ethambutol	시신경염	시력 검사
Isoniazid	간독성 말초신경염	간기능 검사 증상 모니터링
Linezolid	말초신경염 시신경염 혈구 감소증	증상 모니터링 시력 검사 CBC
Moxifloxacin	QTc 간격 연장 간독성 건염 (Tendinopathy)	ECG 간기능 검사 증상 모니터링
Trimethoprim/ sulfamethoxazole	위장관 부작용 혈구 감소증 과민반응 광과민성	증상 모니터링 CBC 증상 모니터링 증상 모니터링
Rifabutin	간독성 혈구 감소증 Uveitis 과민반응	간기능 검사 CBC 시력 검사 증상 모니터링
Rifampicin	간독성 혈구 감소증 과민반응	간기능 검사 CBC 증상 모니터링

● 표 11-5-15. (이어서) NTM 치료 약제 부작용 및 모니터링

Drug	Adverse reactions	Monitoring
Amikacin, Streptomycin	전정기능 이상 이독성 신독성 전해질 이상	증상 모니터링 청력 검사 BUN/Cr Ca, Mg, K
Amikacin liposomal inhalation	발성 장애 전정기능 이상 이독성 신독성 기침 호흡곤란	증상 모니터링 증상 모니터링 청력 검사 BUN/Cr 증상 모니터링
Cefoxitin	혈구 감소 과민반응	CBC 증상 모니터링
Imipenem	피부 발진 혈구 감소 신독성	증상 모니터링 CBC BUN/Cr
Tigecycline	위장관 부작용 간독성 췌장염	증상 모니터링 간기능 검사 Amylase/Lipase

5. M. avium complex (MAC) 폐질환

1) 국내 가장 흔한 NTM 폐질환의 원인균. M. avium와 M. intracelluare가 있음

2) 임상적 특징에 따라 표 11-5-16과 같이 두 가지로 분류됨

3) Macrolide 감수성 MAC 폐질환의 경우 병변의 정도에 따라 다음의 치료

● 표 11-5-16. MAC 폐질환의 분류

	섬유공동형	결절기관지확장증형
기저질환	COPD, 과거 폐결핵	기관지확장증
영상 소견	상엽 공동(결핵과 유사)	RML 혹은 LUL lingular 침범 기관지 확장증 및 다발성 중심소엽성 결절 동반
경과	치료 안 할 경우 1-2년 내 폐실질 파괴 및 사망	수년에 걸쳐 서서히 진행

● 표 11-5-17. Macrolide 감수성 MAC 폐질환의 치료

	치료 약제 수	약제	투약 빈도
Nodular-bronchi-ectatic	3	- Azithromycin (clarithromycin) - Rifampicin (rifabutin) - Ethambutol	주 3회
Cavitary	≥3	- Azithromycin (clarithromycin) - Rifampicin (rifabutin) - Ethambutol - Amikacin IV	매일(amikacin은 주 3회)
Refractory	≥4	- Azithromycin (clarithromycin) - Rifampicin (rifabutin) - Ethambutol - Amikacin liposome inhalation suspension or amikacin IV	매일(amikacin은 주 3회)

4) Azithromycin이 리팜핀과의 약제 상호작용이 적고 하루 1번 복용의 이점이 있어 clarithromycin보다 우선적으로 권장됨
5) 치료는 균 음전 후 12개월까지 유지
6) 치료 6개월 이후에도 균 음전 실패 시(refractory disease) amikacin liposomal inhalation suspension을 추가할 것을 권장하나, 현재 국내에서는 희귀의약품 센터에서만 구할 수 있고 고가의 약제여서 실제로 널리 쓰이지는 않고 있음

6. M. abscessus complex (MABC) 폐질환

1) 국내에서는 M. abscessus 및 M.massiliense가 대부분
2) M.abscessus는 macrolide에 유도내성을 보이며 정주용 항생제를 장기간 사용해야 해서 치료 성적이 좋지 않으며 M.massiliense는 macrolide에 대한 유도 내성이 없어 abscessus 보다는 치료성적이 양호(표 11-5-18)
3) Macrolide에 대한 구조적 혹은 유도 내성이 있는 경우라도 macrolide를 사용하는데 이 때는 immunomodulatory effect로 사용하며, 비결핵 항산균에 대한 효과적인 약제로 간주하지 않음
4) 집중치료기는 보통 한 달-수개월이며, 총 치료 기간에 대해서는 아직 정립되지 않았음
5) 내과치료 성적이 떨어져 병변이 국한된 경우 수술치료를 적극적 고려

● 표 11-5-18. M.abscessus 폐질환의 치료

Macrolide 내성	치료 약제 수	약제	투약 빈도
구조적 내성 및 유도내성 모두 없음(대부분의 M.massiliense)	집중 치료기≥3	주사제(택 1-2) - Amikacin - Imipenem (or Cefoxitin) - Tigecycline 경구(택 2) - Azithromycin (clarithromycin) - Clofazimine - Linezolid	매일(amikacin의 경우 주 3회)
구조적 내성 및 유도내성 모두 없음(대부분의 M.massiliense)	유지 치료기≥2	경구 및 흡입제(택 2-3) - Azithromycin (clarithromycin) - Clofazimine - Linezolid - Inhaled amikacin	매일(amikacin의 경우 주 3회)
구조적 내성 or 유도내성 (M.abscessus 및 일부 M.massiliense)	집중 치료기≥4	주사제(택 2-3) - Amikacin - Imipenem (or Cefoxitin) - Tigecycline 경구(택 2) - Azithromycin (clarithromycin) - Clofazimine - Linezolid	매일(amikacin의 경우 주 3회)
	유지 치료기≥2	경구 및 흡입제(택 2-3) - Azithromycin (clarithromycin) - Clofazimine - Linezolid - Inhaled amikacin	매일(amikacin의 경우 주 3회)

7. M. kansasii 폐질환

1) 임상상과 방사선학적 소견이 폐결핵과 유사(90% 이상의 폐상엽 공동동반)
2) 비결핵항산균 폐질환 중 치료 성적이 양호한 편
3) 리팜핀 내성 여부가 치료 반응에 중요
4) 최소 12개월 치료

● 표 11-5-19. M. kansasii 폐질환의 치료

	치료 약제 수	약제	투약 빈도
Nodular-bronchiectatic	3	- Azithromycin (clarithromycin) - Rifampicin (rifabutin) - Ethambutol	주 3회
Cavitary	3	- Azithromycin (clarithromycin) - Rifampicin (rifabutin) - Ethambutol	매일
NB or Cavitary	3	- Isoniazid - Rifampicin (rifabutin) - Ethambutol	매일

8. 치료결과

1) Relapse/Reinfection을 확인하기 위하여 genotyping이 필요하나, 현재 대다수의 병원에서는 이에 대한 setting이 되어있지 않음
2) 국내 연구에 의하면 refractory MAC의 대략 3/4이 reinfection이어서 환경적 노출을 최소화하는 것이 중요함

● 표 11-5-20. 치료결과에 대한 정의(NTM-NET consensus statement)

치료 결과	정의
배양 음전	4주 이상 간격으로 3회 이상 시행한 객담 배양에서 연속적으로 음성
미생물학적 완치	배양 음전 후 치료 종료까지 연속적으로 시행한 객담 검사에서 해당 균종(species) 모두 음성
Refractory	치료 6개월 뒤에도 지속적인 균 양성
실패	치료 12개월 이후에 객담 배양 검사에서 해당 균종이 수차례(2회 이상) 다시 나오거나(배양 양전), 음전 없이 지속적으로 배양 양성인 경우
Recurrence	치료 종료 후 해당 균종이 2회 이상 다시 배양된 경우
Relapse	치료 종료 후 해당 균종의 동일한 strain이 2회 이상 다시 배양된 경우
Reinfection	치료 종료 후 해당 균종의 다른 strain, 혹은 다른 균종이 2회 이상 다시 배양된 경우

● 표 11-5-21. 균종별 치료 성공률(메타분석 결과)

균 종류	치료 성공률
MAC	60%
M.massiliense	57%
M.abscessus	33%
M. kansasii	80% 이상

06

간질성 폐질환

진단과 치료를 위한 핵심사항

1. 자세한 병력청취
   흡연, 유해물질 노출, 직업력, 타 병력, 약물, 결체조직질환, 가족력 등
2. 진단: 임상적, 영상학적, 조직학적 측면을 종합하여 다학제 접근진단
   1) 고해상도 흉부 단층 촬영(HRCT)
   2) 폐기능 검사: 제한성 환기장애, 폐확산능 감소
   3) 기관지폐포세척검사(BAL)
   4) 폐조직 검사: 흉강경을 이용한 폐생검(VATS), 경기관지생검(TBLB)
   5) 결체조직질환 연관에 대해 자가면역항체 검사
3. 치료
   1) 질환에 따라 다른 예후와 치료법
   2) IPF 환자에서 질병의 진행을 늦추기 위해 항섬유제(pirfenidone, nintedanib)를 사용
   3) IPF 이외의 ILD에서 폐 섬유화가 진행하는 경우 항섬유화제 사용을 고려할 수 있음
   4) 흡연과 관련된 ILD에서 금연을 권고
   5) 산소 요법: 저산소증 발생 시 사용
   6) 호흡 재활치료
   7) 동반질환에 대한 치료

I 간질성 폐질환의 정의와 진단적 접근

증례

74세 남자 환자, 40갑년의 흡연력이 있으며, 2년 전부터 점차 진행하는 호흡곤란이 있었다고 한다. 흉부X선 검사에서 양측 하엽의 망상음영이 관찰되며, 신체검진 시 양측 손에 곤봉지가 관찰되며, 양측 폐야에서 흡기 시 수포음이 청진되었다. 이 환자의 진단을 위해 가장 먼저 해야 하는 검사는 무엇인가?

⇨ HRCT

1. 정의

간질성 폐질환은 폐포 사이 공간인 간질(interstitium)에서 발생하는 주로 섬유아세포의 증식과 분화, 만성적인 염증과 섬유화 등의 다양한 기전에 의해 발생하는 질환을 통칭함. 이는 비감염성, 비종양성 질환으로 감별이 중요

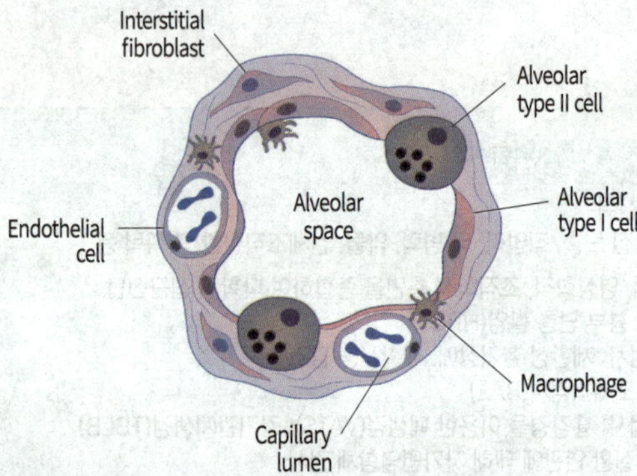

● 그림 11-6-1. 간질(Interstitium)의 구조적 단위

2. 분류

1) ILD의 분류로는 직업성/환경성 물질, 약물, 방사선 등의 외인성 요인에 의해 발생하는 경우와 결체조직질환(connective tissue disease, CTD)과 관련되어 발생하는 등의 선행하는 원인이 있는 경우와 원인이 불명확한 특발성간질성폐렴(idiopathic Interstitial pneumonia, IIP)이 있다(그림 11-6-2).
2) 2013년 개정된 국제지침에 의해 특발성간질성폐렴(IIP)은 major IIP인 idiopathic pulmonary fibrosis (IPF), idiopathic nonspecific interstitial pneumonia (NSIP), respiratory bronchiolitis-interstitial pneumonia (RB-ILD), desquamative interstitial pneumonia (DIP), cryptogenic interstitial pneumonia (COP), acute interstitial pneumonia (AIP)과 rare IIP인 idiopathic lymphoid interstitial pneumonia (LIP), idiopathic pleuroparenchymal fibroelastosis (PPFE), 그리고 뚜렷히 분류되지 않는 unclassifiable idiopathic interstitial pneumonias로 분류됨

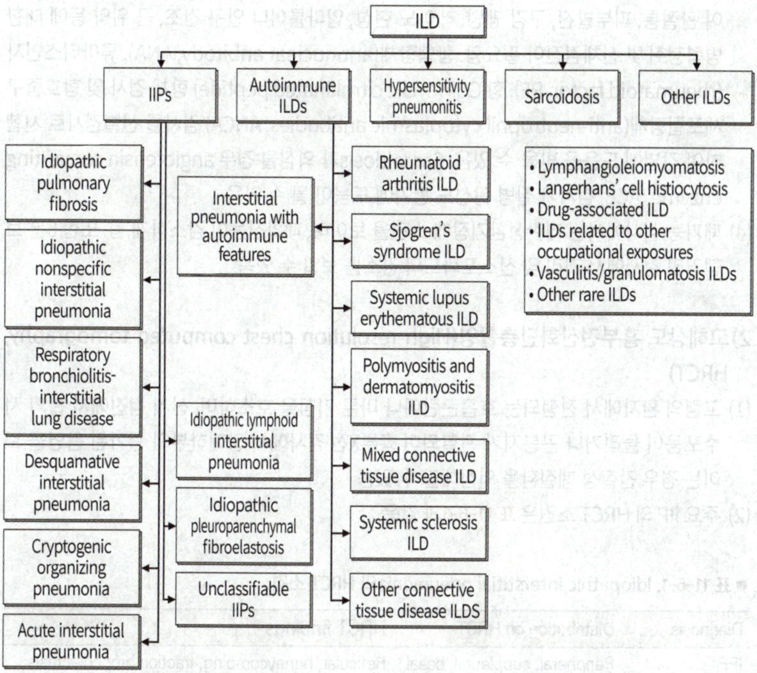

● **그림 11-6-2. 간질성폐질환(ILD)의 분류**

3. 진단

1) 병력청취 및 기본 검사

(1) 질환에 따라 예후와 치료법에 차이가 있어 정확한 진단을 위해 자세한 병력청취 및 신체 검진, 결체조직질환의 감별을 위한 자가항체 검사, 흉부 고해상도전산화단층촬영, 기관지폐포세척액검사, 조직학적 검사 등을 종합한 다학제적 접근(multidisciplinary discussion, MDD) 필요

(2) 흡연력을 확인하는 것이 중요하고, 직업성 폐질환의 배제를 위해 직업력에 대한 자세한 문진, 과민성폐장염(hypersensitivity pneumonitis) 가능성에 대해 환경에 대한 정보(거주하거나 근무지의 환경 요인, 새나 곰팡이, 새로운 위해 물질 또는 애완 동물 여부, 화초, 새로운 알러젠에 대한 노출 등)에 대한 병력청취가 필요함 . 복용하는 약물이나 방사선 치료 여부에 대해서도 확인해야 함

(3) 진행하는 호흡곤란과 기침을 주소로 내원하게 되며 청진시 양측 폐하부에 흡기말 수포음이 관찰될 수 있으며, 곤봉지가 관찰될 수 있음. 결체조직질환의 동반 가능성을 고려하

여 관절통, 피부발진, 구강 궤양, 레이노 현상, 입마름이나 안구 건조, 근 위약 등에 대한 병력청취 및 신체검진이 필요함. 항핵항체(antinuclear anbitody, ANA), 류마티스인자(rheumatoid factor, RF), 항 CCP(cyclic citrullinated peptide) 항체 검사 및 항호중구 세포질항체(anti-neutrophil cytoplasmic antibodies, ANCA) 검사를 선별검사로 시행하여 감별에 도움을 받을 수 있음. Sarcoidosis가 의심될 경우 angiotensin converting enzyme (ACE) 검사가 질병 활성도 평가에 도움이 될 수 있음

(4) 폐기능 검사에서는 제한성환기장애 소견을 보이며, 폐확산능이 감소하게 됨. 또한 6분 보행거리 검사에서 거리 및 산소포화도의 감소를 보일 수 있음

2) 고해상도 흉부전산화단층촬영(High resolution chest computed tomography, HRCT)

(1) 고령의 환자에서 진행되는 호흡곤란이나 마른 기침을 호소하며, 신체 검진에서 흡기 시 수포음이 들리거나 곤봉지가 관찰되며 흉부X선 검사에서 양폐하부의 증가된 음영을 보이는 경우 간질성 폐질환을 의심해볼 수 있음

(2) 주요 IIP 의 HRCT 소견은 표 11-6-1과 같음

● 표 11-6-1. Idiopathic interstitial pneumonia의 HRCT 소견

Diagnosis	Distribution on HRCT	HRCT findings
IPF	Peripheral, subpleural, basal	Reticular, honeycombing, traction bronchiectasis, focal ground glass
NSIP	Bilateral, symmetric, lower lung zone	Reticular opacities with traction bronchiectasis and lung volume loss
COP	Subpleural/peribronchial	Patchy consolidation and/or nodules
AIP	Diffuse	Exudative phase: patch ground glass opacities with consolidation Organizing phase: distortion of bronchovascular bundles, traction bronchiectasis
DIP	Lower zone, peripheral predominance	Ground glass, reticular lines
RB-ILD	Diffuse	Bronchial wall thickening, extensive ground-glass opacities and centrilobular nodules

3) 기관지폐포 세척검사(Bronchoalveolar lavage, BAL)

HRCT에서 UIP pattern이 아닌 경우 다른 질환을 감별할 목적으로 시행될 수 있으며 세포 분획과 CD4/CD8 의 비율을 확인하며, 감염성 질환의 감별에도 도움을 받을 수 있음. 정상인에서 기관지폐포세척 검사의 참고치와 특징적인 소견들은 표 11-6-2와 같음

● 표 11-6-2. BAL fluid cellular pattern의 정상 소견 및 특이 소견

I. 정상 성인(비흡연자)		BAL differential cell counts
Alveolar macrophages		>85%
Lymphocytes (CD4+/CD8+ = 0.9–2.5)		10–15%
Neutrophils		<3%
Eosinophils		<1%
Squamous epithelial/ciliated columnar epithelial cells		<5%
II. Interstitial lung diseases		
a. Disorders associated with increased percentage of specific BAL cell types		
Lymphocytic cellular pattern (>15% lymphocytes)	Eosinophilic cellular pattern (>1% eosinophils)	Neutrophilic cellular pattern (>3% neutrophils)
Sarcoidosis	Eosinophilic pneumonias	Collagen vascular diseases
Nonspecific interstitial pneumonia (NSIP)	Drug-induced pneumonitis	Idiopathic pulmonary fibrosis
Hypersensitivity pneumonitis	Bone marrow transplant	Aspiration pneumonia
Drug-induced pneumonitis	Asthma, bronchitis	Infection: bacterial, fungal
Collagen vascular diseases	Churg-Strauss syndrome	Bronchitis
Radiation pneumonitis	Allergic bronchopulmonary aspergillosis	Asbestosis
Cryptogenic organizing pneumonia (COP)	Bacterial, fungal, helminthic, Pneumocystis infection	Acute respiratory disress syndrome (ARDS)
Lymphoproliferative disorders	Hodgkin's disease	Diffuse alveolar damage (DAD)

4) 조직학적 진단

간질성 폐질환을 진단하기 위해서는 호흡기내과-영상의학과-병리학과의 긴밀한 협조하에 종합적인 판단이 필요하며 확진을 위한 단일 특이 검사나 임상 소견은 존재하지 않으며, 흉부영상검사, 특히 HRCT 검사와 임상증상 및 검사 소견들을 종합하여 진단을 내리게 됨. 진단이 불확실할 경우 진단을 명확하게 하기 위해 수술적 폐생검을 할 수 있음

II IIP의 진단 및 치료

1. 특발성 폐섬유증(Idiopathic pulmonary fibrosis, IPF)

1) 정의

IIP 중에서 가장 흔하며, 원인 불명으로 진행하는 폐섬유화에 의한 호흡곤란 및 마른기침을 주 증상으로 하며, 주로 60세 이상의 노년에서, 흡연하는 남성에서 흔함

2) 진단

(1) 진단적 접근

2022년 개정된 국제 진료지침에 따라 임상적으로 IPF가 의심되는 경우 유발 원인에 대한 자세한 병력청취 및 검사 이후 원인이 명확하지 않은 경우 HRCT 에서 UIP or probable UIP 소견을 보이는 경우 다학제회의를 통해 IPF로 진단할 수 있으며, indeterminate UIP 소견일 경우에는 기관지내시경 또는 수술적 조직검사를 고려해볼 수 있음

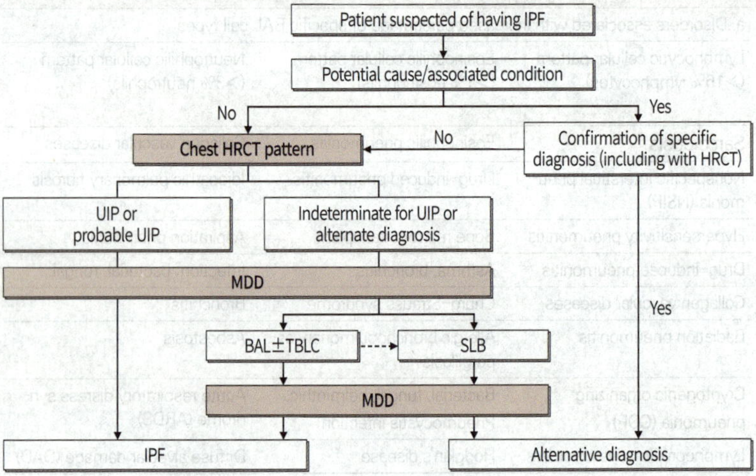

● 그림 11-6-3. IPF의 진단적 접근

(2) 영상학적 UIP 소견

2022년 개정된 국제 진료지침에 따른 UIP pattern에 대한 영상학적 소견(표 11-6-3)과 다른 질환을 시사하는 영상학적 소견은 표 11-6-4와 같음

● 표 11-6-3. UIP의 영상학적 소견

HRCT Pattern	UIP pattern	Probable UIP pattern	Indeterminate UIP pattern
UIP histology와의 confidence level	Confident (>90%)	Provisional high (70-89%)	Provisional low (51-69%)
Distribution	- Subpleural & basal precominant - Heterogeneous - Occasionally diffuse - May be asymmetric	- Subpleural & basal precominant - often heterogeneous	Diffuse distribution without subpleural predominance

● 표 11-6-3. (이어서) UIP의 영상학적 소견

HRCT Pattern	UIP pattern	Probable UIP pattern	Indeterminate UIP pattern
CT features	- Honeycombing +-traction bronchiectasis - irregular interlobular septal thickening - usually with reticular pattern, mild GGO - may have pulmonary ossification	- reticular pattern with traction bronchiectasis - may have mild GGO - absence of subpleural sparing	CT features of lung fibrosis that do not suggest any specific etiology

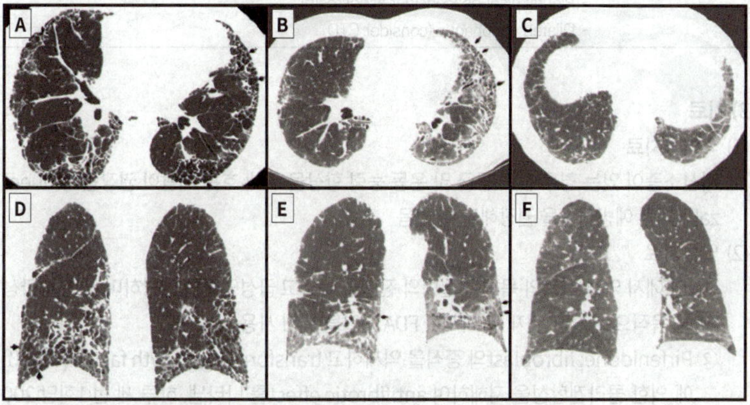

● 그림 11-6-4. UIP/possible UIP pattern을 보이는 HRCT images

* UIP pattern (A-D): basal, peripheral predominant reticular abnormality with multiple layers of honeycombing

** possible UIP pattern (E-F): basal, peripheral predominant, reticular abnormality with a moderate amount of ground glass abnormality, but without honeycombing

● 표 11-6-4. IPF 이외에 다른 질환에 대해 고려해야 하는 HRCT 소견

CT findings suggestive of an alternative diagnosis	
UIP histology와의 confidence level	Low to very low (≤50%)
Distribution	- Perobronchovascular predominant with subpleural sparing (consider NSIP) - Perilymphatic distribution (consider sarcoidosis) - Upper or mid lung (consider fibrotic HP, CTD-ILD, sarcoidosis) - Subpleural sparing (consider NSIP or smoking related IP)

● 표 11-6-4. (이어서) IPF 이외에 다른 질환에 대해 고려해야 하는 HRCT 소견

CT findings suggestive of an alternative diagnosis	
CT features	**Lung findings** - Cysts (consider LAM, PLCH, LIP, DIP) - Mosaic attenuation or three-density sign (consider HP) - Predominant GGO (consider HP, smoking-related disease, drug toxicity, acute exacerbation of fibrosis) - Profuse centrilobular micronodules (consider HP or smoking-related disease) - Nodules (consider sarcoidosis) - Consolidation (consider organizing pneumonia)
	Mediastinal findings - Pleural plaques (consider asbestosis) - Dilated esophagus (consider CTD)

3) 치료

(1) 비약물치료

저산소증이 있는 경우 산소 공급 및 운동 능력 향상을 위해 호흡 재활이 권장됨. Influenza나 폐렴 예방접종을 권장해볼 수 있음

(2) 약물치료

① IPF에서 약물 치료의 목적은 질병의 진행을 늦추고 급성악화를 예방하며 생존율 향상을 목적으로 하며, 현재 두 약제가 FDA 승인을 통해 사용 가능

② Pirfenidone: fibroblast의 증식을 억제하고 transforming growth factor (TGF-β)에 의한 콜라겐합성을 저해하여 antifibrotic effect를 나타냄. 하루 세 번 1회당 200 mg로 시작하여 최대 용량 600 mg까지 증량해볼 수 있으며, 오심, 위장장애 및 발진, 광과민성, 간장애 등의 부작용이 있을 수 있음. 부작용에 대해 구토억제제, 장운동촉진제, proton pump inhibitor, 자외선 차단제 사용 및 모자 착용 등 태양광 노출을 줄이도록 권고할 수 있음

③ Nintedanib: PDGF, VEGF, FGF 등 성장인자를 억제하는 tyrosine kinase inhibitor로 작용하며, 하루 2번 한 회당 100 mg 또는 150 mg 을 복용해볼 수 있으나 아직까지 보험적용이 되지 않아 경제적인 문제로 사용이 제한적임. 부작용으로는 설사, 오심, 간수치 상승 등이 있을 수 있음

④ 위식도역류(GERD)가 동반된 경우 이에 대한 치료를 고려

(3) 급성악화

IPF 환자 중 일부는 급성으로 상태악화를 경험하게 되는데, 새롭게 양측성 폐침윤을 동반한 급성, 중증의 호흡 악화로 이러한 소견이 심부전이나 수액과다 등으로 충분히 설명되지 않는 경우로 정의됨. 현재까지 명확하게 효과가 입증된 치료는 없으나 산소치료 등 보

존적인 치료와 고용량의 스테로이드를 사용해볼 수 있으며 동반폐렴이 배제되기 어려운 경우 광범위 항생제 치료를 함께 시행해볼 수 있음

4) 예후

(1) IPF는 진단 이후 약 3년 정도의 평균 수명을 보이는 매우 예후가 나쁜 질병으로, 대부분의 경우 질병 자체에 의한 호흡부전에 의해 사망. 그러나 수년간 천천히 진행하는 경우나 급성악화가 발생하는 경우 사망률이 50%에 달하는 등 질병의 자연 경과가 매우 다양하여 개별 환자에 있어서의 질병 경과를 예측하기는 어려움

(2) 임상적인 예후 예측 인자로는 동반질환(폐동맥고혈압, 폐암, 폐기종, 위식도역류), 고령, 성별(남성), 흡연, 낮은 체질량 지수, 호흡곤란 정도, 높은 산소 요구량, 낮은 폐기능, 추적기간 중 폐기능의 저하, 짧은 6분보행거리, 급성악화 등이 있음. 이외에도 흉부 HRCT에서 관찰되는 섬유화 및 벌집모양의 정도, 조직학적인 섬유모세포병소(fibroblastic foci)의 증가 등이 예후와 관련이 있다고 알려져 있음

(3) 이러한 복합적인 요소들을 토대로 GAP index [gender (G), Age (A), Physiology (FVC, DLCO)]가 개발되어 임상진료 시 사망을 예측하는 데 도움이 될 수 있음

2. Idiopathic nonspecific interstitial pneumonia (NSIP)

1) 원인

원인 불명으로 발생할 수도 있으나, 교원성폐질환, 과민성폐렴, 약제 또는 감염에 의하여 이차적으로 발생할 수 있어 원인에 대한 평가 및 감별진단이 필요

2) 역학

흡연과 연관성이 적으며, 주로 50–60대 여자에서 흔함

3) 검사소견

폐기능 검사에서 제한성 폐기능 장애 소견을 보이고, 기관지폐포 세척액 검사에서 흔히 림프구가 증가되어 있으나 특이적 소견은 아님. 영상검사에서 늑막 하방은 침범되지 않는 소견이 관찰되며(subpleural sparing), 주 소견이 간질의 염승세포 침윤에 의한 간유리 음영 위주일 경우 cellular NSIP, 간질의 섬유화가 동반되는 경우 fibrotic NSIP 를 시사하며, 벌집 모양(honeycombing) 변화는 드묾. 조직학적으로 폐포벽의 미만성 염증 또는 섬유화가 특징적으로, IPF 와는 달리 폐포의 전체적인 구조는 그대로 보존되어 있는 것이 특징

4) 치료

예후 개선에 효과적인 입증된 치료는 없으나, 전신 스테로이드 치료를 일차적으로 고려해 볼

수 있으며, 스테로이드 치료에 반응이 더디거나 의존적일 경우 azathioprine, cyclophosphamide, cyclosporin, mycophenolate mofetil 과 같은 면역억제제를 병용해볼 수 있음. 예후는 IPF 보다는 양호하다고 보고되고 있음

3. Cryptogenic interstitial pneumonia (COP)

1) 원인

조직학적으로 organizing pneumonia 소견을 보일 경우 결체조직질환, 약물, 독성 가스 흡입, 악성종양, 만성 감염성 폐렴 등에 의한 원인이 배제되고 다른 원인을 찾을 수 없을 때 진단할 수 있음

2) 역학

흡연과 연관성이 적으며, 50대에 주로 호발하는 것으로 보고되고 있음

3) 임상증상

급성 또는 아급성 경과를 보이며 기침, 발열, 근육통, 호흡곤란 등 감염성 폐렴과 유사한 증상을 호소

4) 검사소견

폐기능 검사에서 제한성 장애를 보이고 기관지 폐포세척액 검사에서 림프구의 증가 소견을 보이며 CD8+ T세포의 증가가 흔함. 흉부영상검사에서는 양측성 또는 단측성 폐포경화(airspace consolidation)가 전형적인 소견으로, 경기관지 폐생검(transbronchial lung biopsy, TBLB)으로도 진단이 가능할 수도 있음

5) 치료

전신 스테로이드에 대한 반응이 좋으나 용량을 줄이거나 끊으면 재발이 흔하므로 6개월 이상의 치료가 필요

4. Desquamative interstitial pneumonia (DIP)

1) 역학

주로 40–60대 남자에게서 발생하며, 흡연과 관련성이 높음. 이외에도 교원성 질환, 직업적 또는 약물 등에 의해 이차성으로 발생하기도 함

2) 폐기능 검사는 주로 제한성 환기장애로 나타나며 DLCO 감소가 두드러짐

3) 특징

수주 내지 수개월에 걸쳐 운동성 호흡곤란이 점점 진행하는 양상으로 발현되며, 흉부 영상에서 양쪽 폐하에 젖빛유리음영(ground glass opacities)으로 폐침윤이 관찰되며, 폐포 세척액 검사에서 세포수 증가 및 색소를 탐식하고 있는 폐포 대식세포가 관찰될 수 있음. 확진을 위해서는 조직 검사가 필요하며 소기도와 폐포내 다량의 폐포대식세포가 관찰되는 것이 특징적임

4) 치료

금연이 중요하며 초기에 스테로이드 치료가 효과적일 수도 있음

5. Respiratory bronchiolitis-interstitial pneumonia (RB-ILD)

1) 역학

주로 30-40대의 젊은 흡연자에서 발생하는 것으로 알려져 있음

2) 폐기능 검사는 폐쇄성/제한성 환기장애 또는 복합되어 나타날 수 있음

3) 특징

흉부 영상검사에서 젖빛유리음영(ground glass opacities)과 중심소엽성 결절(centrilobular nodules)을 보이는 것이 특징적으로 호발 부위는 뚜렷하지 않음. 흡연자에서 이러한 특징적 HRCT 소견과 기관지 폐포 세척액 검사에서 갈색 색소를 탐식하고 있는 폐포 대식세포가 다량으로 발견되고 림프구의 증가 소견이 없다면 조직검사 없이 진단할 수 있음

4) 치료

금연이 중요하며, 질병의 경과에 스테로이드가 도움을 줄 수 있는지 여부에 대해서는 불분명하며, 근거가 부족함

6. Acute interstitial pneumonia (AIP)

1) 특징

기저 폐질환이 없는 정상인에서 급격히 진행하는 전격성 폐질환으로, 발병 1-2주 전부터 흔히 독감과 유사한 발열, 인후통, 근육통, 관절통 등의 전구증상이 동반되며, 이후 수일 내에 급속히 호흡부전으로 진행됨

2) 진단

ARDS와 유사한 임상양상을 보이며, 조직학적으로 미만성 폐포 손상(diffuse alveolar damage)을 확인함으로써 진단할 수 있음

3) 치료 및 예후

50% 이상이 사망하게 되는 매우 불량한 예후를 지니며, 현재까지 치료로는 산소 공급과 폐 보호환기를 포함한 보존적인 치료 이외에 질병의 경과에 도움이 될 수 있는 치료는 확립되지 않았으며, 고용량의 전신 스테로이드를 사용해 볼 수는 있으나 근거가 부족함

III 기타 간질성 폐질환의 진단 및 치료

1. 사르코이드증(Sarcoidosis)

1) 정의

원인 미상의 만성적으로 전신의 많은 장기를 침범하는 육아종성 염증성 질환

2) 발병 기전

항원이 체내에 들어오면 대식세포 등이 MHC class II 분자를 통하여 CD4+T세포를 활성화시키고 활성화된 CD4+T세포는 MCP-1, MIP-1, IL-2, IFN-r 등을 분비하여 말초혈액에서 단구의 이동을 증가시켜 육아종을 형성하게 됨

3) 진단

(1) 영상학적 소견: 폐가 흔히 침범되며, 양측 폐문부 림프절의 비대 소견이 관찰될 수 있으며, 폐실질 또한 침범될 수 있으며, perilymphatic nodules 소견이 관찰될 수 있음

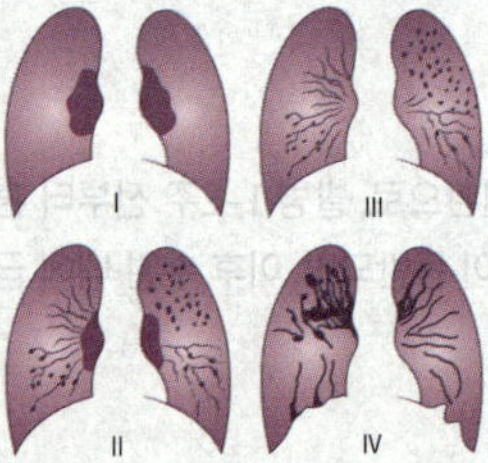

Stage	Hilar lymphadenopathy	Parenchymal infiltration	Spontaneous remission
0	No	No	
1	Yes	No	60-90%
2	Yes	Yes	40-70%
3	No	Yes	10-20%
4	No	Yes (pulmonary fibrosis)	0%

● 그림 11-6-5. 사르코이드증의 방사선 소견에 따른 병기 분류

(2) 조직학적 소견: 침범 장기 혹은 조직에서의 생검을 통해 비건락 육아종(noncaseating granuloma) 소견을 확인할 수 있음

(3) 기관지내시경을 통한 폐포세척액 소견: lymphocyte 증가, CD4/CD8 ratio 증가

(4) 혈액학적 검사소견: Angiotensin-converting enzyme (ACE) 상승, hypercalcemia, hypercalciuria, lymphopenia, eosinophil 증가, ESR 증가, polyclonal IgG 증가

(5) 폐외 증상: 피부, 눈, 간 또는 비장, 심장, 뇌신경, 뼈와 근육, 신장 등을 침범하여 관련 증상 및 징후를 동반할 수 있으며, 사르코이드증의 침범여부에 대한 평가 위해 echocardiography 와 안과 검진 및 침범이 의심된 장기에 대한 검사를 진행

(6) 치료: 저절로 호전되어 치료를 요하지 않는 경우도 있으나, organ involvement 또는 hyperCa가 있는 경우 즉시 치료를 해야 함. 초기 치료는 Prednisone 30–40 mg/day (0.5 mg/kg/day)을 4–6주 투여 후, 호전소견을 보일 경우 4-8주 간격으로 5–10 mg씩 서서히 감량해볼 수 있음. 스테로이드에 반응하지 않거나 부작용으로 인해 사용이 제한될 경우 methotrexate, azathioprine, leflunomide 등을 사용해볼 수 있으며, 질병의 진행 또는 스테로이드 치료에 불응성일 경우 infliximab 등의 생물학적 제제나 rituximab 등의 치료를 고려해 볼 수 있음

● **표 11-6-5. 침범하는 기관과 임상적 상황에 따른 초기 치료**

Organ	Clinical findings	Treatment
Lungs	Dyspnea plus FEV_1/FVC<70%	Prednisone, 20–40 mg/day
	Cough, wheezing	Inhaled corticosteroid
Eyes	Anterior uveitis/Posterior uveitis / Optic neuritis	Prednisone, 20–40 mg/day
Skin	Lupus pemio	Prednisone, 20–40 mg/day Hydroxychloroquine, 400 mg/day Thalidomide, 100–150 mg/day Methotrexate, 10–15 mg/day
	Plaque, nodules	Prednisone, 20–40 mg/day Hydroxychloroquine, 400 mg/day
	Erythema nodosum	NSAID
Central Nervous system	Cranial-nerve palsies	Prednisone, 20–40 mg/day
	Intracerebral involvement	Prednisone, 40 mg/day Azathioprine, 150 mg/day Hydroxychloroquine, 400 mg/day
Heart	Complete heart block	Pacemaker
	Ventricular fibrillation, tachycardia	AICD (Automatic implantable cardiac defibrillator)
	Decreased LVEF (<35%)	AICD; prednisone, 30–40 mg/day

● 표 11-6-5. (이어서) 침범하는 기관과 임상적 상황에 따른 초기 치료

Organ	Clinical findings	Treatment
Liver	Cholestatic hepatitis with constitutional symptoms	Prednisone, 20–40 mg/day Ursodiol, 15 mg/kg/day
Joints and muscles	Arthralgias Granulomatous arthritis Myositis, myopathy	NSAID Prednisone, 20–40 mg/day Prednisone, 20–40 mg/day
Hypercalciuria/ hyperCa	Kidney stones, fatigue	Prednisone, 20–40 mg/day Hydroxychloroquine, 400 mg/day

2. 과민성 폐렴(Hypersensitivity pneumonitis)

1) 정의 및 원인

기도를 통해 반복적으로 흡인된 여러 가지 항원에 대한 면역 반응, 주로 type III (immune complex mediated)와 type IV (cell mediated) 과민 반응이 관여하는 것으로 알려져 있으며 면역복합체가 대식세포 등을 통해 CD8 Th1 세포를 활성화하게 되어 육아종을 형성하는 등 염증 반응을 일으키는 질환이며, 외인성알러지성폐포염(extrinsic allergic alveolitis)이라고도 불리기도 함. 여러 원인 항원들이 규명되었으며, 진균 포자, 유기물질, 화학물질 등이 해당됨

2) 임상증상

항원에 노출된 이후 급성기에는 고열과 전신 피로, 호흡곤란이 발생할 수 있으며, 수주 또는 수개월에 걸쳐 반복 노출될 경우에는 폐의 섬유화가 진행되어 IPF와 감별이 필요

3) 분류

이전에는 노출 시기에 따라 급성, 아급성, 만성 과민성 폐장염으로 분류하였으나, 2020년 개정된 국제 진료지침에 따라 영상 또는 조직학적 섬유화 동반여부에 따라 fibrotic, nonfibrotic HP로 분류하게 됨

4) 진단적 접근

(1) 병력청취: 노출 항원에 대한 자세한 문진이 필요

(2) HRCT 소견: non fibrotic & fibrotic HP에 대한 Typical HP 소견은 표 11-6-6과 같음

● 표 11-6-6. Non fibrotic HP와 fibrotic HP의 HRCT 소견

	Typical HP
Nonfibrotic HP	At least one of parenchymal infiltration & at least one of small airway disease, both in a diffuse distribution 1) Parenchymal infiltration (1) GGOs (2) Mosaic attenuation* 2) Small airway disease (1) Ill-defined, centrilobular nodules (2) Air trapping
Fibrotic HP	HRCT pattern of lung fibrosis in one of the distributions & at least one of small airway disease 1) Lung fibrosis (1) Irregular linear opacities/coarse reticulation with lung distortion (2) Traction bronchiectasis and honeycombing 2) Distribution of fibrosis: random or mid lung zone predominant or relatively spared in the lower lung zones 3) Small airway disease (1) Ill-defined, centrilobular nodules and/or GGOs (2) Mosaic attenuation, three density pattern** and/or air trapping

* Mosaic attenuation: regional differences in lung attenuation, presence of decreased vascular sections within areas of low attenuation in comparison with areas of normal lung

** Three density pattern: indicative of a mixed obstructive and infiltrative abnormality, combination of three attenuations on inspiratory CT images: (a) normal-appearing lung, (b) high attenuation (GGO) (c) lucent lung (decreased attenuation and decreased vascular sections), Sharply demarcated from each other.

(3) 기관지 폐포 세척액 검사: lymphocytosis

(4) 조직검사: 뚜렷한 원인 항원이 확인되며 HRCT에서 typical HP 소견 및 폐포 세척액 검사에서 lymphocytosis가 관찰될 경우 조직검사 없이 HP로 진단이 가능하지만, 이외의 경우에는 진단을 명확하게 하기 위해 경기관지 폐생검 또는 수술적 폐생검을 통한 조직검사를 고려해야 함. Nonfibrotic HP의 경우 cellular interstitial pneumonia가 bronchiolocentric하게 관찰되어 마치 cellular NSIP-like pattern 처럼 보이며, lymphocyte predominant한 bronchiolitis 및 nonnecrotizing granuloama는 거의 형성하지 않는 소견이 관찰되며, fibrotic HP의 경우 chronic fibrosing interstitial pneumonia와 구조적인 변형, fibroblastic foci가 관찰되는 등 fibrotic NSIP-like pattern이 관찰되며, airway-centered fibrosis 소견과 함께 nonnecrotizing granuloama는 거의 형성하지 않음

(5) 치료: 원인이 되는 항원을 회피하는 것이 일차 치료이며, 스테로이드 치료가 도움이 될 수 있음. 초기에는 0.5 mg/kg의 용량으로 시작하여 임상경과의 호전에 따라 수개월에 걸쳐

감량함. Fibrotic HP의 경우 항섬유제의 사용이 폐기능의 악화에 도움이 될 수도 있는 연구들이 일부 보고되었으나 아직 뚜렷한 치료방법은 정립되지 않음

3. 미만성 폐출혈(Diffuse alveolar hemorrhage, DAH)

1) 정의 및 원인

폐포를 구성하는 폐혈관의 손상으로 폐포상피세포-모세혈관기저막 구조가 붕괴되어 폐포 내로의 출혈이 발생하는 경우로, small vessel을 침범하는 전신성 혈관염의 폐침범으로 인해 발생하는 경우와 여러 약물, coagulopathy, cocaine inhalation 등에 의해 발생할 수 있음

2) 진단

객혈, 호흡곤란 등의 증상 및 흉부영상 검사에서 미만성 폐포 침윤이 동반될 경우 기관지내시경을 시행하며, 폐포 세척액이 지속적으로 핏빛으로 나오는 것이 진단에 도움이 됨

3) 원인에 대한 접근 시 고려해야 하는 검사

(1) 결체 조직질환에 대한 자가 면역 항체 검사
ANA, ANCA [myeloperoxidase (MPO) ANCA or proteinase 3 (PR3) ANCA], anti-GBM antibody, anti-phospholipid, cryoglobulin 등

(2) Urinalysis: hematuria 확인

(3) Vasculitis를 시사하는 피부 병변이 있을 경우 피부 조직 검사

(4) 부비동염 동반에 대한 영상 검사

(5) 심장 초음파 검사: 판막질환 등 객혈을 일으킬 수 있는 심장질환에 대한 평가 및 폐동맥 고혈압에 대한 평가

4) ILD related to ANCA-associated vasculitis (AAV) (AAV-ILD)

(1) 정의 및 원인: 전신성 혈관염은 혈관의 염증과 손상을 특징으로 하고 혈관내강이 좁아지고 막혀서 혈관이 공급하는 조직에 허혈을 일으키는 질병으로 주로 small-vessel vasculitis에 발생하는 necrotizing inflammation에서 폐를 침범하게 되는 경우 AAV-ILD 형태로 발현됨. Microscopic polyangiitis (MPA)의 50%, granulomatosis with polyangiitis (GPA)에서 90%, eosinophilic granulomatosis with polyangiitis (eGPA)의 70%에서 폐침범이 동반된다고 알려져 있음

(2) 폐기능 검사에서 주로 제한성 환기장애와 폐확산능 감소소견이 관찰됨

(3) 기관지 폐포 세척액 검사에서는 주로 비특이적인 소견을 보이며, 폐포 내 출혈을 시사하는 haemosiderin-containing macrophage 또는 lymphocytosis 소견이 관찰됨

(4) HRCT 소견: AAV-ILD에서 UIP pattern이 가장 흔하며, NSIP나 다른 소견도 관찰될 수 있음

(5) 조직검사: 다른 자가면역질환에 의한 ILD에서와 마찬가지로 수술적 폐생검이 진단에 필수적이지는 않음

(6) 치료: AAV를 시사하는 증상 및 징후가 관찰될 경우 각 AAV의 진료지침에 따른 치료를 적용함. AAV를 시사하는 증상 및 징후는 없으나 ANCA 양성일 경우 HRCT 소견에 따라 다학제 회의를 통해 판단되는 ILD에 준하여 치료를 따름

07 기타 호흡기질환

I 폐색전증

증례

2주 전 대퇴골 골절로 수술받은 78세 여자, 3일 전부터 악화된 호흡곤란으로 내원하였다. 내원 후 SpO2 88% 확인되었으며, X-ray 정상, D-dimer 상승, Echo상 McConell's Sign, POCUS 초음파상에서는 정상 lung과 collapse 안 되는 popliteal vein이 확인되었다. 이 환자의 진단은 무엇이며, 확진을 위한 검사는 무엇이며, 치료는 무엇인가?

⇨ 진단: DVT+PTE, 확진: 흉부조영증강CT, 치료: 항응고치료
대퇴골 수술받은 폐색전증 고위험군의 환자가 저산소증이 동반된 호흡곤란, d-dimer 증가, POCUS상 우심실 apex를 제외한 벽의 akinesia가 보이는 McConnell's sign, 그리고 DVT sono상 DVT에 합당한 소견이 보였으므로 DVT+PTE로 진단 가능하다.
치료는 LMWH나 NOAC 등의 항응고치료가 권고된다.

진단과 치료를 위한 핵심사항

1. 위험인자 확인
   하지 골절, 3개월 이내의 심부전 또는 심방세동/조동에 의한 입원, 인공 고관절/슬관절 수술, 외상, 3개월 이내의 심근경색, 과거 정맥혈전증 병력, 척수 손상, 암진단 또는 항암치료 등
2. 주증상 및 이학적 검사
   호흡곤란, 흉통, 실신, 객혈 등을 확인
3. 검사
   1) 선별검사: D-dimer
   2) 심전도: S wave in lead I, Q wave in lead III, inverted T wave in lead III (S1Q3T3)
4. 영상검사(Chest X-ray 기본)
   1) Chest CT (pulmonary artery CT)
   2) 폐 환기-관류 스캔(V/Q scan 또는 SPECT)

3) Pulmonary angiography
4) 심초음파
5) 도플러 하지 정맥 초음파

5. 치료
1) 혈역학적 안정화(우심부전 치료) 및 호흡 보조(산소 공급, 기계 호흡 등)
2) 초기 항응고제: LMWH, fondaparinux, or UFH (CrCl≤30 mL/min에도 적용 가능)
NOAC (non-vitamin K antagonist oral anticoagulants)
Vitamin K antagonist (INR 2.0-3.0)
3) 재관류치료: 약제(tPA, streptokinase, urokinase) 또는 카테터시술 또는 embolectomy
4) 약제 사용 못할 시: 합병증 예방 목적의 하대정맥필터(IVC filter)

1. 정의

폐동맥혈관의 분지 내에 혈전(thrombus), septic material, 종양, 양수, 지방 등이 막혀서 발생하는 질환

2. 폐색전증의 위험요인

● **표 11-7-1. 폐색전증의 위험요인**

강한 위험요인	하지 골절, 심부전 또는 심방세동/심방조동으로 인한 입원(최근 3개월 이내), 인공 고관절/슬관절 교환술, major trauma, 심근경색(최근 3개월 이내), 이전의 정맥혈전증, 척수 손상
중등도 위험요인	관절경을 이용한 무릎 수술, 자가면역질환, 수혈, 중심 정맥관 또는 정맥내 카테터와 리드 거치, 항암 요법, 심부전 또는 호흡부전, 적혈구 생성 촉진제, 호르몬 대체 요법, 체외수정, 경구 피임제 요법, post-partum period, 감염(특히 폐렴, 요로 감염, HIV), 염증성 장질환, 암(전이성 질환일수록 높은 위험), 마비성 뇌졸중, 표면 정맥 혈전증, thrombophilia
낮은 위험요인	3일 이상의 침상 안정, 당뇨병, 동맥성 고혈압, 앉아 있는 상태에서의 운동부족(예: 긴 차나 비행기 여행), 고령, 복강경 수술(예: 담낭절제술), 비만, 임신, 정맥류

3. 폐색전증의 진단

1) 증상 및 징후

(1) 증상: 호흡곤란, 흉통, 실신, 기침, 객혈, 하지부종, 다리통증
(2) 징후: 빠른 호흡, 수포음, 빈맥, fourth heart sound, 낮은 정도의 열

● 표 11-7-2. 임상양상에 따른 폐색전증의 예측(Wells point score criteria for the pretest probability of acute pulmonary embolism)

CLINICAL VARIABLE	POINTS
심부 정맥혈전증의 임상양상과 증상	3.0
폐색전증이 가장 의심되는 질환일 때	3.0
빈맥(맥박수 분당 100회 이상)	1.5
지난 4주간 3일 이상의 거동제한이나 수술력	1.5
심부 정맥혈전증이나 폐색전증 과거력	1.5
객혈	1.0
최근 진단된 악성종양	1.0
>4 points: 폐색전증의 임상적 가능성이 높음	

2) 비영상 검사

(1) 혈액 D-dimer

① Plasmin에 의한 fibrin 분해, 내인성혈전 용해를 반영하는 검사

② 폐색전의 90% 이상에서 증가되어 있음. 측정 값이 낮으면 심부정맥혈전증/폐색전증을 배제하는데 유용함(negative predictive value). 하지만 증가된 것은 확진에 도움이 안됨(심근경색, 폐렴, 심부전, 패혈증, 수술, 외상, 암, 신장질환, 전신성홍반성낭창 등 대부분의 전신질환에서 증가)

③ 과거 연구결과, 폐색전 유무에 대한 민감도(sensitivity) 96.4%, 음성 예측치(negative predictive value) 99.6%

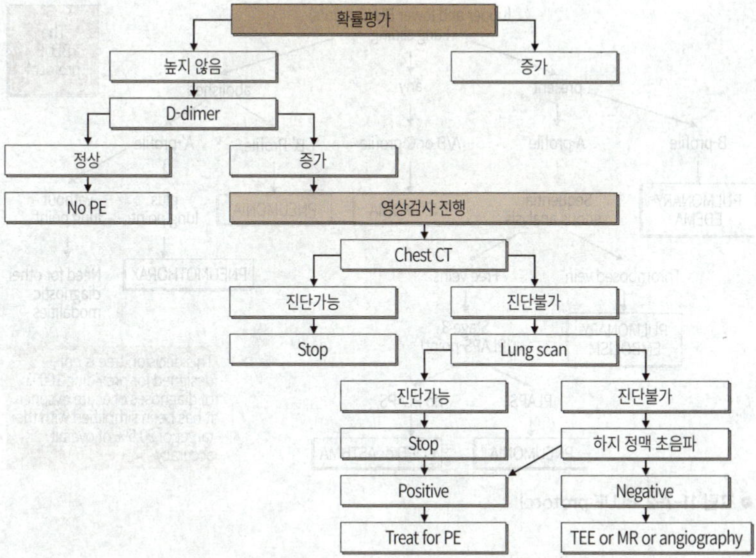

● **그림 11-7-1. 폐색전증의 진단적 접근**

(2) Electrocardiogram

Sinus tachycardia, new-onset atrial fibrillation or flutter, S wave in lead I, Q wave in lead III, inverted T wave in lead III, QRS axis 90° 이상, T-wave inversion in lead V1 to V4 등

3) 비침습적 영상검사

(1) Chest X-ray

흉부X선 소견은 사소하고 비특이적이여서 큰 도움이 되지 않음

(2) 폐초음파/point-of-care DVT screening

최근 정리된 평가 방법으로, 호흡곤란을 호소하는 환자에게 사용함. 과거 연구 시 A-profile과 DVT point-of-care screening에서 양성 시 민감도 81%, 특이도 99%, 양성예측률 94%, 음성예측률 98%로 보고된 바 있음

(3) Lung scanning

폐색전의 특징적인 소견은 관류결손이 중등도 내지 대형으로 2개 이상 있으면서 그 부위의 환기 스캔과 흉부 X-ray 사진이 정상임. 일반적으로 폐관류 스캔이 정상으로 나오면 최소한 치료를 요하는 유의한 폐색전증을 배제할 수 있음

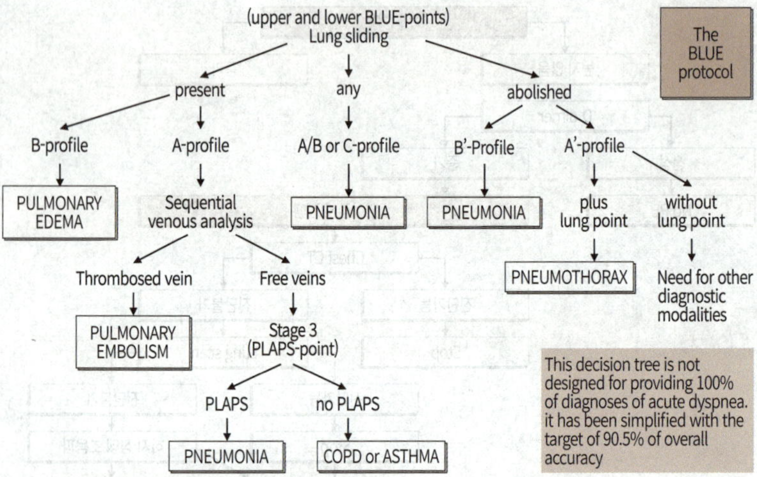

● **그림 11-7-2.** BLUE protocol

(4) Contrast enhanced chest CT

조영증강 흉부 CT는 폐색전을 진단하는 데 lung scanning보다 우월하여 표준진단방법임. 특히, pulmonary angio CT는 정상소견 시 폐색전증을 진단 배제할 수 있으며 말초부위에 위치한 색전까지 확인이 가능함

(5) Echocardiography

심초음파는 흉통이나 호흡곤란을 주소로 내원한 환자의 감별진단에 필요함. 급성 심근경색증, 대동맥 박리증, cardiac tamponade, 그리고 급성 폐색전증 등 감별에 아주 중요한 역할을 함. 우심방, 우심실, 폐동맥 내의 혈전이 직접 관찰되면 폐색전증을 진단할 수 있음. 우심실벽의 akinesis가 있으면서 apex 쪽의 움직임은 보존되는 소견을 McConnell's sign이라고 하며, 일부 연구에서 급성 폐색전증에 특이적인 소견으로 보고한 바 있음. 또한, 우심실 및 좌심실의 크기나 우심실의 기능부전 등을 관찰하여 폐색전증의심한 정도를 평가할 수 있음

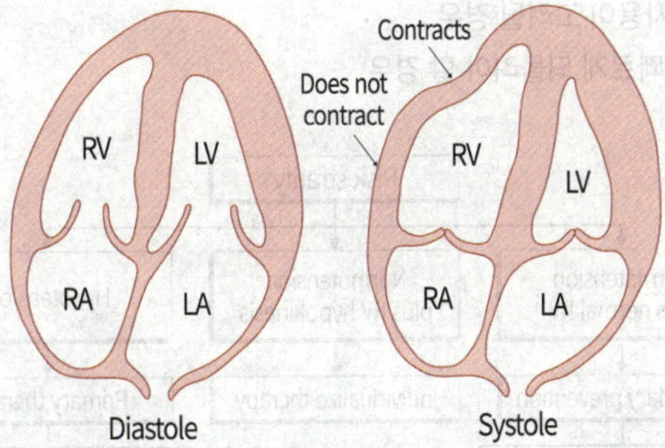

● 그림 11-7-3. McConnell sign
출처: J Emerg Med. 2014;47(1):e19-21.

4) 침습적 영상검사

(1) Pulmonary angiography
가장 특이도가 높아 1–2 mm의 색전까지 발견이 가능하지만 덜 침습적인 CT로 대체되고 있음

(2) Venography
하지정맥혈전증을 진단하는 데 유용하지만 비용적인 면, contrast allergy 및 contrast-induced phlebitis 등의 단점으로 초음파 검사로 대치되고 있음

4. 폐색전증의 치료지침

1) 항응고 치료의 주요 전략

환자의 CrCl와 전신상태를 같이 고려함(출혈 위험, 부정맥이나 뇌졸증 등의 동반질환)

(1) 미분별(unfractionated) 헤파린, 저분자량 헤파린(low molecular weight heparin, LMWH) 또는 fondaparinux(선택적 factor X a inhibitor)를 사용한 주사 항응고제치료 와파린 치료
(2) 주사 항응고제치료 5일 치료 non-vitamin K antagonist oral anticoagulant (NOAC)
(3) 주사 항응고제치료 없이 NOAC만으로 처음부터 시작하는 방법

2) 피하 저분자량 헤파린과 fondaparinux는 IV infusion이나 검사 모니터링이 필요 없는 장점이 있으나, 다음의 경우에는 헤파린의 정맥주사가 선호됨

(1) 쇼크 상태
(2) 심한신장기능 장애(저분자량헤파린과 fondaparinux는 신장으로 배설됨)

(3) 혈전용해제의 사용이 고려될 경우

(4) 항응고 치료를 빠르게 되돌려야 할 경우

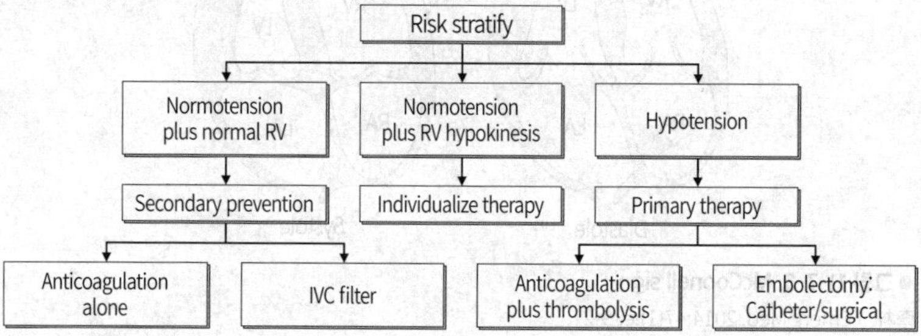

● 그림 11-7-4. 폐색전증 치료의 위험도 층화 접근법

3) Warfarin (vitamin K antagonists) 치료는 prothromnin time (PT)이 2일 연속 치료 범위에 있을 때까지 주사항응고제를 적어도 5일간 병용함. 목표 INR은 2.5 (2.0-3.0)

4) NOAC은 트롬빈(dabigatron) 또는 factor Xa를 억제(rivaroxaban, apixaban, edoxaban)함으로서 효과를 나타냄. 음식/약제와 상호작용이 적고, 모니터링 없이 복용이 가능하나, 해독제를 쉽게 사용할 수 없다는 점에서 사용에 주의를 요함. 근거 부족으로 말기신부전, 투석환자에서는 NOAC 권고 안함

5) 가역적인 경우나 위험인자가 일시적인 경우에는 3-6개월간 치료함. 처음 발생한 본태성(idiopathic) 심부정맥혈전의 경우에는 영구적으로 치료하고 반복되는 정맥혈전 환자나 지속적인 위험인자가 있는 암, 억제 인자의 결핍, antiphospholipid syndrome의 경우에도 영구적으로 치료

6) 혈전용해제의 사용은 개별화하여야 하며 가장 좋은 적응증은 혈역학적으로 불안정한 폐색전증과 대량의 장대퇴골의 혈전 환자임

● 표 11-7-3. 급성 폐색전증에서 혈전용해 치료

Tissue-type plasminogen activator: 100 mg IV during 2 hr
Streptokinase: 250,000 U IV (loading dose during 30 min); then 100,000 U/hr for 24 hr
Urokinase: 4,400 U/kg IV (loading dose over 10 min); then 4,400 U/kg/hr for 12 to 24 hr

7) 하대정맥 필터의 설치는 항응고제 사용의 금기, 항응고제의 실패, 폐동맥 고혈압을 가지고 만성적으로 반복되는 폐색전증 환자에 실시

● 표 11-7-4. 급성 폐색전증에서 혈전용해 치료의 금기

ABSOLUTE	RELATIVE
두개내 수술 또는 질환 활동성의 또는 최근의 내부 출혈	출혈 경향/혈소판 감소증 조절되지 않는 심한 고혈압 심폐소생술 이전 7-14일 내의 수술 임신

● 표 11-7-5. 급성 폐색전증에서 NOAC 치료 용법

Rivaroxaban (Xarelto)	15 mg twice daily for 3 weeks, followed by 20 mg once daily dosing
Apixaban (Eliquis)	10 mg twice daily for 1 week, followed by 5 mg twice daily
Dabigatran (Pradaxa)	5 days of unfractionated heparin, low-molecular-weight heparin (LMWH), or fondaparinux followed by dabigatran 150 mg twice daily
Edoxaban (Lixiana)	5 days of unfractionated heparin, LMWH, or fondaparinux followed by edoxaban 60 mg once daily with normal renal function, weight >60 kg, in the absence of potent P-glycoprotein inhibitors

5. 폐색전증의 예방

● 표 11-7-6. 폐색전증의 예방

Condition	Prophylaxis strategy
고위험 비정형외과 수술	Unfractionated heparin 5,000 units SC bid or tid Enoxaparin 40 mg daily Dalteparin 2,500 or 5,000 units daily
악성종양 수술(부인과 악성 종양 수술 포함)	Enoxaparin 40 mg daily, consider 1 month of prophylaxis
주요 정형외과 수술	Warfarin(target INR 2.0-3.0) Enoxaparin 40 mg daily Enoxaparin 30 mg bid Dalteparin 2,500 or 5,000 units daily Fondaparinux 2.5 mg daily Rivaroxaban 10 mg daily, beginning 6-10 hours postoperatively Aspirin 81-325 mg daily Dabigatran 110 mg first day, then 220 mg daily Apixaban 2.5 mg bid, beginning 12-24 h postoperatively Intermittent pneumatic compression (with or without pharmacologic prophylaxis)

● 표 11-7-6. (이어서) 폐색전증의 예방

Condition	Prophylaxis strategy
Medically ill patients (입원 기간 중)	Unfractionated heparin 5,000 units bid or tid Enoxaparin 40 mg daily Dalteparin 2,500 or 5,000 units daily Fondaparinux 2.5 mg daily
Medically ill patients (입원 기간 중 또는 퇴원 후)	Betrixaban 80 mg daily for 35-42 days
항응고제 금기	Intermittent pneumatic compression devices (but whether graduated compression stockings are effective in medical patients remains uncertain)

6. 지방색전증후군의 임상양상 및 치료

1) 지방색전증후군의 임상양상

(1) 장골(long bone) 골절 시 12–36시간 이상 경과 후–대부분 72시간 이내 시작

(2) 중추신경계통 증상으로 의식혼동, 혼탁, 혼수 등 확인

(3) 피부에 매우 작은 petechiae가 얼굴, 눈, 구강점막, 목, 가슴상부, axilla의 앞쪽에 발생

(4) 혈액학적 소견으로 혈소판 감소증, 빈혈, 파종성혈관내응고병증 확인

(5) 호흡기소견으로 호흡곤란, 저산소증, 폐부종, ARDS 등이 나타날 수 있음

(6) 소변이나 혈액에 fat globule이 보이면 fat embolism을 의심하나 fat embolism syndrome의 확진은 아님

(7) Bronchoalveolar lavage fluid나 Swan-Ganz catheter로 흡인한 혈액을 지방 염색(oil red O stain)하여 지방 입자가 다수 발견되면 지방색전증후군의 진단에 도움이 됨

2) 지방색전증후군의 치료

(1) 산소투여, 필요시 기계 호흡 등의 보존적 치료를 시행함

(2) Steroid, heparin, ethanol 등의 치료는 일반적으로 추천되지 않음

II 흉막 및 종격동질환

증례

기저질환이 없는 35세 남자, 1주 전부터 악화된 호흡곤란을 주소로 내원하였다. 흉부 X-ray에서는 좌측의 다량의 흉수가 관찰되었다. 흉수 배액하여 진행한 검사상 흉수/혈장 LDH비는 0.8이었고, 흉수 LDH 값은 500 IU/L, 림프구 35%로 확인되었고 ADA 값은 85 IU/L였다. 진단은 무엇이고, 치료는 무엇인가?

⇨ 진단: 결핵성 늑막염, 치료: 항결핵약제
흉수검사에서 LDH 증가 등의 Light's criteria를 만족하는 exudate가 보이며, 림프구 분율 증가와 ADA 40 이상(특히 70 이상인 경우 보다 추정 가능) 확인되어 TB pleurisy에 합당한 소견이다.

진단과 치료를 위한 핵심사항

1. 영상검사: Chest PA, lateral, lateral decubitus, thoracic ultrasound, chest CT
2. 진단적 흉막천자를 통한 흉수 검사
   1) 흉막천자를 시행하여 여출성(transudate)인지 삼출성(exudate)인지 감별함
   2) 검사내용
      (1) Routine differential count
      (2) Pleural protein, albumin, glucose, LDH, pH
      (3) 그람 염색, 세균배양 및 약제 감수성
      (4) 항산균 도말(AFB)과 배양, 결핵균 핵산중합효소연쇄반응, ADA
      (5) CEA, 세포진 검사(cytology)
6. 치료
   1) 여출성: 원인질환 치료
   2) 삼출성: 항생제, 치료적 흉강천자, 원인질환 치료

1. 흉막유출(Pleural effusion): 원인을 밝히는 것이 제일 중요함

● 표 11-7-7. 정상 흉수의 성분

양	0.1-0.2 ml/kg
세포	1,000-5,000/mm^3
중피세포	3-70%
단핵구	30-75%
림프구	2-30%
과립구	10%

● 표 11-7-7. (이어서) 정상 흉수의 성분

단백질 알부민	1-2 g/dL 50-70%
당	= plasma level
LDH	<50% of plasma level
pH	≥plasma level

1) 삼출성 흉수 vs. 여출성 흉수

(1) Light's criteria

① Pleural fluid/serum protein>0.5

② Pleural fluid/serum LDH>0.6

③ Pleural fluid LDH:>2/3 upper limit for normal serum LDH

(2) 종류

① 삼출액(exudate): Light's criteria 기준들 중 하나라도 해당되는 경우

② 여출액(transudate): 위 기준들 모두 해당되지 않는 경우

한계: Light's criteria 활용 시, 25%의 transudate가 exudate로 잘못 진단됨. 임상적인 상황과 흉수 검사결과가 맞지 않을 경우 protein gradient (pleural fluid/serum protein>3.1 g/dL) 또는 albumin gradient (pleural fluid/serum albumin>1.2 g/dL)으로 여출액과 삼출액 감별함

● 표 11-7-8. 흉수의 감별진단

Transudate(여출액)	Exudate(삼출액)
• Congestive heart failure • Cirrhosis • Nephrotic syndrome • Glomerulonephritis Peritoneal dialysis • Hypoalbuminemia(<1.5 mg/dl) • Atelectasis • Superior vena cava obstruction • Trapped lung • Sarcoidosis • Myxedema • CSF leak • Urinothorax • Pulmonary arterial hypertension • Pulmonary embolism • Pericardial disease	• Infectious: bacterial, viral, tuberculosis-related, fungal, parasitic • Neoplastic: metastatic disease (e.g., lung cancer, breast cancer, lymphoma, myeloma, ovarian cancer, pancreatic cancer, cholangiocarcinoma), mesothelioma, primary body-cavity lymphoma • Paramalignant effusions: reactive pleuritis due to underlying lung cancer, airway obstruction or atelectasis, radiation-induced pleuritis • Reactive: reactive pleuritis due to underlying pneumonia (i.e., parapneumonic) • Embolic disease: pulmonary embolism • Abdominal disease: pancreatitis, cholecystitis, hepatic or splenic abscess, esophageal perforation after esophageal varix sclerotherapy • Cardiac or pericardial injury, including myocardial infarction (after coronary artery bypass, cardiac surgery, or cardiac ablation procedures), pulmonary vein stenosis

● 표 11-7-8. (이어서) 흉수의 감별진단

Transudate(여출액)	Exudate(삼출액)
• Extravascular migration of central venous catheter	• Gynecologic: ovarian hyperstimulation, Meigs' syndrome, endometriosis, postpartum complications • Collagen vascular disease: rheumatoid arthritis, systemic lupus erythematosus, Sjögren's syndrome, familial Mediterranean fever, eosinophilic granulomatosis, granulomatosis with polyangiitis • Medications: nitrofurantoin, dantrolene, methysergide, dasatinib, amiodarone, interleukin-2, procarbazine, methotrexate, clozapine, phenytoin, β-blockers, ergot drugs • Hemothorax • Chylothorax (most commonly seen after trauma or in patients with lymphoma) • Sarcoidosis • Lymphoplasmacytic lymphoma • Cholesterol effusions (commonly seen in tuberculosis, rheumatoid effusions, and any other chronic pleural effusion) • Miscellaneous: benign asbestos pleural effusion, yellow nail syndrome, uremia, drowning, amyloidosis, electrical burns, iatrogenic effusion, capillary leak syndromes, extramedullary hematopoiesis

2) 삼출성 흉수의 감별진단에 필요한 검사

(1) Total and differential cell counts

① Neutrophil dominant: 부폐렴성 흉수, 폐동맥색전증, 췌장염

② Lymphocyte dominant: 악성 종양, 결핵성 흉막염 등

③ Eosinophil 증가(>10%): 늑막에 혈액이나 공기가 있는 경우, 자주 흉수 천자를 시행한 경우, 약물에 대한 반응(dantrolene, bromocriptine, nitrofuration), 석면 노출, 폐 흡충증, Churg-Strauss 증후군 등에서 관찰

(2) 도말검사와 배양검사

(3) 흉수 포도당 수준(60 mg/dL 이하)

합병된 부폐렴성 흉수나 악성 종양에 의한 흉수, 혈흉, 결핵, 류마티스성 흉막염, 폐흡충증, Churg-Strauss 증후군, 전신성홍반성낭창 등

(4) 흉수 젖산 탈수소효소(LDH) 수준: 흉막염증의 정도

(5) 악성종양 진단

① 흉수세포검사: cell block과 도말검사. 3회 정도 시행하여 진단률 증대 도모

② 흉강경 검사 혹은 초음파 유도 늑막 조직 검사[맹검 바늘 생검(blind needle biopsy)은 일반 세포검사에 비해서 진단율이 좋지 않음]

(6) 흉수의 결핵표지인자

Adenosine deaminase>40 IU/L (70 이상일 때 강하게 의심), Interferon-γ>140 pg/

mL, TB PCR 양성

(7) 기타

① 아밀라제 증가(>200 ug/dL): 췌장질환이나 식도 파열, 종양

② 흉수의 면역학적 검사는 진단적 가치가 없음

3) 여출성 흉수

심부전에 의한 흉수: 심부전은 흉수의 가장 흔한 원인

(1) 흉수천자하는 경우: 이뇨제에 반응하지 않는 경우, 양이 많은 경우, 열이 나는 경우, 양측성이 아닌 경우

(2) 흉수 내 N-terminal probrain natriuretic poptide (NT-proBNP)가 1,500 pg/dL 이상: 울혈성 심부전에 의해 생긴 흉막액으로 진단 가능

4) 흉수의 진단적 접근

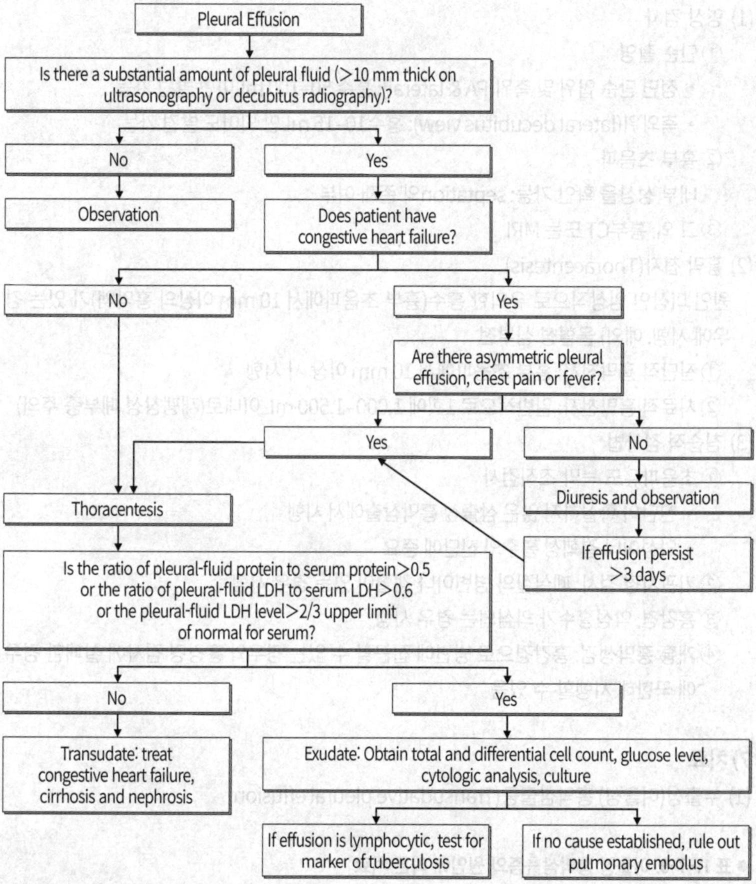

● 그림 11-7-5. 흉수의 진단적 접근

5) 증상 및 이학적 소견

(1) 증상: 호흡곤란, 흉통, 기침

(2) 이학적 소견: 다양하며 흉막 삼출의 양에 따라 좌우

① 시진: 흉곽 운동이 잘되지 않아 병변 부위 쪽의 팽창 감소(Hoover sign)

② 타진: 탁음(flat), 촉각진동음(tactile fremitus) 감소

③ 청진: 흉막 마찰음(friction rub), 흉막 삼출 부위 호흡음 감소

6) 진단방법

(1) 영상 검사

① 단순 촬영

- 정면 단순 입위 및 측위(PA & lateral): 흉수 50–100 mL이면 발견 가능
- 측와위(lateral decubitus view): 흉수10–15 mL만 되어도 발견 가능

② 흉부 초음파

내부 성상을 확인 가능: septation의 존재 여부

③ 그 외: 흉부CT 또는 MRI

(2) 흉막 천자(Thoracentesis)

원인 미상인 임상적으로 유의한 흉수(흉부 초음파에서 10 mm 이상의 흉막액)가 있는 경우에 시행. 예외) 울혈성 심부전

① 진단적 흉막천자: 흉부 초음파에서 10 mm 이상 시 시행

② 치료적 흉막천자: 일반적으로 1회에 1,000–1,500 mL 이내로(재팽창성 폐부종 주의)

(3) 침습적 검사법

① 초음파유도 늑막 조직검사

- 진단이 확실하지 않은 삼출성 흉막삼출에서 시행
- 악성이나 결핵성 흉수의 진단에 중요

② 기관지경 검사: 폐실질의 병변이나 객혈이 있는 경우 시행

③ 흉강경: 악성흉수가 의심되는 경우 시행

④ 개흉 흉막생검: 흉강경으로 병변에 접근할 수 없는 경우와 흉강경 검사에 실패한 경우에 국한해 시행할 수 있음

7) 치료

(1) 누출성(여출성) 흉막삼출증(Transudative pleural effusion)

● 표 11-7-9. 여출성 흉막삼출증의 원인에 따른 치료

원인	치료
울혈성 심부전	이뇨제
간경변증	간경변증과 복수의 치료
복막투석	흉강경을 통한 횡경막의 결손 수술, 흉막 유착술
점액부종	갑상선 호르몬

(2) 삼출성 흉막삼출증(Exudative pleural effusion)

① 부폐렴 흉막삼출증(parapneumonic effusion)과 농흉(empyema)

- 항생제: 폐렴의 일반적 항생제 지침에 따라
- 치료적 흉강천자(therapeutic thoracentesis)

- 지속적 경피적배액술 또는 흉관 삽관 기준
  흉수가 농(pus)이거나, 그람 gram positive이거나, 흉수의 당 농도가 60 mg/dL 이하이거나, 균이 흉수에서 배양이 되거나, 흉수의 pH가 7.2 미만이거나, 흉강에 소방이 형성된 경우

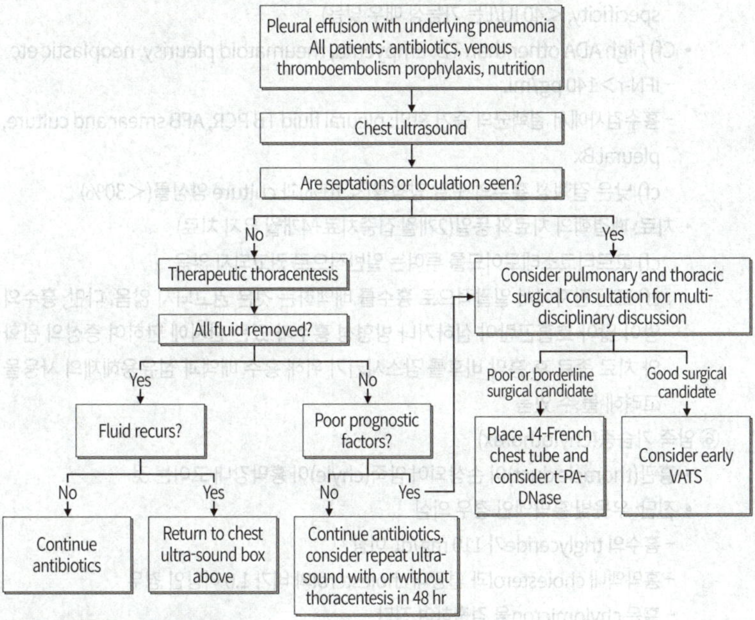

● **그림 11-7-6. 부폐렴성 흉수 치료**
출처: N Engl J Med. 2018;378;8.

② 악성 흉막 유출(malignant pleural effusion)
- 기저질환 치료(항암제, 방사선 치료 등)
- 흉막경화요법: 항암요법이나 방사선 치료의 대상이 되지 못하거나 반응을 보이지 않을 경우
- 흉강의 국소적 항암요법

③ 중피종: 흉수와 전반적인 늑막 비후. 편측흉부의 위축. 흉강경이나 개흉술에 의한 늑막 조직검사로 진단

④ 폐색전증에 의한 흉수
진단되지 않는 흉수의 원인으로 가장 흔히 간과. 흉막 통증, 객혈, 호흡곤란이 있는 환자에서 의심해야 함. 말초혈액 D-dimer가 측정 양성인 경우 하지 정맥초음파 검사, 나선식 단층촬영 등의 추가적인 검사

⑤ 결핵성 흉막염(most common exudative pleural fluid)

- 진단
  - 흉수검사에서 림프구 우세 differential count가 확인되면서 ADA가 ＞70 IU/L일 경우 결핵성 흉막염의 가능성을 강력히 시사(40 IU/L 이상은 92% sensitivity & 90% specificity, ＜40 IU/L는 가능성 매우 낮음)
- Cf) high ADA other than TB: Empyema, rheumatoid pleurisy, neoplastic etc
  - IFN-r＞140 pg/mL
  - 흉수검사에서 결핵균의 증거 확인: pleural fluid TB PCR, AFB smear and culture, pleural Bx

    cf) 낮은 결핵성 흉수의 도말 양성률(＜10%)과 culture 양성률(＜30%)
- 치료: 폐결핵의 치료와 동일(2개월 집중치료+4개월 유지 치료)

  cf) 코르티코스테로이드를 투여는 일반적으로 권고되지 않음

  cf) 모든 환자에서 일괄적으로 흉수를 배액하는 것은 권고되지 않음. 다만, 흉수의 양이 많아 호흡곤란이 심하거나 방형성 흉수가 있는 환자에 한하여 증상의 완화와 치료 종료 후 흉막 비후를 감소시키기 위해 흉수 배액과 섬유용해제의 사용을 고려해 볼 수 있음

⑥ 암죽 가슴증(chylothorax)

- 흉관(thoracic duct)이 손상되어 암죽(chyle)이 흉막강내 고이는 것
- 진단: 우윳빛 흉막액인 경우 의심
  - 흉수의 triglyceride가 110 mg/dL 이상
  - 흉막액내 cholesterol과 혈장내 cholesterol의 비가 1.0 이상인 경우
  - 혹은 chylomicron을 검출하여 진단
- 치료: 흉관 삽입과 octreotide 투여, 금식, 저지방식이, 가슴막복막 지름술(pleuro-peritoneal shunt)

⑦ 혈흉(hemothorax)

- 진단: 적혈구 용적률(Hct.)이 말초 혈액의 50%가 넘는 경우
- 치료: 흉관 삽관 → 출혈양 측정. 시간당 200 mL 이상의 늑막 출혈이 있는 경우에는 흉강경이나 개흉술을 시행

2. 기흉(Pneumothorax)

1) 원발성 자연 기흉(Primary spontaneous pneumothorax)

(1) 원인

① 폐첨부에 위치하는 흉막하 기종성 기포가 터져 흉막강 내로 공기가 들어옴

② 흡연과 밀접한 관련(환자의 91% 흡연자)

③ 키가 크고 마른 체형에서 많이 발생

(2) 임상증상

20대 초 환자가 흉통, 호흡곤란을 호소하고, 안정을 취하고 있을 때 발생하는 경우

(3) 진단

① 흉부X선 사진: 확진가능(경미한 기흉은 확인 안됨)

② 흉부CT: 경미한 기흉까지 진단 가능. 단, 방사선 노출이 있음

③ 흉부초음파: 최근 도입된 기흉 감별 도구로, lung point(호흡 시 기흉 위치에서 폐와 흉강이 접했다 떨어지는 모습을 확인)로 확진 가능함

(4) 치료

① 단순 관찰: 15% 미만의 기흉

② 산소 공급: 고농도의 산소 공급시 기흉의 흡수 속도가 빨라짐

③ 단순 공기 흡인법: 15% 이상의 기흉 시 초기 치료로 실시

④ 흉관 삽입: 단순 공기 흡인법이 실패 또는 재발

⑤ 흉막유착술 및 흉강경 수술(비디오 또는 개흉): 공기집(bullae)의 제거

2) 이차성 자연기흉(Secondary spontaneous pneumothorax)

(1) 원인

기저 폐에 이상이 있는 경우로 만성 폐쇄성 폐질환, 종양, 사르코이드증, 결핵, 림프관평활근종 등이 원인이 됨

(2) 치료

① 흉관 삽입술: 모든 환자는 입원시킨 후 흉관 삽입술을 시행

② 흉막 유착술: 일단 폐가 팽창되면 기흉의 재발을 막기 위해 흉강경, 흉관을 통한 경화제 주입 등을 시행할 수 있음

3) 월경성 기흉(Catamenial pneumothorax): 월경 주기에 맞추어 발생하는 기흉. 재발 고위험군

4) 외상성 기흉(Traumatic noniatrogenic pneumothorax): 흉관 삽입하여 치료

5) 의인성 기흉(Iatrogenic pneumothorax)

여러 가지 시술 도중 합병증으로 인해 발생

(1) 원인: 경기관지폐생검술, 경피적폐침 흡인 및 폐생검술, 쇄골하 정맥 카테터 삽입술, 흉막천자술, 흉막생검, 양압기계환기 등

(2) 치료: 재발의 가능성은 극히 희박. 흉막 유착: X

① 양이 많지 않을 경우 일단 산소를 공급하면서 경과관찰

② 기계적 호흡을 받는 환자, 만성폐쇄성 폐질환 환자, 추적관찰 시 양이 증가하고 임상양상이 심할 경우는 흉관 삽관 시행

6) 긴장성 기흉(Tension pneumothorax)

(1) 호기 시 흉막강 내의 압력이 대기압보다 높은 기흉 심장으로 돌아오는 정맥량의 감소, 심박출량 감소와 저산소증 호흡곤란, 청색증, 발한, 저혈압, 빈맥

(2) 기계 호흡을 받는 환자, 심폐소생술을 시행한 환자

① 진단: 기계호흡을 받거나, 기흉을 일으킬 만한 시술을 하거나, 심폐소생술을 받은 환자에서 갑자기 상태 악화 시 의심

② 치료: ① 고농도의 산소 투여 + ② 카테터를 두 번째 늑골간에 삽입 + ③ 흉관 삽입

3. 종격동(Mediastinum)질환

1) 종격동 종양

● **표 11-7-10. 해부학적 위치에 따른 종격동 종양의 종류**

Anterior mediastinum	Middle mediastinum	Posterior mediastinum
Thymomas	Bronchogenic cysts	Neurogenic tumors and cysts
Substernal thyroid	Pleuropericardial cysts	Meningocele
Parathyroid lesions	Lymphadenopathy	Lymphoma
Germinal cell neoplasm	Aneurysms	Esophageal disease
Lymphomas	Morgagni's hernia	Aneurysm

III 고립성 폐결절

증례

65세 남자, 45 갑년의 흡연자로, 1년 전 검진에서 확인된 폐결절의 크기가 10 mm에서 25 mm로 증가하였다. 내부의 고형결절 부분은 15 mm로 확인되며 경계가 불규칙하고 바늘모양이였다. 환자의 향후 계획으로 적절한 것은?

⇨ 조직검사

해설. 1년 전 10 mm 크기의 결절은 내부의 성상이 고형/부분고형/간유리 음영인지 확인되지 않아 lung RADS/K-LUCAS 결과 2b-4까지 다양한 상황이 있었을 것으로 판단된다. 하지만 추적 검사결과 45갑년 65세의 폐암 고위험군이고 1년 사이 크기가 2배 이상 커지고 내부고형 부분이 15 mm 이상이며 spiculation 같은 악성 의심소견이 보이므로 4X에 해당하며, 조직학적 확인이 요구된다.

1. 정의

1) 흉부X선상 발견된, 정상 폐실질에 의해 완전히 둘러싸인 직경이 1–6 cm 단일 구형 결절 [이보다 큰 병변은 종괴(mass)라고 함]

2) 간유리음영(Ground glass opacity, GGO): 주로 atypical adenomatous hyperplasia (AAH), adenocarcinoma in situ (AIS), minimally invasive adenocarcinoma (MIA)

IASLC/ATS/ERS classification	CT usual pattern
Atypical adenomatous hyperplasia (AAH)	Nodule size ≤5 mm Pure ground glass nodule
Adenocarcinoma in situ (AIS)	Nodule size 6–30 mm Pure ground glass nodule
Minimally invasive adenocarcinoma (MIA)	Nodule size ≤30 mm Part-solid nodule with solid component ≤5 mm

2. 양성과 악성의 감별

1) 고립성 폐결절의 악성 확률은 환자의 나이, 흡연력, 종양의 과거력 등에 따라 10–70%까지 다양

2) PET-CT가 민감도 97%, 특이도 78%로 감별에 유용하나, 직경이 1 cm 미만인 경우에는 진단이 어렵고 bronchoalveolar cell carcinoma, carcinoid 등 서서히 성장하는 종양은 위음성으로, 결핵이나 진균 감염과 같은 활동성 감염질환에서는 위양성으로 나타날 수 있음

● **표 11-7-11. 고립성 폐결절에서 악성과 양성을 시사하는 소견**

악성을 시사하는 소견	양성을 시사하는 소견
흡연력이 있는 경우, 35세 이상, 상대적으로 큰 병변, 석회화가 없는 경우, 흉부 증상, 무기폐나 폐렴 혹은 림프절 종대가 동반된 경우, 과거 X선과 비교하여 크기가 증가한 경우	2년 이상 크기의 증가가 없는 경우, 결절의 중앙에 진한 핵, 다발성 점상 병터, 그리고 'bull's eye' 형태의 석회화(육아종을 시사) 또는 'popcorn' 형태의 석회화(과오종)를 보이는 경우

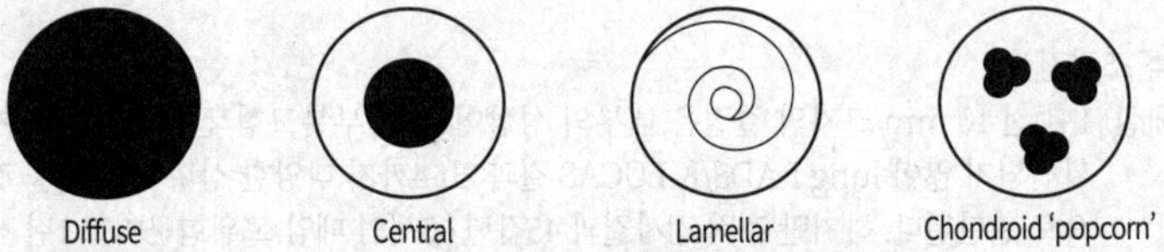

● 그림 11-7-7. 폐결절이 양성임을 시사하는 석회화 양상

● 표 11-7-12. 고립성 폐결절을 가진 환자에서 악성의 위험성 평가

	저위험군	중등도 위험군	고위험군
결절의 직경(cm)	<1.5	1.5–2.2	≥2.3
연령(세)	<45	45–60	>60
흡연력	없음	현재 흡연(≤20개피/일)	현재 흡연(>20개피/일)
금연상태	흡연력이 없거나 금연한 지 7년 이상	금연 7년 미만	흡연 중
결절의 가장자리	매끈	부채꼴	대뇌부채살 혹은 바늘모양

출처: N Eng J Med 2003;348:2535-42.

3. 고립성 폐결절의 관리(Lung RADS ver 1.0, modified by Korean Lung cancer screening protocol)

● 표 11-7-13. Lung-RADS category

Category	Category description	Findings	악성확률	management
0	Incomplete	Prior chest CT examination(s) being located for comparison	Not available	
		Part or all of lungs cannot be evaluated		
1	Negative	No lung nodules	<1%	12 M LDCT
		Nodule(s) with specific calcification: complete, central, popcorn, concentric rings, or fat-containing nodules		
2	Benign	Solid nodule(s): <6 mm OR new <4 mm	<1%	12 M LDCT
		Part solid nodule(s): <6 mm total diameter on baseline screening		
		Non-solid nodules(s) (GGN): <20 mm OR ≥20 mm and unchanged or slowly growing		
		Category 3 or 4 nodules unchanged for ≥3 months		

● 표 11-7-13. (이어서) Lung-RADS category

Category	Category description	Findings	악성확률	management
2ba	Benign	Category 3 or 4 nodules with definite benign findings	<1%	12 M LDCT
3	Probably benign	Solid nodule(s): ≥6-8 mm at baseline OR new 4-6 mm	1-2%	6 M LDCT
		Part solid nodule(s): ≥6 mm total diameter with solid component <6 mm OR new <6 mm total diameter		
		Non-solid nodules(s) (GGN): ≥20 mm on baseline CT or new		
4A	Suspicious	Solid nodule(s): ≥8-15 mm at baseline OR growing <8 mm OR new 6-8 mm	5-15%	3 M LDCT PET CT(고형부분이 8 mm 이상) 기관지내시경(내부 결절 있을 때)
		Part solid nodule(s): ≥6 mm with solid component ≥6-8 mm OR with a new or growing <4 mm solid component		
		Endobronchial nodule		
4B	Very suspicious	Solid nodule(s): ≥15 mm at baseline OR new or growing, and ≥8 mm OR	>15%	조영증강 CT 고려, PET CT 그리고/또는 조직검사 고려
		Part solid nodule(s) with: solid component ≥8 mm OR with new or growing ≥ 4 mm solid component		
4X	Very suspicious	Category 3 or 4 nodules with additional features or imaging findings that increase the suspicion of malignancy		

* 폐암 발생 고위험군: 55-74세, 30갑년 이상의 흡연력이 있는 현재 흡연자나 금연 후 15년이 경과하지 않은 과거 흡연자

IV 객혈

증례

48세 여자, 맥주잔 1컵 정도의 선홍색 객혈을 하여 내원하였다. 생체 징후상 BP 80/50 mmHg, HR 110/min, CT상 우하엽 범위 기관지확장증 소견과 불규칙적인 폐경결 소견이 다량 확인되었다. 기침 시 반복되는 선홍색 객혈이 확인되었다. 초기 치료로 가장 우선시되어야 하는 것은?

⇨ 치료: 기관지동맥 조영술 및 색전술

CT에서 기관지확장증이 보이며, 출혈 의심되는 소견이 동반되어 있고, 혈역학적으로 불안정하지만 대량 객혈이므로 조영술 및 색전술이 우선 수행되어야 한다. 수반된 치료로는 수액치료, 지혈제 투여 등이 필요하다.

진단과 치료를 위한 핵심사항

1. 문진
   1) 객혈의 색깔, 양, 점도 및 기침과의 연관성
   2) 과거병력: 결핵, 만성 폐질환, 기관지 확장증, 심장질환 등
   3) 약제: 아스피린 및 항혈전제 등의 복용 유무
2. 주 증상 및 이학적 검사
   1) 청진
   2) 다른 신체 부위에서의 출혈 징후
   3) 혈압, 맥박수, 사지의 청색증 유무
3. 일반검사 및 영상검사
   1) Routine CBC, BC (renal & hepatic function), U/A (RBCs or RBC cast)
   2) Tests of hemostasis: Platelet, bleeding time, INR and partial thromboplastin time
   3) Sputum study: AFB stain, cytology, bacterial & fungal culture, gram staining
   4) Pulse oximeter and/or ABGA
   5) Plain X-ray (chest PA & lateral)
   6) 저산소증 의심 시 산소 투여
   7) IV line 확보: 상부 위장관 출혈과 달리 대부분 central line은 필요 없음
   8) Chest CT (or bronchial artery CT)
4. 대량객혈의 가능성이 높을 때
   1) 만약을 위해 삽관 장비 준비 및 mechanical ventilator 확보
   2) 기관지동맥 조영술(BAE) 준비
   3) mild sedatives & antitussive 투여
   4) 필요시 기관지내시경 검사 준비

1. 대량객혈의 정의와 원인질환

1) 정의

(1) 객혈이란 성대 이하 부위의 기도에서 기원하는 혈담이나 혈액 배출

(2) 24시간에 걸쳐 100-600 mL 이상의 객혈을 대량객혈로 정의(또는 폐포가스교환에 문제를 일으킬 만한 양의 객혈)

2) 출혈 혈관

(1) 하행대동맥 기원의 기관지 동맥(80%)

(2) 질환이 진행하는 병적인 상태에서 늑간 동맥, 쇄골하 동맥, 액와 동맥 등의 체동맥(systemic artery)의 측부 혈행(collateral circulation)에 의해서도 발생

3) 원인질환

● **표 11-7-14. 객혈의 원인**

기도질환	기관지염, 기관지확장증, 낭성 섬유증
폐동맥질환	폐동맥고혈압, 폐색전증, 폐동정맥기형(Osler-Weber-Rendu질환)
감염질환	세균성 폐렴(괴사성), 결핵 및 비정형 결핵, 혐기성폐농양, 진균폐렴(aspergillosis, mucormycosis), 진균종(aspergilloma, fungus ball), leptospirosis, 기생충(폐흡충증, echinococcus, amebiasis)
혈액질환	혈액응고장애, 혈소판기능장애, 혈소판감소증, 범발성혈관내응고(DIC)
간질성 폐질환	유전분증(amyloidosis), 사르코이드증(sarcoidosis), 림프관 평활근종(lymphangioleiomyosarcoma)
의인성	기관지내시경검사, 폐생검, Swan-Ganz 도관법, 경기관흡입(transtracheal aspiration), 림프관조영술(lymphangiography)
미만폐포출혈질환	Goodpasture 증후군, 전신성 홍반성 루푸스(SLE), 특발성폐혈철증(idiopathic pulmonary hemosiderosis), 혈관염(Wegener 육아종증, Henoch-Schönlein 증후군, Churg-Strauss 증후군, Behcet 증후군)
외상	흉벽의 둔상 또는 관통상, 기관지파열, 지방색전증, 기관-무명동맥루
종양	기관지선종, 폐암, 전이폐암, 맥관육종(angiosarcoma), 융모막 암종(choriocarcinoma), Kaposi 육종
약물/독성물질	aspirin, 항응고제, penicillamine, 용매제, trimellitic anhydride
폐정맥고혈압증	승모판 협착증(mitral valve stenosis), 폐정맥폐색질환(pulmonary venoocclusive disease)
기타	기관지결석증(broncholithiasis), 기관지흉막루(bronchopleural fistula), 기관지내막증(pulmonary endometriosis), 기관지이물, 잠복성 결핵

2. 대량객혈의 치료 및 예후

1) 진단적 접근: 상기도 출혈과 소화기 출혈을 감별하기 위해 이비인후과 및 소화기질환 고려

● 표 11-7-15. 객혈과 토혈의 감별

특징	객혈	토혈
전구증상	기침	오심 및 구토
과거력	심폐질환	위장질환
겉모양	거품	거품 없음
색깔	선홍색	암홍색 혹은 적갈색
섞인 내용물	농(고름), 폐포대식세포	위내용물, 음식물
관련 임상소견	호흡곤란, 저산소증	오심, 속쓰림
pH	알칼리성	산성
대변 잠혈반응	음성	양성

(1) 객혈의 양, 색깔을 환자에게 구체적으로 질문(예: 종이컵 반 컵, 한 컵, 숟가락 하나 둘, 소주잔 몇 잔 식으로 질문)

(2) 출혈의 부위를 결정

① 통증의 위치 등을 묻고 청진 상 수포음, 천명음, 혹은 호흡음이 감소한 부위 등을 확인

② 흉부X선 검사로 폐병변 확인(환자의 60–65% 정도 확인 가능)

→ 흉부X선 판독 시 출혈이 주위 혹은 반대측 폐로 흡입되어 실제 폐병변이 아닌 부위에 음영이 나타날 수 있으므로 주의

③ 흉부CT scan: 동정맥기형이나 종괴, 기관지 확장증, 폐색전증을 진단하는 데 도움

④ 기관지내시경검사[조기 시행 시 90% 이상에서 폐아분절(subsegment)까지 확인]

⑤ 기관지 및 폐동맥조영술

(3) 출혈 혈관을 시사하는 소견: 폐실질의 혈관상 과다(hypervascularity), 혈관의 사행 및 비후, 모세혈관정체, 동맥류형성, 혈관의 혈전소견, 조영제의 혈관 유출 등

● 표 11-7-16. 흉부X선 사진이 정상인 객혈의 원인

기관지염	기관 또는 대기관지의 폐암
기관지확장증	폐동맥박리 혹은 파열
폐색전증	

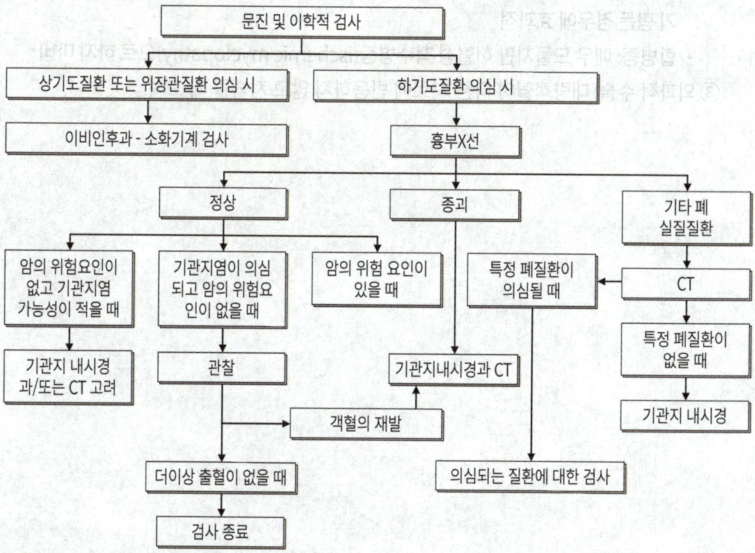

● **그림 11-7-8. 객혈의 진단을 위한 접근**

2) 치료

(1) 대량객혈 시의 일반적인 치료 원칙

① 중환자실 입원을 고려

② 약한 진정제 투여로 환자의 불안 방지

③ Codeine 등을 사용하여 가볍게 기침 억제

④ 출혈 부위를 알 수 있을 때는 출혈 폐측을 밑으로 하여 측와위로 환자의 자세 유지(정상 폐로 혈액이 흡입되지 않도록)

⑤ 환자의 저산소증 평가(동맥혈가스 분석 및 pulse-oximeter) 및 산소 투여

⑥ 출혈 지속+호흡부전 기도확보 필요 대구경(No. 8 이상) 튜브로 기관 삽관: double-lumen tube, unilateral intubation 고려

⑦ 기관지 내시경을 통한 지혈처치나 동맥조영술 및 색전술시행

⑧ 출혈이 조절되지 않으면 외과적 수술 고려

(2) 대량객혈 시 흔히 사용되는 치료방법

① 기관지 내시경을 이용한 지혈 처치(rigid bronchoscopy가 유리)

Laser phototherapy, electrocautery 방법을 이용

② 동맥조영술 및 색전술(bronchial artery embolization)

- 적응증: 양측성이거나 다발성의 출혈 부위, 폐기능 저하로 외과적 절제술을 시행하

기 힘든 경우에 효과적

- 합병증: 매우 드물지만 허혈성 척수병증(ischemic myelopathy)으로 하지 마비

③ 외과적 수술: 대량객혈이 다른 치료에 반응하지 않고 지속될 때 고려

08

중환자의학 총론

I 호흡 및 혈류 감시

1. 호흡 감시(Respiratory monitoring)

1) 이학적 검사

(1) 호흡수(정상: 12–22/min, impending respiratory failure>35/min)

(2) 호흡부전의 징후: sweating, tachycardia, accessory muscle의 사용, agitation, abdominal paradox, respiratory alterans, intercostal recession, central cyanosis (tongue과 oral mucosa의 cyanosis)

2) 동맥혈 및 정맥혈 가스 결과의 해석

● **표 11-8-1.** 정상 동맥혈 및 정맥혈 가스 결과

	ABG	VBG
pH	7.35–7.45	7.31–7.41
pCO_2 (mmHg)	35–45	41–51
pO_2 (mmHg)	80–100	35–40
HCO_3 (Bicarbonate, mmol/L)	22–28	23–29
SO_2 (%)	>95	75

● **표 11-8-2.** 중환자실에서 흔히 쓰이는 산소화 평가의 평가지수

변수	계산	해설
(A–a) gradient	PAO_2–PaO_2	폐포 가스 계산이 필요 나이에 따라 정상값이 달라짐 FiO_2에 따라 정상값이 달라짐 기도압은 고려되지 않음

● 표 11-8-2. (이어서) 중환자실에서 흔히 쓰이는 산소화 평가의 평가지수

변수	계산	해설
P/F ratio	PaO_2/FiO_2	폐포 가스 계산이 필요치 않음 FiO_2에 따라 달라짐 $PaCO_2$는 고려되지 않음 기도압은 고려되지 않음
ROX index	$(SpO_2 / FiO_2)/RR$	역시 $PaCO_2$는 고려되지 않음 4.88 이하면 HFNC 치료가 실패할 가능성이 있음

3) 비침습적인 O_2와 CO_2 감시

(1) Pulse oximeter : percent of oxyhemoglobin (SpO_2: pulse oximeter oxygen saturation)

* 정확하지 못한 경우: severe anemia, peripheral vasoconstriction due to shock or vasopressor

(2) End-tidal carbon dioxide ($EtCO_2$)

① $PaCO_2$를 반영, 대개 $PaCO_2$ 보다 2–5 mmHg 적게 측정됨($PaCO_2$–$EtCO_2$)

② Ventilation과 perfusion의 변화에 의해 $PaCO_2$와 차이가 생김

2. 혈류역학 관리(Hemodynamic monitoring)

1) Tissue perfusion 정도의 평가

Skin color, temperature, pulse volume, sweating, core-peripheral temperature gradient, urine output, metabolic acidosis with raised blood lactate concentration

2) Blood pressure: shock=mean arterial pressure < 60 mmHg

3) Pulmonary artery catheterization

Mixed venous oxygen saturation: 정상 > 75% or 40 mmHg

* Severe O_2 delivery impairment to tissue < 60% or 28 mmHg

● 표 11-8-3. 정상 혈류역학 수치(Normal hemodynamic parameters)

Parameter	Calculation	Normal values
Cardiac output (CO)	SV×HR	4–8 L/min
Cardiac index (CI)	CO/BSA	2.6–4.2 (L/min)/m^2
Stroke volume (SV)	CO/HR	50–100 mL/beat
Systemic vascular resistance (SVR)	[(MAP–RAP)/CO]×80	700–1,600 dynes·s/cm5

● **표 11-8-3. (이어서) 정상 혈류역학 수치(Normal hemodynamic parameters)**

Parameter	Calculation	Normal values
Pulmonary vascular resistance (PVR)	[(PAPm−PCWP)/CO]×80	20−130 dynes·s/cm5
Left ventricular stroke work (LVSW)	SV (MAP PCWP)×0.0136	60−80 g−m/beat
Right ventricular stroke work (RVSW)	SV (PAPm RAP)	10−15 g−m/beat

● **표 11-8-4. 산소 운반 계산(Oxygen transport calculations)**

Parameter	Calculation	Normal values
Oxygen Delivery (DO_2)	$= CO \times CaO_2$ $= CO \times [\{Hb \times SaO_2 \times 1.39\} + PaO_2 \times 0.0031]$	800−1,600 mL/min
Oxygen Uptake ㅋ(VO_2)	$= [CaO_2 - CvO_2] \times CO$ $= (SaO_2 - SvO_2) \times 1.39 \times CO$	150−400 mL/min
Oxygen Extraction Ratio (O_2ER)	$[1-(VO_2/DO_2)] \times 100$	22−32%

II 통증, 진정, 섬망(Pain, agitation/sedation, delirium)

1. 목표

(1) 통증, 불안, 수면부족 → 심한 스트레스 → 중환자 회복 지연 → 적절한 진정, 통증조절, 근이완 → 중환자 안정, 위험으로부터 보호

(2) 통증완화 → 진정 → 섬망 치료의 순서로 접근 및 치료 시행

1. 진통

1) 통증의 측정과 진통제에 대한 반응: 표준화된 측정치에 따라 정기적으로 측정되어야 함

(1) 환자 스스로 호소하는 통증: 가장 신뢰할 만한 지표

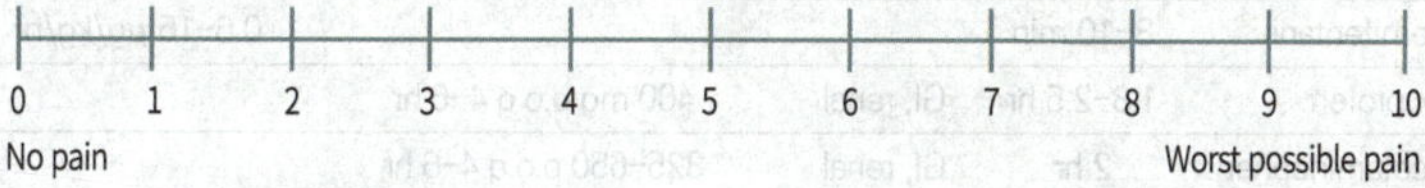

* 10-point Numerical Rating Scale (NRS) →중환자 치료에 가장 적합

(2) 환자가 의사소통을 할 수 없는 경우: 환자의 행동이나 혈압, 맥박수 등의 지표를 이용

* Behavior Pain Sclae (BPS): 환자의 행동 및 표정으로 평가. 최소 3점부터 최대 12점까지 점수가 있음. 6점 초과일 경우 의미가 있음

● 표 11-8-5. Behavior pain sclae (BPS)

Item	Description	Score
Facial expression	Relaxed	1
	Partially tightened (e.g., brow lowering)	2
	Fully tightende (e.g., eyelid closing)	3
	Grimacing	4
Upper limb movements	No movement	1
	Partially bent	2
	Fully bent with finger flexion	3
	Permanently retracted	4
Compliance with mechanical ventilation	Tolerating movement	1
	Coughing but tolerating ventilation for the most of time	2
	Fighting ventilator	3
	Unable to control ventilation	4

2) 진통제

(1) Opiate, NSAIDs, acetaminophen을 사용

(2) 정맥으로 줄 경우에는 morphine, fentanyl, remifentanil이 추천됨

(3) 필요에 따라 주는 것보다는 스케줄에 맞추어 주거나 아니면 지속적 정맥 투여가 추천됨

● 표 11-8-6. 흔히 사용하는 진통제

Agent	Half Life	부작용	Intermittent dose	Infusion dose
Fentanyl	1.5-6 hr	Rigidity	0.35-1.5 μg/kg IV q 0.5-1 hr	0.7-10 μg/kg/hr
Hydromorphone	2-3 hr		10-30 μg/kg/hr IV q 1-2 hr	7-15 μg/kg/hr
Morphine	3-7 hr	Histamine	0.01-0.15 mg/kg IV q 1-2 hr	0.07-0.5 mg/kg/hr
Remifentanil	3-10 min			0.6-15 μg/kg/hr
Ibuprofen	1.8-2.5 hr	GI, renal	400 mg p.o q 4-6 hr	
Acetaminophen	2 hr	GI, renal	325-650 p.o q 4-6 hr	
Ketamine	2-3 hr			1-2 μg/kg/hr

● 표 11-8-7. 진정 수준의 정도(Richmond agitation-sedation scale, RASS)

Score	Term	Description
+4	공격적	확연히 공격적, 파괴적임. 스태프에게 즉각적인 위험 초래 가능
+3	매우 흥분	각종 튜브나 카테터를 잡아 뽑거나 제거하려 함, 공격적
+2	흥분	빈번한 목적 없는 움직임, 인공호흡기에 마주지 못함
+1	들뜸	불안한 상태이나 움직임이 공격적이거나 활발하지는 않음
0	깨어 있음/평안	
-1	둔한(눈을 뜨거나 눈을 맞춤)(10초 이상)	완전히 의식이 명확하지는 않음. 그러나 목소리에 지속적으로 깨어 있음
-2	약한 진정	목소리에 잠깐 깨어 눈을 맞출 수 있음(10초 이내)
-3	중간 진정	목소리에 움직이거나 눈을 뜰 수 있음(눈맞춤은 없음)
-4	깊은 진정	목소리에는 반응이 없음. 신체적 자극에 움직이거나 눈을 뜰 수 있음
-5	무의식	목소리나 신체적 자극에 전혀 반응이 없음

* -2~0점 정도가 적절한 진정 정도

2. 진정

1) Propofol 또는 dexmedetomidine과 같은 비벤조디아제핀 계열 약물이 midazolam, lorazepam 등의 벤조디아제핀계열 약물보다 더 추천됨
2) 매일 적어도 한 번씩 진정을 중단하고 환자를 깨우는 것이 필요함(sedation vacation)

● 표 11-8-8. 흔히 사용하는 진정제

Agent	Onset	Half Life	Time to awake	Adverse event	Continuous. IV dose
Propofol	1-2 min	26-32 hr	5-30 min	Hypotension, bradhycardia, propofol infusion syndrome	5-80 μg/kg/hr
Dexmedetomidine	5-15 min	2 hr	1-2 hr	Bradycardia, hypotension	0.2-0.7 μg/kg/hr
Lorazepam	15-20 min	8-15 hr	12-24 hr	호흡억제	0.01-0.1 mg/kg/hr
Midazolam	2-5 min	3-11 hr	1-4 hr	호흡억제, 체내 지방에 축적되어 지속시간이 길어질 수 있다.	0.04-0.2 mg/kg/hr

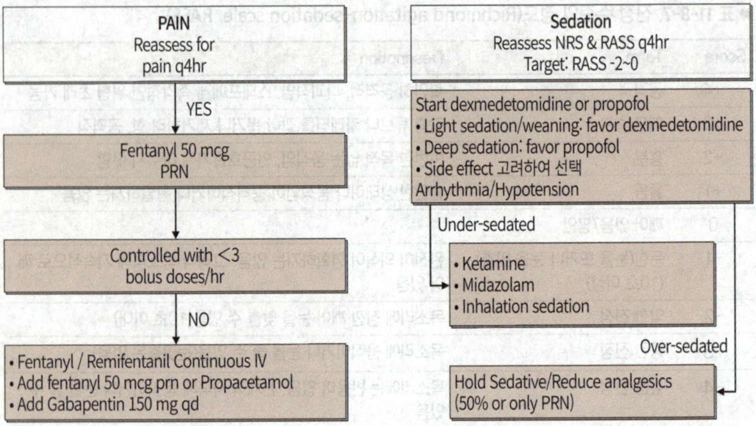

● **그림 11-8-1. CMC 진통진정 프로토콜**

3. 섬망

1) 뇌기능 장애가 급성 발병한 상태로, 기저 정신 상태의 변화, 주의력 결핍, 혼란스러운 사고 또는 의식 수준의 변화 중 하나 이상이 있을 때를 말함. 인공 호흡기 치료를 받는 중환자의 60–80%에서 발생
2) CAM-ICU 등을 통해 초기에 발견하는 것이 필요. 표 11–8–9의 RAAS를 이용하여 –3점 이상이면 섬망 상태 평가를 진행
3) 치료: 섬망 발생의 이유를 파악하여 제거하는 것이 가장 중요. Haloperidol 등의 neuroleptic agent를 사용하는 것은 추천되지 않음
4) 비약물적 예방이 가장 중요함
   ① 인지 개선(orientation protocol, 인지 자극, 시계 사용)
   ② 수면 질 개선 및 수면 환경 조성(밤에 잘 수 있게)
   ③ 불필요한 진통제 및 진정제 사용을 줄임
   ④ 시각적 청각적 보조 장치(안경, 보청기 등을 적절히 제공)
   ⑤ 조기 재활(early mobility)
   ⑥ 불필요한 신체 억제대 및 카테터는 지양

● 표 11-8-9. CAM-ICU를 통한 섬망의 진단

특성1: 급성으로 발생하였거나, 계속 변화하는 경과인가? **1A 또는 1B 항목에 대해 "예"이면 양성**	양성	음성
1A: 현재 의식 상태가 기존의 그것과 다른가? 1B: 환자의 의식 상태가 RASS. GCS 또는 이전의 섬망 평가에 따른 결과가 지난 24시간 동안 변화가 있는가?	예	아니오
특성2: 주의력 결핍 **2A 또는 2B 항목이 8점 미만일 때 양성임** 글자를 통한 주의력 검사를 먼저 시행하고 환자가 이검사를 수행할 수 있고 점수가 명확할 때에는 이 점수를 기록하고 특성 3으로 넘어간다. 환자가 글자를 통한 검사를 시행할 수 없거나 사용한 검사에서 점수가 명확하지 않은 경우에는 그림을 통한 주의력 검사를 시행하고 두 가지 검사를 모두 시행한 경우에는 그림으로 시행한 검사 점수를 기록한다.	양성	음성
2A: 글자를 이용한 주의력 검사: (시행 못한 경우 NT로 기록) 방법: 환자에게 "제가 지금부터 10개의 글자들을 순서대로 읽어드릴 것입니다. 이 중 '아'란 글자가 들리면 제 손을 꼭 쥐어서 알려주세요" 라고 말해라. 다음 글자들을 일상적인 톤으로 읽어준다. 사 아 바 에 아 하 아 아 라 타 채점: "아"라고 했을 때 환자가 반응이 없거나 다른 글자에서 시험자의 손을 쥐었을 때 점수를 주지 않는다. 바르게 반응한 각각의 점수를 더한다.	점수(10점 중)	
2B: 그림을 이용한 주의력 검사(시행못한 경우 NT로 기록) 방법은 그림 테스트 부분에 있음	점수(10점 중)	
특성3: 비체계적인 사고	양성	음성
점수가 4점 미만이면 양성 **3A: 예/아니오로 대답하세요** (A형 또는 B형 중 한 가지를 선택하여 사용, 매일 시행하게 되는 경우는 A형과 B형을 교대로 사용한다. 예를 들어 Day 1은 Set A, Day 2는 Set B, Day 3은 Set A 등의 방식으로)		
Set A 1. 돌이 물 위에 뜰 수 있나요? 2. 바다에는 물고기가 사나요? 3. 1 kg이 2 kg보다 무거운가요? 4. 못을 칠 때 망치를 쓸 수 있나요?	Set B 1. 나뭇잎이 물 위에 뜰 수 있나요? 2. 바다에는 코끼리가 사나요? 3. 2 kg이 1 kg보다 무거운가요? 4. 나무를 자르는데 망치를 쓸 수 있나요?	합산점수 (3A+3B) _____ (총 5점)
점수 _____ (각각 정답을 맞출 때 1점씩 획득, 총 4점)		
3B: 따라하세요 환자에게 다음과 같이 말한다."손가락을 이만큼 펴보세요(시험자는 환자 앞에서 두 손가락을 펴본다.). 이제 다른 쪽 손으로 똑 같이 해보세요"(손가락 숫자를 반복하지 않는다.) *만일 환자가 양 팔을 움직일 수 없다며 두 번째 질문은 "손가락을 하나 더 펴보세요"로 대체함. 점수 ___ (두 가지 명령을 모두 성공적으로 수행하면 1점 획득)		

● 표 11-8-9. (이어서) CAM-ICU를 통한 섬망의 진단

3B: 따라하세요 환자에게 다음과 같이 말한다."손가락을 이만큼 펴보세요(시험자는 환자 앞에서 두 손가락을 펴본다.). 이제 다른 쪽 손으로 똑 같이 해 보세요"(손가락 숫자를 반복하지 않는다.) *만일 환자가 양 팔을 움직일 수 없다며 두 번째 질문은 "손가락을 하나 더 펴보세요"로 대체함. 점수 ___ (두 가지 명령을 모두 성공적으로 수행하면 1점 획득)		
특성4: 의식 수준의 변화 RASS 점수가 0점 이외에는 모두 양성	양성	음성
최종 CAM-ICU(특성 1과 2, 그리고 특성 3또는 4이 존재)	양성	음성

● 표 11-8-10. 섬망의 치료 약제

Medication	투여 경로	부작용	Dose range
Haloperidol	PO, IV, IM, SC	Extrapyramidal sx., QT prolongation	0.5-2 mg q2-12hrs
Chrlorpromazine	PO, IV, IM, SC	Hypotension, Anticholinergic side effects	12.5-50 mg q4-6hrs
Quetiapine	PO	Sedation, Orthostatic hypotension	12.5-100 mg q12-24hrs
Olanzapine	PO, IM	Sedation	2.5-5 mg q12-24hrs
Risperidone	PO	Extrapyramidal sx., Orthostatic hypotension	0.25-1 mg q12-24hrs

4. 신경근육차단제(Neuromuscular blocking agents, NMBA)

1) 반드시 충분한 진정 상태를 이룬 후 사용
2) 다른 방법이 효과가 없을 때 기계환기 촉진, 두개 내압 조절, 산소 소비 감소 등의 효과를 위해 선택적으로 사용해볼 수 있음
3) 스테로이드를 사용하는 환자는 가능하면 빨리 NMBA의 사용을 중단해야 함

● 표 11-8-11. 신경근육차단제의 종류

Medication	Onset	Half-life	Dose range
Cisatracurium	2-3min	22 to 29 min	1-3 μg/kg/min
Rocuronium	2-3min	84 to 144 min	10-12 μg/kg/min
Vecuronium	2-3min	65 to 75 min	0.8-1.2 μg/kg/min

* Cisatracurium(상품명: 님벡스)은 현재 한국에서 품절된 상태이다.

III 기계 환기(Mechanical ventilation)

1. 기계 환기의 적응증

1) 심한 가스 교환 장애
2) 급성호흡부전증
3) 호흡근육의 피로와 호흡노동의 증가: 호흡수＞36/min
4) PaO_2＜60 mmHg, FiO_2＞60%
5) $PaCO_2$＞50 mmHg, pH＜7.30
6) Decreased ventilation: Neuromuscular disease

2. 기계 환기 치료의 분류

1) 비침습적 인공호흡(Non-invasive ventilation)

(1) Positive pressure ventilation with facial mask: CPAP, BiPAP
(2) Negative pressure ventilation with chest shell, pneumowrap etc

2) 침습적 인공호흡(Invasive ventilation)

Positive pressure ventilation with endotracheal tube

3. 위상 변수(Phase variable)

1) Trigge variable: 흡기의 시작을 어떻게 할 것인가?, 흡기 시작 변수

(1) Time trigger: 환자의 흡기 노력이 없을 경우 기계가 정해진 시간에 흡기를 시작
(2) Patient trigger: 환자의 흡기 노력이 있으면 흡기 노력에 의한 pressure나 flow를 감지하여 흡기를 시작

2) Limit or target: 어떻게 줄 것인가?, 흡기 동안 달성하려는 목표

(1) Pressure limit: 흡기 시 목표 압력을 설정하여 압력을 제한
(2) Flow limit or volume: 목표 유량을 설정하여 유량을 제한[flow×time = volume으로 대부분의 기계에서는 flow를 감지, 흡기 시간을 곱해 용적(volume)을 계산하여 monitor에 표시]

3) Cycle: 언제 흡기로 전환할 것인가?, 흡기 종료 변수

(1) Time cycle: 목표 시간을 설정하여 흡기를 종료
(2) Flow cycle: pressure supported breath에서 적용되는 cycle 변수로서 최대흡기기류

(peak inspiratory flow)의 일정 %로 떨어지면 흡기를 종료

4. 기계 환기의 구동 방식(Mode of mechanical ventilation)

1) Mode

(1) Assist control mode ventilation (ACMV)

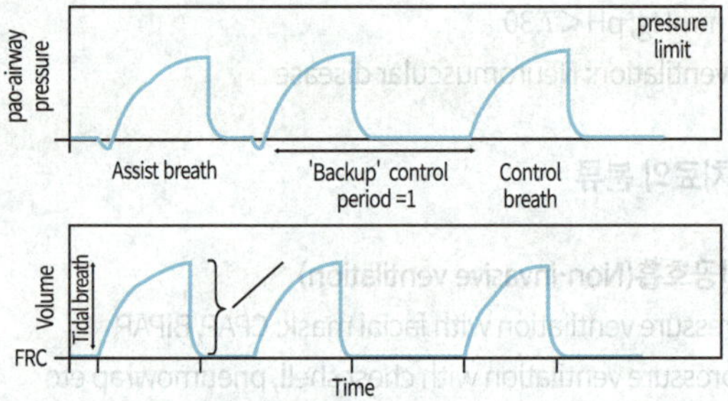

Patient/time triggered, volume cycled, pressure limited
Assisted breaths: triggered by the patient's effort
Controlled breaths: triggered by the ventilator timer
Tachypnea가 있는 경우에는 respiratory alkalermia를 초래하여 seizure를 일으킬 수 있음
Dynamic hyperinflation (auto-PEEP)을 일으킬 수 있음

① 호흡부전증에서 초기 모드

② 환자의 자발적 호흡 때마다 기계가 보조 호흡(assisted breath), 환자 호흡수가 적으면 기계가 정해진 호흡을 보조(controlled breath)

(2) Synchronized intermittent mandatory ventilatlon (SIMV)

환자의 자발호흡을 인정하여 이때는 기계호흡을 유도하지 않으나 정해진 호흡수에 따라서 정해진 기간 내에 환자의 호흡노력에 반응하여 환자와 인공호흡기의 환기를 동조시킴

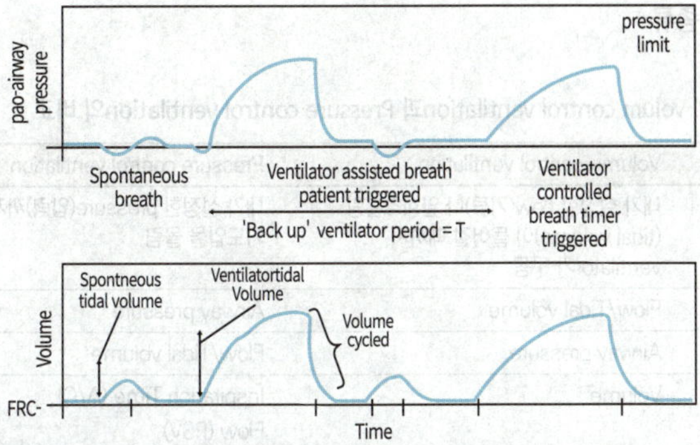

Spontaneous breath를 허용한다는 점이 ACMV와 다름. 그러나 back up rate에 해당되는 시간이 경과하면 환자의 inspiratory effort에 맞추어서 assisted breath를 넣어주고, 만약 inspiratory effort가 없다면 정해진 만큼의 tidal volume을 넣어줌

SIMV는 respiratory drive가 정상인 환자들에게 weaning 전에 호흡근을 training시키는 방법으로 이용됨

(3) Spontaneous ventilation: pressure support ventilation (PSV)

환자에 의해 흡기가 시작되고 환자가 흡기를 종료시킴. 즉, patient trigger, pressure limit, flow cycle

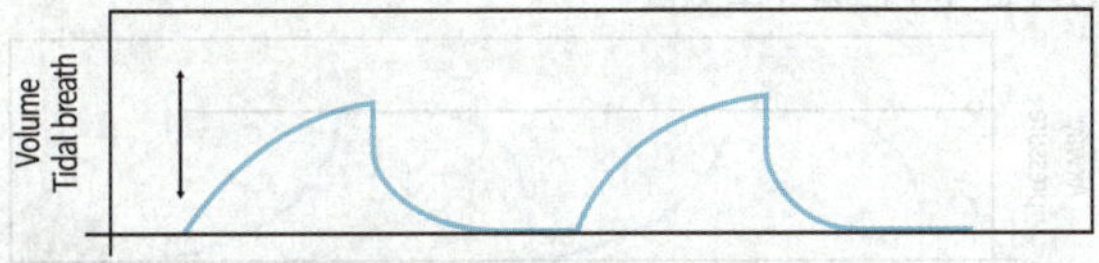

모든 호흡이 환자에 의해 trigger되고 flow cycled, pressure limited로 이루어짐. 기계호흡으로부터의 이탈(weaning)을 위해 고안된 방법으로, 미리 정해둔 정도의 흡기류를 ventilator가 감지하면 pressure support level로 흡기압을 올려 흡기(inspiration)를 돕고, 흡기류가 어느 이하로 감소하면 pressure support가 중단되어 호기(expiration)가 이루어짐.

2) Control 종류

● 표 11-8-12. Volum control ventilation과 Pressure control ventilation의 비교

	Volume control ventilation	Pressure control ventilation
Limit	내가 설정한 flow(기류)나 일회호흡량 (tidal volume)이 들어갈 때까지 ventilator가 구동	내가 설정한 pressure(압력)까지 기도압을 올림
일정한 값	Flow/Tidal volume	Airway pressure
변동하는 값	Airway pressure	Flow/Tidal volume
Cycling	Volume	Inspiration Time (A/C) Flow (PSV)

(1) VCV (volume controlled ventilation): Ventilator가 정해진 호흡 때마다 일정한 양의 volume을 넣어주는 방식

① 장점: 환자의 기도 저항이나 폐탄성의 변화와 관계없이 매 호흡 시마다 안정된 양의 volume을 공급해 줌

② 단점: 기도저항이 증가하거나 폐탄성이 감소한 경우 volume을 공급하는 과정에서 airway pressure가 증가하여 barotrauma가 발생할 수 있음

(2) PCV (pressure control ventilation)

Ventilator가 정해진 호흡 때마다 일정한 양의 pressure에 도달할 때까지 inspiration을 시키는 방식

① 장점: 항상 일정한 양의 pressure만 가해주므로 barotrauma를 예방할 수 있음

② 단점: 기도저항, 폐탄성 등에 따라 환자에게 운반되는 tidal volume이 결정되므로 일정한 양의 환기가 안 될 수도 있음

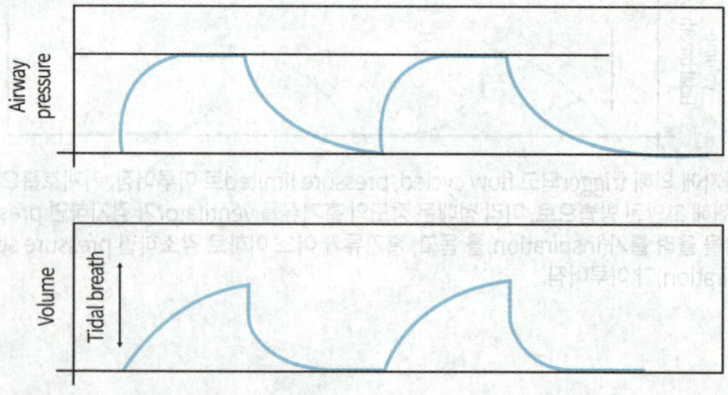

Timer triggered, timer cycled, pressure limited
Peak airway pressure selling하고 그에 따라 tidal volume이 넣어짐. 따라서 idal volume과 minute volume monitor 해야 할 필요가 있음
기도압을 안전하게 유지할 수 있는 mode이므로 barolrauma(기흉 등)가 있는 환자 또는 개흉수술 후의 환자들에게 잘 쓰이는 방법임

5. 인공호흡기 설정의 실제 예(Ventilator setting)

1) FiO_2:1.0으로 시작. 20-30분 간격으로 ABGA 또는 산소포화도를 모니터하면서 FiO_2를 낮춤

2) 기본적으로 추천되는 설정

(1) FiO_2<0.5, PEEP<10 cmH_2O, Tidal volume 6-8 mL/kg: $PaCO_2$ 약간의 증가를 허용 (permissive hypercapnia),

(2) Plateau pressure<35 cmH_2O, flow rate>70 L/min, sensitivity -0.5 to -1.5 cmH_2O, respiratory rate 10–15/min

Inspiratory flow rate

적으면 inspiratory time이 길어지고 expiratory time이 짧아져서 autoPEEP이 발생할 수 있음

Trigger sensitivity

기계가 흡입가스를 불어넣기 시작하도록 환자가 발생시켜야 할 흡입음압을 말하며 절대 숫자가 커지면 환자의 work of breathing이 증가하고 절대 숫자가 작으면 ventilator autocycle이 발생함. 그러므로 환자의 호흡 상태와 기계의 autocycle 유무 등을 관찰하면서 조절함

산소화	이산화탄소 제거
FiO_2	Respiratory rate (RR)
PEEP	Tidal volume (TV)
Peak inspiratory pressure	RR×TV = Minute ventilation
Inspiratory time	

6. PEEP (Positive end-expiratory pressure)

1) 적응증

(1) FiO_2를 0.6 이하로 내릴 수 없는 경우

(2) 100% 산소 투여하여도 PaO_2를 60 mmHg 이상 올리지 못하는 경우

2) 목적

(1) To improve oxygenation by elevating mean alveolar pressure

(2) To prevent end-expiratory airway and alveolar closure

3) 방법

(1) 5 cm H_2O로 시작하여 3–5 cm H_2O씩 올림

(2) FiO_2<0.5로서 SaO_2>90%로 유지된다면, 그대로 둠

4) Optimal PEEP

(1) PEEP을 증가시키면 O_2 content는 증가하나, 어느 level 이상 오르면 cardiac output이 감소되어 oxygen delivery가 감소됨. 따라서 oxygen delivery가 maximum을 보이는 지점을 optimal PEEP로 함

* High PEEP을 유지하다가 갑자기 PEEP을 줄이면 thorax 내로 intravascular volume이 redistribution 되어 pulmonary edema 발생 가능

(2) Compliance가 증가되다가, 어느 level 이상에서부터 감소함. 때때로 PaO_2를 올리기 위해 PEEP을 20 cmH_2O 이상 올리는 경우가 생기는데, 이때 paradoxic하게 PaO_2가 더 감소하는 경우를 볼 수 있음. 이러한 경우, 높은 PEEP이 closed airways를 더 이상 열지는 못하면서 이미 열려 있는 alveolar unit들을 과팽창시켜서 overdistention된 alveolar unit주변의 vascular resistance가 증가되어 blood perfusion이 감소되고, closed airways 주위의 vascular bed로 blood perfusion이 상대적으로 증가되어 'shunt'가 증가된 결과로 해석함. 이러한 상황에서는 PEEP을 줄이는 것이 방법임

5) PEEP 사용에 주의해야 할 경우들

(1) 일측성 폐질환

(2) 폐쇄성 폐질환

(3) Elevated peak & mean airway pressure

(4) Bronchopleural fistula

(5) Hypovolemia, elevated ICP, pulmonary embolism

7. Body position에 대한 고려사항

1) 폐병변의 위치에 따라서, 예를 들면 한쪽 lung이 반대측보다 alveolar edema와 collapse가 더 심할 수 있는데 한쪽 폐가 atelectasis되어 있다면 반대측으로 dependent하게 누우면 V/Q balance에 더 유리해짐

2) Supine position에서 obesity, deep breathing 시 통증 등으로 atelectasis가 악화될 수 있으므로 upright position 또는prone position을 고려해 볼 수 있음

8. Alarm & fighting

1) 원칙

Alarm silence를 먼저 누르지 말고 어떠한 경고인가를 먼저 확인하고 교정해야 함. sedatives, muscle relaxant를 쓰기 전에 꼭 필요한 경우인가를 재고해야 함. 환자의 distress를 감지하면 우선 ventilator를 떼고 bagging을 하면서, airway에 air leakage 또는 obstruction 등 문제는 없는가, 손으로 느껴지는 airway resistance는 변화가 없는가를 확인해야 함. ventilator를 연결하기 전에 test lung을 이용하여 모든 circuit와 setting을 확인하는 것이 필요함

2) Low exhaled tidal volume

(1) 어디에서든지 air가 leak 되고 있음

(2) Upper airway에서 air가 leak되는 소리가 나는 경우 cuff가 vocal cord에서 inflate 되어있는 경우가 있음. 따라서

① X-ray상 tube의 위치가 carina에서 충분히 떨어져 있다면, pharynx를 잘 suction하고 cuff를 deflate시킨 후 tube를 조금 더 깊숙이 밀어 넣고 cuff를 inflate 시킴

② ①의 방법으로 안 되는 경우에는 cuff를 deflate시킨 후 적정량의 air를 이용하여 다시 inflate 시킨 후 10분 후에 deflate 시켜서 나오는 air의 양이 넣은 양과 같은지 확인 (balloon의 perforation 확인)

③ Balloon perforation도 아니라면 tracheal lumen의 구조적인 이상을 고려. 그런 다음 cuff의 위치를 조정해 보아야 함. Small volume & high pressure cuff를 사용하고 있었다면, large volume, low pressure cuff로 바꿔 볼 수 있음

3) High pressure alarm

(1) Fighting

(2) Kinking of tube

(3) Displacement of tube into main stem bronchus

(4) Bronchospasm, mucosal plugging

(5) Pneumothorax, tension pneumothorax

(6) Decreased compliance

9. 기도관리(Airway management)

1) Cuff 압력 : 20-25 cmH_2O

2) 구강위생: 매일 Chlorohexidine액으로 구강을 청소

3) Suctioning은 자주 시행해야 함

(1) 기관과 주기관지에 모아진 기도 분비물만 suction할 수 있음
(2) 1분 이상 100% oxygen을 투여한 후 suction할 것
(3) 소독된 gloves를 끼고 역시 소독된 catheter로 suction함
(4) Hypoxia가 가능하므로 suction하는 시간은 15초를 넘기지 말 것
(5) 3–10 mL의 normal saline으로 irrigation한 후 분비물을 묽게 하여 suction하면 더 잘 될 수 있음

* suction 압력은 가능한 최소압으로 suction할 것. suction tip의 소독 문제도 신경을 써야 함

Frequent turning & hyperinflation : Help to centralize the secretions

4) Humidification and temperature

(1) Check humidifier water: 80–100% humidity
(2) Temperature: 32–37°C

10. 인공호흡기 이탈(Weaning from mechanical ventilation)

1) 이탈 조건

(1) Resolution of the process for which mechanical ventilation was initiated
(2) Absence of septicemia
(3) Hemodynamic stability
(4) Management secretions
(5) Arterial pH: 7.35-7.40
(6) Oxygenation / O2 transport
$SaO_2 > 90\%$ or $PaO_2 > 60$ mmHg with $FiO_2 < 0.5$ on low-level PEEP (5 cm H_2O)
(7) Mechanical function of the respiratory system
① Rapid Shallow Breathing Index (RSBI): F (Rate) / VT (L) < 105
② VT (spontaneous tidal volume) = 10–15 mL/kg
③ MIP < -30 cmH_2O, VD/VT < 0.6
④ MV (minute ventilation) < 10 L/min

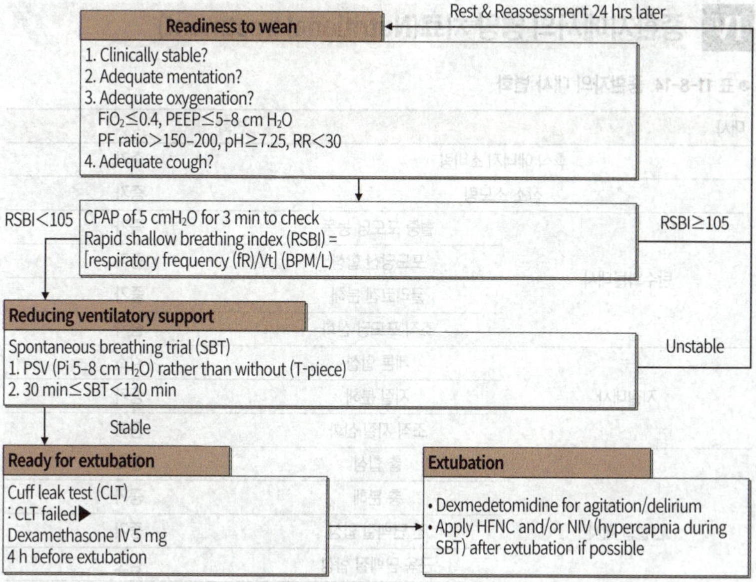

● **그림 11-8-2.** CMC 기계 환기 이탈 프로토콜

2) 이탈방법

(1) Early morning, upright position as possible

(2) SBT의 적용: PSV or T-piece

① 30분에서 3시간까지 적용 가능

② Muscle fatigue까지는 이르지 않도록 함

③ Next weaning trial은 12–24 hr rest 후에 시행

● **표 11-8-13.** SBT를 중단해야 할 상황(criteria for stop SBT)

RR>35/min for 5 minutes or <6/min
HR>140 or 20% increase above baseline or HR<60
PaO_2<60 mmHg or SaO_2<90% on FiO_2≥0.4
SBP>180 mmHg or SBP<80 mmHg or 20% change from baseline
$PaCO_2$>45 mmHg or 20% increase above baseline
Signs of increased work of breathing or distress*

* Accessory muscle use, paradoxical or asynchronous rib cage-abdominal movements, intercostal retractions, nasal flaring, profuse diaphoresis, agitation.

IV 중환자에서의 영양 치료(Nutritional treatment)

● **표 11-8-14. 중환자의 대사 변화**

대사		변화
휴식 에너지 소비량		증가
산소 소모량		증가
탄수화물대사	혈중 포도당 농도	증가
	포도당신 합성	증가
	글리코겐 분해	증가
	조직 포도당 산화	증가
지질대사	케톤 합성	감소
	지질 분해	증가
	조직 지질 산화	증가
단백질 대사	총 합성	감소
	총 분해	증가
	간 단백질 합성	증가
	근육 단백질 합성	감소
	요소 합성	증가

1. 중환자의 영양 평가

NRS 2002 또는 NUTRIC score로 계산할 수 있으나 기본적으로 중환자는 malnutrition state로 가정

2. 에너지 요구량 계산

1) Resting energy expenditure (REE) 계산식: 정확도가 낮고 계산이 복잡함
2) Indirect calorimetry: 중환자 REE 측정의 gold standard이나 장비가 필요하고 측정이 어려움
3) 에너지 요구량 계산: (평상시 체중 kg)×(25–30) kcal/kg ← 쉽고 빠르게 계산 가능
   ① BMI＞25: 평상시 체중 대신 ideal body weight를 사용(평상시 체중 사용 시 over-feeding 우려)
   ② BMI＜16: 초기 7–10일은 현재 체중 사용, 이후 IBW 사용(평상시 체중 사용 시 refeeding syndrome 위험)

3. 영양 지원 방법

1) 경장 영양(Enteral nutrition, EN)

(1) 소화관으로 주입하는 영양 방법: 환자 스스로 입으로 섭취 또는 경관 급식(tube feeding)
(2) 항상 기본적으로 고려되어야 하는 영양 지원 방법
(3) 시작시기: 중환자실 입실 후 24–48시간 이내
(4) 혈역학적 안정 이후(vasopressor 요구량이 지속적으로 감소 중이거나 저용량일 때)
(5) Fluid resuscitation이 더 필요 없는 상태일 때
(6) 혈역학적으로 불안정한 상태로 고용량의 vasopressor가 들어갈 때 EN을 시작하면 위장관 관류 장애에 의한 허혈성 손상이 발생할 수 있음

2) 정맥 영양(Parenteral nutrition, PN)

(1) EN이 금기인 경우, EN만으로 부족할 경우 고려
(2) 혈역학적 불안정
(3) 심각한 위장관 출혈
(4) 장폐색증
(5) 심각한 설사 및 구토
(6) 위장관 천공
(7) 심각한 염증성 장질환(예: 크론병, 궤양성 대장염 등), 복막염, 췌장염

3) EN이 PN보다 항상 우선적으로 고려되어야 하는 이유

(1) 생리적 경로로 영양소의 이용 효율이 높고 대사적 합병증이 적음
(2) 장점막 방어 기능과 면역력 유지, 감염률 감소
(3) PN과 관련된 catheter 합병증이 없음
(4) 일부 사망률 감소 효과도 보고됨

● 표 11-8-15. Early EN이 가능한 경우

ECMO	GI surgery, even in anastomotic leak
Traumatic brain injury	Abdominal aortic surgery
Stroke	Neuromuscular blocking agents
Spinal cord injury	Prone position
Severe acute pancreatitis	Open abdomen

4) 영양 프로토콜

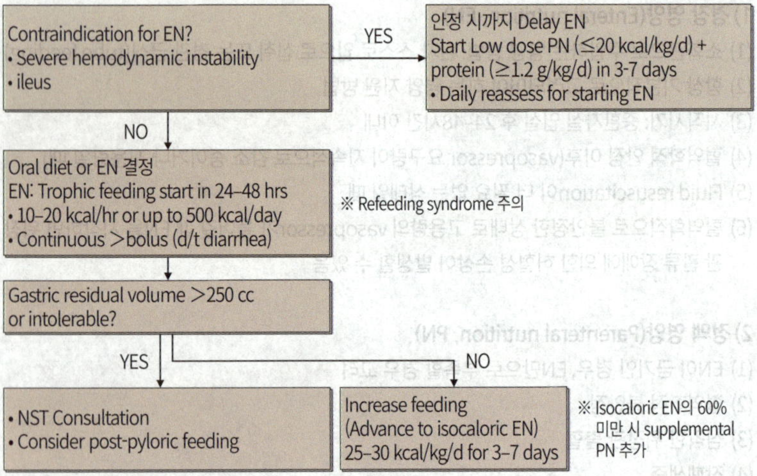

● **그림 11-8-3.** CMC 영양 프로토콜

V 중환자에서 발생하는 합병증과 예방

1. Ventilator associated pneumonia (VAP)

48시간 이상 endotracheal intubation 상태의 환자들은 nosocomial pneumonia 또는 ventilator associated pneumonia 발생의 risk가 높아지는데, 대부분 흡인이 감염 경로임

● **표 11-8-16.** VAP bundle

1. 흡인을 방지하기 위해 head of-bed elevation을 30도 이상으로 유지
2. subglottic suction을 사용
3. 1% 또는 2% 클로르헥시딘으로 구강 청결 관리
4. 매일 진정제 투여 중단 및 탈관 가능 여부 평가
5. 손위생
6. 기관내 커프 압력을 20–25 cmH_2O로 유지

2. 위장관 합병증(Gastrointestinal effect)

1) 스트레스 궤양: H2 blocker, PPI 중 선택할 수 있음

주위험인자
- 48시간 이상의 기계 환기 - 응고 장애 : Plt<50,000/uL, INR>1.5, aPTT>2배
부위험인자
- Acute illness(패혈증, 쇽, 간부전, 신대체요법, 트라우마 - 다발성, 뇌, 척추, 체표면 34% 이상의 화상, 장기이식), Chronic illness(위궤양 기왕력, 1년 내 위장관출혈 기왕력, 3개 이상의 동반질환), 약물(항혈소판제, NSAIDs), 기타(ICU 재원 1주일 이상, occult bleeding 6일 이상)

(1) 위험인자가 있는 환자는 스트레스 예방법을 시행

(2) 약제는 PPI가 선호되며 PPI 투여가 안 되는 환자는 H2 blocker를 씀

2) Mild to moderate cholestasis (i.e., total bilirubin values ≤4.0)

3) Effects of increased intrathoracic pressures on portal vein pressures generally self-limited

3. Deep vein thrombosis (DVT) prophylaxis

1) 금기가 없는 모든 중환자실에 입실한 환자에 약물적 예방요법이 권장

2) 종류

(1) 약물적 예방법: 저분자량헤파린(LMWH), 신부전 시 미분획헤파린(unfractionated heparin)

(2) 비약물적 예방법: 탄력스타킹, 간헐적 공기압박요법(intermittent pneumatic compression, IPC)

약물	용량	비고
Enoxaparin	40 mg SQ qd	CrCl<30 mL/min 시 30 mg qd
Dalteparin	5,000 uint SQ qd	
Unfractionated heparin	5,000 unit SQ bid	
Fondaparinux	2.5 mg SQ qd	CrCl<30 mL/min 시 금기

(3) 현재까지 DOAC에 대한 검증은 끝나지 않아서 추천되지는 않음

3) DVT 예방 약제 금기증

(1) 현재 출혈이 있는 환자

(2) 다음 환자에서도 비약물적 예방법을 추천

(3) 혈소판 감소증(Plt<50,000/uL)

(4) 활동성 위궤양

(5) 심한 응고 장애

(6) 3개월 이내의 출혈 기왕력

4. 중환자에서의 고혈당 및 저혈당

1) 목표 혈당: 140-180 mg/dL

성인 중환자에서 80–110 mg/dL를 목표로 조절한 경우 심각한 저혈당의 발생률은 증가하였으나 사망률에는 효과가 없었던 연구결과를 토대로 함

2) 조절 방법

(1) 혈당이 180 mg/dL 이상으로 12시간 이상 지속될 경우 간헐적 sliding-scale 피하 투여 방법을 시작

(2) 지속적으로 고혈당이 유지될 경우 연속 인슐린 정주법(continuous intravenous insulin infusion, AKA insulin pump)를 고려

3) 주의 깊은 혈당 감시가 혈당 조절 및 저혈당 예방에 필요. 즉, 자주 혈당을 체크할 것

4) 저혈당은 일반적인 저혈당 환자에서의 처치와 동일. 내분비 챕터를 참고할 것

5. 중환자 치료 후 증후군(Post intensive care syndromes, PICS)

1) 정의

중환자 치료 후 인지기능, 정신기능, 신체기능의 저하가 새로 발생했거나 기존의 기능 저하가 더 악화되었을 경우로 정의

2) 위험인자

(1) Pre-existing factors: 신경근육병증, 인지기능장애, 정신질환, 동반지로한, 기능 저하 등

(2) ICU-specific factores: 기계 환기, 패혈증, 섬망, ARDS 등

3) 예방

중환자들, 특히 기계 환기를 받는 환자들에서 PICS 발생 가능성을 최소화하기 위해, ABCDEF bundle의 사용을 권장

● 표 11-8-17. ABCDEF bundle

ABCDEF check list		
A	Assess, Prevent, and Manage Pain	BPS ≥6점 or CPOT ≥3점이면 통증 중재 필요 1차 약물: IV opioid 장기간 사용 시 non opioid 약물 사용 신경병증 통증: gabapentin or carbamazepine 사용
B	Both SATS (spontaneous awakening trials) and SBTS (spontaneous breathing trials)	Daily check
C	Choice of analgesia and sedation	Target RASS-2-0 (light sedation)
D	Delirium: assess, prevent, and manage	CAM-ICU delirium protocol assessment
E	Early mobility and exercise	Bedside PT 등 조기시행 → 섬망 감소, 상태 회복에 도움
F	Family engagement and empowerment	가족과의 면담을 통한 치료 계획 수립

증례

67세 남자가 2일 전 발생한 호흡곤란으로 COVID-19 ARDS로 진단받고 인공호흡기 적용 후 중환자실에 입실하였다. 주치의는 가) 인공호흡기 관련 폐렴 예방을 위해 매일 진정제 투여 중단 및 탈관 가능 여부를 평가하였으며 나) NPO를 유지하였고 다) 심부정맥혈전증을 방지하기 위해 LMWH를 투여하였다. 또한 라) 스트레스 궤양을 막기 위해 PPI를 추가하였으며 마) 인공호흡기로 인한 폐손상을 막기 위하여 PEEP을 20 cm H_2O 이상으로 유지하며 바) tidal volume은 6 mL/kg로 유지하려 노력하였다. 환자의 처치로 올바르지 않은 것은? (두 가지)

⇨ 나), 마)

09

호흡부전

진단과 치료를 위한 핵심사항

1. 문진 및 이학적 검사로 임상적 상황을 파악하도록 함
   1) 저산소증에 의한 것인지 호흡성 산혈증에 의한 것인지
   2) 일차적(폐렴)인지 이차적(심부전)인지
   3) 기저질환에 의한 비호흡성 원인인지
2. 임상평가
   1) 저산소증 정도: PaO_2 or SaO_2, PaO_2/FiO_2 ratio (P/F ratio)
   2) 저환기에 의한 저산소증인지 감별: $PaCO_2$
   3) 저환기에 의하지 않은 저산소증 감별: V/Q abnormality, shunting
3. 흉부 방사선으로 기저질환 감별
   1) 정상: 천식, 만성폐쇄성 폐질환, 폐혈관질환
   2) 국소적인 폐포 충만 음영: 급성 폐렴
   3) 전반적인 폐포 충만 음영: 급성 폐손상, 급성호흡곤란증후군
4. 치료
   1) 저산소증 교정
   2) 산혈증 교정
   3) 심박출량 유지
   4) 기저질환 치료
   5) 합병증을 유발시킬 수 있는 요인 제거

증례

기저에 당뇨가 있었던 80세 여자 환자가 pneumonia로 병실에서 치료받던 중 facial mask 10 L에서 나간 동맥혈 검사에서 $PaCO_2$ 32 mmHg, PaO_2 55 mmHg였고 엑스레이에서는 양측 폐 전체에 걸친 광범위한 폐포 침윤 소견이 보였다. 기관삽관 및 기계호흡을 시행하였다. 기계호흡 시 지켜야 하는 원칙은?

⇨ Lung protective strategy
* Tidal volume≤6 mL/kg Predicted body weight
* Plateau pressure≤30 cmH_2O
* Adequate PEEP to maintain open alveoli in ARDS

증례

기관삽관, 기계호흡 적용후 FiO_2 1.0으로 나간 동맥혈 검사에서 $PaCO_2$ 30 mmHg, PaO_2 50 mmHg였다. 다음으로 시행해 볼 수 있는 가장 적절한 치료는?

⇨ Prone position

I 호흡 부전증

- 정의: 가스교환 장애로 hypoxia or hypercapnia 발생

1. 분류

1) Type I: Hypoxic respiratory failure: inadequate blood oxygenation - PaO_2<60 mmHg
2) Type II: Hypercarbic respiratory failure: excess of circulating carbon dioxide
   ① 급성: $PaCO_2$>45 mmHg
   ② 만성: pH<7.3
3) Type III: Perioperative respiratory failure
4) Type IV: Shock
5) 시기에 따른 분류: Acute, chronic, acute on chronic respiratory failure

2. 원인

1) Type I

(1) Alveolar compartment dysfunction (alveolar units)
예) pneumonia, pulmonary edema, ARDS
(2) Pulmonary vascular dysfunction (vascular system)
예) acute pulmonary embolism, pulmonary hypertension

2) Type II

(1) Controller dysfunction (nervous system)
예) central hypoventilation, sedative medications, toxic overdoses, brainstem stroke
(2) Pump dysfunction (muscular system)

07 신장내과 08 감염내과 09 류마티스내과 10 종양내과 11 호흡기내과 12 알레르기내과

예) myopathy, myasthenia gravis, chest wall disease (kyphoscoliosis)

(3) Obesity hypoventilation syndrome

(4) Airway system dysfunction (airway)

예) asthma, COPD, endobronchial mass/stricture

3) Mixed respiratory failure: 폐질환 환자에서 수술 후(Type III)

3. 진단

ABGA 확인 → A-a gradient & $PaCO_2$ 확인('제1절 VII.동맥혈가스분석' 참고)

II 호흡부전증의 치료

1. Oxygenation

1) Low flow system

환자의 호흡 양상(호흡수, 일회호흡량)에 따라 FiO_2가 지속적으로 변함

표 11-9-1에 표시된 FiO_2는 근사치

(1) Nasal prong

환자의 peak inspiratory flow demand에 따라서 다르기 때문에 실제적으로 얼마의 FiO_2가 공급되는지 정확하게는 알 수 없음. 대략 1 L/min에서 FiO_2=24%, 1 L/min 증가 시마다 FiO_2는 4% 증가함. 산소유량이 6 L/min을 초과하면 FiO_2는 더 이상 증가하지 않음

(2) Simple mask

Nasal prong에 비해 더 높은 농도의 산소를 공급할 수 있음(FiO_2: 40–60%), 이 역시 산소 유량이 8L/min 이상이면 더 이상의 FiO_2 증가 효과를 기대할 수 없음

(3) Reserve bag

Reserve bag 이 달려있어서 FiO_2 60% 이상의 고농도산소를 공급할 수 있음

(4) Non-rebreathing mask

One way valve가 달려있어 reserve bag 내의 O_2가 환자가 내쉬는 호기가스와 혼합되지 않아 고농도의 산소(80–90%)를 공급할 수 있음

● **표 11-9-1. 저유량 산소요법의 종류**

Method	100% Oxygen flow rate (L/min)	FiO_2 (%)
Nasal cannula	1	24
	2	28
	3	32
	4	36
	5	40
	6	44
Oxygen mask	5-6	40
	6-7	50
	7-8	60
O2 mask with reservoir	6	60
	7	70
	8	80
	9	90
	10	>99
Non-rebreathing mask	4-10	60-100

2) High flow nasal cannula (HFNC)

TIP

Initial setting

HFNC 60 L/90%부터 시작 → SpO_2 92% target으로 FiO_2 먼저 5-10%씩 titration

FiO_2 50%까지 tapering 시 Flow 50 L로 감량

HFNC 40-50 L/30-40% → Nasal prong으로 변경해볼 수 있음

(1) 고농도의 산소(FiO_2 100%까지 조절가능)와 flow(~60 L/min)를 일정하게 공급할 수 있으며, humidified oxygen을 공급할 수 있는 장점이 있음

(2) 기도내 양압 유지됨

(3) upper airway의 dead space 를 washout → 호흡일 감소

(4) hypercapnia 동반되지 않은 respiratory failure 환자에서 먼저 고려

TIP

HFNC 적용 후 2시간, 6시간, 12시간째 ROX index 를 계산!
→ HFCN therapy failure, mechanical ventilation 필요 여부 확인

$$\text{ROX index} = \frac{(SpO_2/FiO_2)}{(\text{Respiratory Rate})}$$

*www.mdcalc.com 활용
2 hr 후 ROX Index<2.85
6 hr 후 ROX Index<3.85
12 hr 후 ROX Index<3.85라면 HFNC failure
12 hr 후 ROX Index≥4.88 → Low risk of mechanical ventilation

3) 비침습적 기계 환기(NIV)

(1) 적응증

① 호흡산증(pH≤7.35 and / or $PaCO_2$≥45 mmHg)
② 호흡보조근의 사용
③ 역설적 복근 운동
④ 늑간 수축(함몰)
⑤ 환자 의식 명료하여 협조 가능, 기도 확보 가능

TIP

COPD AE 등 respiratory acidosis
기계호흡 이탈, 발관 후에도 사용 가능(Helmet NIV)
기관내 삽관 거부 환자에서 사용 고려

(2) Initial setting

① Pressure controlled ventilation에서 tolerable
② PEEP 5 cmH_2O, Inspiratory pressure 5–10 cmH_2O
③ 적용 후 확인해야 할 사항

- Mask leaking 유무
- 활력징후
- 환자의 호흡과 동기화 여부
- 30분 및 2시간 후 ABGA f/u

* HACOR score: NIV 적용 1 hr 후 HR, acidosis, consciousness, oxygenation, RR 평가. 5점 이하일 시 NIV 유지(www.mdcalc.com 활용)

> **TIP**
> **마스크 착용 후 leaking 발생 시 대처 방법**
> - 새는 부위 및 콧등에 폼 드레싱 적용
> - 헬멧 마스크로 변경 고려
>
> 객담, 점액 과다 발생 → 간헐적 NIV 중단

2. Mechanical ventilation의 적응증

1) 산소공급에도 지속되는 hypoxic respiratory failure
2) 호흡성 산증을 동반한 hypercapnic respiratory failure

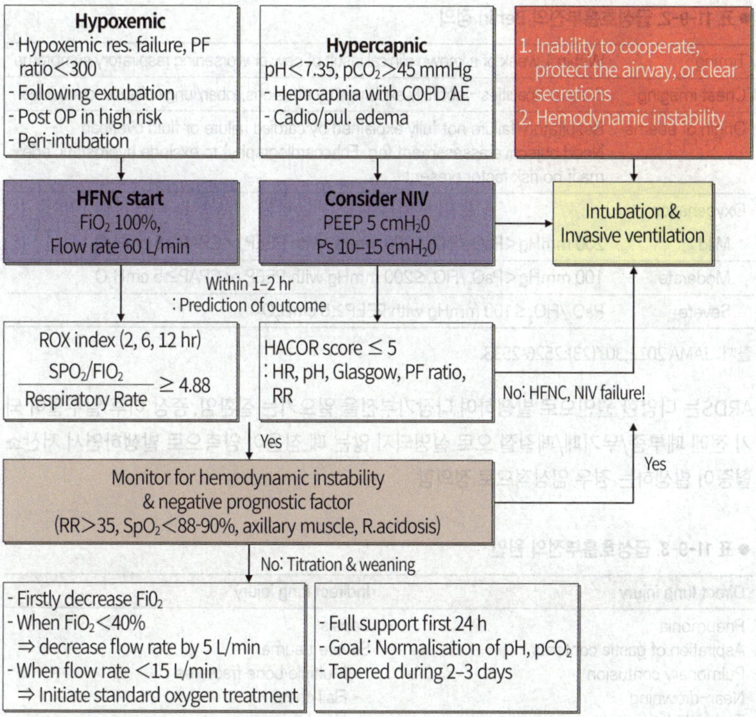

● 그림 11-9-1. 호흡부전의 치료 프로토콜

III 급성 호흡부전 증후군(Acute respiratory distress syndrome, ARDS)

1. 정의

다양한 직·간접적 원인으로 폐포모세혈관 막(alveolar-capillary membrane)의 투과성이 증가해 폐포 공간 내 부종액이 차고, 활성화된 호중구 및 사이토카인으로 인한 손상, 계면활성제와 응고체계의 이상으로 인해, 산소치료에 반응하지 않는 저산소증 및 비균질적인 염증성 급성폐손상이 발생하는 것(2016년 대한 결핵 및 호흡기학회 임상 진료지침)

● 표 11-9-2. 급성호흡부전의 Berlin 정의

Timing	Within 1 week of a known clinical insult of new or worsening respiratory symptoms
Chest imaging	Bilateral opacities - not fully explained by effusions, lobar/lung collapse, or nodules
Origin of edema	Respiratory failure not fully explained by cardiac failure or fluid overload Need objective assessment (eg. Echocardiography) to exclude hydrostatic edema if no risk factor present
Oxygenation	
Mild	200 mmHg $<$ PaO_2/FiO_2 $\leq$ 300 mmHg with PEEP or CPAP $\geq$ 5 cmH_2O
Moderate	100 mmHg $<$ PaO_2/FiO_2 $\leq$ 200 mmHg with PEEP or CPAP $\geq$ 5 cmH_2O
Severe	PaO_2/FiO_2 $\leq$ 100 mmHg with PEEP $\geq$ 5 cmH_2O

출처: JAMA 2012;307(23):2526-2533.

ARDS는 다양한 원인으로 발생하여 다장기부전을 일으키는 질환임. 증상 이후 일주일이 되기 전에 폐부종/무기폐/폐결절 으로 설명되지 않는 폐 침윤이 양측으로 발생하면서 저산소혈증이 발생하는 경우 임상적으로 정의함

● 표 11-9-3. 급성호흡부전의 원인

Direct lung injury	Indirect lung injury
Pneumonia Aspiration of gastic contents Pulmonary contusion Near-drowning Toxic inhalation injury	Sepsis Severe trauma - Multiple bone fractures - Flail chest - Head trauma - Burns Multiple transfusions Drug overdose Pancreatitis Postcardiopulmonary bypass

출처: Harrison's principles of internal medicine, 20th edition, p. 2031.

2. 치료

*Initial management of ARDS (Harrison's principle of internal medicine, 20th, 2034p)
Initial volume/pressure-limited ventilation
Oxygenation
Minimize acidosis: pH≥7.3으로 유지
Diuresis & Avoid hypoperfusion

1) Lung protection ventilator support

※ Mechanical ventilation: '제8절 중환자의학 총론' 참고

(1) Low tidal volume: tidal volumes<6 mL/kg, predicted body weight
(2) Plateau pressure≤30 mmHg
(3) Moderate/severe ARDS: high PEEP (>10) 권고됨
(4) Driving pressure (plateau pressure – PEEP): 15 cmH_2O 미만으로 유지 권고됨

2) Prone position

(1) Severe ARDS (PEEP 5, FiO_2 0.6 이상에서 12 hr 후에도 PaO_2 / FiO_2 ratio<150 mmHg) 시 고려
(2) 24 hr 중 16–20 hr 동안 prone position 유지, 적어도 12 hr per day는 유지할 것 권고함
(3) 중단 시점: oxygenation improvement 있거나 supine position 시에 비해 20% 이상 PaO_2/FiO_2 ratio 악화 혹은 prone position 시 life threatening complication 있을 시 중단
(4) Absolute contraindication: Unstable spinal fracture
(5) Relative contraindications:
  ① Hemodynamic instability
  ② Unstable pelvic or long bone fractures
  ③ Open abdominal wounds
  ④ Increased intracranial pressure: ICP 모니터 가능하다면 적용 가능
  ⑤ Late-term pregnancy: continuous monitoring of fetal HR 시 적용고려
(6) Complication: endotracheal tube obstruction
  ① Pressure sores
  ② Loss of venous access

3) Neuromuscular blockade(※ '제8절 중환자의학 총론' 참고)

(1) Sedation 충분히 되어 있는 상태에서 ventilator dyssynchrony 있을 시 lung protec-

tive ventilation 을 위해 사용함

(2) Cisatracurium: 유일하게 대규모 임상연구가 진행된 약제로 권고됨

① 15 mg bolus 투여후 37.5 mg/hr로 48시간 이내로 투여

② 임상양상(paralytic effect)에 따라 감량 고려

(3) 지속적 투여 시에는 되도록 48 hr 이내로 사용 권고함

4) Lung recruitment maneuver

(1) 아직 근거 부족으로 일반적으로 권고되고 있지는 않음. 다른 방법이 없을 때 고려

(2) Recruitable lung 인지 평가, overdistension high risk group은 제외 필요

PEEP 올린 후 oxygenation 호전 시 고려해볼 수 있음

(3) Harm이 있을 수 있음: hypotension, A.fib. RVR 등

(4) FiO_2 100%, PEEP 30–40 cmH_2O까지 증량, 2분 이내로 유지

5) ECMO

Severe ARDS (PaO_2/FiO_2 ratio가 <50 mmHg for 3 hr 혹은 PaO_2/FiO_2 ratio가 <80 mmHg for 6 hr) 혹은 severe hypercapnic respiratory failure (pH<7.25 with $PaCO_2$≥ 60 mmHg for>6 hr)에서 고려

Contraindication

① 7일 이상 ventilator on FiO_2>90% /Pplat>30 cmH_20

② 지혈 불가능한 출혈

③ 회복 가능성이 없는 다발성 장기부전

④ 회복 불가능한 중추신경장애

⑤ 시술 의의를 찾기 어려운 말기암 혹은 고령 환자

Initial setting

① Blood flow 3 L/min (50 mL/kg/min)/Sweep gas 3 L/min (=blood flow)

② ECMO FsO_2 100% (for lung protective ventilation)

③ Target SaO_2: 85–90%

④ Heparin: ACT 150–160 target

⑤ Sedation: RASS -3~-4

(1) Hypoxia: Recurculation (Cannula 위치 확인, echocardiogram)

(2) Blood flow 감소: chattering 확인/hypovolemia 고려

(3) 출혈/Thrombosis: 응고인자 확인 및 교정/DIC → 원인 교정

Heparin induced thrombocytopenia → DIT 사용 고려

6) Steroid

(1) Concern이 있음

(2) Pulmonary inflaamation 감소 목적
(3) 최근 severe pneumonia 에서 hydrocortisone 투여가 도움이 된다는 연구결과

7) Inhaled nitric oxide

(1) Pulmonary vasodilators로 일시적 산소화 개선 효과가 있음
(2) 생존율 향상 혹은 기계 호흡 시간을 낮추지는 못함

3. 예후

Lung Protective Ventilation

Low tidal volume ventilation	<6 mL/kg
Plateau Pressure	<30 cmH_2O
Optimal PEEP	1. Follow low PEEP table 2. Consider PEEP titration

FiO_2	0.3	0.4	0.4	0.5	0.5	0.6	0.7	0.7
PEEP	5	5	8	8	10	10	10	12

FiO_2	0.7	0.8	0.9	0.9	0.9	1.0
PEEP	14	14	14	16	18	18-24

Steroids

Consider Steroids

Prone Positioning

MV를 시행함에도 호전되지 않는 moderate-severe ARDS, MV<36 h ▶ Prone position 하루 10시간 이상

Neuromuscular blockade

MV를 시행함에도 호전되지 않는 moderate-severe ARDS, MV<48 h ▶ Consider intermittent NMB

ECMO

P/F ratio<80 mmHg, refractory hypoxemia/hypercapnia before<7 days of mechanical ventilation ▶ Consider wECMO

Respiratory Acidosis Manage

If pH 7.15–7.30: Increase RR until pH>7.30 or $PaCO_2$<25 (Max set RR = 35)
If pH remains<7.15: Increase V_T 1 mL/kg until pH>7.15 (Pplat may be>30) Consider $NaHCO_3$

● **그림 11-9-2.** 급성 호흡부전의 치료 프로토콜

1) Severe ARDS에서 46% mortality 보임. Sepsis, nonpulmonary organ failure 동반 시 80% 이상 mortality
2) Risk factor: 75세 이상 age, preexisting organ dysfunction (chronic liver disease, cirrhosis, chronic alcohol abuse, chronic immunosuppression)
3) Direct lung injury (pneumonia, pulmonary contusion, aspiration 등)이 indirect lung injury에 비해 2배 이상 mortality 높음

IV 기도유지와 기관내 삽입

1. 기도유지

1) Head and jaw position
(1) 구강과 인후두를 확인, 이물질 제거
(2) Jaw thrust or head-tilt chin lift maneuver

2) Oral and nasopharyngeal airways

3) Laryngeal mask airway
(1) Endotracheal tube with small mask
(2) Aspiration 예방, 일시적인 사용

4) Mask-to-face ventilation

2. 기관내 삽입(Endotracheal intubation)

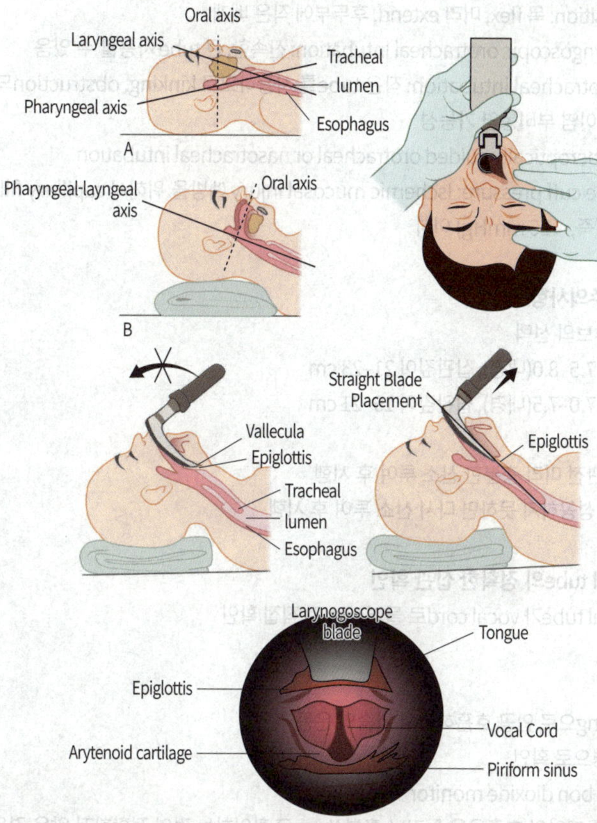

● **그림 11-9-3. 기관내 삽입**

Difficult airway assessment

- 얼굴 외상, 큰 앞니, 큰 혀, stridor 등 상기도 폐쇄징후, 짧고 두꺼운 목, 뻣뻣한 목, 경추 수술 환자, 구강/목 방사선 치료, 수술 환자
- 입의 크기: 후두경과 기관내관 삽입 시 시야확보 가능할 정도로 입이 벌어져야 함
- 혀를 수용할 공간: 아래턱 밑 공간이 혀를 수용하기 충분하여야 시야 확보가 됨
- 후두의 위치: 두 손가락 너비 이상 시 후두가 혀의 기저부로 멀리 있어 후두경 삽입 시 성문 보기 어려울 수 있음

1) 방법

(1) 환자의 목과 구강상태에 대하여 전반적인 관찰: 치아, 의치, 경추상태, 구강 내 suction 상황

(2) 'Sniffing' position: 목 flex, 머리 extend, 후두부에 작은 베개

① Direct laryngoscopic orotracheal intubation: 신속함, 큰 tube 사용할 수 있음

② Blind nasotracheal intubation: 작은 tube를 사용하므로 kinking, obstruction되기 쉽고, 중이염 부비동염 가능성

③ Flexible fiberoptically guided orotracheal or nasotracheal intubation

(3) Tracheal tube cuff pressure: Ischemic mucosal injury 예방을 위해서 capillary filling pressure(즉, <26 mmHg) 이하

2) 튜브선택 및 주의사항

(1) 기관내삽관 튜브의 선택

① 성인 남자: 7.5–8.0(내경), 삽관깊이 21–23 cm

② 성인 여자: 7.0–7.5(내경), 삽관깊이 19–21 cm

(2) 주의사항

① 반드시 삽관전 미리 충분한 산소 투여 후 시행

② 30초 이내 성공하지 못하면 다시 산소 투여 후 시행

3) Endotracheal tube의 정확한 삽관 확인

(1) Endotracheal tube가 vocal cord로 들어가는 것 직접 확인

(2) 청진

(3) Chest X-ray

(4) Ambu bagging으로 인공 호흡하면서 가슴의 운동 확인

(5) 기관지 내시경으로 확인

(6) End-tidal carbon dioxide monitor

청진으로 양쪽 폐야의 호흡음을 듣거나 흉부 X-ray로 확인하는 것이 정확하지 않은 경우도 있음. 만약 의심스러우면 발관하고 다시 삽관함

4) 부작용

(1) 부적절한 endotracheal tube의 위치

① 가장 중요, carina 상방 3–5 cm에 tube의 끝이 위치하도록 함

② 복부 팽만, 흉부에서 호흡음이 없음, tube로 위내용물 나오는 소견이 있으면 부적절한 위치를 확인

(2) 발치, 상기도손상, 두강내압상승

기관내삽관 실패 시 failed airway
(1) 산소포화도 유지가 되더라도 경험 많은 시술자가 3회 이상 기관삽관에 실패하였을 경우
(2) 1회 이상 후두경 사용하여 시도 중 혹은 시도 후 적절한 산소포화도 유지가 되지 않은 경우
- O_2 15 L via mask로 ventilation
- I-gel 삽입 후 ambu bagging 시행
- 마취과/응급의학과 도움 요청
- Ambu bagging 시에도 SpO_2 90% 이하 시

(3) Tracheostomy 혹은 cricothyroidotomy 고려

3. 기도절개술(Tracheostomy)

1) 적응증

(1) 장시간 기계 호흡이 필요시
(2) 잠재적으로 생명을 위협줄 수 있는 상기도 폐쇄증
(3) 폐쇄성수면무호흡 증후군
(4) 선천성 기형증(e.g., Pierre-Robin 증후군)

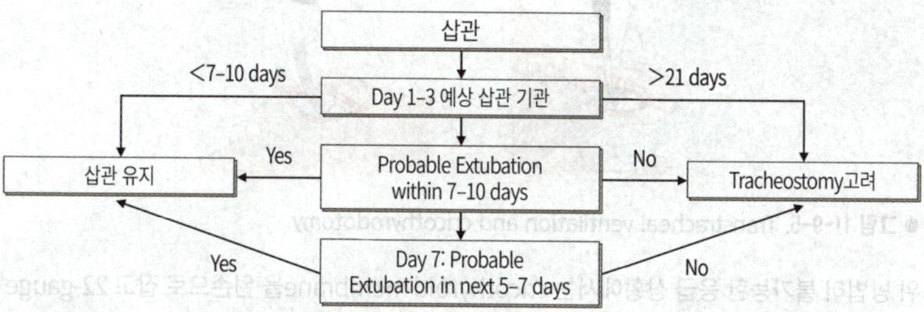

● 그림 11-9-4. 기도절개술의 결정 과정

2) 방법

(1) Percutaneous dilational tracheostomy
(2) Surgical tracheostomy

* 수술 후 확인 및 관리: CXR, ABGA 확인
Cuff 압력 20–25 mmHg 유지
수술 후 5–7일 후 기관절개관 교환 고려

3) Cricothyroidotomy: 상기도 폐쇄의 응급 상황 시

(1) Pillow or towel roll을 환자의 어깨 밑에 받침
(2) Thyroid cartilage와 cricoid cartilage 사이에 cricothyroid membrane이 있고 왼손 엄

지와 검지로 cricothyroid membrane의 측면을 잡아서 보호하고 membrane의 전 길이에 횡 절개를 하고 주위 조직에 손상이 없게 함

(3) Tracheostomy tube 혹은 endotracheal tube를 삽입

4) Cricothyroid needle cannulation

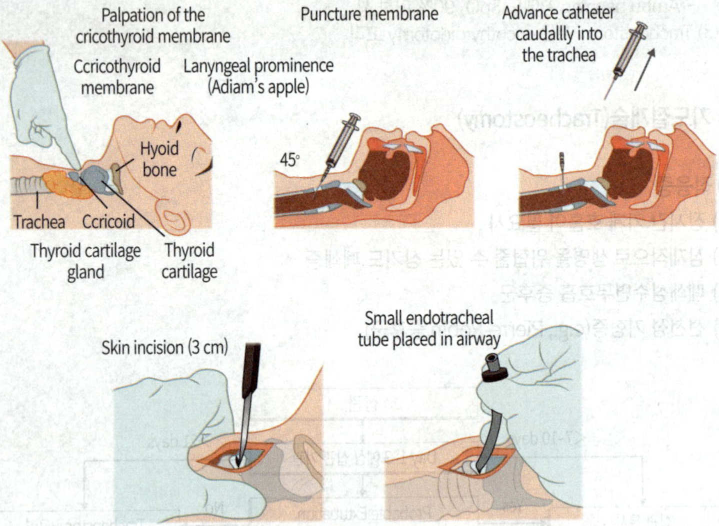

● **그림 11-9-5. Transtracheal ventilation and cricothyrodotomy**

위 방법이 불가능한 응급 상황에서는 cricothyroid membrane을 왼손으로 잡고 22-gauge needle를 주사하여 공기가 나오는 것이 확인되면 lidocaine을 trachea 내로 주사하여 기침을 방지함. 바늘을 뺀 다음 동일 방법으로 14-gauge needle을 cricothyroid membrane에 45도로 삽입하여 공기가 나오는 것을 확인 후 outer cannula를 삽입함

● **표 11-9-4. 기관 삽관과 기계호흡에 사용되는 약제들**

Type	약물	Dose	Onset time	Duration	Use	disadvantage
Induction agents	Ketamine	1 mg/kg 50 kg =5 mg	60–90 sec	10–20 min	hemodynamically unstable reactive airways disease	Increase secretions Hypertension, tachycardia Laryngospasm (rare)

● 표 11-9-4. (이어서) 기관 삽관과 기계호흡에 사용되는 약제들

Type	약물	Dose	Onset time	Duration	Use	disadvantage
Induction agents	Etomidate	0.3 mg/kg 50 kg =15 mg	10-15 sec	Dose dependent 0.1 mg/kg=100 sec	Suitable for most situation	Adrenal suppression Myoclonus
	Midazolam	0.03 mg/kg 50 kg =1.5 mg	60-90 sec	15-30 min	Not recommended for RSI	Respiratory depression Apnea Hypotension Slow onset
	Propofol	1 mg/kg 50 kg = 50 mg	15-45 sec	5-10 min	Hemodynamically stable Reactive airways disease Status epilepticus	Hypertension Myocardial depression Reduce cerebral perfusion
	Thiopental	3 mg/kg 50 kg =150 mg	30-45 sec	5-10 min	hemodynamically stable status epilepticus	Histamine release Myocardial depression Vasodilation → Hypotension
Paralytic agents	Succi-nyl-choline	1 mg/kg	45-60 sec	6-10 min	Widely used unless contraindicated	Hyperkalemia Malignant hyperthemia bradycardia
	Rocu-ro-nium	1.2 mg/kg IBW	60 sec	Dose dependent	Can be used unless contraindicated	Allergy (rare)

CHAPTER

12 알레르기내과

1 알레르기질환의 검사방법

2 질환별 접근법

3 알레르겐 면역요법

12 알레르기내과

01

알레르기질환의 검사방법

증례

31세 남자가 3-4년 전부터 1년에 한 번씩 반복된 전신두드러기와 호흡곤란을 주소로 왔다. 환자는 열흘 전 칼국수를 먹고 체육관에서 농구를 하던 중 증상이 다시 발생했다고 한다. 환자의 증상을 설명할 수 있는 과민반응(hypersensitivity)의 종류와 이를 매개하는 면역반응체(immune reactant), 작동세포(effector cell)는 무엇인가?

⇨ 제 1형 과민반응, immunoglobulin E, mast cell/basophil

시행 가능한 검사는 진단과 과민반응의 종류(type I-IV)에 따라 다름. 생체내 검사는 복용 중인 약제에 영향을 받으며 전신반응을 일으킬 수 있으므로 검사의 득과 실에 대한 고려가 필요함

● **표 12-1-1. 검사법에 따른 분류**

생체내(In vivo) 검사	생체외(In vitro) 검사
피부단자검사(Skin prick test)	Specific IgE test (ImmunoCAP)
피내검사(Intradermal test)	Multiple allergen simultaneous test (MAST)
첩포검사(Patch test)	Basophil activation test
유발검사(Provocation test)	Lymphocyte transformation test

● **표 12-1-2. 과민반응의 종류에 따른 분류**

과민반응의 종류	검사
Type I (IgE-mediated, immediate reaction)	Skin prick test/Intradermal test MAST/ImmunoCAP Basophil activation test
Type IV (non-immediate reaction)	Delayed reading of intradermal test Patch test Lymphocyte transformation test

● 표 12-1-3. 피부반응 및 유발검사 전에 중단이 필요한 약물

피부반응검사 및 경구(주사) 약물 유발검사
H1 blocker
1세대
Chlorpheniramine: 1–3일
Hydroxizine (Adipam): 1–10일
Ketotifen: >5일
2세대
Azelastine (Azeptin): 3–10일
Cetirizine (Zyrtec): 3–10일
Levocetirizine (Xyzal): 3–10일
Ebastine (Ebastel): 3–10일
Desloratadine (Aerius): 3–10일
Loratadine (Claritin): 3–10일
H2 blocker: 검사 당일 중단
Systemic corticosteroids: 일주일 이상 사용한 경우 중단
Imipramine: >10일
기도유발검사
속효성 β2-항진제: 6시간
지속성 β2-항진제(salmeterol): 36시간
초장시간(ultra-long) 지속성 β2-항진제(indacaterol, vilanterol, olodaterol): 48시간
지속성 항콜린제: 12시간(tiotropium은 7일 이상)
Leukotriene receptor antagonist (LTRA): 24시간
경구 theophylline: 12–24시간

출처: Eur Respir J. 2017;49(5):1601526, Middleton's Allergy Principles and Practice. 9th edition. Elsevier; 2020. p. 1133.

02 질환별 접근법

증례

40세 여자가 항생제를 복용하고 30분 후 발생한 전신 두드러기와 호흡곤란으로 왔다. 혈압 60/40 mmHg, 맥박 120회/분, 호흡 28회/분, 체온 36.7°C, 산소포화도 80%였고 양측 폐야에서 천명음이 청진되었다. 진단과 즉시 필요한 치료는?

⇨ 아나필락시스(anaphylaxis), 에피네프린 근육주사

I 만성기침

진단과 치료를 위한 핵심사항

- 15세 이상 소아청소년과 성인에서 8주 이상 지속된 기침으로 정의함
- 난치성 만성기침은 기침반사의 과도한 항진에 의한 신경병성 과민증에 의해 발생하는 것으로 설명함(cough hypersensitivity syndrome)
- 문진과 신체 검진, 초기검사를 통해 특이적 만성기침을 배제하고 경험적치료를 시행함
- 만성기침의 치료 가능한 요인(treatable trait)으로 호산구 기도염증(eosinophilic airway inflammation), 비부비동염, 위산역류(비산역류 포함)에 대한 평가와 치료를 시행함
- 원인 미상의 기침 또는 난치성 만성기침에서는 신경조절약물치료와 음성병리치료(speech pathology therapy) 등의 비약물치료를 할 수 있음

1. 접근

1) 초기검사

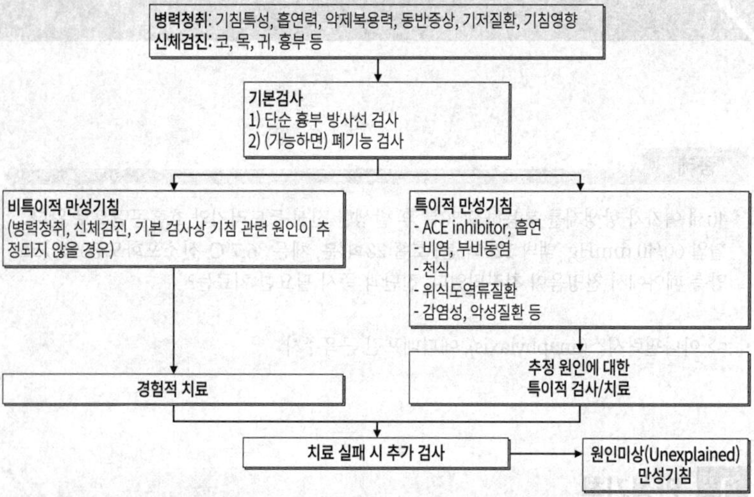

출처: 대한천식알레르기학회 만성기침 진료지침, 2018.

2) 만성기침의 경험적 치료와 치료 가능한 요인(Treatable trait)

한국인의 비특이적 만성기침 환자에서 경험적 치료제로 H1 항히스타민제와 흡입 스테로이드(ICS)를 사용할 수 있음(대한천식알레르기학회 만성기침 진료지침, 2018)

(1) 호산구 기도염증: 유도객담검사, 호기산화질소, 또는 혈액 호산구 검사 결과를 기반으로 ICS를 사용

(2) 비부비동염: 부비동 엑스선 검사, 피부단자검사 등을 시행하며 H1 항히스타민제와 비강용 스테로이드제를 사용

(3) 위식도역류질환: 위산역류증상이 있거나 객관적 검사 소견이 있는 경우에만 프로톤 펌프 억제제(PPI)를 사용. 위식도 운동개선제(promotility drug)를 시도해 볼 수 있음

● 표 12-2-1. 호산구 기도염증 관련 질환

분류	증상	기도과민성 (메타콜린/만니톨 기도유발검사)	기도염증	임상경과	치료
천식	기침, 호흡곤란, 천명	양성	호산구성, 호중구성, 혼합형 염증	폐기능저하 발생	ICS, ICS/LABA, LTRA, steroid, biologics
기침형천식 (Cough variant asthma)	호흡곤란, 천명 등이 없이 기침	양성	많은 경우 호산구성 염증	일부 천식으로 이행, 폐기능저하 가능	ICS, ICS/LABA, LTRA
호산구기관지염 (Eosinophilic bronchitis)	호흡곤란, 천명 등이 없이 기침	음성	호산구성 염증	기류폐쇄는 나타나지 않음	ICS

3) 원인미상 또는 난치성 만성기침: 만성기침 환자의 5-10%

(1) 분류

① 원인미상의 특발성 만성기침(Unexplained or idiopathic chronic cough): 기침의 정확한 원인을 진단할 수 없이 지속되는 경우

② 난치성 만성기침(Refractory chronic cough): 설명 가능한 원인이 있으나 원인에 대한 충분한 치료에도 불구하고 반응하지 않고 기침이 지속되는 경우

③ 특발성 난치성 만성기침(Unexplained and refractory chronic cough): 진단적 검사로 원인을 설명하기 어렵고, 여러 가지 치료에도 불구하고 기침이 지속되는 경우

2. 치료

아편양 중추성 진해제(codein), 신경조절제(gabapentin, pregabalin, amitriptyline)를 사용할 수 있음. 최근 새로운 신경조절약물인 P2X3 길항제(gefapixant)가 위약대조 임상시험에서 성공적인 결과를 보임

II 천식

'11장 호흡기내과 제2절 기관지 천식' 참고

III 알레르기 비염

진단과 치료를 위한 핵심사항

- 맑은 콧물, 코막힘, 코간지러움, 재채기 등의 증상이 지속적으로 있으며 집먼지진드기, 꽃가루, 동물털, 곰팡이 등의 환경적 노출에 증상의 빈도와 중증도가 영향을 받는 경우 알레르기 비염을 의심함
- 알레르기 비염의 원인 항원 인자에 대한 검사로 피부반응검사 또는 혈청 내 특이 IgE 측정 검사가 필요함
- 알레르겐 외 비특이적 유발인자(냄새, 알코올, 매운음식, 차고 건조한 공기, 온도변화, 술, 담배 등)에 영향을 받는 비알레르기성 비염과 혈관운동성 비염의 감별이 필요하며 만성부비동염 및 비용종, 천식이 동반되는지 확인 필요함

1. 치료

1) 중증도 평가

(1) 경증(mild): 기본증상(콧물, 재채기, 코막힘)은 있으나 중증도 평가 항목이 해당이 없음

(2) 중등도-중증(moderate-severe): i)수면장애 ii) 운동을 포함한 일상생활의 불편함 iii) 학교나 직장생활의 불편함 iv) 심하게 불편한 증상 중 한 가지 이상이 해당됨

2) 사용 가능한 약제

H1 항히스타민제, 경구용 비충혈 제거제, 비강용 스테로이드(INCS) 또는 비강용 스테로이드 +azelastine 복합제(INCS+AZE), 경구 스테로이드, 알레르겐 면역요법

3) 치료

경증이거나 중등도 이상이나 증상이 간헐성(<4일/주 또는 <4주/년)인 경우는 H1 항히스타민제, INCS, INCS+AZE 모두 사용 가능하나 지속성(≥4일/주이며 ≥4주/년)인 경우는 INCS 또는 INCS+AZE로 사용을 시작함

● 표 12-2-2. H1 항히스타민제 정리

분류	상품명	성인 상용량 (신기능, 간기능에 따라 용량조절 필요)
1세대		
Chlorpheniramine	Pheniramine	4 mg
Hydroxyzine	Adipam, Ucerax	30-60 mg

● 표 12-2-2. (이어서) H1 항히스타민제 정리

분류	상품명	성인 상용량 (신기능, 간기능에 따라 용량조절 필요)
2세대		
Cetirizine	Zyrtec	5 or 10 mg qd
Levocetirizine	Xyzal	5 mg qd
Fexofenadine	Allegra	60 mg bid or 180 mg qd
Loratadine	Claritin	10 mg qd
Desloratadine	Aerius	5 mg qd
Ebastine	Ebastel	10 mg qd
Azelastin	Azeptin	2 mg bid or 1 mg bid

* 임신 중 사용 가능한 H1 항히스타민제: Chlorpheniramine, cetirizine, levocetirizine, loratadine

● 표 12-2-3. 비부비동염 치료 약제의 효과 비교

	Sneezing	Rhinorrhea	Obstruction	Nasal itching	Eye Sx
Antihistamines					
Oral	++	++	+	+++	++
Intranasal	++	++	+	++	–
Intraocular	–	–	–	–	
Corticosteroids					
Intranasal	+++	+++	+++	++	++
Decongestants					
Oral	–	–	+	–	–
Intranasal	–	–	++++	–	–
Anticholinergics	–	++	–	–	–
Antileukotrienes	–	+	++	–	++

IV 두드러기(Urticaria)와 혈관부종(Angioedema)

진단과 치료를 위한 핵심사항

- 두드러기는 팽진(wheal)을 동반한 발적으로 진피(dermis) 상부에서 일어나며 혈관부종은 진피 하부(deep dermis) 또는 피하 조직에서 혈관 투과성이 증가하여 발생하는 부종임
- 두드러기는 발생 후 24시간 안에 병변이 사라지며 색소침착을 남기지 않음. 동일병변이 24시간 이상 지속되면 두드러기성 혈관염 또는 다른 원인의 발진을 감별해야 함
- 혈관부종은 두드러기와 동반하여 나타나는 경우(histamine성)가 대부분이나 두드러기 없이 혈관부종만 있을 경우 bradykinin에 의해 매개되는 혈관부종을 감별해야 함. 혈관부종은 얼굴, 혀, 인후두에 발생했을 경우 기도를 막을 가능성이 있어 응급상황에 대비해야 함

1. 진단과 분류

1) 급성두드러기

음식, 감염증 혹은 약물과 연관되어 있고 자연호전됨. 6주 미만의 경과를 가짐

2) 만성두드러기

(1) 발적이 호전, 다시 발생하는 양상이 6주 이상인 경우로 정의함

(2) 만성두드러기는 내인성 원인에 의해 비만세포가 항진되는 질환으로 수년간 지속될 수 있음

(3) 악화시키는 물리적 인자(운동, 한랭, 압박, 일광, 진동, 수인성, 접촉 등)가 있는 유발성 두드러기(chronic inducible urticaria)와 특정하기 어려운 자발성 두드러기(chronic spontaneous urticaria)로 나눌 수 있음

3) 혈관부종

혈관부종을 일으킬 수 있는 약제(ACE inhibitor, ARB)의 복용 여부를 확인하고 C1 esterase inhibitor (C1 INH) 결핍에 의한 유전성/후천성 혈관부종을 감별하기 위해 C4와 C1 INH를 검사하는 것이 중요함

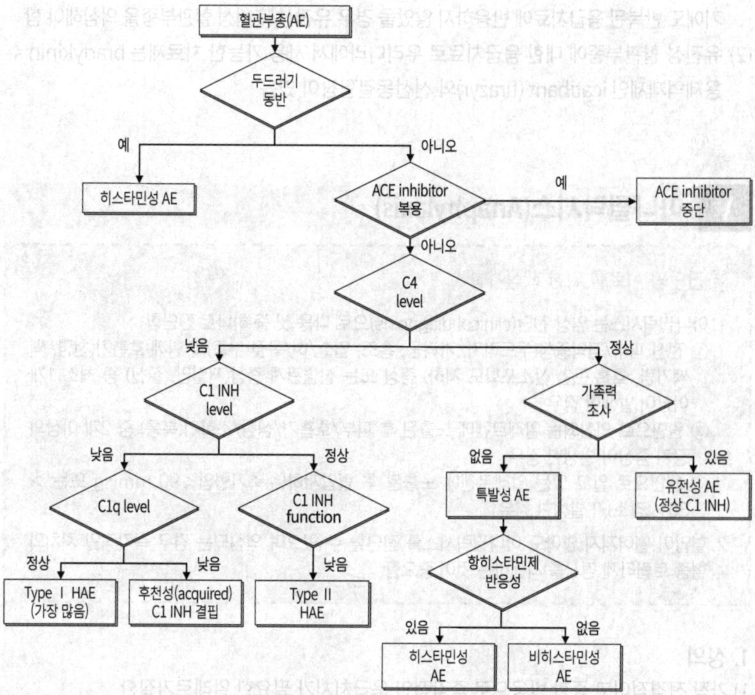

● **그림 12-2-1. 혈관부종의 검사 및 감별진단**

출처: Burks AW, Holgate ST, O'Hehir RE et al. Middleton's Allergy Principles and Practice. 9th edition. Elsevier; 2020. p. 581.

2. 치료

1) 만성두드러기

(1) 2세대(non-sedating) H1 항히스타민제를 2–4주간 4배 용량까지 증량, H2 항히스타민제 또는 류코트리엔 수용체 길항제(LTRA)를 추가할 수 있음

(2) 전신 스테로이드는 급성악화 시 20–50 mg/일로 10일 미만으로 사용

(3) 조절되지 않을 경우 추가할 수 있는 약제: anti-IgE monoclonal antibody (omalizumab), cyclosporin

2) 혈관부종

(1) 히스타민성 혈관부종은 항히스타민제 및 스테로이드, 에피네프린 치료에 호전되지만 C1 INH 결핍에 의한 혈관부종은 이러한 약제에 반응하지 않으므로 병력상 가족력이 있거나 과

거에도 반복된 응급치료에 반응하지 않았을 경우 유전성/후천성 혈관부종을 의심해야 함

(2) 유전성 혈관부종에 대한 응급치료로 우리나라에서 사용 가능한 치료제는 bradykinin 수용제억제제인 icatibant (firazyr)와 신선동결혈장이 있음

V 아나필락시스(Anaphylaxis)

진단과 치료를 위한 핵심사항

1. 아나필락시스는 임상 진단(clinical diagnosis)으로 다음 셋 중 하나로 진단함
   ① 전신 피부/점막증상(두드러기, 가려움, 홍조, 입술/혀/목젖 부종)과 함께 호흡기(천명, 쌕쌕거림, 호흡곤란, 산소포화도 저하) 증상 또는 심혈관계 증상(저혈압, 실신) 중 최소 1개 이상이 발생한 경우
   ② 원인으로 의심되는 알레르겐에 노출된 후 피부/호흡기/심장/소화기(복통) 중 2개 이상의 장기 증상이 발생한 경우
   ③ 원인으로 알고 있는 알레르겐에 노출된 후 혈압저하(수축기혈압<90 mmHg 또는 >30% 감소)가 발생한 경우
2. 혈압이 떨어지지 않아도 아나필락시스를 진단할 수 있으며 의심되는 경우 즉각적인 처치와 혈중 트립타제 검사를 시행하는 것이 중요함

1. 정의

1) 가장 전격적이고 중한 반응으로 즉각적인 응급처치가 필요한 알레르기질환
2) 비만세포 및 호염구에서 유리되는 매개물질이 분비되어 즉각적인 전신 반응을 일으킴
3) 피부, 호흡기, 심혈관계, 소화기 중 2가지 계통 이상에서 동시에 증상이 발생하면 의심

2. 임상양상

1) 초기 전신증상: 수분에서 20–30분 내 증상 나타남(소양증, 열감, 저린 감각, 불안, 초조감, 어지러움)
2) 피부 증상: 전신적인 발작, 담마진, 혈관부종
3) 호흡기 증상: 상부기도폐쇄증, 하부기도수축, 청색증, 질식
4) 심혈관계: 저혈압, 쇼크, 심근기능저하, 부정맥, 심근허혈
5) 위장관 증상: 오심, 구토, 복통, 설사

3. 흔한 원인 물질

1) 약물: 베타락탐계 항생제, 조영제, 근이완제, 항암제, NSAID, biologic agents
2) 곤충독: 말벌, 불개미, 왕침 개미
3) 음식물

4) 기타: 라텍스, 운동, 특발성

4. 진단

1) 병력, 증상 및 증후를 근거로 진단
2) 혈중 트립타제(Tryptase): 아나필락시스 반응이 일어난 지 45분 정도에 최고치에 도달하고 감소하기 때문에 비만세포의 탈과립에 대한 지표로 검사를 시행함(최대 4시간까지 가능)

5. 치료

1) 기도확보 및 산소공급
2) 에피네프린 근육투여(Intramuscular injection)

에피네프린(1A=1:1,000, 1 mg) 투여법

1. 0.5 mg을 허벅지 전외측 근육에 근육주사, 호전없을 시 5분 간격으로 3회 근주(최대용량: 6세 미만 소아 0.15 mg/회, 6-12세 0.3 mg/회)
2. 근육 투여에도 반응이 없을 경우 1:10,000 (1:1000 에피네프린 1 mL+NS 9 mL mix, 1 mL) 에피네프린을 정맥투여, 혈압을 보며 5분 간격으로 투여
3. 1:10,000 정맥투여에도 반응 없을 시 1:1000 에피네프린 1A+5DW 250 mL mix, 15 cc/hr로 시작

3) 수액: 5–10 mL/kg을 초기 5–10분간 투여
4) 항히스타민제: 피부증상 호전에 도움
5) 스테로이드: 급성 증상에 대한 즉각적인 효과는 없으나 후기반응을 억제하기 위해 투여
6) 속효성 흡입 베타 2 자극제: 하부기도 수축이 있을 때
7) 알파교감 신경자극제: 에피네프린으로 혈압유지가 안 되는 경우(예: dopamine 2–20 μg/min 정맥주사 또는 norepinephrine 4–8 μg/min 정맥주사)

6. 환자 교육

1) 원인물질 및 교차 반응이 있을 수 있는 것 회피
2) 에피네프린 자가주사(Jext): 원인물질을 완전히 피하기 어려운 경우, 아나필락시스의 재발을 예측하기 힘든 환자에게 처방, 유통기한이 1년이므로 확인하도록 교육

VI 약물 과민반응

진단과 치료를 위한 핵심사항

- 치료 목적으로 투여한 약이 원하지 않은 작용을 나타내는 경우를 약물 이상반응(adverse drug reaction, ADR)이라 함. 약물 과민반응이란 약물 이상반응 중 면역학적 기전 또는 염증 세포의 항진으로 나타나는 경우를 말함
- 약물 과민반응은 ADR의 20% 정도로, 약물 복용 후 나타난 증상을 모두 과민반응으로 설명할 수 있는 것은 아님
- 진단과 약제 연관성의 판단을 위해서는 병력청취가 가장 중요하며, 과민반응이 없었던 약물에대해 검사를 하는 것은 임상적 의미가 없으므로 약물 과민반응이 의심되는 환자에서는 투여한 약제의 종류와 투약 기간을 조사하는 것이 필수적임

1. 약물 과민반응의 임상적 분류

1) 즉시형 반응(주로 Type I): 약물 투여 1시간 이내

2) 비즉시형(지연형, 주로 Type IV) 반응: 약물 투여 1시간 후–수 주

2. 진단

1) 병력청취가 가장 중요

(1) 환자가 복용한 모든 약물 목록

(2) 약물 복용 후 발생한 증상의 양상: 발생 시점, 증상의 종류와 중증도

(3) 약물의 투여와 임상증상과의 연관성: 의심약제의 과거 투약력, 이상반응에 대한 치료방법과 치료 경과, 중단/재투약 여부

2) 피부시험

과민반응의 종류와 중증도, 과민반응의 발생시점에 따라 위음성이 있을 수 있고 피부시험에 사용한 약제의 농도에 따라 위양성이 있을 수 있으며 검사의 유용성이 없는 약제도 있으므로 이에 대한 고려 필요

3) 혈액검사

(1) ImmunoCAP 검사가 가능한 약제: cefaclor, penicilloyl G/V, amoxicllyol, ampicilloyl

(2) 호염기구활성화검사(Basophil activation test) (연구용)

(3) 림프구변환검사(Lymphocyte transformation test) (연구용)

4) 유발시험

(1) 약물 과민반응을 배제할 수 있는 방법

(2) 응급처치가 준비된 상태에서 시행하며, 과민반응이 재현될 수 있음에 대한 충분한 설명과 동의가 필요함(동의서 필요)

(3) Stevens-Johnson syndrome (SJS), toxic epidermal necrolysis (TEN) 등의 중증반응은 금기

3. 치료 및 예방

1) 해당약물 및 교차반응이 가능한 약물에 대한 회피

2) 탈감작치료(Desensitization): 대체할 약제가 없거나 대체약이 해당 약제보다 효과적이지 않을 때 일시적인 내성(tolerance)을 유도하기 위한 치료법임

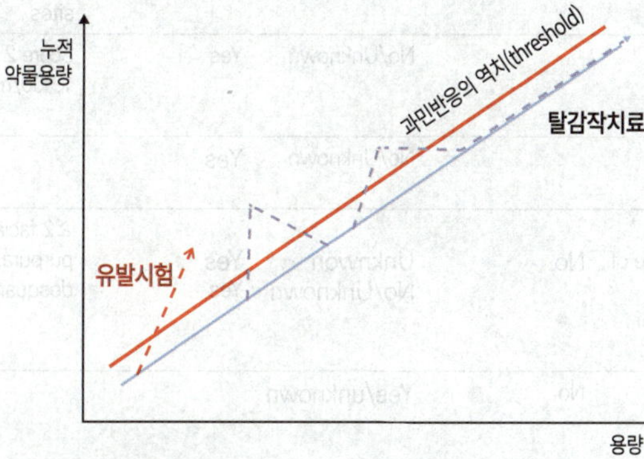

● 그림 12-2-2. 유발시험과 탈감작치료의 원리에 대한 모식도

출처: J Allergy Clin Immunol. 2017;140(2):321-33.

4. 각론

1) 중증피부유해반응(Severe cutaneous adverse reaction, SCAR)

약물에 의한 과민반응 중 생명을 위협할 수 있는 중증질환으로 DRESS, SJS/TEN을 말함

2) DIHS (Drug-induced hypersensitivity syndrome) 또는 DRESS (Drug related eosinophilia and systemic symptom)

(1) 약물 복용 2–8주 이후 피부발진과 함께 호산구증가증, 간/신장 등의 장기부전, 발열, 림프절비대 등의 전신증상이 나타나면 의심해야 함

(2) 약물과민반응(Type IVb)으로 인해 human herpesvirus (HHV)-6/7, Epstein-Barr virus(EBV), cytomegalovirus 등이 활성화되는 기전을 가지고 있기 때문에 혈액에서 atypical lymphocyte가 관찰되거나 림프절 비대가 자주 발생함

(3) 의심되는 약제를 중단하고 전신 스테로이드(0.5–1.0 mg/kg) 치료를 하면 대부분 예후는 좋은 편이나 급격히 스테로이드를 감량할 시 재발(flare-up, 25% 정도)할 수 있으므로 주의를 요함

● **표 12-2-4. RegiSCAR DRESS 진단기준**

증상	점수			
	-1	0	1	
Fever(>38.5°C)	No/Unknown	Yes		
Lymphadenopathy		No/Unknown	Yes	>1 cm, at least 2 sites
Eosinophilia (≥700/mm³ or ≥10%)		No/Unknown	Yes	Score 2 points of ≥ 1,500/mm³
Atypical lymphocytes		No/Unknown	Yes	
Skin rash Rash suggestive of DRESS Extent ≥50% of BSA	 No	 Unknwon No/Unknown	 Yes Yes	≥2 facial edema, purpura, infiltration, desquamation
Skin biopsy suggestive of DRESS	No	Yes/unknown		
Organ involvement		No	Yes	1 point for each organ involvement, maximum score: 2
Disease duration ≥15 days	No/Unknown	Yes		
Exclusion of other cause		No/Unknown	Yes	1 point if 3 of the tests are negative : HAV, HBV, HCV, mycoplasma, chlamydia, ANA, blood culture

총점: < 2: excluded, 2-3: possible, **4–5: probable, ≥6: definite**

출처: Br J Dermatol. 2007;156(3):609-11.

3) SJS/TEN

(1) 약물 과민반응(Type IVc)으로 인해 약물 복용 표피(epidermis)의 박리를 동반한 발진과 점막침범이 일어남. 피부침범 부위의 면적에 따라 BSA의 <10%이면 SJS, 10–30%는 SJS/TEN overlap, ≥30%이면 TEN으로 진단함

(2) 주로 약물 복용 4–28일 사이에 증상이 나타나는데 피부증상 발현 전에 발열, 몸살기운, 후두통증 등의 전구증상(prodrome)이 나타남. 발열, 점막침범(stomatitis, conjunctivitis)과 반점형 발진(macular exanthem), 과녁병변(target lesion), 수포성 병변(bullous lesion), Nikolsky sign이 나타남

(3) 즉각적으로 의심약물을 중단하고 고용량 전신스테로이드를 사용해 볼 수 있으나 SJS에서 일주일 이상은 추천되지 않으며 TEN은 감염 위험성 때문에 권장되지 않음. 화상에 준한 피부 관리와 항생제 치료가 필요하며 정맥면역글로불린(IVGV)을 사용해 볼 수 있음. 최근 SJS/TEN의 치료제로 tumor necrosis factor (TNF) 길항제인 etanercept의 효과가 발표되고 있음

4) 조영제 과민반응

(1) 요오드화(iodinated) 조영제 투여 후 발생할 수 있는 이상반응(ADR)에는 과민반응뿐만 이 아니라 생리학적인 반응도 있기 때문에 과민반응인지에 대한 판단이 선행되어야 하며 반응의 중증도에 따라 전처치의 종류와 재노출 가능 여부가 결정이 됨. 이에 대한 판단을 위해 알레르기내과 외래 진료를 보도록 함

● **표 12-2-5. 요오드화 조영제 이상반응의 분류**

	과민반응(Hypersensitivity)	생리학적 반응(Physiologic reaction)
경증 (Self-limited)	국소적인 두드러기, 가려움, 국소적 피부 부종, 목(인후두)가려움, 코충혈, 재채기, 콧물, 결막염	경미한 메스꺼움, 구토, 일시적인 화끈거림, 열감, 오한, 두통, 어지러움, 불안, 경증 고혈압, 저절로 호전되는 혈관미주신경항진반응
중등증 (Require treatment)	광범위한 두드러기, 가려움증 광범위한 홍반 목이 붓거나 쉼, 안면부종 저산소증이 없는 천명, 기도수축	지속되는 메스꺼움, 구토 흉통 고혈압성 긴급증(>180/120 mmHg) 치료가 필요한 혈관미주신경항진반응
중증 (Life threatening)	호흡곤란을 동반한 심한 부종과 안면부종 저혈압을 동반한 심한 홍반 저산소증을 동반한 후두부종 심한 저산소증이 있는 천명, 기도수축 아나필락시스 쇼크	부정맥, 경련 고혈압성 응급증(180/120 mmHg + 장기손상) 치료에 반응하지 않는 혈관미주신경항진반응

(서울성모병원 조영제 관리위원회 프로토콜, 2021.3~, 주사용 요오드화 조영제 및 MRI 용 가돌리늄 조영제 유해반응에 관한 한국 임상진료지침, 대한영상의학회, 2022년 제3판)

(2) 과민반응의 치료

● 표 12-2-6. 요오드화 조영제 과민반응의 치료

과민반응의 중증도	치료
경증	항히스타민제(Chlorpheniramine) 4 mg/1A 주사
중등증	항히스타민제(Chlorpheniramine) 4 mg/1A 주사 + 전신스테로이드 (Hydrocortisone) 100 mg 주사 천명이 있거나 후두부종이 의심되면 $\beta 2$ 항진제(Ventolin) 네뷸라이저
중증	Epinephrine 0.5 mg 근주 Chlorpheniramine 4mg/1A 주사 + Hydrocortisone 200 mg 주사 + 수액공급 (Normal saline) + Ventolin 네뷸라이저

(서울성모병원 조영제 관리위원회 프로토콜, 2021.3~)

(3) 이전 과민반응이 있었던 환자에서 조영제 재노출이 필요한 경우 전처치

- 이전 과민반응의 중증도에 따라 전처치 약제를 결정함. 알레르기내과 외래에서 조영제 피부반응검사를 시행하고 결과를 참고하여 조영제 종류를 변경함

● 표 12-2-7. 요오드화 조영제 재노출 시의 전처치

이전 과민반응의 중증도	전처치
경증	검사 1시간 전 Chlorpheniramine 4 mg/1A +Hydrocortisone 100 mg 주사 +조영제 변경
중등증	검사 1시간 전 Chlorpheniramine 4 mg/1A +Hydrocortisone 200 mg(또는 methylprednisolone 40 mg) 주사 +조영제 변경
중증	조영제 CT 외 대체 검사를 우선적으로 고려함

(서울성모병원 조영제 관리위원회 프로토콜, 2021.3~)

VII 과호산구증가증(Hypereosinophilia)

1. 진단

1) 한달에 2회 이상 말초혈액 호산구 증가(1,500개/mm^3 이상)가 관찰되거나(and/or) 호산구의 장기침범이 확인된 경우로 원인감별과 치료가 필요함

2) 특발성 과호산구증후군은 약물, 기생충감염이나 알레르기, 자가면역, 혈액내과적 질환 등의 호산구 증가를 유발할 만한 다른 질환이 배제된 후 진단함

3) 자주 침범되는 장기로 피부, 호흡기, 소화기, 심장, 신경계 등이 있음

2. 검사

1) 기본검사

CBC with differential count, absolute eosinophil count, peripheral blood smear, serum chemistry, chest x-ray, total IgE, parasite serology (toxocariosis IgG 포함)

2) 과호산구증가증(≥1,500개/mm^3)인 경우 추가검사

(1) 장기침범 여부 확인: PFT, chest/abdomen CT, echocardiography 등

(2) 혈중 tryptase, FIP1L1/PDGFRA RT-PCR, 필요시 골수검사

3. 치료

전신 스테로이드(장기침범이 있는 경우 1 mg/kg), anti-IL5 monoclonal antibody, imatinib (FIP1L1/PDGFRA 양성인 경우), hydroxyurea, cyclophosphamide 등이 사용됨

VIII 호산구성 폐질환

1. 정의

폐조직에 호산구증가가 관찰되는 다양한 폐질환

● 표 12-2-8. 호산구성 폐질환의 분류

특발성 호산구성 폐렴	폐국한성	Simple pulmonary eosinophilia (Loffler's syndrome) 급성호산구성 폐렴(Acute eosinophilic pneumonia) 만성호산구성 폐렴(Chronic eosinophilic pneumonia)
	전신성	호산구성 육아종 다발혈관염(Eosinophilic granulomatosis with polyangiitis) 특발성 과호산구 증후군(Idiopathic hypereosinophilic syndrome)
원인이 있는 호산구성 폐렴	기생충 감염 기타 감염 약물 알레르기성 기관지폐 국균증(Allergic bronchopulmonary aspergillosis)	

2. Simple pulmonary eosinophilia (Loffler's syndrome)

경미한 임상증상, 말초혈액 호산구 증가, 흉부엑스선검사에서 이동성 폐침윤이 있는 경우

1) 임상증상: 거의 무증상

2) 단순흉부엑스선: 일측성 또는 양측성의 일과성, 이동성 폐침윤. 폐주변 부위에 호발

3) 치료 및 예후: 보통 치료 없이 1개월 내 저절로 치료됨

3. 급성호산구성 폐렴(Acute eosinophilic pneumonia)

급성병발, 약 1주일 만에 회복이라는 급속한 임상경과를 보이면서 폐 호산구 침윤이 관찰됨

1) 임상증상: 기침, 객담, 호흡곤란 등이 나타날 수 있으며 천식을 동반하는 경우가 많음
2) 단순흉부엑스선: 초기에는 미세한 간질성 폐침윤, 2일 내 급격히 진행하여 폐포성 및 간질성 폐침윤이 혼합
3) 치료 및 예후: 비록 자연치유가 보고되고 있으나 대부분 점진적인 호흡부전에 빠지게 되고 결국 스테로이드 치료가 필요. 재발은 드묾

4. 만성호산구성 폐렴(Chronic eosinophilic pneumonia)

1) 임상증상: 서서히 시작. 기침, 발열, 호흡곤란, 체중감소. 기관지천식병력(50%)
2) 단순 흉부 엑스선: 양측성 폐주변부 침윤(일명 photonegative pulmonary edema)
3) 치료 및 예후: 스테로이드에 반응하지만 재발이 빈번하여 장기간 치료를 요함

5. 호산구성 육아종 다발혈관염(Eosinophilic granulomatosis with polyangiitis, EGPA)

1) 과거 Churg-Strauss 증후군(CSS)으로 불렸던 호산구에 의한 전신 혈관염으로 호산구증가증이 있는 환자에서 천식, 부비동염과 함께 호산구에 의한 폐침윤, 피부병변, 신경학적 증상(mononeuritis multiplex) 등의 전신증상이 있다면 의심해야 함
2) 가장 흔하게 침범하는 장기는 폐와 피부로 그 외 심혈관계, 소화기, 신장, 신경계를 침범할 수 있음. 항호중구 세포질 자가항체(anti-neutrophil cytoplasmic autoantibody, ANCA)는 진단기준이 아님. 주로 P-ANCA가 관여하나 EGPA 환자의 30–60%만이 양성을 보임
3) 치료: 전신스테로이드와 함께 중증인 경우 cyclophosphamide 투여 여부에 대한 결정이 필요함. Rituximab, anti-IL5 monoclonal antibody (mepolizumab), azathioprine, methotrexate 등을 사용할 수 있음

● 표 12-2-9. EGPA의 주요 소견

American college of rheumatology (ACR) criteria, 1990
- Asthma
- Blood eosinophil>10%
- Mononeuropathy (including multiplex) or polyneuropathy
- Migratory or transient pulmonary opacities detected radiographically
- Paranasal sinus abnormality
- Biopsy containing a blood vessel showing the accumulation of eosinophils in extravascular areas

6가지 기준 중 4개 이상 해당되면 의심
출처: Arthritis Rheum. 1990;33(8):1094-100.

6. Allergic bronchopulmonary aspergillosis (ABPA)

임상양상에 의한 8가지 진단기준이 제시되어 있으나 모든 환자들에서 관찰되지는 않음. 진단기준 중 가장 특이도가 높은 것은 혈청 내 aspergillus에 대한 특이적 항체 존재와 흉부 방사선 사진상의 기관지 확장증임

● 표 12-2-10. ABPA 진단기준

Clinical or laboratory findings	Comments
1. asthma	wide range of severity
2. chest roentgenographic infiltrate	may be absent at initial stage
3. immediate cutaneous reactivity to Aspergillus species	prick or intradermal : essential for diagnosis
4. elevated total serum IgE level	useful in following disease activity
5. precipitating antibodies to A. fumigatus	may be seen in some normal individuals
6. peripheral blood eosinophilia	essential for diagnosis
7. elevated serum IgE or IgG to A. fumigatus	essential for diagnosis
8. central bronchiectasis	virtually diagnostic for ABPA in absence of distal bronchiectasis

1) 임상증상: 기침, 객담, 호흡곤란 등이 나타날 수 있으며 천식을 동반하는 경우가 많음
2) 단순흉부 엑스선: 일시적인 폐 침윤, 중심성 기관지 확장증(폐 상부에 많으며 광범위함)
3) 치료 및 예후: 스테로이드, 재발이 흔함

03 알레르겐 면역요법

증례

25세 남자가 봄마다 반복되는 콧물, 재채기, 눈 가려움을 주소로 왔다. 6개월 전 시행한 알레르겐 피부시험에서 자작나무 항원에 대해 양성반응이 나왔고, 최근에는 약제를 매일 복용해도 일상생활이 어려울 정도로 증상 호전이 없다고 한다. 환자에서 할 수 있는 치료로, 원인 알레르겐을 소량부터 점진적으로 증량 투여하여 알레르겐에 대한 내성을 유발하여 증상을 경감시키고자 하는 치료법은?

⇨ 알레르겐 면역요법

I 적응증

1. 알레르기 비결막염, 알레르기 천식, 아토피 피부염, 벌독(hymenopteran) 알레르기 환자 중 ① 피부 시험이나 혈청 특이 IgE검사를 통해 흡입 알레르겐에 대한 감작이 확인되고 ② 일상생활에서 해당 항원에 노출 후 질병에 의한 증상이 발생하는 환자에서 ③ 회피요법 및 약물 요법으로 증상 조절이 충분치 않거나 원인 항원을 회피할 수 없는 경우 고려함
2. 구강알레르기증후군, 식품 알레르기도 시행되고 있음
3. 금기증
   1) 조절되지 않는 중증 천식환자(FEV_1 <70%), 심각한 면역질환이나 활동성 악성종양을 앓고 있는 환자, 심한 고혈압이나 관상동맥질환이 있는 경우, 환자가 협조를 하지 않을 때나 혹은 심각한 정신질환을 앓고 있는 경우가 있음
   2) 임산부에서는 면역요법을 새로 시작할 수는 없으나 임신 전부터 면역요법을 받고 있는 경우 유지 가능하며, 베타차단제 또는 안지오텐신 전환효소 억제제를 복용 중인 환자는 상대적 금기에 해당함

II 투여방법

피하면역요법(subcutaneous immunotherapy, SCIT) 또는 설하면역요법(sublingual immunotherapy, SLIT)으로 투여하며 이외 경구면역요법(oral immunotherapy, OIT), 림프절내면역요법(intralymphatic immunotherapy, ILIT), 경피면역요법(epicutaneous immunotherapy, EPIT) 등이 개발되고 있음

III 실행방법

1. 피하면역요법

1) 증량단계: 저농도의 항원을 소량씩 투여하기 시작해서 환자가 감내할 수 있는 최대량의 항원에 도달하기까지 점차로 증량해 나가는 단계로 3개월 정도 소요됨
2) 유지단계: 최대량의 항원을 투여할 수 있게 된 뒤 4–8주 간격으로 최소 3년(3–5년) 유지치료하는 단계
3) 증량단계의 투여방법은 표준(conventional), 집중(cluster), 급속(rush) 및 초급속(ultra-rush)으로 다양하게 시행할 수 있음

2. 설하면역요법

현재 국내에서 설하면역요법을 위한 치료제는 집먼지진드기 항원 추출물을 이용한 제품이 시판 중임. 액상 또는 정제 제형의 약품으로 식전 30분에 최소 2-3분 이상 혀 밑에 투약 후 머물고 있다가 삼키도록 함. 일반적으로 최소 3년 이상의 치료기간을 권장함

CHAPTER

13 혈액내과

01

혈액질환의 분류 및 접근

Summary

- 혈액세포의 발달 및 분류를 기본적으로 이해하고 각각 생길 수 있는 혈액질환에 대한 전체적인 이해가 필요함
- 양성 및 악성 혈액질환에 대해 분류하고 이해하도록 하며, 더불어 골수구계, 림프구계 혈액세포 각각에서 생길 수 있는 질환을 분류하여 이해하도록 함
- 골수에서의 분화 단계에서 생기는 미성숙 세포질환과 정상 기능을 하는 성숙 세포 단계 이후 발생하는 질환에 대해 이해하도록 함
- 백혈구, 적혈구, 혈소판 각각 증가 및 감소하는 상황 중 다빈도로 마주하는 경우에 대해 기억하도록 함

증례

- 65세 여자 환자
- 당뇨, 고혈압 및 천식으로 ca^{2+} channel blocker, ACE inhibitor, beta agonist 및 스테로이드 복용 중
- 백혈구 13,020/μL

백혈구 증가의 원인약제는?

⇨ 스테로이드

I 혈액세포의 발달 및 분류

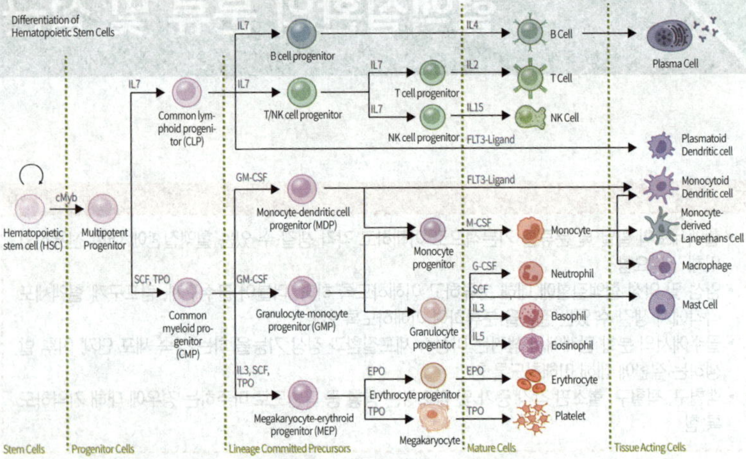

● 그림 13-1-1. 혈액세포의 발달 및 분류

II 양성(Benign) 혈액질환

- 혈액 및 조직으로 나온 모든 성숙한 혈액세포의 비정상적인 증가 혹은 감소
- 유전자 돌연변이가 동반되는 경우도 있으나 그 자체로 악성 혈액질환은 아님
- 추가적인 악성 유전자 돌연변이가 악성 혈액질환으로 진행을 유도
- 혈소판과 함께 혈전 형성에 역할을 하는 응고인자 및 항응고시스템 이상

1. 적혈구 관련 혈액질환

1) 주로 빈혈에서 다루는 감소질환과 골수증식성 질환 파트에서 다루는 증가질환

2) 적혈구 단독 이상인지 다른 혈구 이상을 동반하는지 확인

3) 적혈구 크기와 망상적혈구생산지수를 기본으로 환자의 증상에 맞추어 분석

적혈구 감소질환	적혈구 증가질환
- 빈혈(제2절에서 별도로 다룸) 철결핍성빈혈 만성질환/염증에서 동반되는 빈혈 거대적모구성 빈혈 용혈성 빈혈	- 반응성 적혈구 증가증 감염 저산소증(흡연, 고산지대 거주, 수면 무호흡) - 골수증식성 질환(만성 양성질환으로 분류되나 전암성 병변) 진성 적혈구증가증(PV)

적혈구 감소질환	적혈구 증가질환
- 헤모글로빈병증	
- 다혈구/범혈구감소증에 동반된 빈혈 (골수 문제일 가능성)	

2. 혈소판 관련 혈액질환

1) 주로 출혈에서 다루는 감소질환과 골수증식성 질환 파트에서 다루는 증가질환
2) 혈소판 단독 이상인지 다른 혈구 이상을 동반하는지 확인
3) 도말 검사를 통한 재검 및 가성혈소판감소 여부를 확인
4) 혈소판감소질환은 출혈성 질환으로 연결되며 혈소판 증가질환은 혈전성 질환과 연결

혈소판감소질환	혈소판 증가질환
- 면역성 혈소판감소증	- 반응성 혈소판 증가증
- 미세혈관병증(TMA)	빈혈
혈전성혈소판감소성자반(TTP)	감염증
용혈성요독증후군(HUS)	약물
보체-연관 미세혈관병증(CA-TMA)	- 골수증식성 질환(만성 양성질환으로 분류되나 전암성 병변)
이식-연관 미세혈관병증(TA-TMA)	
- 다혈구/범혈구감소증에 동반된 혈소판감소증	본태성 혈소판감소증(ET)
골수 부전	특발성 골수섬유화증, 초기(prePMF)
- 기타	만성골수성백혈병, 만성기
범발성 혈관내응고(DIC)	
비장 비대	
감염증	
약물	

3. 백혈구 관련 혈액질환

1) CBC에서 백혈구 전체 수의 증가 혹은 감소, 그리고 백혈구 감별계수의 전체적 파악이 중요
2) 전체 백혈구 증가 소견에서는 감별계수에서 정상이거나 증가되어 있는 백혈구 아형이, 전체 백혈구 감소에서는 감별계수에서 감소되어 있는 백혈구 아형이 문제

1) 골수구계 백혈구 관련 질환

(1) 다양한 과립구(호중구, 호산구, 호염구)와 단구, 비만세포, 조직구의 증가가 대부분이며 반응성 원인 파악이 중요

(2) 호중구의 경우 1차 면역반응의 중추로서 그 감소 정도에 따른 조치가 중요

(3) 간혹 유전자 돌연변이를 동반하며, 차후에 급성백혈병으로 진행할 수도 있음

백혈구의 감소	백혈구의 증가
무과립구증	호중구, 호산구, 호염구 증가증
호중구 감소증	단핵구 증가증, 비만세포 증가증
단핵구 감소증	골수증식성 질환(만성 양성질환으로 분류되나 전암성 병변인 경우가 있음 - 제5절에서 다룸)

① 호중구 감소증

- 절대호중구 수 1,500/μL 이하인 경우
- 병력의 경과가 급성인지 만성인지 확인하고, 감염의 중증도, 형태 및 기간을 알아보아야 함
- 가족력의 유무, 약물복용 등을 확인하고 자세한 신체진찰 필요
- 전체 혈구 계산, 그물적혈구(reticulocyte), 혈액도말검사 시행 후 필요하면 추가 검사 시행

● **표 13-1-1. 호중구 감소증의 정도**

중증도에 따른 분류	경증	ANC 1,000-1,500/μL: 감염질환에 대한 감수성 증가
	중등도	ANC 500-1,000/μL: 발열을 동반한 경미한 감염이 우려
	중증	ANC<500/μL: 내인성 미생물총(구강, 장)의 조절장애에 의한 감염이 우려(직장 주위 농양, 폐렴, 패혈증의 발생이 증가)
	초중증	ANC<200/μL: 염증반응이 없음. 호중구 감소가 심할수록 내인성 미생물총(구강, 소화기, 피부)에 의한 감염 위험성이 증가하며 그람음성균이나 S. aureus에 의한 치명적 감염이 빈번하게 발생

● **표 13-1-2. 호중구 감소의 원인**

생산감소	약제 유발성 ① 알킬화제(Alkylating agents): nitrogen mustard, busulfan, chloroambucil, cyclophosphamide ② 항대사제(Antimetabolites): methotrexate, 6-mercaptopurine, 5-flucytosine ③ 비세포독성 제제(Noncytotoxic agents): 항생제(chloroamphenicol, penicillins, sulfonamides), phenothiazines, tranquilizers (meprobamate), 항전간제(carbamazepine), 항정신병제(clozapine), 이뇨제, 소염제, 항갑상선제, 기타 약제
생산감소	면역성 및 유전성 혈액질환 ① 특발성, 주기성호중구 감소증 ② Chediak-Higashi 증후군 ③ 재생불량빈혈 ④ 선천성 유전질환
	골수를 침범하는 다양한 질병 상태: 골수 감염, 종양의 골수 침범, 혈액암
	영양결핍증: 비타민B12, 엽산, 구리(특히 알코올중독환자에서 흔함)
	감염: tuberculosis, typhoid fever, brucellosis, tularemia, measles, infectious mononucleosis, malaria, viral hepatitis, leishmaniasis, AIDS

● 표 13-1-2. (이어서) 호중구 감소의 원인

파괴의 증가	항호중구 항체
	비장 또는 폐에서의 순환 저해(splenic or lung trapping)
	자가면역질환: Felty 증후군, 류마티스관절염, 홍반성 루푸스
	약제: aminopyrine, methyldopa, phenylbutazone, mercurial diuretics, pheno-thiazines
	베게너씨병(Granulomatosis with polyangiitis)
말초 혈액에서의 순환저해 (Peripheral polling)	급성 내독소 균혈증(acute endotoxemia)과 같은 세균감염의 중증상태
	투석
	심폐우회로(cardiopulmonary bypass)

② 호중구 증가증

- 전체 백혈구 수 10,000–25,000/μL 수준의 증가는 감염 혹은 급성 염증 반응에 의해 흔히 일어날 수 있으며, 일시적인 반응성 형태가 대부분
- 백혈구양 반응(Leukemoid reaction): 백혈병 등 악성 혈액질환이 아님에도 불구, ≥30,000–50,000/μL 수준의 지속적인 반응성 백혈구증가증

● 표 13-1-3. 호중구 증가의 원인

생산증가	특발성(idiopathic), 만성호중구백혈병
	약제: glucocorticoids, G-CSF, 에피네프린
	감염: 세균 감염, 진균 감염, 때때로 바이러스 감염
	염증 반응: 온열손상, 조직괴사(심근경색, 폐경색), 과민반응, 결체조직질환
	골수증식성 질환: 만성호중구백혈병, 본태성혈소판증가증, 진성적혈구증가증
백혈구 소모 상황의 결핍(Decreased or defective margination)	약제: epinephrine, glucocorticoid, NSAIDs
	스트레스, 과흥분, 심한 운동
	Leukocyte adhesion deficiency type 1 (CD18); type 2 (selectin ligand, CD15s); type 3 (FERMT3)
기타(Miscellaneous)	대사성질환: 케톤산증, 급성 신부전, 경련, 급성 독증
	약제: 리튬(lithium)
	전이성 암종, 급성 출혈 또는 급성 용혈

③ 단핵구

- 혈액 내에서는 1–9% 정도의 비율로 존재
- 혈중 단구는 운동성이 있어서 염증 부위로 이동하여 대식세포 등의 조직구로 분화
- 항원제시세포로서의 역할이 특징적

● 표 13-1-4. 단핵구 감소와 증가의 원인

단핵구감소증	내독소혈증(endotoxemia)
	Glucocorticoid
	털세포백혈병(Hairy cell leukemia)에서 특징적
단핵구증가증	만성 염증반응, 결핵, 아급성세균심내막염 매독, 원인불명의 발열 등의 감염질환
	SLE, RA 등의 콜라겐 혈관질환(collagen vascular disorders) 및 육아종질환
	다른 혈액세포의 상태에 따른 반응 - 심한 호중구 감소증 - 무과립구증의 회복기
단핵구증가증	혈액종양 - 만성골수단핵구백혈병(chronic myelomonocytic leukemia) - 급성단구백혈병(acute monocytic leukemia) - 림프종 - 만성골수성백혈병

④ 호산구

- 독특한 독성 화학물질을 방출
- 보체 활성화에 따른 세포 사멸 초래
- 면역글로불린 E의 활성화와 함께 주로 기생충의 옵소닌화에 관여
- 항원을 T세포에 제시
- 말초혈액에 500/μL 이상의 호산구가 있는 경우 호산구 증가증으로 정의

● 표 13-1-5. 호산구 증가의 원인

알레르기질환	천식, 고초열, 습진, 혈청병, 알레르기혈관염, 물집증 등 약물에 의한 알레르기 반응: 요오드화물, 아스피린, sulfonamides, nitrofurantoin, penicillin, cephalosporin 등 DRESS 증후군(Drug reaction with eosinophilia and systemic symptoms)
감염증	기생충질환
자가면역질환	류마티스관절염, 호산구성근막염, 알레르기혈관염, 결절동맥주위염
특발성	특발성호산구증후군, 만성 호산구 백혈병
악성 혈액질환에 동반	1) 혈액암: 만성골수성백혈병, 골수증식종양, 골수형성이상증후군, 급성골수성백혈병 등 2) 고형암: 폐암, 위암, 췌장암, 난소암, 자궁암 등
기타	부신기능저하, 면역글로불린 이상

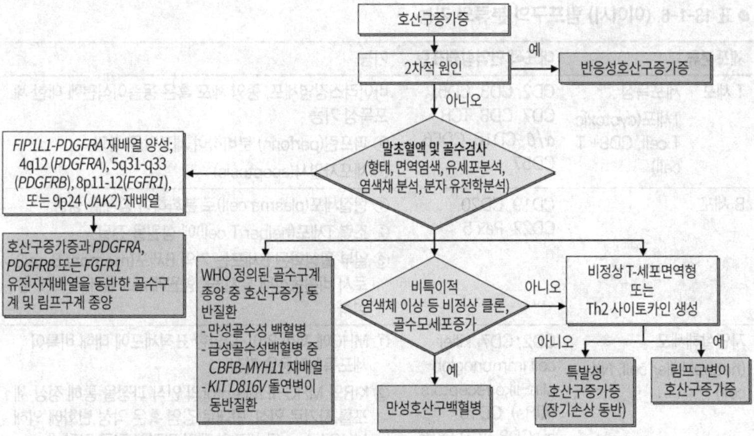

● 그림 13-1-2. 진단 알고리듬

⑤ 호염기구와 비만세포

- 1% 미만의 세포군으로서 히스타민, 헤파린 등이 포함되어 있는 과립을 가지고 있음
- 대개 알레르기 반응 및 기생충 감염에서 그 역할을 함
- 대개 반응성으로 증가 시 알레르기 증상을 일으킴
- 간혹 림프종이나 백혈병에서 증가 소견을 나타내는 경우가 있음

2) 림프구 관련 질환

(1) 전체 백혈구의 20–45%, 절대 수치는 순환 혈액 속에 1,500–4,000/μL 정도로 관찰

(2) B-림프구, T-림프구, 그리고 자연살해세포의 감소 혹은 증가질환이 포함

(3) B림프구: 감염에 대항(세균 옵소닌화, 독소나 바이러스 중화), 알레르기 반응 및 자가면역

(4) T림프구: 감염에 대항(특히, 결핵균, 진균, 바이러스), 이식 거부 반응, 항체 반응 조절

● 표 13-1-6. 림프구의 분류와 기능

세포분류		대표적 면역항원표현	기능
T 세포	조력 T 세포 (Helper T cell, CD4+ T cell)	CD2, CD3, CD4, CD5, CD7, TCR α/β, CD10, CD25, CD57, FOXP3	① IL–4, IL–5를 생산하여 B 세포가 형질세포로 발달하는 것을 도움 ② IL–2는 조력 T세포와 세포독성 T세포의 활성화를 도움 ③ 감마인터페론은 대식세포를 활성화하여 지연과민반응에 작용 Th-1 세포: IL–2와 감마인터페론을 생산하여 세포독성 T 세포를 활성화시키고 지연과민 반응 시작을 도움 Th-2 세포: IL–4와 IL–5를 생산하여 B세포 조력기능을 함

● 표 13-1-6. (이어서) 림프구의 분류와 기능

세포분류		대표적 면역항원표현	기능
T 세포	세포독성 T세포(cyotoxic T cell, CD8+ T cell)	CD2, CD3, CD5, CD7, CD8, TCR α/β, CD16, CD56, CD57	바이러스감염세포, 종양 세포 혹은 동종이식편에 대한 세포독성 기능 ① 퍼포린(perforin) 분비하여 세포막을 파괴 ② 세포자멸사(apoptosis)
B 세포		CD19, CD20, CD22, Pax 5	① 형질세포(plasma cell)로 분화하여 항체를 생성 ② 조력 T세포(helper T cell)에 항원을 전달 ③ 일부 활성화된 B세포는 기억 B세포(memory B cell)로서 비활동상태 유지 중, 항원에 재노출에 빠르게 활성화
자연살해세포 (natural killer cell, NK cell)		CD2, CD7, killer cell immunoglob-ulin-like receptors (KIRs), CD16 cf) CD3, TCR (α/β 또는 γ/δ)는 음성	① MHC에 제한 없이, 다양한 표적세포에 대해 비특이 세포독성작용을 가짐 ② KIR와 MHC-II receptor의 인식 과정을 통해 정상 세포를 자기로 인식, 반대로 감염 혹은 악성 변화에 의해 MHC가 loss된 세포의 제거 과정에 적극 가담 ③ CD16을 통해 항체 Fc부위 결합, 항체가 부착된 항원세포를 제거

● 표 13-1-7. 림프구의 감소와 증가의 원인

림프구 감소 원인	림프구 증가 원인
세균 및 진균성 감염	감염성 단핵구증(EBV 감염증)
수술 후 소모 상태	바이러스 감염증
악성질환	약제 관련(i.e. DRESS증후군)
스테로이드의 사용	스트레스, 외상, 간질
독성 항암 및 림프구 표적 치료제의 사용	흡연 연관 다클론 림프구 증가증
외상 및 출혈	비장 절제 후
자가면역 및 만성 염증성 질환	다양한 악성 림프구질환의 전암성 병변

III 출혈 및 혈전성 질환

(제3절에서 다룸)

1. 대개 양성 혈액질환이며, 악성 혈액질환에서 2차적으로 악화되는 경우가 있음
2. 혈소판감소 및 증가질환이 포함
3. 응고인자 및 항응고계의 이상질환이 포함

IV 악성 혈액질환의 개념

(제4절–제8절에서 각각 질환별로 다룸)

1. 악성 혈액질환은 혈액세포의 발달과 유지와 관련된 다양한 유전자의 돌연변이에 의함
2. 모든 혈액세포의 발달 과정에서(미성숙세포) 그리고 성숙된 세포에서 유전자 돌연변이의 축적으로 인한 암성 변화가 가능
3. 미성숙세포에서 발생한 암성 변화의 경우 급성이고 공격적인 형태인 급성백혈병이 대표적임
4. 성숙세포 수준에서 발생한 암성 변화의 경우 만성적이고 덜 공격적인 형태의 림프종, 다발골수종, 만성백혈병 등이 대표적임
5. 대개 세포의 기원에 따라 골수구계와 림프구계로 나뉨
6. 골수증식성질환은 많은 경우 유전자 돌연변이를 동반하고 있으나 대개 증식성 양성 혈액질환으로 우선 분류되며, 적지 않은 수에서 악성 형질로 진행함

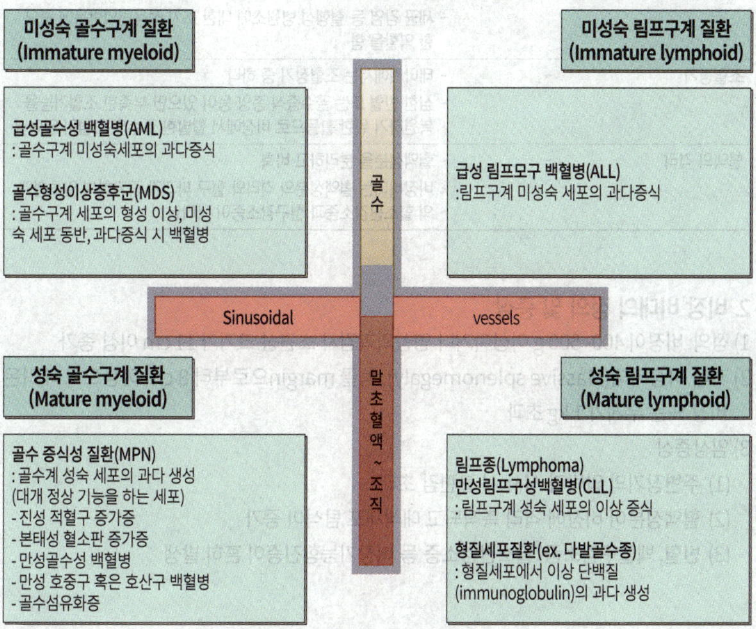

V 비장 비대

(림프절비대는 '제8절 림프구질환'에서 다룸)

1. 비장의 기능

● 표 13-1-8. 비장의 기능

주요 기능	기능 구조물	설명
탐식 기능	적색속질(red pulp)에 위치한 대식세포(macrophage)	- 미생물, 세포찌꺼기, 노후되거나 비정상인 혈구 등 혈액 내의 불순무를 탐식, 제거 - 적혈구는 비삭(cords of billroth)에서 정맥동으로 이동하면서 뒤틀리는데, 적혈구의 탄력이 감소한 경우 비삭에서 대식세포에 의해 포식되어 제거됨 - 적혈구 봉입체도 대식세포에 의해 제거됨
면역조절기능	백색속질(white pulp)	- PALS (periarteriolar lymphatic sheath)의 수지상세포는 T세포에게 항원을 제시하고, 백색속질의 변연부에서는 B세포와 T세포가 함께 형질세포를 생산함 - 세균 감염 등 혈행성 병원소에 대한 조기 적응면역반응에 중요한 역할을 함
조혈장기	-	- 태아기에서는 조혈장기 중 하나 - 심한 빈혈 또는 골수증식 종양 등이 있으면 부족한 조혈기능을 복원하기 위한 활동으로 비장에서 활발한 골수외 조혈이 일어남
혈액의 격리	-	- 혈액성분을 분리하고 비축 - 비장비대는 혈액성분의 격리와 혈구 파괴가 증가하여 말초혈액의 혈소판감소증과 혈구감소증이 나타남

2. 비장 비대의 정의 및 증상

1) 정의: 비장이 400–500 g 이상이거나 영상의학검사 소견상 크기가 11 cm 이상 증가

2) 거대 비장비대(Massive splenomegaly): 늑골 margin으로부터 8 cm 이상으로 내려온 비장 또는 무게가 1 kg 초과

3) 임상증상

(1) 주변장기의 압박과 식사 시 불편감 초래

(2) 혈액성분이 비장에 격리 축적되고 대식세포 탐식이 증가

(3) 빈혈, 백혈구감소증, 혈소판감소증 등 비장기능항진증이 흔히 발생

3. 비장 비대의 원인

미만성	반응성	감염: 심장내막염, 말라리아, 전염단핵구증, 거대세포바이러스, 결핵, 장티푸스 등
		육아종성비장염: 감염성, 사르코이드증
		울혈성비장비대: 간경화, 문정맥 또는 비장정맥 혈전증, 심장부전
		혈색소이상: thalassemia, 유전구형적혈구증
		면역성용혈빈혈, 면역혈소판감소증
		골수외조혈
		혈구포식증후군
		전신성면역염증성질환: 류마티스관절염(Felty증후군), 전신홍반루프스
		축적성질환(고셔병, 니만피크병, 점액다당류증 대사장애)
		사이토카인(G-CSF)
		비특이적 림프증식
	종양	저등급B세포림프종: 저등급 소포림프종, 비장B세포변연부림프종 등
		급성림프모구백혈병/림프종
		T세포림프종: 말초T세포림프종, NK-T세포림프종, 간비장 T세포림프종 등
		골수성종양: 골수증식종양, 골수형성이상증, 비만세포증, 급성골수성백혈병
미만성	종양	랑게르한스세포조직구증
		아밀로이드증
국소적	비종양성	낭종, 가성낭종
		비장과오종
		경색, peliosis
		Inflammatory pseudotumor
	종양	광범위큰B세포림프종
		소포림프종(고등급)
		호지킨림프종
		전이성암종
		혈관종양 및 정맥동 내피세포(연안세포 또는 Littoral cell) 종양
		림프관종
		Sclerosing angiomatoid nodular transformation (SANT)
		수지상세포종양

4. 거대 비장 비대의 원인

만성골수성 백혈병	고셔병(Gauchesr's disease)
림프종	만성 림프구성 백혈병
털세포백혈병(Hairy cell leukemia)	사르코이드증(sarcoidosis)
골수이형성을 동반한 골수섬유화증	자가면역성 용혈성 빈혈
진성적혈구증가증	Diffuse splenic hemangiomatosis

5. 비장절제술

1) 적응증: 비장절제에 의한 이점이 위험도를 훨씬 상회할 때 시행

(1) 비장파열

(2) 해부학적 이상(비장낭종, 비장염전)

(3) 감염(비장농양)

(4) 혈액질환(용혈빈혈, 면역혈소판감소자색반병)

(5) 악성종양(비장 혈관육종)

2) 절제술전 예방접종

(1) Streptococcus pneumoniae, hemophilus influenza type B, neisseria meningitis 백신

① 최소 수술 15일 전에 접종

② 응급으로 비장절제술을 시행한 경우에는 수술 후 30일 이내에 투여

(2) 매년 독감 예방접종 시행

02 빈혈

Summary

- 빈혈 기본 검사: CBC, MCV, reticulocyte count, iron panel, peripheral blood smear
- 용혈 감별 검사: Total/indirect bilirubin, LDH, haptoglobin, Coombs test, direct antiglobulin test, urine analysis
- 빈혈 원인 감별은 급성 출혈 확인, 동반된 혈구감소 유무 확인, 마지막으로 생산 감소와 적혈구 손실/파괴 증가 여부 구분 순으로 진행

I 빈혈의 정의

WHO 혈색소 농도(g/dL) 기준 진단

기준: 12 미만(성인 여성), 13 미만(성인 남성), 11 미만(임산부)

II 원인 및 발생기전에 따른 빈혈의 분류

적혈구의 생산 감소, 손실, 파괴 또는 상대적 혈장량 증가 등으로 인하여 발생

1. 적혈구 생산 감소(Reticulocyte production index<2.5)

1) 적혈구 증식 저하(Normocytic normochromic)

(1) 골수기능상실: 골수침윤, 섬유화, 무형성(aplasia)

(2) 철 결핍

(3) 생산 자극 저하: 염증반응빈혈(anemia of inflammation), metabolic defect, 간/신장 질환

2) 적혈구 성숙장애(Micro or macrocytic)

(1) 세포질 결함: 철결핍, 지중해빈혈(thalassemia), 철적모구빈혈(sideroblastic anemia)

(2) 핵 결함: 엽산/비타민B12 결핍, 약제 독성, 골수이형성증후군

2. 실혈 또는 용혈에 의한 빈혈(Reticulocyte production index≥2.5)

1) 실혈(bleeding): 급성, 만성실혈

2) 용혈: 적혈구 결함(적혈구막이상, 적혈구효소결핍, 혈색소합성장애, 발작야간혈색소뇨증), 적혈구외 결함(항체매개성, 기계적 외상, 감염, 화학적 손상, 비장기능항진증)

3. 진단

1) 임상양상

(1) 임상증상은 빈혈의 원인, 정도, 진행속도, 동반된 질환에 따라 다양

(2) 심한 빈혈이라도 서서히 진행된다면, 빈혈에 서서히 적응하게 되어 증상이 경미할 수 있음

(3) 헤모글로빈이 7 g/dL 미만이면 조직 저산소증에 의한 증상이 나타남(fatigue, headache, dyspnea, lightheadedness, angina)

(4) 즉각적인 주의가 요구되는 증상: Pallor, visual impairment, syncope, tachycardia

2) 감별진단 흐름

(1) 급성출혈 여부 확인

(2) 단순 빈혈 vs. 타 계열 혈구 감소 동반(Neutropenia, thrombocytopenia)
타 계열 혈구 감소 동반: 골수기능상실, B12 결핍, 자가면역질환, 비장비대, 미세혈관병증, HIV 감염, 약/알코올 독성

(3) 적혈구 생산 감소 vs. 손실/파괴 증가

3) 검사 소견

필수 검사: Complete blood count (CBC), MCV, reticulocyte count, peripheral blood smear, iron panels (serum iron, TIBC, serum ferritin)

(1) CBC

① Hemoglobin (Hb) and hematocrit (Hct)

② CBC를 통해 RBC mass를 추정할 수 있지만, 환자의 volume status를 고려해서 판단. 실혈 이후에는 보상작용으로 plasma volume이 증가하는데, 급성 실혈로 normal plasma volume이 되기까지는 Hb과 Hct 수치는 변하지 않음

(2) 망상적혈구(Reticulocyte)

① 골수에서의 적혈구의 생성 정도를 반영(빈혈에 대한 보상 활동)

② 정상적으로 reticulocyte는 전체 순환 적혈구의 1–2% 정도

③ Absolute reticulocyte count = % reticulocytes × RBC count (per mm^3)

④ Corrected reticulocyte count = % reticulocytes × (Hb/15) or (Hct/45)

⑤ Reticulocyte production index (RPI) = corrected reticulocyte count/maturation time

HCT	maturation time
36–45	1.0
26–35	1.5
16–25	2.0
15 이하	2.5

4) 빈혈의 형태학적 분류

대적혈구성(MCV > 100 fl)	비타민B12 결핍빈혈, 엽산결핍빈혈, 항암제치료, 항경련제치료, 재생불량성빈혈, 순적혈구빈혈, 갑상선저하증
정적혈구성(MCV 80–100 fl)	골수형성이상증후군, 재생불량성빈혈, 급성실혈
소적혈구성(MCV < 80 fl)	철결핍성 빈혈, 만성질환빈혈, 납중독, 구리결핍, 철적모구빈혈, 지중해빈혈

5) 말초혈액도말검사(Peripheral blood smear)

빈혈의 감별진단에 유용-저색소성 소적혈구(철결핍성빈혈), basophilic stippling(납중독), spherocyte(유전구형적혈구증, 용혈빈혈), schistocyte(미세혈관병용혈빈혈, DIC, 급성신부전), 적혈모구(심한 용혈빈혈, 저산소증, 골수침윤빈혈)

6) 대변잠혈검사

위장관내 출혈이 철결핍성빈혈의 흔한 원인으로 빈혈이 있는 환자에게 잠혈반응을 검사하는 것이 중요. 1회 잠혈반응이 음성이라고 위장관내출혈이 없다고 단정할 수 없음

4. 철결핍빈혈(Iron deficiency anemia, IDA)

1) 원인

(1) 철섭취부족: 철분부족 식사, 채식주의자

(2) 철흡수장애: 위절제수술, 흡수장애(만성설사, 크론병, Celiac disease), 위산분비저하(PPI, 제산제)

(3) 철소실증가: 만성실혈(소화성궤양, 위암, 대장암, 치핵, 염증성 장질환, 용종, Meckel게실, 혈관종), 월경과다, 분만 시 출혈, 잦은 헌혈, 급성실혈, 과도한 운동(마라톤, 행군)

(4) 철필요량증가: 영아, 청소년, 임산부, 수유, 만성신부전

2) Laboratory studies

(1) MCV는 철결핍 초기에는 정상 Hct가 30% 미만으로 떨어질 때, anisocytosis와 hypochromic microcytic cell이 생긴 이후 MCV가 감소

(2) Reactive thrombocytosis 동반 가능

(3) Iron testing

① 트랜스페린 포화도(Transferrin saturation, Tsat)(%) = (serum iron/TIBC)×100(%)

② Serum ferritin<30 ng/mL이 철결핍 확인에 가장 믿을 만한 지표임

③ Ferritin은 acute phase reactant로서 염증, 간질환, 암 등에서 증가할 수 있음. 따라서 염증반응빈혈, 만성신부전빈혈 등과 동반되어 기능적 철결핍을 배제하기 어려운 경우 Tsat<20%이면 철결핍을 의심

④ Serum iron은 대개 낮고(<50 mcg/dL) TIBC는 증가(>420 mcg/dL). 하지만 이 두 가지 검사는 변동이 심하기 때문에 serum ferritin만큼 신뢰할 수 없음

⑤ Iron therapeutic challenge가 진단에 도움

3) 치료

(1) Ferrous sulfate 325 mg (65 mg elementary iron) 경구 복용(하루 2–3번, 6–12개월)

(2) 철흡수를 극대화하기 위해 공복에 투여. 비타민 C와 함께 투여 시 흡수가 증가하고, 오렌지 주스와 먹어도 도움이 됨. 1회 취침 전에 복용하면 위장 장애도 적고 장 운동이 적어 철분 흡수가 좋아짐

(3) 제산제, H2 blocker, PPI와 투여 시 흡수가 저하

(4) 위장관부작용: 25%, 변비, 복통, 설사, 오심 등

- 대처방법: 식사와 같이 투여하는 방법과, 초기 투여 시 하루 한번 투여하다 점차 용량을 늘리는 방법, ferrous gluconate 또는 ferrous fumarate로 바꾸어 투여하는 방법

(5) 경구철분제 반응 저하의 가장 흔한 원인: Noncompliance

(6) 철분제 주사: Iron sucrose(베노훼럼, 페렉스), ferric carboxymaltose(페린젝트)

- 적응증: 중증흡수장애, 출혈이 지속되는 경우, 경구철분제 복용이 어려운 경우, 철저장을 급격히 올리기를 원할 때, 염증반응빈혈 동반된 철결핍에서 경구철분제 반응이 떨어지는 경우

(7) 철분 보충 후 12–24시간 내에 증세가 호전되기 시작하고, 5-10일에 reticulocyte count가 최고치가 되며, 혈색소는 1–2개월 후에 정상화

호전 순서: 증상 → reticulocyte count → MCV → Hb → TIBC → serum ferritin(혈색소가 정상화 된 후에도 6개월–1년간 더 복용) 혹은 serum ferritin>50 ug/dL까지 증가될 때까지 복용

5. 거대적혈구모구빈혈(Megaloblastic anemia)

1) 정의: DNA합성과정의 이상으로 적혈구의 세포핵과 세포질의 성숙 정도가 일치하지 않아 발생하는 빈혈

2) 원인

(1) 엽산결핍(Folic acid deficiency)

① 부적절한 섭취: 알코올중독자, 경제적으로 빈곤한 사람, 인스턴트 식품 과다 섭취

② 요구량 증가: 만성용혈빈혈, 임신, 유아와 사춘기 연령, 신장투석

③ 흡수 장애: 열대스프루, 원발소장질환들

④ 약물: DNA합성 억제(azathioprine, 6-MP, 5-FU, cytarabine, hydroxyurea, procarbazine), zidovudine, 엽산길항제(MTX, trimethoprim, sulfasalazine), phenytoin, 경구피임제

(2) 코발라민결핍(Vitamin B12 deficiency)

① 불충분한 섭취: 채식주의자, 악성빈혈을 갖고 있는 모체로부터 수유를 받는 유아

② 식품 코발라민의 유리 장애(위산분비장애): 저/무위산증, 위산분비억제제

③ 위산분비점막의 손실 또는 위축(내인자결핍): 전/부분위절제수술, 위성형술, 악성빈혈

④ 비정상적인 소장내강 문제: Zollinger-Ellison증후군, 만성췌장염, 장내 세균/기생충에 의한 코발라민 갈취(장정체증후군, 장운동저하, 광절열두조충)

⑤ 회장말단으로부터 내인자의 흡수장애

3) 임상양상

(1) 빈혈에 의한 증상과 더불어 glossitis (beefy tongue), 황달(골수내 용혈), 비장비대가 동반

(2) 코발라민결핍에 의한 신경학적 증상: 후각/미각이상, 시력저하, 조화운동불능, 사지강직, 피로, 기억손실, 지남력장애, 요실금

(3) 엽산결핍인 경우 신경학적 증상은 대개 없음

4) 검사 소견

(1) CBC: macrocytic anemia, leukopenia, thrombocytopenia

(2) PB morphology: macroovalocyte, hypersegmented neutrophil (containing≥5 nuclear lobes)

(3) Elevated LDH and indirect bilirubinemia due to ineffective erythropoiesis and premature destruction of RBCs

(4) Serum vitamin B12 and folate: 공복에 검사

(5) Serum MMA (methylmalonic acid) and homocysteine

① 코발라민결핍: MMA와 homocysteine 둘 다 감소
② 엽산결핍: homocysteine만 감소
(6) Antibody to intrinsic factor: pernicious anemia 진단에 중요
(7) Thyroid function test: pernicious anemia는 종종 autoimmune thyroid disease와 연관

5) 치료

(1) 엽산결핍: 하루 1–2 mg 경구 복용, 흡수 장애인 경우 고용량 엽산(5 mg/day) 투여 가능
(2) 코발라민결핍
① 초회 치료: Cyanocobalamine 1 mg/day IM for 7 days → weekly for 1–2 months 혹은 혈색소가 정상이 될 때까지. 경구용 코발라민(하루 1–2 mg, 고용량)도 compliance만 좋다면 동일한 치료효과가 기대됨
② 유지요법: 1 mg IM(한달에 1번–3달에 1번), 또는 1 mg/day 용량으로 경구로 평생 투여
③ 치료 후 1주일 내에 LDH가 감소하고 reticulocytosis가 생김
④ 환자의 1/3에서 철결핍이 있기 때문에 저장철 확인 후 철분제재를 함께 보충
⑤ 적절한 치료에도 신경학적 호전은 비가역적일 수 있음

6. 만성신부전에 의한 빈혈

1) 원인

(1) Endogenous erythropoietin (EPO) 생성 감소
(2) Creatinine clearance 50 mL/min 이하부터 발생

2) Laboratory studies

(1) CBC: normocytic anemia
(2) PB morphology: often hypochromic
(3) Vitamin D: 결핍 시 빈혈 동반 가능

3) 치료

(1) Recombinant EPO: 혈액 투석을 하는 환자에게는 정맥으로 투여, 투석 전이나 복막 투석하는 환자는 피하로 투여
(2) 대부분의 환자는 투여 후 12주에 Hct가 10% 정도 오르거나 또는 Hct level이 32%로 증가
(3) 부작용: 고혈압이 생기거나 악화. 경련이 생길 수 있음
(4) Suboptimal response의 원인: coexisting iron deficiency, iron-restricted erythropoiesis가 원인인 경우, 많은 수의 환자가 ferritin level이 정상이라도 철분주사보충이 도움

(5) Serum EPO level은 EPO 치료 전에 꼭 검사할 필요가 없으며, 모니터링 역시 의미가 없음

7. 염증반응빈혈/만성질환빈혈(Anemia of inflammation, AI; anemia of chronic disease, ACD)

1) 정의

만성적인 염증질환, 악성질환, 자가면역질환, 급성 및 만성 감염과 관련된 빈혈

2) 원인

철 항상성 조절이상, 적혈구계전구 세포증식부전, 적혈구 생성인자에 둔한 반응, 적혈구 수명 감소

3) 진단

(1) CBC: 정적혈구정색소빈혈(normocytic normochromic anemia)

(2) 혈청 ferritin은 대개 정상이거나 증가

(3) EPO level은 진단에 도움이 되지는 않지만, EPO level이 200 mu/mL 미만인 경우 EPO 치료가 도움

(4) Vitamin D: 결핍 시 빈혈 동반 가능

4) 치료

(1) 기저질환의 치료가 우선이 되어야 하며 골수 억제 약제는 피하도록 함

(2) 수혈: 혈색소 8 g/dL이하의 심한 빈혈, 출혈 동반한 경우 암/만성신질환자의 장기간 수혈은 철과부하 유발 가능

(3) 적혈구조혈제: 항암화학요법을 받고 있는 암 환자, 만성신질 환자, 골수억제요법을 받고 있는 HIV감염 환자

(4) 경험적 철분 보충(IV>po), folate, vitamin B12, D 결핍 시 보충이 도움될 수 있음

8. 골수혈성이상증후군(Myelodysplastic syndrome): 제4절 참조

9. 재생불량성 빈혈(Aplastic anemia): 제4절 참조

10. 용혈빈혈(Hemolytic anemia)

	내인성적혈구결함에 의한 빈혈	적혈구 외 원인에 의한 빈혈
유전성	혈색소이상(hemoglobinopathy) 적혈구효소이상증 적혈구막질환	가족성(비특이적)용혈 요독증후군
후천적	발작야간혈색뇨증(paroxysma nocturnal hemoglobulinuria, PNH)	기계적 원인에 의한 파괴(MAHA) 독성물질/약/감염/자가면역

1) 용혈빈혈의 일반적인 검사 소견

(1) 혈색소 수치는 정상 또는 심한 감소, MCV, MCH 대개 증가, reticulocyte 증가

(2) Bilirubin 증가(대부분 indirect bilirubinemia), LDH 증가, AST 증가

(3) Haptoglobin 감소

11. 자가면역용혈빈혈(Autoimmune hemolytic anemia, AIHA)

1) 정의: 적혈구막의 항원에 대한 자가항체로 인한 용혈

2) 분류

(1) 온난용혈빈혈(warm autoantibody)

(2) 한랭용혈빈혈(cold autoantibody)

(3) 발작한랭혈색소뇨증(paroxysmal cold hemoglobinuria, PCH)

3) 원인

(1) 온난용혈빈혈은 대부분 IgG autoantibody 매개로 유발됨

① 일차성

② 이차성: 림프세포증식성 질환(비호치킨림프종, 만성림프구성 백혈병), 자가면역질환(SLE), 바이러스감염(소아, HIV), 면역결핍질환, 동종 조혈모세포이식, 고형장기이식, 약물관련항체(methyldopa)

(2) 한랭용혈빈혈

① Acute form: secondary to infection (mycoplasma, EBV)

② Chronic form: 50%는 paraprotein 관련(림프종, CLL, Waldenstom's macroglobulinemia)이고 나머지 50%는 idiopathic

4) 임상양상

(1) 다양: 피로감, 운동능력감소, 황달, 복통, 혈색소뇨증

(2) 용혈이 심한 경우: fever, chest pain, syncope, congestive heart failure, hemoglo-

binuria 동반

(3) Episodic cold-induced intravascular hemolysis와 vasoocclusive events가 있는 경우: ears, nose, fingers, toes에 말단청색증 발생(acrocyanosis)

5) 검사소견

(1) Reticulocytosis, indirect bilirubinemia, elevated LDH level, decreased haptoglobin, hemoglobinuria

(2) 직접 항글로불린 검사(direct antiglobulin test, DAT): 양성

① 혈액 속에 IgG, IgM, IgA 또는 C3d 등 항체가 부착되어 있는 적혈구가 존재하는지 알아보는 검사

② 드물게 coombs-negative immune hemolytic anemia가 있음

(3) Cold agglutinin titer를 확인

(4) PCH를 배제하기 위해 flow cytometry를 시행

(5) PB morphology: spherocytes, polychromasia

(6) Underlying malignancy를 찾기 위한 workup을 고려

6) 치료

(1) 우선 용혈을 유발한 기저질환을 찾아 치료하는 것이 중요

(2) 온난용혈빈혈(Warm AIHA)

① Glucocorticoids: 1차 치료, prednisone 1 mg/kg 투여하고, 반응이 있는 경우 7–10일 내에 호전. 호전되면 2–3개월을 통해 prednisone을 서서히 감량

② 스테로이드에 반응하지 않는 AIHA 경우 splenectomy, rituximab (375 mg/m^2 weekly for four doses)를 고려

(3) Idiopathic cold AIHA

① 저온 노출 회피

② IgM이 부착된 적혈구는 주로 간에서 파괴되므로 비장절제가 효과적이지 않고 스테로이드에 반응을 잘 보이지 않음

③ Rituximab: 가장 효과적인 약물

④ Plasmapheresis

⑤ 수혈 시 warm RBC transfusion (37°C)을 하고 환자의 용혈 악화를 막기 위해 warming 유지

(4) 적혈구 수혈: 수혈된 적혈구가 용혈이 되기 때문에 효과적이지 않으나 용혈로 인한 증상이 심하거나 혈색소＜6 g/dL인 경우에만 수혈 고려

13 혈액

12. 미세혈관병용혈빈혈(Microangiopathic hemolytic anemia) – 제3절 참조

1) 정의: Traumatic (microangiopathic) intravascular hemolysis를 의미

2) 원인

(1) Mechanical heart valve: 특히 dysfunctional valve의 경우 발생

(2) DIC, TTP, HUS, severe hypertension, vasculitis, eclampsia, some disseminated malignancy

3) 진단

(1) CBC: anemia with thrombocytopenia, reticulocytosis

(2) 용혈관련: LDH 증가, indirect bilirubinemia, haptoglobin 감소, Coomb's test 음성

(3) ADAMTS13 activity 감소(TTP)

(4) PB morphology: 분열적혈구(schistocyte, fragmented RBC)가 관찰(MAHA양성)

4) 치료

(1) 기저원인에 따라 각각 다른 방법으로 치료

(2) TTP, HUS: plasma exchange

(3) DIC: 원인 교정 등

증례

60세 남자 환자로 내원 2달 전부터 식욕부진, 체중감소로 타 병원 방문, 검사 이상으로 의뢰됨. 우선 시도할 치료는? 추가적으로 필요한 검사는?

백혈구 4,070/μL, 혈색소 8.4 g/dL, 혈소판 199,000/μL, MCV 123 fL (83-98)
총(직접)빌리루빈 2.2(0.4) mg/dL, 젖산탈수소효소 1,703 U/L (200-450)
혈청 철 279 μg/dL 총철결합능 328 μg/dL 훼리틴 85 ng/mL 엽산 7.63 ng/mL,
비타민B12 50 pg/mL 미만

03

출혈 및 혈전질환

Summary

- 혈소판감소는 임상 현장에서 가장 많이 만나게 되는 혈액질환 중 한 가지로서 혈소판감소의 원인 및 진단적 접근을 숙지해야 함
- 면역성혈소판감소증(Immune thrombocytopenia, ITP)의 진단 및 1, 2차 치료법에 대해 숙지하도록 함
- 미세혈관병증(Thrombotic microangiopathy)의 진단적 접근에 대해 숙지하고 실제 의심되는 환자가 있을 경우 감별하여 적용할 수 있도록 함
- 범발성혈관내응고(Disseminated intravascular coagulation)에 대한 적절한 조치를 위해 필요한 DIC profile (fibrinogen, fibrin degradation product, D-dimer, antithrombin III, plasminogen activator inhibitor-I)의 추적이 중요함

증례

34세 여자 환자 내원 1달 전부터 쉽게 멍이 잘 들다가 내원 1시간 전부터 코피가 멈추지 않아 응급실 내원함. 이학적 검사에서 비장 촉지는 없음. 우선 시도할 치료는?

백혈구 6,070/μL, 혈색소 12.4 g/dL, 혈소판 14,000/μL, MCV 87 fL (83-98)

I 혈소판감소 환자에의 접근

1. 혈소판감소 정도에 따른 3단계

경증(mild)	100,000-150,000/μL
중등도(moderate)	50,000-100,000/μL
중증(severe)	<50,000/μL

2. 혈소판감소 기전 3가지

Thrombocytopenia 기전	Workup	Thrombocytopenia를 동반하는 원인질환	
(1) (골수에서) 생산 감소 (↓platelet production)	골수검사 복용 중인 약제 검토	- bone marrow aplasia - bone marrow infiltration - ineffective megakaryopoiesis(예: MDS) - selective impairment of platelet production	
(2) (말초에서) 파괴 증가 (↑platelet destruction)	동반질환 찾기 복용 중인 약제 검토	Immune - autoimmune (예: ITP, SLE) - drugs - infections - allo-immune	Non-immune - sepsis - DIC, TTP, HUS - hypertensive disorders of pregnancy
(3) Sequestration, 격리 (↑비장 내 pooling)	Splenomegaly 확인 → 원인질환 찾기	Splenomegaly - infection/ inflammation - congestion - malignancy(예: hematologic malignancy) - red cell disorders - storage diseases	

3. 혈소판감소를 동반하는 원인질환 및 흔한 임상적 시나리오

Outpatient	Inpatient: Multisystem Illness/ICU	Inpatient: Cardiac patient	Pregnancy/ postpartum
ITP DITP Infections HIV Hepatitis C virus Helicobacter pylori CMV Other recent viral infections Connective tissue disorders Systemic lupus erythematosus Rheumatoid arthritis Antiphospholipid syndrome Vaccinations Myelodysplastic syndromes Congenital thrombocytopenia Common variable immunodeficiency	Infections TTP/HUS DITP DIC Liver disease HIT MAS BM disorders CIT	HIT Cardiac bypass GPIIb/IIIa inhibitors Other DITP Dilutional	GT ITP HELLP syndrome Preeclampsia Abruptio placentae TTP/HUS

TTP/HUS indicates thrombotic thrombocytopenic purpura/hemolytic uremic syndrome; MAS, macrophage activation syndrome (including hemophagocytic syndrome); CIT, chemotherapy-induced thrombocytopenia; HELLP, hemolysis, elevated liver enzymes, and low platelets.

출처: "How to approach thrombocytopenia" of 2012 ASH Education Book.

4. 혈소판 수혈 기준(제10절 참고)

무증상, 예방적	<10,000-20,000/μ 출혈/감염/WBC증가/abrupt thrombocytopenia/응고장애 동반 경우는 기준을 높이 해야 하므로 환자의 상황에 따라 방침을 결정해야 함
BM aspiration/biopsy	>20,000/μL(국소압박지혈 시 <20,000/μL도 가능)
발치, 분만	>30,000/μL
Lumbar puncture	>50,000/μL
C/Sec	50,000-80,000/μL
Neurosurgery, epidural anesthesia	80,000-100,000/μL
Antiplatelet agents	>30,000/μL
Anticoagulants	>50,000/μL

5. 혈소판감소 원인 감별

1) 먼저 가성혈소판감소증(Pseudothrombocytopenia)이 아닌지 의심

(1) 특별한 요인이 없고, 아무런 증상이 없으며, 예기치 않은 혈소판감소증이면 우선 의심

(2) 피검사 tube 내 코팅되어 있는 항응고제 EDTA에 닿아 혈소판 서로 응집하거나 백혈구에 붙어서 혈소판 clumping 발생, CBC기계에서 실제보다 낮은 수로 인식

(3) 말초혈액 도말 검사(platelet clumping 확인) 혹은 non-EDTA 항응고제(sodium citrate or heparin)를 사용하여 재검

2) 출혈경향 확인 및 병력/약물력 청취

(1) 이유 없이 반복되는 피하출혈 및 점막 출혈(잇몸출혈, 코피 등)을 확인

(2) 타 과/타 병원에서 복용 중인 혹은 새로 시작한 약물이나 건강보조식품 복용력

(3) 새롭게 진단받은 질환(급성 감염증 등)/기저질환

II 혈소판감소질환

1. 감염과 혈소판감소

1) 많은 viral & bacterial infection이 non-immune 및 immune mechanism을 통해 혈소판 생성 저하 및 혈소판 파괴 증가를 유발

2) 입원 중인(thrombocytopenia 동반 가능한 기저질환이 없던) 환자들의 thrombocytopenia의 원인으로 감염증을 확인해야 함

2. 임신과 혈소판감소

1) 혈액 희석과 생리적인 신체 변화로 임신중인 산모는 혈소판 수치가 감소할 수 있음
2) Gestational thrombocytopenia: 임신 전 혈소판 수는 정상이나, 주로 임신 후반부에 mild thrombocytopenia를 보임
3) Hemolysis, 감염, 고혈압, 간기능의 이상이 동반될 경우 (pre-) eclampsia, HELLP syndrome, acute fatty liver, TTP, DIC에 의한 혈소판감소를 의심해야 함
4) ITP는 임신 초기에 발생하는 혈소판감소의 가장 흔한 원인. 임신 중 ITP를 처음 진단받을 수도 있으며, 기존의 ITP가 악화되어 나타날 수도 있음
   (1) 혈소판이 <30,000/μL이 되거나 출혈 경향을 보일 때 치료 시작
   (2) 저용량의 prednisolone (10–20 mg/day) 혹은 IVIG를 사용할 수 있음
   (3) 초치료에 반응이 없거나, 혈소판 수치 10,000/μL 미만, 혹은 출혈이 동반되면 비장 적출 고려
   (4) 혈소판 수치가 50,000/μL을 넘으면 자연분만이나 제왕 절개 모두 가능하며 경막 외 마취를 위해서는 70,000/μL 이상의 혈소판을 유지

3. 헤파린 연관 혈소판감소(Heparin-induced thrombocytopenia, HIT)

1) 혈소판의 α과립에 포함되어 있는 PF4 단백이 혈소판 활성화시 방출되어 heparin과 결합하여 복합체를 형성하고 이 복합체에 대한 자가항체에 의해 혈소판감소증 및 혈전형성이 동반되기 때문에 다른 약물에 의한 혈소판감소증과 구별되어야 함
2) Heparin을 투여 받은 환자의 약 2–3%에서 투여 5–14일 후에 발생하며 비분획형 heparin을 사용한 경우 저분자량 heparin (low molecular weight heparin, LMWH)을 사용한 경우보다 발생률이 높음
3) 진단: heparin 투여와 관련된 혈소판감소증(대개 20,000/μL 이상), 혈전증의 존재, 혈소판감소증의 다른 원인이 없을 때 임상적으로 의심할 수 있고 HIT 항체 검사가 양성일 경우 진단할 수 있음
4) 치료: 즉시 heparin을 중단하고 직접 트롬빈억제제(lepirudin, argatroban)로 대체. LMWH의 사용은 교차 반응 때문에 권고되지 않음
5) Warfain과 같은 경구항응고제는 혈소판 수치가 정상이 된 후 사용해야 하며 direct thrombin inhibitor와 최소 5일 이상 병용해야 함

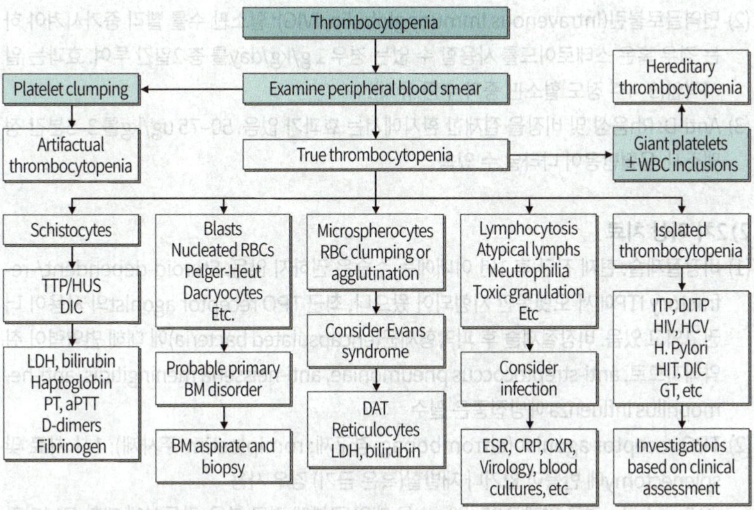

*Peripheral Blood Morphology 검사 결과에 따른 Thrombocytopenia workup Algorithm
출처: 'How to approach thrombocytopenia' of 2012 ASH Education Book.

4. 면역성혈소판감소증(Immune thrombocytoepani, ITP)

1) Isolated thrombocytopenia 중 가장 대표적인 질환
2) 후천적으로 생성된 혈소판 특이 항체로 인해 혈소판이 파괴되고 거핵세포(megakaryocyte)로부터의 혈소판 유출이 억제되어 혈소판감소가 발생
3) Primary ITP
4) 2차적 이유가 배제되면 진단. 혈소판에 대한 자가항체 생성이 ITP 발생의 주요 기전 중 하나임(antiplatelet antibody testing 진단기법으로 표준화되어 있지 않음)
5) Secondary ITP
   (1) 감염(특히 HIV, C형간염), 약제, 또는 다른 자가면역질환(특히 SLE)에 동반된 경우이므로 HIV, C형간염, SLE testing, serum protein electrophoresis, helicobacter pylori testing 등의 검사를 시행
   (2) Isolated thrombocytopenia일 때 의심하는 질환이므로 골수검사는 진단에 반드시 필요하지 않지만, 50–60세 초과 환자에서는 골수질환의 배제를 위해서 시행

1) 1차 치료: 고용량 스테로이드(Prednisolone, 1-2 mg/kg로 시작 후) + 면역글로불린(IVGV)

(1) 스테로이드: Prednisolone, 1–2 mg/kg/day로 시작하여 2–4주 간격으로 taper(총 6-8주 이내에 최소용량 유지 혹은 끊도록 함)

(2) 면역글로불린(Intravenous Immunoglobulin, IVIG): 혈소판 수를 빨리 증가시켜야 하는 경우 혹은 스테로이드를 사용할 수 없는 경우 1 g/kg/day를 총 2일간 투여. 효과는 일시적임(3–4주 정도 혈소판 증가 수준 유지)

(3) Anti-D: Rh음성 및 비장을 절제한 환자에서는 효과가 없음. 50–75 ug/kg를 3–5분간 정맥주사. 용혈반응이 나타날 수 있음

2) 2차 이상 치료

(1) 비장절제술: 현재 진단 후 1년 이내에는 수술은 권하지 않음. Steroid-dependent/-refractory ITP에서 오랫동안 시행되어 왔으나, 최근 TPO receptor agonist의 사용이 더 권고되고 있음. 비장절제술 후 피막형세균(encapsulated bacteria)에 대해 면역력이 취약해지므로, anti-streptococcus pneumoniae, anti-neisseria meningitidis, anti-hemophilus influenza 예방접종은 필수

(2) TPO receptor agonist (eltrombopag-경구제; romiplostim-주사제): 1차 치료 및 splenectomy에 반응이 없거나 재발할(혹은 금기) 경우 사용

① Revolade: 경구 약제로 25–50 mg을 매일 공복에 경구 복용. 간독성에 대한 모니터링이 필요함

② Romiplate: 피하주사제로 1–10 mcg/kg 용량을 주 1회 투여(대개 250 mcg 1 V로 시작)

(3) Rituximab

(4) Other immunosuppressive/immunomodulating agents: azathioprine, cyclophosphamide, cyclosporine, danazol, dapsone, mycophenolate mofetil, vincristine 등을 단독 혹은 1차 약제에 병합-장기적 효과를 보이지는 못함

(5) 그 외 신약들: Syk inhibitor (fostamatinib), BAFF inhibitor (ianalumab), neonatal FcR inhibitor (efgartigimod) 등이 소개되고 있음

5. 혈전성 혈소판감소성 자반증(Thrombotic thrombocytopenic purpura, TTP)

1) 정의: 선천적 혹은 후천적인 요인으로 ADAMTS13의 결함으로서 분해가 되지 않은 비정상 거대 VWF multimer에 의해 초래되는 혈관병증

2) TTP의 검사 소견: anemia/thrombocytopenia 및 schistocyte[말초혈액도말검사(PB smear)], hemolysis (reticulocyte 증가, LDH 증가, indirect bilirubinemia, serum haptoglobin 감소)

3) 진단: 의심이 되면 serum ADAMTS13 검사, ADAMTS13 activity <10% 확진

4) 치료

5) 혈장교환술(plasma exchange): ADAMTS13 결과가 나오지 않더라고 임상적으로 의심이 되면 즉시 시행

6) ADAMTS13 에 대한 자가항체반응에 의한 특발성 TTP의 경우, 약물 요법은 ITP 에서의 치

료와 유사. 항체 반응을 억제하기 위한 스테로이드의 사용, 비장절제술, rituximab의 사용이 권장

7) 그 외에 vincristine, azathioprine, cyclosporine, cyclophosphamide 등 사용 가능

8) 최근 ADAMTS13에 대한 재조합 활성 형태로 생산이 되고 있으며, vWF 에 대한 monoclonal antibody인 caplacizumab이 임상 연구에 사용되고 있음

9) 혈소판의 수혈은 큰 출혈이 동반되어 있는 경우에서만 선별적으로 적용, 혈소판 응괴에 대한 치료로서 항혈소판 제재를 사용할 수 있으나, 혈소판감소증이 심한 경우는 출혈의 위험성이 있으므로, 급성기를 벗어나면 투여를 고려

6. 용혈요독증후군(Hemolytic uremic syndrome, HUS)

1) 특징: (1) acute renal failure; (2) microangiopathic hemolytic anemia; (3) thrombocytopenia

2) 주로 소아에서 호발하며 설사가 선행함. 원인으로는 escherichia coli O157:H7이 가장 흔함

3) 치료는 주로 체액 유지 및 전해질 교정, 신기능 회복을 위한 보존적 치료를 함. 약 5%에서 사망하며 10%에서 만성콩팥병증으로 진행

7. 비정형 용혈요독증후군(Atypical hemolytic uremic syndrome, aHUS)

1) HUS와 비슷한 증상을 보인 환자의 10%에서 혈변이 선행되지 않은 환자군에서 STEC-HUS에 비해 높은 사망률을 보였던 환자군에서 연구가 이루어짐

2) 가장 주된 병인은 여러 선행 감염과 같은 원인들이 과다한 보체의 활성화를 유발하는 것으로서 보체 조절 인자 중 H인자의 돌연변이에 의한 결함 혹은 H인자에 대한 자가항체가 원인인 경우가 흔함

3) 치료: Eculizumab은 막 공격 복합체인 말단 보체 C5b-9의 활성화를 억제하는 인간화 단클론항체로 2009년도 이후 atypical HUS 환자에게 성공적으로 사용되어 옴. 현재 eculizumab의 사용이 여의치 않을 경우, TTP와 유사한 방법으로 혈장교환술을 빨리 시행해야 함

8. 파종혈관내응고(Disseminated intravascular coagulation, DIC)

1) 대표적인 후천성 출혈장애로 말초 혈액에서 혈소판의 non-immune destruction의 비교적 흔한 원인

2) 기전: 여러 선행질환으로 인하여 발생한 전구응고물질로 인한 광범위한 혈관내 응고가 발생하여 조직 허혈, 혈소판감소증, 응고 인자의 소모 및 이차적인 섬유소용해의 생성물로 인한 항응고 작용으로 인한 혈전증과 출혈을 특징으로 하는 병적 상태

3) 혈소판의 말초 혈액에서 non-immune 파괴가 일어나는 상황 중 비교적 흔하게 발생하는

상태

4) 진단: ISTH(세계 혈전지혈학회) scoring system for Overt DIC diagnosis

(1) 아래 표에서 5점 이상을 만족하면 진단(5점 미만이면 1-2일 후에 재판단)

	점수
Platelet count	
>100,000/μL	0
<100,000	1
<50,000	2
Fibrin markers(예: D-dimer, FDP)	
No increase	0
Increased, <5xULN	2
Strong Increase, ≥5xULN	3
PT	
<3 sec	0
3-6 sec	1
>6 sec	2
Fibrinogen	
>1.0 g/L	0
≤1.0 g/L	1

(2) 원인

Sepsis or Endotoxin	Gram-negative bacteremia
Tissue Damage	Trauma Closed-head injury Burns Hypoperfusion or hypotension
Malignant Disease	Adenocarcinoma Acute promyelocytic leukemia
Primary Vascular Disorder	Vasculitis Giant hemangioma (Kasabach-Merritt syndrome) Aortic aneurysm Cardiac mural thrombus
Exogenous Causes	Snake venom Activated-factor infusions (prothrombin-complex concentrate)

(3) 치료

① 쇼크, 탈수 및 산증에 대한 치료가 선행, DIC를 유발한 원인을 찾아내어 교정

② 혈소판, antithrombin-III 및 응고인자의 감소, 보충 필요

③ 수혈

- 혈소판(PC or SDP): 혈소판 50,000/μL 이상 유지
- Fibrinogen: cryoprecipitate로 100 mg/mL이상 유지
- FFP: PT가 정상의 상한에서 2–3초 내에 들도록 공급

④ Heparin: DIC증세가 호전되지 않고 출혈이 심하거나 피부괴사, 사지 허혈증, 정맥 혈전증이 투여를 고려(출혈의 위험성이 크게 증가되기 때문에 금기증이 있을 때는 투여하지 않음)

04 범혈구감소증과 골수 부전

I Approach to the adult patients with pancytopenia

증례

- 62세 남자 환자
- 건강검진에서 혈액검사 결과 이상소견으로 병원에 내원
- 백혈구 2,900/μL, 혈색소 6.9 g/dl, 헤마토크릿 21%, 혈소판 14,000/μL

질문: 가능한 진단명? 진단을 위해 더 알아야 할 정보는?

1. 범혈구감소증의 감별진단

범혈구감소증은 빈혈[anemia; 혈색소 < 13.5 g/dL(남자) or 12 g/dL(여자)], 백혈구 감소증(총 백혈구 < 4,000/μL), 혈소판감소증(혈소판 < 150,000/μL)으로 정의할 수 있으며 이에 대한 접근에 대해 알아보고자 함

1) 범혈구감소증의 감별진단

저세포성 골수 (Hypocellular bone marrow)	- 후천성 재생불량빈혈 - 선천성 재생불량빈혈: Fanconi 빈혈, 선천성각화 증후군(dyskeratosis Congenita) - 저세포성 골수형성이상 증후군(hypocellular myelodysplastic syndrome) - 저세포성 급성백혈병 - 림프종의 골수침범 - 구리 결핍(copper deficiency)	
충분한 세포성 골수 (Cellular bone marrow)	골수질환(primary bone marrow disease)에 의한 일차성 범혈구감소증	- 골수형성이상증후군 - 발작야간혈색소뇨증 - 골수섬유화증 - 무백혈병성 백혈병(aleukemic leukemia) - 골수황폐증(myelophthisis) - 림프종 골수침범 - 털세포백혈병(hairy cell leukemia)

충분한 세포성 골수 (Cellular bone marrow)	전신질환에 의한 이차성 범혈구감소증	- 전신성 홍반 루푸스 - 비기능항진증(hypersplenism) - B12 결핍증 또는 엽산 결핍증 - 구리 결핍증 - 알코올 섭취 - HIV 감염 - 브루셀라 감염(brucellosis) - 사르코이드증(sarcoidosis) - 결핵 - Leishmanisis - 패혈증
골수 저세포증 ± 범혈구감소증	1) Q열(Q fever) 2) Legionnaires' disease 3) 신경성 식욕부진증(anorexia nervosa), 기아 상태(starvation) 4) Mycobacterium 감염	

2) 범혈구감소증의 진단 알고리듬

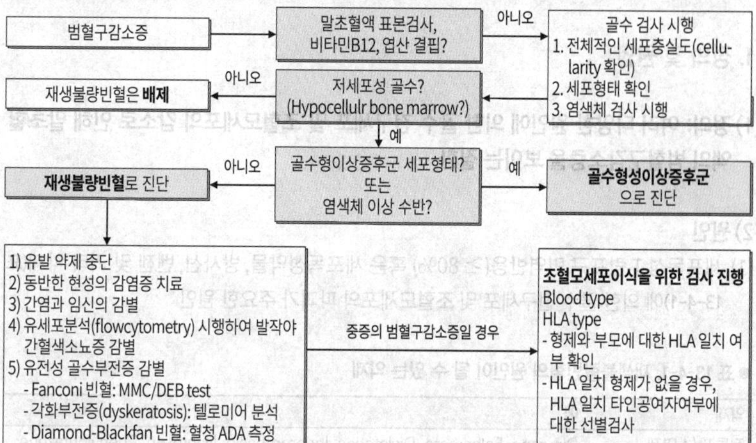

II Aplastic anemia (AA)

증례

- 24세 남자 환자
- 어지러움증과 비출혈을 주소로 내원
- 백혈구 1,900/μL(호중구 20%, 림프구 72%, 단구 8%), 혈색소 6.9 g/dL, 헤마토크릿 21%, 혈소판 14,000/μL, 절대망상구 1.2%
- 최근 복용 시작한 약물력 없고, 최근 감염력 없음
- 혈청학적 검사 및 혈액응고 검사 결과는 정상
- 혈중 VitB12, 엽산, 철분 등의 검사에서 이상 소견 없음
- 골수 검사: 세포충실도 5-10%, 정상 염색체

질문 1: 이 환자의 진단명은?
질문 2: 이 환자의 초치료로 고려해야 할 것은?

1. 정의 및 원인

1) 정의: 여러 다양한 원인에 의한 골수 전구세포 및 조혈모세포의 감소로 인해 말초혈액의 범혈구감소증을 보이는 질환

2) 원인

(1) 세포독성 T 림프구 면역반응(≥ 80%) 혹은 세포독성약물, 방사선, 벤젠 및 기타 약제(표 13-4-1)에 의한 골수 전구세포 및 조혈모세포의 파괴가 주요한 원인

● 표 13-4-1. 재생불량빈혈의 원인이 될 수 있는 약제

약제	예
진통제/소염제	Dipyrone, Felbamate, Diclofenac, Indomethacin, Naproxen, Phenylbutazone, Piroxicam, Sulfasalazine
항생제	Cephalosporins, Chloramphenicol, Methicillin, Sulfonamides
항경련제	Carbamazepine, Phenytoin
항히스타민제	Cimetidine, Chlorpheniramine, Ranitidine
항말라리아제	Chloroquine, Quinacrine
항정신병/진정제	Chlorpromazine, Prochloperazine
항갑성선제	Carbimazole, Methimazole, Propylthiouracil
기타	Allopurinol, Chlopropamide, Gold salts, Penicillamine, Tolbultamide

(2) 체질적인 유전적 결손(예: Telomere질환, Fanconi 빈혈, GATA2 결핍, CTLA4 결핍 등)

3) 국내에서 발생하는 재생불량빈혈의 특징

(1) 서구에 비해 발생빈도가 3–4배 높으며 발생연령이 낮은 것으로 알려져 있음
(2) 체질적인 유전적 결손에 의해 발생하는 경우는 드물고 후전적인 원인에 의한 경우가 많음

2. 임상양상

1) 빈혈에 의한 무기력, 피곤, 두통, 어지러움, 활동 시 호흡곤란
2) 호중구 감소증으로 인한 감염 관련 합병증
3) 혈소판감소증에 의한 점출혈, 반상출혈, 코피, 생리과다, 잇몸출혈, 위장관출혈, 뇌출혈

3. 진단

1) 진단을 위해 시행해야 하는 검사

● 표 13-4-2. 재생불량빈혈의 진단을 위해 시행해야 하는 검사

검사명	주요 소견 및 역할
전혈구 검사	범혈구감소증, 질환의 초기에는 백혈구감소, 빈혈, 혈소판감소 중 하나만 나타나는 경우도 있음
세망적혈구수 검사	도수 측정에 의한 검사가 시행되야 함
말초혈액도말 검사	적혈구의 크기 증가 및 부동변형, 백혈구의 독성 과립, 혈소판의 크기 감소
골수 흡인 및 조직 검사	세포충실도 감소, 골수형성이상증후군 등과 감별 위해 시행되어야 함
세포유전학 검사	대개 정상 핵형이나 5-10%에서는 비정상 염색체가 나올 수도 있음
GPI-anchored protein에 대한 유세포 검사	발작야간혈색뇨증의 동반 여부 확인
비타민B12 및 엽산 검사	비타민B12 및 엽산 결핍을 배제해야 함
간기능 검사	간염의 동반여부 확인
A/B/C 형 간염, EBV, CMV, HIV 및 Parvovirus B19 바이러스 검사	간염 및 바이러스에 의한 재생불량빈혈 여부 확인
항핵항제 및 항DNA 항체 검사	전신 홍반성루프스등의 동반 여부 확인
복부 초음파	비장 종대 및 림프절 종대 여부 확인하여 다른 혈액질환 감별

2) 중등도 판정

● 표 13-4-3. 재생불량빈혈의 중증도 판정

중증도	정의
중증 재생불량빈혈 (severe AA)	골수 세포충실도 25% 미만 i) 말초혈액 중성구< 0.5×10^9/L, ii) 혈소판< 20×10^9/L iii) 절대 세망 적혈구 수< 20×10^9/L (혹은 교정 세망적혈구<1%) 중 2가지 이상
초중증 재생불량빈혈 (vey severe AA)	중증 재생불량빈혈의 진단 만족 & 말초혈액 중성구< 0.2×10^9/L 미만
중등도 재생불량빈혈 (moderate AA)	범혈구감소증, but 중증 재생불량빈혈의 진단 조건을 만족하지 못함

4. 치료

1) 치료 원칙

(1) 재생 불량빈혈의 중증도, 진단 연령에 따라 치료 방침이 다름

(2) 중증 및 초중증 재생불량빈혈(severe, very severe AA): 젊은 연령대의 환자는 형제간 동종 조혈모세포이식을 우선적으로 염두(그림 12-4-1)

(3) 중등도 재생불량빈혈(moderate AA): 수혈 요구량, 범혈구감소증 관련 증상 유무 등의 임상양상에 따라 경과관찰, 보존적 치료, 면역 억제 치료를 우선적으로 염두

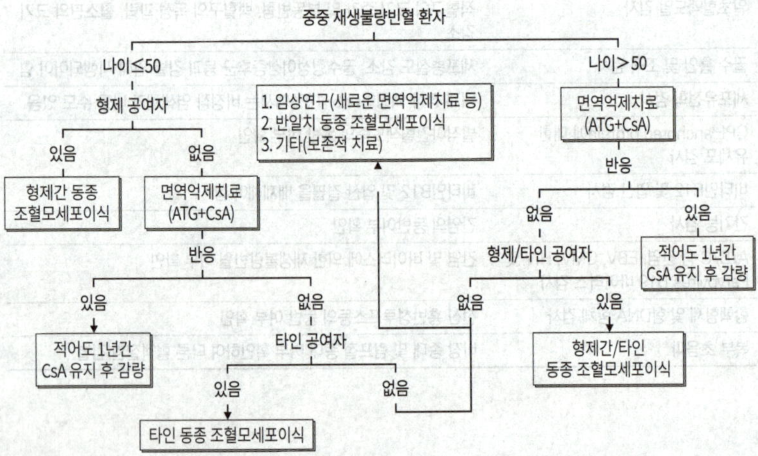

● 그림 13-4-1. 중증 재생불량빈혈 환자의 치료 원칙

2) 면역억제치료

(1) 기전: 세포독성 T 림프구에 의한 골수 전구세포 및 조혈모세포의 파괴를 항흉선세포글로블린(anti-thymocyte globulin) 및 사이클로스포린(cyclosporin A)을 병합투여하여 억제

(2) 방법

① 토끼 항흉선세포글로블린(rabbit anti-thymocyte globulin, rATG): 2.5 mg/kg/day IV for 5 days

② 사이클로스포린(CsA): 5–6 mg/kg/day PO를 12시간 간격으로 분할 투여하며 혈중 최저농도를 150–300 ng/mL으로 유지하도록 해야 함. 최소 1년 이상 투여하고 이후 천천히 감량해야 재발을 줄일 수 있음

(3) 효과 및 독성

① 반응군의 경우 대부분의 환자가 치료 후 빠르면 3개월 늦어도 12개월 후에 반응을 보이지만 드물게는 24개월 후에 반응을 보이기도 함

② 전체 및 완전 반응률은 약 40–70% 및 20–30%로 보고되어 있으며, 이들 중 약 30–40%는 재발함

③ 면역억제치료를 받은 환자의 약 10–20%에서 발작야간혈색뇨증, 골수형성이상증후군, 급성골수백혈병과 같은 이차적인 클론성 혈액질환이 발생할 수 있는 것으로 알려져 있음

④ 치료 중 ATG에 의한 발열, 호흡곤란, 부종, 동통, 용혈성 빈혈, 혈소판감소, 과민성 쇼크, 혈청병 등이 CsA에 의해 신독성, 간독성, 오심, 진전, 잇몸 증식, 다모증 등이 발생할 수 있음

3) 동종 조혈모세포이식

(1) 기전: 환자의 손상된 골수를 제거하고 공여자의 조혈모세포를 주입하여 혈액학적, 면역학적 재구성을 유도

(2) 성적: 조직적합성항원이 일치하는 형제간 동종 조혈모세포이식을 시행하였을 경우 약 80-95%, 비혈연간 동종 조혈모세포이식을 시행했을 경우 약 70–90%의 장기 생존율을 보임

(3) 예후인자: 환자의 나이, 공여자 타입, 진단 후 이식까지의 기간, 이식전 수혈량 등

(4) 이식을 시행 받은 재생불량빈혈 환자의 장기생존율에 영향을 미치는 가장 중요한 합병증은 만성 이식편대숙주병임

4) 지지 요법

(1) 적혈구 수혈

① 적응증: 빈번한 적혈구 수혈로 인한 합병증을 최소화하기 위해 혈색소가 7 g/dL 이하일 경우 시행

② 조직적합성항원에 대한 감작을 예방하기 위해 백혈구제거용 필터를 사용해야 함

(2) 혈소판 수혈

① 적응증: 혈소판 수<10×10^9/L인 경우 예방적 수혈을 시행하는 것이 권장되고 임상적 출혈이 있는 경우 혈소판 수에 관계없이 수혈해야 함

② 조직적합성항원에 대한 감작의 위험을 예방하기 위해 단일공여자혈소판을 사용하고 가족간 수혈(특히, 동종 조혈모세포이식을 시행 받을 가능성이 있는 환자들에서)은 피해야 함

(3) 감염

① 심각한 세균성 혹은 진균 감염이 발생하였을 경우 주사용 항생제 및 항진균제를 사용하여 적극적으로 치료해야 함

② 심각한 호중구 감소증(<0.2×10^9/L)이 있는 경우 일차적으로 항생제 및 항진균제에 반응을 하지 않는다면 백혈구수혈이 도움이 될 수 있음

③ 열이 없는 호중구 감소증 환자의 경우 예방적 항생제 사용은 내성균의 출현을 조장할 수 있어 권장되지 않음

(4) 혈색소침착증의 예방

① 적혈구제제에는 200–250 mg의 철분이 함유되어 있기 때문에 많은 적혈구 수혈을 시행 받는 환자들에게는 혈색소침착증이 발생할 수 있음

② 혈중 ferritin을 측정하여 >1,000 ng/ml인 경우 체내의 철분을 제거해주는 철제거요법을 시작해야 됨(데페라시록스; deferasirox 20 mg/kg/day PO)

5) 혈소판형성인자수용체 길항제(Thrombopoietin receptor agonist, 이하 TPO RA)

(1) Romiplostim(피하주사), eltromopag(경구) 등의 TPO RA가 만성 면역 혈소판감소증(chronic ITP) 환자의 치료제로 2008년 미국 FDA 승인을 받은 이후, 아래와 같은 이론적 배경하에 재생 불량성 빈혈에서도 TPO RA에 대한 연구가 활발히 되었음

① CD34 stem cell에 C-MPL Receptor가 존재함

② CD34 stem cell culture에 TPO RA는 필수 요소

③ Amegakaryocytic thrombocytopenia에서 약효가 좋음

④ C-MPL Receptor가 없는 mutant AA mouse model에서 약효가 없음

(2) 2018년 중증 재생 불량빈혈에 대한 1차 치료 요법으로 eltrombopag + 면역억제 치료가 FDA 승인을 받음, 현재(2023년 5월 기준) 미국 FDA 승인은 아직 되지 않았으나 한국 및 일본 연구를 통해 romiplostim 또한 중증 재생 불량빈혈에 대한 효과를 보이는 것이 입증됨

AA에 대해 사용하는 TPO RA 초치료 용량은, 두 약제 모두 ITP 초치료 용량보다 높음

(3) 국내 승인, 보험 적용 여부에 따라 TPO RA가 포함된 치료 방침이 일차, 이차 이상 요법에 활발히 적용될 것이 예상됨

III 발작야간혈색뇨증(Paroxysmal nocturnal hemoglobinuria, PNH)

1. 원인, 병태생리

1) 하나 이상의 조혈모세포 클론에서 PIG-A (phosphatidylinositol N-acetylglucosaminyltransferase subunit A) 유전자의 후천적 돌연변이로 인해 발생

2) 보체 공격을 막아주는 세포 표면의 GPI 닻형 단백질(GPI anchored protein, CD55 및 CD59)의 결핍으로 인해 용혈성빈혈, 혈전 및 평활근의 수축 발생

2. 임상양상

1) 빈혈: 만성적인 용혈성빈혈

2) 혈전: 동맥(관상동맥, 뇌동맥 등)과 정맥(간, 뇌, 장, 피부 등) 어느 부위에서 발생 가능함

3) 평활근의 수축: 복통, 연하곤란, 발기부전

4) 삶의 질 저하: 심한 피로감, 통증, 호흡곤란

3. 진단

1) 혈액검사

혈관내 용혈에 의한 빈혈, 망상적혈구 상승, 간접 bilirubin 상승, LDH 상승, haptoglobin 감소

* Korean National PNH registry 연구에서 LDH의 상승은(≥1.5 정상 상한치) thrombotic embolic event, mortality 증가와 밀접한 연관성이 있는 것으로 확인됨

2) 골수검사

대부분 정상이나 재생불량빈혈(25–45%) 혹은 골수형성이상증후군(10–20%)의 동반 여부를 확인하기 위해 시행

3) 유세포 분석(확진 검사)

GPI 닻형 단백질인 CD55 및 CD59의 결핍을 적혈구 및 과립구에서 측정하여 PNH 클론을 확인

4. 치료

1) 지지요법

(1) 적혈구 수혈

(2) 철분 및 엽산 보충

(3) 스테로이드: 용혈을 감소시키기 위하여 사용해 볼 수 있음(but, no randomized studies and no clear benefits)

(4) 항응고제: 혈전이 발생했을 경우

(5) 면역억제요법: 재생불량빈혈 등의 골수 부전이 동반된 경우

(6) 통증 조절

2) 동종 조혈모세포이식

완치수단이나 이식 관련 morbidity, mortality 우려로 인해 제한적 고려(ex. 중증 재생불량빈혈, 고위험 MDS, eculizumab에 반응이 없는 PNH 합병증 등)

3) 에클리주맙(Eculizumab): C5에 대한 단클론성 항체

(1) 기전: C5와 말단 보체복합체 C5a, C5b-9 형성을 만성적으로 제어되지 않은 보체 활성화에 따른 적혈구 용혈을 억제

(2) 효과: 생존 향상, 증상 및 삶의 질 개선, 용혈 감소, 혈전성 합병증 감소, 수혈빈도 감소

(3) 국내 적응증: 유세포분석(flow cytometry)으로 측정한 PNH granulocyte clone size가 10% 이상이고, 유산탈수효소(LDH)가 정상 상한치의 최소 1.5배 이상이며, 지난 12개월 동안 최소 4 Units의 적혈구 수혈을 받은 18세 이상의 PNH 환자로서 다음에 해당하는 경우

〈다음〉

- 혈전증: 치료적 항응고제 요법이 필요했던 혈전 또는 색전증 기왕력
- 폐부전: 정상적인 활동의 제한을 초래하는 흉통, 숨가쁨(New York Heart Association Class III), 폐동맥고혈압 확진
- 신부전: 신부전 병력(eGFR≤60 mL/min/1.73 m^2)
- 평활근 연축: 입원, 마약성 진통제가 필요한 중증의 재발성 통증 에피소드
- 임신 및 산후 3개월 이내(단, 지난 12개월 동안 최소 4 Units의 적혈구 수혈 여부 무관)

※ 고가의 약제로 약 투여 시 국내 보험기준 부합여부를 확인하는 것이 중요하나, 의학적으로는 PNH clone size, 수혈 요구량 등에 무관하게 〈다음〉에 언급한 PNH 관련 고위험 상황에서는 투약하는 것이 바람직함

(4) 주의사항: 중대한 수막구균 감염

① 작용기전으로 인하여 이 약의 사용은 중대한 수막구균 감염(패혈증 그리고/또는 뇌수막염)에 대한 환자의 감수성을 증가시키므로, 감염의 위험성을 낮추기 위하여, 이 약의 치료가 지연됨으로 인한 위험성이 수막구균 감염 발생의 위험성보다 큰 경우를 제외하고는 모든 환자들은 반드시 이 약의 투여 시작 최소한 2주 전에 수막구균 백신을 투여 받아야 함(만약 접종 받지 않은 환자가 긴급히 이 약의 치료를 받아야 하면, 최대

한 빨리 수막구균 백신을 투여 받도록 함)

② 수막구균 백신접종 이후 2주 이내 이 약을 투여할 경우, 4가 수막구균 백신접종 이후 2주 동안 적절한 예방적 항생요법으로 치료 받아야 함

③ 흔한 병원성 수막구균 혈청군을 예방하기 위하여 가능하다면 혈청군 A, C, Y, W135, B에 대한 백신이 권장됨

IV Myelodysplastic syndrome 또는 myelodysplastic neoplasm (MDS)

증례

- 42세 남자 환자
- 어지러움증과 비출혈을 주소로 내원
- 백혈구 2,900/μL(호중구 20%), 혈색소 6.9 g/dL, 혈소판 14,000/μL
- 골수검사: 세포 충실도 50%, 적혈구 형성이상(핵분절, 다핵세포), 과립구형성이상(세포의 크기 감소), 골수모세포 16.8%, 면역 화학 염색: 섬유화 소견 없음
- 골수염색체: 44,X,der(X)t(X;12)(q22;q11),del(1)(q32),-3,del(5)(q13q31),del(7)(q22),-12, del(13)(q22)[12]/45~46,XX,del(3)(q13.1),-,add(7)(p22),der(20)t(5;20)(q13;q11.2)[cp4]/46,XX[4]

질문 1: 이 환자의 진단명은?

질문 2: IPSS-R에 의해 평가한 위험도는?

1. 정의 및 특성

1) 골수내 비효율 조혈과정(ineffective hematopoiesis), 골수(그리스어 myelo) 세포의 형태학적 이상(dysplasia), 말초 혈구 감소증을 특징으로 하는 질환
2) 2022년에 개정된 5th edition of the WHO classification of Haematolymphoid Tumours에서는 기존의 myelodysplastic syndrome의 명칭을 myelodysplastic neoplasms으로 변경하였으나, 약어로서의 MDS는 유지하기로함(MDS의 neoplastic 특성이 정식 명칭 변경의 근거가 됨)
3) 급성골수성백혈병(acute myelogenous leukemia, AML)으로 진행할 수 있음
4) 주로 60–70대의 고령에서 발생

2. 원인 및 병리

1) 조혈세포의 유전적 혹은 후성유전적 이상이 주요원인으로 생각되며, 진단 환자의 80-90% 이상에서 유전자 변이가 발견됨
   ① 유전변이의 경우 대개 후천적 돌연변이이나, 진단 기술의 발전과 더불어 선천적 유전변이 연관 MDS의 발견도 점차 늘어나고 있음. 가장 흔한 선천성 MDS 연관 유전자는 DDX41 변이이고 한국인에서 특히 높은 빈도를 보임(MDS 진단 환자의 10% 전후)
2) 골수내 미세환경(예: 중간엽기질세포, 면역환경) 등도 질환발생에 영향을 끼치는 것으로 알려짐
3) 대부분 유발인자를 확인할 수 없는 de novo type이며 일부에서 선행치료가 유발인자로 추정
   ① Therapy-related MDS: 과거의 항암치료 혹은 방사선치료에 따른 DNA 손상으로 발생하며 발병률이 증가하고 있으며 예후가 더 불량

3. 진단

1) 진단을 위한 필수 검사

(1) 과거력, 가족력
   ① 동반질환 및 치료, 과거 항암치료, 건강보조식품 복용
   ② 가족력(MDS/AML 혹은 기타 악성질환)
   ③ 혈구저하에 수반되는 증상(반복 감염 혹은 출혈이나 쉽게 멍듦)
(2) 신체 검사
   ① 혈구저하에 수반되는 증상(창백/멍/감염)
   ② 비장종대
(3) 검사실 검사
   ① CBC(혈구감소 유무와 함께 MCV 증가)와 미성숙세포
   ② 혈청 ferritin, vitamin B12, folate levels
   ③ 골수검사(BM aspirates & trephine biopsy)
   ④ 염색체 검사(Bone marrow cytogenetic analysis)

2) 진단 후 필수 확인 사항

(1) 혈청 erythropoietin (EPO)
   ① 저위험군 MDS 환자에서는 혈청 EPO 레벨이 빈혈의 초치료 결정에 중요
   ② 기타 예후와 연관된 혈액 검사로 ß2-microglobulin, LDH 등을 시행할 수 있음
(2) 세포유적학적 이상
   ① 염색체 결과 확인의 중요성

- 진단: MDS 진단에 합당한 형태학적 골수소견이 없어도 질환특이 염색체 이상이 관찰되는 경우 MDS 진단을 내릴 수 있고, 골수 세포 충실도가 낮은 Hypoplastic MDS의 경우 염색체 이상의 확인이 AA와의 감별에 특히 중요함
- 질환 위험도의 확인: MDS risk stratification을 위해 (a) 골수내 blast%, (b) 골수 염색체, (c) 말초 혈액 cytopenia 정도를 반드시 확인해야 함
- 치료 방침의 결정: del (5q)를 동반한 저위험군 MDS의 경우, 빈혈 치료로 lenalidomide가 사용될 수 있음

② 염색체 이상은 전체 환자의 약 반수에서 관찰되고, 병기가 높을수록 많이 관찰됨

(3) 유전자 변이

① Next generation sequencing (NGS) 법을 활용, 수십 개의 유전자를 동시에 검사함

② 유전변이가 질환의 특성, 치료 반응 및 위험도와 연관 있음이 발표되어 왔고 MDS risk stratification 항목에 유전변이 연관 위험도를 포함시킨 scoring system이 지속 제시되고 있음(예, IPSS-M)

- TP53, RUNX1, NRAS 변이: severe thrombocytopenia, excess BM blast% 등의 불량 임상양상과 관련
- TP53, EZH2, ETV6, RUNX1, ASXL1 변이: 생존(overall survival) 감소와 관련
- SF3B1 변이: 좋은 예후 연관 유전변이, MDS with ≥5% ring sideroblasts 환자의 90% 이상에서 발견됨, luspatercept 치료효과와 연관성을 보임(lupatercept: approved in treatment of transfusion-dependent low-risk MDS patients with RS and/or SF3B1 mutations)

4. World Health Organization (WHO) classification

1) 2008, 2016년에 이어 2022년에 개정됨(5th edition)

2) 5th edition: 기존 분류법과의 차이점

(1) MDS를 크게 genetic abnormalities가 확인된 group과 morphologically 정의될 수 있는 group으로 분류함

(2) dysplasia lineage의 유무 및 ring sideroblasts의 유무가 classification에서 제외됨

(3) MDS 분류의(Classification) 실제: 분류법 개정에 따른 용어의 혼선이 예상되므로, 기존 분류법(표 13-4-4) 과 최근 개정판인 5th edition(표 13-4-5)을 모두 첨부함

● 표 13-4-4. 2008 WHO, 2016 WHO MDS 분류법

2008 WHO	2016 WHO
RCUD; RA, RN, RT	MDS with single lineage dysplasia
RARS	MDS with ring sideroblasts (MDS-RS) → MDS-RS and single lineage dysplasia → MDS-RS and multilineage dysplasia
RCMD	→ MDS-RS and multilineage dysplasia → MDS with multilineage dysplasia
RAEB-I RAEB-II	MDS with excess blasts-1 MDS with excess blasts-2
MDS associated with isolated del (5 q)	MDS with isolated del (5 q)
MDS-U	MDS unclassifiable
Provisional entity: Refractory cytopenia of childhood	*Provisional entity: Refractory cytopenia of childhood*

* RCUD, refractory cytopenia with unilineage dysplasia; RA, refractory anemia; RN, refractory neutropenia; RT, refractory thrombocytopenia; RARS, refractory anemia with ringed sideroblast; RCMD, refractory cytopenia with multilineage dysplasia; RAEB-I, refractory anemia with excess blast-I; RAEB-II, refractory anemia with excess blast-II; myelodysplastic syndrome-unclassifiable, MDS-U.

● 표 13-4-5. 2022 WHO MDS 분류법

	Blasts	Cytogenetics	Mutations
MDS with defining genetic abnormalities			
low blasts and isolated 5q deletion (MDS-5q)	<5% BM and <2% PB	5 q deletion alone, or with 1 other abnormality other than monosomy 7 or 7 q deletion	
MDS with low blasts and *SF3B1* mutation[a] (MDS-*SF3B1*)		Absence of 5 q deletion, monosomy 7, or complex karyotype	*SF3B1*
MDS with biallelic *TP53* inactivation (MDS-biTP53)	<20% BM and PB	Usually complex	Two or more TP53 mutations, or 1 mutation with evidence of TP53 copy number loss or cnLOH
MDS, morphologically defined			
MDS with low blasts (MDS-LB)	<5% BM and <2% PB		
MDS, hypoplastic[b] (MDS-h)			

● 표 13-4-5. (이어서) 2022 WHO MDS 분류법

	Blasts	Cytogenetics	Mutations
MDS, morphologically defined			
MDS with increased blasts (MDS-IB)			
MDS-IB1	5-9% BM or 2-4% PB		
MDS-IB2	10-19% BM or 5-19% PB or Auer rods		
MDS with fibrosis (MDS-f)	5-19% BM; 2-19% PB		

[a] Detection of ≥15% ring sideroblasts may substitute for SF3B1 mutation. Acceptable related terminology: MDS with low blasts and ring sideroblasts.
[b] By definition, ≤25% bone marrow cellularity, age adjusted.
BM, bone marrow; *PB*, peripheral blood; *cnLOH*, copy neutral loss of heterozygosity.
출처: Leukemia volume 36, pages1703-1719(2022), The 5th edition of the World Health Organization Classification of Haematolymphoid Tumours: Myeloid and Histiocytic/Dendritic Neoplasms.

5. 위험도 분류(Risk stratification)

1) 위험도 분류의 중요성

(1) 고위험, 저위험 MDS 분류에 따라 치료 방침이 달라짐

(2) 예후와 밀접한 연관을 보임

2) 위험도 분류의 핵심 요소 3가지

(1) 골수내 blast%

(2) 골수 염색체

(3) 말초 혈액 cytopenia 정도

3) 위험도 분류를 위해 현재 사용 중인 scoring system과 특징

(1) International prognostic scoring system (IPSS)(표 12-4-6): 기존의 분류법이 골수 혹은 말초혈액의 blast만을 고려했던 반면, 질환의 임상경과에 중요한 영향을 미치는 것으로 알려진 말초 혈액의 cytopenia와 염색체 변화를 함께 고려

(2) Revised international prognostic scoring system (IPSS-R): IPSS의 개정판으로 현재 가장 많이 사용되고 있는 분류법, 염색체의 예후 예측능이 강조되었고(염색체에 따른 위험군을 5단계로 세분화했음) 말초혈구의 감소를 기존의 유무에서 감소 정도(depth of cytopenia)로 세분화했음(표 13-4-7)

(3) WHO-based prognostic scoring system (WPSS)(표 13-4-8): 적혈구 수혈 유무를 예후

예측에 반영

● 표 13-4-6. International prognostic scoring system (IPSS)

Survival and AML Evolution					
	Score Value				
Prognostic variable	0	0.5	1.0	1.5	2.0
Marrow blasts (%)	<5	5–10	–	11–20	21–30
Karyotype	Good	Intermediate	Poor	–	–
Cytopenia	0/1	2/3	–	–	–

IPSS Risk Category (% IPSS pop.)	Overall Score	Median Survival (y) in the Absence of Therapy	25% AML Progression (y) in the Absence of Therapy
LOW (33)	0	5.7	9.4
INT–1 (38)	0.5–1.0	3.5	3.3
INT–2 (22)	1.5–2.0	1.1	1.1
HIGH (7)	≥2.5	0.4	0.2

- Patients with 20-29% blasts may be considered to have MDS (FAB) or AML (WHO).
- Cytogenetics: Good=normal, -Y alone, del(5q) alone, del(20q) alone; Poor=complex (≥3 abnormalities) or chromosome 7 anomalies; Intermediate = other abnormalities. [This excludes karyotypes t(8;21), inv16, and t(15;17), which are considered to be AML and not MDS.]
- Cytopenias: neutrophil count <1,800/mcL, platelets <100,000/mcL, Hb <10 g/dL.

● 표 13-4-7. Revised international prognostic scoring system (IPSS–R)

	Score Value						
Prognostic variable	0	0.5	1	1.5	2	3	4
Cytogenetic®	Very good	–	Good	–	Interme–diate	Poor	Very poor
Marrow blasts(%)	≤2	–	>2–<5	–	5–10	>10	–
Hemoglobin	≥10	–	8–<10	<8	–	–	–
Platelets	≥100	50–<100	<50	–	–	–	–
ANC	≥0.8	<0.8	–	–	–	–	–

IPSS–R Risk Category (% IPSS–R pop.)	Overall Score	Median Survival (y) in the Absence of Therapy	25% AML Progression (y) in the Absence of Therapy
VERY LOW (19)	≤1.5	8.8	Not reached
LOW (38)	>1.5–≤3.0	5.3	10.8
INT[3] (20)	>3.0–≤4.5	3	3.2
HIGH (13)	>4.5–≤6.0	1.6	1.4

● 표 13-4-7. (이어서) Revised international prognostic scoring system (IPSS-R)

IPSS-R Risk Category (% IPSS-R pop.)	Overall Score	Median Survival (y) in the Absence of Therapy	25% AML Progression (y) in the Absence of Therapy
VERY HIGH (10)	>6.0	0.8	0.7

- Cytogenetic risks: Very good=-Y, del(11q); Good = normal, del(5q), del(12p), del(20q), double including del(5q); Intermediate=del(7q), +8, +19, i(17q), any other single or double independent clones; Poor=-7, inv(3)/t(3q)/del(3q), double including -7/del(7q), complex: 3 abnormalities; Very poor=complex: >3 abnormalities.

● 표 13-4-8. WHO-based prognostic scoring system (WPSS)

Variable	Variable Scores			
	0	1	2	3
WHO category	RCUD, RARS, MDS with isolated del(5q)	RCMD	RAEB-1	RAEB-2
Karyotype	Good	Intermediate	Poor	–
Severe anemia (hemoglobin<9 g/dL in males or <8 g/dL in females)	Absent	Present	–	–

WPSS Risk	Sum of Individual Variable Scores	Median Survival (y) from Diagnosis	Median Time (y) to AML Progression from Diagnosis
Very Low	0	11.6	NR
Low	1	9.3	14.7
Intermediate	2	5.7	7.8
High	3-4	1.8	1.8
Very High	5-6	1.1	1.0

- Cytogenetics: Good=normal, -Y alone, del(5q) alone, del(20q) alone; Poor=complex (23 abnormalities) or chromosome 7 anomalies, Intermediate=other abnormalities. [This excludes karyotypes t(8;21), inv16, and t(15;17), which are considered to be AML and not MDS.]

6. 치료

1) 치료의 대원칙

(1) MDS를 진단받은 모든 환자들이, 진단 후 반드시 치료를 요하는 것은 아님

(2) MDS 관련 증상, 위험군 파악을 통해 치료가 필요한지를 먼저 파악하고

(3) 치료가 필요하다고 판단될 경우 MDS 위험군, 환자의 내과적 컨디션(나이, 기저질환)을 고려하여 적절한 치료 목표를 설정하고, 이에 따른 치료 옵션을 선택해야 함

※ **MDS의 치료 옵션**
- 치료 없이 경과관찰
- 수혈(적혈구, 혈소판 제제)
- 적혈구 조혈 인자(erythropoietin, EPO 제제)
- 저메틸화제(hypomethylating agent, HMA): azacitidine, decitabine
- Lenalidomide
- 동종 조혈모세포이식 = 완치의 기회를 제공하는 유일한 치료
- 기타: 고강도항암(ICT), luspatercept, 면역억제요법, TPO RA, 임상시험

※ **MDS의 치료 목표**
병을 없애면 좋겠지만,
1) 병을 없애는 치료(완치전략) = 동종 조혈모세포이식(stem cell transplantation, SCT)
  - 그러나, 이식 치료는 힘들고 어려운 치료임
  - 치료의 득, 실을 따져야함
  - 득<실이 예상되는 경우에는, 첫 번째 치료로 이식을 고려하지는 않음
    - 저위험군의 MDS
    - 고령의 환자
    - (젊더라도) 내과적 동반질환이 많거나, 전신 컨디션 저하가 심한 경우
  - 이식 치료는 질병의 위험성>이식의 위험성일 때 고려하는데, 주로 고위험군의 젊은 환자가 대상이 됨(단, 이식이 적합할 정도의 젊은 나이는 환자의 내과적 상태에 따라 달라질 수 있음, 국내 이식 보험은 70세를 기준으로 함)
  - 이식을 결정할 경우, 진단 후 초치료로 바로 이식을 진행하는 경우도 있고, 골수 blast%가 높을 경우 tumor burden 감소를 위해 pre-transplant debulking therapy로 ICT나 HMA를 시행할 수 있음

2) 이식 치료의 대상이 되지 않을 경우(=완치 목표 치료 X)
  (1) 고위험군의 고령환자: HMA 치료
  (2) 저위험군의 환자
    - 증상 없고 세포수 저하 경미 → 경과관찰
    - 세포수 저하로 인한 증상 → 증상/혈액수치 개선을 위한 수혈, 약제들(예: EPO 제제, lenalidomide, luspatercept, HMA, 면역억제요법, TPO RA 등)

2) 저위험군 vs. 고위험군의 분류와 치료의 선택

(1) 저위험군 MDS (lower risk MDS)
  ① IPSS low, int-1; IPSS-R very low, low, intermediate; WPSS very low, low intermediate
  ② 치료의 목표: 세포저하의 개선, 수혈요구량의 감소, 삶의 질의 개선이 치료 목표

(2) 고위험군 MDS (higher risk MDS)
  ① IPSS int-2, high; IPSS-R intermediate, high, very high; WPSS high, very high
    - IPSS-R intermediate risk의 경우 3.5 초과일 경우(4 이상) higher risk로 분류
    - 본원에서는 IPSS, IPSS-R, WPSS를 모두 사용하고 있으며, 해당 tool에서 한 개라도

higher risk에 해당하는 경우, higher risk로 간주하고 치료 방향을 설정하며 치료 반응 평가는 2006 IWG response criteria에 따름

② 치료의 목표: 암세포의 제거에 따른 적극적인 생명구제가 치료 목표

(3) 위험군에 따른 치료의 선택

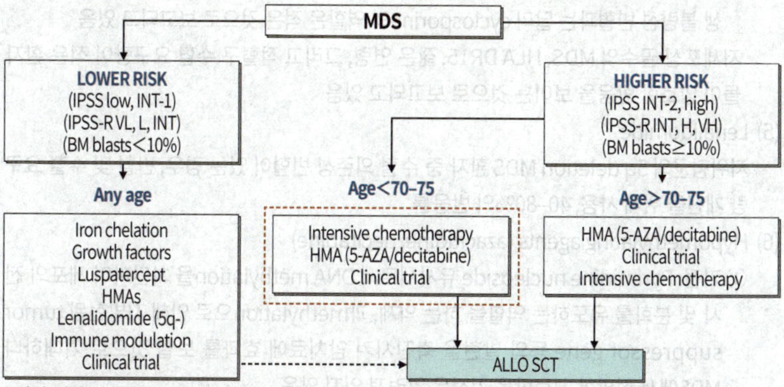

* 빨간 점선 박스: 이식이 늦어지거나 tumor burden이 높은 경우, debulking을 목표로 이식 전 bridging tx.를 해볼 수 있음

3) MDS 치료 옵션과 적응증

(1) 일반적 대증 치료

① 필요에 따른 적혈구 혹은 혈소판 수혈

② 감염이 발생한 경우 항생제

③ 일반적으로 임상경과가 길기 때문에 필요한 정신적, 사회적 지지를 시행하며 삶의 질을 평가하는 것이 필요

(2) Erythropoietin

① rHU EPO 또는 darbepoetin alfa

② 저위험군 MDS 환자에서 빈혈 치료의 목적으로 사용: 혈청 EPO level이 500 U/L 미만이고 치료 전 수혈요구량이 월 2회 미만인 환자에서 높은 반응률이 기대됨

(3) 조혈 성장촉진인자 및 분화 유도체

① G-CSF와 GM-CSF: 항암치료 후나 조혈모세포이식 후의 백혈구 저하기간을 단축시켜 감염률을 감소시키는 것으로 알려져 있으며, 감염방지를 위해 예방적으로 사용하지는 않음

② TPO RA (TPO receptor agonist): 중증의 혈소판감소증 상황에서 제한적으로 사용해 볼 수 있음

(4) 면역억제요법

① MDS의 병태생리에서의 면역학적 기전이 알려지면서 다양한 면역억제요법이 시도되었으나 prednisone은 효과가 적고 일시적이며 감염의 위험성을 증가시켜 사용하지 않음

② Antithymocyte globulin과 cyclosporine의 경우 30% 전후의 반응률을 보이며 재생 불량성 빈혈과는 달리 cyclosporine의 역할은 적은 것으로 보고되고 있음

저세포성 골수의 MDS, HLA DR15, 젊은 연령, 그리고 적혈구 수혈 요구량이 적은 환자들이 양호한 반응을 보이는 것으로 보고되고 있음

(5) Lenalidomide

저위험군의 5q deletion MDS 환자 중 수혈 의존성 빈혈이 있는 경우, 빈혈 및 수혈 요구량 개선을 위해 사용, 40–80%의 반응률

(6) Hypomethylating agents (azacitidine, decitabine)

① 기전: Pyrimidine nucleoside 유사체로서 DNA methylation을 차단하여 세포의 전사 및 분화를 유도하는 역할을 하는 약제, 과methylation으로 인해 저발현된 tumor suppressor gene 등의 발현을 촉진시켜 암치료에 효과를 보일 것으로 기대하나 MDS에서 정확한 치료반응 기전은 알려져 있지 않음

② 30–50%의 환자에서 골수 아세포의 감소나 말초혈액세포의 개선 등의 효과가 관찰되며 완전 관해율은 약 10% 전후임, 그러나 반응을 보인 환자일지라도 궁극적으로는 2차 내성이 발생하여 치료 실패를 피할 수 없으므로 완치를 위한 수단이 될 수 없음

③ Azacitidine: 고위험군 MDS에서 백혈병 전환기간의 지연, 생존기간의 연장 등이 증명되었음

④ Decitabine: 고위험군 MDS에서 백혈병 전환기간의 지연은 관찰되었으나 생명연장 효과는 규명되지 않음

* Azacitidine과 Decitabine을 직접적으로 비교한 연구는 없으나, 여러 연구를 통해 두 약의 효과는 대등한 것으로 보고 있음

⑤ 조혈모세포이식을 받을 수 없는 고위험군 환자의 일차 치료제이며 이식 전 가교치료로도 고위험군에서 사용됨

⑥ 저위험군 환자에서도 혈구 개선 효과가 있어 임상에서 활용되고 있으나 악성전환의 지연이나 생존 기간 연장 등의 효과는 확증되지 않은 상태

(7) 복합 항암 화학요법

① Anthracycline계의 약제와 cytarabine의 병합요법이 일반적, De novo 급성골수성 백혈병에 비해 반응률이 현저히 낮음(특히 고령이거나 complex cytogenetic abnormalities가 동반된 경우 관해율이 낮고 독성이 높음)

② HMA의 등장으로, MDS에서 복합 항암 화학요법의 사용은 현저히 감소함

(8) 철분 제거 요법(Iron chelation)

① MDS질환자체의 특성 및 반복되는 적혈구 수혈로 인해 체내 철분과잉이 발생

- 철분과잉은 간기능, 심장기능, 당뇨 등의 내분비 기능 등에 이상을 초래하는 장기적 합병증을 유발할 수 있음
- 철과잉은 serum ferritin으로 측정하나 acute phase reactant이기도 하므로 판독에 주의 요함

② 철킬레이션 치료

- Desferrioxamine(주사), deferasirox(경구)
- 철분 축적에 따른 증상 혹은 기능의 개선, 일부 수혈 요구량의 감소 및 혈액 소견의 개선을 기대, 조혈모세포이식을 준비하는 환자는 치료독성의 감소목적으로 철킬레이션 치료

(9) 동종 조혈모세포이식

① 동종 조혈모세포이식은 MDS의 유일한 완치법이나, 진단 시 고령의 환자가 대부분으로 이식의 적응증이 되지 못하는 경우가 많음

② 전체 MDS 환자의 이식 후 장기생존율은 약 40–50% 정도, 이식 전 질병 위험도가 낮을수록 장기생존율 우월

- 저위험군: 재발률 및 치료독성사망률이 10–20%로 우월하여 생존율 40–60% 이상
- 고위험군: 재발률과 치료독성사망률 모두 25% 전후로 높아 생존율이 50% 미만

③ 이식치료의 독성을 최소화하기 위해 사용되기 시작한 저강도의 전처치(reduced intensity conditioning, RIC)가 표준 고강도 전처치 요법(myeloablative conditioning, MAC)과 유사하거나 우월한 생존율을 보이고 있음

④ Graft-versus-host-disease (GVHD)발생군에서 재발률이 더 낮아, 이식 후 재발 방지에 graft-versus-leukemic (GVL) effects가 중요한 역할을 하는 것으로 추정하고 있음

05 혈구증가증-골수증식종양

I 혈구 증가 환자에의 접근

증례

- 47세 여자환자
- 홍색사지통증, 두통, 어지러움, 시야에 장애가 생겨 내원
- 혈액검사 결과 혈소판 수가 증가, 칼륨 증가

질문: 감별진단을 위해 필요한 병력, 진찰, 검사는?

- 60세 남자환자
- 물원인가려움증(aquagenic pruritus), 어지러움, 두통, 수축기고혈압으로 내원
- 혈액검사 결과 높은 헤마토크리트(>49%), 혈색소(>16.5 g/dL)

질문: 감별진단을 위해 필요한 병력, 진찰, 검사는?

1. 혈소판증가증의 원인 및 감별진단

Tissue inflammation: collagen vascular disease, inflammatory bowel disease	Hemorrhage
Malignancy	Iron deficiency anemia
Infection	Surgery
Myeloproliferative disorders: polycythemia vera, idiopathic myelofibrosis, essential thrombocytosis, chronic myelogenous leukemia	Rebound: Correction of vitamin B12 or folate deficiency, post-ethanol abuse
Myelodysplastic disorders: 5q- syndrome, idiopathic refractory sideroblastic anemia	Hemolysis
Postsplenectomy or hyposplenism	Familial: Thrombopoietin overproduction, JAK2 or MPL mutations

1) 병력청취: 반응성(이차성) 혈소판증가증 감별, 동반 증상 확인, 과거력/가족력/사회력 확인
2) 신체진찰: 간, 비장 비대가 있는지 확인
3) 혈액검사: CBC count, 말초혈액도말, iron status (iron, TIBC, ferritin), CRP
4) BCR-ABL1 RT PCR, 유전자돌연변이검사(JAK2V617F, CALR, MPL)
5) 골수검사: BCR-ABL1, JAK2V617F, CALR, MPL 유전자돌연변이 검사 양성이면 골수검사 필요, 유전자돌연변이 검사 음성이더라도 이차성 혈소판증가증 원인이 없으면 골수검사 필요

2. 적혈구증가증의 원인 및 감별진단

Relative erythrocytosis: Hemoconcentration secondary to dehydration, androgens, or tobacco abuse	
Absolute erythrocytosis	
Hypoxia Carbon monoxide intoxication, High-oxygen-affinity hemoglobin, High altitude, Pulmonary disease, Right-to-left cardiac or vascular shunt Sleep-apnea syndrome, Hepatopulmonary syndrome	*Tumors* Hypernephroma, Hepatoma, Cerebellar hemangioblastoma, Uterine fibromyoma Adrenal tumors, Meningioma, Pheochromocytoma
Renal disease Renal artery stenosis, Focal sclerosing or membranous glomerulonephritis, Postrenal transplantation, Renal cysts, Bartter's syndrome	*Drugs* Androgens, Recombinant erythropoietin
Familial (with normal hemoglobin function), Erythropoietin receptor mutations, VHL mutations(Chuvash polycythemia), 2,3-BPG mutation, PHD2 and HIF2α mutaitons	*Polycythemia vera*

- 감별진단

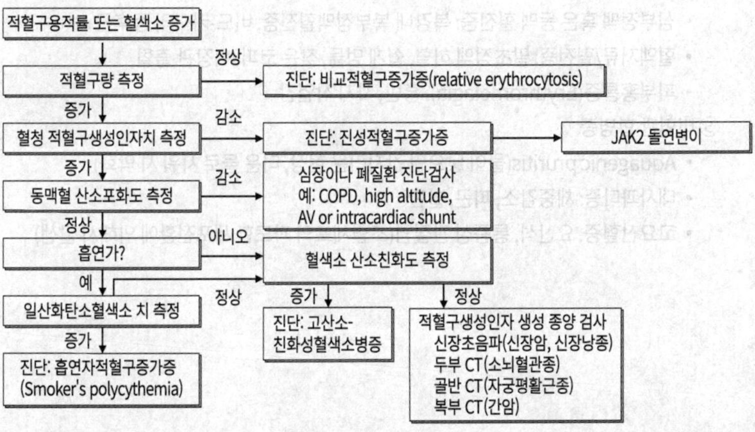

II 골수증식종양(Myeloproliferative neoplasm)

● 표 13-5-1. 2022 WHO classification

만성골수성 백혈병, BCR-ABL 양성	Chronic myeloid leukemia (CML), BCR/ABL (+)
진성적혈구증가증	Polycythemia vera (PV)
일차성 골수섬유증 일차성 골수섬유증, 섬유화 전단계/초기단계 일차성 골수섬유증, 현성 섬유화 단계	Primary myelofibrosis (PMF) PMF, prefibrotic/early stage PMF, overt fibrotic stage
본태성혈소판증가증	Essential thrombocythemia (ET)
만성중성구 백혈병	Chronic neutrophilic leukemia (CNL)
만성호산구 백혈병	Chronic eosinophilic leukemia (CEL), not otherwise specified
골수증식성 종양, 미분류성	Myeloproliferative neoplasm, unclassifiable
연소형 골수단구성 백혈병	Juvenile myelomonocytic leukemia

1. Polycythemia vera (PV) & essential thrombocytosis (ET)

1) 진성적혈구증가증(Polycythemia Vera, PV)

(1) 임상양상

① 대부분 무증상으로 우연히 발견됨, 간혹 비장 종대로 오기도 함

② 고혈압

③ 신경학적 증상: 어지러움증, 이명, 두통, 시야장애

④ 혈관학적 증상

- 심부정맥 혹은 동맥 혈전증: 복강내 복부정맥혈전증, 버드-카아리 증후군
- 혈액저류/혈전증: 말초정맥 허혈, 쉽게 멍듦, 잦은 코피, 위장관 출혈
- 피부홍통증(Erythromelagia): 홍반, 사지 작열감

⑤ 비혈관 합병증

- Aquagenic pruritis(물이 닿으면 간지러운 현상, 더운 물로 샤워 시 악화)
- 대사과다증: 체중감소, 피곤, 발한
- 고요산혈증, 요산석, 통풍성 관절염(조혈세포의 과도한 세포전환에 의해서 발생)

(2) 진단

주 진단기준(3개)
① Hb>16.5 g/dL(남자) Hb>16.0 g/dL(여자) 혹은 Hematocrit>49%(남자) Hematocrit >48%(여자) 혹은 Red cell mass의 증가
② 골수검사: 골수생검상 적혈구계 증식이 두드러지면서 과립구계, 거대핵세포군이 모두 증식(panmyelosis)하여 세포밀도 증가(hypercellularity)를 보이며, 거대핵세포는 크기가 달라 pleomorphic하나 성숙한 모양임
③ JAK2 or JAK2 exon 12 mutation의 존재
부 진단기준(1개)
① 약간 감소된 혈청 erythropoietin 수치(subnormal serum erythropoietin level)
진단 판정법
① 3개의 주 진단기준을 모두 만족하거나 ② 주 진단기준 중 1번과 2번을 만족(3번은 무관)+1개 부진단기준

● **표 13-5-2. JAK2V617F 양성률**

	PV	ET	PMF
서양	98% 이상	23-57%	35-74%
한국	85%	60%	43%

(3) 치료

① 혈전증 발생위험도에 따라 결정: 60세 이상의 나이, 과거의 혈전 병력에 따라서 결정. 혈소판 증가가 혈전증의 위험 요소가 되지 않음. Risk factor for bleeding: 혈소판 >1,500×10^3/μL(이는 후천성 본빌레브란트병을 야기시킬 수 있기 때문)

Conventional risk model	60세 이상 and/or 혈전증 과거력
Low-risk	아니오
High-risk	예

② Cardiovascular risk factors 관리

③ 혈전 예방을 위해 Hct<45%를 유지

- 주기적인 사혈: hyperviscosity를 줄이기 위해 초기에 사용하는 주된 치료, 보통 4일에 한번 400 ml 시행, target level에 도달한 후에는 3개월 주기로 시행
- Cytoreductive therapy: hydroxyurea, peginterferon alfa-2a, ropeginterferon alfa-2b, ruxolitinib

- IFN-α: 임산부에게 사용할 수 있음
- Cytoreductive therapy는 thrombosis high risk, symptomatic splenomegaly, poor compliance to phlebotomy인 경우에 선택적으로 시행

④ Aspirin: 100 mg qd, 특별한 부적응증이 없는 한 사용. Erythromelagia 및 소양감 증상 조절에 도움이 됨

(4) 경과

혈전증의 발생, 골수 섬유화, 급성백혈병 등 후기 합병증이 진성적혈구증가증의 주된 사망 원인

2) 본태성 혈소판증가증(Essential thrombocythemia, ET)

(1) 감별진단: reactive thrombocytosis 및 다른 MPN과의 감별이 중요

임상에서 보이는 혈소판 증가증의 80%는 이차적 원인으로 인해 발생

(2) 진단

주 진단기준(4개)
① 혈소판≥450×10⁹/L
② 골수검사: 과분엽 핵을 가진 성숙하며 큰 거대핵세포 증식. 미성숙 과립구나 적혈구 증식이 없을 것, 매우 드물게 1단계 레티쿨린 섬유화
③ WHO 분류기준의 CML, PV, PMF, MDS나 다른 골수질환에 합당하지 않아야 함
④ JAK2, CALR or MPL mutation 존재
부 진단기준(1개)
Clonal marker가 존재하거나, 반응성 혈소판증가증의 증거가 없어야 함
진단 판정법
① 4개의 주진단기준을 모두 만족하거나, ② 주 진단기준 중 1, 2, 3번을 만족(4번은 무관)+1개 부진단기준

(3) 치료

① 위험군 분류

IPSET-thrombosis (revised)	
Very-low-risk	Age≤60 years, no JAK2 mutation, no prior history of thrombosis
Low-risk	Age≤60 years, with JAK2 mutation, no prior history of thrombosis
Intermediate-risk	Age>60 years, no JAK2 mutation, no prior history of thrombosis
High-risk	History of thrombosis at any age or age >60 years with JAK2 mutation

② Cardiovascular risk factors 관리

③ Aspirin: 100 mg qd, 특별한 부적응증이 없는 한 사용

④ 고위험군에서는 cytoreductive therapy

- Hydroxyurea로 platelet≤400,000/uL 유지
- Other regimens; peginterferon alfa-2a, anagrelide(거대 핵세포의 분화와 증식을 억제)
- 임산부에게는 IFN-α

(4) 경과

기대수명 22년 이상으로 합병증이 없을 시는 일반인과 큰 차이가 없음. 그러나 혈전증, 출혈과 같은 합병증, 이차 골수섬유증, 드지만 급성백혈병으로 진행할 수 있음

2. 일차 골수섬유증(Primary myelofibrosis, PMF)

1) 임상양상

(1) 피로감과 복부팽만감, 좌상 복부 통증 등의 비장 비대 연관 증세

(2) 대사증대로 인하여 발열, 야간 발한, 체중감소 등의 전신 증상

(3) 빈혈, 다양한 백혈구와 혈소판 수치의 변화, LDH, ALP가 증가할 수 있음

(4) 말초혈액도말: 유핵 적혈구(nucleated RBC), 눈물방울 적혈구(tear drop cell), 과립구의 전구세포가 관찰

(5) 골수 섬유화로 인해 골수 흡인이 어려울 수 있음

2) 진단

Prefibrotic/ early PMF (pre-PMF)	Overt PMF
주 진단기준(3개)	주 진단기준(3개)
① 레티쿨린 섬유증의 등급이 1보다 크지 않으면서, 연령-조정된 골수세포충실도의 증가, 과립구증식, 적혈구 생성 감소를 동반한 비정형거대핵세포의 증식 ② WHO 분류기준의 CML, PV, PMF, MDS나 다른 골수질환에 합당하지 않아야 함 ③ JAK2, CALR, MPL mutation 존재하거나, 이런 돌연변이가 없는 경우에는 다른 clonal marker의 존재 (예: ASXL1, EZH2, TET2, IDH1/IDH2, SRSF2, SF3B1), 또는 경미한 반응성 레티쿨린 섬유증의 부재 시	① 레티쿨린/콜라겐 섬유증 2 또는 3 등급을 동반한 비정형거대핵세포의 증식 ② WHO 분류기준의 CML, PV, PMF, MDS나 다른 골수질환에 합당하지 않아야 함 ③ JAK2, CALR, MPL mutation 존재하거나, 이런 돌연변이가 없는 경우에는 다른 clonal marker의 존재 (예: ASXL1, EZH2, TET2, IDH1/IDH2, SRSF2, SF3B1), 또는 반응성 골수섬유증의 부재 시
부 진단기준(4개)	주 진단기준(5개)
① 빈혈(다른 질환과 연관되지 않아야 함) ② 백혈구증가증≥11×10⁹/L ③ 촉지 가능한 비장비대 ④ LDH의 증가	① 빈혈(다른 질환과 연관되지 않아야 함) ② 백혈구증가증≥11×10⁹/L ③ 촉지 가능한 비장비대 ④ LDH의 증가 ⑤ leukoerythroblastosis
진단 판정법	진단 판정법
3개의 주 진단기준 모두 만족+1개 이상의 부 진단기준 만족	3개의 주 진단기준 모두 만족+1개 이상의 부 진단기준 만족

3) 예후

Prognostic scoring system: IPSS, DIPSS-plus

(1) 그 외 분자학적 위험인자를 포함하는 MIPSS-70, MIPSS-70+ Version2.0

(2) 이차 골수섬유증에 적용하는 MYSEC-PM

● **표 13-5-3. International prognostic scoring system (IPSS)**

5가지 예후인자(진단 시 적용)

① 나이>65세 ② 전신증상 양성 ③ Hb>10 g/dL ④ WBC>25×10⁹/L ⑤ peripheral blast≥1%

	예후인자 개수	생존기간(중앙값, 개월)
Low	0	135
Intermediate-1	1	95
Intermediate-2	2	48
High	≥3	27

● **표 13-5-4. Dynamic international prognostic scoring system-plus (DIPSS-plus)**

8가지 예후인자(진단 시, 질환의 경과 중 적용)

① 나이>65세 ② 전신증상 양성 ③ Hb>10 g/dL ④ WBC>25×10⁹/L ⑤ peripheral blast≥1%

⑥ 혈소판 수<100×10⁹/L ⑦ 불량한 핵형* ⑧ 수혈 의존성

* 불량한 핵형: complex karyotype, +8, -7/7q-,i(17q), -5/5q-,12p-, inv(3), 11q23 rearrangement

	예후인자 개수	생존기간(중앙값, 개월), 진단 1년 이내	진단 1년 이후
Low	0	180	-
Intermediate-1	1	80	63
Intermediate-2	2-3	35	33
High	≥4	16	16

4) 치료

치료에 있어 환자의 예후 및 증상의 유형과 경중 고려

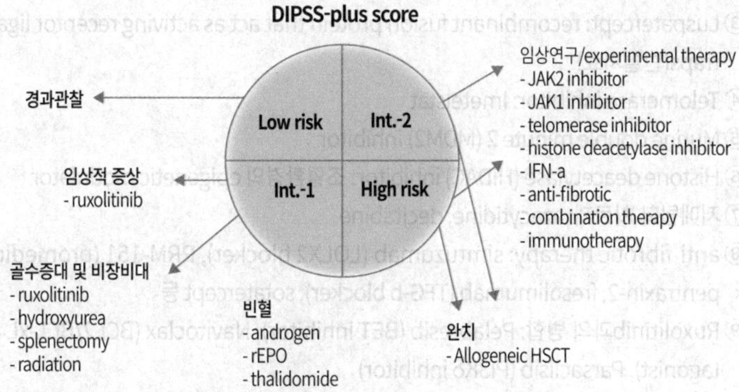

● 그림 13-5-1. DIPSS-plus에 따른 치료 알고리듬

(1) 현재까지 완치할 수 있는 약제는 없음

(2) 상대적으로 고위험군 환자들은 완치를 목적으로 동종 조혈모세포이식을 할 수 있으나, 환자가 대부분 고령이고, 치료 관련합병증으로 인한 사망률이 높기 때문에 제한점이 있음. 최근 이식 전 처치의 강도를 줄여서 이식을 시도하고 있으나 여전히 치사율이 10–44%로 보고

(3) 빈혈 및 비장 비대와 연관된 증상과 기타 관련된 전신 증상의 완화의 목적
- ① 빈혈치료: androgen, 프레드니손, danazole, 탈리도마이드, 레날리도마이드 등
- ② Hydroxyurea: 백혈구증가증, 혈소판증가증, 증상을 동반한 비장 비대 치료 시
- ③ Hydroxyurea에 반응을 보이지 않는 비장 종대 시 비장 절제술을 고려해 볼 수 있음
- ④ 비장에 대한 방사선 조사는 비장의 크기를 일시적으로 줄일 수 있으나 치명적인 범혈구감소증을 유발할 수 있음

(4) JAK inhibitors(예: ruxolitinib, fedratinib)
- ① JAK2 mutation 여부와 상관없이, 골수 섬유증 환자에서 비장크기의 감소, 전신증상의 완화 및 생존율 증가의 효과를 보이고 있음
- ② Ruxolitinib은 2011년 11월, 미국 FDA에 intermediate or high risk 골수섬유증 환자에게 사용하도록 승인되었고 현재 국내에도 사용
- ③ Fedratinib은 2019년 8월, 미국 FDA에 intermediate-2 or high risk 골수섬유증 환자에게 사용하도록 승인되었고 현재 국내에서 이전에 ruxolitinib 치료를 받은 환자의 이차치료로 허가

(5) 새로운 치료법(Clinical trials)

① Momelotinib: JAK1/JAK2/ACVR1 inhibitor, 빈혈을 동반한 골수섬유증에 유효성

② Pacritinib: selectivity for JAK2, IRAK1, FLT3, ACVR1, and CSF-1R

③ Luspatercept: recombinant fusion protein that act as activing receptor ligand traps(빈혈치료)

④ Telomerase inhibitor: Imetelstat

⑤ Murine double minute 2 (MDM2) inhibitor

⑥ Histone deacetylase (HiDAC) inhibitor: 조혈환경의 epigenetic modulator

⑦ 저메틸화 치료제: azacytidine, decitabine

⑧ anti-fibrotic therapy: simtuzumab (LOLX2 blocker), PRM-151 (promedior), pentraxin-2, fresolimumab (TFG-b blocker), sotatercept 등

⑨ Ruxolitinib과의 병합: Pelabresib (BET inhibitor), Navitoclax (BCL2/BCL-xL antagonist), Parsaclisib (PI3Kδ inhibitor)

3. 만성골수성 백혈병(Chronic myeloid leukemia)

1) 임상양상

(1) 주로 4, 50대에게 가장 많이 발병

(2) 만성기, 가속기, 급성기의 3병기로 구분

* 대부분의 환자들은 만성기에 진단을 받게 됨. 치료를 받지 않을 경우 약 3-4년 후에는 가속기로 악화되고 결국에는 급성기로 이환되어 치명적인 상태에 이름. 5% 정도의 환자는 처음부터 진행된 상태인 '가속기' 또는 '급성기' 질환인 상태에서 진단

● 표 13-5-5. ELN (european leukemia net) 기준에 의한 만성골수성 백혈병의 병기 분류

만성기	골수모구(myeloblast) < 15% 미만
가속기	① 골수모구가 말초혈액 백혈구 또는 골수유핵세포의 15-29% ② 호염기구가 말초혈액 백혈구 또는 골수유핵세포의 20% 이상 ③ 골수모구+전골수구의 합이 말초혈액 백혈구 또는 골수유핵 세포의 30% 이상, 골수모구는 30% 미만 ④ 치료와 무관한 지속적인 혈소판감소증, 100×10⁹/L ⑤ 치료 중 필라델피아 염색체 이외의 클론성 추가 염색체이상(CCA/Ph1)
급성기 또는 모세포기: 급성백혈병과 유사*	① 말초혈액 백혈구나 골수유핵세포의 30% 이상이 모세포 ② 모세포가 비장 이외의 신체 장기를 침범하여 이상 증식을 나타내는 경우

* 급성기로 전환된 경우에 약 70%의 환자는 골수구계 모세포이나 20-30%는 림프구계 모세포 증식으로 나타남

2) 증상과 검사실 소견

증상
- 증상은 서서히 발병, 일부 환자는 무증상 상태에서 건강검진 혈액 검사 이상으로 진단되기도 함 - 피로감, 체중감소 및 좌상복부 통증이나 종괴(비장비대의 증상)
혈액 검사
- 백혈구 증가, 혈소판 증가, 빈혈 - 백혈구알칼리인산분해효소(leukocyte alkaline phosphatase, LAP) 활성이 감소 - 말초 혈액 도말: 여러 성숙단계의 백혈구 증가(골수 내에 존재하는 세포와 분엽 호중구가 가장 높은 비율을 차지, 호염기구 및 호산구 증가도 다수 동반)
골수 검사
- 세포 충실도의 증가 - 골수세포계와 거대핵세포계의 증식

3) 진단

(1) 만성골수성 백혈병의 진단: 염색체 검사와 유전자 증폭 검사를 통한 필라델피아 염색체 t(9;22), 암 유전자(BCR-ABL1)의 발견

(2) 필라델피아 염색체 검사는 골수 검체를 통해 BCR-ABL1 유전자 검출을 위한 '중합효소연쇄반응법'은 혈액 검사로 시행하는 것이 권고

4) 약물치료

(1) 병의 진행 정도(병기)에 따라 사용되는 항암제의 용량과 종류가 다를 수 있음

(2) 1차(first-line) 치료: BCR-ABL1 티로신키나아제 억제제(TKI)인 이매티닙, 다사티닙, 닐로티닙, 라도티닙의 표적 항암제

(3) 2차(second-line) 이상 치료: 반응평가에서 저항성(resistance)을 보일 경우 BCR-ABL1 KD-mutation 결과를 참조하여 약제 변경. 불내약성(intolerance)의 경우 지지요법(supportive care) 및 반응상태에 따라 약제 변경

(4) 포나티닙: 3세대 TKI로, 현재 국내에서 T315I돌연변이 양성, 이매티닙을 포함한 다른 TKI에 실패한 3차 이상 치료, 이매티닙을 포함하지 아니한 다른 TKI에 실패한 2차 이상 치료에 사용

(5) 애시미닙: 4세대 TKI로, ABL 미리스토일 포켓을 표적으로 하여 BCR-ABL1 융합 단백질의 ABL1 키나아제 활성을 억제. 현재 국내에서 2가지 이상의 TKI로 치료 받은 만성기에 허가

● 표 13-5-6. 만성골수성 백혈병의 약물 치료법

약물요법		
비표적 약물 요법	하이드록시 유레아	- 치료 기간 중 증가되어 있는 백혈구 수를 조절하기 위해 사용 - 치료의 초기 또는 더 이상 치료법이 없는 경우에 사용 - 혈액학적 소견이 호전되어도 세포 유전학적 관해가 오는 경우는 거의 없고, 이 치료제만으로 생존 기간 연장을 기대할 수는 없음
	인터페론 주사요법	- 면역 기능 증강을 통한 암세포 억제를 기대하는 치료법 - 피하 주사요법 - 표적 항암제가 도입되기 전인 2000년 초까지 조혈모세포이식을 시행할 수 없었던 환자에서 주요 치료방법으로 사용되었으나, 현재는 아주 드물게 사용됨
표적 약물 요법: 1세대 표적 항암제	이매티닙 (글리벡)	- 2001년 미국 식약청 승인, 인류 최고의 성공적인 표적 항암제 - 표적이 되는 타로신키나아제: BCR-ABL, PDGFR, c-kit - 만성기 시작 용량: 1일 400 mg 1회 - 가속기 또는 급성기 시작 용량: 1일 600 mg 1회 - 대표 부작용: 구역(이마티닙을 식사와 같이 투여하면 구토 증세를 완화시킬 수 있음), 부종, 근육통, 피부 발진 - 효과: 완전혈액학적관해율 91%, 세포유전학적관해율 55%
표적 약물 요법: 차세대 표적 항암제	다사티닙 닐로티닙 보수티닙 라도티닙 포나티닙 애시미닙	- 1세대 표적 항암제인 이매티닙 이후 개발된 차세대 표적 항암제는 이매티닙에 비해 완전염색체반응률 및 주요 유전자 반응률이 높고, 가속기/급성기로의 질병의 진행률이 적으며, 완전 유전자반응률이 높음 → 만성기 환자를 위한 1차 표준 치료법으로 인정되어 있음(이매티닙과 차세대 표적 항암 간 전체 생존율 차이는 없음) - 차세대 표적 항암제는 다사티닙, 닐로티닙, 보수티닙, 라도티닙의 '2세대' 표적항암제와, 2세대 표적항암제에 강한 내성을 갖는 T315I 점 돌연변이에 효과가 우수한 '3세대' 표적항암제 포나티닙. 최근 허가된 ABL 미리스토일 포켓을 표적으로 하여 BCR-ABL1 융합 단백질의 ABL1 키나아제 활성을 억제하는 '4세대' 표적항암제 애시미닙이 있음(애시미닙 이외의 TKI: BCR-ABL1 단백질의 ATP 결합부위를 타겟) - 만성기 시작 용량: 다사티닙 1일 100 mg 1회, 닐로티닙 1일 300 mg 2회, 라도티닙 1일 300 mg 1회, 보수티닙 1일 400 mg 1회 - 표적이 되는 타로신키나아제는 약제별로 약간의 차이가 있음: 닐로티닙과 라도티닙은 주로 BCR-ABL1을, 다사티닙과 보수티닙은 BCR-ABL1을 포함하여 SRC 티로신키나아제를 동시 억제, 포나티닙은 BCR-ABL1 티로신키나아제 이외에 만성골수성백혈병과 연관된 다양한 신호전달에 관련된 분자들의 활성을 억제 - 부작용: 작용기전 및 억제하는 티로신키나아제의 차이로 인해 약제별 주요 부작용 또한 다름 ① 다사티닙: 혈구 감소, 설사, 피부발진, 흉수, 폐동맥 고혈압 ② 닐로티닙, 라도티닙: 피로감, 식욕 감퇴, 혈당 상승, 간기능 이상, 고빌리루빈 혈증, 고지혈증 ③ 보수티닙: 피부발진, 두통, 위장관 장애(설사), 간기능 이상 ④ 포나티닙: 혈구감소, 췌장염, 고혈압, 혈전증 등의 혈관 장애

5) 표적 항암제 치료 반응의 평가와 내성

(1) 표적 항암제 복용 이후의 반응은 혈액학적 반응, 세포학적 반응, 분자유전학적 반응으로 나누어 분류하고, 이들의 보완 또는 조합된 결과에 의해 적절한 반응(optimal response), 경구(warning), 실패(failure)로 평가

(2) 세포학적 반응은 3–6개월 간격 골수 검체를 통한 chromosome bandind analysis (CBA), 분자유전학적 반응은 3–6개월 간격 말초 혈액 RQ-PCR를 통해 평가하고, 종합된 반응 평가를 통한 약제 투약의 지속 및 변경 결정(표 13-5-7)

(3) 치료 내성이 발생하는 중요한 원인으로 불규칙한 약제 복용, 적은 양의 약제 복용 등이 대표적이므로 철저하고도 규칙적인 투약을 할 것을 권고하고 감시해야 함

● 표 13-5-7. 반응 평가에 따른 추적 및 치료 전략의 변경

반응의 종류	정의
적절한 반응 (optimal response)	일반인과 비교하여 차이가 없이 장기간의 생존이 가능하며 현재 치료를 변경할 필요가 없음
실패(failure)	백혈병으로 인하여 사망할 수 있어 다른 치료법으로 변경해야 함
경고(warning)	- 적절한 반응과 치료 실패의 경계에 있는 그룹 - 검사를 더 자주 시행하고 치료 실패 시에는 치료를 변경해야 하나, 즉시 치료를 변경할 필요는 없음

6) 동종 조혈모세포이식

(1) 표적항암제가 처음으로 임상 치료에 소개된 2001년 이전에는 CML의 주된 치료법이었으나, 완치 가능 요법임에도 불구하고 높은 초기 사망률, 재발, 장기간의 합병증 및 삶의 질 저하 등의 이유로 오늘날에는 표적항암제 치료에 실패한 환자를 주요 대상으로 하는 차 치료법으로 바뀜

(2) 가속기 또는 급성기로 진단된 환자, 표적항암제 치료 도중 병이 진행된 경우, 그리고 2가지 이상의 표적항암제 치료에 실패한 만성기의 경우에는 이식을 고려할 수 있음(이식시기와 방법의 사용은 환자 개개인에 따라 적용하여야 하므로 전문가 진료가 필요)

(3) 향후 전망: 그간 표적 항암제는 평생 복용해야 한다는 개념이었으나 최근 안전한 약제 중단을 위한 다양한 치료 중단 연구(treatment free remission, TFR)가 진행되어 그 결과가 발표 중에 있음

06

급성백혈병

I 급성백혈병의 개요

Summary

- 급성백혈병은 골수에서 비정상적인 아세포의 증식이 나타난 조혈계 악성질환으로 치료하지 않을 경우 수개월 내에 대부분의 환자가 감염, 출혈 등의 급성 합병증으로 사망
- 급성백혈병은 혈액 혹은 골수에서 채취한 아세포의 병리학적 형태, 면역 표현형, 세포/분자 유전기법을 통한 검사 결과를 종합해서 진단 및 분류
- 현재 급성백혈병의 분류는 주로 세포/분자 유전학적 변이에 따른 분류기준을 사용
- 급성백혈병은 다양한 임상증상이 동반될 수 있으며, 급성백혈병이 의심되는 환자의 경우 면밀한 진찰 및 검사가 필요하며 체크리스트에 따른 신속한 조치가 빠짐없이 이루어져야 함

증례

- 35세 남자, 2주 전부터 시작된 전신 피로감과 구강, 피하 출혈을 주소로 내원
- CBC: WBC 1.38 109/L, Hb 9.0 g/dL, PLT 29 109/L, Blast 30%
- PT INR 1.14, aPTT 23.6 sec
- Fibrinogen 101 mg/dL
- Fibrin degradation product (FDP) 80 mcg/mL, D-dimer 8.61 mg/L

환자에서 우선적으로 투여해야 할 약제는?

⇨ All-trans retinoic acid (ATRA)

1. 정의

1) 골수 내에서 정상 분화를 하지 못하고 미성숙단계에서 멈춘 악성 백혈구 세포의 종양성 증식질환. 임상적으로 질환의 진행 속도가 빨라 치료하지 않을 경우 수개월 내에 대부분의 환자가 감염, 출혈 등의 급성 합병증으로 사망하게 되는 대표적인 조혈계 악성 질환
2) 골수구계 전구세포에서의 분화 중 이상이 생기는 경우는 급성골수성 백혈병, 림프구계 전구세포에서의 분화 중 이상이 생기는 경우는 급성림프모구백혈병으로 분류
3) 간혹 세포 계열이 모호한 경우 혼합성 혹은 미분화 급성백혈병으로 진단되기도

4) 대개 정상적인 발달과 성장, 그리고 암억제와 연관된 유전자의 돌연변이가 누적되어 형성되는 미성숙한 백혈병 아세포(blast)가 과잉증식(two-hit theory)

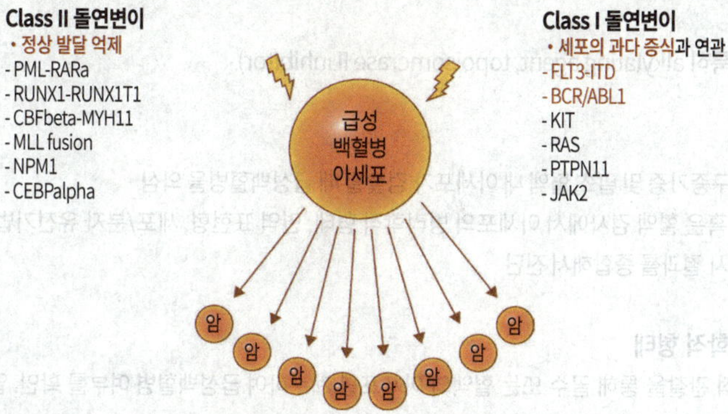

2. 발생 빈도

1) 2013년, 미국의 AML 신환은 14,590명, 연간 10만 명당 3.5건

2) 연령이 증가할 수록 빈도 증가(진단 시 median age 67세)

(1) ＜65세: 연간 10만 명당 1.7건, ＞65세: 연간 10만 명당 15.9건

3) ALL의 발생은 영유아에서 1st peak 그리고 65세 전후 2nd peak의 발생빈도를 보임

(1) 국내에서 2016년 기준 1년간 총 590명의 ALL 진단

(2) 18세 미만 소아 청소년 260명(45.5%), 18세 이상 321명(54.5%)

3. 발병 원인

1) 대부분은 모름, 백혈병이 유전되거나 전염되지는 않음. 알려진 원인은 아래와 같음

2) 선천적 유전적 요인

(1) Down syndrome (Trisomy 21)

(2) Inherited diseases with defective DNA repair (Fanconi anemia, Bloom syndrome, and ataxia-telangiectasis)

(3) Congenital neutropenia (Kostmann syndrome)

(4) Germline mutations of CEBPA, RUNX1, and TP53

3) 방사선

4) 화학 물질과 기타 발암 물질에 노출 시

Benzene, 담배, 석유 product, 페인트, 방부제, 제초제, 살충제

5) 약제

항암제(특히 alkylating agent, topoisomerase II inhibitor)

4. 진단

- 백혈구증가증 및 말초 혈액 내 아세포가 검출될 때 급성백혈병을 의심
- 골수 혹은 혈액 검사에서 아세포의 병리학적 형태, 면역 표현형, 세포/분자 유전기법을 통한 검사 결과를 종합해서 진단

1) 병리학적 형태

형태학적 관찰을 통해 골수 또는 혈액의 아세포를 계수하여 급성백혈병 여부를 확인. 일반적으로 20% 이상 아세포가 관찰될 때 급성백혈병으로 진단

(1) 백혈병에 특징적인 유전자 변이가 발견 시, 아세포 수와 상관없이 진단되기도 함
(2) 골수성 육종(myeloid sarcoma)의 경우 병리 조직검사를 통해 진단

2) 면역표현형

아세포의 세포 표면 및 세포질의 마커 발현을 확인하여 아세포의 기원(lineage)을 확인. 급성 골수성 백혈병, 급성 림프모구성 백혈병, 이중표현형 급성백혈병 등을 분류

● 표 13-6-1. Lineage별 발현 가능한 세포 표면 및 세포질 마커

B cells	CD5, CD10, CD19, CD20, CD45, Kappa, Lambda, CD9, CD11c, CD15, CD22, cCD22,CD23, CD25, CD13, CD33, CD34,CD38, CD43, CD58, cCD79a,CD79b, CD103, FMC7, Bcl-2, cKappa, cLambda, TdT, Zap-70,cIgM
T and NK cells	CD2, CD3, CD4, CD5, CD7, CD8, CD45, CD56, CD1a, cCD3, CD10, CD16, CD25,CD26, CD30, CD34, CD45RA,CD45RO, CD57,ab-TCR,gd-TCR,cTIA-1, T-beta chain isoforms, TdT
Myelomonocytic cells	CD7, CD11b, CD13, CD14, CD15, CD16, CD33, CD34, CD45, CD56, CD117, HLA-DR, CD2, CD4, CD25, CD36, CD38,CD41, CD61, cCD61, CD64, CD71,cMPO, CD123, CD163, CD235a
Plasma cells	CD19, CD38, CD45, CD56, CD10, CD117, CD138, cKappa, cLambda

5. 임상양상

무증상이거나 혈액 이상에 따른 다양한 임상양상이 나타날 수도 있음

1) 백혈구

높거나(leukocytosis) 낮을 수(leukopenia) 있음. 백혈구의 수적, 기능 이상으로 다양한 감염에 취약. 백혈구울혈(leukostasis)로 인한 호흡곤란, 신경학적 변화가 발생할 수도 있음

2) 적혈구

많은 경우 감소(anemia). 빈혈로 인한 기력 저하 및 호흡곤란, 두통 등이 나타남

3) 혈소판

많은 경우 감소(thrombocytopenia). 출혈 경향이 나타남

(1) 급격한 골수내 세포 팽창으로 골통증이 유발되기도 함
(2) 골수외 백혈병의 침윤에 의한 골수성 육종이 관찰될 수도 있음
(3) 종양 증식이 빠른 환자의 경우 종양용해증후군(tumor lysis syndrome)의 임상양상이 나타날 수 있음(hyperphosphatemia, hypocalcemia, hyperuriacidemia, hyperkalemia, renal failure, arrhythmia, seizure 등)

6. 치료 전 필수 평가 및 조치

- 환자 초진 항목: History taking and physical examination, CBC with manual differential counts, blood chemistry, coagulation tests and viral serology, radiologic tests (Chest PA, 증상에 맞춘 추가 검사)
- 급성백혈병 의심 시 조치 항목: 체크리스트에 따라 신속히 수행

Checklist

☐ 급성전골수구성 백혈병(APL) 가능성 확인
☐ Leukostasis 여부 확인
☐ Tumor lysis syndrome 발생 여부 확인. Prophylaxis/Treatment
☐ Infection/Hemorrhage 여부 확인
☐ 골수 외 병변(Extra-medullary lesion) 확인
☐ Cytoreduction
☐ Transfusion
☐ 골수검사(Bone marrow biopsy)
☐ Line preparation
☐ Pre-chemotherapy work up

1) APL 가능성 확인

저명한 bleeding tendency, DIC profile의 상승 시 의심. 높은 초기 사망률에 대한 warning, bleeding 가능성 대비 위한 적극 수혈, presumptive All trans retinoic acid 치료 필요

2) Leukostasis 여부 확인

Tissue perfusion 감소에 따른 respiratory or neurological distress 발생 시 긴급한 백혈구 분반술(leukapheresis)이 필요할 수 있음

3) Tumor lysis syndrome (TLS) prophylaxis/treatment

(1) Aggressive IV hydration (2–3 L/m^2 daily), loop diuretics, hypouricemic agents (allopurinol, febuxostat, rasburicase) 사용
(2) Check urine output and 전해질 모니터링
(3) TLS 발생 시에는 적극적인 renal replacement (RRT)와 ICU 이실 고려

4) Infection/Hemorrhage 동반 여부 확인

(1) Fever 확인 시 infection focus 확인 및 emperical antibiotics apply
(2) Active bleeding 의심 시 확인 위한 적극적인 검사 및 조치 수행
(3) 특히 APL 의심 환자는 internal organ bleeding 발생에 유의

5) Extra-medullary lesion 확인

(1) Papule/Nodule/Plaque/Mass 여부 확인 및 병리조직검사 진행 고려. Mass effect 있을 시 radiation/surgery 고려
(2) Neurologic symptom 있을 시 CNS involvement 감별. Brain imaging과 lumbar puncture (contraindication이 없을 시) 시행하고 CNS 침범 확인 시 high dose dexamethasone 투여 및 radiation/intrathecal chemotherapy 시행

6) Cytoreduction

Hydroxyurea 투여. Leukostasis가 있거나 백혈구수 100×10^9/L인 경우 leukapheresis 시행

7) Transfusion

(1) Hemoglobin: 일반적인 target 7.5 g/dL이나 고령, 심질환자에서는 8.0 g/dL 이상 target 상향 가능
(2) Platelet: 출혈 경향이 없는 경우 20×10^9/L target 으로 하나 출혈 경향 시에는 30–50×10^9 L 이상 target 상향 가능. CNS 출혈시에는 100×10^9/L까지고 target 상향
(3) PT(%): 일반적인 target 70%이나 상황에 따라 target 상향
(4) Fibrinogen: 일반적인 target 150 mg/dL에 맞춰 cryoprecipitate 수혈

(5) 특히 APL 의심 환자에서는 반복적인 수혈을 통해 target 이상을 유지하는 것이 중요함

8) Bone marrow biopsy

(1) Thrombocytopenia 환자도 지혈에 주의하면 시행 가능
(2) Bone marrow aspiration, biopsy specimen, 추가 검사 위한 cryopreservation 검체 채취
(3) 형태학적/면역학적 검사 통해 acute leukemia 확진 및 type 감별
(4) 골수검사가 어려운 환자의 경우 peripheral blood 검사를 통해 진단하기도 함

9) Line preparation

(1) 일반적으로 히크만 카테터(Hickman catheter) 준비
(2) 고령(특히 non-transplantation eligible), 출혈경향, thrombocytopenia 나타난 환자의 경우 다른 종류의 central catheter 고려

10) Pre-chemotherapy work up

(1) Echocardiogram
(2) Pulmonary function test (flow-volume curve, CO diffusion test, plethysmography)
(3) Full blood chemistry
(4) Viral marker, 특히 hepatitis viral marker 진행
(5) Other comorbidity 조사

II 급성골수성 백혈병(Acute myeloid leukemia)

Summary

- 급성골수성 백혈병은 아세포에 대한 면역 표현형 검사에서 골수계(myeloid) lineage가 확인될 경우 진단. 세포/분자 유전학적 변이에 따라 세부 타입 분류
- 급성골수성 백혈병에서는 환자 인자와 특히 아세포의 cytogenetics, molecular genetics에 따른 위험군 분류가 중요함
- non-APL AML에서는 고강도 항암치료 적합성 여부에 따라 항암 치료 방침이 달라지며 관해 항암 치료 후의 방향은 환자 위험군에 따라 달라짐
- APL은 acute leukemia 배제할 수 없으면서 심한 bleeding tendency, DIC profile의 상승 시 의심. 치료 반응률이 매우 좋음에도 불구하고 높은 초기 사망률을 보이기 때문에 checklist를 빠짐없이 적극적으로 수행하여야 함
- APL의 치료는 Initial WBC count와 환자 performance에 따라 약제 선택의 종류가 달라짐

증례

67세 남환, AML로 첫 진단받았다.
기저질환으로 고혈압, 당뇨, 만성신질환 치료 중이었다.
CBC: WBC 18.0 10^9/L, Hb 8.6 g/dL, Platelet 38 10^9/L, Blast 80%
Cr 2.2
Echocardiogram: Ejection fraction 48%, Pulmonary function test: DLCO 63%
우선 고려해 볼 수 있는 치료는?

⇨ HMA + Venetoclax

1. 진단 및 분류

1) 골수 혹은 혈액 검사에서 골수구계 아세포의 증가(20% 이상)가 면역 표현형 검사에서 골수계(myeloid) lineage로 확인될 경우 AML로 진단
2) AML 특징적인 유전자 변이가 아세포에서 검출될 시, 아세포의 비율이 20%가 되지 않아도 AML로 진단
3) Myeloid sarcoma의 경우 병리 조직검사 후 면역염색검사(immunohistochemostry) 통해 진단
4) 큰 분류로는 non-Acute promyelocytic leukemia (APL) AML과 APL로 분류
5) 아세포에서 관찰된 세포/분자 유전학적 변이에 따라 세부 타입 분류
6) FAB (french, american, and british) classification: 고식적인 세포 기원에 따른 형태학적 분류법이며 최근 WHO의 differentiation에 따른 분류에 해당하는 내용
7) WHO 분류법
8) 기존 FAB 분류법이 형태학적, 세포화학적 기법에 의한 분류에 의거했다면(morphology, cytochemistry), WHO 분류에서는 세포 유전학적 분자학적 분류기준을 강화하였음에 (cytogenetic/molecular criteria) 차이가 있음

● **표 13-6-2.** 2022년 개정 WHO classification

Acute myeloid leukaemia with defining genetic abnormalities
Acute promyelocytic leukaemia with PML::RARA fusion
Acute myeloid leukaemia with RUNX1::RUNX1T1 fusion
Acute myeloid leukaemia with CBFB::MYH11 fusion
Acute myeloid leukaemia with DEK::NUP214 fusion
Acute myeloid leukaemia with RBM15::MRTFA fusion
Acute myeloid leukaemia with BCR::ABL1 fusion

● 표 13-6-2. (이어서) 2022년 개정 WHO classification

Acute myeloid leukaemia with defining genetic abnormalities
Acute myeloid leukaemia with KMT2A rearrangement
Acute myeloid leukaemia with MECOM rearrangement
Acute myeloid leukaemia with NUP98 rearrangement
Acute myeloid leukaemia with NPM1 mutation
Acute myeloid leukaemia with CEBPA mutation
Acute myeloid leukaemia, myelodysplasia-related
Acute myeloid leukaemia with other defined genetic alterations
Acute myeloid leukaemia, defined by differentiation
Acute myeloid leukaemia with minimal differentiation
Acute myeloid leukaemia without maturation
Acute myeloid leukaemia with maturation
Acute basophilic leukaemia
Acute myelomonocytic leukaemia
Acute monocytic leukaemia
Acute erythroid leukaemia
Acute megakaryoblastic leukaemia

2. 예후인자

1) 환자 관련 불량 예후인자: 고령, poor performance, comorbidity

1) 질병 관련 예후인자

(1) Hyperleukocytosis (WBC 50×10^9L) 여부

(2) Antecedent hematologic disease 여부(secondary AML)

(3) Previous cytotoxic chemotherapy 여부(therapy related AML)

(4) Cytogenetics, molecular genetics: 예후 예측에 매우 중요

(5) 완전 관해: 완전 관해의 획득은 생존율 향상에 기여하는 가장 중요한 단일 인자, induction 1회만에 완전 관해일 경우, induction 2회 후 완전 관해보다 좋음

(6) 미세잔존암(minal residual disease or leukemia, MRD): RT or RQ PCR, FISH, 유세포 기법 등을 이용하여 측정할 수 있으며 MRD 양성은 MRD 음성에 비해 불량한 예후와 연관

● 표 13-6-3. European LeukemiaNet 2022 cytogenetic risk classification

Favorable	t(8;21)(q22;q22.1) inv(16)(p13.1q22) or t(16;16)(p13.1;q22) Mutated NPM1, without FLT3-ITD bZIP in-frame mutated CEBPA
Intermediate	Mutated NPM1, with FLT3-ITD Wilt-type NPM1 with FLT3-ITD (without adverse-risk genetic lesions) t(9;11)(p21.3;q23.3) Cytogenetic abnormalities not classified as favorable or adverse
Adverse	t(6;9)(p23;q34.1) t(v;11q23.3) t(9;22)(q34.1;q11.2) t(8;16)(p11.2;p13.3) inv(3)(q21.3q26.2) or t(3;3)(q21.3;q26.2) t(3q26.2;v) −5 or del(5q); −7;−17/abn(17p) Complex karyotype[§] Monosomal karyotype[¶] Mutated ASXL1, BCOR, EZH2, RUNX1, SF3B1, SRSF2, STAG2, U2AF1, and/or ZRSR2 Mutated TP53

§ ≥3 unrelated chromosome abnormalities in the absence of other class-defining recurring genetic abnormalities; excludes hyperdiploid karyotypes with three or more trisomies (or polysomies) without structural abnormalities.

¶ Presence of two or more distinct monosomies (excluding loss of X or Y), or one single autosomal monosomy in combination with at least one structural chromosome abnormality (excluding core-binding factor AML)

3. Non-APL AML의 치료

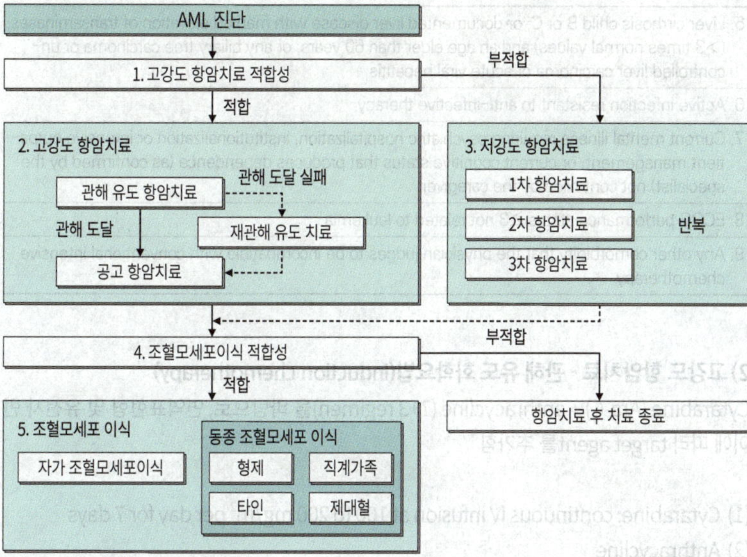

● **그림 13-6-1. 치료 알고리듬**

1) 고강도 항암치료 적합성 평가

(1) 연령: 통상 60세 이상일 경우 저강도 치료 고려. 그러나 최근 실제 physiologic age를 치료 적합성 평가에 반응하고자 하고 있으며 이를 위한 포괄적 노인 평가 등의 복합 검사 시행 중

(2) Performance status: 통상 ECOG>1인 경우 저강도 치료 고려

(3) Comorbidity: Cardiac, hepatobiliary, pulmonary, renal, psychological comorbidity

(4) Active infection 여부

● **표 13-6-4. Ferrera criteria for defining unfitness to intensive chemotherapy in AML**

1. An age older than 75 years
2. Congestive heart failure or documented cardiomyopathy with an EF≤50%
3. Documented pulmonary disease with DLCO≤65% or FEV_1≤65%, or dyspnea at rest or requiring oxygen, or any pleural neoplasm or uncontrolled lung neoplasm
4. On dialysis and age older than 60 years or uncontrolled renal carcinoma

● 표 13-6-4. (이어서) Ferrera criteria for defining unfitness to intensive chemotherapy in AML

5. Liver cirrhosis child B or C, or documented liver disease with marked elevation of transaminases (>3 times normal values) and an age older than 60 years, or any biliary tree carcinoma or un-controlled liver carcinoma or acute viral hepatitis
6. Active infection resistant to anti-infective therapy
7. Current mental illness requiring psychiatric hospitalization, institutionalization or intensive outpa-tient management, or current cognitive status that produces dependence (as confirmed by the specialist) not controlled by the caregiver
8. ECOG performance status ≥3 not related to leukemia
9. Any other comorbidity that the physician judges to be incompatible with conventional intensive chemotherapy

2) 고강도 항암치료 - 관해 유도 화학요법(Induction chemotherapy)

Cytarabine (Ara-C) + anthracycline (7+3 regimen)을 바탕으로, 면역표현형 및 유전자 변이에 따라 target agent를 추가함

(1) Cytarabine: continuous IV infusion at 100 to 200 mg/m^2 per day for 7 days

(2) Anthracycline
 ① Daunorubicin 60–90mg/m^2 IV on days 1, 2, and 3
 ② Idarubicin 12 mg/m^2 per day for 3 days

(3) Targeting agent
 ① CD33-positive AML: Gemtuzumab ozogamicin (humanized anti-CD33 mono-clonal Ab conjugated with calichermicin, GO)
 ② FLT3-positive AML: Midostaurin (multiple targeted TKI)
 ③ Prophylactic antibiotics: Ciprofloxacin 500 mg bid, posaconazole 300 mg qd
 ④ 항암치료 종료 후 골수검사를 통해 augmentation chemotherapy 고려(연령, 전신 상태, cytoreduction 정도, genetic risk에 따라 결정)
 ⑤ G-CSF: Chemotherapy post-7 day부터 투여(5 mcg/kg)

3) 고강도 항암치료 - 관해후 치료(Post-remission therapy)

(1) 완전관해(Complete remission, CR): 혈액학적 수치 회복 및 골수 내 아세포 비율 5% 미만. 항암치료의 1차 목표
 ① 관해 도달 후에는 유전학적 위험험군 분류를 근간으로 post-remission therapy를 시행
  • Favorable risk는 consolidation chemotherapy only 혹은 항암 후 자가 조혈모세포이식

- Intermediate-adverse risk는 consolidation chemotherapy 후 동종 조혈모세포 이식

(2) Consolidation chemotherapy(공고 항암요법)

① High-dose Ara-C(고용량 Ara-C 요법) 혹은 중용량 Ara-C 요법

- High dose Ara-C: 2–3 g/m^2 every 12 h on days 1, 3, and 5 이상, Total 18–36 g/m^2을 한 cycle에 투여
- 작은 동양인이나 저위험군에서 고용량 Ara-C 독성을 피하기 위해 선택 가능. 병합요법도 가능
- Targetable mutation이 있는 환자의 경우 targeting agent (midostaurin, GO) 병행 고려

② Anthracycline (idarubicin, daunorubicin) + standard (intermediate) dose ARA-C combination

- Prophylactic antibiotics: Fluconazole 400 mg qd
- G-CSF: Chemotherapy post-7 day부터 투여 고려(5 mcg/kg)

4) 고강도 항암치료-조혈모세포이식(Hematopoietic stem cell transplantation, HSCT)

(1) 자가 조혈모세포이식(Autologous SCT)

① High dose chemoradiotherapy as conditioning regimen followed by autologous stem cell infusion

② Higher relapse rate due to the absence of graft-versus leukemia (GVL) effect

③ 예후가 좋은 favorable risk 환자들에서 고려

(2) 동종 조혈모세포이식(Allogeneic SCT)

① In physically fit patients under age 70 years without major organ dysfunction (예: renal, pulmonary, cardiac, or hepatic damage) who have an HLA-compatible bone marrow donor

② Cure in 40 to 60% of patients but higher TRM (10–25%)

③ Intermediate, adverse risk 환자들에서의 표준 치료

5) 재관해 유도(Reinduction), salvage 치료

(1) FLT3 positive patients: Gilteritinib

(2) Mitoxantrone, etoposide, cytarabine (MEC)

(3) G-CSF, Fludarabine, high dose cytarabine + idarubicin (FLAG-Ida) (or mitoxantrone (FLANG)

(4) 기타: Decitabine/Azacitidine+venetoclax

(5) Allogenic HSCT

6) 저강도 항암치료

(1) 저메틸화제제(Hypomethylating agent, HMA): Decitabine 20 mg/m^2 5 days, azacitidine 75 mg/m^2 7 days

① 완전 관해율은 20% 내외

② 낮은 독성으로 고강도 치료를 할 수 없는 상태나 고령의 환자에서 시행

(2) HMA+ venetoclax

① HMA 단독에 비해 더 나은 치료효과(관해율 60–70%)를 보이면서 독성은 높지 않아 최근 선호

② 1 cycle은 통상의 HMA + venetoclax 28 days로 구성

③ Venetoclax 3주 투여 이후에는 골수 상태를 평가하여 blast clearance가 잘 된 경우 항암치료 조기 휴약 고려

4. APL

1) APL을 의심하는 경우

(1) Acute leukemia 배제할 수 없으면서 심한 bleeding tendency, DIC profile의 상승 시 의심

(2) 치료 반응률이 매우 좋음에도 불구하고 높은 초기 사망률을 보이기 때문에 이에 대한 warning, bleeding 가능성 대비 위한 적극 수혈, presumptive all trans-retinoic acid (ATRA) treatment와 같은 조치가 적극적으로 필요

(3) Bone marrow biopsy에서 다수의 granulation, auer rod를 포함한 세포(Faggot cell) 검출 및 cytogenetics (karyotyping, FISH)에서 t (15;17), PML-RARa mutation가 확인될 경우 확진. 골수검사가 어려운 상황에서는 peripheral blood로 검사 나가볼 수도 있음

2) APL 의심 환자 초기 조치사항 checklist

Checklist

- ☐ Bleeding 여부 확인 및 조치
- ☐ ATRA 45 mg/BSA #2 시작
- ☐ Transfusion
- ☐ Laboratory profile, body temperature and body weight monitoring
- ☐ X-ray monitoring
- ☐ Bone marrow biopsy
- ☐ Pre-chemotherapy work up

In high-risk patients (initial WBC>10×10^9/L)

- ☐ Cytoreduction
- ☐ Differentiation syndrome prophylaxis: Dexamethasone 5 mg bid 투여

3) APL 수혈기준

하루 2회 이상 CBC 추적하며 지속 수혈하고 타겟 이상 유지 필요

(1) Hemoglobin 8.0 g/dL 이상

(2) Platelet 50×10^9/L 이상

(3) Prothrombin time 70% 미만

(4) Fibrinogen 150 mg/dL 이상

4) Differentiation syndrome

(1) ATRA 또는 arsenic trioxide (ATO) 투여 중인 환자에게서 아래와 같은 증상이 나타날 경우

① Fever

② Dyspnea

③ Pleural and/or pericardial effusion

④ Pulmonary infiltration on chest X-ray

⑤ Unexplained weight gain>5 kg

(2) Fatal한 complication으로 Initial WBC>10×10^9/L의 고위험군 환자에서는 치료를 시작하면서 예방 조치 필요

(3) Differentiation syndrome의 치료

① Dexamethasone IV 10 mg q12hr

② Symptom care (strict IO control, fever control)

③ Cytoreduction (WBC 10×10^9/L 넘지 않도록 조절)

④ ATRA, ATO 일시 중단

5) APL의 치료

(1) Induction chemotherapy

① Standard regimen: Idarubicin (IDA) 12 mg/m^2 on Day 1, 3, 5, 7 + ATRA(관해 시까지)

② ATO 0.15 mg/kg IV(관해 시까지, 최대 60일)+ ATRA (tretinoin) 45 mg/m^2 PO daily: 아래 경우 고려

- Anthracycline으로 인한 기관손상, 심한 감염증, 심각한 출혈로 인한 후유증 등이 우려
- 고령으로 standard chemotherapy 하기 어려운 환자(60세 이상)
- ATO 사용 환자는 K>4.5, Mg>2.0 target replacement & routine ECG f/u으로 QT prolongation 확인

③ High risk AP L (WBC>10×10^9/L): Triple therapy (idarubicin + ATO + ATRA) 고려

(2) Post-remission consolidation chemotherapy

① non-high risk (WBC<10×10^9/L)

- Post standard IDA/ATRA induction
  - C1: ATRA 45 mg/BSA 15d + Idarubicin 5 mg/BSA (D1-4)
  - C2: ATRA 45 mg/BSA 15d + Mitoxantrone 10 mg/BSA (D1-4)
  - C3: ATRA 45 mg/BSA 15d + Idarubicin 12 mg/BSA (D1,2)
- Post ATRA+ATO induction
  - ATO 5 days/week (every 8 weeks) for 4 cycles + ATRA 45 mg/BSA 14 d (every 4 weeks) for 7 cycles

② High risk (WBC>10×10^9/L)

- Post standard IDA/ATRA induction
  - C1: ATRA 45 mg/BSA 15 d + Idarubicin 5 mg/BSA (D1-4) + Cytarabine 100mg/BSA (D1-5)
  - C2: ATRA 45 mg/BSA 15 d + Mitoxantrone 10 mg/BSA (D1-4) + Cytarabine 100 mg/BSA (D1-5)
  - C3: ATRA 45 mg/BSA 15 d + Idarubicin 12 mg/BSA (D1) + Cytarabine 2 g (D1-3)- Post
- Post IDA/ATRA/ATO induction
  - C1: ATRA 45 mg/BSA 28 d + ATO 0.15 mg/kg 28 d
  - C2: ATRA 45 mg/BSA 7 d (every 2 wks) for 3 cycles + ATO 0.15 mg/kg 5 d/wks for 5 wks

(3) Maintenance therapy

① ATRA 15일+ 6-Mercaptopurine 50–100 mg daily

② CBC 확인하며 3개월 간격 ATRA 15일씩 투여. 3개월 간격으로 골수검사 추적관찰

③ 총 2년간 유지요법 후 치료 종료

(4) Reinduction therapy

ATO 0.15 mg/kg IV for 2 hr/day for until CR (up to cumulative maximum of 60 days)

(5) Relapsed APL, high-risk APL은 CNS prophylaxis 위하여 CR 획득 후 매 항암 기간 중 intrathecal chemotherapy 1회 시행

III 급성림프모구백혈병(Acute lymphoblastic leukemia, ALL) 및 모호한 계열의 급성백혈병(Acute leukemia of ambiguous lineage)

1. 진단

1) 유세포 분석(flow cytometry)을 통해 세포표지자(CD마커) 양성 여부를 확인

2) 암세포 표지자 양성 결과의 조합으로 B-ALL, T-ALL, 혼합형 백혈병 등 1차 진단

3) B-ALL 주요 마커: CD10, CD19, CD20, CD22, cy-CD79a, TdT

4) T-ALL 주요 마커: CD3, CD4, CD5, CD8

5) 아형 확인 및 예후 분석을 위한 추가 검사

(1) Ph-positive ALL을 감별하기 위한 BCR/ABL1 PCR 검사(글리벡의 투여 여부 결정 위함)

(2) Ph-like ALL을 감별하기 위한 다양한 FISH 검사(ABL1 CRLF2, JAK2, PDGFR 등)

(3) 나쁜 예후군 감별을 위한 유전자 결손 MLPA 검사(IKZF1, CDKN2, PAX5, BTG1 등)

(4) 추가적인 유전자 변이를 찾기 위한 NGS 유전자 패널 검사(TP53 등 나쁜 예후군 탐색)

(5) AML component 가 있는 혼합형 급성백혈병의 경우 FLT3 유전자 변이 검사

2. 분류(WHO classification of haematolymphoid tumours, 5th edition, 2022)

1) 급성림프모구백혈병

B-cell lymphoblastic leukaemia/lymphomas
B-lymphoblastic leukaemia/lymphoma, NOS
B-lymphoblastic leukaemia/lymphoma with high hyperdiploidy
B-lymphoblastic leukaemia/lymphoma with hypodiploidy
B-lymphoblastic leukaemia/lymphoma with iAMP21
B-lymphoblastic leukaemia/lymphoma with BCR::ABL1 (Ph-positive ALL)
B-lymphoblastic leukaemia/lymphoma with BCR::ABL1-like features (Ph-like ALL)

B-lymphoblastic leukaemia/lymphoma with KMT2A rearrangement
B-lymphoblastic leukaemia/lymphoma with ETV6::RUNX1 fusion
B-lymphoblastic leukaemia/lymphoma with ETV6::RUNX1-like features
B-lymphoblastic leukaemia/lymphoma with TCF3-PBX1 fusion
B-lymphoblastic leukaemia/lymphoma with IGH::IL3 fusion
B-lymphoblastic leukaemia/lymphoma with TCF3::HLF fusion
B-lymphoblastic leukaemia/lymphoma with other defined genetic abnormalities
T-lymphoblastic leukaemia/lymphomas
T-lymphoblastic leukaemia / lymphoma, NOS (Non ETP-ALL)
Early T-cell precursor lymphoblastic leukaemia / lymphoma (ETP-ALL)

2) 모호한 계통의 급성백혈병(혼합형 혹은 미분화 급성백혈병)

Acute leukaemia of ambiguous lineage, immunophenotypically defined
Mixed-phenotype acute leukaemia, B/myeloid (MPAL, B+My)
Mixed-phenotype acute leukaemia, T/myeloid (MPAL, T+My)
Mixed-phenotype acute leukaemia, rare types
Acute leukaemia of ambiguous lineage, NOS
Acute undifferentiated leukaemia (AUL)

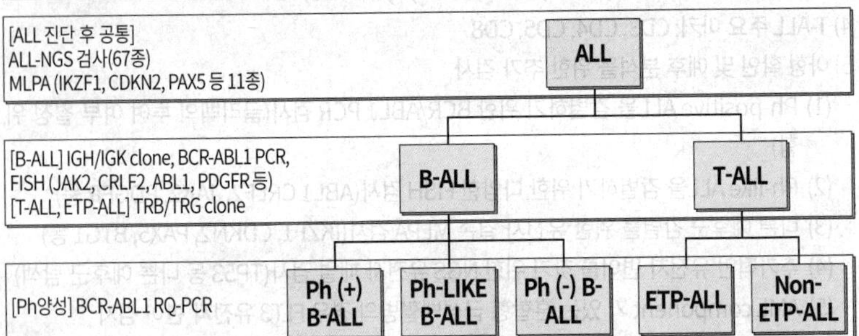

3. 진단 후 항암 준비

1) 환자 및 보호자 면담, 동의서 작성 → 치료 의지 확인, 치료 중 부작용 설명
   (1) 항암 화학요법에 대한 설명 및 동의서(한글로 작성, 투약기간 및 부작용 설명)
   (2) 히크만 카테터 삽입 동의서
   (3) 기타: 비급여 약물 사용 등
2) 항암 후 불임 가능성에 대한 고지 및 정자/난자 보관에 대한 설명
3) 항암 전 환자의 전신 상태 및 기능평가 확인(Echo, PFT, hepatitis virus status)
4) 발열 및 감염으로 항생제 투약 중인 환자는 감염 위험도 평가
5) 항암 전 전체 백혈구 수를 3만 이하로 감소시킨 후 진행

* 동의서 획득을 위한 기본 지식: 소아 ALL의 예후(완전 관해 90%, 장기생존율 70-80%)에 비해 성인에서는 완전 관해에 있어서는 80-90%를 보이지만 장기생존율은 30-50%에 불과
- 이러한 치료 성적의 차이는 성인에서 소아에 비해 불량한 세포유전학적 이상 소견 동반 및 약제 내성 획득이 더욱 빈번하기 때문

* 표준 강도 항암화학요법의 경우 약 5%에서 항암 중 출혈 및 패혈증 등으로 사망할 수 있음

Checklist

- ☐ 동의서 확보 및 불임 위험에 대한 고지(정자-난자 냉동 보관 설명)
- ☐ Pre-chemo work up (echo, PFT, HBV status)
- ☐ 감염 상태 확인 및 필요시 감염내과 협진
- ☐ Central venous catheter(히크만) preparation
- ☐ CSF study & prophylactic intrathecal therapy
- ☐ Prephase steroid 약 7일 & cytoreduction<3만/mcL

4. ALL 항암의 실제

관해 유도 치료 – 공고 1차 치료 – (공고 2차 치료) – 동종 조혈모세포이식 혹은 항암 화학요법의 유지 → 장기 관해 획득

1) ALL treatment flow(전체)

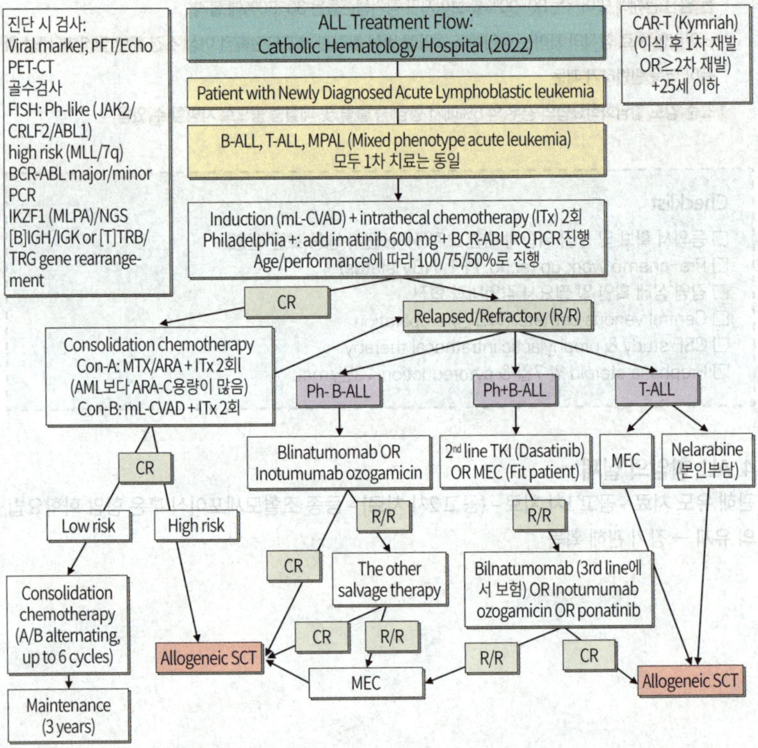

2) MRD-based treatment flow (Ph-negative ALL)

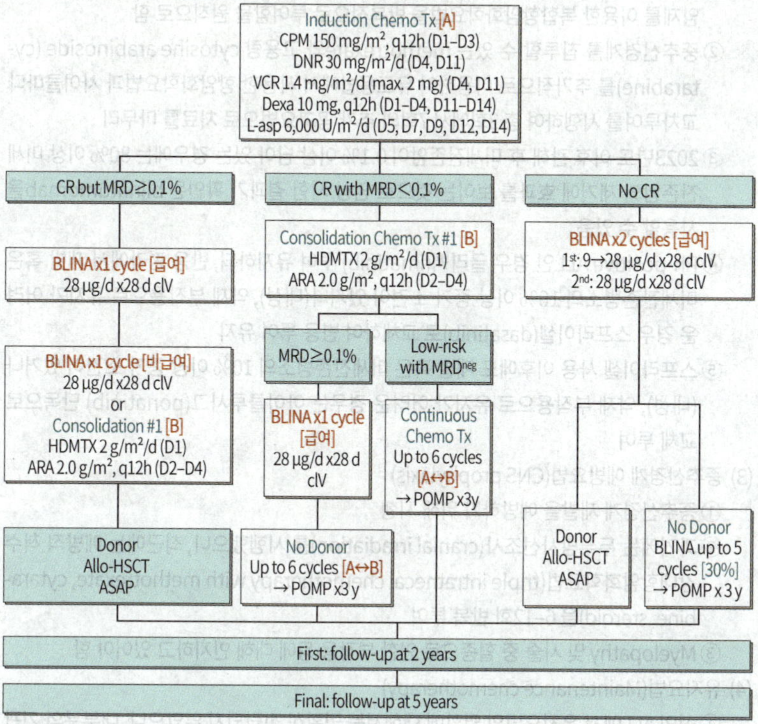

(1) 관해 유도요법(Remission-induction chemotherapy)

① 성인에서는 관해 유도요법으로 vincristine, anthracycline (daunorubicin/doxorubicin/idarubicin) 및 steroid (prednisolone/dexamethasone)를 근간으로 cyclophosphamide 혹은 L-asparaginase를 추가하여 4제 혹은 5제 병합 항암 요법을 시행

② Ph-positive ALL에서는 tyrosine kinase inhibitors (imatinib, 글리벡)를 병용 투여

③ 이러한 복합항암화학요법에 의한 완전 관해율은 70–95%

④ 소아 ALL에서는 성인에 비해 L-asparaginase, vincristine을 상대적으로 고용량으로 사용하는 특징을 갖는데, 18–30세 미만의 젊은 성인에서 소아 항암 프로토콜을 이용하여 좋은 치료 성적을 보인 예가 있어 'pediatric-inspired regimen'으로 명명된 다양한 항암 프로토콜이 각 센터 별 경험에 근거하여 적용되고 있음(40세 이상에서는 L-asparaginase의 간독성 및 감염 부작용 악화, 그리고 vincristine의 신경 독성 등이 적지 않은 문제를 일으키는 것으로 보고되어 그 투여 회수 및 용량 등이 조정되고 있음)

(2) 관해 후/공고요법(Post-remission/consolidation chemotherapy)

① 성인 ALL에서 사용되고 있는 관해 후/공고요법은 각기 다른 작용기전을 갖고 있는 항암제를 이용한 복합항암화학요법을 반복적으로 투여함을 원칙으로 함
② 중추신경계를 침투할 수 있는 methotrexate와 고용량 cytosine arabinoside (cytarabine)를 추가적으로 이용하여 유도용법에서 사용한 항암화학요법과 사이클마다 교차투여를 시행하여 총 3회에서 7회의 추가 공고요법으로 치료를 마무리
③ 2023년도 이후 관해 후 미세잔존암이 0.1% 이상 남아 있는 경우에는 80% 이상 미세잔존암의 제거에 효과를 보이는 것으로 임상 시험 결과가 확인된 blinatumomab을 사용할 수 있음
④ Ph-positive ALL인 경우 글리벡(imatinib) 투여 유지하되, 반응 평가에서 재발 혹은 미세잔존병소의 10% 이상 증가 소견이 있거나(내성), 약제 부작용으로 유지가 어려운 경우 스프라이셀(dasatinib)로 교체하여 병용 투여 유지
⑤ 스프라이셀 사용 이후에도 재발 혹은 미세잔존병소의 10% 이상 증가 소견이 있거나(내성), 약제 부작용으로 유지가 어려운 경우는 아이클루시그(ponatinib) 단독으로 교체 투여

(3) 중추신경계 예방요법(CNS prophylaxis)
① 중추신경계 재발을 예방하기 위해 시행
② 과거에는 두부방사선조사(cranial irradiation)를 시행했으나, 최근에는 예방적 척수강내항암화학요법(triple intrathecal chemotherapy with methotrexate, cytarabine, steroid)을 6–12회 반복 투여
③ Myelopathy 및 시술 중 혈종으로 인한 부작용 등에 대해 인지하고 있어야 함

(4) 유지요법(Maintenance chemotherapy)
① 성인 ALL에서 유지요법의 역할에 대해서는 명확히 정립되지 않았으나, 대부분의 기관에서 약 2–3년 동안 POMP (mercaptopurine, vincristine, methotrexate, prednisolone)를 이용한 유지요법을 시행(28일 간격 1 cycle)
② Ph-positive ALL: 마지막 공고에서 사용한 TKI (imatinib, dasatinib, ponatinib)를 투여(약 2년)

(5) 관해 후 치료
① 고위험군에서는 환자의 performance와 comorbidity 등이 문제없다면 적합한 공여자가 있는 경우 동종 조혈모세포이식을 우선적으로 고려(→ '제9절 조혈모세포이식' 참조)

* 1차–완전관해 상태에서 조혈모세포이식시 40–60%의 무병생존율을 보임
* 이식 전 질환상태가 >1차–완전관해인 경우 10–30%의 무병생존율을 보임
* 이식 후 미세잔존질환(minimal residual disease, MRD)이 검출되는 경우 재발률이 높음
* 재발–고위험군에서 자가 조혈모세포이식 혹은 반복적 항암화학요법에 비해 우수함
* 비혈연간–조혈모세포이식의 성적이 형제간–조혈모세포이식 성적과 유사함

* Ph-positive ALL에서 tyrosine kinase inhibitors에 의해 이식 전 질환상태 및 MRD status가 양호하게 유지되어 동종 조혈모세포이식 성적이 향상되었음

* 제대혈 혹은 조직적합항원이 일치하지 않는 가족 공여자를 이용한 이식 성적이 향상

② 고위험군이지만 고령이거나, performance 및 comorbidity에 문제가 있어 조혈모세포이식의 시행 대상이 되지 못하는 경우엔 공고 항암화학요법의 반복(대개 5–7회)에 이은 유지요법(2–3년)으로 치료

③ 고위험군이 아닌 표준 위험군인 경우도 공여자가 있을 경우 동종 조혈모세포이식 혹은 자가 조혈모세포이식을 고려할 수는 있으며, 기관의 정책 혹은 임상가의 판단에 따라 공고 항암화학요법의 반복에 이은 유지요법으로 치료

● **표 13-6-5. 대표적인 고위험군 ALL**

ALL 타입	Ph-like ALL, ETP-ALL, Ph-positive ALL(연구결과에 따라 차이는 있음)
고령	대체로 40세 이상 또는 60세 이상을 상대적 고위험군으로 분류
진단 시 백혈구 수	≥30×10⁹/L (B-lineage), ≥100×10⁹/L (T-lineage)
Cytogenetics	t(v;11q23.3); KMT2A (MLL) rearrangement, especially t(4;11) hypodiploidy (<44 chromosomes), monosomal karyotypes complex karyotype (≥3 chromosomal abnormalities) 7번 염색체 이상(del 7, monosomy 7)
미세잔존암의 상태	관해 유도항암 후 0.1% 이상의 미세잔존암 검출, 치료과정 중 1-Log 이상의 미세잔존암 증가 소견

(6) 재발 및 불응성 ALL의 치료

① 관해 유도 항암에 전혀 반응을 하지 않거나(불응성), 완전 관해 획득 후 재발한 경우(재발성)

② 관해율은 50% 미만으로 낮아지고 이후 중앙 생존 기간 또한 6개월 수준으로 매우 나쁨

③ 다시 관해를 획득하여 동종 조혈모세포이식으로 치료하는 것이 현재 표준 치료임

④ Ph-negative B-ALL: Blinatumomab (blincyto), Inotuzumab ozogamicin (besponsa), CAR-T치료제(tisagenlecleucel, 킴리아)를 이용하여 약 70% 이상에서 재관해를 획득할 수 있음

⑤ Ph-positive B-ALL: Blincyto, besponsa, CAR-T 외에 ponatinib 단독 경구 요법으로 50–70%에서 재관해를 획득할 수 있음

5. ALL 미세잔존병소 검사의 실제

1) 현재 총 3가지 방법을 이용하여 MRD를 함께 측정하고 있음

	NGS	MFC	RQ-PCR
BCP-ALL	IGH/IGK clone	ALL-LAIP	–
Ph-like BCP-ALL	IGH/IGK clone	ALL-LAIP	–
Ph-positive ALL	IGH/IGK clone	ALL-LAIP	BCR/ABL1
T-ALL	TRB/TRG clone	–	
ETP-ALL	TRB/TRG clone	ETP-ALL LAIP	

- 매 항암 이후 혹은 이식 후 4주 이내에 시행하는 골수 검사 시 취득하는 골수 검체를 이용하여 검사를 시행함
- IGH/IGK rearrangement clonality assessment and high throughput sequencing (NGS method를 이용하여 Immunoglobulin gene의 특정 부위 증폭하여 detect)
- TCR Beta/gamma rearrangement clonality assessment and high throughput sequencing (NGS method를 이용하여 T cell receptor gene의 특정 부위 증폭하여 detect)
- Multiparameter flow cytometry (MFC): Leukemia associated immunophenotype (LAIP) 검출
- RQ-PCR: BCR/ABL1의 정량적 검추

2) 어떤 검사 방법 기준으로든 0.1% (0.001) 이상의 MRD가 검출되는 경우 poor molecular responder (PMR)로 정의함

3) Ph-음성 ALL 환자의 경우 2023년 5월 기준으로 induction 혹은 consolidation 후 MRD level 이 0.1% (0.001) 이상인 경우 blinatumomab을 먼저 사용

6. 항암 프로토콜 예시(CMC, 가톨릭혈액병원)

1) 관해 유도요법: Pediatric-inspired modified hyper-CVAD

Drug	Dose	Administration	Schedule	Total dose/cycle
Cyclophosphamide (CPM)	150 mg/m², q12h	IV with 5 DW 200 ml for 2 h	D1-3	900 mg/m²
Daunorubicin (DNR)	30 mg/m²/d	IV with 5 DW 200 mL for 1 h	D4, 11	60 mg/m²
Vincristine (VCR)	1.4 mg/m²/d (max. 2 mg/d)	IV with N/S 50 ml for 30 min	D4, 11	4 mg (cap)
Dexamathasone	10 mg, q12h	IV bolus D1-4, 11-14	160 mg (fix)	
L-asparaginase (L-asp)	6,000 U/m²/d	IV with N/S 100 ml for 30 m in	D5, 7, 9, 12, 14	30,000 U/m²

If patients ＞60 y, CPM/DNR 각각 25% 감량
VCR: If serum bilirubin ＞2 mg/dL, 50% 감량[→ VCR max. 1 mg/d (cap)]
DNR: If serum bilirubin 2-3 mg/dL, 25% 감량; if 3-4 mg/dL, 50% 감량; if ＞4 mg/dL, no use
; if serum creatine ＞2 mg/dL, 50% 감량
L-asp: If hypersensitivity (+), switch to Erwinia asparaginase 12,000 U/m²/d using the same schedule
MESNA: CPM 100% (0: 600 mg/m²/d IV with N/S 500 ml for 24 h)

2) 공고요법: 홀수 싸이클에 HDMTX/ARA, 짝수 싸이클에 관해 유도 요법 레지멘 동일

(1) HDMTX/ARA: Consolidation-1, 3, 5, 7

Drug	Dose	Administration	Schedule	Total dose/cycle
Methotrexate (MTX)	400 mg/m² for 2 h → 1,600 mg/m² for 22 h	IV with 5 DW 200 ml for 2 h → IV with 5 DW 500 mL for 22 h	D1	2,000 mg/m²
Cytarabine (AraC)	2 g/m², q12h	IV with 5 DW 200 mL for 3 h	D2–4	12,000 mg/m²

If patients >60 y, MTX/AraC + 25% 감량
MTX: if serum creatinine>2 mg/dL, 50% 감량
AraC: if serum creatinine>2 mg/dL, 50% 감량
Citrovorum factor (leucovorin): MTX 종료 직후 시작(15 mg IV bolus q6h×10)
- If delayed MTX elimination (MTX 종료 직후 ≥10 μmol/l, 종료 후 24시간째 ≥1 μmol/l, 종료 후 48시간째 MTX level ≥0.05 μmol/10), leucovorin dose-up (50–100 mg/BSA IV bolus q6h) until MTX level <0.05 μmol/l

Dexamethasone: 10 mg q12h IV bolus, D1-3 (MTX & AraC 부작용 방지 목적)

(2) Pediatric-inspired modified hyper-CVAD: Consolidation-2, 4, 6(위 1) 관해 유도요법과 동일

(3) Blinatumomab (Blincyto) for MRD-positive Ph-negative B-ALL(치료 flow 참고)

3) 구제 요법

(1) Blinatumomab (blincyto)

① 백혈병 세포 표면의 CD19와 T-림프구 표면의 CD3에 부착되는 single-chain variable antibody portion을 결합한 항체 치료제로서 환자 몸의 T-림프구가 암세포에 특이하게 결합하도록 유도

② MRD-양성 CR인 B-ALL 환자에서 투여하는 것과 동일한 방범, 동일한 용량으로 투여함

③ 사이토카인방출증후군과 신경독성에 대한 모니터링을 시행

④ 고열 및 저산소증 증이 발생하는 경우 Dexamethasone 5 mg q12hrs를 기본으로 용량 증감

⑤ Grade 3 이상의 생체활력징후 악화 및 신경 독성 증상이 있을 경우 중단

⑥ 4주간 투여하며, 2–3주 정도에 발생하는 호중구 감소 시기에 G-CSF 투여함

BLINCYTO salvage therapy (2016.11~)
1. 24 hrs continuous IV infusion for 4 weeks
2. 9 μg/day for Day 1–7, then 28 μg/day for Day 8–28 in Cycle 1 28 μg/day for Day 1–28 in Cycle 2
3. Dexa 10 mg q12hrs on Day 1 of each cycle

(2) Inotuzumab ozogamicin (besponsa)

① CD22에 대한 단클론 항체인 inotuzumab에 calicheamicin이라는 alkylating toxin이 결합된 형태의 항체-약물-결합체(antibody-drug conjugate, ADC)

② 간독성 및 혈구 감소가 지속되는 경우가 있어 용량의 조정이 필요할 수 있음

BESPONSA salvage therapy (2019.11~)
1. 3 hrs IV infusion/day weekly 3 times (for 3 week), then 1 week resting (1 month interval)
2. Total 1.8 mg/m²/cycle (0.8 mg/m² on D1 ; 0.5 mg/m² on D8 & D15)
3. 항암 투여 전 적절한 Cytoreduction<2만 이하(TLS 예방)

(3) CAR-T (anti-CD19 tisagenlecleucel, 킴리아)

① 25세 미만의 젊은 성인, 재발 불응성 B-ALL에서 킴리아 제품이 승인되어 있음

② 혈액반출술을 시행하여 환자의 몸에서 정상 T-림프구를 모아서 lentivirus를 이용한 gene transduction을 위해 실험실로 보냄

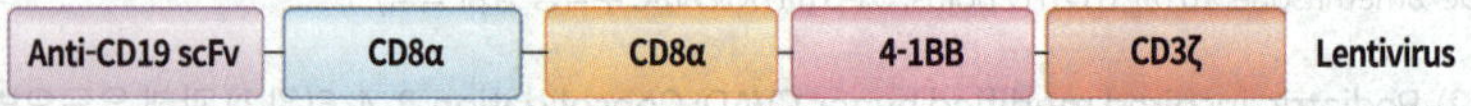

● 그림 13-6-2. T세포에 transduce 되는 chimeric antigen receptor 유전자의 예시

③ T세포의 80% 이상에서 수용체가 잘 발현한 것이 확인되면 다시 병원으로 가져와 환자에게 투여할 준비를 함

④ CAR-T가 준비되면, 주입 후의 초기 거부 반응을 억제하고 빠른 proliferation을 유도하기 위해 환자의 몸에 있는 정상 림프구를 제거하는 전처치를 시행(fludarabine + cyclophosphamide 이용)

⑤ 림프구 제거 전처치 종료 후 CAR-T 주입 및 사이토카인방출증후군에 대한 모니터링 시행

⑥ Blinatumomab에 비해 심한 수준의 사이토카인방출증후군이 관찰될 수 있으며, 치료 성적 극대화를 위해서는 스테로이드 보다는 IL-6 억제제인 tocilizumab (8 mg/kg)을 이용하여 T-세포의 항암활성화에 따른 과염증 반응을 제어

(4) Conventional chemotherapy

① HDARA/Mitoxantrone/Etoposide

② Nelarabine/Cyclophosphamide/Etoposide (T-ALL에서만 사용 허가가 되어 있음)

4) 유지요법: 계획된 공고요법 후 2-3년간 시행

6-mercaptopurine	60 mg/m²	PO	Daily
Methotrexate	20 mg/m²	PO	Weekly

Vincristine	1.4 mg/m² (max. 2 mg fixed)	IV	Monthly
Prednisone	60 mg/m²×5 days	PO	Monthly

* Adjust 6-MP/MTX dose to maintain WBC>2,000 L

5) Timing of BM sampling

(1) 진단 시, 관해 유도요법 종료 시점, 각 공고 요법 종료 시점

(2) 조혈모세포이식 혹은 항암화학요법 종료 후 3, 6, 9, 12, 18, 24개월

(3) 재발이 의심되는 시점

(4) Sampling: BM 10 mL in heparinized syringe

07

형질세포질환

Summary

- 다발골수종은 형질세포 질환으로 특징적인 임상양상을 갖고 있음
- MGUS, SMM은 다발골수종(MM)의 전구질환이며, 치료 적응이 아님을 이해함
- 다발골수종은 프로테아좀 억제제, 면역조절체, 항체 치료제를 비롯하여 새로운 면역치료제의 도입으로 인하여 극적으로 치료성적이 증가하였음을 이해함
- 면역치료제의 발달에도 불구, 고용량 세포독성 항암치료인 자가조혈모세포이식치료를 제공하는 것은 여전히 핵심치료법으로 자리잡고 있음
- 환자의 위약성, 치료의 반응 수준, 고위험 염색체 포함을 포함한 병기 상태를 종합적으로 평가하여 치료약제를 선택함
- 미세잔존암 평가는 환자의 맞춤형치료를 제공할 수 있는 기술로써 각광받고 있음

증례

- 62세 남자
- 골수내 형질세포 50%
- 영상학적 평가 중 두개골의 골용해성 병변이 확인됨

환자의 진단에 대해 수립할 수 있는 치료 계획은?

⇨ 면역항암 관해유도 치료 + 자가조혈모세포이식 + 유지항암치료(면역조절제)

I 형질세포질환의 접근

1. 대표적 질환

다발골수종 및 전구질환(단클론감마글로불린혈증), 고립성 형질세포종, 아밀로이드증, 왈덴스트롬 거대글로불린혈증, POEMS 증후군이 있음

2. 특수 임상양상

1) 형질세포의 이상을 대변하는 M단백과 혈청경쇄 정량 측정을 진단 및 치료 반응의 바이오마커로 활용

2) 추위 불내성(cold sensitivity)
3) 한냉 응집소(cold agglutinins) 또는 저온성자가변역 용혈성 빈혈(cold autoimmune hemolytic anemia)
4) 등장성 저나트륨혈증(pseudohyponatremia)
5) 말초신경병증(peripheral neuropathy)
6) 과다점성증후군(hyperviscosity syndrome) 동반
  (1) 출혈 경향, 망막병증, 신경학적 이상, 및 고혈량증
  (2) 치료: 혈장교환술(plasmapheresis) 및 항암치료
7) 아밀로이드증(유분증, amyloidosis) 동반 가능
  (1) 일차성: 형질세포종 또는 림프계 악성질환과 관련할 수 있음
  (2) 이차성: 다양한 유전질환 또는 만성질환에 수반하여 나타날 수 있음
8) POEMS 증후군 동반 가능: 말초신경병증(polyneuropathy), 장기종대(organomegaly), 내분비질환(endocrinopathy), 단클론성감마글로불린혈증(M-spike) 및 피부변화(skin change)의 임상소견으로 진단

II 다발골수종(Multiple myeloma)

1. 주요 특징

1) 역학적 특징: 종양성 형질세포 증식질환으로 노령층(호발 연령 67–69세)에서 주로 발병함
2) 다발골수종 관련 전신증상[CRAB으로 약칭]
  (1) 고칼슘혈증(hyper 'C'alcemia): 교정 혈청 칼슘 11.5 mg/dL 이상
  (2) 신부전('R'enal failure): 혈청 크레아티닌＞2 mg/dL
  (3) 빈혈('A'nemia): Hb＜10 g/dL 혹은 정상 값보다 2 g/dL 이상 감소
  (4) 골용해성 병변('B'one lytic lesions): 골용해성 병변 또는 골다공증
  (5) 기타: 반복적 세균감염, 과다점성증후군, 척수신경압박증후군, 아밀로이드증, 신증후군성 단백뇨(nephrotic proteinuria), 심부전(cardiac failure) 등이 동반 가능

2. 다발골수종의 진단

1) 형질세포질환이 의심될 경우, 다발골수종에 대한 감별은 필수임
2) 유증상의 다발골수종은 전신적 면역항암치료가 필요하며, 골수내 악성형질세포 분획이 10% 이상임과 함께 다발골수종 관련 증상이 동반할 때 진단함
3) 단클론성감마글로불린혈증(MGUS): 다발골수종의 전구질환으로 치료 없이 추적감시 계획을 세움

분류/특징	단클론성감마글로불린혈증	무증상 다발골수종	유증상 다발골수종
골수내 악성 형질세포	<10%	10-60%	>10%
다발골수종 특이 증상	없음	없음	있음
질환 진행 확률	~1%/년	~10%/년	-
치료	치료 없이 관찰	고위험군*에서만 치료함	치료함
국내 보험 적용	희귀질환 적용	중증질환(암질환) 적용	중증질환(암질환) 적용

* 고위험군: 무증상 다발골수종이라도 아래의 3가지 조건 중 한 가지 이상을 만족할 경우, 고위험군 무증상 다발골수종으로 정의하고, 유증상 다발골수종과 동일하게 치료(근거, 2014 IMWG가이드라인, 중요)

a. 골수내 클론성 형질세포≥60%
b. 혈청 경쇄의 비(ratio of serum free light chain)≥100
c. MRI에서 국소적인 1개 이상의 병변이 관찰될 경우

3. 다발골수종의 병기

International staging system (ISS), revised-ISS (R-ISS), second revision of the ISS (R2-ISS)가 대표적(기본적인 중추로 활용되는 ISS와 최신 개발한 R2-ISS를 소개함)

1) International staging system (ISS)

ISS 병기	진단기준	기대 생존기간
I	혈청 β2 microgloublin<3.5 mg/L이면서 albumin≥3.5 g/dL	62개월
II	I or III이 아닌 경우	45개월
III	혈청 β2 microgloublin≥5.5 mg/L	29개월

출처: Greipp et al, 2003.

2) Second revision of the ISS (R2-ISS)

ISS	점수	del(17p)*	점수	LDH	점수	t(4;14)*	점수	1 q gain/amp*	점수
I	0	No	0	≤정상 상한	0	No	0	No	0
II	1	Yes	1	>정상 상한	1	Yes	1	Yes	1
III	1.5								

* del17p, t(4;14), 1q gain/amp는 FISH분석법 결과를 바탕으로 측정되며, 일반적으로 적용하는 probe는 각각 TP53/CEP17, IGH/FGFR3, CKS1B/1p32임

출처: Mattia D'Agostino et al, 2022.

R2-ISS 체계		
병기	합산점수	기대 생존기간
Low risk (I)	0	100개월 이상
Low-intermediate (II)	0.5-1	100개월 이상
Intermediate-high (III)	1.5-2.5	75개월

R2-ISS 체계		
병기	합산점수	기대 생존기간
High (IV)	3-5	46개월

4. 다발골수종의 치료

1) 최근 20년에 걸쳐 기존 세포독성 치료와 차별적인 신약(novel agent) 개발 및 적용이 진행 중임

2) 성공적인 신약 적용을 발판으로 최근 20년에 걸쳐 치료 성적이 혁신적으로 개선되고 있음

3) 그럼에도 불구, 여전히 incurable disease로 분류되고 있으며, clinical trial을 통해 개발되는 신약을 제공하는 것은 치료의 중요한 원칙이 되고 있음(근거, NCCN guideline 2023)

4) 국내에서 적용 가능한 다발골수종 대상 치료제의 요약

Class	Drugs (Abbreviation)
Proteasome inhibitor (PIs)	Bortezomib (V), Carfilzomib (K), Ixazomib (I)
Immunomodulatory drugs (IMiDs)	Thalidomie (T), Lenalidomide (R), Pomalidomide (P), Iberdomide
Monoclonal antibody	Daratumumab (D), Elotuzumab (E)
Antibody-conjugate drugs (ADC)	Belantamab
Bispecfic antibody	Teclistamab, Talquetamab, Elranatamab, Linovostelamab, cevostamab
XPO1 inhibitor	Selinexor (X)
Cell therapy	CAR-T, CAR-NK
Classic cytotoxic therapy	Melphalan (M), Cyclophosphamide (C), Liposomal doxorubicin (C), Etoposide (E)
Steroid	Dexamethasone (D or d), Prednisolone (P)

5) 각 class별 약제는 단독요법이 아닌 다른 class의 약제들과 병합요법을 통해 상승효과를 제공하므로 병합요법을 주로 수행하고 있음

6) 치료적 접근 원칙

(1) 새롭게 진단된 다발골수종(newly diagnosed MM, NDMM)의 치료

① 자가 조혈모세포이식을 수행할 수 있는 이식적합성에 따라 초기치료는 달라짐

② 발병연령이 고령임을 고려하여 초기 치료 약제 결정은 환자관련 요소인 comorbidity index에 따라 치료 강도가 다름(대표적인 위약성 평가도구: IMWG frailty index, R-MCI 등)

③ 질병적으로 고위험의 분류될 시, 가장 강력한 치료의 예시는 유도항암치료로써 triplet(또는 quadruplet) regimen을 선택하며 이후 자가 조혈모세포이식과 필요시 연속적인 2차 자가 조혈모세포이식(tandem transplantation)을 수행하며 조혈모세포이식 후에도 유지요법치료를 수행함

④ 환자가 매우 위약할 경우, frailty score를 고려하여 Rd, Vd, 또는 MP 요법 등의 doublet regiment을 치료할 수 있음

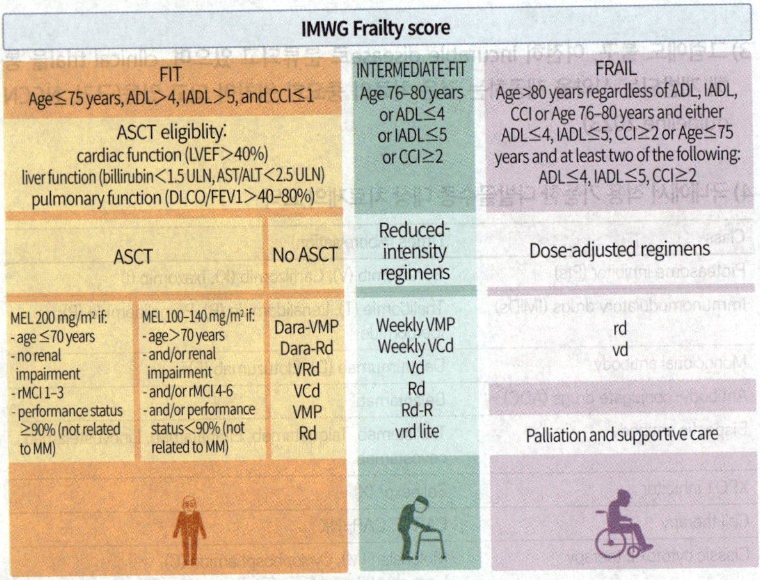

출처: J Geria0tr Oncol. 2018;S1879-4068(18)30343-6.

(2) 재발 또는 불응성 다발골수종(relapsed/refractory MM, RRMM)의 치료

① 치료를 종료 후에도 6개월 이상의 반응이 유지되었던 약제는 재치료할 수 있음

② 1차치료로써 자가 조혈모세포이식을 수행 후 18개월 이상의 반응이 유지되었던 환자는 재발한 다발골수종에서 자가 조혈모세포이식을 구제면역항암치료 후 선택적으로 적용 가능함

③ 진단 및 재발 시 단계별 치료 가능 요법(한국형, 2023년 version)

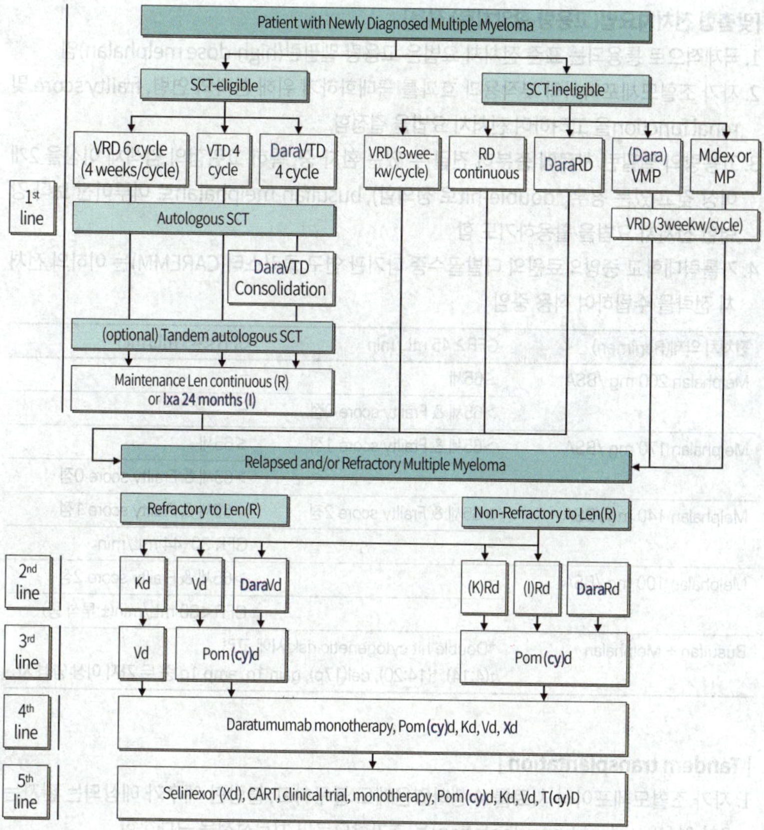

7) 조혈모세포이식(Hematopoietic stem cell transplantation, SCT)

(1) 현행의 다발골수종치료에서 동종 조혈모세포이식은 추천되는 치료로 받아들여지지 않고 있으며, 극히 일부의 상황에서만 적용을 고려하고 있음

(2) 다발골수종 대상 자가 조혈모세포이식

① 약제 내성을 극복하고자 용량-반응 상관관계에 근거한 고용량화학요법 및 자가 조혈모세포이식은 완전 관해율 40–50%, 관해지속기간 30개월, 이식 후 중앙생존기간 5년 이상, 조기사망률 1–3% 이하로 기존의 화학 요법에 단독에 비해 우월한 성적이 입증됨

② 자가 조혈모세포이식은 고용량 세포독성 항암치료을 제공함으로써 새롭게 도입되는 신규 면역항암제들의 병합요법과 함께 투여될 때 치료효과를 극대화할 수 있음(현재까지도 표준치료로 자리 잡고 있음)

[맞춤형 전처치요법(고용량 항암치료) 적용]

1. 국제적으로 통용되는 표준 전처치 요법은 고용량 멜팔란(high-dose melphalan)임
2. 자가 조혈모세포이식의 부작용과 효과를 극대화하기 위해 환자의 연령, frailty score 및 renal function을 고려하여 전처치 요법을 결정함
3. 고용량의 멜팔란 치료에 충분히 견딜 수 있는 환자 중, 특히 고위험의 염색체 이상을 2개 이상 갖고 있는 경우(*double-hit로 정의함), busulfan-melphalan로 이루어진 보다 강력한 전처치 요법을 활용하기도 함
4. 가톨릭대학교 중앙의료원의 다발골수종 다기관 연구 클러스터(CAREMM)는 이하의 전처치 전략을 수립하여 적용 중임

전처치 약제(Regimen)	GFR≥45 mL/min	GFR<45 mL/min
Melphalan 200 mg /BSA	≤65세	–
	>65세 & Frailty score 0점	–
Melphalan 170 mg /BSA	>65세 & Frailty score 1점	≤65세
	–	>65세 & Frailty score 0점
Melphalan 140 mg /BSA	>65세 & Frailty score 2점	>65세 & Frailty score 1점
	–	GFR 30–44 mL/min
Melphalan 100 mg /BSA	–	>65세 & Frailty score 2점
	–	GFR<30 mL/min(± 투석 중)
Busulfan + Melphalan	*Double hit cytogenetic risk 시에 고려 t(4;14), t(14;20), del(17p), gain 1q, amp 1q 중 두 가지 이상 양성 시	

[Tandem transplantation]

1. 자가 조혈모세포이식 치료를 수행하였음에도 불구하고, 불량한 예후가 예상되는 환자는 2차 이식(tandem transplantation)을 추가함으로써 치료성적을 극대화함
2. Tandem transplantation 적응증
   추가적인 자가 조혈모세포이식을 수행할 수 있는 전신수행상태를 보이는 가운데 다음 중 한 가지를 만족 시 적용
   1) R-ISS 3
   2) Any of high risk cytogenetic abnormality based on R2-ISS
   3) MRD positive at D+3months from 1st transplantation
   4) Partial response or stable disease at the time of 1st transplantation

[유지요법, maintenance treatment]

1. 2023.01월 기준으로 lenalidomide 유지요법이 보험급여 적용됨에 따라 다음의 환자는 유지요법을 적용함을 원칙으로 함

1) 이식적합환자(transplant-eligible MM)로 판단하여 초기 유도치료 및 자가 조혈모세포 이식 치료 후 6개월 이내 치료 반응(partial response 이상)을 유지하고 있는 환자
2) 이식부적합환자(transplant-ineligible MM)로 판단하여 초기 유도치료로 bortezomib-lenalidomide-dexamethasone (VRD, 1 cycle-3주 간격)을 최대 8회까지 유지하면서 치료 반응을 유지하고 있는 환자

5. 다발골수종의 진단 및 재발 시의 평가 검사(Check list)

Check list for newly diagnosed MM(새롭게 진단된 다발골수종)

☐ 일반혈액검사(CBC) 및 혈액 화학검사(칼슘, 크레아티닌, 요산, albumin, LDH 등)
☐ β2-microglobulin, C-반응단백(CRP), 적혈구 침강 계수(ESR)
☐ 혈청 및 24시간 채집한 소변의 전기 단백영동검사 및 면역고정검사
☐ 혈청중쇄(serum IgG, IgA, IgM, and IgD)의 정량평가
☐ 혈청경쇄(serum free light chain): 카파(kappa) 및 람다(lambda)
☐ 골수흡인 검사 및 골수조직검사, FISH를 통한 유전자 검사(cytogenetic analysis)
☐ 골형성 표지자 및 골파괴 표지자(*재발 시에는 평가 하지 않음)
☐ 골병변 조사(x-ray): 두개골(skull), 양쪽 위팔뼈(humerus), 팔뚝(forearm), 넙다리뼈(femur), 하치(lower leg), 척추(whole spine), 갈비뼈(rib cage) (*재발 시에는 평가하지 않음)
☐ 골수외병변 조사: 전신 MRI (whole body MRI scan), 전신 PET CT Scan
☐ Patient-related risk를 확인하기 위한 frailty score 자가 측정
☐ HBV, HCV, syphilis, HIV screening
☐ 연구용 말초 혈액샘플 및 골수샘플

6. 보조요법(Supportive care)

1) 골형성촉진제

(1) Zoledronate (4 mg iv for 15 min)을 원칙적으로 모든 환자에게 적용함
(2) GFR<30 mL/min인 경우 zolendronate는 금기이며 denosumab (120 mg, SC)을 적용할 수 있음
(3) Denosumab은 국내 보험급여 적용을 받지 못하고 있음
(4) 장기간의 투여 시 osteonecrosis of jaw가 발생할 수 있으므로 관련 징후가 보일 시 적극적인 치과 검진이 필요함

2) 적혈구형성인자(Erythropoietin, darbepoietin)

(1) 혈색소 10 미만에서 주 1회 120 μg 피하접종 권장
(2) 혈전증 위험이 있는 환자는 투여를 주의

3) 예방적 항혈소판제제

(1) 면역조절제(IMid: thalidomide, lenalidomide, pomalidomide or iberdomide)를 투여받는 환자 대상
(2) 혈전증의 예방적 목적으로 aspirin 또는 warfarin을 투여함

4) 예방적 항생제

다음의 항암제가 포함될 경우 예방적 항생제를 투여함

예방적 항생제	PIs	IMiDs	MoAb	Long-term steroid
Levofloxacin 400 mg q24h	○	-	○	-
Trimethoprim/Sulfamethoxazole 80/400 mg q24hr	○	○	○	○
Acyclovir, 200 mg q12h	○	○	○	○

PI, proteasome inhibitor; IMiD, immune modulatory drug; MoAb, anti-CD38 monoclonal antibody.

7. 반응평가(Response criteria)와 minimal residual disease

반응평가	정의
Stringent complete response (엄격한 완전반응)	Complete response 기준에 더하여 아래 조건도 모두 만족함 - 유리경쇄 비율이 정상 - 면역조직화학법이나 면역형광법으로 골수에서 암성 형질세포를 찾을 수 없음
Complete response (완전반응)	혈청이나 소변의 면역 고정법 검사 결과가 음성 연조직에 형질세포종이 없음 골수내 형질세포가 5% 이하
Very good partial response(매우 좋은 부분반응)	면역 고정법으로 혈청이나 24시간 소변 M단백이 양성이나, 전기영동법으로 음성이거나 혈청 M단백이 90% 이상 감소하고, 소변 M단백이 100 mg 미만인 경우
Partial response (부분반응)	혈청 M단백이 50% 이상 감소하고, 24시간 소변 M단백이 90% 이상 감소하거나 24시간 동안 200 mg 미만 혈청이나 소변 M단백을 측정할 수 없는 경우: 해당 유리경쇄와 비해당 유리경쇄의 농도 차이가 50% 이상 감소 혈청이나 소변 M단백, 유리경쇄 모두 측정할 수 없는 경우(non-secretory MM): 치료 전 골수내 형질세포가 30% 이상이었다면 50% 이상 감소 위의 조건에 더하여, 치료 전에 연조직 형질세포종이 있었던 경우: 연조직 형질세포종의 크기가 50% 이상 감소
Stable disease (안정 병변)	Complete response, very good partial response, partial response, progressive disease 등의 조건을 만족시키지 못함

반응평가	정의
Progressive disease (진행)	[아래 조건 중 한 가지 이상을 만족시켜야 함] - 치료 전과 비교하여 혈청 M단백 수치가 25% 이상 증가하고 절대증가가 0.5 g/dL 이상 - 치료 전과 비교하여 24시간 소변 M단백 수치가 25% 이상 증가하고, 절대증가가 24시간 기준 200 mg 이상 - 혈청 및 소변 M단백 수치가 측정되지 않는 환자에 한하여: 치료 전과 비교하여 해당 유리경쇄와 비해당 유리 경쇄의 농도 차이가 25% 이상 증가하고, 절대차이가 >10 mg/dL (100 mg/L) - 치료전과 비교하여 골수내 형질세포가 25% 이상 증가하고 절대치가 10% 이상 증가 - 새로운 골 병변 또는 연조직 형질세포종의 발생 또는 기존 골 병변이나 연조직 형질세포종의 발생 또는 기존 골 병변이나 연조직 형질세포종 크기의 뚜렷한 증가 - 형질세포 증식성 장애에 의한 고칼슘혈증 발생, >11.5 mg/dL

1) Biochemical relapse vs. Clinical relapse

(1) Biochemical relapse: M단백 등 생화학적 평가로 정의하는 재발(증상동반이 없을 수 있음)

(2) Clinical relapse: 다발골수종 관련 증상을 동반한 재발

① Plasmacytoma의 크기 증가 또는 골병변 증가

② Hypercalcemia (≥ 11.5 mg/dL)

③ 기준선 대비 hemoglobin의 2 g/dL 감소 또는 10 g/dL 이하의 빈혈

④ Creatinine의 2 mg/dL 이상 상승

⑤ 치료를 요구하는 hyperviscosity 관련 증상 발생

2) Biochemical relapse 수준에서는 치료 없이 치료를 시행하지 않고, 관찰하는 경우가 있을 수 있음(즉, clinical relapse 또는 현저한 진행성 경과를 보이기 전까지 치료 없이 관찰 가능)

3) Significant biochemical relapse in patients without clinical relapse

다음 중 하나를 만족하는 재발은 치료가 필요함

(1) 2개월 간격으로 2번의 M단백 측정 중 2배 이상의 M단백 상승

(2) M단백의 절대량이 1 g/dL 이상

(3) 24시간 소변에서 M단백 절대 증가량이 500 mg 이상

(4) 관련 경쇄가 200 mg/dL 이상을 보이고, 25% 이상 증가함

4) 미세잔존암(Minimal residual disease, MRD) 평가

(1) 미세잔존암은 기존의 고전적인 반응평가보다 예민도(1.105 cells)를 강화한 평가방법을 바탕으로 잔존암을 측정함으로써 보다 정밀한 치료 반응 평가를 확인하는 기술로 정의함

(2) 대표적인 방법은 next generation flow (NGF), next generation sequencing (NGS)과 이에 더해 영상적으로 PET-CT를 활용할 수 있음

(3) 기존 반응평가방법에서 CR을 획득하더라도 재발성 경과를 밟게 되는 한계를 해결할 수 있는 대안으로 계속 주목받고, 현재 진료 현장에서 활용되고 있음

평가방법	Criteria
Sustained MRD (–)	'NGF and/or NGS에서 MRD (–) + imaging (–)'가 1년 이상 골수에서 확인
Flow MRD (–)	NGF에서 phenotypically aberrant clonal plasma cells 없음(BM aspiration)
Sequencing MRD (–)	NGS에서 clonal plasma cells 없음(BM aspiration)
Imaging + MRD (–)	NGF or NGS에서 MRD(–) + ^{18}F–FDG PET CT에서 치료 전/이전의 모든 병소(tracer uptake) 소실 or 종격동 혈액 SUV 미만으로 감소 or 주변 정상 조직 미만으로 감소

08

림프구질환

I 림프절비대의 진단적 접근 (Approach to palpable lymph nodes)

Summary

- 림프절비대의 진단을 위해서는 반응성 림프절비대를 유발할 수 있는 연관된 질환의 동반 유무를 확인하고, 악성이 의심되는 림프절비대의 특징을 보이는 경우, 반드시 조직검사를 통해 확인해야 함
- 비호지킨림프종은 B세포와 T세포(NK/T세포), 그리고 indolent와 aggressive로 나눌 수 있음
- 비호지친 림프종이 수술치료 혹은 방사선 치료로만 완치되는 경우는 드물고, 대부분 복합항암화학요법을 필요로 함. 고위험군 환자의 경우 추가적인 공고요법(방사선치료 혹은 자가 조혈모세포이식)을 시행하는 경우도 있으며, 일부 아형에서는 유지요법의 효과가 증명된 경우가 있음
- 림프종의 예후인자를 호지킨림프종(IPS score)과 비호지킨림프종(IPI score)을 구별해서 알고 있어야 함
- 림프종 세부 유형에 따라 예후인자에 차이가 있음

증례

- 62세 여자환자
- 우연히 발견된 왼쪽 쇄골상부 림프절비대로 내원
- 혈액검사결과 이상소견 없음

감별진단을 위해 문진해야 할 항목은?

⇨ 림프절병증 연관질환(우측 표) 관련 감별질환에 대해서 문진하고 악성과 양성질환을 일차적으로 구분해야 한다.

1. 림프절병증 연관질환

분류	감별질환
감염질환	1. 바이러스: 감염성 단핵구증(EBV, CMV), 감염성 간염, 헤르페스 감염(herpes simplex), herpesvirus-6, 수두(Varicella-zoster virus), 풍진(rubella), 홍역(measles), 유행성 각 결막염(epidemic keratoconjuctivitis), 두창(vaccinia), herpes virus-8, HIV 2. 세균: 연쇄상구균(streptococcus), 포도상구균(staphylococcus), 고양이할퀸병(cat-scratch disease), 브루셀라병(brucellosis), 야토병(tularemia), 페스트(plague), 연성하감(chancroid), 유비저(meliodosis), 마지저(glanders), 결핵(tuberculosis), 비전형결핵(atypical mycobacterial infection), 일차성 및 이차성 매독(treponema pallidum), 디프테리아(diphtheria), 나병(leprosy), 바르토넬라(bartonella) 3. 진균: 히스토플라스마증(histoplasmosis), 콕시디오이데스증(coccidioidomycosis), 파라콕시디오이데스증(paracoccidioidomycosis) 4. 클라미디아: 성병성림프육아종(lymphogranuloma venereum), 트라코마(trachoma) 5. 기생충: 톡소플라즈마(toxoplasmosis), 리슈마니아(leishmaniasis), 파동편모충증(try-panosomiasis), 필라리아증(filariasis) 6. 리케치아: 양충병(scrup typus), 리케치아두(rickettsialpox), Q열(Q-fever)
면역질환	1. 류마티스 관절염(rheumatoid arthritis) 2. 소아 류마티스 관절염(juvenile rheumatoid arthritis) 3. 혼합형 결체조직질환(mixed connective tissue disease) 4. 피부근염(dermatomyositis) 5. 쇼그렌 증후군(Sjögren's syndrome) 6. 혈청병(serum sickness) 7. 약물과민반응(drug hypersensitivity): diphenylhydantoin, hydralazine, allopurinol, primidone, carbamazepine 등 8. 혈관면역모세포림프절병증(angioimmunoblastic lymphadenopathy) 9. 원발성 담즙성 경변증(primary biliary cirrhosis) 10. 이식편대숙주병(graft-versus-host disease) 11. 규소(silicone) 연관질환 12. 자가면역성림프증식증후군(autoimmune lymphoproliferative syndrome) 13. IgG4 연관질환(IgG4 related disease) 14. 면역재구성염증증후군(immune reconstitution inflammatory syndrome, IRIS)
악성질환	1. 혈액암: 호지킨림프종(Hodgkin's lymphoma), 비호지킨림프종(Non-Hodgkin's lym-phoma), 급성 또는 만성 림프구성 백혈병(acute or chronic lymphocytic leukemia), 털세포백혈병(hairy cell leukemia), 악성조직구증(malignant histiocytosis), 아밀로이드증(amyloidosis) 2. 전이성 고형암
대사질환 (지질축적질환)	1. 고셔병(Gaucher's disease) 2. 니만-피크병(Niemann-Pick disease) 3. 파브리병(Fabry disease) 4. 탄지에르병(Tangler disease)
내분비계 질환	갑상선기능항진증

분류	감별질환
기타	1. 캐슬만병(Castleman disease) 2. 사르코이드증(sarcoidosis) 3. 피부병림프절염(dermatopathic lymphadenitis) 4. 림프모양육아종증(lymphomatoid granulomatosis) 5. 기쿠치병(Kikuchi disease, histiocytic necrotizing lymphadenitis) 6. 로사이-돌프만병(Rosai-Dorfman disease, sinus histiocytosis with massive lymphadenopathy) 7. 가와사키병(Kawasaki disease, mucocutaneous lymph node syndrome) 8. 조직구증식증 X (histiocytosis X) 9. 가족성 지중해열(familial Mediterranean fever) 10. 중증 고중성지질혈증(severe hypertriglyceridemia) 11. Vascular transformation of sinuses 12. 울혈성 심부전(congestive heart failure)

1) 1.0 cm^2 이하 크기의 림프절병증은 거의 대부분 양성질환 또는 비특이적인 반응성 원인에 의해서 발생하며, 보고마다 차이는 있으나 2.25 cm^2 이상의 면적을 갖는 림프절이나 2.0 cm을 초과하는 직경의 림프절병증은 악성 또는 육아종성 질환을 고려해야 함
2) 림프절의 장축/단축의 비를 활용하여 2.0 이하인 경우 두경부암에서 95%의 민감도와 특이도를 보임
3) 통증이 없고 단단하게 촉지되는 경우, 흡연력이 있는 고령 환자의 경부 림프절비대인 경우, 쇄골 위 림프절비대, 전신성 또는 미만성의 림프절비대인 경우 악성질환을 의심하여 조직검사를 진행. 조직검사는 정확한 병리진단을 위해 절개생검(excision biopsy)을 원칙으로 하며, 미세침습 흡인검사(fine needle aspiration biopsy)는 진단이 지연될 수 있어 일차 검사 방법으로는 고려하지 않음. 진단 전 고용량 스테로이드 투약은 병리조직을 통한 정확한 진단을 어렵게 할 수 있어 권장하지 않음

2. 발생 위치에 따른 국소성 림프절병증의 원인

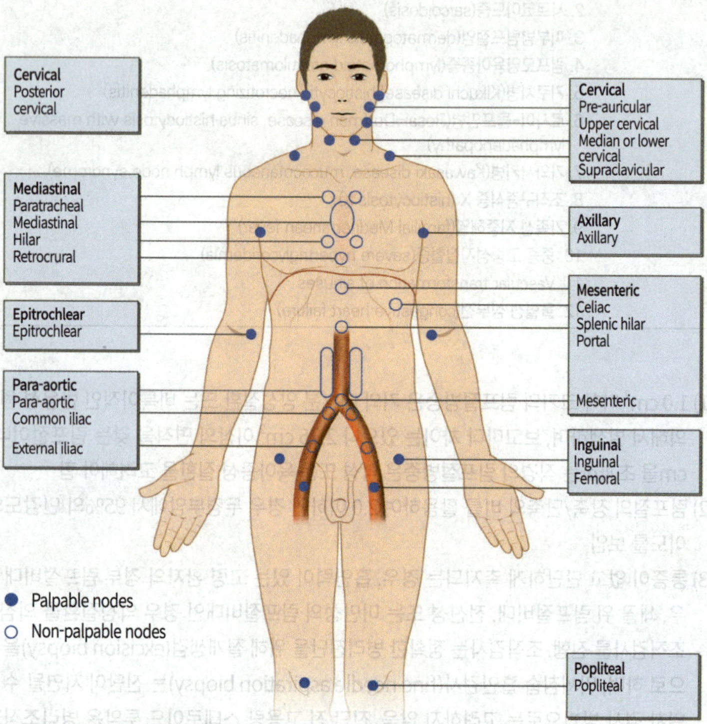

- 후두부(occipital): 두피 감염증 반영
- 귀 앞(preauricular): 결막감염, 고양이할퀸병
- 경부(cervical): 국소림프절병증이 가장 호발하는 부위, 상기도 감염, 구강 또는 치아병변, 전염성 단핵구증, 또는 바이러스 감염
- 쇄골 위(supraclavicular): 항상 병적인 소견, 림프종을 포함한 고형암(소화기, 폐, 유방, 고환, 난소) 또는 발생부위의 감염(결핵, 톡소플라즈마), 유육종증(sarcoidosis) 등을 시사
- 액와부(axillary): 대부분 동 측의 외상 혹은 감염에 병발, 그러나 악성림프종이나 흑색종의 림프절 침범 혹은 유방암 전이 병소일 가능성을 고려
- 종격동(mediastinum) 또는 폐문(hilum): 폐질환 및 전신질환(유육종증 또는 감염성 단핵구증) 감별 필요
- 복강 내(intraabdominal) 또는 후복막(retroperitoneal): 대부분 악성종양 병변
- 서혜부(inguinal): 대부분 감염 또는 외상에 의한 2차성 병변, 특히 성 매개질환의 감별이 필요(림프육아종증, 일차성 매독, 생식기 헤르페스 감염, 또는 연성하감), 그러나 악성림프종이나 직장, 생식기, 하지에 전이된 암종(흑색종)의 가능성도 고려해야 함

II 비호지킨림프종(Non-Hodgkin's lymphoma)

1. 비호지킨림프종의 분류

1) 비호지킨림프종의 병리학적 분류는 2022년도에 발표된 WHO classification of lymphoid neoplasm [Leukemia(2022) 36:1720–1748]을 따름. 림프종을 형태학적, 면역학적, 유전학적, 임상적 특성을 기준으로 분류함

2) 크게 B cell vs. T cell 및 Aggressive vs. Indolent 로 나눌 수 있음

	B–cell	T–cell
Aggressive	Burkitt lymphoma Diffuse large B cell lymphoma (m/c) Mantle cell lymphoma B–cell lymphoblastic lymphoma	Peripheral T–cell lymphoma, unspecified Anaplastic large cell lymphoma T–cell lymphoblastic lymphoma Extranodal NK/T–cell lymphoma Angioimmunoblastic T–cell lymphoma
Indolent	Follicular lymphoma Small lymphocytic lymphoma/chronic lymphocytic leukemia Waldenström macroglobulinemia Lymphoplasmacytic lymphoma Marginal zone B–cell lymphoma (nodal/extranodal)	Mycosis Fungoides T–cell large granular lymphocyte leukemia

국내림프종 유병률은 2016년 기준 암 발생율 11위(2.1%)로서, DLBCL 이 가장 많고(42.7%), EMZL (19.0%), PTCL-NOS (6.3%), ENKTCL (6.3%), ALCL (3.1%), FL (2.9%), T-LL (2.4%), MCL (2.4%), BL (2.0%), AITL (1.7%), B-LL (1.6%), SLL/CLL (1.3%), NMZL (1.2%) 순서로 서양에 비해서 ENKTCL 비율이 높고 SLL/CLL 비율이 낮으나 최근 SLL/CLL, EMZL, FL 유병률이 증가추세이다.

2. 비호지킨림프종의 병기결정 및 치료 전 검사

1) 비호지킨림프종의 조직진단을 위해서 세침흡인생검 방법은 적절하지 않기 때문에 절개생검(excision biopsy) 또는 중심부바늘생검(core needle biopsy)을 원칙으로 하며, 충분한 검체를 확보해야 파라핀 블록을 만들어 다수의 슬라이드에 대해 충분한 혈액병리학 검토가 가능함

2) 비호지킨림프종 환자의 검사는 다음과 같이 시행

진단 및 병기설정을 위한 핵심 검사	
확진을 위한 조직검사	Neck, chest, abdomen & pelvis CT
병력청취(B증상 확인) 및 신체검진	PET–CT torso
활동도 평가(Performance status)	Bone marrow aspiration and biopsy (bilateral)

기본 검사	
전혈구 검사/응고인자 검사	Chest PA
간기능 검사 및 신장기능 검사	ECG
UA with micro	Echocardiography
Uric acid and LDH	PFT & DLCo
Ferritin	HBsAg/HBsAb / Anti-HCV / HIV Ag & Ab
β_2-microglobulin	*HBcAb IgG: 양성이면 HBV DNA RQ-PCR f/u
Serum protein electrophoresis	Rituximab 포함 항암요법 투약 시 항암종료 12개월 까지 Entecavir 예방적 투약
25-OH-Vitamin D2+3	EBV RQ-PCR (plasma)

추가 검사 및 조치가 필요한 경우

1) 요추천자 및 뇌척수액검사
   (1) Burkitt lymphoma, lymphoblastic lymphoma, HIV-associated lymphoma, intravascular DLBCL, primary CNS lymphoma
   (2) DLBCL 환자 중 다음의 경우
   - Double hit (chromosomal translocations involving MYC and BCL2 and/or BCL6 genes)
   - Double expresser (IHC: MYC≥40% & BCL2≥50%) with IPI score of ≥2
   - Location: paranasal sinus, breast, testicular, epidural
   - CNS IPI score of 4-6 (adrenal gland and/or kidney involvement, age>60, LDH>normal, ECOG-PS>1, stage III/IV, extranodal>1)
2) Primary CNS lymphoma → 안과검사(intraocular 침범 감별, slit lamp exam), whole brain PET-CT
3) Gastric MALT lymphoma → H. pylori 검사, EUS, t (11:18) chromosomal translocation with MALT1: BIRC3 fusion 검사
4) Intravascular DLBCL → Brain MRI and CSF study
5) Mantle cell lymphoma or Waldeyer's ring involvement → 위, 대장내시경
6) CNS IPI score 4-6 → Brain MRI and CSF study
7) Waldenström macroglobulinemia/Lymphoplasmacytic lymphoma → 혈액점도검사
8) Discussion of fertility issues and sperm banking/ovary protection(미혼이거나 자녀 계획이 있는 경우 중요)

3. 비호지킨림프종의 예후예측

1) 비호지킨림프종의 병기는 Ann Arbor 병기를 사용

Stage	Involvement
I	한 개의 림프절 부위
II	횡경막을 중심으로 동측에만 있는 경우, 둘 이상의 림프절 부위 침범
III	횡경막을 중심으로 위, 아래 모두 침범한 경우
IV	하나 또는 그 이상의 림프절 외 장기나 조직의 미만성 또는 파종성 침범이 있는 경우 간 혹은 골수를 침습한 경우
A	무증상, B증상 없음
B	B증상의 정의, 적어도 1가지 이상: ① 병기평가 전 6개월 동안 특별한 이유 없이 체중의 10% 이상 줄어든 경우, ② 지난달에 이유 없이 38℃ 이상의 고열이 지속적 혹은 반복적으로 발생한 경우, ③ 지난달에 수면 중 식은땀을 자주 흘리는 경우(night sweats)

Stage	Involvement
X	Bulky mass: 최장경>10 cm인 경우, 종격동의 경우 흉곽지름의 1/3을 넘는 경우
E	간과 골수를 제외한 림프절 외 조직에 국소적 혹은 단독으로 병소가 존재하는 경우

2) 비호지킨림프종의 예후는 국제 예후인자지수(International prognostic index, IPI score)가 널리 사용되며, 조직학적 아형에 따른 변형된 점수체계가 따로 존재함

항목	기준	점수	
		0	1
Age	60세	≤60	>60
LDH	정상	정상	증가
Performance	ECOG	0–1	>1
Stage	I, II vs. III, IV	I, II	III, IV
Extranodal disease	유무	0, 1	>1
Risk category	Number of risks	5년 전체생존율 DLBCL	5년 전체생존율 PTCL, NOS
Low	0–1	73%	50%
Low–intermediate	2	51%	33%
High–intermediate	3	43%	16%
High	4–5	26%	11%

출처: Shipp et al., NEJM 1993; 329:987-9.

<병리학적 아형에 따른 IPI 인자>

Follicular lymphoma (FLIPI1): Age>60, Ann Arbor stage III-IV, LDH>WNL, Hb<12 g/dL, >4 lymph node areas affected

Follicular lymphoma (FLIPI2): Age>60, β2-microglobulin>WNL, BM involvement, Hb<12 g/dL, longest diameter of LN>6 cm

Mantle cell lymphoma (MIPI): Age>60, ECOG-PS, LDH>WNL, Leukocyte count

NK/T-cell lymphoma (NK-PI): LDH>WNL, B symptoms, Lymphomas N1 to N3, Ann Arbor stage IV

4. 비호지킨림프종의 치료

1) 항암화학요법이 대부분의 비호지킨림프종 환자에서의 1차 치료법임

2) 수술은 국소 MALT lymphoma 치료나, 대장 또는 소장의 림프종에서 항암화학요법의 시작과 함께 출혈 또는 천공의 위험성을 줄이기 위해 절제술을 시행하거나, 증상 개선을 위한 비장절제 등이 가능함. 그 외의 대부분의 경우에서 수술의 역할은 매우 제한적임

방사선치료는 Ann Arbor stage I-II의 국소질환인 indolent lymphoma에서 고려하며, extranodal NK/T-cell lymphoma 등에서 항암 후 공고요법으로 사용함. 국내에서 BR 요법은 follicular lymphoma 진행병기(Ann Arbor stage III-IV)에서만 급여임

림프종 세부유형	1차 치료
DLBCL	R-CHOP (6주기), 관해 후 공고항암/방사선 요법 고려 double hit DLBCL → DA-EPOCH-R
Primary mediastinal large B-cell lymphoma	R-CHOP 6주기, 관해 후 공고 방사선 요법 또는 DA-EPOCH-R
Primary CNS lymphoma	HDMTX 6주기, 관해 후 HDMTX-ARAC 공고요법 2-3주기 또는 R-MPV
Burkitt lymphoma	R-hyperCVAD/R-HDMTX-ARAC 교대요법(6주기) 또는 DA-EPOCH-R
Mantle cell lymphoma	BR요법(6주기/비급여) R-CHOP/HDMTX-ARAC 공고요법, 또는 VR-CAP
Follicular lymphoma (stage I-II)	방사선치료 또는 watch and wait
Follicular lymphoma (stage III-IV)	병리유형 Grade 1-3A → BR요법(6주기) 후 고위험군(FLIPI high risk)에서 R 유지요법 병리유형 Grade 3B → R-CHOP (6주기)
Marginal zone lymphoma (nodal/extranodal)	국소병변이면 방사선, 수술 등 국소치료로 일부에서 완치, stage III 이상의 전신적 질환인 경우에는 BR요법(6주기/비급여) 또는 R-CVP (8주기/급여) * Stage IE Gastric MALT lymphoma의 경우 H. pylori 양성 환자에서 제균치료만으로도 80% 가까이 완치됨 * 점막하 이상 깊이 침범하거나, 위 국소 림프절 전이가 있거나, t(11:18) 확인되면 방사선치료 진행, stage III 이상에서는 항암치료
Extranodal NK/T-cell lymphoma	국소병변인 경우 CCRT and VIDL 전신병변인 경우 SMILE, VIDL, DL-ICE, ProMACE/CytaBOM (6주기)
PTCL, ALCL	SMILE, VIDL, DL-ICE, ProMACE/CytaBOM (6주기)
Lymphoblastic lymphoma	hyperCVAD/HDMTX-ARAC 교대요법(6주기)

3) 자가 조혈모세포이식은 1차 항암요법에 반응이 있는 고위험군(LDH가 정상보다 높고, Ann Arbor stage III-IV)인 경우 또는 high-grade subtype(아래)인 경우 upfront 로 시행을 고려할 수 있음

*** High-grade subtype**

1) Lymphoblastic lymphoma
2) Immunoblastic lymphoma
3) Mantle cell lymphoma
4) Small noncleaved cell lymphoma
5) Bulky mass(크기 10 cm 이상)
6) Peripheral T-cell lymphoma
7) Primary mediastinal diffuse large B cell lymphoma
8) NK/T-cell lymphoma
9) Lymphoma-associated hemophagocytic syndrome

4) 재발한 비호지킨림프종 환자의 구제항암(salvage treatment)은 DL-ICE, DL-IVAM, DHAP, R-DHAP, ESHAP, EPOCH, BR, GDP, Lenalidomide, Brentuximab vedotin 등을 상황에 맞게 사용함. 현재 CAR-T cell therapy (tisagenlecleucel)는 DLBCL 병리아형의 3rd line 이상에서만 허가되어 있음. 자가 조혈모세포이식은 1차 항암요법에 불응상태 또는 재발 후 구제항암화학요법에 부분반응(종양 크기가 전체적으로 50% 이상 감소하고 2차적 병변의 악화가 없고 새로운 병변의 출현이 없는 상태가 4주 이상 지속되는 경우)이 있는 표준위험군의 경우 시행을 고려
5) 최근 치료법: 이중항체(bispecific agents), 새로운 유형의 표적치료제(BTK inhibitor, ADCC 제제, PD-1/ PD-L1 blocker, anti-mitochondrial agents) 등이 소개되고 있음

III 호지킨림프종(Hodgkin's lymphoma)

1. 호지킨림프종의 진단

1) 조직진단을 위해서 세침흡인생검 방법은 적절하지 않기 때문에 절개생검(excision biopsy) 또는 중심부바늘생검(core needle biopsy)을 원칙으로 함
2) 병리아형은 아래와 같이 나눔

병리아형	빈도(%)
Classic Hodgkin's lymphoma	83
Nodular sclerosis	65
Lymphocyte rich	3
Mixed cellularity	12
Lymphocyte depleted	2
Nodular lymphocyte-predominant Hodgkin's lymphoma	6
Hodgkin's lymphoma, not otherwise classifiable	12

2. 호지킨림프종의 병기

1) 호지킨림프종의 예후에 중요한 인자들을 고려하여 변형된 병기를 사용(Modified Ann-Arbor staging system for Hodgkin lymphoma)

Stage	Involvement
I	Single lymph node region (I) or one extralymphatic site (E)
II	Two or more lymph node regions, same side of diaphragm (II) or local extralymphatic extension plus one or more lymph node regions, same side of diaphragm (IIE)
III	Lymph node regions on both sides of the diaphragm (III) May be accompanied by local extralymphatic extension (IIIE)

Stage	Involvement
IV	Disseminated (multifocal) involvement of one or more extralymphatic organs, with or without associated LN involvement, or isolated extralymphatic organ involvement with distant (nonregional) nodal involvement
A	No 'B' symptoms
B	Presence of at least one of the following: ① Unexplained weight loss>10% of base-line during 6 months before staging, ② Recurrent unexplained fever>38℃, ③ Recurrent night sweats
X	Bulky mass: 최장경>10 cm인 경우, 종격동의 경우 흉곽지름의 1/3을 넘는 경우
E	Involvement of single extranodal site that is contiguous or proximal to a known nodal site

골수, 폐, 뼈, 간을 침범한 경우 IV 병기로 분류.

2) 예후인자는 IPS (international prognostic score) scoring system을 사용

Risk factors
Serum albumin<4 g/dL
Hemoglobin<10.5 g/dL
Male
Stage IV disease
Age≥45 years
White blood cell count≥15,000/mm³
Lymphocyte count<600/mm³ or<8% of white blood cells

	Outcomes	
Number of factors	5-year progression free survival	5-year overall survival
0	84%	89%
1	77%	90%
2	67%	81%
3	60%	78%
4	51%	61%
≥5	42%	56%

IPS 4점 이상을 high risk로 판단.

3. 호지킨림프종의 치료

치료 관점에서 III/IV 병기, bulky disease, B 증상이 있는 경우 진행성 질환(advanced disease)으로 정의하고, 이들 요소가 없는 경우는 제한성 질환(limited-stage disease)으로 정의함

1) 제한성 질환은 환자의 35%가 해당되며, 2주기의 ABVD (adriamycin, bleomycin, vinblastine, dacarbazine) 항암요법 시행 후 반응평가에서 완전관해가 확인되면 추가 2주

기 시행하여 총 4주기의 ABVD 항암요법을 시행하거나 방사선 치료 진행(95%가 완치). 두 치료방법은 무작위 배정 임상연구를 통해 전체생존율이나 무병생존율에 차이가 없음이 확인됨

2) 진행성 질환은 ABVD 6주기 요법을 사용하나, Stanford V (doxorubicin, vinblastine, mechlorethamine, etoposide, vincristine, bleomycin, prednisone) 또는 BEACOPP (bleomycin, etoposide, doxorubicin, cyclophosphamide, vincristine, prednisone, and procarbazine) 항암요법이 미국이나 유럽에서 사용되고 있음. Bulky mass가 있는 경우 6주기 항암 후 공고 방사선 치료를 진행할 수 있으며, 10년 무병생존기간의 향상은 보였으나 전체 생존율에는 의미 있는 차이가 없었음

3) 진행성 질환 + IPS 4점 이상에서는 1차 치료로 A-AVD (brentuximab vedotin, doxorubicin, vinblastine, dacarbazine) 항암요법 6주기 투약

4) 치료에도 불구하고 병변이 지속되거나 1차 치료 후 재발한 환자에 대해서 구제 항암 후 부분반응 이상의 반응을 보이고, 젊고 전신상태가 양호한 경우 자가 조혈모세포이식을 고려할 수 있음

5) 호지킨림프종에서 1차 재발 후 정립된 표준 치료법은 없으나 CD30을 표적으로 하는 brentuximab vedotin 또는 anti-PD 치료제인 nivolumab, pembrolizumab 등을 고려

IV 만성림프구성 백혈병(Chronic lymphocytic leukemia)

1. 진단 및 개요

- 혈액 검사상 lymphocytosis, 특징적인 림프구 형태 및 면역아형(immunophenotype) 분석으로 진단
- 대부분 환자에서 림프절 종대, 피곤함, 체중감소 등의 전신 증세가 동반
- 서양에서는 65세 이상의 백혈병 환자의 40% 정도로 많으나 국내에서는 전체 백혈병 중 1.5%, 비호지킨림포마 중 1.3%만을 차지할 정도로 드문 질환

1) 진단기준: International Workshop on CLL (IWCLL), 2008

(1) Lymphocytosis of $>5\times10^9$/L(최소 3개월 이상)

(2) Small or medium sized lymphocytes with clumped chromatin, indistinct or absentnucleoli and scanty cytoplasm

(3) Positive for surface immunoglobulin, CD5, CD19, and CD23

(4) Negative for CD79B, CD22, and FMC7

2) 진단에 도움이 되는 추가적 검사

(1) Direct antiglobulin test
(2) Reticulocytes
(3) Renal and liver biochemistriy
(4) Chest X-ray
(5) Bone marrow aspirate and trephine biopsy
(6) Lymph node biopsy when diagnosis is uncertain
(7) Cytogenetics; t(11;14)
(8) CT scan and US

2. 병태생리

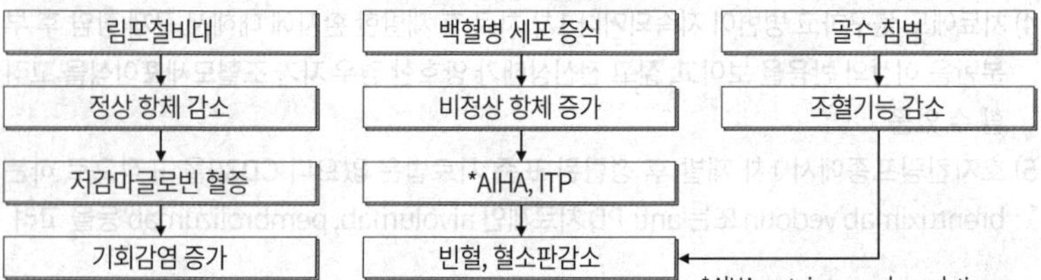

*AIHA=autoimmune hemolytic anemia ITP= immune thrombocytopenic purpura

3. 병기평가(Staging)

Stage	Clinical features	Median survival (years)
Rai system		
0	Lymphocytosis in PB	>10
I	Lymphocytosis + LAP	7
II	Lymphocytosis + Hepatosplenomegaly	
III	Lymphocytosis + anemia (Hb<11 g/dL)	1.5
IV	Lymphocytosis + thrombocytopenia (100,000/μL)	
Binet system		
A	LAP<3 areas, Absence of anemia & thrombocytopenia	>10
B	LAP 3 areas, Absence of anemia & thrombocytopenia	7
C	Hb≤10 g/dL thrombocytopenia<100,000/μL	2

4. 감별진단

주로 외투세포림프종이나 여포성 림프종과 감별이 중요하고 CD marker로 확인함

	MCL	FL	SLL/CLL
CD5	+	−	+
CD10	−	+	−
CD23	−	−	+
Light chain	λ>κ	κ>λ	κ>λ
Cyclin D1	+	−	−

5. 치료 적응증

1) 진행성 골수부전: 빈혈과 혈소판감소증의 악화
2) 거대 림프절비대(단경 10 cm 이상) 혹은 진행하는 림프절비대증
3) 비장 크기 증가(기준 대비 6 cm 이상 증가) 혹은 진행하는 비장비대
4) 혈중 림프구수가 기준 대비 50% 이상 증가할 때
5) 전신증상의 유무: 체중감소, 발열, 극도의 피로감, 야간발한
6) 스테로이드 불응성 자가면역성 혈구감소증

6. 치료

Rai 병기나 Binet 병기에 따라 결정

- Rai O or Binet stage A: 추적관찰
- Rai III/IV or Binet stage C: 치료시작

1) 항암치료

(1) 경구용 항암치료

① Chlorambucil; 0.1 mg/kg/day po

② Fludarabine; 25–30 mg/m^2/day iv for 5 day each month

(2) 복합 항암치료

① Rituximab + fludarabine + cyclophosphamide (R-FC)

② Cyclophosphamide + doxorubicin + prednisone (CAP)

2) 표적항암제 : 보통 단독사용보다는 다른 항암제와 병합해서 사용함

(1) Rituximab

① R-FC (rituximab + fludarabine + cyclophosphamide): standard regimen

② R-B (rituximab + bendamustine)

n= 117	R−FC	R−B
CR	36%	23.1%
ORR	86%	88%

n= 117	R-FC	R-B
median DoR	40.2 m	33.9 m

출처: Fischer K, JCO 2012; 30:3209-3216.

(2) Alemtuzumab (campath-1)
A-FC (alemtuzumab + fludarabine + cyclophosphamide)

(3) Ofatumumab (anti-CD20 antibody)
O-FC (ofatumumab + fludarabine + cyclophosphamide): phase III study

(4) Obinutuzumab: 2세대 anti-CD20 antibody

(5) Ibrutinib: B-cell-receptor signaling pathway에서 Bruton tyrosine kinase (BTK) inhibitor
- 2018년부터 국내에서 의료급여하에 사용 가능

(6) Fostamatinib : B-cell-receptor signaling pathway에서 Syk inhibitor

(7) Idelalisib: B-cell-receptor signaling pathway에서 phosphatidylinositol 3-kinase (PI3Kδ) inhibitor

Idealalisib+R	placebo+R	Odds ratio	p-value	
ORR (n=88, 88)	81%	13%	29.92	<0.001
>50% reduction in lym	93%	4%	264	<0.001
phadenopathy (n=85, 84)				

출처: Furman RR, NEJM, 2014;370:977-1007.

(8) ABT-199: Bcl2-inhibitor : overall response rate 84% (CR 23%)

3) 면역조절제제

Lenalidomide : NF-kB pathway blocker

4) 조혈모세포이식

(1) 동종 조혈모세포이식 적응증
① 퓨린유도체 포함 치료 후 반응하지 않거나 12개월 이내에 재발한 환자
② 퓨린유도체 병합 치료 및 자가 조혈모세포이식 후 24개월 이내에 재발한 경우
③ TP53 결실이나 돌연변이가 있으면서 치료가 필요한 경우

(2) 자가 조혈모세포이식: 생존율 향상에 도움이 된다는 보고는 거의 없음

5) CAR (chimeric antigen receptors) therapy

(1) CAR re-direct T cells to recognize tumors

(2) indication: 재발성 CLL, 동종 조혈모세포이식이 적합하지 않은 CLL 환자

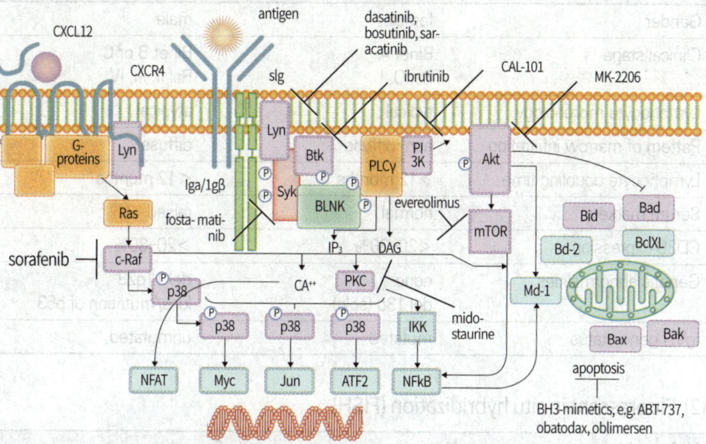

● 그림 13-8-1. Targets of novel agents in CLL

6) CLL 치료에서 1차치료법 결정 과정

치료받지 않은 CLL 신환이면서 IWCLL 기준에 의거 치료를 요하는 CLL유무 확인

↓

Age, funtional status, comorbidities, FISH결과확인

↓

- 고강도 면역-항암요법이 가능한 경우
  → (1) R-FC
  (2) B-R (65세 이상 고령에서 선호됨)
- 고강도 항암치료가 불가능한 경우
  → (1) chlorambucil 단독
  (2) cholorambucin + obinutuzumab
  (3) cholorambucin + ofatumumab
- 17p deletion 있는 모든 환자
  → (1) ibrutinib
  (2) alemtuzumab
- 항암치료 자체에 적합하지 않은 환자
  → CD20 monoclonal Ab 단독

7. 예후

1) 새로운 예후인자 모델

(1) Immunoglobulin hevay-chain variable (IGHV) regions gene mutation과 면역형광 검출법을 이용한 CD38, Zap70의 검출이 중요한 인자로 부각됨

Factor	Low risk	High risk
Gender	female	male
Clinical stage	Binet A Rai O, I	Binet B or C Rai II, III, IV
Lymphocyte morphology	typical	atypical
Pattern of marrow infiltration	non-diffuse	diffuse
Lymphocyte doubling time	>12 months	<12 months
Serum markers	normal	raised
CD38 expression	<20-30%	>20-30%
Genetic abnormalities	none del 13q (sole)	del 11q23 loss/mutation of p53
IgVH gene status	mutated	unmutated

(2) Fluorescent in situ hybridization (FISH)

Unfavorable	Neutral	Favorable
del (11q) del (17p)	normal +12	del (13q) (as a sole abnormality)

(3) 염색체검사와 돌연변이 검사에 따른 CLL예후

Risk groups	integrated mutation and cytogenetic analysis	5-yr survival	10-yr survival
High	TP53 and/or BIRC3 abnormalities	50.9%	29%
Intermediate	NOTCH1 and/or SF3B1 mutations and/or del11q22-q23	65.9%	37%
Low	+12 and no genetic mutations	77.6%	57%
Very low	del13q14 only	86.9%	69.3%

출처: Blood. 2013;121(8):1403-1412.

8. 합병증

기능적으로 불완전한 림프구가 지속적으로 쌓이면서 기본적인 면역 기능 체계 및 자가 면역 질환이 동반

1) 감염

(1) Immune defects : 면역세포의 질적 저하로 세포성 및 체액성 면역이상이 발생

(2) 유병률: CLL 환자의 사망 원인 중 50% 이상을 차지, 고위험군의 환자일수록 감염 유병률 증가

(3) 원인균: 흔하게 encapsulated organism (streptococcus pneumoniae, staphylococcus aureus, and haemophilus influenzae)에 의해서 발생. Herpes virus의 재활성화

도 빈번

2) 빈혈

(1) Advanced CLL에서 흔하게 보이고, 다양한 원인에 의해 발생

(2) 원인: 위장관 출혈, 비장비대, 골수 기능 억제, 질병의 골수 침범, 용혈성 빈혈, 항암제 유발성 빈혈

3) 2차 악성종양

(1) 혈액암 외에 고형암 발생률도 증가 → 원인은 명확하지 않으나, 만성 면역 억제상태로 인해서 발생하는 것으로 추정

(2) CLL 환자 중 11%에서 2차 고형암 발생(주로 Kaposi's sarcoma, malignant melanoma, laryngeal cancer, lung cancer)

(3) 역으로, 고형암 환자에 대해 후향적 조사를 해보았을 때, 0.19%에서 CLL을 진단받았음

(4) 2차 고형암과 병발할 때 생존율도 낮음(hazard ratio: 유방암 1.7, 대장암 1.65, 전립선암 1.92)

4) Richter's transformation: CLL 환자의 5-10% 정도에서 aggressive large-cell lymphoma 발생

(1) Incidence

① 2–10% of CLL (0.1%/ year)

② Median time from diagnosis of CLL: 1.8–5 years

(2) Histologic subtype

① 90% : DLBCL (ABC type)

② 10% : Hodgkin's lymphoma

5) Leukostasis

백혈구가 극도로 증가하여 발생하는 내과적 응급(WBC＞4,000,000/μL)

6) 자가면역질환

(1) Autoimmune hemolytic anemia (AIHA)

Severe AIHA는 4–10% 정도이나(Binet A에서 4% 정도 발생, Binet B & C에서 10% 발생), mild to moderate AIHA는 CLL 환자의 1/3 정도에서 발생하는 것으로 추정

(2) Pure red cell aplasia

① CLL 환자의 0.5%에서 발생, PRCA 환자 중 6%에서 CLL 발생

② 수혈 및 면역억제제(cyclosporin)로 치료

09

조혈모세포이식

I 조혈모세포이식의 개요

Summary

- 자가 조혈모세포이식과 동종 조혈모세포이식의 정의와 차이점, 그리고 주 목적을 정확히 이해함
- 공여자의 종류와 선정 순서 및 방법을 이해하고 특히 주조직적합 불일치 이식에 대해 이해함

1. 정의와 목적

악성혈액질환 또는 골수기능부전 환자의 치료를 위해서 건강 공여자의 골수, 혈액 또는 제대혈로부터 조혈모세포를 채취해서 환자에게 주입하는 치료방법으로 이식 후에는 공여자 유래의 조혈기능 및 면역 기능으로 회복됨

1) 고강도 항암화학요법 후 rescue(주로 자가이식에서의 개념)
   (1) 관해 유지 및 면역재건 목적의 고용량 항암화학요법의 시행을 위함
   (2) 고용량 항암 후의 골수부전으로부터 환자를 구해내기 위함(rescue or immune reset)
   (3) 주로 림프종, 다발골수종, 저위험군 백혈병 혹은 자가면역질환
2) 새로운 면역체계를 이용한 치료 수단(동종이식에서의 개념)
   (1) Graft versus tumor (GVT) 효과를 기대: 공여자 면역 세포가 암세포를 인식하여 제거
   (2) 골수 부전 환자의 골수 재생 → GVT 효과 불필요
   (3) 주로 급성백혈병, 골수형성이상증후군, 재생불량성빈혈

2. 이식의 종류

1) 공여자의 종류에 의한 분류: syngeneic, autologous, allogeneic (related-matched, related-haploidentical, or non-related) HSCT
2) 조혈모세포원의 종류에 의한 분류: bone marrow (BM), peripheral blood stem cells (PBSC), and umbilical cord blood (UCB), and fetal liver or spleen transplantation
3) 전처치 강도에 따른 분류: Non-myeloablative (NMA), myeloablative (MAC), reduced

toxicity (RTC), reduced intensity (RIC), augmented RIC

3. 이식준비

1) 대상 환자의 선정: 이식 적응증

(1) 조혈모세포이식 국내 보험 기준: 연령 기준은 만 70세 미만이며 질환별 기준이 상이함

● 표 13-9-1. Transplantation indication in Korea (2022년 기준)

자가이식	동종이식
• Low-risk AML, ALL in CR1	• AML, ALL in CR1 or CR2
• Lymphoma in response	• MDS
• Multiple myeloma in response	• CML in advanced status
• Amyloidosis	• Myelofibrosis in advanced
• POEMS	• Multiple myeloma in advanced
	• Lymphoma in advanced
• Neuroblastoma	• HLH in advanced status, LCH
• Ewing tumor	• Severe aplastic anemia
• Germ cell tumor	
• Wilms tumor	• High-risk pediatric ALL in CR1 or CR2
• Retinoblastoma	• 유전성 빈혈, 골수부전
• Hepatoblastoma	• 면역결핍질환
• 소아뇌종양, 골육종	• 혈색소이상증

(2) 항암제 또는 종양관련 특이 약제를 투여하여 최소 잔류암(MRD-negative CR) 상태를 만들어놓고 이식을 해야 재발이 적고 치료관련 합병증도 적음

(3) 백혈병의 경우 관해 상태의 급성백혈병 또는 만성기의 만성백혈병 상태에서 이식을 시행하는 것이 이식 후 생존을 향상시킴

(4) 재생불량성빈혈의 경우에는 이식 전에 투여된 수혈양이 이식의 결과에 영향을 주며 특히 가족 간의 수혈은 거부 반응의 발생 빈도를 높이므로 피해야 함

2) 공여자 및 이식편(Graft) 종류의 선택

(1) 주 조직 적합성 복합체(Major histocompatibility complex, MHC)

조직 간의 적합성을 면역학적으로 인식하는 데 중요한 역할을 하는 유전자로 펩타이드 항원을 결합하여 T 림프구에 전달. 사람에서는 MHC 유전자를 human leukocyte antigen (HLA)라고 함. 동종이식의 성공률을 높이기 위해서는 환자와 공여자 사이에 HLA class I (A, B, C)과 II (DR)를 typing하여 일치하여야 함. 타인 간 이식의 경우 HLA class II (DP, DQ)를 추가로 일치시키는 경우도 있으나 본 센터에서는 HLA A, B, C, DR match 유

무로 공여자를 선택(sequence based tying 사용, SBT법)

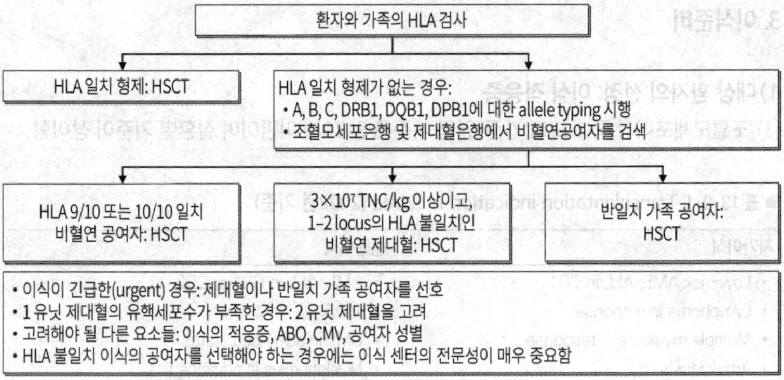

● **그림 13-9-1. 공여자의 선택 순서**

(2) Graft의 선택(BM와 비교한 PBSC의 차이점)

① 충분한 양의 조혈모 세포를 채집할 수 있음(여러 날 동안 채집이 가능)

② 이식 후 환자의 회복이 빠름(rapid neutrophil and platelet recovery)

③ 공여자의 경우 전신 마취를 통한 수술적 조치를 피할 수 있음(헌혈과 같은 방법으로 채집)

④ 만성 이식편대숙주질환이 더 많이 발생함

⑤ 급성 이식편대숙주질환과 발생과 전체 생존율은 BM과 비교하여 큰 차이가 없음

⑥ 재생 불량성 빈혈에서는 BM을 graft source로 선호

4. 이식 전처치(Conditioning regimen)

1) 목적

(1) 환자 면역 세포 제거(초기 거부반응 억제 및 이식 편대 숙주 반응 예방)

(2) 조혈모세포의 생착을 위한 공간 마련

(3) 잔존 암세포의 사

2) 전처치요법의 방법

(1) 전신방사선조사(total body irradiation) 및 알킬화항암제의 조합

(2) Fludarabine의 도입으로 선택적 림프구 제어가 용이해지면서 저강도 전처치가 가능

(3) 이식 초기에는 잔존 암세포를 최소화하기 위해 고강도 전처치를 주로 시행했으나 동종 조혈모세포이식의 주요 목적인 이식편대종양효과(GVT effect)를 유도하는 방향으로서

고령 환자나 동반질환이 문제가 되는 경우는 저강도 전처치 이식이 가능

3) 면역반응의 중심인 환자 및 공여자 T-림프구의 제거

(1) Anti-thymocyte globulin (Thymoglobulin, 항T림프구 글로불린)

① 대개 이식 세포 주입 2–3일 전 투여

② 환자 T세포와 항원제시 세포의 제거

③ 주로 만성 숙주반응을 감소, 감염 및 재발 위험도 증가

(2) PTCY (Post-transplant cyclophosphamide)

① 급성숙주반응을 일으키는 T-림프구가 선택적으로 제거

② 생착이 약간 늦어지는 경향

③ 주로 급성 숙주반응을 감소, 그에 따른 만성 숙주반응에도 영향

④ 재발 위험도 증가

(3) T-cell depleted graft engineering (TCD)

① 기계 및 필터를 이용

② 이식편대숙주반응을 줄이기 위해 고안

③ 초기 생착 실패 및 백혈병 재발의 위험

4) 본 센터에서 주로 사용하는 전처치

Regimen	Abbreviation	Total Dose	Remarks
CY/TBI (MAC)	cyclophosphamide total body irradiation	120 mg/kg 120–1,320 cGy	acute leukemias standard in CR
BU/CY (MAC)	iv busulfan (busulfex) cyclophosphamide	12.8 mg/kg/day (iv) 120 mg/kg	TBI unavailable
TAM (MAC)	total body irradiation cytosine arabinoside melphalan	1,200 cCy 12 g/m² 140 mg/m²	acute leukemias standard in CR Auto–HSCT in acute leukemia
TAF (MAC)	total body irradiation cytosine arabinoside fludarabine	1,200 cCy 12 g/m² 150 mg/m²	Cord blood transplantation MAC–HSCT in ALL
Flu/Bu/TBI (Augmented RIC)	fludarabine iv busulfan (busulfex) total body irradiation	150 mg/m² 6.4 mg/kg 400 cGy	RIC–HSCT in AML
Flu/MEL (RTC)	fludarabine melphalan	150 mg/m² 140 mg/m²	RTC–HSCT in ALL
Flu/BU4 (RTC)	fludarabine iv busulfan (busulfex)	150 mg/m² 12.8 mg/kg	sibling allo–HSCT in MDS

Regimen	Abbreviation	Total Dose	Remarks
Flu/Bu2 (RIC)	fludarabine iv busulfan (busulfex)	180 mg/m² 6.4 mg/kg	unrelated HSCT in MDS
Flu/CY/ATG (NMA)	fludarabine cyclophosphamide ATG	180 mg/m² 100 mg/kg 10.0 mg/kg	sibling allo-HSCT in SAA
TBI/CY (RIC)	total body irradiation cyclophosphamide	800 cGy 120 mg/kg	unrelated HSCT in SAA
MEL (MAC)	melphalan	200 mg/m²	Auto-HSCT in myeloma
Flu/Bu/TBI/ATG (Augmented RIC)	fludarabine iv busulfan (busulfex) total body irradiation ATG	150 mg/m² 6.4 mg/kg 800 cGy 5.0 mg/kg	Haploidentical HSCT in AML
Flu/Mel/TBI/ATG/PTCY (Augmented RIC)	fludarabine melphalan total body irradiation ATG	150 mg/m² 100 mg/m² 800 cGy 2.5 mg/kg	Haploidentical HSCT in ALL
Flu/Bu/TBI/ATG/PTCY (Augmented RIC)	fludarabine iv busulfan (busulfex) total body irradiation ATG	150 mg/m² 6.4 mg/kg 400 cGy 5.0 mg/kg	Haploidentical HSCT in MDS

5. 조혈모세포 수집 및 주입(Stem cell collection and infusion)

1) BM harvest

(1) 채취부위: bilateral access of the posterior iliac crests

(2) 합병증: hypotension/blood loss, cardiac arrest, anesthesia reactions, pain, hemorrhage, infection and embolism

2) PBSC collection

(1) 동종 HSCT (steady state mobilization): 공여자에게 G-CSF (10 μg/kg/day)를 4일 투여 후 D5-6에 apheresis를 실시하여 단핵구를 채집

(2) 자가 HSCT: 이식 전 항암치료 기간 동안 항암제(e.g. standard chemotherapy 혹은 cyclophosphamide 3 g/m²) 투여 후에 백혈구가 nadir에 들어가면 G-CSF를 투여. G-CSF 투여 후 백혈구가 증가하게 되면 말초혈액의 CD34 count를 계산하여 채집 시점을 정함 ('제10절 혈액' 참고)

(3) 합병증: infection, anaphylaxis, hypocalcemia, thrombocytopenia, edema

3) 조혈모세포 주입

수집된 조혈모세포(BM 또는 PBSC)는 혈액 제제이므로 일반 수혈 시에 고려할 사항들을 염두에 두어야 하며 특히 방사선 조사 또는 iv infusion pump를 사용하는 것은 금기

6. 이식 후 면역 조절(Post-graft Immunomodulation, GVHD Prophylaxis)

1) 이식편대숙주질환(Graft-versus-host disease, GVHD) 고위험군

주조직적합 항원 불일치이식, 고령의 환자, 임신 경력이 있는 여자 공여자, 강도 높은 전처치 등

2) 급성 이식편대숙주질환 예방

(1) Cyclosporine (CsA) + methotrexate (MTX): 형제간 HLA일치 이식
- ① CsA: D-1, 5 mg/kg, civ; D0-D+20, 3 mg/kg, civ; if ANC 1,000/mm^3 and tolerable diet, 6 mg/kg po with tapering until 3 or 6 months
  - MTX: 10 mg/m^2 iv D+1, +3, +6, and +11 (with leukovorin rescue)

(2) Tacrolimus (FK506) + MTX: 타인 간 이식, 가족 간 HLA불일치 이식
- ① FK506: D-1-D+20, 0.03 mg/kg, civ; if ANC 1,000/mm^3 and tolerable diet, 0.12 mg/kg po with tapering until 3 or 6 months
- ② MTX: 5 mg/m^2 iv D+1, +3, +6, and +11 (with leukovorin rescue)

(3) CsA + MMF
- ① CsA: the same schedule above
- ② MMF: 30 mg/kg/day po D0–D40

(4) FK506 + MMF: 제대혈이식, 가족 간 HLA불일치 이식
- ① FK506: the same schedule above
- ② MMF: 30 mg/kg/day po D0–D40

II 조혈모세포이식 후 합병증(HSCT complications)

Summary

- 조혈모세포이식 후 합병증은 감염, 면역학적, 비면역학적 측면에서 다양하게 발생할 수 있으며 시기에 따라 합병증의 호발 양상이 다름
- 이식 후 초기 발생하는 감염, acute GVHD, SOS, TA-TMA는 특히 빠른 인지 및 조치가 필요함
- Engraftment failure 시에는 재이식이 필요할 수 있음
- 이식 후기에는 만성 GVHD에 대한 주기적 평가 및 2차성 종양 발생에 대한 surveillance가 필요함

증례

- 55세 남자환자, 2주일 전 급성골수성 백혈병으로 동종 조혈모세포 이식받음
- 체중 증가와 우상복부 통증, 복부둘레 증가 호소
- Total bilirubin 4.3, direct bilirubin 3.7, AST 160, ALT 120 확인
- 간 도플러 초음파상 간정맥 혈류 심하게 감소 확인

추정 진단은?

⇨ Sinusoidal obstructive syndrome (SOS)

이식 후 합병증은 감염, 면역학적, 비면역학적 측면에서 다양하게 발생할 수 있으며 시기에 따라 합병증의 호발 양상이 다름

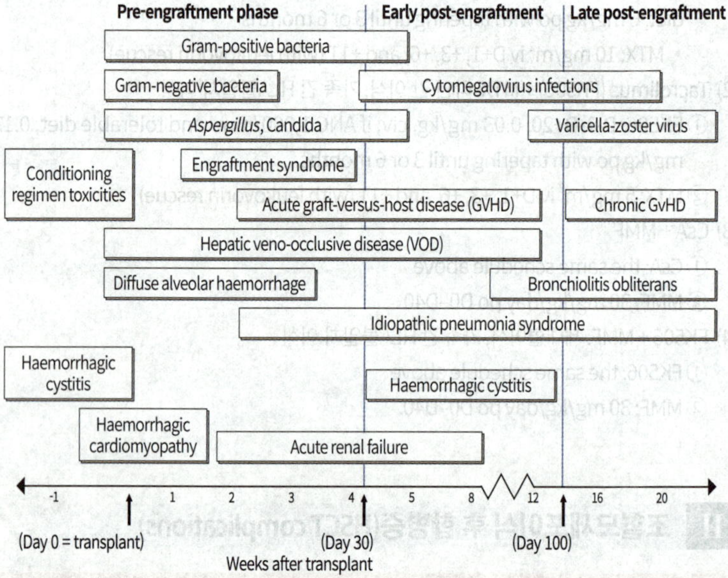

● **그림 13-9-2.** 조혈모세포이식 후 합병증

1. 이식 후 조기에 발생하는 합병증

1) 치료 관련 사망(Treatment-related mortality)의 대부분을 차지

(1) 동종 HSCT: sibling 10–30%; unrelated 20–40%; haploidentical 10–20%

(2) 자가 HSCT: 5–10%
(3) TRM을 줄이기 위해 이식 전 환자 상태에 따라 conditioning intensity를 조절
(4) 감염 합병증의 예방
  ① Gut decontamination: Ciprofloxacin
  ② Fungal prophylaxis: Itraconazole or micafungin
  ③ Viral prophylaxis: Acyclovir and CMV monitoring for preemptive treatment
  ④ PCP prophylaxis: Bactrim after engraftment

2) 급성 이식편대숙주질환(Acute graft-versus-host disease, aGVHD)

(1) 주로 이식 후 100일 내에 발생
(2) 발생 빈도: HLA-matched sibling (40–60%), unrelated (50–70%) donor
(3) 주요 발생 장기(피부, 위장관, 간): 발진, 구역/구토, 설사, 황달이 주된 clinical manifestation
(4) Clinical staging of individual organ systems: MAGIC crieteria, 피부/간/위장관에 대해 장기별 grading 및 overall grading

● **표 13-9-2. aGVHD grading**

(1) 장기별 grade

Stage	Skin (Active Erythema Only)	Liver (Bilirubin)	Upper GI	Lower GI (Stool Output/Day)
0	No active (erythematous) rash	<2	No or intermittent nausea, vomiting, or anorexia	<500 mL/day or <3 ep/day
1	Maculopapular rash <25% BSA	2–3	Persistent nausea, vomiting, or anorexia	500–999 mL/day or 3–4 ep/day
2	25% to 50% BSA	3–6		1,000–1,500 mL/day or 5–7 ep/day
3	>50% BSA	6–15		>1,500 mL/day or >7 ep/day
4	Generalized erythroderma (>50% BSA) + bullous formation and desquamation >5% BSA	>15		Severe abdominal pain with or without ileus, or grossly bloody stool (regardless of stool volume)

● 표 13-9-2. (이어서) aGVHD grading

(2) Overall grade

Stage	Skin	Liver	Gut
1	+1 to +2	0	0
2	+3 or	+1 or	+1
3	–	+2 to +3 or	+2 to +4
4	+4 or	+4	–

(3) 치료: Overall grade 2 이상에서 전신 치료 고려
① 일차 치료: methylprednisolone, 1mg/kg/day (skin)-2 mg/kg/day (liver or gut) IV
② 일차 치료 후 3일째 progressive disease이거나 7일째 stable disease, 그리고 14일째 complete remission을 얻지 못하면 2차 치료약제[ruxolitinib, mycophenolate mofetil, monoclonal antibody (antiTNF-α, anti-IL2R), extracorporeal photopheresis] 등을 고려

3) Hepatic sinusoidal obstructive syndrome [SOS, 과거 venoocclusive disease (VOD)]

(1) 이학적 검사상 복수, 황달, 간 증대, 우상복부통증, 체중증가 시 의심
(2) Doppler US: GB wall thickening, decreased portal venous flow or increased hepatic arterial RI index
(3) 감별진단: 패혈증, 간진균성 질환, 바이러스간염, aGVHD, CHF, drugs (bactrim, fluconazole, itraconazole, MTX, or CsA)

● 표 13-9-3. EBMT 2016 SOS 진단기준

조혈모세포이식 후 21일 이내 발병 간정맥폐쇄병(Baltimore 진단기준)
총 빌리루빈 2 mg/dL 이상이면서, 아래 조건을 2가지 이상 만족 - 통증을 동반한 간비대 - 기저치 대비 체중증가 5% 초과 - 복수
조혈모세포이식 후 21일 초과 발병 간정맥폐쇄병
Baltimore 진단기준에 부합 또는 **조직학적으로 증명된 간정맥폐쇄병 또는** 혈류역학적 혹은 초음파적으로 확인된 간정맥폐쇄병 환자로 아래 조건을 2가지 이상 만족 - 총 빌리루빈 2 mg/dL 이상 - 통증을 동반한 간대 - 기저치 대비 체중증가 5% 초과 - 복수

● 표 13-9-4. EBMT 2016 SOS severity criteria

	Mild	Moderate	Severe	Very severe – MOD/MOF
Time since first clinical symptoms of SOS/VOD	7 Days	5-7 Days	≤4 Days	Any time
Bilirubin (mg/dL)	≥2 and <3	≥3 and <5	≥5 and <8	≥8
Bilirubin kinetics			Doubling within 48 h	
Transaminases	≤2×normal	>2 and ≤5×normal	>5 and ≤8×normal	>8×Normal
Weight increase	<5%	≥5% and <10%	≥5% and <10%	≥10%
Weight increase	<5%	≥5% and <10%	≥5% and <10%	≥10%
Renal function	<1.2×baseline at transplant	≥1.2 and <1.5 ×baseline at transplant	≥1.5 and <2 ×baseline at transplant	≥2×baseline at transplant or others signs of MOD/MOF

(4) 치료: Severe 이상의 SOS 환자는 매우 fatality가 높아 적극적인 치료가 필요

① Fluid restriction(하루 1리터 이내로 제한), diuretics

② Avoid toxic drugs and modify immunosuppressive agents

③ Defibrotide, 10 mg/kg in 2 hr q6hr IV at least 14 days

④ Tissue plasminogen activator, acetylcysteine 등 고려

4) Transplantation associated thrombotic microangiopathy (TA-TMA)

(1) 이식 관련한 다양한 원인으로 인한 endothelial damage로 유발(약제, 전처치 항암, 감염, GVHD 등)

(2) 빈혈, 혈소판감소, schistocytes, elevated Cr, LDH, hypertension, proteinuria 등

● 표 13-9-5. 2022 Consensus criteria for TA-TMA

Biopsy-proven disease (kidney or GI) or Clinical criteria: must meet ≥4 of the following 7 criteria within 14 days at 2 consecutive time points	
Anemia	Defined as one of the following: 1. Failure to achieve transfusion independence for pRBCs despite evidence of neutrophil engraftment 2. Hemoglobin decline from patient's baseline by 1 g/dL 3. New onset of transfusion dependence *Rule out other causes of anemia, such as AIHA and PRCA*

● 표 13-9-5. (이어서) 2022 Consensus criteria for TA-TMA

Biopsy-proven disease (kidney or GI) or Clinical criteria: must meet ≥4 of the following 7 criteria within 14 days at 2 consecutive time points	
Thrombocytopenia	Defined as one of the following: 1. Failure to achieve platelet engraftment 2. Higher than expected platelet transfusion needs 3. Refractoriness to platelet transfusions 4. 50% reduction or greater in baseline platelet count after full platelet engraftment
Elevated LDH	>ULN for age
Schistocytes	Present
Hypertension	>99th percentile for age (<18 yr), or systolic BP ≥140 mmHg or diastolic BP ≥90 mmHg (≥18 yr)
Elevated sC5b-9	≥ULN
Proteinuria	≥1 mg/mg rUPCR

(3) 치료

① Endothelial damage 유발 약물의 중단, 혈압 조절, Hydration, 보존적 치료

② TTP/aHUS 등이 감별되기 전까지나 이후에도 상황에 따라 Plasma exchange 시행해 볼 수 있음

5) Engraftment failure (rejection)

(1) Documentation of engraftment: hemogram (ANC 500/mm^3 on D+28), molecular analysis (DNA finger print), cytogenetics (FISH of sex chromosome), typing of RBC

(2) 원인: Inadequate quality/quantity of stem cells, presensitization, HLA incompatibility, mild intensity of immunosuppression, T-cell depletion

(3) 치료: hematopoietic growth factor, re-infusion of donor stem cells

6) 만성 이식편대숙주질환(Chronic graft-versus-host disease, cGVHD)

(1) 과거 발병 시기에 따라 급성/만성 GVHD를 나누었으나 현재는 시기에 관계없이 임상양상을 통해 급성과 만성을 구분하며, cGVHD에서는 각 장기별 scoring system을 통해 합산하여 mild, moderate, severe의 3단계로 중증도 분류(NIH chronic GVHD consensus criteria 참조)

(2) 치료

① 1차 치료제

- Mild: Treat external manifestations with topical agents. Consider additional

Prednisolone when high risk features (+) (thrombocytopenia, progressive skin, etc.)
- Moderate and severe: Prednisolone 1 mg/kg

② 2차 치료제: 1차 치료에 반응이 없는 경우 추가 가능, 효능이 증명된 약제는 제한적
- Ruxolitinib, Iburutinib, Mycophenolate mofetil, Imatinib, Rituximab, Azathioprine, Thalidomide, mTOR inhibitor (i.e. sirolimus), Rituximab, Etanercept, AUVA, PUVA, Imatinib, etc

7) Other early HSCT complications

Hemorrhagic cystitis, capillary leak syndrome, engraftment syndrome, diffuse alveolar hemorrhage, idiopathic pneumonia syndrome, multiple-organ dysfunction syndrome, post-transplant lymphoproliferative disorder 등

8) Other late HSCT complications

(1) 비종양성 후기 합병증
(2) Various ocular complications (cataract, keratoconjuntivitis), endocrine dysfunction (hypothyroidism, infertility, growth retardation), avascular necrosis of hip, osteoporosis, infection/immunodeficiency, bronchiolitis obliterans
(3) 종양성 후기 합병증
(4) Post-transplant lymphoproliferative disorders, non-hematological malignancies

2. 이식 후 후기에 발생하는 합병증

1) 만성 이식편대숙주질환(Chronic graft-versus-host disease, cGVHD)

(1) 최근 이식기법이 다양해지면서(저강도전처치 이식 등) 100일을 기준으로 aGVHD와 cGVHD를 나누는 전통적인 기준의 문제점이 대두됨. 이에 NIH에서 aGVHD와 cGVHD의 특징적인 임상증상을 정의하여 이에 따라 시기에 관계없이 급성과 만성을 구분하자는 제안을 하였고 grading system도 각 장기별 scoring system을 계발하여 mild, moderate, severe의 3단계 중증도 분류법을 새롭게 제안함
(2) 치료

① 1차 치료제
- Mild: Treat external manifestations with topical agents
- Consider additional Prednisolone (high risk features: thrombocytopenia, progressive skin, etc)
- Moderate and severe: Prednisolone 1 mg/kg

② 2차 치료제: 1차 치료에 반응이 없는 경우 추가 가능, 국내 보험적용 가능 약제는 없음
Ruxolitinib, Mycophenolate mofetil, Imatinib, Rituximab, Azathioprine, Thalidomide, mTOR inhibitor (i.e. sirolimus), Rituximab, Etanercept, AUVA, PUVA, Imatinib, etc

2) 비종양성 후기 합병증

Various ocular complications (cataract, keratoconjuntivitis), endocrine dysfunction (hypothyroidism, infertility, growth retardation), avascular necrosis of hip, osteoporosis, infection/immunodeficiency, bronchiolitis obliterance

3) 종양성 후기 합병증

Post-transplant lymphoproliferative disorders, non-hematological malignancies

10

수혈의학 및 조혈촉진제

I 수혈(Transfusion)

증례

- 83세 여자환자
- 당뇨, 고혈압, 만성신부전의 기저질환이 있고, 패혈성쇼크로 응급실 내원
- 백혈구 1,600/μL(호중구 480/μL), 혈색소 6.3 g/dL(헤마토크릿 21%), 혈소판 8,000/μL

환자에게 도움이 될 수 있는 수혈제제는? 신선동결혈장이나 동결침전제제 수혈을 고려하기 위해 추가적으로 시행할 검사는?

⇨ 고령의 기저질환이 있는 환자이며 Hb 6.3 g/dL 이므로 농축적혈구 수혈이 필요하다. 혈소판 8,000/μL이므로 혈소판 수혈도 진행해야 한다. DIC profile을 확인하여 PT prolongation이 있으면 신선동결혈장(Factor II, VII, IX, X), aPTT prolongation이 있으면 동결침전제제(Fibrinogen, vWF) 수혈이 도움이 될 수 있다. 호중구 감소성 발열 상태이므로 기저 혈액질환(특히 급성 골수성 백혈병이나 골수형성이상증후군)이 없다면 조혈촉진제 투약을 고려해 볼 수 있다.

1. 혈액제제의 종류

현혈로 얻어진 전혈(whole blood)은 원심분리에 의해 농축적혈구(packed red blood cells), 농축혈소판(platelet concentrate), 신선동결혈장(fresh frozen plasma), 그리고 동결침전제제(cryoprecipitate) 등의 혈액성분제제로 제조

	전혈	농축적혈구	혈소판	신선동결혈장	동결침전제제
용량	400 mL 또는 320 mL	250 mL 또는 190 mL	50 mL (RDP): 5×10^{10} per 1 U 250 mL (SDAP): 3×10^{11} per 1 U	160–180 mL	20 mL
보관	4℃, 21일	4℃, 35일 CPDA-1 항보존제	22℃, 5일	−18℃, 1년	−18℃, 1년

	전혈	농축적혈구	혈소판	신선동결혈장	동결침전제제
표준 투여량	1 U=1 g/dL	1 U=1 g/dL	RDP 1 U per 10 kg SDAP 1 U	10–20 mL/kg	1 U per 10 kg
효과		1 U 수혈 시 Hb 1 g/dL 또는 Hct 3% 증가	RDP 1 U 수혈 시 혈소판 5,000–10,000/μL 증가 SDAP 1 U=RDP 6 U	Fibrinogen, factor V, VII, VIII, IX 공급 응고인자 2% 상승	Fibrinogen, vWF, Fibronectin, Factor VIII, XIII 공급 10 U = Fibrinogen 70 mg/dL
적응증	총 혈액량의 25% 이상 출혈	① 정상 혈액량의 빈혈환자 ② 수술 중 1,200 mL 이상의 실혈	① 보험기준: 혈소판 5만 이하	① 응고인자 교정 ② 쿠마린계 약제(와파린) 효과의 긴급보정 ③ TTP(혈장교환술 치환용액)	① 혈우병A ② vWD ③ 피브리노겐 결핍 ④ DIC ⑤ 응고인자 XIII 결핍

RDP, random donor platelet concentrate; SDAP, single donor apheresis platelet concentrate; TTP, thrombotic thrombocytopenic purpura; vWF, von Willebrand factor; vWD, von Willebrand disease; DIC, disseminated intravascular coagulopathy.

이외에 농축 백혈구 제제는 백혈구 헌혈자에게서 12시간 전 G-CSF (granulocyte-colony stimulating factor, 과립구 증식인자)를 투여하고 성분채집기를 통해 채집하여 제조하며, 심한 호중구 감소증 환자에서 세균 또는 진균감염의 조절 목적으로 사용됨. 과립구(호중구) 생존기간이 24시간 정도이므로 채집 후 방사선 조사 처리한 뒤 빠르게 수혈해야 함

2. 혈액제제의 특수 처치

	백혈구제거 혈액제제	세척혈액제제	감마선조사 혈액제제
처치방법	Filtration (~10 μL)해서 혈액제제 내 백혈구 수를 1,000분의 1 수준으로 감소(크기가 작은 림프구는 잔존)	멸균생리식염수로 혈액제제를 세척하여 대부분의 plasma를 제거(크기가 작은 림프구는 잔존)	25 Gy 이상의 방사선을 혈액제제에 조사하여 방사선에 민감한 림프구를 제거(신선동결혈장이나 동결침전제제는 필요하지 않음)
적응증	① 비용혈성 발열 수혈부작용 예방 ② HLA 동종면역 예방 ③ 백혈구 내 존재하는 바이러스 전파예방(E.g. CMV, HTLV-1 etc.) ④ 심한 면역결핍, 장기이식 환자 ⑤ 1세 이하의 영, 유아 및 태아 수혈 시	① 수혈로 인한 심한 과민반응 ② 신생아 용혈성 질환 ③ PNH 환자에게 수혈 전 보체 제거	① 수혈에 의한 GVHD 예방 ② 조혈모세포이식 환자 ③ 심한 선천/후천 면역결핍환자 ④ 항암치료, 방사선치료, 면역억제치료 중(E.g. 백혈병, 재생불량성빈혈, 고형암 etc.) ⑤ 태아, 미숙아, 저 체중아 수혈 ⑥ 직계가족 수혈 ⑦ 냉장보존을 거치지 않은 신선혈액수혈

HLA, human leukocyte antigen; CMV, cytomegalovirus; HTLV-1, human T-cell lymphotropic virus type 1; PNH, paroxysmal nocturnal hemoglobinuria; GVHD, graft-versus-host disease.

3. 적혈구 및 혈소판 수혈

1) 적혈구 수혈의 적응증

(1) 급, 만성 빈혈 + 빈혈증상 호소(일반적으로 Hb<7 g/dL에서 10 g/dL을 목표로 수혈)

(2) 65세 이상, 심혈관계 또는 호흡기계 질환, 패혈증 등에서는 Hb<8 g/dL에서 수혈

2) 혈소판 수혈의 적응증

목표 혈소판 수(/μL)	임상상황
100,000 이상	중추신경계 수술, 안과질환의 수술, 심혈관계 수술 중 장시간 인공심폐기 사용, 광범위한 유착박리 수술 시 출혈 예방 망막출혈, 다발성 외상, 중추신경계 손상 등 위중한 출혈의 지혈 목적
80,000 이상	경막외 마취
50,000 이상	백혈병, 고형암, 산과질환, 중증감염증에 동반된 파종혈관내응고 환자의 출혈성 경향 기저질환 없는 활동성 출혈의 지혈 목적 정규수술, 요추천자, 흉수/복수천자, 세침흡인, 발치, 내시경 또는 경기관지생검, 간생검, 중심정맥관 삽입 시 출혈 예방
20,000-50,000	발열 및 출혈성 경향을 보이는 재생불량성빈혈, 급성백혈병, 또는 출혈성 혈소판감소성자반증
10,000-20,000	골수검사
10,000 이상	만성, 안정적인 혈소판감소성자반증 및 안정적인 재생불량성빈혈

* 혈소판 수혈의 상대적 금기: (1) 출혈성 경향을 보이지 않는 비교적 안정적인 혈소판 수혈 불응 환자, (2) 출혈성 경향을 보이지 않는 비교적 안정적인 TTP 환자, (3) 헤파린 유도 혈소판감소증 환자

4. 수혈 이상반응

수혈 부작용	원인	확률(pRBC)	시점	증상	치료 및 예방
용혈 수혈반응(면역)					
급성용혈반응	ABO 혈액형 불일치(-83%)에 의한 항원/항체반응(Type II)	1/12,000 치명적인 경우 1/100,000	수혈 15분 이내	Fever, chills, nausea, flushing, dyspnea, oliguria, BP↓, DIC	즉시 수혈을 중단하고 생리식염수로 정맥로 유지, 혈액백과 환자 인적사항 확인, 15분 간격으로 V/S 측정, 시간당 100 cc 이상의 소변량 확보(수액과 이뇨제 사용), 혈액응고 및 용혈관련 생화학 검사 2-4시간 간격으로 반복
지연성용혈반응	면역학적으로 감작된 공여자 세포에 대한 항체	1/1,000	3-13일 경	Fever, chills, jaundice, Hct↓	경증은 빈혈증상조절 및 경과관찰 가능 추후 동일한 혈액재제 노출에 주의
비용혈 수혈반응(면역)					
비용혈발열반응(m/c)	공여자 백혈구, 림프구, 혈소판에 대한 항체 혈액제제 내의 백혈구에서 분비된 사이토카인	1-4/100	2시간 이내	1℃ 이상의 체온상승, chills, nausea, vomiting, headache, back pain	발열에 대해서 해열제(acetami-nophen 계열)로 증상조절 오한증상은 Demerol로 조절가능 이후 백혈구제거혈액제제 사용
알레르기반응	공여자의 혈장단백질에 대한 수혜자의 면역반응(Type I)	두드러기 1-4/100 아나필락시스 1/150,000	수혈 초기	Itching, urticaria, nausea, vomiting, headache, dyspnea, wheeze, anxiety, BP↓, no fever	아나필락시스의 경우 C4, IgA deficiency 여부 조사 경증이면 anti-histamine 투약, 증상이 호전되면 15-30분 후 수혈 재개 중증이면 anti-histamine 및 steroid 투약, 혈압이 떨어지면 epinephrine 근주
TRALI(수혈연관폐손상)	수혜자의 호중구, 폐내피세포에 대한 수혈공여자의 항 백혈구 항체	1/5,000	6시간 이내	Respiratory failure	기계호흡, 이뇨제 IV, 스테로이드 고려, 수혈 중단

수혈 부작용	원인	확률(pRBC)	시점	증상	치료 및 예방
수혈 후 동종면역 (Alloimmunization)	수혜자와 공여자 간의 서로 다른 HLA에 의해서 anti-HLA Ab 생성	HLA 1/10 RBC 1/100	8주 이내	Refractoriness to platelet transfusion*	HLA 적합 혈소판 사용 백혈구제거혈액제제 사용
수혈연관GVHD	혈액제제로부터 수혈된 림프구가 수혜자에 생착 한 후 이식편대 숙주 반응 유발	Very rare	2일~6주	Maculopapular skin rash, diarrhea, fever, hepatosplenomegaly	골수 자체가 면역학적인 공격의 대상이 되므로(pancytopenia) 치료가 불가능함 치사율 90%로 수혈제제에 감마선 조사를 통한 공여자 T세포 제거가 필요
비용혈 수혈반응(비면역)					
수혈 부작용	원인	병원체	확률	증상	치료 및 예방
수혈전파성 감염	공여자 수혈제제 내 백혈구를 매개로 한 전파	Hepatitis B Hepatitis C HIV-1 HIV-2 HTLV-1 and 2 Malaria	1/66,000 1/103,000 1/676,000 No report 1/641,000 1/4,000,000	원인병원체에 따른 다양한 증상	백혈구제거혈액제제 사용

이외에 혈액량 과부하, 세균감염, 혈철소증(hemosiderosis), 구연산독소(citrate toxicity), 저체온증, 및 전해질 불균형 등이 있음

TRALI, transfusion-related acute lung injury; GVHD, graft-versus-host disease; HLA, human leukocyte antigen; HIV, human immunodeficiency virus; HTLV-1, human T-cell lymphotropic virus type 1

* Platelets Refractoriness: CCI<5,000 platelets/μL 연속 2회; Acceptable CCI: 혈소판 수혈 1시간 후 10×10^9/ mL, 18-24시간 후 7.5×10^9/mL

$$CCI=(\text{Corrected Count Increment}) = BSA \times \frac{(post\ tx\ plt\ ct- pre\ tx\ plt\ ct)}{No\ of\ plts\ transfused\ (10^{11})}$$

5. 특수한 상황에서의 수혈

1) 대량수혈

환자의 총 혈액량 이상을 24시간 이내에 수혈하는 것

(1) 조직에 충분한 산소를 공급하기 위한 적절한 혈류, 혈압, 혈색소 농도 유지가 목적

(2) 대량수혈 시 혈소판감소는 희석효과 보다는 DIC나 저체온증에 의한 혈소판 기능부전인 경우가 많으므로 blood warmer 등을 사용하여 체온을 유지하는 것이 중요

(3) 실혈량이 총 혈액량에 가까우면 혈액응고인자 소실을 고려하여 신선동결혈장을 수혈해야 하며 fibrinogen 수치가 100 mg/dL 이하로 낮은 경우 동결침전제제 수혈

(4) 구연산(Citrate)은 혈액제제의 항응고제로 구연산이 이온화 칼슘과 결합하면 저칼슘혈증을 유발하므로 이온화 칼슘치가 정상의 50% 이하로 낮은 경우 칼슘을 보충

2) 조혈모세포이식

(1) 조혈모세포이식 전에는 가능한 필요한 경우에만 수혈하여 이식 전 동종면역의 빈도를 줄이는 것이 중요하며 특히 중증 재생불량성빈혈의 경우 이식 전 수혈량과 생착부전 사이에 밀접한 관계가 있음. 또한 친척에게서 공혈을 받는 것을 원칙적으로 금해야 함

(2) 이식 전 신선동결혈장을 제외한 모든 수혈제제는 25 Gy 방사선 조사를 실시하여 수혈연관 GVHD를 예방

(3) 동종감작 및 수혈매개질환의 전파를 줄이기 위해서 백혈구제거필터를 사용

(4) ABO 혈액형 부적합 조혈모세포이식을 시행한 경우 다음의 표를 참고하여 수혈

		조혈모세포이식 ↓	Donor blood type에 대한 ABO 항체 및 DAT 음성 전환 ↓	Donor ABO type으로 완전히 전환 ↓
A→O, B→O, AB→O AB→A, AB→B	RBC	Recipient type(R)	Donor type(D)	
	FFP & PLT	Donor type		
O→A, O→B, O→AB A→AB, B→AB	RBC	Donor type		
	FFP & PLT	Recipient type		D
A→B, B→A	RBC	O 형	Donor type	
	FFP & PLT	AB 형		D

Donor ABO→Recipient ABO type

3) 후천성 출혈성 장애에서의 수혈

(1) 간질환

간질환에서는 응고인자 생성부족, fibrinolysis, 혈소판감소의 복합적인 문제가 발생

① 혈소판 $<$ 50,000/mm^3: 혈소판 수혈

② Fibrinogen $<$ 100 mg/dL: FFP 또는 cryoprecipitate 수혈

③ PT/aPTT prolongation: Vitamin-K 10 mg 3일 피하주사에 호전이 없으면 FFP 수혈

(2) 요독증

혈소판 기능이상에 의한 출혈성 경향이 주 원인이므로, 혈소판 기능항진을 위해서 Hct >30% 이상 유지하고 desmopressin (DDAVP) 0.3 μg/kg 를 정맥 또는 피하주사

(3) 파종혈관내응고

미세혈관 내 섬유소 형성이 지속되면서 혈소판과 섬유소원, 응고인자 V, VIII이 소모됨. 치료는 출혈이 있거나 침습적 시술이 예정된 환자에 적응증이 있음

① 혈소판<50,000/mm^3: 혈소판 수혈

② Fibrinogen<100 mg/dL: FFP 또는 cryoprecipitate 수혈

③ PT/aPTT 를 정상의 1.5배 이내로 유지하고 용량과부하에 주의

(4) Warfarin 투여에 따른 응고이상

① 경미한 출혈이나 단순히 INR 교정을 위해서는 warfarin 중단하고 vitamin-K (0.5–2.5 mg)를 주사하거나 3배 용량을 경구 투여하면 12시간 이내에 교정됨

② 심한 출혈의 경우 warfarin 중단하고 vitamin-K 5 mg 피하주사, 프로트롬빈 복합체 20–25 U/kg 투여, 또는 FFP 6–8 U 수혈

(5) 헤파린 투여에 따른 출혈

Protamine sulfate를 10분에 걸쳐서 정주(protamine sulfate 1 mg – heparin 100 UI 중화)

II 백혈구 및 적혈구 조혈촉진제(Granulocyte-colony stimulating factor and erythropoietin)

1. 백혈구 촉진제(Granulocyte–colony stimulating factor, G–CSF)

1) 혈액암 환자에서 G-CSF 일차예방(Primary prophylaxis)

(1) Routine administration of prophylaxis of neutropenia로서의 G-CSF 투약은 감염예방, 항생제 감수성 향상, 그리고 생존율 향상에 증명된 바가 없어 일반적으로 권고되지 않음

(2) 2023년 NCCN guideline 권고에 따라 항암 첫 주기에서 발열성 호중구 감소증의 발생 고위험군(≥20%)에게만 일차예방 G-CSF 투약이 권고되며, 중위험군(11–19%)은 추가적인 위험요인을 고려하여 선별적으로 일차예방 G-CSF 투약여부를 결정하고, 저위험군(≤10%)은 일차예방 G-CSF 투약을 권고하지 않음

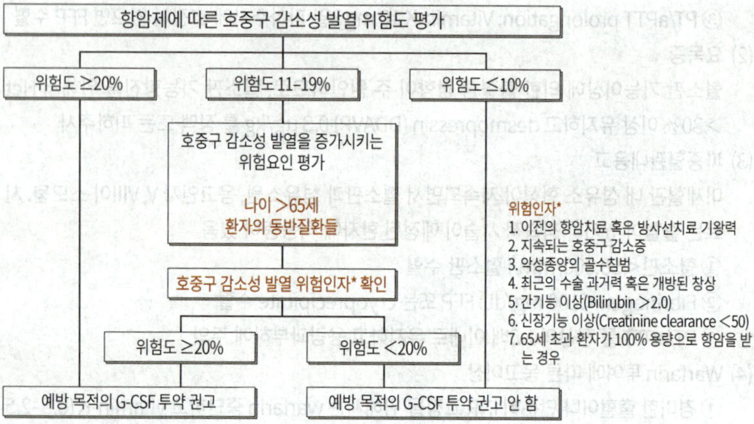

* 위험도≥20%: NHL, HL, A mL, ALL, bladder, breast, ovarian, testicular, SCLC 등의 악성질환. 항암은 ICE, DHAP, ESHAP, hyperCVAD, DA-EPOCH, CHOP-14, A-AVD, BEACOPP, Cisplatin-based regimen, FOLFIRINOX, Taxen-containing regimen 등
* 위험도 11-19%: NHL, HL, cervical, breast, colorectal, stomach 등의 악성질환. 항암은 CHOP-21, Bendamustine, GDP, Cisplatin single, ABVD, FOLFOX, FOLFIRI 등
* 위험도≤10%: Chronic/indolent cancer, oral chemotherapy

(3) Filgrastim은 5 μg/kg/day 용량으로 항암종료 24시간 후부터 3–4일 이내에 투약을 시작하여, post-nadir recovery 시점(ANC>3,000)까지 투약함

(4) Pegfilgrastim은 6 mg 용량으로 항암종료 24시간 후 1회 투약하도록 권고되며 72시간을 넘지 않고, pegfilgrastim 투약과 다음 항암까지는 최소 12일의 간격을 두어야 함

2) 혈액암 환자에서 G-CSF 이차예방(Secondary prophylaxis)

(1) G-CSF를 예방적으로 투여하지 않았던 이전 항암주기에서 발열성 호중구 감소증이 있었거나 항암제의 용량제한을 초래한 호중구 감소증(ANC 500 미만)이 있었던 경우 호중구 수 수치와 관계없이 이차예방의 목적으로 G-CSF 투약이 권고됨

(2) 발열성 호중구 감소증 발생의 개별 위험인자에 대한 평가는 매 항암 주기마다 반복되어야 함

3) 치료목적으로 G-CSF 투약

(1) 발열이 없는 호중구 감소 환자는 G-CSF 투약이 권고되지 않음

(2) 호중구 감소성 발열 상태에서 치료 목적으로 G-CSF를 쓰는 경우, 만약 환자가 일차 예방 G-CSF를 filgrastim으로 투약했던 경우에는 계속 그것을 투약하도록 권고하고 있고, pegfilgrastim으로 투약한 경우라면 추가적인 G-CSF 투약하는 것의 근거가 없음(호중구 감소상태에서의 높은 pegfilgrastim 농도는 추가적인 G-CSF 투약이 additional benefit

을 제공하지 못함)

(3) 환자가 일차 혹은 이차 예방 목적으로 G-CSF를 투약하지 않았던 경우라면 감염 및 관련 합병증 발생위험도를 평가하여 risk factor가 없으면 치료목적의 G-CSF를 투약하지 않고, risk factor가 있다면 치료목적의 G-CSF를 투약

① 65세 초과

② ANC 100 미만인 상태가 10일을 초과한 경우

③ 임상적으로 명확한 폐렴, 침윤성 진균감염

④ 입원 당시부터 발열소견이 있었던 경우

⑤ 이전에 호중구 감소성 발열을 경험했던 경우

4) 조혈모세포 가동화(Mobilization of peripheral blood progenitor cells collection)

(1) 자가 조혈모세포이식 환자의 조혈모세포 가동화를 위해 G-CSF 10 μg/kg/day 용량 투약 → Peg-G-CSF는 mobilization에 role이 없음

(2) 비호지킨림프종 및 다발성 골수종 환자에서 기존의 가동화 방안(항암제±G-CSF)으로 실패하여 조혈모세포가 충분히 채집되지 않은 경우(3일 채집량< 2.0×10^6 CD34+ cell/kg 미만인 경우) plerixafor 0.16 mg/kg (GFR ≤50) 또는 0.24 mg/kg(GFR>50) 2회 투약

(3) G-CSF 단독 가동화의 경우 투약 4–5일 후, G-CSF+항암제 가동화의 경우 WBC 회복시점(>3,000/μL)에서 ① 말초혈액 CD34+ cell count<10 cell/μL이거나, ② 조혈모세포 채집 첫째 날 채집량 < 0.7×10^6 CD34+ cell/kg 로서 조혈모세포 채집의 실패가 예상되는 경우, plerixafor 0.16 mg/kg (GFR≤50) 또는 0.24 mg/kg (GFR>50) 2회 투약

(4) Plerixafor 2회 투약을 포함한 가동화의 조혈모세포 채집 전 기간 동안 1.0×10^6 CD34+ cell/kg≤ total CD34 cells<2.0×10^6 CD34+ cell/kg인 경우 plerixafor 추가 1회(총 3회) 투약

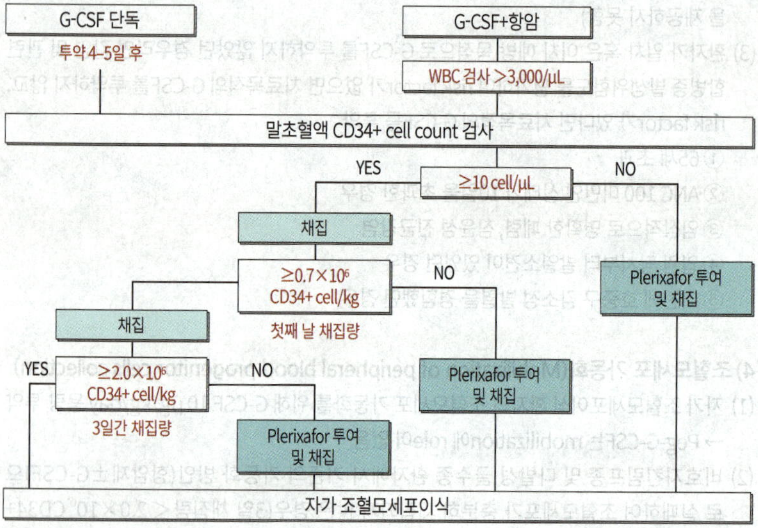

2. 적혈구 촉진제(Erythropoietin stimulating agent, ESA)

1) ESA의 투약 적응증

절대적 적응증	대부분 유용함	유용할 가능성이 있음
Anemia of chronic renal failure*	Anemia of multiple myeloma	Perisurgical
Anemia of prematurity	Anemia of cancer	Anemia of chronic disease
Anemia secondary to platinum-based chemotherapy	Anemia of HIV infection	Post allogeneic hematopoietic stem cell transplantation
	Chemotherapy-induced anemia	
	Myelodysplasia	
	Potentiation of preoperative autologous blood donation	

* Anemia of chronic renal failure 에서의 ESA 사용은 만성콩팥병 챕터를 참고

2) 혈액암 환자에서의 ESA 사용(Epoetin 기준)

(1) Hb<10 g/dL 인 경우 투약

(2) 시작용량은 50 U/kg 주 3회로 4주까지 투약

(3) 100 U/kg 주 3회로 4에서 8주까지 증량가능

(4) Alternative-week dosing regimen (40,000 U/week)도 가능함

성분명(상품명)	초기용량	유지용량
Epoetin-alpha (Epokine)	주 3회 50 U/kg (IV, SC)	주 2-3회, 25-50 Ukg
Darbepoetin-alpha (Nesp)	주 1회 20 mcg	주 1회 15-60 mcg
MPG-epoetin (Mircera)	0.6 mcg/kg q2wks or 1.2 mcg/kg q4wks	이전 투여량(2주 1회 용량)의 2배에 해당하는 용량을 4주마다 1회

(5) Non responder: 투약 6-8주 후 기저치보다 Hb 1-2 g/dL 이상 상승하지 않는 경우
→ Iron deficiency anemia 병발 여부(가장 흔함) 및 Underlying tumor progression 확인

(6) Hb > 12 g/dL이면 dosage를 titration하거나 투약 중단, Hb < 10 g/dL이면 투약재개

(7) 항암치료를 하지 않은 림프종, 다발성 골수종, 만성 림프구성 백혈병 환자에게 ESA 투약은 도움이 된다는 증거는 미약하며, 항암치료를 시작하였음에도 불구하고 Hb이 상승하지 않는 경우 ESA 투약을 고려할 수 있음

(8) Low-risk MDS 환자에서 ESA 투약은 도움이 되며, 증상이 있거나 수혈 의존성인 transfusion-dependent MDS (endogenous erythropoietin level < 200 mU/L) 환자의 경우 매주 1회 피하주사로 EPO 450 U/kg 투약하며 4-6주 후에도 반응이 없으면 10,000 U/kg까지 증량이 가능하나, 2개월까지 반응이 없으면 투약을 중단할 것. 반응이 있는 환자는 3개월간 유지하며 이후 dosage reduction을 시도할 수 있음
→ Endogenous erythropoietin level ≥ 500 mU/L이면 ESA에 반응하지 않음